D1919294

Thieme

Taschenlehrbuch Klinische Chemie und Hämatologie

Herausgegeben von
Klaus P. Kohse

Unter Mitarbeit von
Nicolas von Ahsen
Matthias Bauer
Angelika Carl
Uta Ceglarek
Thomas Deufel*
Klaus Dörner*
Renate Dörner*
Isabel Faust
Eberhard Gurr
Verena Haselmann
Doris Hendig
Hans J. Heppner*
Walter Hofmann
Wibke Johannis
Michael Kiehntopf
Dietrich Klingmüller
Cornelius Knabbe
Klaus P. Kohse
Doris Kraemer
Karl J. Lackner
Ralf Lichtinghagen
Dieter Lütjohann
Helmut Löffler*
Katharina Madlener
Markus R. Meyer
Dorit K. Nägler
Michael Neumaier
Bernd Pötzsch
Lennart Roggenbuck
Erwin Schleicher
Claudia Schnabel
Thomas Streichert

* Mitarbeiter früherer Auflagen, von deren ursprünglichen Beiträgen in der Neuauflage noch wesentliche Bestandteile enthalten sind

9., vollständig überarbeitete Auflage

187 Abbildungen

Georg Thieme Verlag
Stuttgart · New York

Bibliografische Information
der Deutschen Nationalbibliothek
Die Deutsche Nationalbibliothek verzeichnet diese Publikation in der Deutschen Nationalbibliografie; detaillierte bibliografische Daten sind im Internet über http://dnb.d-nb.de abrufbar.

Deine Meinung ist uns wichtig!
Bitte schreib uns unter:
www.thieme.de/service/feedback.html

Rüdigerstr. 14
70469 Stuttgart
Deutschland
www.thieme.de

Printed in Italy

1. Auflage 1989
2. Auflage 1992
3. Auflage 1998
4. Auflage 2001
5. Auflage 2003
6. Auflage 2006
7. Auflage 2009
8. Auflage 2013

Zeichnungen: Karin Baum, Paphos, Zypern; Alexander Dospil, Greifenberg; Helmut Holtermann, Dannenberg; Andrea Schnitzler, Innsbruck
Umschlaggestaltung: Thieme Gruppe
Umschlagfoto: ktsdesign/Adobe Stock
Satz: Ziegler und Müller, Kirchentellinsfurt
gesetzt auf 3B2/APP, V. 9 Unicode
Druck: LEGO S.p.A, Vicenza

DOI 10.1055/b-006-160376

ISBN 978-3-13-240280-5 1 2 3 4 5 6

Auch erhältlich als E-Book:
eISBN (PDF) 978-3-13-240281-2
eISBN (epub) 978-3-13-240282-9

Wichtiger Hinweis: Wie jede Wissenschaft ist die Medizin ständigen Entwicklungen unterworfen. Forschung und klinische Erfahrung erweitern unsere Erkenntnisse, insbesondere was Behandlung und medikamentöse Therapie anbelangt. Soweit in diesem Werk eine Dosierung oder eine Applikation erwähnt wird, darf der Leser zwar darauf vertrauen, dass Autoren, Herausgeber und Verlag große Sorgfalt darauf verwandt haben, dass diese Angabe **dem Wissensstand bei Fertigstellung des Werkes** entspricht.
Für Angaben über Dosierungsanweisungen und Applikationsformen kann vom Verlag jedoch keine Gewähr übernommen werden. **Jeder Benutzer ist angehalten**, durch sorgfältige Prüfung der Beipackzettel der verwendeten Präparate und gegebenenfalls nach Konsultation eines Spezialisten festzustellen, ob die dort gegebene Empfehlung für Dosierungen oder die Beachtung von Kontraindikationen gegenüber der Angabe in diesem Buch abweicht. Eine solche Prüfung ist besonders wichtig bei selten verwendeten Präparaten oder solchen, die neu auf den Markt gebracht worden sind. **Jede Dosierung oder Applikation erfolgt auf eigene Gefahr des Benutzers.** Autoren und Verlag appellieren an jeden Benutzer, ihm etwa auffallende Ungenauigkeiten dem Verlag mitzuteilen.

Vorwort

Ergebnisse klinisch-chemischer und hämatologischer Laboratoriumsuntersuchungen stellen seit Jahrzehnten einen integralen Bestandteil der allermeisten Prozesse um Diagnose, Therapiesteuerung, Verlaufskontrolle und Prognose im Management unserer Patienten dar. Aus nicht zuletzt dieser Tatsache folgt als zwingende Konsequenz, dass vor allem Studierende der Humanmedizin sowie junge Ärztinnen und Ärzte in der Weiterbildung, aber auch erfahrenere klinisch tätige Kolleginnen und Kollegen sich mit dem Fach intensiv vertraut machen müssen. Das gleiche gilt für die Medizinisch-Technischen Laboratoriumsassistentinnen und -assistenten, in deren Ausbildung es ohnehin eine zentrale Position einnimmt.

Das hier vorliegende Taschenlehrbuch wurde zu diesem Zweck verfasst und erfüllt diese Aufgabe seit vielen Jahren. Über mehr als 25 Jahre hat Herr Professor Klaus Dörner diesem Werk einen heute selbstverständlichen Platz in unserem Fachgebiet erarbeitet, den es in acht Auflagen hervorragend behauptet hat.

Professor Dörner hat sich entschlossen, den weiteren Lebensweg dieses Taschenlehrbuchs in andere Hände zu legen, nachdem er ihn auch noch lange Zeit über das Ende seines aktiven Berufslebens hinaus begleitet hat. Mit großem Respekt, der geschuldeten Behutsamkeit und dem Bewusstsein für die Größe dieses „Schuhwerks" bin ich seiner Bitte gefolgt, die Herausgeberfunktion zu übernehmen. Dabei hat er mir selbst und auch anderen Autoren bei der Vorbereitung der Neuauflage immer noch mit seinem wertvollen Rat zur Seite gestanden, den wir alle sehr dankbar angenommen haben.

Die Grundkonstruktion dieses Lehrbuches besitzt auch heute noch seine Gültigkeit, daher war es für die jetzt anstehende Neuauflage lediglich erforderlich, seine Inhalte an die Entwicklungen der letzten Jahre anzupassen. Die rapide Ausweitung der Möglichkeiten molekularbiologischer Verfahren, aber auch der massenspektrometrischen Analytik sind dafür bedeutende Beispiele. Um in der durch diese Ausweitung des Faches hervorgerufenen schier explosionsartigen Wissensvermehrung eine Orientierung zu erleichtern, habe ich versucht, die Struktur des Buches ein wenig klarer sichtbar werden zu lassen. Der Einführung in die Grundlagen der klinischen Chemie folgen die Besprechung der zu analysierenden Substanzklassen und der dazu verwendeten Methoden, die klinisch-chemische Diagnostik der Organ- und Systemerkrankungen, die klinisch-chemische Analytik von Arzneimitteln und Giftstoffen und sodann die Hilfe bei der alltäglichen Arbeit in Form diagnostischer Pfade und Referenzintervall-Tabellen.

Wir haben für die Neuauflage viele neue Autoren gewinnen können, die die ihnen zugewiesenen Kapitel teils überarbeitet und ergänzt, teils auch in größerem Umfang verändert haben. Ihnen bin ich zu großer Dankbarkeit verpflichtet, aber ebenfalls den Autoren, die bereits länger „an Bord" sind und sich mit unverändert großem Engagement um „ihre" Kapitel gekümmert und sie aktualisiert haben.

Ohne eine professionelle und allzeit geduldige Partnerschaft seitens des Verlags wäre diese Neuauflage nicht zustande gekommen – hierfür danke ich Herrn Dr. Neuberger und insbesondere Frau Dr. Ruppersberg sehr, die sich mancher nicht geringen Mühe aussetzen musste, wenn dem Herausgeber wieder etwas eingefallen war, was seiner Meinung nach doch noch „Optimierungspotenzial" aufwies.

Frau Dr. Angelika Carl, Oberassistentin in dem von mir geleiteten Institut und in studentischer wie MTLA-Lehre im Fach Klinische Chemie jahrzehntelang erfahren, hat mir in regelmäßigem Dialog zu Form und Inhalten des Buches immer wieder als wertvolle und kundige Diskussionspartnerin gedient, dafür danke ich auch ihr herzlich.

Allen Lesern wünsche ich, dass sie in diesem Buch die Antworten auf die meisten ihrer Fragen zur klinischen Chemie finden, bitte um Nachsicht für (und Mitteilung über!) vielleicht trotz aller Sorgfalt noch vorhandene Fehler und freue mich über Vorschläge zur Weiterentwicklung.

Oldenburg, im Herbst 2018
Klaus P. Kohse

Inhaltsverzeichnis

III. Klinisch-chemische Diagnostik von System- und Organerkrankungen

IV. Klinisch-chemische Analytik von Arznei- und Giftstoffen

V. Klinische Chemie in der Praxis der Krankenversorgung

Anschriften

Herausgeber

Prof. Dr. Dr. med. Klaus P. **Kohse**
Universitätsmedizin Oldenburg
Klinikum Oldenburg AöR, Institut für Laboratoriumsdiagostik und Mikrobiologie
Rahel-Straus-Str. 10
26133 Oldenburg
klaus.peter.kohse@uol.de

Mitarbeiter

Prof. Dr. med. Nicolas **von Ahsen**
Gesundheit Nord | Klinikverbund Bremen gGmbH
Klinikum Links der Weser
Senator-Weßling-Straße 1
28277 Bremen
nahsen@gwdg.de

Prof. Dr. med. Matthias F. **Bauer**
Klinikum der Stadt Ludwigshafen
Institut für Labordiagnostik, Hygiene und Transfusionsmedizin
Bremserstr. 79
67063 Ludwigshafen
bauermat@klilu.de

Dr. Angelika **Carl**
Universitätsmedizin Oldenburg
Klinikum Oldenburg AöR, Institut für Laboratoriumsdiagostik und Mikrobiologie
Rahel-Straus-Str. 10
26133 Oldenburg

Prof. Dr. rer. nat. Uta **Ceglarek**
Universitätsklinikum Leipzig
Institut für Laboratoriumsmedizin
Liebigstr. 27
04103 Leipzig
uta.ceglarek@medizin.uni-leipzig.de

Dr. rer. nat. Isabel **Faust**
Herz- u. Diabeteszentrum NRW
Institut für Laboratoriums- und Transfusionsmedizin
Georgstr. 11
32545 Bad Oeynhausen
ifaust@hdz-nrw.de

Prof. Dr. Eberhard **Gurr**
Espenstr. 17
28832 Achim

Dr. med. Verena **Haselmann**
Universitätsmedizin Mannheim
Institut für Klinische Chemie
Theodor-Kutzer-Ufer 1–3
68167 Mannheim
verena.haselmann@umm.de

Dr. rer. nat. Doris **Hendig**
Herz- u. Diabeteszentrum NRW
Institut für Laboratoriums- und Transfusionsmedizin
Georgstr. 11
32545 Bad Oeynhausen
dhendig@hdz-nrw.de

Prof. Dr. med. Walter **Hofmann**
München Klinik
Abteilung Klinische Chemie
Kölner Platz 1
80804 München
walter.hofmann@klinikum-muenchen.de

Dr. Wibke **Johannis**
Universitätsklinikum Köln
Institut für Klinische Chemie
Kerpener Str. 62
50937 Köln
wibke.johannis@uk-koeln.de

PD Dr. Dr. Michael **Kiehntopf**
Universitätsklinikum Jena
Institut für klinische Chemie
und Laboratoriumsdiagnostik
Am Klinikum 1
07747 Jena
michael.kiehntopf@med.uni-jena.de

Prof. Dr. med. Dietrich **Klingmüller**
Universitätsklinikum Bonn
Medizinische Klinik I - Endokrinologie/
Diabetologie
Sigmund-Freud-Str. 25
53127 Bonn
dietrich.klingmueller@ukbonn.de

Prof. Dr. med. Cornelius **Knabbe**
Herz- u. Diabeteszentrum NRW
Institut für Laboratoriums- und
Transfusionsmedizin
Georgstr. 11
32545 Bad Oeynhausen
cknabbe@hdz-nrw.de

Prof. Dr. Dr. med. Klaus P. **Kohse**
Klinikum Oldenburg AöR
Institut für Laboratoriumsdiagostik
und Mikrobiologie
Rahel-Straus-Str. 10
26133 Oldenburg
kohse.klaus@klinikum-oldenburg.de

Prof. Dr. med. Doris **Kraemer**
Ameos Klinikum Bremerhaven
Wiener Str. 1
27568 Bremerhaven
kraemer.doris@bhv.ameos.de

Prof. Dr. med. Karl J. **Lackner**
Universitätsmedizin Mainz
Institut für Klinische Chemie
und Laboratoriumsmedizin
Langenbeckstr. 1
55131 Mainz
karl.lackner@unimedizin-mainz.de

Prof. Dr. rer. nat. Ralf **Lichtinghagen**
MHH - Zentrum Laboratoriumsmedizin
Institut für Klinische Chemie
Carl-Neuberg-Str. 1
30625 Hannover
lichtinghagen.ralf@mh-hannover.de

Prof. Dr. Dr. rer. nat. Dieter **Lütjohann**
Universität Bonn
Institut für Klinische Chemie
und Klinische Pharmakologie
Sigmund-Freud-Str. 25
53127 Bonn
dieter.luetjohann@ukb.uni-bonn.de

Dr. med. Katharina **Madlener**
Kerckhoff-Klinik
Abteilung für Hämostaseologie
und Transfusionsmedizin
Benekestr. 2–8
61231 Bad Nauheim
k.madlener@kerckhoff-klinik.de

Prof. Dr. Markus R. **Meyer**
Universität des Saarlandes
Experimentelle Klinische Pharmakologie
und Toxikologie
Kirrberger Str. 100, Geb. 46
66421 Homburg
m.r.meyer@mx.uni-saarland.de

PD Dr. Dorit K. **Nägler**
Klinikum der Stadt Ludwigshafen
Institut für Labordiagnostik, Hygiene
und Transfusionsmedizin
Bremserstr. 79
67063 Ludwigshafen
naeglerd@klilu.de

Prof. Dr. med. Michael **Neumaier**
Universitätsmedizin Mannheim
Institut für Klinische Chemie
Theodor-Kutzer-Ufer 1–3
68167 Mannheim
michael.neumaier@medma.uni-heidelberg.de

Prof. Dr. med. Bernd **Pötzsch**
Universitätsklinikum Bonn
Institut für Experimentelle Hämatologie
und Transfusionsmedizin
Sigmund-Freud-Str. 25
53127 Bonn
bernd.poetzsch@ukbonn.de

Dr. med. Lennart **Roggenbuck**
Städtisches Krankenhaus Kiel
Zentrallaboratorium
Chemnitzstr. 33
24116 Kiel
lennart.roggenbuck@krankenhaus-kiel.de

Prof. Dr. rer. nat. Erwin **Schleicher**
Universitätsklinikum Tübingen
Zentrallabor
Hoppe-Seyler-Str. 3
72076 Tübingen
erwin.schleicher@med.uni-tuebingen.de

Dr. Claudia **Schnabel**
Universitätsklinikum Jena
Institut für Klinische Chemie
und Laboratoriumsdiagnostik
Am Klinikum 1
07747 Jena
claudia.schnabel@med.uni-jena.de

PD Dr. med. Thomas **Streichert**
Universitätsklinikum Köln
Institut für Klinische Chemie
Kerpener Str. 62
50937 Köln
thomas.streichert@uk-koeln.de

Teil I

Grundlagen der Klinischen Chemie

I

1

1 Allgemeine Klinische Chemie

K. P. Kohse, V. Haselmann, I. Faust, D. Hendig, C. Knabbe, M. Kiehntopf, T. Deufel, R. Dörner* und K. Dörner**

1.1 Einführung

Die **Klinische Chemie** ist eine wesentliche Säule im Gebäude der diagnostischen Fächer in der Medizin. Ihre Kernaufgabe wird am ehesten mit dem Begriff der Beschaffung, Verarbeitung und Weitergabe von Informationen (über die uns anvertrauten Patienten) charakterisiert. Dabei umfasst sie nach der Definition ihres internationalen Dachverbandes (International Federation of Clinical Chemistry and Laboratory Medicine, IFCC) die *„Anwendung chemischer, molekularer und zellulärer Strategien (engl. concepts) und Techniken für das Verständnis und die Prüfung von menschlicher* ***Gesundheit und Krankheit***“. Sie schließt im weiteren Sinne auch die Hämatologie und Hämostaseologie ein und enthält weitere Elemente der fachübergreifenden „Klinischen Pathologie“ (Clinical Pathology im angloamerikanischen Gesundheitssystem), in der sich die diagnostischen Aspekte der Mikrobiologie, Virologie, Transfusionsmedizin, Humangenetik, Pathologie und andere Fächer finden.

Die Übergänge zwischen den in der Definition genannten Zuständen von **Gesundheit und Krankheit** sind fließend (▸ Abb. 1.1). Sie lassen sich mit den exakten Methoden der Klinischen Chemie präzisieren, aber nicht immer festlegen, da somatisch Kranke ohne pathologische Laborbefunde (Teilmenge 5), aber auch Gesunde mit auffälligen Laborbefunden (Teilmenge 3) beobachtet werden. Grenzen auffälliger Laborbefunde können nur selten absolut festgelegt werden. Überschneidungen erfordern daher die besondere Aufmerksamkeit der Labormedizin.

Deshalb ist die Klinische Chemie ein **interdisziplinäres Fach**, das zwischen der patientenbezogenen, labordiagnostischen Fragestellung des Arztes und der Therapie tätig ist (▸ Abb. 1.2). Eine maximale Effektivität kann sich dabei nur ergeben, wenn klinisch und im Labor Tätige eng zusammenarbeiten. Der hierbei ablaufende Gesamtprozess lässt sich in einem sequenziellen Ablaufschema von Präanalytik, Analytik und Postanalytik darstellen (▸ Abb. 1.2).

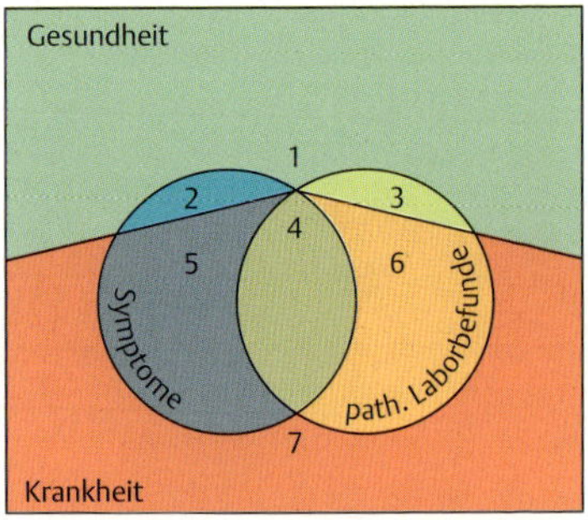

Abb. 1.1 Zustandsbilder der menschlichen Gesundheit (nach Morrow).
1 = Gesunde
2 = Gesunde mit klinischen Symptomen
3 = Gesunde mit pathologischen Laborbefunden
4 = Kranke mit klinischen Symptomen und pathologischen Laborbefunden
5 = Kranke ausschließlich mit klinischen Symptomen
6 = Kranke ausschließlich mit pathologischen Laborbefunden
7 = Kranke ohne klinische Symptome und Befunde

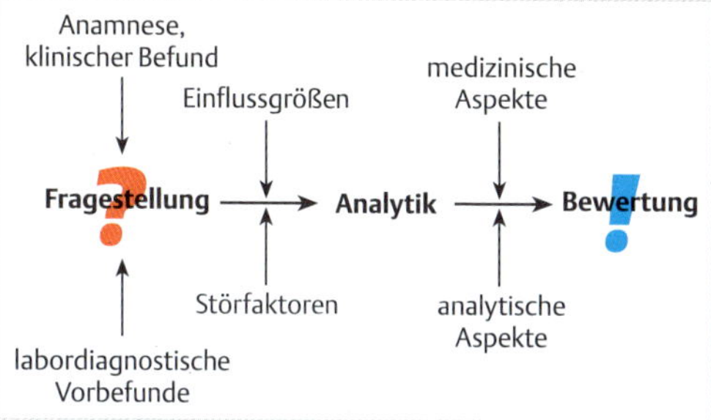

Abb. 1.2 Vereinfachtes Flussdiagramm für die Erstellung klinisch-chemischer Befunde. Alle zeitlich vor der Analytik liegende Prozesse werden als Präanalytik bezeichnet, die danach ablaufenden als Postanalytik.

Zusatzinformation

Nach dem Selbstverständnis der Klinischen Chemie beschränkt sich ihr **Tätigkeitsfeld** nicht auf die analytische Arbeit im Laboratorium. Eine zielgerichtete Indikationsstellung für Laboratoriumsuntersuchungen, eine qualifizierte **Probenentnahme** beim Patienten und die **Auswahl** der am besten geeigneten **Untersuchungsverfahren** sind für die jeweilige Fragestellung mindestens so wichtig wie eine nach dem Stand der Technik durchgeführte Analytik. Dies betrifft sowohl „Routine"-Parameter wie Enzyme, Elektrolyte und Proteine als auch spezielle Bereiche wie etwa die Therapiekontrolle anhand von Medikamentenspiegelbestimmungen, bei denen Zeitpunkt und Höhe der Dosierung, Comedikation, Leber- und Nierenfunktion, Alter u. a. die Gewinnung des Untersuchungsmaterials festlegen.

Von nicht unerheblicher Bedeutung ist der Beitrag der Laboratoriumsdiagnostik im Zusammenhang mit dem DRG-Abrechnungssystem (Diagnosis Related Groups), da eine schnelle und zielgerichtete Labordiagnostik einen erheblichen Beitrag zum **ökonomischen Erfolg** eines Krankenhauses leistet. Das schnelle Auffinden der Hauptdiagnose und behandlungsrelevanter Nebendiagnosen senkt die Liegezeit und sichert das für die Diagnosen relevante Entgelt. Ein leistungsfähiges Krankenhauslabor nützt somit allen Krankenhausabteilungen.

1.2 Die klinisch-chemische Kenngröße: Biomarker

M. Kiehntopf, K. P. Kohse

Der hier verwendete Begriff „**klinisch-chemische Kenngröße**" (engl. analyte oder measurand) bezeichnet keinen abstrakten Analysenwert, sondern einen **Biomarker**, der eine Beschreibung des Gesundheitszustandes eines Patienten erlaubt.

1.2.1 Definition von Biomarkern

Biomarker sind, nach einer gemeinsamen Arbeitsgruppe von FDA und NIH, als validierte, objektiv messbare Merkmale definiert, die (basierend auf einem bestimmten Untersuchungsmaterial, einer ebenso definierten Bestimmungsmethode und auf möglichst exakten Beurteilungskriterien) Indikatoren für normale oder aber pathologische biologische Prozesse oder für eine Exposition oder Intervention, inkl. therapeutischer Maßnahmen, darstellen. Je nach Anwendung können verschiedene Kategorien von Biomarkern unterschieden werden. **Diagnostische Biomarker** werden zum Nachweis und zur Bestätigung einer Erkrankung oder einer spezifischen Untergruppe einer Erkrankung eingesetzt. Biomarker, die eine Aussage über die Wahrscheinlichkeit des zukünftigen Auftretens einer Erkrankung in noch gesunden Individuen erlauben, werden als **Risikomarker** bezeichnet. **Prädiktive Biomarker** erlauben es, Individuen danach zu unterscheiden, ob sie z. B. von bestimmten therapeutischen Interventionen eher profitieren oder aber ein erhöhtes Risiko für Nebenwirkungen haben. Hiervon abzugrenzen sind **prognostische Biomarker**, die eine Aussage über die Wahrscheinlichkeit des Eintretens eines klinischen Ereignisses, wie z. B. die Progression oder das Wiederauftreten einer Erkrankung oder aber das zusätzliche Auftreten einer Zweiterkrankung, erlauben. Biomarker können auch zur Verlaufsbeurteilung von Erkrankungen, z. B. nach therapeutischen Interventionen oder generell zur Verlaufsbeobachtung eines Erkrankungszustandes, eingesetzt werden.

1.2.2 Identifizierung und Validation von Biomarkern

Die Identifizierung und Validierung neuer Biomarker wird nach Rifai in mehrere Phasen unterteilt. In der ersten der sog. **Discoveryphase** werden häufig mehrere tausend Moleküle, nicht zielgerichtet und nur semiquantitativ in wenigen Proben aus Zellkultur- bzw. Tiermodellen oder aber auch klinischen Proben vergleichend analysiert, um erste Biomarkerkandidaten zu identifizieren, die sich in ihrer Ausprägung, z. B. zwischen verschiedenen physiologischen/pathophysiologischen Zuständen, unterscheiden. An diese Untersuchungen schließt sich eine **Qualifizierungsphase** an, bei der mit einer quantitativen, häufig alternativen, Methode überprüft wird, ob sich die in der vorherigen Phase beobachteten Unterschiede in wenigen klinischen Proben bestätigen lassen. Die **Verifizierungsphase** schließt dann eine größere Zahl populationsbezogener Proben ein und erlaubt so erste Einblicke in biologisch, umwelt- oder auch genetisch bedingte Variationen. Soweit potenzielle Biomarker die vorgenannten Schritte erfolgreich durchlaufen haben, schließen sich die eigentliche diagnostische **Validierungsphase** und die Assayentwicklung an, gefolgt vom Nachweis der klinischen Leistungsfähigkeit, bei der überprüft wird, ob Einsatz und Performance des neuen Biomarkers für den Patienten einen klinischen Nutzen haben, der neue Biomarker also z. B. eine frühzeitigere oder spezifischere Therapie erlaubt und damit einen Beitrag zu weniger Komplikationen oder einem verbesserten Überleben leisten kann.

1.3 Der Weg zum klinisch-chemischen Befund

Zusatzinformation

In der breiten Öffentlichkeit und bei Funktionsträgern besteht häufig das Missverständnis, dass im medizinischen Labor Analysenautomaten alle Arbeit verrichten, was lediglich für einen Teil der reinen analytischen Tätigkeit zutrifft. Die hier erhaltenen Ergebnisse sind jedoch zunächst nur abstraktes Zahlenwerk, aus dem erst nach der medizinischen Bewertung ein patientenrelevanter klinisch-chemischer Befund wird.

Der Gesamtprozess einer Laboratoriumsuntersuchung lässt sich gedanklich in 3 Teile gliedern: Präanalytik, Analytik und Postanalytik. Die **Bewertung eines Laborergebnisses** erfolgt anhand von analytischen und medizinischen Kriterien (▶ Abb. 1.2). Der analytischen Seite sind Präzision und Richtigkeit zuzuordnen, in die medizinische Beurteilung gehen die diagnostische Sensitivität und Spezifität des eingesetzten Tests, die Referenzintervalle (**transversale Beurteilung**), Vorbefunde desselben Patienten (**longitudinale Beurteilung**) und vor allem die Synopsis der verschiedenen Laborergebnisse und des klinischen Bildes (einschließlich Plausibilitätskontrolle) ein.

1.3.1 Die Anforderung von Laboratoriumsuntersuchungen

Merke

Erfolgreiche Labordiagnostik setzt eine **präzise klinische Fragestellung** voraus, anhand derer die Indikation zur Laboratoriumsuntersuchung gestellt wird.

Laboranforderungen müssen auf einer begründeten **Verdachtsdiagnose** beruhen, sonst sind sie nicht effektiv und darüber hinaus auch nicht ökonomisch vertretbar.

Rationelle Labordiagnostik

Der anhaltende medizinische Fortschritt führt weltweit zu Kostensteigerungen im Gesundheitswesen, die gebremst werden müssen, da Ressourcen nicht unbegrenzt zur Verfügung stehen. Damit wurde das Primat der optimalen (nicht der maximalen!) Patientenversorgung in westlichen Industrieländern von der ökonomischen Realität gebrochen. Auf den Laboratorien lastet ein erheblicher Kostendruck, nicht zuletzt durch den Wettbewerb von Anbietern auf dem freien Markt. Die Leistungserbringung im eigenen (Krankenhaus-)Labor ist in der Regel schneller, aber kaum preiswerter. Optimale Diagnostik wird häufig einseitig als kostenoptimierte Diagnostik gesehen. Im medizinischen Laboratorium scheinen Einsparpotenziale vorhanden: Optimierung des Leistungsspektrums, Optimierung von Struktur und Arbeitsabläufen, Sachkosten-(Einkauf-)Optimierungen bei der Analytik und optimierter Personaleinsatz sind Stichwörter, die hier in der Debatte stehen.

Als organisatorische Optimierungsmaßnahme bietet sich eine Anforderungspraxis nach dem Muster **diagnostischer Pfade** (S. 654) an. Zwangsläufig ist in allen Bereichen der Medizin nicht nur hoch qualifiziertes Personal tätig, das die nachfolgend dargelegten Kriterien einer optimierten Anforderungspraxis kennt und auch beachtet. Hier helfen diagnostische Pfade, die in Abstimmung zwischen Labor und Klinik festgelegt wurden. Sie sind einerseits ein guter Einstieg für junge Ärzte, andererseits eine anregende Erinnerungshilfe für Erfahrene.

Diagnostische Pfade sind weder als Einengung der diagnostischen Freiheit des Arztes zu verstehen noch als Aufforderung, den diagnostischen Verstand abzuschalten. Der Anwender muss dabei vor allem die präanalytischen Besonderheiten kennen. So ist z. B. die beste Blutzuckerbestimmung wertlos, wenn die Blutprobe ohne Glykolysehemmer stundenlang auf Station herumsteht, oder eine teure Hormonbestimmung, bei der die Blutprobe zur falschen Tageszeit abgenommen wurde.

Das größte Einsparpotenzial liegt in einer **optimierten Anforderungspraxis** von Laboruntersuchungen durch gezielte Stufendiagnostik mit Parametern hoher diagnostischer Sensitivität und Spezifität (S. 64). Da die anfordernden Ärzte im Regelfall die **Kosten von Laboruntersuchungen** nicht kennen, sind in diesem Buch – als Anhaltspunkt – die relativen Kosten der Untersuchungen durch €-Zeichen gekennzeichnet. Dabei entsprechen

- € < 5 €,
- €€ < 15 € und
- €€€ > 15 € Gesamtkosten pro Untersuchung.

Folgende Punkte sollten **vor** der Anforderung einer Analyse bedacht werden:

- Laboraufnahmeprofile ohne Bezug zu Anamnese und Aufnahmebefund sind als „Schrotschussdiagnostik" abzulehnen. Allerdings hat es sich, insbesondere für das Management von Patienten in der Notfallaufnahme, als hilfreich erwiesen, für häufig vorkommende diagnostische Fragenstellungen definierte Gruppen von Laboruntersuchungsanforderungen festzulegen (die im Einzelfall auch individuell modifiziert werden können).
- Die bei seltenen Stoffwechselkrankheiten selbstverständliche Stufendiagnostik muss bei allen labordiagnostischen Fragestellungen eingesetzt werden. Aufwendige Spezialdiagnostik gehört ans Ende der diagnostischen Kette, nicht an den Anfang.
- Weniger spezifische Parameter sind zugunsten spezifischerer aufzugeben, z. B. sollte bei den Analysenpaaren Harnstoff/ Kreatinin bei Filtrationsstörungen der Niere dem Kreatinin der Vorzug gegeben werden, bei AP/GGT bei Cholestase der GGT.
- Aussagekräftige neue Parameter wie das Cystatin C sollten die herkömmlichen (hier: Kreatinin-Clearance) ersetzen und nicht zusätzlich angefordert werden.
- Wiederholungs- oder Kontrolluntersuchungen sollen nur in pathophysiologisch sinnvollen Zeitabständen erfolgen, so z. B. die HbA_{1c}-Bestimmung frühestens nach 2 Wochen und infektionsserologische Untersuchungen nach einer Woche.
- Bei Drogenscreening- und Medikamentenspiegeluntersuchungen muss die biologische Halbwertszeit beachtet werden.

1.3.2 Laborinformationssystem (LIS)

Ohne EDV-Unterstützung ist die Arbeit in einem modernen medizinischen Laboratorium nicht mehr denkbar. Sowohl im Bereich der Ärzte in niedergelassener Praxis als auch im Krankenhaus wird in den meisten Fällen der gesamte Prozess von der Anforderung von Laboratoriumsuntersuchungen über die Bestimmung, Befundung und Übermittlung der Ergebnisse vom Laborinformationssystem gesteuert. Nur mithilfe eines effizienten LIS ist die Bewältigung der großen Zahl an Untersuchungsergebnissen unter Einhaltung der erforderlichen Qualität und Datensicherheit möglich, die heute in der Laboratoriumsmedizin anfällt.

Darüber hinaus hat die **Validität** klinisch-chemischer Laborergebnisse durch die Verwendung der datenanalytischen Werkzeuge des LIS sehr gewonnen, sodass **„falsche Laborergebnisse"** nur zu ca. 10–30 % im Labor entstehen, in der Mehrzahl jedoch im präanalytischen und postanalytischen Bereich.

Ein gut funktionierendes LIS ist die unabdingbare Voraussetzung für

- positive (eindeutige) Probenidentifikation im Analysenprozess,
- jederzeitige Kontrolle des Verbleibs und des Bearbeitungsstatus einer Probe,
- jederzeitigen Zugriff auf Vorbefunde (auch noch nach Jahren),
- korrekte Leistungsstatistik und Abrechnung.

Die Zielgebiete des LIS lassen sich in Auftrags- und Probenverwaltung, Qualitätskontrollüberwachung, Prozesssteuerung und Archivierung gliedern. Die leistungsstarken Computer, auf denen die modernen Laborinformationssysteme installiert sind, bieten darüber hinaus wertvolle Unterstützung bei der medizinischen Validation vor der Befunderstellung.

Auftrags- und Probenverwaltung

In Praxis und Klinik erfolgt die Anforderung von Laboruntersuchungen noch häufig mit elektronisch lesbaren eindeutig nummerierten **Strichmarkierungsbelegen**. Diese werden einem bestimmten Patienten durch Aufkleben eines Etiketts zugeordnet, das die Personalien („Stammdaten") des Patienten enthält. Mit der Nummer des Auftragsbeleges („Auftragsnummer") wird das zugehörige Probenröhrchen beklebt und kann daran identifiziert werden. Diese Klebeetiketten tragen die Nummer im Klartext und als Barcode (Strichcode). Sie sind integraler Teil des Auftragsbeleges. Eine Probenidentifikation mithilfe von Transpondern (RFID), die sowohl Patienten- als auch Auftragsinformation enthalten, ist noch wenig verbreitet.

Zusatzinformation

Zur **Auftragserteilung** wird zunächst der eindeutig nummerierte Auftragsbeleg mit einem (idealerweise maschinenlesbaren) Patientenetikett versehen (im ambulanten Bereich wird leider häufig darauf verzichtet und nur eine Patientennummer eingetragen!), die gewünschten Untersuchungen durch Anstreichen („stricheln") markiert und die notwendigen Probeentnahmeröhrchen (auf Farbcodierung achten!) mit Barcodeklebeetiketten *dieses* Auftragsscheines beklebt.

Die Einführung von Probeentnahmeröhrchen, die sich zur Blutentnahme, zum Zentrifugieren und zur Lagerung im Kühlschrank gleichermaßen eignen, hat die Zahl der groben Laborfehler durch Probenverwechslung stark reduziert. Die Verantwortung für die Identität der zu untersuchenden Probe liegt ausschließlich bei der das **Blut entnehmenden** Person!

Anstelle eines Kartenbeleges kann der Laborauftrag „papierlos" über das EDV-Netzwerk vom Computer der Station oder der Arztpraxis ans Labor geschickt werden („Order Entry"). Dieses Verfahren wird zunehmend eingesetzt. Voraussetzung ist, dass alle angebotenen Laboruntersuchungen auf der „Anforderungsmaske" des Stationscomputers abgebildet sind. Dies gilt auch für die Möglichkeit der Eingabe von biometrischen Patientendaten, wie etwa Körperlänge und Gewicht, die zur Clearance-Berechnung nötig sind. Eine Alternative ist die Auftragserteilung mit 2-dimensionalem Barcode, der aufgrund seiner hohen Informationsdichte sämtliche angeforderten Untersuchungen und die Patientendaten enthält. Letzteres Verfahren ist ebenfalls papierlos und dennoch nicht abhängig von der ständigen Funktionsbereitschaft des EDV-Netzwerks.

Zusatzinformation

Nach dem Transport von Probe und Auftrag ins Labor wird am Belegleser der Auftrag eingelesen bzw. beim Order-Entry-Verfahren das Probenröhrchen mittels Laser-Scanner erfasst (**„Probeneingang"**). Der Auftrag wird damit „eröffnet", die Proben werden gegebenenfalls zentrifugiert und auf die Arbeitsplätze verteilt. Beim Erfassen der Aufträge kann im LIS eine Reihe von vorprogrammierten Algorithmen ablaufen, etwa eine Blockade von Doppeluntersuchungen am selben Tag oder innerhalb eines zu kurzen Zeitfensters.

Am **Arbeitsplatz** liest der Barcodeleser des Analysengerätes die Barcodenummer des Probenröhrchens, der Computer des Analysengeräts „fragt" beim Laborzentralrechner nach den jeweils vorliegenden Aufträgen und schickt – nach Erledigung und Freigabe durch die MTA – die Ergebnisse an den Rechner „online" weiter (sog. *bidirektionale Kommunikation*). Sendet der Analysator an den Rechner Ergebnisse und Probennummern *ohne* vorherige Rückfrage, spricht man von *unidirektionaler Kommunikation*. Für manuelle Arbeitsplätze wird eine Liste der Proben mit den zugehörigen Anforderungen (Arbeitsliste) ausgedruckt, in die die Ergebnisse von Hand eingetragen und erst später in den Computer eingegeben werden. Eine derartige „Offline"-Arbeitsweise ist naturgemäß fehlerträchtig!

Vom **Analysenautomaten** vollmechanisiert erstellte Ergebnisse müssen unbedingt, bevor sie das Labor verlassen, auf Plausibilität geprüft werden. Dies geschieht in der Regel in 2 Stufen: zunächst bei der *technischen Validation* durch die MTA und anschließend bei der medizinischen Validation durch den Laborarzt (S. 63).

Verfügt das Krankenhaus über ein **Krankenhausinformationssystem (KIS)**, das mit dem LIS verbunden ist, so werden die Anforderungen von Laboruntersuchungen am Stationscomputer vorgenommen. Alle weiteren Arbeitsschritte wie die Eröffnung des Auftrags im Labor, die Analytik am Gerät, die Validation und die Befundübermittlung sind am Stationscomputer zeitnah zu verfolgen. Diese computergestützte Abarbeitung steigert die Datensicherheit und beschleunigt stark den diagnostischen Prozess.

In großen Laboratorien erfolgt auch die Asservierung bereits untersuchter Proben EDV-gestützt für einige Tage, damit sie für Kontrollbestimmungen oder Nachforderungen schneller aufgefunden werden können.

Für die **Befundausgabe** gibt es mehrere Möglichkeiten. Im Krankenhausbetrieb wird nur noch selten ein gedruckter Befund erstellt, meist erfolgt die Übermittlung auf elektronischem Weg direkt in das Dateisystem der elektronischen Patientenakte. Gedruckte Befunde werden als *Normalbefunde* (zum Teil zum Einkleben in die Krankenakte) mehrfach am Tag als *Teilbefund* oder nach Wunsch als kompletter *Endbefund* erstellt. Der Druck kann bei elektronischer Befundübermittlung auch direkt beim Einsender (Station oder Ambulanz) erfolgen. Ein Sonderfall des Normalbefundes ist der *Kumulativbericht*, auf dem die Ergebnisse der letzten 7–10 Aufträge eines Patienten in chronologischer Reihenfolge zusammengefasst sind. Er kann sowohl als gedruckter Befund erstellt als auch in Tabellenform am PC-Arbeitsplatz der Station oder der Praxis dargestellt werden. *Spezialbefunde* mit ausführlichen Texten und gegebenenfalls Grafiken (z. B. bei der Liquoreiweißdiagnostik) runden die Befundpalette ab.

Qualitätskontrollüberwachung

Die Durchführung der **Qualitätskontrolle** (S. 54) im medizinischen Laboratorium ist durch Verordnungen mit **Gesetzeskraft** geregelt, wie z. B. durch die Richtlinie der Bundesärztekammer zur Qualitätssicherung in medizinischen Laboratorien („RiLiBÄK Labor"). Im manuellen Betrieb wären Dokumentation und zeitnahe Überwachung sehr aufwendig. Das Laborinformationssystem unterstützt das Laborpersonal dabei wirksam durch direkte Übernahme der Ergebnisse der Untersuchung von Kontrollproben vom Analysator, ihre Bewertung (ob die Ergebnisse im zulässigen Bereich liegen, sodass die Freigabe der Patientendaten damit möglich ist) und die Dokumentation für die monatliche Supervision. Die zuständigen Überwachungsbehörden (Eichbehörden oder Gewerbeaufsichtsämter) legen großen Wert auf eine detaillierte Dokumentation aller „richtigen" und „falschen" Messergebnisse von Kontrollproben.

In jüngster Zeit ist mit der Überwachung der Qualitätskontrolluntersuchungen für die patientennahe Sofortdiagnostik („Point-Of-Care-Testing"; POCT, S. 27) eine neue Aufgabe für Kliniklaboratorien und das LIS hinzugekommen. Sie ist ohne Netzanbindung der POCT-Geräte an das LIS nicht rationell durchführbar. Zugleich können auch die Ergebnisse der POCT-Bestimmungen für die Patienten in das LIS und zurück in das Klinikinformationssystem übertragen werden. Dadurch werden Übertragungsfehler durch manuelle Eingaben vermieden und darüber hinaus kann auch eine Leistungserfassung erfolgen.

Prozesssteuerung

Im Rahmen des Labormanagements, zur Prozessteuerung, aber auch zur Rechnungsstellung wird eine Reihe von Daten benötigt. Dazu gehören beispielsweise die Leistungsstatistik, die Inanspruchnahme des Labors im Bereitschaftsdienst und am Wochenende, die Bearbeitungsgeschwindigkeit von Laboraufträgen (Turn around Time, TAT), Arbeitsspitzen im Tagesverlauf und das Anforderungsverhalten einzelner Stationen bzw. Abteilungen. Ohne LIS sind diese Parameter nur unsicher und mit großem personellem Aufwand zu erhalten. Weitere wünschenswerte Eigenschaften eines LIS sind beispielsweise ein integriertes Kosten-Controlling und die Möglichkeit von Datenverknüpfungen bzw. Datenübertragungen (z. B. von meldepflichtigen Befunden an das Gesundheitsamt).

Datenverwaltung, Archivierung

Die von medizinischen Laboratorien generierten Datenmengen sind so groß, dass sie in Papierform nur mit unverhältnismäßigem Aufwand handhabbar wären. Auch tritt nicht selten der Fall ein, dass einzelne Befunde oder ganze Krankenakten nicht mehr auffindbar sind und daher nachgefordert werden. Im Allgemeinen sollen Labordaten 10 Jahre (Blutgruppenbefunde 30 Jahre) im Zugriff bleiben. Dann müssen sie aus Datenschutzgründen allerdings gelöscht oder anonymisiert werden. Solche Datenmengen können erst mit modernen Datenträgern gespeichert und genutzt werden.

Die Anforderungen an den **Datenschutz** sind regional unterschiedlich. Sie werden ständig verschärft, zuletzt mit der Datenschutz-Grundverordnung 2018. In jedem Fall ist sicherzustellen, dass Unbefugte (z. B. Patienten) keinen Zugang zu den Laborbefunden bekommen. Telefonische Auskünfte und Übermittlung von Daten auf elektronischem Weg sind ohne schriftliche Erlaubnis des betroffenen Patienten nicht statthaft, auch nicht an behandelnde Ärzte außerhalb des eigenen Hauses. Im stationären Bereich erteilen Patienten jedoch regelhaft schon bei der Aufnahme ihre Zustimmung zu einer solchen Datenübermittlung.

Datensicherheit

Sichere **Datenarchivierungen** über einen Zeitraum von 30 Jahren wie oben beschrieben sind technisch heute möglich. Ein befriedigender Schutz vor Datenverlust kann allerdings nur durch das Vorhalten von Back-up-Servern und Sicherungskopien der Daten sowie ein Konzept des kontinuierlichen und automatisch ablaufenden Anfertigens solcher Sicherheitskopien gewährleistet werden.

Unterstützung der medizinischen Validation

Mit der Einrichtung eines LIS werden den im medizinischen Labor Tätigen heute bereits viele EDV-gestützte logische Funktionen zur Verfügung gestellt, die auch eine medizinische Beurteilung der Analysenergebnisse erleichtern. Dies reicht von der einfachen **Transversalbeurteilung** (Vergleich eines Patientenergebnisses mit einem im Dateisystem hinterlegten alters- und geschlechtsangepassten Referenzintervall) über die **Longitudinalbeurteilung** (Vergleich mit zeitlich zurückliegenden Ergebnissen unter Berücksichtigung von hinterlegten dynamischen Eigenschaften der Analyte), bis zur Plausibilitäts- oder Konstellationsbeurteilung (Einbeziehung weiterer Untersuchungsergebnisse oder aus dem KIS stammender Informationen über den Patienten). Aus der jeweiligen Beurteilung resultieren gegebenenfalls dann geeignete Markierungen der Untersuchungsergebnisse („Flags") bis hin zu **Warnhinweisen** oder informative Texte für den anfordernden Arzt. Auch aus analytischer Sicht nicht plausibel erscheinende Ergebnisse können so sichtbar gemacht und entsprechende Korrekturmaßnahmen ergriffen werden.

Ergebnisgesteuerte Aktionen

Programmieranweisungen im LIS ermöglichen es heute, unmittelbar Konsequenzen aus bestimmten Einzelergebnissen oder aber auch **auffälligen Ergebniskonstellationen** automatisch zu ziehen. Im Krankenhausbetrieb ist es aus zeitlichen und ökonomischen Gründen oft angezeigt, im Sinne einer Stufendiagnostik die Bestimmung weiterer Parameter an die erste Untersuchung anzuschließen (sog. „Nachforderungen"). Als Beispiel sei hier der Fall einer TSH-Konzentration außerhalb des patientenbezogenen Referenzintervalls genannt, an die sich die Bestimmung der Konzentration des freien Thyroxins (fT 4) anschließen sollte. Mithilfe von entsprechenden Algorithmen kann diese Aufgabe automatisiert werden. Befindet sich die Probe noch auf dem Analysengerät, kann auch diese Anweisung direkt vom LIS übertragen und die Untersuchung ohne Verzögerung durchgeführt werden.

Eine weitere Anwendung solcher algorithmus-gesteuerter Aktionen ist die automatische Übermittlung meldepflichtiger infektionsserologischer Befunde per Telefax an das zuständige Gesundheitsamt.

1.3.3 Untersuchungsverfahren – Einteilung

Untersuchungsverfahren können nach ihrer Zielsetzung in

- **qualitative** Untersuchungen (einschließlich Screeningtests),
- **quantitative** Untersuchungen und
- **Funktionstests**

eingeteilt werden.

Qualitative Untersuchungen prüfen nur die Alternativen „positiv" oder „negativ". Aussagekräftige Ergebnisse werden dabei nur erzielt, wenn die Entscheidungsgrenze pathophysiologisch relevant ist. Solche Entscheidungsgrenzen sind naturgemäß bei individuellen Patienten unterschiedlich. Die qualitativen Tests sind deshalb weitgehend durch semiquantitative ersetzt worden, wenngleich das Resultat der Untersuchung immer noch als „positiv" oder „negativ" bezeichnet wird.

Auch **Screeningtests** (Suchtests, „Sieb"-Tests) werden meist als semiquantitative Tests durchgeführt. Die Entscheidungsgrenze wird so gewählt, dass möglichst alle Erkrankten erfasst werden (hohe diagnostische Sensitivität). Der Test soll dabei möglichst wenig Gesunde als „krank" apostrophieren und damit eine hohe diagnostische Spezifität (S. 68) aufweisen. Falsch positive Resultate treten vereinzelt auf; sie werden durch nachfolgende quantitative Untersuchungen als solche erkannt und korrigiert.

Quantitative Untersuchungen ermitteln die Konzentration, die Aktivität oder auch die Zahl von Teilchen in einem bestimmten Volumen. Sie stellen den weitaus größten Teil der Untersuchungen in der Klinischen Chemie dar und werden im Folgenden ausführlich besprochen.

Eine Zwitterstellung in mehrfacher Hinsicht nimmt die **patientennahe Sofortdiagnostik**, mit dem Kürzel **POCT** (Point Of Care Testing) bezeichnet, ein. Damit sind Blutzuckermessgeräte im Taschenformat, die Blutgasbestimmungen auf Intensivstationen und im OP-Bereich, die Troponin- und NT-pro-BNP-Bestimmungen im Aufnahmebereich der Kliniken, Urinteststreifen und auch alle anderen Untersuchungen (z. B. Drogenscreening!) gemeint, die außerhalb des Labors stattfinden. Der technologische Fortschritt hat es ermöglicht, komplexe analytische Prozesse in eine für medizinisches Hilfspersonal handhabbare Arbeitsweise zu bringen. Der große Vorteil der POCT ist der Zeitgewinn in Notfällen und vor kritischen Entscheidungen, da die zu untersuchende Probe nicht ins Laboratorium transportiert werden muss. Nachteilig sind die generell höheren Kosten von POCT, eine fragliche und manchmal fragwürdige Qualitätskontrolle und eine prinzipiell weniger präzise Analytik als im Labor. Die POCT steht im Spannungsfeld zwischen Arzt, Labor und Diagnostika-Industrie.

Funktionstests wurden früher häufig in der Organdiagnostik (z. B. zur Untersuchung der Leberfunktion und in der Gastroenterologie) eingesetzt. Sie haben einerseits den Vorteil, komplizierte biologische Zusammenhänge auf einfache Weise zu prüfen, unterliegen andererseits aber einer breiten intra- und interindividuellen Streuung. Funktionstests haben deutlich an Bedeutung verloren, sind aber heute noch für bestimmte Fragestellungen in der Endokrinologie wichtig, z.B. bei der Nebennieren- (S. 292) oder der Wachstumsdiagnostik.

1.3.4 Untersuchungsmaterialien und Probengewinnung

Für alle im medizinischen Laboratorium untersuchten Materialien gilt, dass die Probenahme beim falschen Patienten (Patientenverwechslung) eine gefährliche Fehlerquelle (S. 36) darstellt. Daher wird dringend empfohlen, im Rahmen der erläuternden Begrüßung des Patienten jeweils nach dem Namen, Vornamen und eventuell zusätzlich dem Geburtsdatum zu fragen oder eine andere sichere Form der Identifikation zu wählen. In vielen Krankenhäusern tragen Patienten bereits Armbänder mit Namen und Fallnummer, die zur Identifikation herangezogen werden sollten.

M!

Merke

Die Probenröhrchen müssen **unbedingt** vor der Entnahme etikettiert und vollständig beschriftet sein. Eine Blutentnahme in ungekennzeichnete Probengefäße ist ein Kunstfehler!

Blut

Das **häufigste Untersuchungsmaterial** für das klinische Laboratorium ist Blut. Gewonnen wird es als arterialisiertes Kapillarblut (S. 29) oder durch Venenpunktion (S. 30). Blut wird durch die Pumpleistung des Herzens zu allen Organen des Organismus transportiert und kann dadurch mit nahezu allen Körperzellen Stoffe austauschen, sodass es als Träger für Informationen über eben diese Organe und Körperzellen nutzbar gemacht werden kann. Darüber hinaus hat Blut selbst eine Organfunktion, die mithilfe einer repräsentativen Probe untersucht werden kann.

M!

Merke

2 wichtige Grundregeln zur Blutentnahme lauten:

- Vor der Blutentnahme sollte der Patient mindestens 15 Minuten lang seine Körperlage (liegend oder sitzend) beibehalten.
- Die Stauung vor der venösen Blutentnahme (S. 30) sollte 1 Minute nicht übersteigen.

Das Intravasalvolumen wird u. a. durch den onkotischen (kolloidosmotischen) Druck, d. h. die Konzentration der makromolekularen gelösten Substanzen und durch den hydrostatischen Druck (Blutdruck) beeinflusst. Steigt der hydrostatische Druck durch Aufnahme einer körperlichen Tätigkeit, durch Aufrichten aus dem Liegen (▶ Abb. 1.3) oder durch Anlegen einer Staubinde an, so diffundieren Wasser und kleine Moleküle aus dem Intravasalraum in den Interstitialraum, während die großen Partikel im Intravasalraum „eingesperrt" bleiben.

Zum Einfluss der Körperlage und der Venenstauung bei der Blutentnahme siehe auch die näheren Erläuterungen und Abbildungen auf Seite (S. 30).

Arterialisiertes Kapillarblut und Arterienblut

Kapillarblut wird im Allgemeinen zur Blutzuckerbestimmung und zur Blutgasanalyse eingesetzt, weil die entsprechenden Befunde aus Venenblut, besonders bei Blutgasanalysen, schwer zu deuten sind. **Arterienpunktionen** (A. radialis, A. brachialis, A. femoralis) zu diagnostischen Zwecken werden nur selten mit einer Spritze oder mit einer Blutgaskapillare mit Adapter und Insulinkanüle durchgeführt, weil arterialisiertes Kapillarblut leichter zu gewinnen ist und die damit erhaltenen Ergebnisse mit Arterienblut gut vergleichbar sind. Bei stark zentralisiertem Kreislauf sind Kapillarblutentnahmen und Kapillarblutuntersuchungen allerdings abzulehnen, weil dann kaum arterialisiertes Blut zu gewinnen ist.

Merke

M!

Methodik der Kapillarblutgewinnung

1. Bereitlegen aller Materialien (Handschuhe, Desinfektionsmittel, Einmallanzette, Tupfer, beschriftete Probengefäße, Pflaster, eventuell warmer Umschlag).
2. Bei kalten und schlecht durchbluteten Extremitäten Entnahmestelle mit feucht warmen Umschlägen hyperämisieren.
3. Entnahmestelle mit Hautdesinfektionsmittel abreiben.
4. Mit Einmallanzette oder besser mit Punktionshilfe (Autolet, Autolance oder Autoclick) punktieren (*Cave:* Verletzung des Calcaneus bei Neugeborenen).
5. Erste Bluttropfen mit Alkoholtupfer aufnehmen und verwerfen.
6. Blutprobe in entsprechende Spezialgefäße für Blutzuckerbestimmung, hämatologische Untersuchungen oder andere Sammelgefäße geben, gegebenenfalls unter Zuhilfenahme von Blutgaskapillaren; durch Umschwenken des Röhrchens Antikoagulans mit Blutprobe vermischen.
7. Punktionsstelle mit Pflaster versorgen.

Kapillarblutuntersuchungen haben in Pädiatrie und Geriatrie große Bedeutung, weil venöse Blutentnahmen, die bei diesen Patienten zum Teil recht mühsam sind, entbehrlich werden und der technologische Fortschritt klinisch-chemische und hämatologische Analysen aus wenigen Mikrolitern Plasma erlaubt. Kapillarblutwerte und Ergebnisse aus Venenblut sind für praktische Belange vergleichbar. Es bleibt jedoch zu beachten:

- Bei Kapillarblutentnahmen besteht eine erhöhte Hämolysegefahr (S. 51).
- Glucose weist im Kapillarblut höhere, Lactat jedoch tiefere Konzentrationen auf als im Venenblut; bezüglich Blutgase siehe S. 254.
- Gerinnungsanalysen einschließlich Thrombozytenzählung aus Kapillarblut sind unzuverlässig, da es durch den Kontakt des Blutes mit dem Subkutangewebe zu Aktivierungen der Blutstillung kommen kann.
- Bei zu starkem Pressen der Punktionsstelle während der Entnahmeprozedur tritt eine Hämodilution (Verdünnung des Blutes) durch Interstitialflüssigkeit auf.

1

Venenblut

Merke

Methodik der venösen Blutentnahme

1. Bereitlegen aller Materialien (Handschuhe, Stauschlauch, Kanülen [meist grüne G-21-Kanülen oder bei schwierigen Venenverhältnisssen gegebenenfalls Butterflykanülen], Tupfer und Hautdesinfektionsmittel, beschriftete (!) Blutentnahmeröhrchen, Entsorgungsbehälter für gebrauchte Kanülen, Pflaster); Kanülen und Butterflys müssen einen **Nadelschutz** haben.
2. Entnahmestelle inspizieren, Stauschlauch eine Handbreit über der Entnahmestelle anlegen und palpatorisch eine geeignete Vene ruhig aufsuchen.
3. Mit Desinfektionsspray die Entnahmestelle ansprühen, mit einem Tupfer abwischen und erneut die Entnahmestelle ansprühen; 30–60 Sekunden bis zum Abtrocknen warten (empfohlene Vorgehensweise nach den Richtlinien der BÄK zur Gewinnung von Blut und Blutprodukten).
4. Inzwischen Handschuhe anziehen, die Kanüle auf das Entnahmesystem (Kolben- oder Vakuumsystem) aufsetzen und den Nadelschutz entfernen.
5. Mit der Schliffseite der Kanüle nach oben und unter einem Winkel von < 30° schnell die Haut durchstechen und die Vene punktieren, gegebenenfalls dabei die Haut spannen und damit die Vene fixieren.
6. Wenn Blut aspiriert werden kann, die Stauung lösen und nacheinander die vorgesehenen Probenröhrchen füllen; Gerinnungsröhrchen idealerweise an zweiter oder dritter Stelle füllen!
7. Jedes Röhrchen unmittelbar nach dem Füllen 3-mal vorsichtig über Kopf kippen!
8. Am Ende die Nadel entfernen und unmittelbar in den Abfallbehälter geben bzw. den Nadelschutz aktivieren; Punktionsstelle mit Tupfer komprimieren (► Abb. 1.5).
9. Nach 2–3 Minuten Punktionsstelle mit Pflaster versorgen.

Zu beachten ist:

- Vor der Blutentnahme sollte der Patient mindestens 15 Minuten lang seine Körperlage (liegend oder sitzend) beibehalten.
- Die Venenstauung (S. 32) sollte 1 Minute nicht übersteigen.
- Probenröhrchen mit **flüssigen Antikoagulanzien** (Gerinnung und BSG) müssen **zwingend** bis zur Marke gefüllt werden.
- Gelegentlich müssen die Proben sofort nach der Abnahme **gekühlt** werden (oder im Wasserbad auf 37 °C gehalten werden), dann Eiswasser (nicht Eiswürfel, Hämolysegefahr!) bereitstellen.
- Das **Bekleben der Probenröhrchen** muss senkrecht erfolgen, Barcodes dürfen nicht mit Blut oder Desinfektionsmittel verschmiert oder beschädigt werden.
- Die Berufsgenossenschaft schreibt in einer technischen Regel (BGR/TRBA 250 Abschn. 4.2.4) vor, dass Venenpunktionen ausschließlich mit Kanülen mit Nadelschutz vorgenommen werden dürfen, um die **Nadelstichverletzungen** von Mitarbeitern nach der Punktion zu vermeiden.
- Kommt es zu einer Nadelstichverletzung des Mitarbeiters, so ist **umgehend** der Betriebsarzt zu verständigen, der alles Weitere veranlasst.

- Die Laborleitung hat im Sinne des „Patient Blood Management" dafür Sorge zu tragen, dass vom Patienten nur **Mindestblutmengen** (im Regelfall maximal ca. 3 ml pro Probenart) abgenommen werden, damit der Patient im Extremfall nicht durch die Labordiagnostik transfusionsbedürftig wird.

M!

Merke

Blut einer **Infusionskanüle** bzw. einem zentralen Venenkatheter (**ZVK**) zu entnehmen ist wegen der Gefahr einer Kontamination des Blutes durch Infusionslösungen sehr kritisch. Auf jeden Fall müssen vor der eigentlichen Probennahme 10 ml Blut abgenommen und verworfen werden.

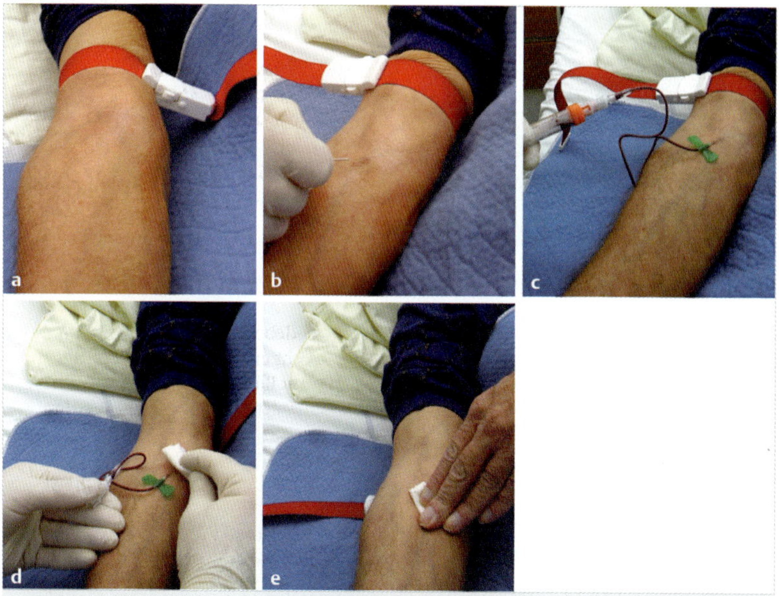

Abb. 1.3 Die 5 „S" bei der Durchführung einer peripheren Venenpunktion. a Stauen, **b** Stechen, **c** Saugen, **d + e** Stillen der Blutung. (aus Neurath M, Lohse, A. CL Anamnese und klinische Untersuchung 5. Aufl. Stuttgart: Thieme; 2018)

Zusatzinformation

Tipps und Tricks zur venösen Blutentnahme:

- Insbesondere bei adipösen Patienten und bei Säuglingen findet man nicht leicht eine geeignete Vene. Manchmal hat man Erfolg durch Beklopfen der Vene oder wenn der Patient die Faust ballt, gegebenenfalls unterstützt durch mehrfaches „Pumpen". *Cave:* K-Erhöhung (S. 29)!
- Durch zu starkes Aspirieren bei der Blutentnahme kollabieren manchmal Venen und der Blutfluss stockt. U. a. wird deswegen in der Pädiatrie zum Teil mit offenen Systemen gearbeitet, d. h. mit einer in die Vene eingebrachten Kanüle, aus der das Blut frei in das Probengefäß tropft. Hierbei ist besonders auf die Gefahr der Kontamination bzw. des nicht korrekten Mischverhältnisses mit flüssigen Antikoagulanzien zu achten!
- Wird die Vene durchstochen oder stockt der Blutfluss beim Füllen der Entnahmegefäße, kann das vorsichtige Zurückziehen (und Nachschieben) der Kanüle weiterhelfen, notfalls muss am anderen Arm erneut punktiert werden.
- Schwillt die Punktionsstelle an (Bildung eines Extravasats), sofort die Stauung lösen, die Nadel entfernen und Kompressionsverband anlegen.
- Die optimale Entnahmestelle für Venenblut liegt üblicherweise in der Ellenbeuge (V. mediana cubiti oder V. cephalica). Die Blutentnahme am Handrücken ist schmerzhafter und bleibt Sonderfällen vorbehalten.

Antikoagulanzien

Für diagnostische Zwecke entnommenes Blut muss für manche Laboranwendungen ungerinnbar gemacht werden. Dazu stehen verschiedene **Antikoagulanzien** (▶ Tab. 1.1) mit unterschiedlicher Wirkungsweise zur Verfügung. Die Wahl richtet sich nach dem Anwendungsgebiet.

Tab. 1.1 Häufig verwendete Antikoagulanzien und ihre Einsatzgebiete.

Antikoagulans	Anwendungsgebiet	Farbcodierung*
ohne (mit Gerinnungsaktivator)	Klinische Chemie, Immunologie	rot oder weiß oder braun
K_2- oder K_3-EDTA	Hämatologie (auch endokrinologische Spezialanalytik), Immunhämatologie	lila oder rot
Na-Citrat 1 + 9 0,106 oder 0,125 mol/l	Gerinnung	hellblau oder grün
Na-Citrat 1 + 4 0,106 mol/l	Blutkörperchensenkungsgeschwindigkeit (BSG)	schwarz oder violett
Li-Heparinat	Klinische Chemie	grün oder orange
Na-Fluorid/Citrat	Glucose, Lactat	grau oder gelb

* Die an zweiter Stelle genannten Farbcodierungen sind lediglich in Deutschland anzutreffen. Die erstgenannten sind international üblich.

Für hämatologische Untersuchungen wird das kalziumbindende **EDTA** (Ethylendiamintetraacetat) bevorzugt, weil es die Blutzellmorphologie wenig verändert und die Thrombozytenzählung aus EDTA-Blut noch nach 12 Stunden möglich ist. In jedem Fall ungeeignet ist EDTA-Blut für Enzymbestimmungen und die photometrische Bestimmung von Kalzium, Magnesium und Spurenelementen.

Zusatzinformation

EDTA bildet mit zweiwertigen Metallionen sehr stabile Komplexe und entzieht sogar dem Metalloenzym alkalische Phosphatase das für die Enzymwirkung nötige Zink. Andererseits schützt EDTA ungesättigte Fettsäuren durch Metallkomplexierung vor Autoxidation. Daher wird in der speziellen Lipoproteinanalytik (S. 218) gerne EDTA-Plasma eingesetzt.

Für gerinnungsphysiologische Untersuchungen wird **Natriumcitrat** als Antikoagulans eingesetzt. Dabei werden 1 Teil Citratlösung (0,1 mol/l = 38 g/l) und 9 Teile Blut gemischt. Dieses Mischungsverhältnis ist zwingend einzuhalten, da sonst grobe Verfälschungen der hämostaseologischen Kenngrößen resultieren!

Zusatzinformation

Neben der 0,015-molaren Citratlösung wird in den USA generell und bei uns zur Verwendung für die Thrombozyten-Funktionsanalyse mit dem PFA (Platelet Function Analyzer) eine gepufferte 0,135-molare Citratlösung eingesetzt (hellblaue Farbcodierung).

Merke

Bei Patienten mit **hohem Hämatokrit** ist der Plasmaanteil am Blut entsprechend niedrig. Folglich darf für Gerinnungsuntersuchungen das Blut nicht im Verhältnis 1 + 9, sondern nur mit weniger Citrat (z. B. 0,6 + 9,4) antikoaguliert werden. Zur Ermittlung des passenden Mischungsverhältnisses sollte das Labor konsultiert werden.

Für die Bestimmung der Blutsenkungsgeschwindigkeit (BSG) werden dagegen **Citrat** und Blut im Verhältnis 1 + 4 gemischt. Citrat hemmt die Blutgerinnung ebenso wie das selten eingesetzte **Oxalat** und das **Fluorid** über die Komplexierung von Kalziumionen. Fluorid hat als Glycolysehemmer Bedeutung bei der Probengewinnung für die Blutzucker- und die Lactatbestimmung (2 mg NaF/ml Blut). Für diese Anwendung wird darüber hinaus der Zusatz von Citrat empfohlen, da durch Letzteres die Glykolyse sofort gehemmt wird.

Das am häufigsten für klinisch-chemische Bestimmungen eingesetzte Antikoagulans ist **Heparin** in Form des Natrium-, Kalium-, Ammonium- oder Lithiumsalzes, da es universell einsetzbar ist. Sofern keine Lithiumbestimmungen angefordert werden, erscheint das Lithiumheparinat optimal, da keine Interferenzen mit weiteren Bestimmungen berücksichtigt werden müssen. Die Verwendung von Plasma anstelle von Serum bietet den Vorteil, dass vor der Zentrifugation keine vollständige Blutgerinnung abgewartet werden muss und bei gleichem Blutvolumen die Plasmaausbeute höher als die Serumausbeute ist (das Fibrinnetz schließt neben den Blutkörperchen noch etwas Serum ein).

Blutgas- und Hämatokritkapillaren sind innen mit Natrium- oder Lithiumheparinat überzogen. Zur Gerinnungshemmung reichen 75 Einheiten/ml Blut (= ca. 0,75 mg/ml).

Serumgewinnung

Merke

Die Konzentrationen der meisten klinisch-chemischen Parameter sind im Serum und im Plasma gleich. Lediglich die Kalium- und LDH-Konzentrationen sind im Plasma etwas niedriger, die des Gesamteiweißes ist im Plasma durch das hier noch vorhandene Fibrinogen etwas höher.

Zur **Gewinnung** von Serum setzt man dem Vollblut vorteilhaft gerinnungsfördernde Agenzien und Separationshilfen zu, weil Blut schlecht gerinnt, wenn es bei der Entnahme in die heute ausschließlich als Primärgefäße verwendeten Kunststoffröhrchen mit ihren inerten Oberflächen gegeben wird. 2 derartige Hilfsmittel sind bei uns verbreitet:

- kaolinbeschichtete Polystyrolkügelchen
- Polyester-Trenngel mit Gerinnungsaktivator

Beide haben eine Dichte, die zwischen der von Blutzellen (also des Blutkuchens) und Serum liegt. Sie wandern deshalb bei der Zentrifugation an diese Grenzschicht und bilden eine Diffusionsbarriere. Ein derartiges Trenngel (ohne Gerinnungsaktivator) wird sehr häufig auch bei Lithium-Heparin-Blutproben verwendet, da einerseits die Gefahr einer Kontamination des überstehenden Serums durch Hämolyseprodukte (S. 51) dadurch vermindert wird und andererseits die Serum- bzw. Plasmaausbeute beträchtlich steigt. Siehe dazu auch Kap. Probenvorbereitung (S. 76).

Zusatzinformation

Bei Plasmozytompatienten kann das Serum/Plasma durch den teils extrem hohen Eiweißgehalt eine abnorm hohe Dichte aufweisen. In solchen Fällen flotieren die Trennmittel und der Zugang zum Serum/Plasma ist schwierig (S. 165).

Urin

Bei Urinuntersuchungen unterscheidet man

- **Spontanurinproben**, in der Regel zur Untersuchung des **Urinstatus**, von
- **Sammelurinen**, die über einen vorher festgelegten Zeitraum zur Durchführung von **quantitativen** Bestimmungen gesammelt werden.

Als Material für den qualitativen bzw. semiquantitativen **Urinstatus** sollte möglichst Nacht- oder Morgenurin (d. h. die erste oder zweite Urinportion des Tages, gewonnen als Mittelstrahlurin) verwendet werden, weil diese Proben in der Regel nach Körperruhe gewonnen und vergleichsweise konzentriert sind. Wurde das Genitale vor der Uringewinnung desinfiziert, so ist zu beachten, dass manche Desinfektionsmittel wie kolloidales Jod (Betaisodona) und Wasserstoffperoxid Teststreifenergebnisse verfälschen können.

Als **Urinsammelgefäße** dienen Plastikbecher bzw. größere Sammelflaschen aus Plastik von 2–3 Liter Fassungsvolumen. Ins Labor wird davon nur ein Aliquot von ca. 10 ml in einem passenden Probenröhrchen geschickt (nicht vergessen, vor der Entnahme des Aliquots den gesamten Urin gründlich zu mischen sowie das Gesamtvolumen am Sammelgefäß abzulesen und zu notieren!). Das **Sammeln eines 24-Stunden-Urins** beginnt und endet mit leerer Blase.

Das bedeutet, dass die Sammelperiode zunächst mit einer Blasenentleerung beginnt. Diese Portion gehört *nicht* in das Sammelgefäß. Nach Ablauf der festgesetzten Sammelzeit wird die Blase wieder entleert; diese Portion gehört in das Sammelgefäß und schließt die Urinsammlung ab.

Als universelles, bakteriostatisches **Konservierungsmittel für Sammelurine** dient eine 10 %ige Lösung von Thymol in Isopropanol. Sie wird vor dem Sammeln in einer Menge in das Sammelgefäß gegeben, die 1 % des erwarteten Urinvolumens entspricht (also 10 ml pro l Urin). Als spezielle Konservierungsmittel werden Salzsäure (für die Bestimmung der Vanillinmandelsäure, der Katecholamine und der Kalziumausscheidung), Natriumcarbonat (für Porphyrinbestimmungen) oder EDTA (für Spurenelementuntersuchungen) eingesetzt.

Merke

Grundsätzlich sind Sammelurine kühl und lichtgeschützt aufzubewahren.

Niederschläge, die sich gelegentlich bei längerer Lagerung von Urinproben bei niedriger Temperatur bilden, werden im Labor in der Regel erfolgreich durch Erwärmen auf 50 °C wieder gelöst.

Da es sich in der Praxis als schwierig erweist, 24-Stunden-Urine vollständig zu sammeln (und dies nicht nur bei Kleinkindern), wird häufig als **Kontrollgröße** die Kreatinin-Konzentration, bzw. die Kreatinin-Ausscheidung, im (vorgeblichen) 24-Stunden-Urin bestimmt. Die renale Kreatinin-Ausscheidung ist in erster Linie von der Muskelmasse abhängig und wird nur wenig durch fleischreiche Kost und Muskelarbeit erhöht. Sie ist vor allem zeitlich (d. h. pro Stunde) annähernd konstant. Deshalb wird bei der quantitativen Bestimmung von Urinmetaboliten häufig **Kreatinin als Bezugsgröße** verwendet (z. B. von Katecholaminen in µmol pro mmol Kreatinin). Man bezeichnet dies auch als **Kreatininkoeffizienten**.

Liquor cerebrospinalis (engl. cerebrospinal fluid, CSF)

Da die chemische Zusammensetzung von Liquor von der Entnahmestelle abhängt, sollte auf dem Untersuchungsschein vermerkt werden, wenn es sich nicht um Lumballiquor handelt (in den weitaus meisten Fällen wird der Liquor aus diesem Bereich gewonnen).

Bei der Punktion der Liquorräume kommt es gelegentlich iatrogen zu frischen Blutungen. Es ist nicht möglich, im Labor zwischen frischen Blutungen in den Subarachnoidalraum (mit entsprechender klinischer Bedeutung) und solchen iatrogenen Blutungen (potenziell diagnostisch irreführend) zu unterscheiden.

Merke

Die klinisch-chemische Untersuchung von frischblutigem Liquor sollte kategorisch abgelehnt werden, da die Laboruntersuchung nur den makroskopischen Befund bestätigen kann.

Eine Rückrechnung von dem Erythrozyten/Leukozyten-Verhältnis aus dem Blutbild auf die Zellzahl im Liquor, die manchmal als Behelf bei blutiger Liquorgewinnung empfohlen wird, ist ein fragwürdiges Vorgehen.

Zusatzinformation

Nur in Ausnahmefällen ist die Untersuchung von blutigem Liquor sinnvoll: bei der Fragestellung einer Xanthochromie und bei der **bakteriologischen** Untersuchung.

Liquor muss nach der Punktion binnen 1 Stunde mikroskopisch untersucht werden, weil sonst die Leukozyten nicht mehr differenziert werden können.

Weitere Körperflüssigkeiten und Untersuchungsmaterialien

Pleuraergüsse, Ascitesflüssigkeit und Zystenpunktate werden durch ihr Aussehen, ihren Eiweiß- und Zellgehalt, ihre enzymatische Aktivität (LDH, Amylase [Pankreatitis]) und ihren Gehalt an Tumormarkern beschrieben. Hohe Lactatkonzentrationen weisen auf bakterielle Infektionen hin. In Pleuraergüssen dient die Cholesterin- und Triglyceridbestimmung zur Kennzeichnung eines Chylothorax.

Bei einer **Magensaft-**, **Duodenalsaft-** oder **Stuhlsammlung** ist auf eine Festlegung des Sammelzeitraums und die Vollständigkeit des Materials zu achten. Eine wichtige Zusatzinformation bei Stuhlproben ist die Art der Ernährung (z. B. ballaststoffreiche Kost, vegetarische Ernährung).

Speichel kommt gelegentlich als Untersuchungsmaterial infrage. Hier ist für die spätere Befundung die Gewinnungstechnik, insbesondere die Art der Sekretionsstimulation, wichtig.

Im Rahmen der Diagnostik einer zystischen Fibrose (S. 475) wird der Elektrolytgehalt des **Schweißes** bestimmt, der heute mit einem Kapillarkollektor (Macroduct) durch Iontophorese gewonnen wird. Die native Schweißmenge soll (für die Chloridbestimmung) mindestens 20 µl betragen.

1.3.5 Beeinflussung klinisch-chemischer Kenngrößen, Auswirkung auf Untersuchungsbefunde

Zahlreiche Faktoren üben zum Teil erhebliche Einflüsse auf die Ergebnisse von Laboratoriumsuntersuchungen aus. Diese müssen bedacht werden, wenn das Untersuchungsergebnis in Bezug auf eine Gesundheitsstörung bewertet werden soll. Dabei sind Einflüsse durch individuelle Gegebenheiten des Patienten oder seiner Umgebung von Fehlern im Gesamtprozess der Laboratoriumsuntersuchung zu unterscheiden. Dieser lässt sich prinzipiell in die 3 Teile differenzieren: Präanalytik, Analytik und Postanalytik.

Zur Präanalytik gehören alle administrativen und praktischen Vorgänge, die der Gewinnung der Proben, ihrem Transport und der Analysenvorbereitung dienen. Auch die Indikationsstellung zur Untersuchung gehört dazu. Der Prozess der Präanalytik beginnt im Kopf des anfordernden Arztes!

Biologische Variabilität – Einflussgrößen

Proben, die ins medizinische Laboratorium eingesandt werden, sind biologisches Material, dessen Beschaffenheit und stoffliche Zusammensetzung einer Reihe von Einflüssen unterliegt, denen der Patient bzw. Proband ausgesetzt ist, von dem es stammt oder die in dessen individuellen Eigenschaften begründet sind. Sie werden als präanalytische Einflussgrößen bezeichnet und sind abzugrenzen von Störfaktoren, die den analytischen Prozess in der Weise beeinflussen, dass die Untersuchungsergebnisse eben nicht dem Zustand des Patienten entsprechen. Einflussgrößen können in prinzipiell unveränderliche, wie z. B. das Geschlecht, und solche, die über kürzere oder längere Zeiträume veränderbar sind, wie z. B. der Ernährungszustand, unterteilt werden. Auch aus ärztlichen Maßnahmen können präanalytische Einflussgrößen resultieren. Erkrankungen werden im strengen Sinne nicht zu den präanalytischen Einflussgrößen gezählt, sollen doch die Laboruntersuchungsergebnisse deren Diagnose dienen.

Tab. 1.2 Individuelle Einflussgrößen in der Präanalytik.

Zeitdauer	Merkmal	Faktoren
permanent	Erbfaktoren Geschlecht	endogene Faktoren (unbeeinflussbare Faktoren)
langfristig veränderlich	Alter Gewicht Muskelmasse Lebensgewohnheiten, sozioökonomischer Status Klima, Höhe Schwangerschaft	exogene Faktoren (beeinflussbare Faktoren)
kurzfristig veränderlich	Ernährung, Nahrungskarenz körperliche Aktivität Immobilisierung Biorhythmen psychische Faktoren, Stress diagnostische Maßnahmen Medikamente	iatrogene Faktoren

▸ **Erbfaktoren. Erbfaktoren** können klinisch-chemische Kenngrößen auf vielfältige Weise beeinflussen. Eine genetische Veränderung kann monogen oder multifaktoriell bedingt sein. In manchen Fällen liegt eine chromosomale Aberration vor.

Zusatzinformation

- Häufigstes Beispiel einer **monogen** vererbten klinisch-chemisch relevanten Stoffwechselstörung ist die familiäre, bereits beim Heterozygoten labordiagnostisch nachweisbare Hypercholesterinämie (S. 221) (Häufigkeit ca. 1:500). Weitere für die klinisch-chemische Routinediagnostik wichtige Beispiele sind die Duchenne-Muskeldystrophie, der Pseudo-Cholinesterasemangel, medikamentensensible und andere hämolytische Anämien, wie Glucose-6-Phosphat-Dehydrogenase-Mangel, β-Thalassämie, Hämophilie A, intestinaler Lactasemangel und Zystinurie.
- Zu den **multifaktoriell** bedingten, häufig HLA-assoziierten Erkrankungen gehören Diabetes mellitus und Gicht. Ihre Diagnostik hat eine besondere Bedeutung für das klinische Laboratorium.
- **Chromosomale** Aberrationen zeigen in der Regel eher Fehlbildungen als labordiagnostische Auffälligkeiten. Wenn diese dennoch auftreten, so ist die Ätiologie meist unklar (z. B. Hypercholesterinämie bei Trisomie 21). Bei der chronischen myeloischen Leukämie (CML) ist das Philadelphia-Chromosom andererseits pathognomonisch: Translokation (9;22)(q34;q11). Durch die Translokation werden Gene aktiviert, die die Apoptose (den programmierten Zelltod) von Granulozyten verhindern.

Viele Erbfaktoren weisen in den verschiedenen Populationen eine unterschiedliche Häufigkeit auf, die körperliche Entwicklung und der Habitus variieren und im Zusammenhang mit Religionszugehörigkeit, sozioökonomischem Status und Ernährung können klinisch-chemische Kenngrößen beeinflusst werden. **Regions- bzw. kulturspezifische Referenzintervalle** müssen dieser Tatsache Rechnung tragen.

Zusatzinformation

Die β-Thalassämien sind in den Mittelmeerländern, die Sichelzellanämie in Malariagebieten und der Lactasemangel im ostasiatischen Raum häufig.

► **Geschlecht.** Das **Geschlecht der Probanden** spiegelt sich nicht nur in den Konzentrationen der Sexualhormone wider.

► **Alter.** Fast alle Kenngrößen werden vom **Alter** der Probanden beeinflusst. 4 Phasen sind dabei besonders hervorzuheben:

- die Umstellung vom fetalen auf das extrauterine Leben beim Neugeborenen,
- Wachstum, Entwicklung und Reifung, insbesondere die Pubertät,
- das Ende der reproduktiven Phase der Frau,
- die Involution, das Alter.

Die zum Teil erhebliche Altersabhängigkeit von Kenngrößen ist bei den Referenzintervallen dargestellt. Sie steht regelmäßig in einem direkten ätiologischen Zusammenhang mit der Entwicklung.

Zusatzinformation

- Physiologie bzw. Anatomie bewirken bei Mann und Frau eine unterschiedliche Erythrozytenzahl (auch von Hämoglobinkonzentration und Hämatokrit) im Blut und auch eine bei der Frau im Vergleich zum Mann höhere Leukozytenzahl im Spontanurin.
- Einem indirekten hormonellen Einfluss unterliegt die Cholesterin-Konzentration: Frauen haben im reproduktiven Alter unter der Östrogenwirkung niedrigere Konzentrationen als Männer, während die Frauen nach der Menopause die Männer „übertreffen“. Auch die Konzentrationen von Transaminasen, GGT, Creatinkinase, Kreatinin und Harnsäure sind bei Frauen niedriger als bei Männern.

Zusatzinformation

- Auf die intrauterine relative Sauerstoffnot reagiert der Fetus durch vermehrte Hämoglobin- und Erythrozytenbildung. Unmittelbar nach der Geburt wird der Überschuss an nun nicht mehr benötigten Erythrozyten abgebaut. Durch die physiologische Leberunreife (Glucuronidierungsschwäche) steigt die Konzentration des nicht konjugierten, sogenannten **indirekten Bilirubins** im Blut des **Neugeborenen** an, normalisiert sich aber gegen Ende der 1. Lebenswoche.
- Eines der Isoenzyme der **alkalischen Phosphatase** stammt aus den Osteoblasten. Bei verstärkter Osteoblastentätigkeit, vor allem in den Phasen starken Längenwachstums (1. Lebensjahr und zu Beginn der Pubertät) ist die Gesamtaktivität der alkalischen Phosphatase im Serum ca. 5–10-mal höher als bei Erwachsenen. Die Serumkonzentrationen von Kalzium und Phosphat, anorganische Hauptbestandteile des Knochens, sinken im Laufe des Lebens ab.
- Die Kreatinin-Konzentration im Blut wird vor allem durch die Muskelmasse (und die Nierenfunktion) bestimmt. Im Laufe des Kindes- und Jugendalters steigt sie entwicklungsgerecht an. Die Kreatinin-Clearance, ein Maß für die glomeruläre Filtrationsleistung der Niere, sinkt ab dem 30. Lebensjahr stetig.

▶ **Gewicht und Muskelmasse.** Vor allem bei Männern zeigen diese eine positive Korrelation mit den Konzentrationen von Harnsäure, Cholesterin und Triglyceriden, Kreatinin, Gesamteiweiß, postprandialem Blutzucker, Insulin und LDH. Dies scheint auch für die renale Ausscheidung der Katecholaminmetabolite zu gelten.

▶ **Lebensgewohnheiten und sozioökonomischer Status.** Die Lebensgewohnheiten und sozioökonomischer Status beeinflussen über die Zusammensetzung der Nahrung und Art und Umfang der körperlichen Aktivität (S. 42) die Kenngrößen. Weitere sozioökonomisch beeinflusste Faktoren können die Häufigkeit von Infektionskrankheiten und Parasitenbefall sein.

Durch den Aufenthalt in **großer Höhe** und den damit verbundenen Sauerstoffmangel steigen Hämoglobinkonzentration und Erythrozytenzahl an. **Hitze**, **Kälte** und längere Aufenthalte in großer Höhe können zu einer Gerinnungsaktivierung und nachfolgend zur Thrombose führen.

▶ **Schwangerschaft.** Durch die **Schwangerschaft** ändern sich nicht nur Hormon-Konzentrationen (Progesteron, Östriol, Prolactin, Ocitocin). Durch die plazentare alkalische Phosphatase steigt die Gesamtaktivität der alkalischen Phosphatase im Blut an. Der Hämatokrit nimmt (durch Zunahme des Intravasalvolumens) ab, ebenso die Serumkonzentrationen von Kalzium, Gesamteiweiß, Magnesium und Eisen. Umgekehrt ist ein Anstieg der (peripheren) Leukozytenzahl sowie der Konzentrationen von Cholesterin und von Triglyceriden sowie von α_1-Fetoprotein festzustellen, das vom Fetus gebildet wird.

▶ **Ernährung.** Die **Ernährung** stellt eine der wichtigsten präanalytischen Einflussgrößen dar, sei es in Form langfristiger Gewohnheiten (z. B. Vegetarier), sei es kurzfristig durch eine einzelne Mahlzeit oder sei es durch den Gebrauch von Genussmitteln.

Zusatzinformation

- Harnstoff-, Harnsäure- und in untergeordnetem Maß auch die Kreatinin-Konzentration im Blut sind von der mittelfristigen Proteinzufuhr abhängig. Dies gilt auch besonders für die renale Ausscheidung dieser Substrate.
- Die Blutglucose-Konzentration steigt nach einer Mahlzeit stark an.
- Auch eine neutralfett- und cholesterinreiche Ernährung lässt sich an den Parametern des Fettstoffwechsels ablesen (▶ Abb. 1.4). Für die Praxis gilt zu beachten, dass durch eine einzelne fettreiche Mahlzeit zwar die Konzentration der Triglyceride im Blut ansteigt, nicht aber die des Cholesterins !
- Kalium- und Phosphatkonzentration im Blut sinken nach einer kohlenhydratreichen Mahlzeit. Die erhöhte Insulinsekretion wird dabei als Ursache angesehen.
- Zu den Veränderungen durch Fasten (s. ▶ Abb. 1.5).

Zu den Veränderungen durch **chronischen Alkoholabusus** siehe ▶ Tab. 1.3. Auch ein **einmaliger**, mäßig starker Alkoholkonsum lässt sich durch eine rasch einsetzende leichte Erhöhung der Aktivität der Alanin-Aminotransferase (ALT) erfassen, die allerdings keine diagnostische Bedeutung hat.

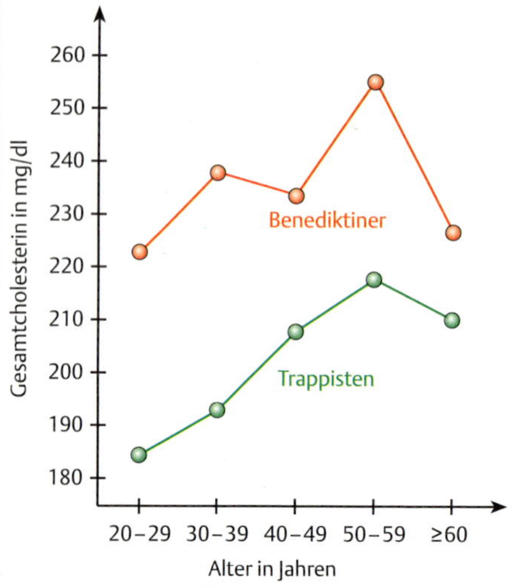

Abb. 1.4 Serum-Cholesterinkonzentrationenbei Trappisten (vegetarische – lacto-ovovegetabile – Ernährung) und Benediktinern (gemischte Kost).

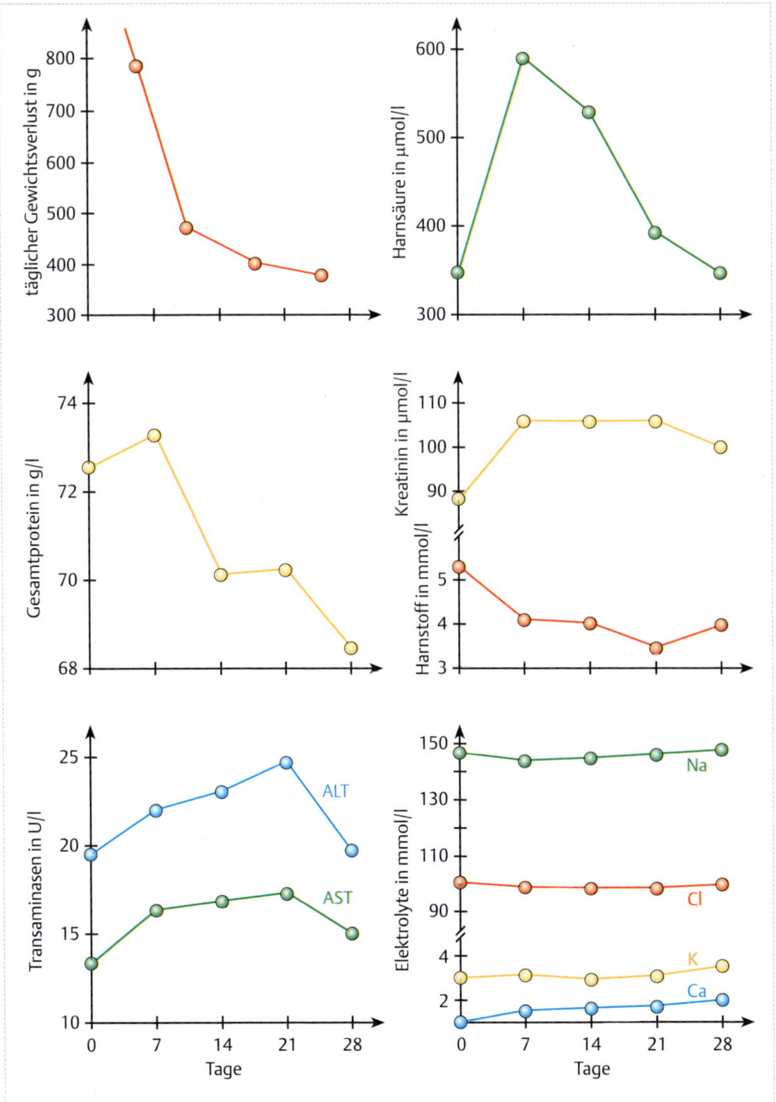

Abb. 1.5 Veränderung klinisch-chemischer Kenngrößen durch Nulldiät.

Tab. 1.3 Häufige Laborbefunde bei chronischem Alkoholabusus.

erhöhte Konzentrationen	erniedrigte Konzentrationen
• kohlenhydratdefizientes Transferrin (CDT) • Leberenzyme GGT und ALT • mittleres Zellvolumen (MCV) • Triglyceride und Gesamtcholesterin • Harnsäure	• Hämoglobin • Folsäure (teilweise) • Albumin und Immunglobuline • Magnesium

Raucher weisen eine deutlich erhöhte Konzentration des CEA (carcinoembryonales Antigen) und einen erhöhten CO-Hämoglobin-Gehalt (kann zu Polyzythämie führen) auf. Erhöht sein können auch Cholesterin und antinukleäre Antikörper.

► **Körperliche Aktivität**

- Körperliche Aktivität von Untrainierten führt zu einem starken Anstieg der Konzentrationen der Muskelenzyme Creatinkinase (Isoenzym CK-MM), AST und LDH (vor allem der Isoenzyme 3, 4, 5); auch die Serumkreatinin- und die Lactatkonzentration steigen an. Bei Hochleistungssportlern sind diese Veränderungen gering oder gar nicht nachweisbar.
- Regelmäßige sportliche Betätigung führt zur Veränderung der Zusammensetzung der Lipoproteine im Plasma: Die Konzentrationen des Gesamtcholesterins und des LDL-Cholesterin nehmen ab, die des HDL-Cholesterins nimmt etwas zu.
- Im Laufe jeder körperlichen Arbeit kommt es (aus orthostatischen Gründen) zu einer Abnahme des Intravasalvolumens. Die Konzentration nicht diffusibler Blutbestandteile, der Blutzellen und Proteine, steigt dabei an.
- Länger dauernde Immobilisierung bewirkt eine massive Abnahme des Blutvolumens und eine Erhöhung der renalen Kalzium-, Ammonium-, Phosphat-, Natrium- und Chloridausscheidung. Die Katecholaminausscheidung sinkt bei längerer Bettruhe deutlich ab.

► **Körperlage, Venenstauung.** Die Änderungen der Körperlage und die Venenstauung führen zu einem **Konzentrationsanstieg** von Blutzellen, Lipoproteinpartikeln und hochmolekularen Eiweißmolekülen um 10 % und mehr, vor allem bei Ödemneigung (► Abb. 1.6). Zusätzlich sind alle kleinen Moleküle betroffen, die ganz oder teilweise proteingebunden vorliegen (z. B. Kalzium, Spurenelemente, Cortisol, viele Medikamente). Die Höhe des Effektes hängt von der Zeit ab, die seit der Positionsänderung bzw. dem Anlegen der Staubinde vergangen ist. Nach 30 Minuten ist keine Änderung mehr zu erwarten, ebenso wie nach einer mehr als 10 Minuten dauernden Venenstauung unterhalb des systolischen Blutdrucks kein Anstieg mehr zu erwarten ist. Stauzeiten um 1 Minute hingegen führen kaum zu Konzentrationsänderungen.

Auch die Konzentrationen mancher Hormone ändern sich physiologischerweise, so steigen Renin, Angiotensin und Noradrenalin beim Hinstellen stark an (► Abb. 1.7).

Zusatzinformation

Im Krankenhaus wird die Blutentnahme n der Regel bei liegenden Patienten vorgenommen. Beim Übergang vom Liegen zum Sitzen sind ca. ⅔ der Differenz zu erwarten, die beim Übergang vom Liegen zum Stehen auftritt.

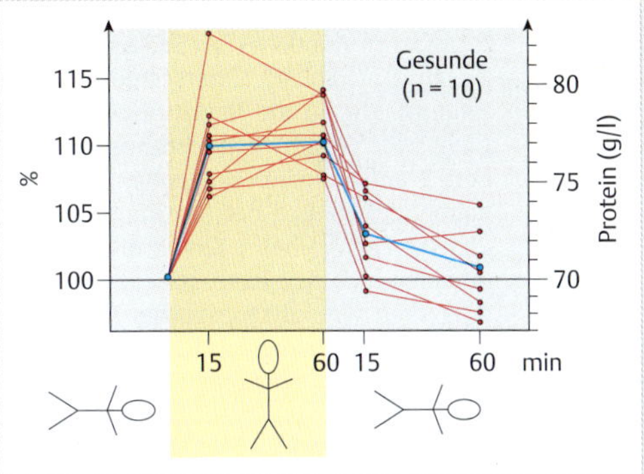

Abb. 1.6 Konzentrationsänderung der Gesamteiweißmesswerte beim Übergang von stehenden zu liegenden Körperpositionen. Die Messwerte der einzelnen Probanden sind jeweils auf den ersten Wert bezogen (= 100 %) (nach Fawcett und Wynn 1960).

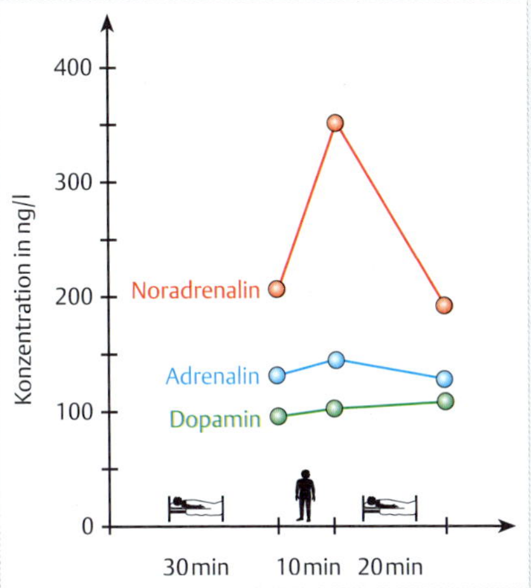

Abb. 1.7 Katecholaminkonzentration. Unterschiede der Katecholaminkonzentration dreier Probanden im Liegen und Stehen (Ratge et al. 1983).

Die **Kaliumkonzentration** ist beim stehenden Patienten höher als beim liegenden und sie steigt beim „Pumpen" (anhaltendes Öffnen und Schließen der Faust) um bis 1,6 mmol/l an. Die Ursache ist ein Kaliumaustritt aus den Muskelzellen.

▶ **Psychische Belastung.** Bei **psychischer Belastung** (Stress) kommt es über eine Adrenalinausschüttung zur vermehrten Glykogenolyse und zur Cortisolfreisetzung.

Auch durch Hyperventilation verursachte Veränderungen im Säuren-Basen-Haushalt (gegebenenfalls mit Hyperventilationstetanie) müssen hier erwähnt werden.

▶ **Biorhythmen.** Bei den **Biorhythmen** unterscheiden wir saisonale, über Wochen und Tage (z. B. weiblicher Zyklus) wirksame und zirkadiane (tageszeitabhängige oder diurnale) Rhythmen. Diese Unterschiede werden bei der longitudinalen Bewertung der Labordaten eines individuellen Patienten relevant: Hat sich der Laborstatus im Vergleich zum Vorbefund verändert? In der Regel werden Werte verglichen, deren Proben an verschiedenen Tagen gewonnen wurden.

► **Intraindividuelle physiologische Variationen.** Die **intraindividuellen physiologischen Variationen** klinisch-chemischer Kenngrößen von Tag zu Tag sind sehr unterschiedlich (Tab. 1.4). Bei Osmolalität und Elektrolyten beträgt der Variationskoeffizient nur wenige Prozent (beim Natrium sogar nur 0,7 %), bei Enzymen jedoch bis zu 25 %. Solche Unterschiede müssen zwangsläufig in die medizinische Bewertung von Verlaufsbeobachtungen einfließen. 2 an aufeinanderfolgenden Tagen erhaltene Ergebnisse der Bestimmung einer klinisch-chemischen Kenngröße unterscheiden sich nur dann voneinander (sodass dies eine diagnostische Bedeutung hat), wenn der Unterschied über die biologische Variation hinausgeht!

Tab. 1.4 Beispiele für die intraindividuelle Variation klinisch-chemischer Kenngrößen (nach Ricos 2004).

Kenngröße	Vk* (%)	Kenngröße	Vk (%)
Albumin	3,1	Hämoglobin	2,8
alkalische Phosphatase	6,4	Harnsäure	8,6
Bilirubin (gesamt)	25,6	Harnstoff	12,3
Kalzium	1,9	Kalium	4,8
Cholesterin	6,0	Natrium	0,7
Kreatinin	4,3	Osmolalität	1,3
fT_3	7,9	AST	11,9
Gesamteiweiß	2,7	ALT	24,3
Glucose	4,9	TSH	19,7

* Vk = Variationskoeffizient

Die Kenntnis zirkadianer Schwankungen ist wichtig, wenn Blutproben zu verschiedenen Tageszeiten gewonnen wurden. ► Tab. 1.5 nennt Beispiele zirkadianer Rhythmik; eine solche wird vorwiegend bei Hormonen beobachtet.

Tab. 1.5 Zirkadiane Rhythmik klinisch-chemischer Kenngrößen (Wisser und Knoll 1980).

Messgröße	Maximum (Uhrzeit)	Minimum (Uhrzeit)	Amplitude (% des Gleichwertes)	Messgröße	Maximum (Uhrzeit)	Minimum (Uhrzeit)	Amplitude (% des Gleichwertes)
ACTH	6–10	0–4	150–200	S-Noradrenalin	9–12	2–5	50–120
S-Cortisol	5–8	21–3	180–200	U-Adrenalin	9–12	2–5	80–160
U-Cortisol	5–8	21–3	180–200	U-Noradrenalin	9–12	2–5	50–100
FSH	–	–	bei Erw. n. n.	U-Vanillinmandelsäure	14–16	2–5	30–40
LH	–	–	bei Erw. n. n.	U-Homovanillinsäure	14–16	2–5	30–40
Testosteron	2–4	20–24	30–50	Hämoglobin (Hämatokrit)	6–18	22–24	8–15
TSH	20–2	7–13	5–15	Eosinophile	4–6	18–20	30–40
T_3	8–12	23–8	< 10	S-Eisen	14–18	2–4	50–70
T_4	8–12	23–3	10–20	S-Kalium	14–16	23–1	5–10
STH	21–23*	1–21	300–400	S-Phosphor	2–4**	8–12	30–40
Prolactin	5–7	10–12	80–100	U-Natrium	4–6	12–16	60–80
Melatonin	0–6	7–22	600–700	U-Kalium	4–6	12–16	60–80
β-Endorphin	5–8	0–3	70–80	U-Kalzium	4–6	12–16	60–80
Aldosteron	2–4	12–14	60–80	U-Phosphor	18–24	4–8	60–80
Renin	0–6	10–12	120–140	U-Volumen	2–6	12–16	60–80
S-Adrenalin	9–12	2–5	30–50	Körpertemperatur	18–20	5–7	0,8–1,0 °C

S = Serum, U = Urin, n. n. = nicht nachweisbar, * Beginn der Schlafphase, ** sinkt nach Nahrungsaufnahme.

Zusatzinformation

- Bei biologischen Rhythmen sind erhebliche **interindividuelle** Unterschiede möglich: So finden sich beispielsweise Probanden, die morgens höhere Serumeisen-Konzentrationen aufweisen als abends, aber auch solche mit den umgekehrten Verhältnissen.
- Saisonale Rhythmen werden vereinzelt beschrieben. Sie können durch die in den Jahreszeiten unterschiedliche Ernährung bedingt sein.
- Ein Rhythmus besonderer Art ist der Menstruationszyklus, in dessen Verlauf nicht nur die Konzentrationen der an seiner Regulation beteiligten Hormone erheblich schwanken, sondern auch als Folge der Östrogenwirkung um den Zeitpunkt der Ovulation ein Abfall des Cholesterins um mehr als 1 mmol/l beobachtet werden kann.
- In den Themenkomplex der diurnalen Schwankung gehören **Funktionstests** wie das Cortisol-Tagesprofil oder das Blutzuckertagesprofil, bei denen das physiologische Verhalten der betreffenden Kenngröße untersucht wird. Erfahrungsgemäß ist es nicht leicht, zu den vorgesehenen Tageszeiten das Untersuchungsmaterial vom Patienten zu gewinnen. Fehlende oder zeitlich grob falsch abgenommene Untersuchungsproben erschweren zwangsläufig die Bewertung dieser Funktionstests.
- In anderem Zusammenhang mit der diurnalen Schwankung stehen die Untersuchungen des **TDM**, dem sog. Therapeutischen Drugmonitoring (S. 592). Regelhaft sollen die Blutproben dafür im Fließgleichgewicht (engl. steady state) des Medikamentenstoffwechsels und unmittelbar vor erneuter Medikamentengabe (Tal oder Trog, engl. through) abgenommen werden. Für die therapeutische Bewertung der Medikamenten-Konzentrationen ist es wichtig, die jeweils vorgeschriebenen Entnahmezeiten einzuhalten.

Medikamente und andere iatrogene Einflüsse

Medikamente, diagnostische und therapeutische Maßnahmen stellen iatrogene Faktoren dar und gehören ebenfalls zu den Einflussgrößen. Medikamente treten aber nicht nur in vivo als Einflussgröße auf, sondern wirken in verwirrender Vielzahl auch als *In-vitro*-Störfaktoren auf eine Reihe von analytischen Verfahren. Die Zahl der applizierten Pharmaka ist so groß und die Medikation der meisten Patienten so vielschichtig und umfangreich, dass bei allen unklaren Laborbefunden auch an solche Medikamenteneffekte gedacht werden muss.

Zusatzinformation

- Ein Medikament wirkt als Einflussgröße, wenn es bei dem betreffenden Patienten in die Regulation der gemessenen Kenngröße direkt oder indirekt eingreift (Guder), d. h., wenn sich pharmakodynamische Effekte auswirken.
- Weit verbreitet ist die Erhöhung der **GGT-Serumaktivität** nach einer Einnahme vieler Medikamente, z. B. von Antiepileptika oder Narkotika. Hier liegt eine Enzyminduktion und keine Leberzellschädigung vor.
- Medikamenteninduzierte Granulozyto- oder Thrombozytopenien in verschiedensten Schweregraden sind häufige Arzneimittel**nebenwirkungen**.
- Medikamente beeinflussen in breitem Umfang das **Eiweißbindungsvermögen** und sie verändern den **Ionisationsgrad** von Spurenelementen.
- Viele diagnostische und therapeutische Eingriffe verändern klinisch-chemische Kenngrößen: Intramuskuläre Injektionen und Muskelbiopsien, Laparoskopie und Reanimation führen u. a. zu CK-Erhöhungen. Prostatapalpationen erhöhen die PSA-Konzentrationen (PSA = prostataspezifisches Antigen), zytostatische Therapie (mit ionisierender Strahlung oder medikamentös) bewirkt einen starken Anstieg der Serumharnsäure und der renalen Harnsäureausscheidung, operative Eingriffe führen zu vielfältigen Veränderungen, u. a. zu einer Hyperbilirubinämie und zur CRP-Erhöhung.
- Medikamente können **oxidativ** oder **reduzierend** in Reaktionsabläufe eingreifen und zu intraanalytischen Fehlern (S. 54) führen: Sie können photometrische Messungen durch **Trübungen** (z. B. Dextran) oder durch Bildung **gefärbter Reaktionsprodukte** bei verwandten chemischen Strukturen stören. Auch seltener eingesetzte nichtphotometrische Messverfahren wie Coulometrie, Polarimetrie, potenziostatische Coulometrie und Refraktometrie werden durch Medikamente gestört.

1.3.6 Fehler, Fehler- und Qualitätsmanagement

Durch die fortschreitende Mechanisierung der Analytik und die Einführung der Laborinformationssysteme hat sich die analytische Qualität der Laboranalytik in den letzten Jahrzehnten stark verbessert, sodass nach einer Untersuchung aus dem Jahr 2007 heute nur noch in weniger als 3 % mit Fehlern gerechnet werden muss. Dabei werden im Bereich der Präanalytik viel mehr Fehler gemacht als bei den im Labor ablaufenden Prozessen. Die häufigsten Fehler und ihr Anteil an der Gesamtfehlerrate sind (modifiziert nach Carraro 2007):

- **präanalytische Fehler** (62 %):
  - falsches Testanforderungsprofil, auch Kommunikationsfehler
  - falsche Patientenidentität
  - falsche Probengefäße
  - Proben am Infusionsarm abgenommen
  - ungenügend gefüllte oder sogar leere Probengefäße
  - Proben ungekühlt bzw. nicht lichtgeschützt transportiert
  - Probentransport ins Labor stark verzögert
  - Datenübertragungsfehler
- **intraanalytische Fehler** (15 %):
  - Pipettierfehler (Gerinnsel oder zu wenig Probe)
  - Kalibrationsfehler, Linearitätsbereich überschritten

  - Verdünnungsfehler
  - hämolytische, ikterische oder trübe Proben
- **postanalytische Fehler** (23 %):
  - verspätet oder gar nicht übermittelte Befunde
  - falsche Referenzintervalle und falsche Befundinterpretation
  - Zuordnung von Befunden zum falschen Patienten

Präanalytische Fehler

Es ist die Pflicht aller Beteiligten, die möglichen Quellen präanalytischer Fehler zu kennen und an deren Minimierung mitzuwirken.

Indikationsstellung und Laboranforderung

Beispiele für häufige, einfach zu vermeidende Fehler bei der **Indikationsstellung** sind:

- Die Anforderung von Laboruntersuchungen ist nicht diagnoseorientiert, wie z. B. der als „Schrotschussdiagnostik“ abzulehnende allgemeine „Aufnahmecheck“. Allerdings kann für einzelne standardisierte Fragestellungen eine angepasste Auswahl von Untersuchungen („Profil“) durchaus sinnvoll sein. Diagnoseorientiert bedeutet, dass das Resultat eine Verdachtsdiagnose erhärtet oder sie unwahrscheinlich macht.
- Tumormarker werden zur Initialdiagnostik eingesetzt. Sie sind aber in der Regel nur zur Verlaufsbeobachtung geeignet.
- Verlaufsuntersuchungen werden in zu kurzen Zeitabständen angefordert. Sie sollen aber nur in pathophysiologisch sinnvollem Zeitraster erfolgen.
- Bei Medikamentenspiegel- und Drogenscreening-Untersuchungen werden die biologischen Halbwertszeiten nicht berücksichtigt.

Zahlreiche Kommunikationsprobleme treten bei der Vorbereitung von Laboranforderungen auf. So werden etwa Anordnungen des Arztes nur unvollständig auf dem Anforderungsbeleg oder in der elektronischen Anforderungsmaske markiert oder das Assistenzpersonal fügt eigenmächtig vermeintlich vergessene oder überflüssige Anforderungen aus Gewohnheit hinzu. Derartige Kommunikationsfehler werden noch ergänzt durch unleserlich ausgefüllte Namensfelder, fehlerhafte Strichmarkierungen oder fehlende zusätzliche Angaben zum Patientenstatus (z. B. zur Antikoagulanzientherapie, zu laborrelevanten Diagnosen wie Plasmozytom, zu bereits bekannten Antikörperbefunden in der Transfusionsserologie). Im Labor werden die genannten Informationen zur korrekten Bearbeitung und technischen wie medizinischen Validation der Ergebnisse jedoch benötigt. Mangelnde oder nicht dokumentierte Kommunikation gewinnt immer größere Bedeutung, zumal ein persönlicher Kontakt zwischen Labormitarbeitern und Patient, bzw. leistungsanfordernder Stelle, heute nur noch selten gegeben ist.

Information des Patienten

Die Patienten müssen zwangsläufig in die Probengewinnung einbezogen, über die Abläufe informiert und zur Mitarbeit bewogen werden. Beispielhaft seien das Nüchterngebot und die Prozeduren zur Urinproben- und Stuhlgewinnung (Wann? Wo? Wie? Womit?) genannt. Es kommt vor, dass die Probenentnahme oder wichtige Schritte vergessen werden. Auch durch mangelndes Verständnis können wichtige Informationen verloren gehen, wenn etwa Patienten transfusionsrelevante Fragen nach früheren Bluttransfusionen oder Antikörperbefunden nur unzureichend beantworten können.

Endogene Störfaktoren

Schließlich muss auf eine Reihe präanalytischer, den Proben selbst anhaftender (endogener) Störfaktoren hingewiesen werden, die zu Fehlern bei den analytischen Prozessen führen können, sodass die Ergebnisse nicht den Eigenschaften des Patienten entsprechen. ► Tab. 1.6 führt diese dem Laborpersonal nicht immer offenliegenden Fehlerquellen auf. Hinweise seitens des behandelnden Arztes an das Labor sind im Einzelfall wünschenswert.

Tab. 1.6 Wichtige endogene Störfaktoren mit ihren Auswirkungen.*

Substanz	Auswirkungen
Leukozytose > 50 000/ µl	Hämoglobinbestimmung f↑
Hämatokrit > 55 %	Gerinnungstests f↓, weil Citratkonzentration im Plasma zu hoch
Kälteagglutinine	MCV f↑, MCHC f↑, Erythrozytenzahl f↓
Kryoglobuline	Leukozyten f↑
Paraproteinämien	falsche Pipettierungen, Störungen immunologischer Tests, Agglutinationsphänomene
Bilirubin > 15 mg/dl	viele photometrische Untersuchungen f↑ oder f↓
Triglyceride > 1 g/dl	Trübung, insbesondere keine UV-Messungen möglich
Kreatinin	reduktive Wirkungen (?)
Anti-Maus-Antikörper (HAMA = human anti mouse antibodies)	immunologische Tests f↑ oder f↓

* f↑ = falsch hoch; f↓ = falsch niedrig.

Blut-/Probenentnahme

Die **schwerwiegendsten präanalytischen Fehler** ereignen sich durch falsche Patientenidentifikationen bei der Probenahme. Maßnahmen zur Vermeidung sind im Kapitel Untersuchungsmaterialien und Probengewinnung (S. 28) aufgeführt. Patientenverwechselungen kommen zumindest in der Klinik nicht selten vor, selbst im besonders sensiblen Bereich transfusionsserologischer Untersuchungen. Hierdurch können lebensbedrohende Fehltransfusionen entstehen!

Körperlage und Dauer der Stauung (S. 32) können die Analysenwerte durch Veränderungen des Plasmawassergehaltes des Blutes um 10–20 % verändern, was bei der Routineblutentnahme häufig nicht oder nur unzureichend berücksichtigt wird. Die genannte Fehlerquote ist sehr viel höher als jede analytische Unpräzision im Labor!

Weitere präanalytische Fehler bei der Blutentnahme sind eine Venenpunktion am **Infusionsarm** bzw. Blutentnahme aus einer **Infusionskanüle**, das sogenannte Pumpen vor der Entnahme (S. 29) und schlechte Punktionstechnik mit **starkem Sog** am Spritzenkolben.

Schließlich kann nicht häufig genug bei allen **antikoagulierten** Proben auf die ausreichende Mischung des Probenröhrchens und die korrekte Füllung mit Blut hingewiesen werden.

Fallbeispiel

B

Im Labor kommen 2 halb gefüllte Mikroprobengefäße für hämatologische und klinisch-chemische Bestimmungen an; der Patient ist 8 Monate alt, die auf der Laboranforderung genannte Indikation lautet „Kontrolle". Bestimmt werden sollen Blutbild, Elektrolyte und Blutglucose:

Das Blutbild ist altersentsprechend; die klinisch-chemischen Untersuchungsergebnisse:

Substanz	Konzentration
Natrium	140 mmol/l
Kalium	7,1 mmol/l
Chlorid	99 mmol/l
Kalzium	0,9 mmol/l
Glucose	80 mg/dl
CRP	10 mg/l

Die Mitarbeiterin des Labors ruft sofort auf der einsendenden Station an und teilt mit, dass vor allem die Kalziumkonzentration, aber auch die des Kaliums, weit außerhalb der Referenzintervalle liegen; bei einer derart ausgeprägten Hypokalziämie seien Muskelkrämpfe zu erwarten. Sie weist darauf hin, dass die pathologischen Ergebnisse auch durch Fehler bei der Probenentnahme verursacht sein könnten. Da es dem Säugling sehr gut geht, wird zunächst eine erneute Blutabnahme vereinbart; alle Ergebnisse für diese Probe liegen im Referenzintervall.

Die Ursache für dieses Ereignis: Es kommt immer wieder vor, gerade bei Patienten, bei denen die Probenentnahme schwierig ist, dass Material von einem Probengefäß in ein anderes umgefüllt wird. Im vorliegenden Falle wurde das Röhrchen für die klinisch-chemischen Bestimmungen aus dem K-EDTA enthaltenden Röhrchen für die hämatologischen Bestimmungen befüllt. Dies führte zur Kontamination des Li-Heparinatröhrchens mit dem Kalium-EDTA, mit den Folgen einerseits der Erhöhung der Kaliumkonzentration und andererseits der Erniedrigung der Kalziumkonzentration durch Komplexierung des Kalziums mit EDTA.

Bevor mit der Sammlung von **Sammelurinen** begonnen wird, muss dem Sammelgefäß gegebenenfalls das Konservierungsmittel (S. 35) zugegeben werden.

Probentransport und Probenlagerung

Alle Untersuchungsproben für das medizinische Labor sind mehr oder weniger anfällig gegen Abbau ihrer Bestandteile, sodass Vorsichtsmaßnahmen bei Transport und Lagerung zu treffen sind. Dabei kann es sich um die rasche Abtrennung der Blutzellen vom Plasma handeln, um Kühlung (in Einzelfällen um Warmhalten) der Proben, um Zusatz von Stabilisatoren oder um das rasche Einfrieren empfindlicher Plasmaproben (z. B. bei Proteohormonen).

Merke

M!

Die in den folgenden Kapiteln unter „Untersuchungsmaterial und Präanalytik" genannten **Haltbarkeitszeiten** beziehen sich bei der Angabe „Raumtemperatur" auf die unzentrifugierte Blutprobe, bei der Angabe „Kühlschrank" auf das abgetrennte Serum oder Plasma, nicht auf die Primärprobe.

Die häufigste Zersetzungserscheinung ist **Hämolyse**, durch die Laboruntersuchungsergebnisse auf 2-fache Weise verfälscht werden: einerseits durch *Erhöhung der Plasmakonzentrationen* einiger Substrate (vor allem durch aus den Erythrozyten freigesetztes Kalium, LDH oder AST) und andererseits durch analytische Interferenzen über das freigesetzte *Hämoglobin*.

Ursachen sind intravasale Hämolyse, schwierige Blutentnahme (speziell bei Kapillarblutentnahme), Probentransport mit zu schnell beschleunigender Rohrpostanlage, Postversand von unzentrifugierten Blutproben (in aller Regel obsolet) – womöglich mit Tiefkühlelementen, die die Vollblutprobe einfrieren lassen, verzögerte Abtrennung der Erythrozyten durch Zentrifugation (> 2 Stunden), zu lange und zu starke Zentrifugation (länger als 5 Minuten bei 10 000 g in der Mikrozentrifuge bzw. länger als 15 Minuten bei 3000 g in der üblichen Laborzentrifuge).

Zusatzinformation

Bereits eine leichte **Hämolyse** ergibt bei Parametern mit einem hohen Konzentrationsgefälle zwischen Erythrozyten und Plasma (▶ Abb. 1.8) **falsch hohe Serum- bzw. Plasmakonzentrationen**. Die umgekehrte Verfälschung von Serumbefunden, z. B. falsch niedrige Natriumwerte durch massive Hämolyse, dürfte zwar theoretisch möglich, aber praktisch bedeutungslos sein. **Hämoglobin** stört viele analytische Methoden, indem es mit seiner breiten bis ins UV reichenden Absorption falsch hohe Probenmesswerte vortäuscht. Diese Störung der photometrischen Messung lässt sich jedoch durch geeignete Probenleerwerte beseitigen. In modernen Analysenautomaten wird anstelle eines Probenleerwertes mit bi- oder oligochromatischen Messverfahren (S. 81) zur Kompensation der durch Hämoglobin verursachten Absorption gearbeitet – keinesfalls immer mit Erfolg. Daneben kann Hämoglobin den **chemischen Ablauf** einer Bestimmung beeinflussen; z. B. wird die Farbreaktion mancher Bilirubin- und Cholesterinbestimmungen durch Hämoglobin gestört.

Beim Probeneingang im Labor müssen Blutproben zwingend auf Hämolyse geprüft werden. Dies kann auch in photometrisch arbeitenden Analysengeräten durch die Ermittlung des sogenannten HIL-Indexes (S. 81) erfolgen, wobei die bei bestimmten Wellenlängen beobachteten Extinktionen den Qualitäten „hämolytisch", „ikterisch" und „lipämisch" zugeordnet und auf einer relativen Skala angegeben werden.

Die **Lagerzeiten** sind vor allem für Blutzuckerbestimmungen, Blutgasuntersuchungen, hämostaseologische Bestimmungen, Urinsedimente (S. 520), Liquoruntersuchungen (S. 579) und viele Hormonbestimmungen (S. 270) relevant.

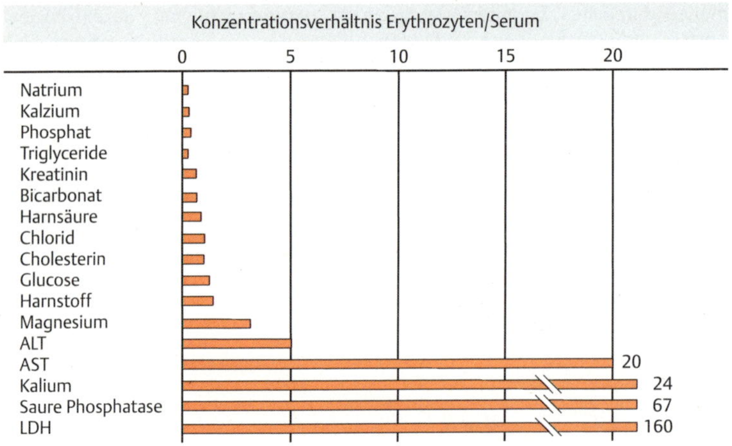

Abb. 1.8 Konzentrationsquotienten verschiedener Messgrößen in Erythrozyten und Serum.

Zusatzinformation

Die weltweit häufigste Laboruntersuchung, die Blutglucosebestimmung, führt wahrscheinlich auch weltweit am häufigsten zu fehlerhaften Ergebnissen. Durch den Stoffwechsel der Erythrozyten wird im Vollblut so lange **Glucose** verbraucht, bis die zunehmende Azidose den Glucoseabbau bremst. Stündlich nimmt die Glucosekonzentration bei Raumtemperatur um ca. 8–10 % ab, was nur durch Abtrennung der Blutzellen binnen 30 Minuten nach Entnahme eingeschränkt werden kann. Deshalb werden Untersuchungsproben zur Blutzuckerbestimmung Glycolysehemmer wie Fluorid, Maleinimid, Monojodacetat oder Mannose zugesetzt. Das am häufigsten verwendete Natriumfluorid benötigt aber bis zum Wirkungseintritt 1–1,5 Stunden, sodass auch hier mit einem anfänglichen Blutzuckerabfall von ca. 10 % gerechnet werden muss. Der weitere Zusatz von Citrat sorgt hier für Abhilfe, da es die Glykolyse sofort hemmt.

Merke

Blutzuckerbestimmungen aus Vollblut sind obsolet (ausgenommen im Rahmen der patientennahen Sofortdiagnostik).

Blutproben für die Bestimmung von **Blutgasen** und **empfindlichen Proteohormonen** müssen nach der Entnahme sofort mit Eiswasser (nicht mit Kühlbeuteln aus dem Gefrierfach!) **gekühlt** und **schnell** ins Labor transportiert werden, so lassen sich Glucoseabbau, Proteolyse (enzymatische Spaltung von Proteinen) und Desamidierung (Abspaltung von Ammoniak aus Asparagin und Glutamin) am einfachsten vermeiden. Im Labor müssen solche Proben in einer Kühlzentrifuge (< 10 °C) zentrifugiert und durch möglichst **kurze Lagerung** im Kühlschrank zur Analyse vorbereitet werden. Alternativ wird zur Vermeidung einer Proteolyse der Zusatz von Protease-Inhibitoren vorgeschlagen.

Merke

Bei längere Zeit gekühlten Blutproben werden erhöhte Konzentrationen von Kalium im Plasma beobachtet (**Pseudohyperkaliämie** durch Hemmung der Na-K-Membranpumpe), während durch erhöhte Raumtemperaturen eine **Pseudohypokaliämie** verursacht wird.

Eine **lichtgeschützte** Lagerung ist vor der Bilirubinbestimmung und für Sammelurine wichtig.

Zusatzinformation

Bilirubin unterliegt einer raschen **photolytischen Oxidation**, vor allem wenn die Blutzellen abzentrifugiert sind. Ähnliches gilt auch für die **Porphyrine** im Urin.

Im letzten Schritt vor der Analyse werden in der **Zentrifuge** die Blutzellen vom Überstand (Serum bzw. Plasma) separiert und mithilfe von Trennmitteln (S. 34) dauerhaft abgetrennt. Dabei sind 2 Punkte zu beachten:

- **Blutproben zur Serumgewinnung** müssen vor der Zentrifugation ausreichend lange stehen (mindestens 30 Minuten), damit die Gerinnung vollständig abläuft. Andernfalls kann es nach dem Abgießen des Serums zu einer Nachgerinnung des Überstandes kommen, die Probe geliert und muss erneut zentrifugiert werden.
- Die Zentrifugation von **Blutproben zur Gewinnung von Plasma** muss bei ≥ 3 000 g über 10 Minuten erfolgen. Bei geringeren g-Zahlen besteht die Gefahr, dass die Blutzellen mit der geringsten Dichte, die Thrombozyten (Dichte 1,040 g/ml; Leukozyten 1,050–1,090 g/ml; Erythrozyten 1,090–1,110 g/ml), nicht vollständig abgetrennt werden und durch ihren LDH-Gehalt die Messwerte verfälschen.

Bei der **Probenverteilung** im Labor und bei sehr langen Standzeiten in den Probennehmern der Analysensysteme ist die **Verdunstungsgefahr**, vor allem bei Proben mit sehr kleinen Volumina, zu beachten.

Zusatzinformation

Bei einem großen Oberfläche-Volumen-Verhältnis, wie es bei den sogenannten Halbmikroprobengefäßen mit einem Maximalvolumen von 0,7 ml vorliegt, findet sich pro Stunde bei Raumtemperatur ein Verdunstungsverlust von 1,4 %. Um diesen bereits gut messbaren Anteil steigen die Konzentrationen der gelösten Bestandteile in der Serumprobe an. Geeignete Gegenmaßnahmen sind: Probengefäße verschließen, Probengefäße im Kühltablett aufbewahren, Proben mit Paraffinöl oder Silikonöl (Dichte < 1,00) überschichten. Eine weitere große Verdunstungsgefahr besteht bei Mikroprobengefäßen, die bei der Zentrifugation in den Mikrozentrifugen nicht verschlossen sind. Innerhalb von 1 Minute treten je nach Füllvolumen bereits Verdunstungsverluste von 2–6 % auf.

Intraanalytische Fehler, Fehlerkontrolle und Qualitätssicherung

Intraanalytische Fehler lassen sich beim heutigen Stand der Technik durch konsequentes Befolgen der Regeln der internen und externen Qualitätssicherung minimieren.

Interne Qualitätssicherung

Die **interne Qualitätskontrolle** beruht ausschließlich auf routinemäßig durchgeführten Untersuchungen sogenannter **Richtigkeitskontrollproben**, deren Ergebnisse mit Zielwerten verglichen werden und nur um einen maximalen Betrag davon abweichen dürfen. Nach den gesetzlichen Vorgaben (Richtlinien der Bundesärztekammer zur Qualitätssicherung in medizinischen Laboratorien, kurz „RiLiBÄK") müssen an jedem Arbeitstag innerhalb von 24 Stunden 2 Kontrollprobenmessungen durchgeführt werden (die zweite Bestimmung muss dabei spätestens 16 Stunden nach der ersten erfolgen). Weitere Vorschriften zur Durchführung von Kontrollprobenmessungen gelten für besondere Situationen wie Geräteneustart, Neu-Kalibration, Gerätewartung oder Wechsel einer Reagenziencharge.

Liegen die Ergebnisse der Kontrollproben-Untersuchungen im zulässigen Konzentrationsintervall, so ist die Methode „unter Kontrolle" und die Patientenergebnisse können freigegeben werden. Bewertungskriterium für das zulässige Konzentrationsintervall ist dabei die in der RiLiBÄK vorgegebene maximale relative Messabweichung vom Zielwert (dessen absolute Konzentration ist dabei in der Regel vom Hersteller der Kontrollprobe angegeben), die auch dem maximal zulässigen relativen quadratischen Mittelwert der Messabweichung entspricht. Dieser wird aus den fortlaufend registrierten Abweichungen vom Zielwert nach einer festgesetzten Zeit, der gewöhnlich 1 Monat umfassenden Kontrollperiode, ermittelt und stellt ein Maß für die statistischen Schwankungen dieser Messabweichungen dar.

M!

Merke

Mittlere quadratische Messabweichung vom Zielwert.

$$\Delta = \sqrt{\frac{1}{n}\sum_{i=1}^{n}(x_i - x_0)^2}$$

wobei

Δ quadratischer Mittelwert der Messabweichung

x_0 wahrer Wert der Messgröße, hier: Zielwert der betreffenden Konzentration in der Kontrollprobe

x_i Wert der Einzelmessung

n Anzahl der zur Berechnung herangezogenen Einzelergebnisse.

Der relative quadratische Mittelwert der Messabweichung ergibt sich durch Division von Δ durch den Zielwert x_0.

Die **Kontrollproben** müssen den zu untersuchenden Patientenproben so ähnlich wie möglich sein. Kontrollmaterialien sind streng von Standards (Kalibratoren) zu unterscheiden und dürfen nicht als solche eingesetzt werden! Sie müssen in mindestens 2 unterschiedlichen Konzentrationsbereichen verfügbar sein und im Wechsel eingesetzt werden.

Während früher eher technische Fehler die Ursache falscher Laborergebnisse waren, beruhen intraanalytische Fehler heute eher auf **menschlichen Schwächen**, wie Eingabefehlern bei nicht online angeschlossenen Analysengeräten oder der Nichtbeachtung laborintern festgelegter Qualitätsregeln.

Zusatzinformation

Die Anlage 1 a–c des Teils B der Richtlinien der Bundesärztekammer zur Qualitätssicherung in medizinischen Laboratorien (**RiliBÄK**) legt in ihrer Spalte 3 die maximal zulässige Abweichung einer Einzelbestimmung vom Zielwert sowie die maximale Höhe des relativen quadratischen Mittelwerts der Messabweichung fest, der für jede Kenngröße nach einer im Regelfall einmonatigen „Kontrollperiode“ ermittelt wird. Ein mehrfaches Überschreiten der angegebenen maximalen Abweichung muss an die Bundesoberbehörde (!) gemeldet werden.

Auch die patientennahe Diagnostik (POCT, S. 27) unterliegt den Regeln der Überwachung durch die RiliBÄK, wenn auch in gelockerter Form. So müssen, sofern in die Geräte elektronische Kontrollen eingebaut sind, diese benutzungstäglich durchgeführt werden und zusätzlich mindestens einmal wöchentlich „echte“ Kontrollprobeneinzelmessungen wie oben beschrieben erfolgen. Auch die Teilnahme an externen Qualitätskontrollen (Ringversuchen) ist geregelt.

Externe Qualitätssicherung

Zusätzlich zur Durchführung der Maßnahmen der internen Qualitätssicherung ist die regelmäßige Teilnahme an der externen Qualitätssicherung, den sogenannten Ringversuchen, verpflichtend. Hierbei werden von den autorisierten Ringversuchsorganisationen (in Deutschland das Referenzinstitut für Bioanalytik und INSTAND e.V.) Kontrollproben an die teilnehmenden Laboratorien zur Bestimmung der klinisch-chemischen Analyte versendet, wobei in der Regel jeweils 2 Proben mit unterschiedlichen Konzentrationen zum Einsatz kommen. Die erhaltenen Ergebnisse der Teilnehmer werden der Ringversuchsorganisation mitgeteilt und dort mit dem jeweiligen Zielwert verglichen, der zuvor in speziell dazu befähigten Laboratorien ermittelt worden war. Für die dabei zwangsläufig auftretenden Abweichungen der vom Teilnehmer mitgeteilten Ergebnisse vom jeweiligen Zielwert gelten relative (prozentuale) Maximalgrenzen, die in den Tabellen der RiLiBÄK aufgeführt sind. Diese Abweichungsmaxima sind dabei höher als die maximal zulässigen Abweichungen von den Zielwerten bei der internen Qualitätssicherung. Bei Erfüllung der Anforderungen wird von der Ringversuchsorganisation ein entsprechendes Zertifikat erteilt.

Postanalytische Fehler

Die ärgerlichsten Fehler im postanalytischen Bereich sind verspätet eingegangene, verspätet wahrgenommene oder womöglich dem falschen Patienten zugeordnete Befunde. Durch die EDV-Verknüpfung von anfordernden Stationen oder Praxen (KIS) und Labor (LIS) kommen die Laborergebnisse heute schon viel eher zur Kenntnis des behandelnden Arztes als früher. Organisatorisch-strukturelle Veränderungen können darüber hinaus weitere Verbesserungen bringen.

Keine strukturelle Maßnahme kann die **Fehlbewertung von Laborbefunden**, sei es durch schlichte Nichtbeachtung der Befunde, falschen Referenzwertbezug oder Unkenntnis der biologischen und analytischen Varianz (Fachbegriff Messunsicherheit, engl. uncertainty) vermeiden. Zum Gesamtbild „falscher" Laborbefunde leistet die Fehlbewertung einen beträchtlichen Beitrag. Dazu siehe auch die Kapitel Befunderstellung aus Analysenergebnissen (S. 63) und Medizinische Beurteilung (S. 68).

Fehlermanagement

Hauptaufgabe eines erfolgreichen Fehlermanagement ist naturgemäß die Vermeidung von Fehlern und nicht deren Beseitigung. Dies schlägt sich zunehmend in Gesetzen und Verordnungen nieder, so auch in den Richtlinien der Bundesärztekammer zur Qualitätssicherung laboratoriumsmedizinischer Untersuchungen und zur Durchführung des Transfusionsgesetzes. Im gesamten Gesundheitswesen wird ein Qualitätsmanagementsystem angestrebt, das systematisch den abstrakten Qualitätsbegriff mit konkreten Inhalten füllt.

Ein **Labor-Qualitätsmanagementsystem** besteht aus 3 Teilen:

1. Qualitätsmanagementhandbuch (**QMH**)
2. Verfahrensanweisungen (**VA**)
3. Standardarbeitsanweisungen (**SAA**)

Im **QMH** sind grundlegende Organisationsstrukturen, Ziele und Strategien, das Personal und seine Qualifikation, Räume und Ausrüstung, das Bestellwesen, die Dokumentenlenkung, das Beschwerdewesen, die Fort- und Weiterbildung beschrieben.

In den **VAs** werden die für alle Teilbereiche eines Labors gültigen Vorschriften niedergelegt (also horizontal gültige Vorschriften). Beispielhaft seien genannt die Einarbeitung neuer Mitarbeiter, das Verhalten bei vital bedrohlichen Notfällen, die

Behandlung von Beschwerden, das Verhalten bei Stromausfall, das Befundwesen, die Lieferantenbewertung oder das Vorgehen bei Transfusionszwischenfällen.

Umfänglich am bedeutendsten sind die **SAAs** (engl. standard operating procedure, SOP). Sie beschreiben detailliert

- Sinn und Zweck einer Laboruntersuchung,
- die benötigten Probenmaterialien, Reagenzien und Geräte,
- ausführlich die Einflussgrößen und Störfaktoren,
- die Methodik und
- die medizinische Bewertung, einschließlich Referenzintervallen und Literaturhinweisen.

Jede einzelne Methode bekommt ihre eigene SAA, wobei allerdings die verschiedenen Methoden zusammengefasst werden können, die auf einem Analysensystem angewendet werden. Auch rein messtechnische Methoden, wie die regelmäßige Überprüfung der Volumina von Mikroliterpipetten, müssen in einer SAA niedergelegt werden.

Jedes QM-System muss sich ständig „regenerieren“, d. h., die Aktualität der VAs und SAAs muss regelmäßig mit **internen Audits** überprüft werden. Die Mitarbeiter sind zu kritischer Mitarbeit aufgefordert und neue Versionen der Unterlagen müssen regelmäßig im Sinne eines **kontinuierlichen Verbesserungsprozesses** angefertigt werden. Der damit verbundene nicht unerhebliche Zeitaufwand wirkt sich mittelfristig positiv durch eine Fehlerreduktion, damit eine steigende „Kunden“-Zufriedenheit und nicht zuletzt auch eine Kostenreduktion aus.

Sind die genannten Strukturen, Dokumente und Verfahrensweisen vollständig vorhanden bzw. geregelt, so kann sich das Labor von externer Stelle bescheinigen lassen, dass es die Kompetenz zur hochwertigen Durchführung medizinisch-diagnostischer Untersuchungen hat. Diesen Vorgang bezeichnet man als **Akkreditierung**. Sie richtet sich nach internationalen Normen, für medizinische Laboratorien gilt die DIN EN ISO 15 189. Die Akkreditierung erfolgt in Deutschland durch staatliche Organisationen unter Hinzuziehung von Fachgutachtern und Checklisten, deren positive Abarbeitung Kernbestandteil sowohl deutscher wie auch US-amerikanischer Akkreditierungsverfahren ist. Hierin liegt der Unterschied zur Zertifizierung, bei der zwar die Vollständigkeit und Sinnhaftigkeit aller Dokumente geprüft werden, aber kein Qualitätsurteil über die geleistete Arbeit gefällt wird.

Systematische Fehlersuche

Die Ursachen intraanalytischer Fehler (S. 54) sind vielfältig und oft erfordert es Spürsinn und Akribie, um einen derartigen Fehler zu lokalisieren. Als Einstieg zur Lokalisation von Fehlern, die sich etwa in einer Überschreitung der maximal zulässigen Messabweichung bei Kontrollprobenbestimmungen zeigen, können folgende Fragen dienen:

- **Ist der Fehler ein Verfahrensfehler, wurde genau nach Vorschrift gearbeitet?**
  → Erfahrene Mitarbeiter hinzuziehen.
- **Ist der Fehler reproduzierbar?**
  → Wiederholungsuntersuchungen mit identischem Material durchführen.
- **Ist der Fehler zufällig?**
  → Analoge Serienmehrfachbestimmung mit ähnlichen Probenmaterialien vornehmen.
- **Ist der Fehler systematisch (Kalibrationsfehler)?**
  → Messung mit verschiedenartigen (!) Richtigkeitskontrollen wiederholen.
- **Beruht der Fehler nur auf Instabilität der Kontrollseren?**
  → Mit neuer Kontrollproben-Charge prüfen.

1

- **Ist der Fehler gerätetechnisch bedingt?**
  → Messungen mit bekannt niedriger Unpräzision (z. B. Albumin) und mit bekannt stabilem Reagenz (z. B. Albumin) wiederholen.
- **Ist der Fehler reagenzientechnisch bedingt?**
  → Neue Reagenzienpackung anbrechen und systematisch im Zeitraster (2, 4, 6 ... h) die Untersuchung wiederholen; dabei die Lagertemperatur beachten.
- **Ist der Fehler durch eine einzelne Patientenprobe bedingt?**
  → Neue Patientenprobe anfordern.
- **Liegt dem Fehler ein Datenübertragungsfehler zugrunde (extrem selten!)?**

  → Daten in den Gerätespeichern bzw. auf den Arbeitsplatzlisten zum Vergleich heranziehen.

1.3.7 Referenzintervalle

Anstelle des korrekten international empfohlenen Begriffes **„Referenzintervalle"** ist der Begriff „Normalwerte" leider noch weit verbreitet. Er sollte jedoch verlassen werden.

M!

Merke

Referenzintervalle dienen dem Vergleich eines einzelnen klinisch-chemischen Messwertes eines individuellen Patienten mit Werten einer „gesunden" Referenzgruppe, somit der Transversalbeurteilung. Sie tragen damit zur Erstellung eines klinisch-chemischen Befundes bei.

Die von Gräsbeck und Dybkaer begründete Referenzwerttheorie greift auf Kollektive von **Referenzindividuen** zurück. Als Referenzindividuen bezeichnet man eine Gruppe klinisch gesunder Probanden mit klar beschriebenen Merkmalen (z. B. Herkunft, Geschlecht).

Zur Bestimmung der Konzentration klinisch-chemischer Kenngrößen sollten nur detailliert beschriebene Messmethoden (S. 63) mit guter Präzision und Richtigkeit eingesetzt werden. Die **statistische Auswertung** der Messergebnisse muss mit Methoden erfolgen, die für Umfang und Verteilung der Werte angemessen ist. Sie muss genau dokumentiert werden.

Zusatzinformation

Die Klassifizierung „normal" wird im täglichen Sprachgebrauch in ganz unterschiedlichen Zusammenhängen gebraucht. Normal meint in der Klinik meist „körperlich gesund, unauffällig, ohne pathologischen Befund", umgangssprachlich aber auch „geistig normal" im Gegensatz zu „geistesgestört". Der Statistiker dagegen versteht unter dem Begriff „Normalverteilung" eine symmetrische Gauß-Verteilung. „Normal" kann aber auch „häufig" oder „durchschnittlich" bedeuten (2 durchaus verschiedene Begriffe) oder auch „üblich", „gewöhnlich", „konventionell" oder „ideal". Es lässt sich unschwer folgern, dass es „normale" Menschen nicht gibt und mithin auch keine „Normalwerte"!

Merke

Der Begriff **„Referenzintervall“** bezieht sich also auf Untersuchungsergebnisse („Referenzwerte“), die bei einem hinsichtlich der Ein- oder Ausschlusskriterien genau beschriebenen Probandenkollektiv („Referenzstichprobe“) unter Anwendung detailliert festgelegter analytischer und statistischer Methoden erhalten wurden.

Zur **Auswahl der Referenzstichprobe** werden grundsätzlich 2 Wege beschritten:

- Bei der **induktiven Methode** beschränkt man sich auf eine ausgewählte Population, z. B. Blutspender, Krankenhauspersonal oder Rekruten. Dabei werden durch zusätzliche Kriterien, die den Gesundheitszustand beschreiben, „Kranke“ ausgeschieden.
- Bei der **deduktiven Methode** dienen zunächst Ergebnisse unselektierter Patienten mit deren personenbezogenen Daten und Befunden als Basismaterial. Durch einen detaillierten Katalog von Ausschlussdiagnosen (und -krankheiten) und von Medikamenten, die zu sekundären Veränderungen der infrage stehenden Referenzwerte führen können, wird das Kollektiv der „Nichtkranken“ ermittelt, das hier die Referenzstichprobe darstellt. Dies ist bei **Neugeborenen** besonders wichtig, da aus ethischen Gründen keine gesunden Kinder untersucht werden können.

Zusatzinformation

Die Ergebnisse bei Referenzintervallen, die mit der induktiven bzw. der deduktiven Methode gewonnen wurden, können durchaus voneinander verschieden sein. **Beispiel:** Die Konzentrationen des Gesamt-Cholesterins von gesunden Schülern liegen um ca. 0,3 mmol/l niedriger als die von gleichaltrigen Klinikpatienten ohne primäre oder sekundäre Hyperlipoproteinämie. Als Ursache der Differenz ist die unterschiedliche körperliche Aktivität bei beiden Gruppen anzusehen.

Für die Güte der konventionell gewonnenen Referenzwerte ist es unerheblich, wie das Kollektiv zustande kam, entscheidend sind nur die Validität der Auswahlkriterien und ihre exakte Beschreibung.

Weil es keine speziell anhand eines „passenden Kollektivs“ erstellten Referenzintervalle für alle Patienten(gruppen) gibt – z. B. existieren kaum Referenzintervalle für bettlägerige Patienten oder Greise –, sind **Analogievergleiche** für klinische Belange oft nötig. Diese sind aber prinzipiell unsicher! Das theoretische Ideal eines Referenzkollektivs wäre eine Gruppe von Probanden, die alle individuellen Eigenschaften des betreffenden Patienten aufweisen außer der infrage kommenden Erkrankung und die darüber hinaus noch möglichst Patienten mit anderen Erkrankungen umfasst. Es liegt auf der Hand, dass dies in der Praxis nicht realisierbar ist.

Zusatzinformation

Aus der Gesamtzahl der im Routinebetrieb erhaltenen Analysenergebnisse eines Laboratoriums lassen sich auf mathematischem Weg Referenzintervalle errechnen, ohne dass Gesundheitskriterien für die Referenzstichprobe festgelegt werden. Diese Verfahren gewinnen angesichts der heutigen EDV-Speicherung großer Mengen von Labordaten einerseits und des großen logistischen Aufwands für konventionelle Referenzwertstudien andererseits an Bedeutung. Eines dieser Verfahren ist der **Bhattacharya-Plot**, bei dem vorausgesetzt wird, dass die Einzelwerte einer Normalverteilung genügen (bzw. in eine Normalverteilung transformiert werden können) und dass der Anteil der pathologischen Proben nicht zu hoch ist, um die Verteilung signifikant zu beeinflussen, bzw. dass deren Ergebnisse vor der Berechnung weitgehend aussortiert werden können. Insbesondere zur Ermittlung von Referenzintervallen für klinisch-chemische Kenngrößen bei Kindern kommen derartige Verfahren zur Anwendung. Es gilt jedoch dabei zu beachten, dass hier, speziell bei sehr jungen Kindern, die Verteilung der Ergebnisse problematisch ist, da Blutentnahmen bei diesen Probanden im Regelfall nur beim Vorliegen von Gesundheitsstörungen angeordnet werden und die Stichprobe folglich eine sehr hohe Anzahl von Kindern mit eben solchen Störungen aufweist.

Referenzintervalle gelten nur für eine **genau beschriebene analytische Methode**. Präzision, analytische Richtigkeit und Spezifität (S. 63) sind dabei besonders wichtige Kriterien, da sie die Referenzintervalle unmittelbar beeinflussen. Es gibt viele nationale und internationale Bemühungen zur Optimierung und Standardisierung der Methodenvielfalt. Dabei spielt die IFCC, der internationale Dachverband der klinisch-chemischen Fachgesellschaften, eine große Rolle durch die Entwicklung und Verbreitung von „IFCC-Referenzmethoden".

Statistische Bearbeitung der Referenzwerte

Von entscheidender Bedeutung für die nachfolgend zu besprechende medizinische Beurteilung (S. 68) klinisch-chemischer Analysenwerte ist die statistische Bearbeitung der Referenzwerte, die zu den **Referenzintervallen** führt.

Zusatzinformation

Biologische Eigenschaften wie klinisch-chemische Kenngrößen verschiedener Individuen zeigen in der Regel keine **Normalverteilung** (▶ Abb. 1.9), die bei wiederholten Bestimmungen von Substanzkonzentrationen identischer Proben im Labor zu erwarten ist, wo häufigster Wert und arithmetischer Mittelwert gleich sind, die Verteilung symmetrisch ist und wo die Standardabweichung s ein geeignetes Streuungsmaß darstellt.

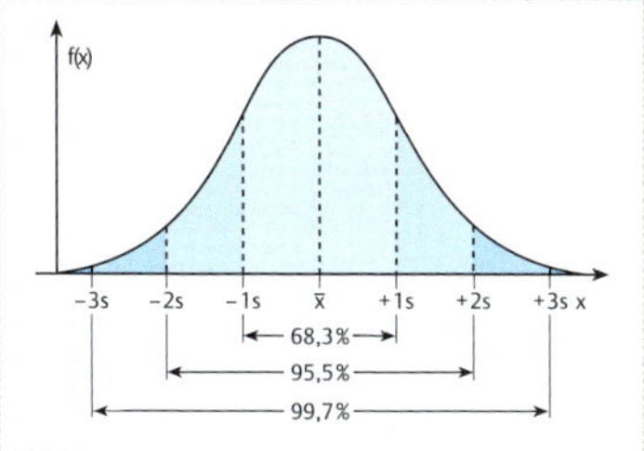

Abb. 1.9 Normalverteilung.
$\overline{x}$ = arithmetischer Mittelwert,
s = Standardabweichung

Klinisch-chemische Kenngrößen weisen eher **kompliziertere Verteilungen** auf, z. B. eine annähernd log-normale Verteilung (Enzymkonzentrationen und manche Spurenelementkonzentrationen im Blut) oder bimodale oder komplexe Verteilungen, so etwa bei Inhomogenität der untersuchten Stichprobe (▶ Abb. 1.10). Bei nicht normaler Verteilung ist als Streuungsmaß die Angabe von **Perzentilen** als Referenzintervallgrenzen üblich.

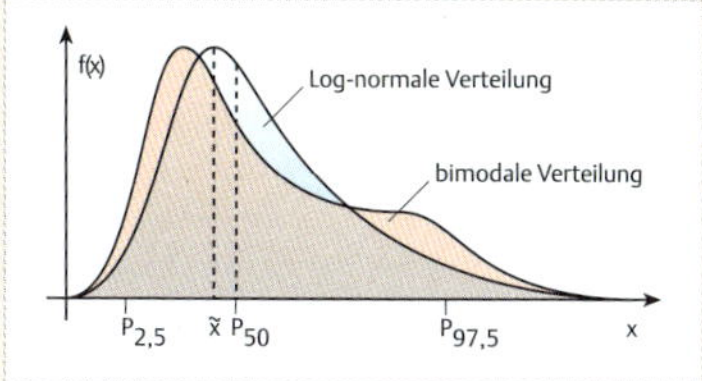

Abb. 1.10 Log-normale Verteilung und bimodale Verteilung.
$\tilde{x}$ = geometrisches Mittel, P = Perzentile.

In den leider noch häufig in der Literatur zu findenden **„Normalwertetabellen"** werden Konzentrationsintervalle angegeben, ohne dass ersichtlich ist, ob die Werte der Referenzstichprobe überhaupt normal verteilt waren (und demnach eine Bereichsangabe mit Standardabweichung gemacht werden kann), und ohne dass klar ist, ob es sich um den ± 2s- oder den ± 3s-Bereich handelt. Darüber hinaus ist fast nie die analytische Methode angegeben, mit der die Werte bestimmt wurden. Solche Tabellen können daher nur eine sehr grobe Richtschnur für den interindividuellen Vergleich von Analysenergebnissen sein.

Es ist heute üblich, für **Referenzintervalle** das zentrale 90. oder 95. Perzentil der Referenzwert-Verteilung einzusetzen:

- Bei Vorliegen einer Normalverteilung entspricht das 95. Perzentil dem $\bar{x} \pm 2s$-Bereich (genauer: 95,5 %).
- Bei komplexer Verteilung gibt man den Bereich vom 2,5. Perzentil bis zum 97,5. Perzentil an und anstelle des Mittelwertes das 50. Perzentil, das dem Median entspricht: P_{50} ($P_{2,5}$–$P_{97,5}$).

Zusatzinformation

Gelegentlich wird die Lage eines Messwertes auf den Mittelwert des Referenzintervalls bezogen und seine Differenz davon als Vielfaches der Standardabweichung des Mittelwerts ausgedrückt, um die Beurteilung zu erleichtern. Voraussetzung ist dabei natürlich eine Normalverteilung der Referenzwerte. **Beispiel:** Die α_1-Fetoprotein-Konzentration einer Amnionflüssigkeit sei 47 mg/l; gestationsgerechter Mittelwert des Referenzkollektivs sei 24 mg/l und dessen Standardabweichung betrage 6 mg/l; die Abweichung vom Mittelwert als Vielfaches der Standardabweichung errechnet sich nach:

$$\frac{47-24}{6} = 3,8 \text{ s über dem Mittelwert}$$

Als „physiologisch“ wäre definitionsgemäß maximal eine Abweichung vom Mittelwert um das Zweifache der Standardabweichung zu erwarten.

Die **intraindividuelle Variabilität** drückt die Schwankung einer Messgröße beim selben Probanden unter nahezu identischen Abnahme- und Messbedingungen aus. Ihre Streuung kann wie die interindividuelle Variabilität durch Standardabweichung bzw. 95 %-Bereich beschrieben werden. Sie beträgt im Allgemeinen ¼ – ⅔ der interindividuellen Variabilität (s. ▶ Tab. 1.4, ▶ Tab. 1.5 und ▶ Tab. 1.7). Aus den Werten für die inter- und intraindividuelle Variabilität können „Alarmgrenzen“ zur Beurteilung individueller Ergebnisse abgeleitet werden.

Tab. 1.7 Untere und obere Alarmgrenzen bei häufig bestimmten Elektrolyten und Substraten. Abgeleitet vom 99 %-Referenzintervall (nach Keller) einschließlich der maximalen intraindividuellen prozentualen Schwankungen von Tag zu Tag (nach Porth).

Kenngröße (Einheit)	Untere/obere Alarmgrenze	%-Schwankung von Tag zu Tag
Natrium (mmol/l)	125/155	–6/ + 6
Kalium (mmol/l)	2,5/6,5	–25/ + 30
Kalzium (mmol/l)	1,70/3,4	–14/ + 14
Magnesium (mmol/l)	0,55/2,0	–10/ + 10
Eisen (µmol/l)	3/54	–65/ + 150
Chlorid (mmol/l)	80/118	–8/ + 8
Phosphat (mmol/l)	0,4/2,5	–50/ + 100
pH	7,25/7,55	?
pCO_2 (mmHg)	20/60	?
Osmolalität (mosmol/kg)	265/320	?
Gesamteiweiß (g/l)	45/90	–15/ + 16
Harnstoff (mmol/l)	2/50	–45/ + 100
Kreatinin (µmol/l)	30/1000	–35/ + 60
Harnsäure (µmol/l)	120/800	–60/ + 50
Glucose (mmol/l)	2,5/30	–56/ + 110
Cholesterin (mmol/l)	2,5/13	–34/ + 34
Triglyceride (mmol/l)	0,35/6	–45/ + 80
Bilirubin (µmol/l)	5/200	–70/ + 160

1.3.8 Erstellung des klinisch-chemischen Befunds

Analytische Beurteilung

Beurteilung von Analysenmethoden

Die Beurteilungskriterien für Analysenmethoden richten sich naturgemäß nach der **medizinischen Anforderung** an die jeweiligen Untersuchungen. Die häusliche Selbstkontrolle der Blutglucose-Konzentration eines Diabetikers muss einfach und billig sein, während für die Blutzuckerbestimmung im klinischen Labor eine Reihe anderer Kriterien wichtig ist. Kriterien zur Beurteilung einer Analysenmethode und des **Methodenvergleichs** bei der Entwicklung und vor Einführung einer neuen Analysenmethode sind:

- Präzision,
- Richtigkeit und Vergleichbarkeit,
- analytische Spezifität,
- analytische Sensitivität (Nachweisgrenze),
- Praktikabilität und Kosten.

Alle oben genannten Punkte sollten in **Methodenbeschreibungen** enthalten sein, um dem klinischen Labor die Beurteilung einer Methode zu erleichtern.

Wichtige **Kenngrößen** einer Methode sind dabei Richtigkeit und **Präzision**
- **in der Serie**, z. B. einer 10-fach-Bestimmung („Repetierbarkeit"),
- **von Tag zu Tag** (z. B. an 30 Arbeitstagen; „Reproduzierbarkeit").

Die **Richtigkeit** einer Methode zu prüfen und zu beschreiben erfordert Referenzmaterialien und/oder Referenzmethoden (S. 58). Wenn solche nicht vorhanden sind, können über Additionsversuche (Zufügen der reinen Substanzen zur Probe in verschiedenen Endkonzentrationen) der Linearitätsbereich der Messung und die Wiederfindungsrate geprüft werden. Additionsversuche sind nur „Näherungs"-Versuche, um den „wahren" Wert zu finden.

Zusatzinformation

Die Beantwortung der Frage, ob eine Methode „richtig" ist, endet in philosophischen Begriffen. In der Analytik, also auch in der Klinischen Chemie, ist immer nur eine enge Annäherung an den mutmaßlich „wahren" (theoretisch unmöglich zu bestimmenden) Wert zu erreichen.

Im Zusammenhang mit der Richtigkeit steht die **Vergleichbarkeit** zweier verschiedener analytischer Methoden, die praktische Bedeutung hat und gegeben sein muss, wenn etwa in einem Laboratorium an 2 verschiedenen Messgeräten oder von Tag- und Nachtdienst mit 2 verschiedenen Methoden gearbeitet wird.

Merke

Die analytische **Spezifität** der meisten Routinemethoden des klinischen Labors steht seit der Einführung enzymatischer Methoden scheinbar außer Frage. Zu oft werden dabei aber auch hier gelegentlich der Störeinfluss von Medikamenten (S. 46) oder die Kreuzreaktion von Substanzen ähnlicher chemischer Struktur (gerade bei Immunoassays) übersehen.

Die analytische **Sensitivität** ist ein Maß für das Nachweisvermögen einer Methode. Sie wird als das 2- oder 3-Fache der unvermeidbaren Streuung (Standardabweichung) der Messanzeige („Geräterauschen") des Leerwertes einer Bestimmung angegeben. Sie gibt die Konzentration an, die mit (bei Anwendung der dreifachen Standardabweichung) einer 99 %-igen Sicherheit vom Leerwert unterschieden werden kann. Eine hohe analytische Sensitivität der Methoden ist wichtig bei der Bestimmung von Substanzen mit extrem niedrigen Konzentrationen wie Spurenelementen, Hormonen oder Medikamenten, aber auch bei Troponinen und CRP.

Die **Praktikabilität** beschreibt den Zeitaufwand, den apparativen und personellen Einsatz, die Mechanisierbarkeit, Sicherheitsrisiken durch radioaktives oder infektiöses Material und nicht zuletzt auch den medizinisch-diagnostischen Nutzen, der aus dem Verfahren zu ziehen ist. Die Kostenbeurteilung ist getrennt nach Fixkosten (Investitionen, Instandhaltung [Wartungsverträge!] und Personalkosten) und analysenzahlabhängigen Sachkosten (= Grenzkosten: Reagenzien, Einmalmaterialien, Kontrollmaterialien und Reparaturen) vorzunehmen.

Beurteilung von Analysenergebnissen

Art und Umfang der Beurteilung von Analysenergebnissen im Labor hängen von den Ergebnissen der internen Qualitätskontrolle und auch davon ab, welche Patientendaten (Diagnose, Vorbefunde, Therapie) im Labor zur Verfügung stehen. In großen Laboratorien werden diese durch die elektronische Datenverarbeitung (LIS, KIS), in kleinen durch das Wissen des Laborpersonals um Vorbefunde und Krankheitsverlauf bei einzelnen Patienten, der sogenannten Longitudinalbeurteilung (S. 68), erhalten.

Zusatzinformation

Die interne Qualitätskontrolle (gesetzlich festgelegt durch die RiLiBÄK) sichert die Ergebnisse der jeweiligen **Analysenserie**: Präzision und Richtigkeit der Methode (S. 63) prüft man anhand der Untersuchung von Richtigkeitskontrollseren (S. 54). Die Anforderungen an die **Präzision** einer Methode müssen dabei im Zusammenhang mit der **biologischen Variabilität** des jeweiligen Parameters gesehen werden. Es wird gefordert, dass die **Unpräzision von Tag zu Tag** höchstens ⅛ des Referenzintervalls (S. 62), besser jedoch nur $^1/_{12}$ beträgt. Bei Parametern mit sehr engen Referenzintervallen, z. B. der Osmolalität im Serum, ist diese Forderung anspruchsvoll (Referenzintervall 270–290 mosmol/kg, erlaubte Unpräzision 0,9 bzw. 0,6 %). Ein weiter gefasster, zulässiger analytischer Fehler der Reproduzierbarkeit ergibt sich aus der Gleichung von Tonks:

erlaubte Fehlergrenze (%)

$$= \frac{\pm\frac{1}{4}\ \text{Referenzintervall}\ \times 100}{\bar{x}\ \text{des Referenzintervalls}}$$

Legt man eine Normalverteilung der Referenzwerte und ein 95 %-Referenzintervall zugrunde, so darf nach Tonks die Standardabweichung der Messmethode nicht größer sein als die der Referenzwerte.

Merke

Die **Präzision** einer Analysenmethode muss gleich oder besser sein als die biologische Streuung der Referenzwerte.

Zusatzinformation

In neuerer Zeit wird die Anforderung an die **Präzision** einer Analysenmethode von der **intraindividuellen Variabilität** der Messgrößen abgeleitet. Als optimal wird angesehen, wenn die methodische Schwankung nur ¼ der intraindividuellen (▶ Tab. 1.4) beträgt.

Sehr häufig werden Veränderungen im klinischen Bild eines Patienten in *scheinbaren* Zusammenhang mit dem zeitlichen Verlauf der Ergebnisse von Laboruntersuchungen gebracht: „Das Bilirubin ist seit gestern von 16,1 auf 14,9 mg/dl gefallen", oder: „Die Transaminasen AST sind weiter angestiegen, die AST von 370 auf 420 U/l". Solche Aussagen können inhaltlich richtig sein, sie zeugen aber nicht selten von mangelhaftem Verständnis vom Leistungsvermögen von Labormethoden.

M!

Merke

Als Faustregel gilt, dass klinisch-chemische Laborwerte eine erlaubte Schwankungsbreite von Tag zu Tag von ± 10 % haben dürfen, ausgehend von einer Präzision von Tag zu Tag von 3,3 % und einem erlaubten Streubereich von ± 3 s. Dies schließt eine geringe biologische Variation ein.

Dies wiederum würde bedeuten, dass im Extremfall ein Untersuchungsergebnis 20 % höher als am Vortag sein kann, wenn beide aufeinanderfolgenden Werte an den äußersten methodisch erlaubten Grenzen liegen. Am Beispiel der Natriumkonzentrationen, die bei dieser Anwendung an 2 aufeinanderfolgenden Tagen 128 mmol/L bzw. 152 mmol/L betragen könnte, wird die Unzulänglichkeit einer solchen Faustregel deutlich. Solche großen, allein methodisch bedingten Schwankungen treten glücklicherweise selten auf. Die präanalytischen Fehlermöglichkeiten, die im Einzelfall sehr groß sein können, sind allerdings in der 10 %-Faustregel nur unzureichend abgebildet.

Als Entscheidungshilfe zur Zuordnung eines Unterschieds zwischen 2 aufeinanderfolgenden Laborwerte zu einer lediglich methodischen, also durch die analytische Varianz bedingten Ursache oder aber zu einer Ursache, die auf einer physiologischen/pathophysiologischen Veränderung beruht, kann die Berechnung der **kritischen Differenz** liefern. Diese allein durch die analytische Variation erklärbare Differenz wird unter Einbeziehung des Variationskoeffizienten (CV_a) berechnet:

$$D_{crit} = 2{,}8 \times CV_a[\%] \times \frac{x_{max}}{100}$$

Ist der Unterschied zwischen den beiden Messwerten kleiner als die kritische Differenz, ist die Abnahme oder Zunahme der Resultate wahrscheinlich allein durch die analytische Streuung zu erklären. Soll über die analytische Varianz hinaus auch noch die intraindividuelle, biologische Variation einer Messgröße (CV_i) berücksichtigt werden, kann anstelle der kritischen Differenz der sogenannte **Reference-Change-Value (RCV)** ermittelt werden:

$$RCV = 2{,}8 \times \sqrt{CV_a^2 + CV_i^2} \times \frac{x_{max}}{100}$$

Zusatzinformation

Bei einer angenommenen Analytkonzentration von 5 mmol/l und einer Impräzision der betreffenden Bestimmungsmethode (CV_a) von 5 % müssen sich 2 aufeinanderfolgende Werte um mehr als 0,7 mmol/l (D_{crit}), bei zusätzlicher Berücksichtigung einer angenommen intraindividuellen, biologischen Variation von 10 % (CV_i), um mehr als 1,56 mmol/l (RCV), voneinander unterscheiden, um den Anstieg der Veränderung des Parameters nicht allein den CV_a und CV_i sondern z. B. dem Fortschreiten der Erkrankung zuzuschreiben.

Das Labor sollte in der Lage sein, die **Messunsicherheit** eines Verfahrens, die sich aus Impräzision, Kalibrationsfehler und biologischer Variation zusammensetzt, auf Nachfrage zu benennen.

Bei der **Qualitätssicherung bzw. der Beurteilung der Einzelergebnisses einer Patientenprobe** müssen folgende Fragen beantwortet werden:

- Liegt das Ergebnis im Linearitätsbereich der Methode?
- War die Ursache eines unerwartet niedrigen Ergebnisses eventuell eine zu geringe Probenmenge im Probengefäß oder eine durch ein Fibringerinnsel verstopfte Probennehmernadel oder lag bei einer Enzymbestimmung Substraterschöpfung vor?
- War die Spezifität der Messung durch hohe Bilirubin- oder Hämoglobinkonzentration, durch Medikamente oder durch instrumentell-analytische Fehler gestört?
- Ist das Ergebnis überhaupt mit dem Leben vereinbar?

Zusatzinformation

Die letzte Frage stellt sich z. B. bei Kaliumkonzentrationen über 8 mmol/l. Solche Werte findet man u. a., wenn Blut aus einem Infusionsweg nicht lege artis abgenommen wurde.

Die oben genannten Fragen werden bei der **Plausibilitätskontrolle** gestellt, die sich ähnlich wie bei der medizinischen Beurteilung (S. 68) in **Extremwertkontrolle**, **Trendkontrolle** und **Konstellationskontrolle** gliedern lässt, jeweils im Zusammenhang mit geeigneten Referenzintervallen als sogenannte Transversal- oder Longitudinalbeurteilung. Die Plausibilitätskontrolle erfolgt durch das ärztlich-akademische Laborpersonal, liegt jedoch in großem Ausmaß in der Verantwortung des behandelnden klinisch tätigen Arztes, da bei diesem noch eine Vielzahl von Informationen über den Patienten verfügbar ist, die den Mitarbeitern des Laboratoriums meist nicht zugänglich sind. Extremwert-, Trend- und Konstellationskontrolle werden im Laboratorium durch das LIS unterstützt, indem entsprechend auffällige Ergebnisse markiert werden. Es liegt im pflichtgemäßen Ermessen des Laborpersonals, vor Freigabe der Messwerte die Analyse aus noch vorhandenem Restmaterial zu wiederholen oder eine neue Probe für Kontrollmessungen anzufordern, wenn die Plausibilitätskontrolle dies ratsam erscheinen lässt.

Eine weitere Kontrollmöglichkeit in mit LIS ausgerüsteten Laboratorien besteht in der **Moving-Average-Kontrolle** (Kontrolle des gleitenden Mittelwertes). Dabei wird kontinuierlich der Durchschnitt der jeweils letzten 30 gemessenen Patientenwerte verfolgt. Ein starker Anstieg oder Abfall dieses Mittelwertes (die Tendenz) weist das Laborpersonal auf mögliche systematische Analysenfehler, z. B. durch Dekalibration, hin. Dieses Kontrollverfahren ist kostengünstig und zeitnah, da es ausschließlich auf Routineproben von Patienten beruht.

Medizinische Beurteilung

Die medizinische Beurteilung der Ergebnisse von Biomarker-Bestimmungen erfolgt unter Anwendung verschiedener Kriterien, die während der Entwicklung eines Verfahrens vor dessen Einsatz in der Routine-Patientenversorgung über mehrere Validierungsstufen charakterisiert werden müssen. Sie umfasst 4 Teilschritte, die nicht nur im analytisch-technischen und laborärztlichen, sondern auch im klinischen Verantwortungsbereich liegen:

> **Merke** M!
>
> 1. Transversalbeurteilung mithilfe von Referenzintervallen.
> 2. Longitudinalbeurteilung anhand der zu einem früheren Zeitpunkt erhaltenen Untersuchungsergebnisse desselben Patienten (Trendkontrolle).
> 3. Plausibilitätskontrolle, hier besonders als Extremwert- und Konstellationskontrolle.
> 4. Interpretation aller Befunde im Zusammenhang mit der Erkrankung, der Medikation und dem klinischen Zustand des Patienten.

Hilfreich für die Interpretation (die diagnostische Bewertung) ist es, die diagnostische Spezifität (S. 70) und die diagnostische Sensitivität (S. 70) der eingesetzten Tests bei bestimmten Grenz-(Diskriminations-)Werten zu kennen. Sie sind zu unterscheiden von der analytischen Sensitivität und Spezifität (S. 63).

Als **Transversalbeurteilung** wird der Vergleich eines beim Patienten beobachteten Wertes mit geeigneten Referenzwerten bzw. Referenzintervallen (S. 62) bezeichnet. Dabei ist zu beachten, dass sich Referenzwerte/-intervalle auf das Referenzkollektiv, d. h. fast ausschließlich auf gesunde Probanden, beziehen.

> **Merke** M!
>
> Man hüte sich davor, einem isoliert auftretenden Laborwert außerhalb des Referenzintervalls sofort eine pathognomonische Bedeutung beizumessen und den Patienten zum „Laborkranken" zu machen. Andererseits wäre es aber auch unverantwortlich, vermeintliche „Ausreißer" ohne Plausibilitätskontrolle zu ignorieren.

Zur transversalen Beurteilung können anstelle von Referenzintervallen auch individuell definierte Grenzwerte dienen, so bei Medikamentenspiegelbestimmungen oder bei Funktionsstests (z. B. orale Glucosebelastung) oder auch als Konsensus-Zielwerte festgesetzte Therapiegrenzen. Nachteil von scharfen Grenzwerten ist, dass die Messunsicherheit der verwendeten Methode und die biologische Variation des Patienten dabei nicht berücksichtigt werden. Wird etwa als Entscheidungsgrenze für die Diagnose eines Diabetes mellitus eine Plasma-Glucosekonzentration von 127 mg/dl festgelegt, müsste theoretisch gewährleistet sein, dass Konzentrationen von 126 mg/dl („kein Diabetes") und 128 mg/dl („Diabetes") durch das Analysenverfahren mit hoher Sicherheit voneinander zu unterscheiden sind. In der Praxis ist dies nicht zu erreichen.

Die **Longitudinalbeurteilung** von Laborwerten bei einem bestimmten Individuum ergibt, sofern keine Krankheitsdynamik vorliegt, eine geringere Varianz als die Transversalbeurteilung. Krankheitsverlauf und Therapieresultate werden bekanntlich ausschließlich longitudinal beurteilt. Die Präzision der Analysenmethode von Tag zu Tag limitiert die Aussagekraft von Longitudinal- und Transversalbeurteilung (S. 65).

Die **Plausibilitätskontrolle** prüft die Glaubwürdigkeit eines Analysenergebnisses. Sie soll vor allem grobe Fehler aufdecken, wie sie durch Probenverwechslung, instrumentell-analytisch bedingte Ausreißer und Schreib- und Übertragungsfehler vorkommen. Die Plausibilitätsprüfung ist eine Einzelwertprüfung. Sie hinterfragt u. a., ob ein Wert biologisch möglich ist (▶ Tab. 1.8).

Tab. 1.8 Plausibilitätsprüfung bei klinisch-chemischen Bestimmungen (Keller).

implausibler klinisch-chemischer Befund	
häufig: **falsch** im Sinne der Fragestellung	selten: **richtig**, wenn auch selten und/oder unerwartet
Klärung durch entsprechende Kontrollen versuchen	Klärung durch • zusätzliche klinische Information • Literaturrecherche • Konsultationen

Die **Extremwertkontrolle** orientiert sich einerseits an den Referenzintervallen und andererseits an den mit dem Leben zu vereinbarenden Extremwertgrenzen. Extremwerte können als ± 3s-Grenzen (99,7 %-Intervall) der Referenzverteilung definiert werden. Treten solche Werte auf (**Alarmgrenzen**, ▶ Tab. 1.7), so muss eine sofortige telefonische Rücksprache zwischen Labor und behandelndem Arzt erfolgen. Insofern ist die Extremwertkontrolle bereits ein Teil der analytischen Beurteilung (S. 63).

Zusatzinformation

Das Laboratorium ist juristisch bei Fehlbestimmung schwierig zu belangen, weil letztlich die Verantwortung für die Umsetzung pathologischer Laborbefunde beim behandelnden Arzt liegt. Allerdings liegt etwa die Verantwortung für die unverzügliche Weiterleitung von Ergebnissen an den behandelnden Arzt, die potenziell lebensbedrohliche Zustände eines Patienten widerspiegeln, **ausschließlich bei der Laborleitung**.

Die **Trendkontrolle** ist identisch mit der Longitudinalkontrolle, wobei gezielt auf die prozentuale Veränderung der Werte pro Tag geachtet wird. Therapeutische Maßnahmen relativieren den Nutzen einer Trendkontrolle, sofern die Therapie stark in Stoffwechselvorgänge eingreift (Insulingabe, Dialyse, Infusionen); andererseits ermöglicht sie manchmal erst die Trendkontrolle (Medikamentenspiegel vs. forcierte Diurese).

Die **Konstellationskontrolle** prüft, ob verschiedene organ- oder krankheitsbezogene Laborergebnisse „zusammenpassen", sei es, dass für sie eine gemeinsame mathematische Grundlage existiert (z. B. die Henderson-Hasselbalch-Gleichung) oder dass biologische Gesetzmäßigkeiten ein gleichsinniges Verhalten erwarten lassen.

Zusatzinformation

- Ein niedriger pH-Wert bei der Blutgasanalyse rührt von einer respiratorischen und/oder metabolischen Azidose her. Er kann nicht mit niedrigem pCO_2 und zugleich mit einem positiven Basenüberschuss einhergehen (Bestimmungsfehler!).
- Bei einer Niereninsuffizienz mit deutlich erhöhten Serumkreatininwerten muss auch die Serumharnstoffkonzentration erhöht sein.
- Leberzellschädigungen, gleichgültig welcher Genese, können nicht nur zur Erhöhung der Aktivität **eines** Leberzellenzyms, z. B. der ALT führen. Auch AST, LDH und andere müssen mehr oder weniger betroffen sein.

Konstellationskontrollen sind bei der individuellen diagnostischen Bewertung von Laborbefunden sehr wichtig, insbesondere wenn Laborbefunde im Grenzbereich der Referenzintervalle liegen.

Die Interpretation der klinisch-chemischen Befunde durch den behandelnden Arzt ist nur in **Synopse** von allen patientenbezogenen Daten (Anamnese, Laborbefunde, Diagnose, Krankheitsverlauf und Therapie) möglich. Sie stellt den letzten Schritt vor weiteren diagnostischen und therapeutischen Maßnahmen dar. Wenn die Fragestellung, die zur Laboranforderung geführt hat, unklar war und dadurch der eingesetzte Test eine ungenügende diagnostische Aussagekraft („Effizienz“) hat, so wird spätestens beim Interpretationsversuch der Misserfolg deutlich.

Die Validität eines Tests ist optimal, wenn alle „Kranken“ als krank erkannt werden (**hohe diagnostische Sensitivität**), zugleich aber alle „Gesunden“ beim Test negativ, d. h. unauffällig bleiben (**hohe diagnostische Spezifität**). In der Realität wird es aber immer Kranke geben, die nicht als solche erkannt werden, und Gesunde, die als krank apostrophiert werden.

Die Zusammenhänge zwischen Spezifität und Sensitivität eines diagnostischen Verfahrens lassen sich auf einfache Weise in einer 4-Felder-Matrix darstellen (▸ Abb. 1.11). Die 4-Felder-Tafel wird gebildet durch negative (links) und positive (rechts) Testergebnisse sowie durch Kranke (oben) und Gesunde bzw. das Referenzkollektiv (unten).

Zusatzinformation

Für unsere Betrachtung ist es hier unerheblich, ob der Test nur die Alternativantwort „positiv“ oder „negativ“ erlaubt oder ob diese Alternativantwort das Resultat eines Tests mit kontinuierlichen Variablen und einem vorher festgesetzten Diskriminationswert (in der ▸ Abb. 1.11 als D symbolisiert) ist.

Merke

Diese strikte Anschauung muss bei Tests, die zur Risikostratifizierung eingesetzt werden (D-Dimere bei Verdacht auf thromboembolische Ereignisse und Troponin bei Verdacht auf minimalen Myokardschaden) modifiziert werden, weil hier weniger Ja/Nein-Entscheidungen als vielmehr Entscheidungshilfen für ergebnisabhängige Strategien für das weitere klinische Vorgehen gefragt sind.

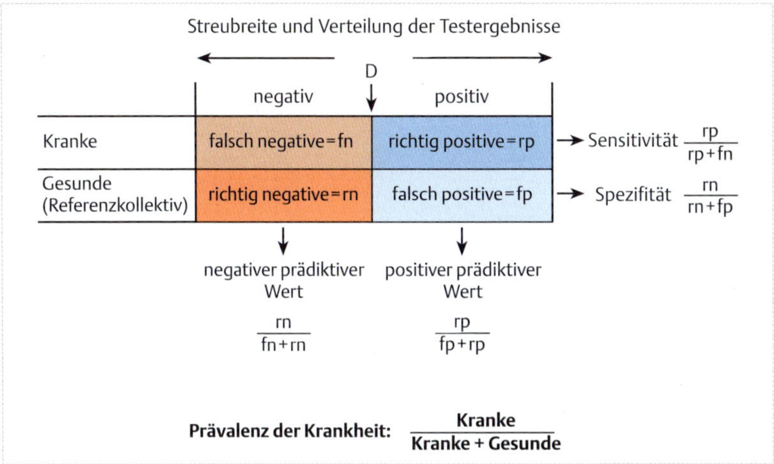

Abb. 1.11 Auswertung eines binären Tests als 4-Felder-Matrix. D symbolisiert den Diskriminationswert (Grenzwert zwischen mutmaßlich gesund und mutmaßlich krank).

Aus der ▸ Abb. 1.11 lassen sich die diagnostische **Sensitivität** und die diagnostische **Spezifität** des Tests errechnen. Der sogenannte positive prädiktive Wert, für dessen Ermittlung die Prävalenz der betreffenden Erkrankung bekannt sein muss, beantwortet die praktisch wichtige Frage, welcher Anteil der bei dem Test erhaltenen positiven Testergebnisse tatsächlich mit der gesuchten Krankheit einhergeht; der negative prädiktive Wert sagt dementsprechend aus, wie sicher ein negatives Ergebnis einen tatsächlich Gesunden identifiziert.

Die Sensitivität und die Spezifität können als Prozentzahlen angegeben werden (erhältlich durch Multiplikation der Quotienten in ▸ Abb. 1.11 mit 100). Als **Unsensitivität** bezeichnet man den Ausdruck (1 – Sensitivität), als **Unspezifität** demgemäß (1 – Spezifität).

Aus der 4-Felder-Matrix ergibt sich ohne Weiteres, dass Sensitivität und Spezifität unter festgelegten Testbedingungen von der Zahl der Kranken bzw. der Prävalenz der Krankheit unabhängig sind (Prävalenz = Anzahl der Personen in einer Bevölkerung, die zu einem gegebenen Zeitpunkt an einer bestimmten Krankheit erkrankt sind; Formel siehe ▸ Abb. 1.11). Wie weiter unten dargestellt, haben die Auswahlkriterien für die beiden Kollektive „Kranke“ und „Referenzpopulation“ bei klinischen Fragestellungen eine entscheidende Bedeutung für die prädiktiven Werte bei verschiedenen Diskriminationswerten.

Zusatzinformation

Will man den prädiktiven Wert eines diagnostischen Verfahrens bei einer unselektierten Population bestimmen, muss die Prävalenz der Erkrankung berücksichtigt werden:

$$\text{pos. prädikt. Wert } PW_{pos} = \frac{\text{Prävalenz} \times \text{Sensitivität}}{\text{Prävalenz} \times \text{Sensitivität} + \text{Unspezifität} \times (1 - \text{Prävalenz})}$$

$$\text{neg. prädikt. Wert } PW_{neg} = \frac{\text{Spezifität} \times (1 - \text{Prävalenz})}{\text{Spezifität} \times 1 - \text{Prävalenz}) + \text{Prävalenz} \times \text{Unsensitivität}}$$

Multiplikation der Brüche mit 100 ergibt jeweils den prädiktiven Wert in %.

Sehr häufig fragt sich der Arzt am Krankenbett, ob ein bestimmtes Laborergebnis schon für oder noch gegen das Vorliegen einer Erkrankung spricht, ob also das Ergebnis noch „physiologisch“ oder schon „pathologisch“ ist. In den hier behandelten Zusammenhang gestellt, heißt das für den **Diskriminationswert** (also den Grenzwert zwischen „mutmaßlich gesund“ und „mutmaßlich krank“, s. ▶ Abb. 1.11):

- Setzt man ihn höher, so steigt die Spezifität und die Sensitivität nimmt ab.
- Beim Herabsetzen findet sich die gegenläufige Entwicklung.

Bei jedem Test muss ein praktikabler Kompromiss zwischen Sensitivität und Spezifität gefunden werden. Es ist einleuchtend, dass als **Referenzkollektiv** für Patienten mit Infarkt nicht gesunde Probanden herangezogen werden können, sondern nur Patienten mit Infarktverdacht, bei denen sich dieser Verdacht nicht bestätigt hat. Andernfalls würden sich völlig falsche Diskriminationswerte und demzufolge hier viel zu günstige Zahlen für Spezifität, Sensitivität und prädiktive Werte ergeben. Es ist deshalb wichtig, dass

- der Krankheitsgrad der klinischen Situation entspricht, bei der das Testverfahren eingesetzt werden soll,
- das Referenzkollektiv für die betreffende klinische Situation differenzialdiagnostisch relevant ist.

Erst dann lässt sich die **Effizienz** eines Testverfahrens wirklichkeitsnah beurteilen. Die Effizienz ist definiert als der Anteil der **richtig klassifizierten** an der Gesamtzahl der Untersuchten:

$$\frac{rp + rn}{rp + fp + rn + fn}$$

Dabei werden allerdings die falsch positiven und die falsch negativen Befunde gleich gewichtet. Andere Verfahren der Effizienzbeurteilung benützen den Likelihood-Quotienten oder die Receiver-Operating-characteristic-Curve (ROC, ▶ Abb. 1.12). Diese stellt grafisch die Kombinationen aus Sensitivität und Unspezifität (1 – Spezifität) für unterschiedliche Diskriminationswerte D dar (die jeweilige Analyt-Konzentration, oberhalb derer ein Ergebnis als „pathologisch" klassifiziert wird). Mit ihrer Hilfe lässt sich auch ein optimaler Diskriminationswert festlegen, bei dem die ideale Kombination aus möglichst hoher Sensitivität und möglichst niedriger Unspezifität vorliegt. Diagnostische Verfahren mit hoher Effizienz weisen dabei eine Kurve auf, die sich den Achsen annähert, während solche mit niedriger Effizienz sich der Winkelhalbierenden nähern. Im letzteren Fall ist das Testverfahren diagnostisch wertlos.

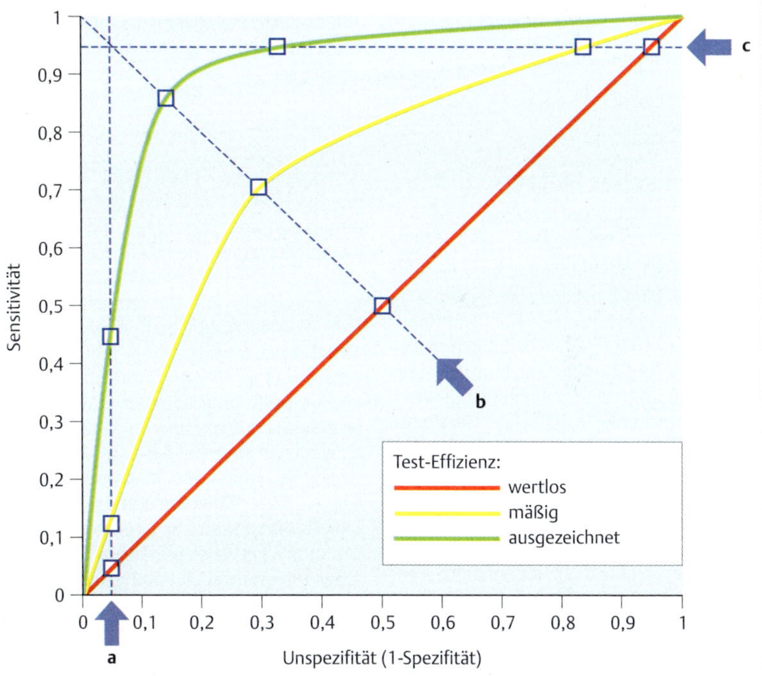

Abb. 1.12 „Receiver-Operating-characteristic"(ROC)-Kurven für 3 verschiedene Testverfahren (rot, gelb und grün markiert). Die eingezeichneten Quadrate bezeichnen jeweils die Diskriminationswerte der 3 Testverfahren für die Sensitivität bei einer Unspezifität von 5 % (a), für die Unspezifität bei einer Sensitivität von 95 % (c) und für die optimale Kombination aus Sensitivität und Unspezifität (b). Beim Testverfahren c) sind Sensitivität und Unspezifität für jeden Diskriminationswert gleich, das Verfahren ist folglich wertlos.

B

Fallbeispiel

Unter den morgendlichen Proben von der Intensivstation findet sich bei einem Patienten folgende Parameterkonstellation:

Substanz	Konzentration
Natrium	140 mmol/l
Kalium	9,5 mmol/l
Chlorid	105 mmol/l
Glucose	120 mg/dl
Kreatinin	0,9 mg/dl
CRP	10 mg/l

Der Labormitarbeiter ruft sofort auf Station an, da bei einer derart ausgeprägten Hyperkaliämie (S. 246) Herzrhythmusstörungen drohen. Dem Patienten geht es gut; es stellt sich heraus, dass die Probenentnahme über einen zentralen Venenkatheter (ZVK) erfolgt ist, über den auch eine Infusion läuft. Es wird eine erneute Probenentnahme vereinbart, bei der mindestens 10 ml verworfen werden sollen.

Beachte: Besonders kritisch zu betrachten sind Probenentnahmen aus einem ZVK (S. 31) für Gerinnungsuntersuchungen unter Heparintherapie.

Medizinischer Nutzen

K. P. Kohse, M. Kiehntopf

Die Frage nach der sinnvollen Verwendung eines Tests hängt, neben seiner grundsätzlichen Leistungsfähigkeit zur Beantwortung diagnostischer Fragestellungen in definierten Populationen, auch immer von dem daraus für den Patienten abzuleitenden medizinischen Nutzen ab. Dies wird besonders am Beispiel des Einsatzes der Labordiagnostik zur Früherkennung von Erkrankungen deutlich. Durch die zunehmende Leistungsfähigkeit neuer labordiagnostischer Verfahren können manche Erkrankungen frühzeitiger identifiziert werden. Der Sinn des Einsatzes der Diagnostik, z. B. beim Screening auf Tumorerkrankungen, wird dann häufig mit einer daraus resultierenden höheren 5-Jahres-Überlebensrate der Patienten begründet. Diese kann sich jedoch allein rein rechnerisch durch die frühere Diagnosestellung ergeben, muss aber nicht mit einem tatsächlich verlängerten Überleben einhergehen (sog. *Vorlaufzeit-Bias*), sodass die Diagnostik für den Patienten insgesamt ohne Nutzen ist.

Ein ähnlicher Effekt ergibt sich, wenn die Diagnostik zur Erkennung einer Subpopulation von Erkrankten mit milderem Krankheitsverlauf beiträgt, die im Beobachtungszeitraum eine geringere Mortalität aufweisen. Für die gesamte Erkrankungsgruppe ergibt sich dann zwar im Mittel eine verbesserte 5-Jahres-Überlebensrate (sog. *Überdiagnose-Bias*). Patienten mit rasch progredienter Erkrankungen profitieren hiervon allerdings nicht, wenn man davon ausgeht, dass sie auch unabhängig vom Screening diagnostiziert werden würden. Patienten mit langsam vorschreitender Erkrankung andererseits werden möglicherweise unnötigen therapeutischen Interventionen unterzogen, die nicht zu einem längeren Überleben führen. In beiden Fällen kann der Einsatz der Labordiagnostik auch bei hoher diagnostischer Leistungsfähigkeit eines Tests unbegründet sein.

1.4 Klinisch-chemische Analytik

Im Laufe der letzten 30 Jahre haben die in klinischen Laboratorium angewendeten Untersuchungsverfahren einen rasanten Fortschritt erfahren. Dies betraf sowohl den ersten Schritt der Analytik, also die Probenvorbereitung, als auch die Messverfahren selbst. Ständig wurden die analytische Spezifität sowie die analytische Sensitivität der Methoden verbessert – ein Prozess, der sich auch auf die medizinische Seite der Diagnostik auswirkt. Neue spezifische Tests ergeben Antworten auf eng umrissene medizinische Fragen (z. B. Herzinfarktdiagnostik mit den herzmuskelspezifischen Troponinen). Je höher die analytische Spezifität einer Messmethode ist, desto weniger Zeit muss für die Probenvorbereitung aufgewandt werden. Durch Mechanisierung der einzelnen Arbeitsschritte kam eine deutliche Verbesserung der Präzision zustande.

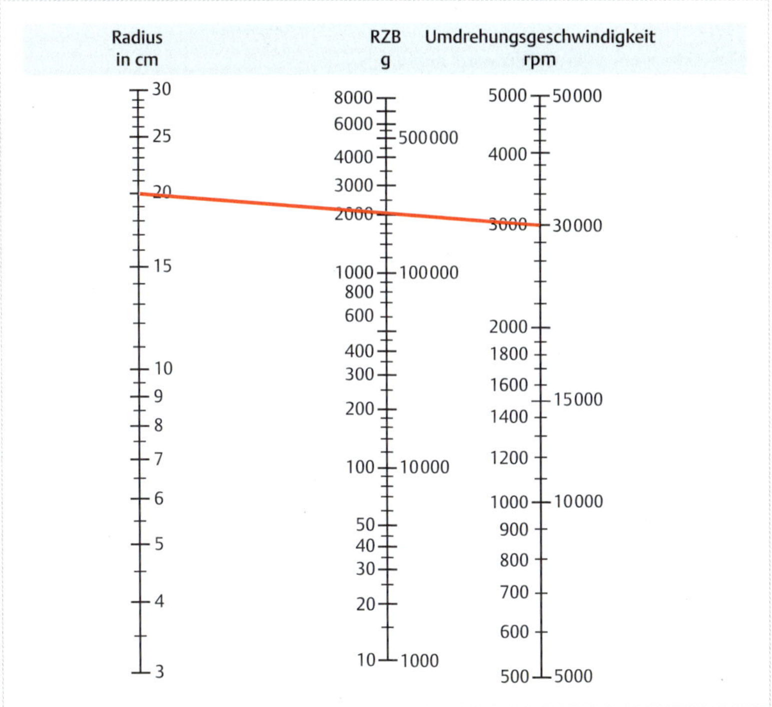

Abb. 1.13 Nomogramm zur Ermittlung der relativen Zentrifugalbeschleunigung g. Die relative Zentrifugalbeschleunigung g findet sich jeweils auf der Verbindungslinie von Radius r und Umdrehungszahl rpm.

1.4.1 Probenvorbereitung

In der klinisch-chemischen **Routinediagnostik** sind zur Probenvorbereitung die Abtrennung der Erythrozyten vom Plasma bzw. Serum durch **Zentrifugation** und selten einmal **Enteiweißung** (Entfernung von Makromolekülen und Freisetzung von eiweißgebundenen Substanzen) nötig. Maßgeblich für die Trennung von Blutzellen und Plasma bzw. Serum sind die Dauer und relative Zentrifugalbeschleunigung (g-Zahl) bei der Zentrifugation. Moderne Zentrifugen zeigen die aktuell vorliegende g-Zahl direkt an, für ältere Modelle kann das Nomogramm in ▸ Abb. 1.13 herangezogen werden.

Die Abtrennung der Zellen wird durch sog. Trennhilfen (S. 34) wesentlich erleichtert und stabilisiert. Meist handelt es sich hierbei um Gele mit einer Dichte, die zwischen der der Blutzellen und der des Plasmas liegt, sodass sich dieses Gel bei der Zentrifugation zwischen beide Kompartimente anordnet (S. 76).

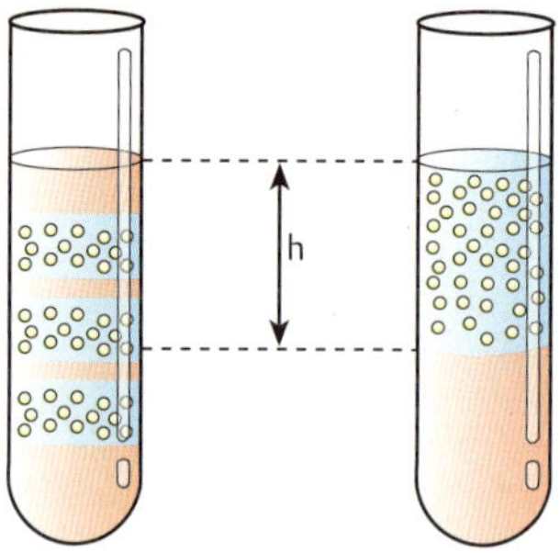

Abb. 1.14 Veranschaulichung des Volumenverdrängungseffektes. Das linke Röhrchen stellt Serum oder Plasma dar, im rechten Röhrchen ist nach Enteiweißung und Zentrifugation im unteren Teil das Eiweiß konzentriert. Im Überstand (h) findet sich das Plasmawasser mit den darin gelösten Substanzen in jetzt höherer Konzentration (gleiche Menge an Substanzen in geringerem Volumen).

Merke M!

Nach der **Enteiweißung**, sei es durch Ausfällen mit bestimmten Säuren (z. B. durch Trichloressigsäure), sei es mit Schwermetallen oder durch Ultrafiltration, ist die Konzentration der verbleibenden gelösten Substanzen 5–6 % höher als vorher, weil das entfernte Eiweiß selbst in Lösung ein gewisses Volumen beanspruchte, in dem sich die anderen gelösten Substanzen nicht verteilen konnten, das aber bei der Berechnung der Konzentration dieser Substanzen in der gesamten Lösung berücksichtigt wird.

Man nennt dies den **Volumenverdrängungseffekt** (▸ Abb. 1.14) von Eiweiß. Lipide in hoher Konzentration haben ebenfalls einen messbaren Anteil am Plasmavolumen. Von Bedeutung ist diese Problematik auch beim Vergleich der Ergebnisse von Elektrolytbestimmungen in Plasma und Vollblut. Im **Intensivtherapiebereich** vieler Kliniken werden Vollblutanalysatoren verwendet, die die Ionenaktivität der Elektrolyte im Plasmawasser messen. Im Labor werden jedoch üblicherweise die Ionenkonzentrationen mit Plasma oder Serum bestimmt, sodass sich bei Patienten mit Plasmozytom oder schwerer Hyperlipidämie dann sehr divergierende Ergebnisse zeigen. Es liegen also keine Laborfehler vor, wenn hier aus verschiedenen Untersuchungsmaterialien unterschiedliche Ergebnisse erhalten werden!

1.4.2 Trenn- und Analyseverfahren

Zur Bestimmung vieler Parameter in der **biochemischen Stoffwechseldiagnostik** existieren (noch) keine a priori spezifischen Messverfahren. Deshalb müssen dem eigentlichen Messverfahren Anreicherungs- oder Trennungsschritte vorgeschaltet werden. Gelegentlich kommen dabei chromatografische Trennverfahren (S. 106) und immer häufiger immunologische Hilfsreaktionen zum Einsatz, beim Drogenscreening (S. 95) auch beide kombiniert (▶ Abb. 1.29).

Die **technische Durchführung von Untersuchungsverfahren** unterliegt einer kontinuierlichen Entwicklung. Dies betrifft besonders den nahezu vollständigen Ersatz manueller Verfahren durch vollmechanisierte Geräte. Darüber hinaus werden zunehmend Analysegeräte mit unterschiedlicher Messtechnik zu sogenannten konsolidierten Plattformen kombiniert, die den Probentransport von Arbeitsplatz zu Arbeitsplatz minimieren. Die Anbindung auch des Probeneingangs-Arbeitsplatzes und die Verbindung verschiedener Analysegeräte bzw. Plattformen mit einem mechanischen Transportsystem sind Schritte auf dem Weg zur „totalen Laborautomatisation" (TLA), die vor allem in sehr großen Laboratorien zu finden ist, um sehr hohe Probenzahlen mit wenig Personaleinsatz bearbeiten zu können.

Zusatzinformation

Mechanisierung und Automatisierung:

Heute sind alle Reagenzien gebrauchsfertig erhältlich. Ihre Verwendung spart Zeit (und damit auch Geld) und die konstante Zusammensetzung sorgt für eine höhere Reproduzierbarkeit der Ergebnisse als bei selbst angesetzten Lösungen.

Der einfachste Schritt zur **Teilmechanisierung** besteht im Einsatz von **Dispensoren** (Geräte zur wiederholten Abgabe gleicher Reagenzvolumina) und **Dilutoren** (Aufnahme eines bestimmten Probenvolumens und Abgabe zusammen mit dem Reagenz).

Messung von Extinktionen und Berechnung der Analyt-Konzentrationen lassen sich mit Digitalphotometern vereinfachen, bei denen die Ergebnisse nicht als Rohwerte der Extinktion, sondern bereits als Konzentration bzw. als Enzymaktivitäten berechnet und angezeigt werden.

Werden alle Arbeitsschritte von der Aufnahme der Probe bis zum Ausdruck der Ergebnisse vom Analysengerät selbstständig durchgeführt, so spricht man von einer **Vollmechanisierung**. Führt das Analysegerät die Analysen in der oben genannten Art nicht nur selbstständig durch, sondern kalibriert sich auch zusätzlich selbst, kontrolliert seinen Funktionsablauf und gibt nach einer internen Plausibilitätskontrolle Analysenergebnisse frei, ist die Bezeichnung **Analyseautomat** gerechtfertigt.

Für den letzten Schritt, die Datenfreigabe, trägt aber immer noch das analytisch geschulte Laborpersonal die Verantwortung! (S. 65)

Klinisch-chemische Bestimmungen sind in aller Regel quantitative Verfahren, aber auch qualitative Untersuchungen (S.27) werden vereinzelt noch in der Serologie und bei der Urinuntersuchung eingesetzt. Meist erlauben sie heute eine grobe Abschätzung der Konzentration bzw. der Menge der gesuchten Substanz (semiquantitative Messmethoden). Beide Arten der Untersuchungsverfahren unterliegen der statistischen Qualitätskontrolle gemäß den Richtlinien der Bundesärztekammer (Rili-BÄK)! Die **quantitativen** Verfahren lassen sich unterteilen in:

- **absolut messende Verfahren:** Zählergebnisse (z. B. Zellzahlen im Urin), Volumen und Massenangaben (Urinvolumen, Stuhlgewicht), strom- und stromimpulszählende Verfahren (Blutkörperchenzähler) nehmen Bezug auf physikalische Basisgrößen. Photometrische Absorptionsbestimmungen beruhen auf Messungen der Lichtintensität; sie zählen nur zu dieser Gruppe, wenn alle Voraussetzungen des Lambert-Beer-Gesetzes (S. 79) erfüllt sind.
- Verfahren, die von einer **Kalibration**, d. h. vom Bezug auf einen Standard (S. 132), abhängig sind.

Wenn beim absolut messenden Verfahren die strengen physikalischen Gesetzmäßigkeiten zwar erfüllt sind, aber durch instrumentell-analytische Unzulänglichkeiten das Endergebnis der Messung verfälscht wird, benutzt man auch hier einen **Standard** (Kalibrator). Dieser sollte in seinen physikalischen und chemischen Eigenschaften der Untersuchungsprobe sehr ähnlich sein und als Berechnungsgrundlage für das Ergebnis (S. 132) dienen.

M!

Merke

Grundsätzlich sind bei analytischen Verfahren unter Anwendung einer chemischen oder enzymatisch katalysierten Reaktion zum Nachweis des Analyten 2 Arten von Bestimmungen zu unterscheiden: die **Endpunktmethode** und die **kinetische Methode**.

Substratbestimmungen, insbesondere wenn sie manuell durchgeführt werden, lassen sich bequem als **Endpunktverfahren** durchführen, bei dem die Messung des jeweiligen Signals erst erfolgt, wenn die dem Nachweis dienende Reaktion als abgelaufen angesehen werden kann. Der Substratumsatz verläuft unterschiedlich schnell (Kurve I bzw. II in ▸ Abb. 1.15), fast immer ist jedoch die Umsatzgeschwindigkeit am Anfang größer als später, wo sie sich – bei 100 % Umsatz des Substrates – asymptotisch 0 nähert.

Vollmechanisierte Analysengeräte bestimmen regelmäßig die Konzentrationen von Substraten mit dem **kinetischen Verfahren**. Typische Beispiele für dieses sind zwar Enzymbestimmungen (S. 173), bei denen der Substratumsatz idealerweise linear mit der Zeit und unabhängig von der Substratkonzentration erfolgt (Kurve III in ▸ Abb. 1.15). Aber auch Substrate können kinetisch bestimmt werden, wie ▸ Abb. 1.15 erläutert. Aus dem Anfangsteil der Zeit/Umsatz-Kurve wird ein quasilinearer Teil herausgegriffen, der durch die Zeiten t_1 und t_2 begrenzt wird. Anstelle der Signalhöhe am Ende der Reaktion (bei der Endpunkt-Methode) wird hier die Differenz der Signalhöhen bei den Zeiten t_1 und t_2 in das Rechenschema (s. ▸ Abb. 1.17) eingesetzt. Daher rührt die englische Bezeichnung „Fixed-Time-Verfahren“.

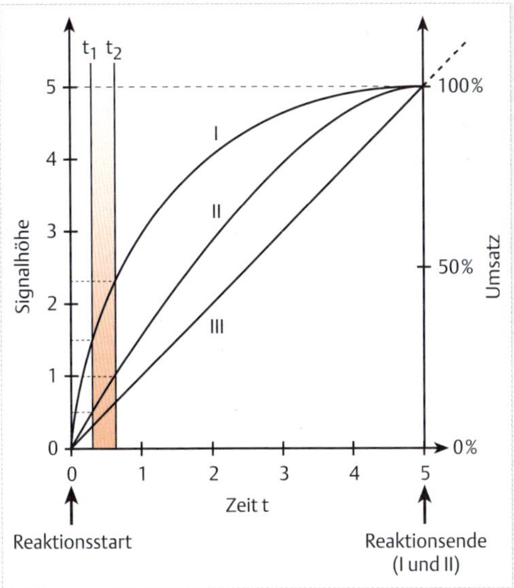

Abb. 1.15 Zeit/Umsatz-Kurven bei Endpunktbestimmungen von Substraten (I und II) und bei kinetischen Enzymbestimmungen (III). t_1 und t_2 bezeichnen 2 Zeitpunkte zu Beginn der Reaktion.

Optische Messmethoden

Spektrophotometrie und ihre Grundlagen

M!

Merke

Allen optischen Messverfahren ist die Messung einer Lichtintensität gemein. Die Absorptionsspektrophotometrie (kurz „Photometrie") ist dabei das am häufigsten im klinischen Labor eingesetzte Messverfahren. Hier wird die Lichtabsorption von Molekülen im sichtbaren oder ultravioletten Spektralbereich gemessen.

Die Absorptionsintensität bei einer bestimmten Wellenlänge wird durch die Extinktion E ausgedrückt, die als dekadischer Logarithmus des Intensitätsverhältnisses von eintretendem (I_0) zu austretendem Licht (I) definiert ist. Das **Lambert-Beer-Gesetz** sagt aus, dass die Extinktion proportional dem molaren Extinktionskoeffizienten ε (einer charakteristischen Stoffkonstante bei der betreffenden Wellenlänge), der Konzentration c des gelösten Stoffes und der durchstrahlten Schichtdicke d ist:

M!

Merke

Lambert-Beer-Gesetz

$$E = \frac{\log I_0}{I} = \epsilon \times c \times d$$

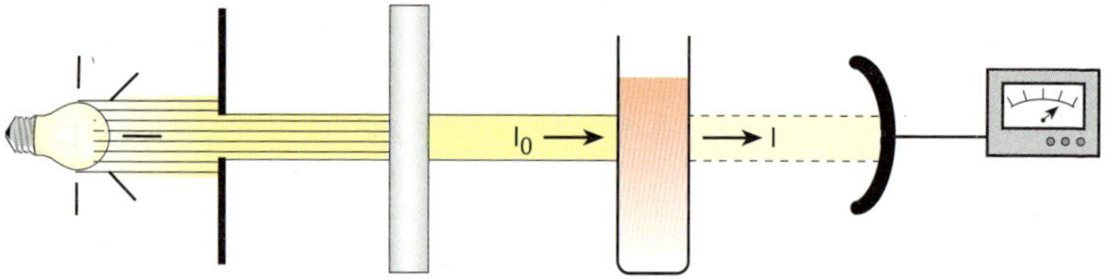

Abb. 1.16 Aufbau eines Photometers.

Das Lambert-Beer-Gesetz ist nur für verdünnte Lösungen und bei monochromatischem Licht, d. h. Licht eines engen spektralen Bereichs (0,5–1 nm) gültig. Eine weitere wichtige Voraussetzung ist die lineare Charakteristik des verwendeten Lichtempfängers (Photomultiplier, ▶ Abb. 1.16).

Zusatzinformation

In modernen Photometern sind hauptsächlich 2 unterschiedliche **Lichtquellenarten** zu finden: Kontinuumsstrahler, wie die Jod-Quarzlampe, und (selten) die Quecksilberlampe, ein sogenannter Linienstrahler. Letztere liefert Licht bestehend aus einzelnen definierten Wellenlängen. Als Monochromator werden Gitter oder Prismen eingebaut, in Photometern mit einer Quecksilberlampe reichen auch Glasfilter aus.

Die **Küvette** enthält die absorbierende, zu messende Lösung, also das gefärbte Reaktionsprodukt aus Probe und Reagenz. Die Schichtdicke der Küvette beträgt meist 1 cm. Das Küvettenmaterial darf selbst natürlich kein Licht absorbieren. Bei der Absorptionsspektrophotometrie wird die Lichtintensität im geraden Lichtdurchtritt gemessen. Vergleichen Sie dazu Fluorometrie (S. 82).

Der **Lichtempfänger** (**Detektor**, meist ein **Photomultiplier**) bildet mit dem Anzeigegerät die Messeinheit im engeren Sinne. Sie muss eine ausgezeichnete Linearität haben, d. h., einfallende Lichtstärke und Signalintensität müssen streng proportional sein.

Beim **registrierenden Spektralphotometer** wird die Extinktion (engl. absorbance) bei kontinuierlich abnehmender Wellenlänge automatisch aufgezeichnet, man erhält das sogenannte Absorptionsspektrum.

Die **Berechnung** der Ergebnisse von Substratkonzentrationen erfolgt, sofern ein Standard (Kalibrator) mitgeführt wurde, nach den Formeln von ▶ Abb. 1.17.

Wenn alle Bedingungen des Lambert-Beer-Gesetzes erfüllt sind und wenn der molare Extinktionskoeffizient des gefärbten Reaktionsproduktes bekannt ist, kann auf das Mitführen eines Standards verzichtet werden. Die Berechnung der Ergebnisse erfolgt dann durch Multiplikation der gemessenen Extinktion mit einem Faktor, der sich aus Verdünnung der Probe und molarem Extinktionskoeffizienten errechnet.

Zur Berechnung von Enzymaktivitäten siehe Kapitel Enzyme und Enzymaktivitäten (S. 173).

$$C_P = \frac{E_P}{E_S} \cdot C_S \quad \text{bzw.}$$

$$C_P = \frac{(E_P - E_{PL})}{(E_S - E_{SL})} \cdot C_S$$

C_P = Konzentration in der Probe
C_S = Konzentration im Standard
E_P = Extinktion in der Probe
E_S = Extinktion im Standard
E_{PL} = Extinktion des Probenleerwerts
E_{SL} = Extinktion des Standardleerwerts

Abb. 1.17 Berechnung von Substratkonzentrationen aus den gemessenen Extinktionen.

Zusatzinformation

Die endogenen Störfaktoren (S. 50) Hämoglobin, Bilirubin und Triglyceride können photometrische Bestimmungen durch ihre Lichtabsorption stören, wenn sie in höheren Konzentrationen im Plasma bzw. Serum enthalten sind. Man kann dies dadurch weitgehend umgehen, dass zusätzlich zur Messwellenlänge der gesuchten Substanz (in ▶ Abb. 1.18: Bilirubin, λ_{max} = 461 nm) eine zweite Messung bei einer Wellenlänge vorgenommen wird, bei der die gesuchte Substanz nur wenig, die Störsubstanz aber stärker absorbiert (hier: Hämoglobin, λ = 551 nm). Man bezeichnet dies als **bichromatische Messung** (▶ Abb. 1.18).

Im genannten Beispiel, der direkten spektralphotometrischen Bestimmung von Bilirubin im Neugeborenenplasma, wird am Photometer die Extinktion bei der Wellenlänge 551 nm auf den Wert „null" gestellt und anschließend die Extinktion des Bilirubins gemessen. Moderne Analysengeräte arbeiten häufig mit solchen Mehrwellenlängenmessungen. Es muss aber vermerkt werden, dass solche Kompensationsmessungen mit Fehlern behaftet sind und nicht immer zur vollständigen Beseitigung der störenden Absorption führen.

Nach dem Prinzip der direkten spektralphotometrischen Bestimmung wird in modernen Analysenautomaten der **„HIL-Index"** (hämolytisch, ikterisch, lipämisch) der Proben ermittelt. Es handelt sich dabei um einen Suchtest auf präanalytische Störfaktoren (S. 50). Beim Überschreiten fest eingestellter photometrischer Grenzwerte werden Warnmeldungen generiert (z. B. Achtung, hämolytisch!) und gegebenenfalls Analysenresultate (**hier:** Kalium und LDH) gesperrt. Dies ist ein großer Fortschritt in der präanalytischen Fehlerminimierung, weil er automatisch und ohne große Kosten erfolgt.

1

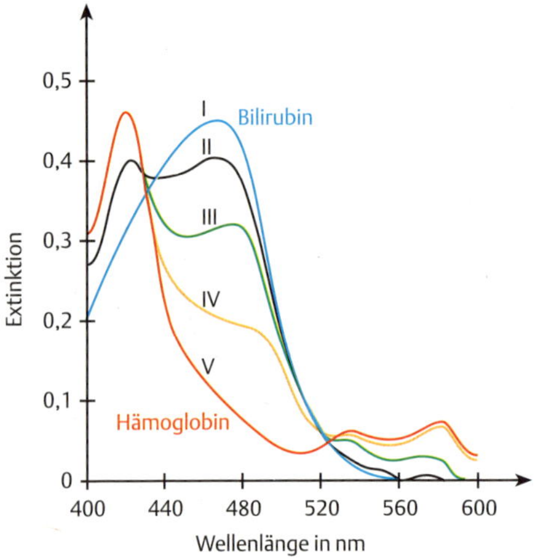

Abb. 1.18 Absorptionskurven von Bilirubin (I), Hämoglobin (V) und Mischungen beider (II–IV) in Serum. Die bichromatische, direkte spektralphotometrische Bestimmung von Bilirubin erfolgt durch Messung der Extinktionen bei 551 nm (Kompensation des Hämoglobins) und 461 nm (Messwellenlänge und Absorptionsmaximum von Bilirubin).

Fluorometrie

M!

Merke

Die Fluorometrie ist ein sehr empfindliches Messverfahren. Es nutzt die Eigenschaft mancher Moleküle, Licht bestimmter Wellenlänge zu absorbieren und unmittelbar danach mit etwas längerer Wellenlänge, d. h. geringerer Energie, wieder abzustrahlen.

Das ausgesendete Licht wird im rechten Winkel zum eingestrahlten Licht gemessen (▸ Abb. 1.19). Das Licht, mit dem die Fluoreszenz angeregt wird, heißt Primärstrahlung, das durch die Fluoreszenz erzeugte Licht ist die Sekundärstrahlung.

Turbidimetrie

Turbidimetrische Messungen sind Trübungsmessungen. Die Messanordnung ist die gleiche wie bei der Absorptionsspektrophotometrie im Photometer (▸ Abb. 1.16). Das Licht wird in der Küvette jedoch nicht absorbiert, sondern an **ungelösten** Partikeln (Emulsion: z. B. Öltröpfchen; Dispersion: z. B. Antigen-Antikörper-Konglomerate) gestreut, sodass eine niedrigere Intensität des Lichtes nach Durchtritt durch die Küvette resultiert. Ein linearer Zusammenhang zwischen Partikelzahl und -größe und der Extinktion ist nur in einem engen Messbereich gegeben. Die Streulichtqualität ist unabhängig von der chemischen Zusammensetzung der Partikel. Nach diesem Prinzip werden regelmäßig die Konzentrationen von Plasmaproteinen

(z. B. **Immunglobuline**) im Serum am Routineanalysengerät bestimmt.

Nephelometrie

Alles, was für die Turbidimetrie (S. 82) gesagt wurde, gilt auch für die Nephelometrie mit dem einen Unterschied, dass die Messanordnung der des Fluorometers (► Abb. 1.19, ohne zweiten Monochromator) ähnelt. Im Gegensatz zur Turbidimetrie wird nicht die Intensität des durch Streuung abgeschwächten eingestrahlten Lichtes, sondern die Intensität des gebildeten Streulichts gemessen. Das Verfahren wird zur Bestimmung von spezifischen Proteinen und in der Gerinnungsdiagnostik eingesetzt („Immunnephelometrie"). Die Nephelometrie weist eine niedrigere Nachweisgrenze als die Turbidimetrie auf und wird zur Bestimmung spezifischer Proteine wie z. B. Immunglobuline im Liquor cerebrospinalis verwendet.

Lumineszenzmessung

Bei chemischen Reaktionen wird entweder Energie verbraucht (endotherme Reaktion) oder Wärmeenergie frei (exotherme Reaktion). In seltenen Fällen wird diese Energie nicht nur in Form von Wärme, sondern auch in Form von Licht (Photonen) freigesetzt. Beispiele sind das Leuchten von gelbem Phosphor im Dunkeln (Oxidation des Phosphors) und das Leuchten des Glühwürmchens. Diese Vorgänge nennt man Chemilumineszenz bzw. Biolumineszenz. Durch vielfache elektronische Verstärkung lassen sich im Lumineszenzphotometer noch Lichtblitze nachweisen, die vom Zerfall weniger Moleküle herrühren. Die Lumineszenzmessung ist damit das weitaus nachweisstärkste Messverfahren. Es wird als Signalgebung bei Immunoassays (S. 91) eingesetzt.

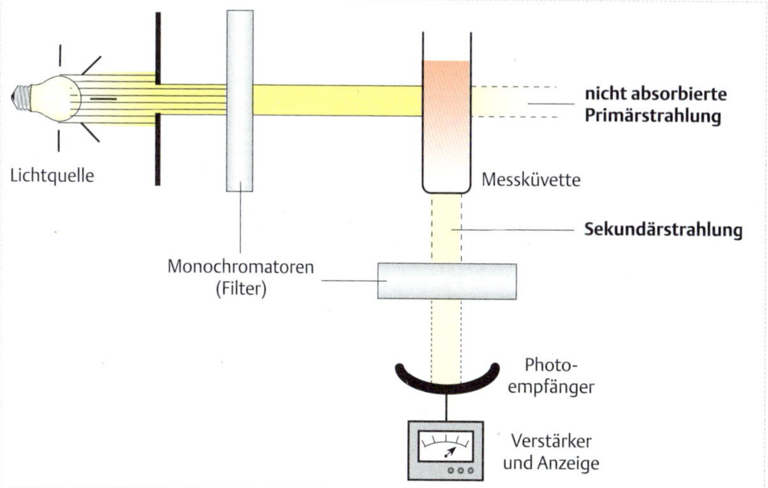

Abb. 1.19 Aufbau eines Fluorometers.

1

Fluoreszenzpolarisation

Bei diesem Messverfahren handelt es sich im Grunde um eine Fluoreszenzmessung (S. 82), bei der aber die Tatsache ausgenützt wird, dass fluoreszierende Moleküle in fester Bindung an andere große Moleküle weniger rotieren, als wenn sie frei in der Lösung beweglich wären. Trifft polarisiertes Licht auf ein kleines, freies, fluoreszierendes Molekül, wird die Sekundärstrahlung stärker depolarisiert sein (durch die Brown-Molekularbewegung). Wenn dagegen das fluoreszierende Molekül (z. B. ein fluoreszeinmarkiertes Medikament) an einen Antikörper fest gebunden ist, wird die Sekundärstrahlung weniger depolarisiert sein. Aus 5 Standardmesspunkten wird eine Eichkurve erstellt. Die Messanordnung entspricht der des Fluorometers, wobei zusätzlich hinter den Monochromatoren noch Polarisationsfilter eingesetzt sind. Als **Fluoreszenz-Polarisations-Immunoassay** (**FPIA**) wird es häufig zur Bestimmung der Konzentration von Medikamenten eingesetzt. Siehe dazu auch das Kapitel Immunologische Methoden (S. 91).

Flammenemissionsphotometrie und Atomabsorptionsphotometrie

Die **Flammenemissionsspektrophotometrie** wird zur Bestimmung von Natrium und Kalium eingesetzt. Sie nutzt die Tatsache, dass die Valenzelektronen der Alkalimetalle Natrium, Kalium und Lithium (also die Elektronen der äußersten Schale) durch die in einer Flamme erzeugte thermische Energie leicht auf ein höheres energetisches Niveau (d. h. nach dem Bohr-Atommodell auf eine weiter außen liegende unbesetzte Schale) angehoben werden können und dass sie von dort bereits nach kurzer Verweilzeit auf ihr früheres Energieniveau zurück „fallen“. Die dabei frei werdende Energie wird in Form von Licht mit elementspezifischen Wellenlängen abgestrahlt. Die Intensität des abgestrahlten Lichts ist dabei proportional der Anzahl der Atome, die mit der verdünnten Probenlösung in die Flamme gesprüht wurde. Das Flammenphotometer enthält wesentliche Elemente des Absorptionsphotometers (► Abb. 1.18), es wird jedoch im Gegensatz zu diesem nicht die Lichtabsorption, sondern die Emission bestimmt.

Zusatzinformation

Die heutigen Flammenphotometer haben 3 getrennte Messkanäle für Natrium, Kalium und Lithium, wobei der Lithiumkanal zur Standardisierung dient: Die Probe, sei es Serum oder Urin, wird mit einer lithiumchloridhaltigen Lösung verdünnt und in die Flamme gesprüht. Das entstehende Lithiumsignal wird als Referenzemissionsstrahlung, zum Ausgleich der durch inkonstante Probenzufuhr, unruhige Flamme und Messelektronik auftretenden Schwankungen benutzt. Daher haben Natrium- und Kaliumbestimmungen mit dem Flammenphotometer eine sehr gute Reproduzierbarkeit und dienen als **Referenzverfahren**.

Bei der **Atomabsorptionsspektrophotometrie** (**AAS**) werden Metallionen einer Probe mittels thermischer Energie in gasförmige Atome überführt. Diese absorbieren elementspezifisches Licht, das von einer Hohlkathodenlampe abgestrahlt wird. Nach dem Lambert-Beer-Gesetz ist der absorbierte Anteil des Lichtes der Hohlkathodenlampe proportional der Anzahl der freien Atome in der Flamme.

Zusatzinformation

Bei der AAS bestehen Unterschiede zur normalen Absorptionsphotometrie:

- Die Lichtquelle liefert ein elementspezifisches Licht für das jeweils zu bestimmende Element und kein Kontinuumslicht.
- Für jedes Element wird eine eigene Lichtquelle benötigt (z. B. zur Eisenbestimmung eine „Eisen"-Lampe).
- Die Lichtabsorption von Atomen ist im Gegensatz zur Lichtabsorption von Molekülen sehr scharfbandig, d. h., es wird nur Licht in einem engen Wellenlängenbereich absorbiert.

Mit der AAS können alle Metalle und ein Teil der Halbmetalle bestimmt werden. Die zur Generierung der freien Atome benötigte thermische Energie wird heute fast ausschließlich in einem elektrisch geheizten Graphitrohr (**Graphitofentechnik, flammenlose AAS**) erzeugt. Freie Atome entstehen aus ihren Verbindungen durch thermische Zersetzung bei 1500–2500 °C. Flammenphotometrie wie auch AAS lassen sich nicht in moderne konsolidierte Analysensysteme integrieren und sind speziellen Fragestellungen vorbehalten.

Infrarot-Spektroskopie

In der Klinischen Chemie wird für spektrophotometrische Untersuchungen in der Regel sichtbares oder ultraviolettes Licht benutzt. Der längerwellige Infrarot-Bereich eignet sich prinzipiell nicht gut für diese Zwecke, da die zu untersuchenden Proben ja meist in wässriger Lösung vorliegen und die hohe Absorption, sowohl des Wassers als auch des Küvettenmaterials, im diagnostisch interessanten Wellenlängenbereich von 2500 bis 25 000 nm (2,5 bis 25 µm) die Analytik gelöster Substanzen nahezu unmöglich macht.

Zur Analyse fester, wasserfreier Proben wie Konkremente, beispielsweise Harnsteine, lässt sich die IR-Spektroskopie jedoch sehr gut verwenden. Die Konkremente, meist nur wenige Milligramm, werden mit einem im IR-Spektralbereich nicht absorbierenden Salz wie Kaliumbromid vermischt. Diese Mischung wird unter hohem Druck zu einem Pressling in Tablettenform geformt, der im IR-Spektrophotometer untersucht werden kann. Die verschiedenen Substanzen, aus denen die Konkremente bestehen, weisen charakteristische IR-Absorptionsspektren auf (▶ Abb. 1.20) und können so identifiziert werden. Traditionellerweise werden in der Darstellung der IR-Spektren statt der Absorption die **Transmission** und statt der Wellenlänge (λ) die **Wellenzahl** (n) verwendet, die nach der Beziehung $n = 1/\lambda$ errechnet werden kann.

Selbst Zwei- oder Drei-Komponentenmischungen können zuverlässig bestimmt werden. Die auf diese Weise gewonnene Identifizierung der chemischen Zusammensetzung von Harnsteinen liefert wertvolle Informationen zur Prophylaxe von Rezidiven mit Hilfe diätetischer Maßnahmen (S. 544).

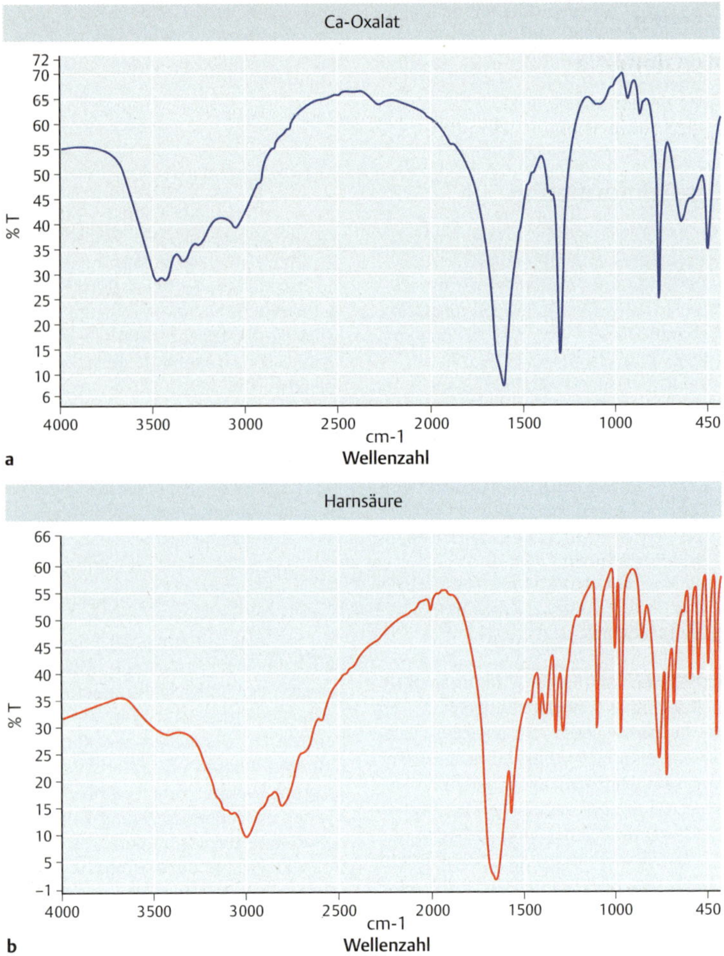

Abb. 1.20 Infrarot-Spektroskopie. Infrarot-Absorptionsspektren von Harn-Konkrementen. Oben: Calciumoxalat (Whewellit), unten: Harnsäure.

Elektrochemische Messmethoden

Potenziometrie

An der Berührungsstelle zwischen 2 verschieden konzentrierten Elektrolyt-Lösungen bzw. zwischen einem festen Stoff und seiner Lösung bildet sich ein elektrisches Potenzial aus, das **Diffusionspotenzial** oder **Grenzschichtpotenzial**. Es lässt sich unter Zuhilfenahme einer Referenzelektrode mit einer Elektrodenkette messen.

Die im klinischen Labor häufigste derartige Messanordnung dient der **pH-Bestimmung** (▶ Abb. 1.21). Sie besteht aus Mess- und Referenzelektrode, die beide elektrisch leitend über ein Voltmeter verbunden sind („Messkette") und in die gleiche Lösung eintauchen. Der wesentliche Teil der pH-Messkette ist der Kopf der Messelektrode aus dünnem Glas, der das Innere der Elektrode (enthält 0,1 mol/l Salzsäure) vom Außenraum mit der Probe trennt. Die H^+-Ionen können vom Ort der höheren Konzentration im Inneren der Messelektrode zwar nicht nach außen, das entstehende Diffusionspotenzial lässt sich aber messen. Als Referenzelektrode dient die Silber/Silberchlorid-Elektrode (Ag/AgCl) oder die Kalomelelektrode (Hg/Hg_2Cl_2). In dieser Messanordnung treten insgesamt 4 Diffusionspotenziale auf (2 an der Kontaktstelle zur Probenlösung und je eines an der Messelektrode und der Referenzelektrode). Sie sind hintereinandergeschaltet. Die pH-Messung ist keine Absolutmessung. Sie muss mit mindestens 2 Standardlösungen (S. 132) kalibriert werden.

Die **Bestimmung des CO_2-Partialdrucks** (▶ Abb. 1.22) im Blut erfolgt über den Umweg einer pH-Messung. Durch die Membran (4) kann nur CO_2 durchtreten. Die sich dahinter befindende Natriumhydrogencarbonatlösung ändert ihren pH-Wert, wenn zusätzlich CO_2 eintritt, gemäß der Gleichung

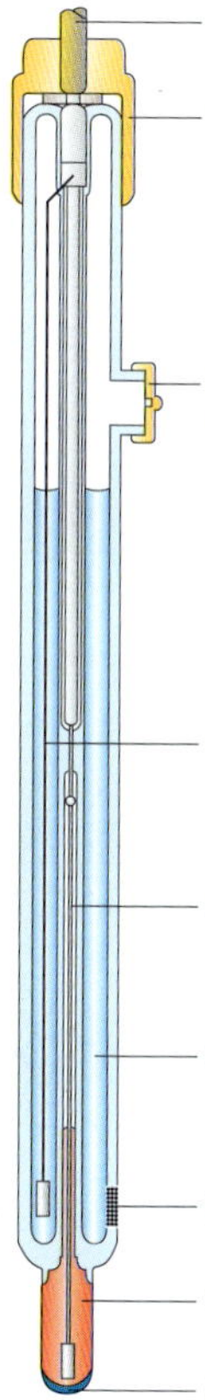

Abb. 1.21 pH-Einstab-Messelektrode. Die Referenzelektrode (Bezugselektrode) ist in die pH-Elektrode integriert.

$$CO_2 + H_2O \rightarrow H^+ + HCO_3^-$$

Diese pH-Änderung wiederum wird von der pH-Elektrode gemessen. Sie ist ein direktes Maß für die CO_2-Konzentration (angegeben als Partialdruck) in der Probenlösung.

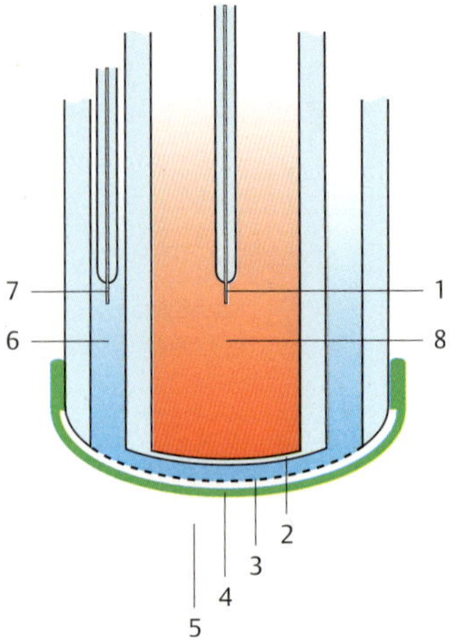

Abb. 1.22 Aufbau der CO_2-Elektrode.
(nach Siggaard-Andersen)
1 = innere Elektrode (Ag/AgCl)
2 = pH-sensitive Glasmembran
3 = Distanzhalter
4 = CO_2-permeable Membran
5 = Messraum
6 = Bikarbonatlösung
7 = Referenzelektrode
8 = Phosphatpuffer

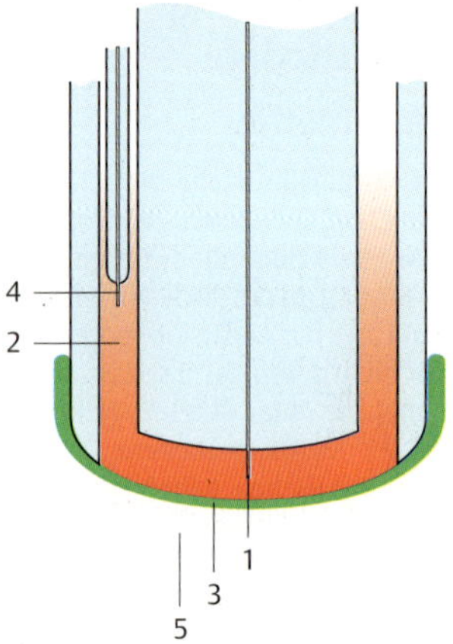

Abb. 1.23 Aufbau der Clark-Elektrode.
(nach Siggaard-Andersen)
1 = Platinkathode (freies Ende des Platindrahtes im Glasstab)
2 = Phosphatpuffer
3 = sauerstoffdurchlässige Membran
4 = Anode (Ag/AgCl)
5 = Messraum

Die Bestimmung der **Elektrolyte** Natrium, Kalium, Kalzium und Chlorid erfolgt heute nahezu ausschließlich mit **ionensensitiven Elektroden**. Bei diesen sogenannten Festkörperelektroden baut sich ähnlich wie bei der pH-Elektrode auf beiden Seiten einer Membran oder eines Einkristalls ein Diffusionspotenzial auf, das messbar ist. Die chemische Struktur der Membran ähnelt häufig einem Ionenaustauscher und entscheidet über die Spezifität der Bestimmung. Ionensensitive Elektroden messen, wie der Name sagt, Ionenkonzentrationen. In Proben mit hoher Eiweiß- oder Lipidkonzentration können sich gegenüber der Messung in Plasma/Serum abweichende Werte ergeben. Ursache ist der **Volumenverdrängungseffekt** (S. 76) von Proteinen und Lipiden.

Amperometrie

Die einzige – allerdings häufig eingesetzte – amperometrische Methode in der klinischen Chemie wird zur Bestimmung der **Sauerstoffkonzentration** mit der sogenannten Clark-Elektrode verwendet (▶ Abb. 1.23). Die Sauerstoffelektrode ist dabei von der Probe durch eine semipermeable Membran (3) getrennt, die nur nicht ionisierte Gase wie Sauerstoff, Stickstoff und Edelgase durchlässt. Sauerstoff (nicht aber Stickstoff) wird bei einer Polarisations-Spannung von 0,7 V reduziert, die zwischen Anode und Kathode angelegt wird:

$$O_2 + 2\ H_2O + 4e^- \rightarrow 4OH^-$$

Dabei fließt ein Strom zwischen den Elektroden, dessen Stärke (Maßeinheit Ampere) proportional der vorhandenen Sauerstoffmenge ist.

Zusatzinformation

Über den Sauerstoffverbrauch bei **enzymatisch katalysierten Oxidationen** lässt sich eine Reihe von Substraten schnell und spezifisch bestimmen. Hier sind die Glucosebestimmung mithilfe der Glucoseoxidase (S. 194), die Cholesterinbestimmung mit der Cholesterinoxidase (S. 221) und die Harnsäurebestimmung mit der Uricase zu nennen. Bei diesen Reaktionen wird stöchiometrisch, d. h. in durch die Reaktionsgleichung festgelegten Mengen, Sauerstoff verbraucht. Dieser Sauerstoffverbrauch wird mit der oben beschriebenen Clark-Elektrode gemessen.

Coulometrie

Als Coulometrie wird die Bestimmung einer Ladungsmenge (Einheit Coulomb, C) bezeichnet. Das Verfahren wird noch gelegentlich zur **Chloridbestimmung** verwendet, die betreffenden Geräte werden als „Chloridmeter" bezeichnet. Bei dieser Methode tauchen 4 Silberdrähte in die Messlösung ein: 2 sogenannte „Opferelektroden" und 2 Messelektroden. Zwischen den Opferelektroden wird eine konstante Spannung von 1,5 V angelegt, die an der Anode eine Freisetzung von Silberionen in die Messlösung nach der Reaktion

$$Ag - e^- \rightarrow Ag^+$$

und damit einen konstanten Stromfluss zwischen den Elektroden bewirkt.

Die gebildeten Silberionen reagieren, solange Chloridionen in der Probenlösung vorhanden sind, mit diesen sofort zu unlöslichem AgCl. In dem Moment, in dem alle Chloridionen verbraucht sind, treten freie Silberionen auf und die beiden Messelektroden, die die Leitfähigkeit in der Messlösung kontinuierlich verfolgen, stellen einen Anstieg der Leitfähigkeit fest. Die bis zu diesem Zeitpunkt verstrichene Zeit wird gemessen. Die Ladungsmenge, die bis zu diesem Leitfähigkeitsanstieg übertragen worden ist, stellt ein Maß für die Chloridkonzentration in der Probe dar. Sie ergibt sich aus dem Produkt der zwischen den Opferelektroden geflossenen Stromstärke und der Zeit. Bromidionen bilden schwerlösliches AgBr und stören die coulometrische Chloridbestimmung.

Elektrophorese

Proteine tragen in Abhängigkeit vom pH-Wert ihrer Umgebung eine unterschiedliche Anzahl positiver oder negativer Ladungen und liegen folglich als Ionen vor:
- saurer pH:
  $-NH_2 + H^+ \rightarrow -NH_3^+$
- alkalischer pH:
  $-COOH + OH^- \rightarrow -COO^- + H_2O$

Die Beweglichkeit von Ionen im elektrischen Feld ist abhängig von dem Verhältnis von Ladung zu Molekülgröße sowie von

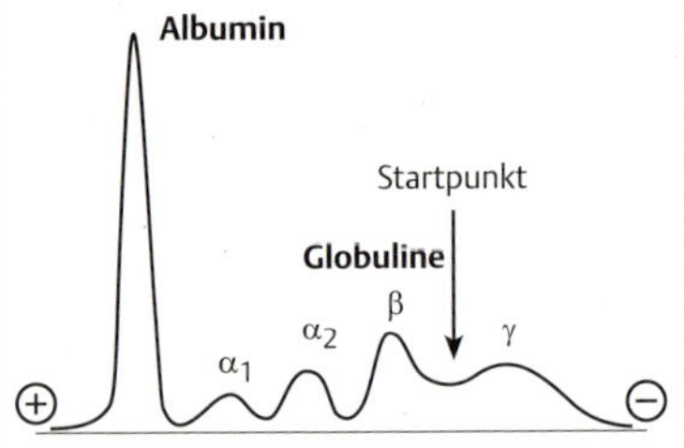

Abb. 1.24 Serumeiweißelektrophorese. mit Darstellung des Albumins und der 4 Globulinfraktionen α1, α2, β und γ.

der angelegten Spannung, in untergeordnetem Maß auch von der Ionenstärke, also von der Konzentration und der Ladung der Bestandteile des Elektrophoresepuffers. Das wichtigste elektrophoretische Trennverfahren des Routinelabors ist die **Serumeiweißtrennung** auf **Celluloseacetatfolie (CAF)**. Sie wird bei einem pH von 8,6 durchgeführt (hier tragen die meisten Proteine eine negative Ladung) und trennt Albumin und 4 Globulinfraktionen (▸ Abb. 1.24). Diese Auftrennung der Serumproteine in normalerweise 5 Fraktionen wird für die meisten klinischen Fragestellungen als ausreichend angesehen. Mit Agarosegel als Trägermaterial lassen sich die Serumproteine in mindestens 15 Fraktionen trennen, mit Polyacrylamid in noch wesentlich mehr.

Nach der Auftrennung werden die Proteine fixiert und **angefärbt**, wobei Trichloressigsäure und Ponceau-S-Rot bzw. Amidoschwarz eingesetzt werden. Das Farbstoffbindungsvermögen der einzelnen Proteine ist unterschiedlich, sodass bei der anschließenden Densitometrie der gefärbten Banden (photometrische Quantifizierung der Relativanteile) nur näherungsweise auf die relative Zusammensetzung der Serumproteine geschlossen werden kann. Zur Auftrennung der Serumproteine wird zunehmend auch die trägerfreie Elektrophorese in Kapillaren (Kapillarzonen-Elektrophorese, CZE) verwendet. Die Detektion der Proteine erfolgt hier durch Registrierung ihrer Absorption im UV-Licht.

Zusatzinformation

Neben diesen allgemein gebräuchlichen Proteinfärbungen gibt es **Spezialfärbungen für Lipoproteine**, z. B. Ölrot, Sudanschwarz oder Polyanionpräzipitation, **Glykoproteine**, z. B. PAS-Färbung (S. 351), und zur **Isoenzymlokalisation**, z. B. Zymogramtechnik.

Mit der **Immunfixationselektrophorese (IFE)** können monoklonale Immunglobuline mit hoher Empfindlichkeit identifiziert und Proteinpolymorphismen nachgewiesen werden. Als Trägermaterial dient hierbei ein Agarosegel. Die Immunpräzipitation entsteht durch Überschichtung der elektrophoretisch aufgetrennten Serumproteine mit monospezifischen Antiseren in Form eines antikörperhaltigen Gels oder antikörpergetränkter Filterpapierstreifen. Üblicherweise werden Antiseren gegen die Immunglobulin-Schwerketten G, A und M und gegen die Leichtketten κ und λ eingesetzt. Die Präzipitate werden zur Beurteilung mit Coomassie-Blau angefärbt (▸ Abb. 1.25). Auch hier kann die Kapillarzonen-Elektrophorese verwendet werden. Bei Zusatz des spezifischen Antikörpers verschwindet das Signal des monoklonalen Proteins (Subtraktions-Immunelektrophorese).

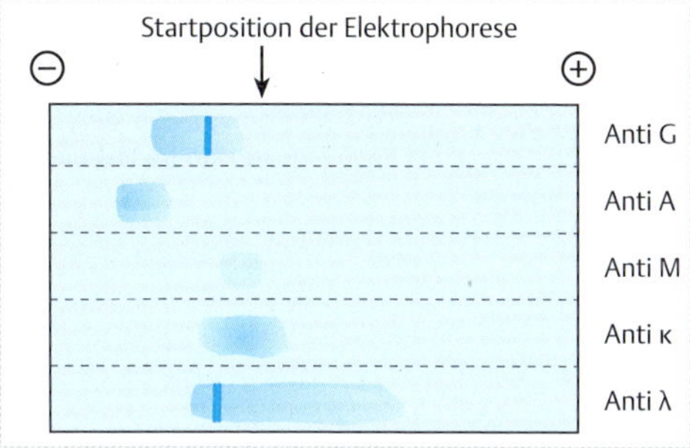

Abb. 1.25 Nachweis einer monoklonalen Gammopathie Typ IgG-Lambda durch Immunfixationselektrophorese. Polyklonale Immunglobuline stellen sich als diffuse Bande, monoklonale dagegen als scharfe Bande dar.

Immunologische Methoden

Die breite Einsatzmöglichkeit immunologischer Reaktionen zur quantitativen Bestimmung von Proteinen, Hormonen und Medikamenten ergibt sich aus der Spezifität der Antigen/Antikörper-(AG/AK-)Reaktionen. Seit der Einführung monoklonaler Antikörper durch die Hybridoma-Technik hat die Spezifität der immunologischen Methoden noch zugenommen.

Zusatzinformation

Die klassische Art, Antikörper herzustellen, erfolgt über die Immunisierung von Tieren. Man erhält so polyklonale Antikörper.

Es gibt eine große Vielzahl unterschiedlicher immunologischer Methoden. Allen gemeinsam ist das Grundprinzip der Bildung eines Antigen-Antikörper-Komplexes (Immunkomplex), wobei der Analyt sowohl ein Antigen als auch ein Antikörper selber sein kann. Die verschiedenen Methoden unterscheiden sich lediglich in der Art der Detektion der Bildung des gebildeten Immunkomplexes. Sie lassen sich nach praktischen Gesichtspunkten folgendermaßen einteilen:

- Bestimmungsmethoden **ohne** markierten Reaktionspartner:
  - radiale Immundiffusion
  - turbidimetrische und
  - nephelometrische Proteinbestimmungen
- Bindungsmethoden **mit** markierten Reaktionspartnern:
  - kompetitive (meist homogene) Verfahren mit löslichen AG/AK-Komplexen
  - nicht kompetitive (meist heterogene, Festphasen-, „Sandwich-“)Verfahren

Die Entscheidung, welche der oben genannten Methoden eingesetzt wird, hängt von der Konzentration der zu analysierenden Substanzen im Blut ab. Ohne Markierung lassen sich Proteine nur bis zu einer Konzentration von 1 mg/l nachweisen. Bei niedrigeren Konzentrationen versagen diese Methoden in der Regel.

Methoden ohne markierte Reaktionspartner

Die **radiale Immundiffusion** (**RID**) dient zur Bestimmung der Konzentration von Serumproteinen wie den Immunglobulinen, Transferrin u. a. Dazu wird eine Agarplatte hergestellt, die ein analytspezifisches Antiserum enthält. In kleine Stanzlöcher werden 5 µl Serum pipettiert. Das

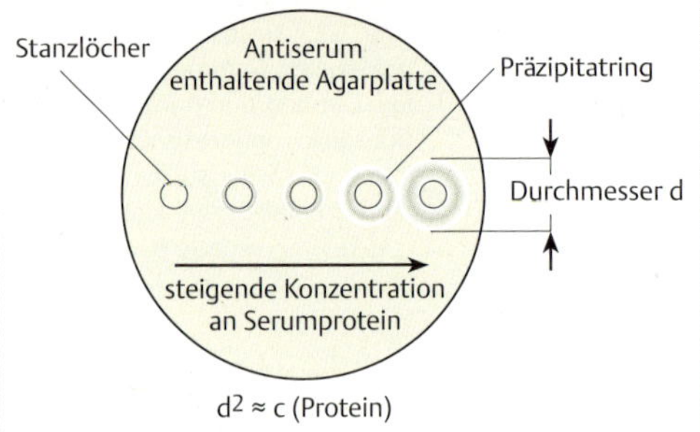

Abb. 1.26 Präzipitatringe. Auswertung von Präzipitatringen der radialen Immundiffusion.

Serum diffundiert mit seinen sämtlichen Bestandteilen langsam in den Agar. Treffen dort z. B. IgA und Anti-IgA aufeinander, kommt es zur Reaktion und der Antigen/Antikörper-Komplex (AG/AK-Komplex) wird als trübes Präzipitat sichtbar. Je höher die IgA-Konzentration in der eingesetzten Serumprobe, umso größer wird der Präzipitatring. Unter geeigneten Bedingungen besteht ein linearer Zusammenhang zwischen der Konzentration der Proteine im Serum und dem Quadrat des Durchmessers der Präzipitatringe (▶ Abb. 1.26). Dieses Verfahren wird heute hauptsächlich noch als Referenzmethode für die Ermittlung von Zielwerten von Qualitätskontrollseren verwendet.

Turbidimetrische und **nephelometrische Proteinbestimmungen** werden in Reaktionsküvetten durchgeführt (S. 79). Serum- und eine geeignete Antikörperverdünnung reagieren unter Bildung unlöslicher AG/AK-Komplexe, deren Wechselwirkung mit eingestrahltem Licht entweder als dessen Abschwächung oder als Intensität des entstehenden Streulichts verfolgt wird. Bei einem Antigen-Überschuss, also sehr hohen Konzentrationen des Analyts, werden die Komplexe allerdings löslich (fallender Ast der „Heidelberger Kurve" in ▶ Abb. 1.27) und die Signalstärke nimmt ab. Zur Beschleunigung der AG/AK-reaktionsbedingten Präzipitatbildung wird Polyethylenglykol zugesetzt. Vorteile gegenüber der oben genannten RID sind die viel kürzere Reaktionsdauer und die Mechanisierbarkeit der Bestimmungsmethode. Daher werden in den Routinelaboratorien die quantitativen Bestimmungen der Immunglobuline und anderer Plasmaproteine (S. 168) heute meist mit diesen Methoden bestimmt. Durch die niedrige Nachweisgrenze ist die nephelometrische Proteinbestimmung auch Standardverfahren für Liquor- und Urinproteine.

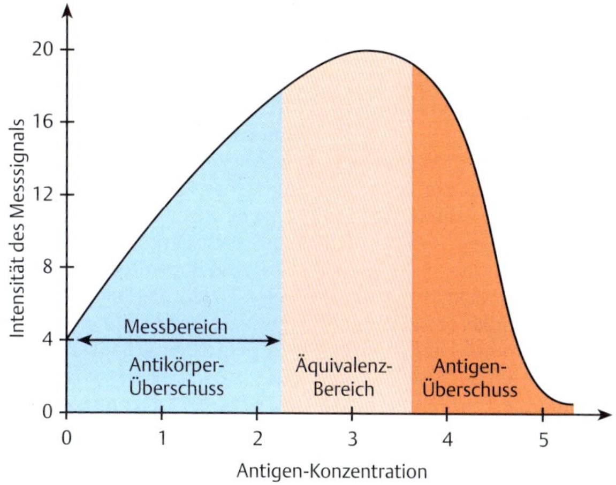

Abb. 1.27 „Heidelberger Kurve". Abhängigkeit der Höhe des Messsignals von der Antigenkonzentration in der Probe bei konstanter Antikörpermenge.

Zusatzinformation

Als Sonderfall dieses Reaktionstyps sind die **Latexagglutinationstests** anzusehen, bei denen die Antikörper an mikroskopisch kleine Latexpartikel gebunden vorliegen und als suspendiertes Reagenz eingesetzt werden. Bei Überschreiten einer bestimmten Antigenkonzentration kommt es im Zuge der Antigen/Antikörper-Reaktion zu einer Agglutination der vorher milchig trüben Suspension. Solche Tests werden u. a. als Suchtests zum halbquantitativen Nachweis z. B. von Plasmaproteinen eingesetzt. Aber auch bei quantitativen nephelometrischen Proteinbestimmungen werden manchmal Latexpartikel als Aggregationsverstärker eingesetzt.

Methoden mit markierten Reaktionspartnern

Die **Art der Markierung** gibt der Methode den Namen:

- **Radioimmunoassay** (**RIA**): Markierung mit Radioisotopen (meist ^{125}I)
- **Enzymimmunoassay** (**EIA**): Markierung mit Enzymen wie alkalischer Phosphatase oder Meerrettichperoxidase, deren Aktivität photometrisch bestimmt wird
- **Lumineszenzimmunoassay** (**LIA**): Markierung mit Chemilumineszenz- oder Biolumineszenzträgern, also Substanzen, die unter geeigneten Reaktionsbedingungen Lichtblitze aussenden
- **Fluoreszenzimmunoassays** (**FIA**): FPIA (S. 84).

Man unterscheidet **homogene** Immunoassays (IA), bei denen die Reaktionspartner nach der immunologischen Reaktion nicht voneinander getrennt werden müssen, von **heterogenen** IA und andererseits **kompetitive** von **nicht kompetitiven** IA.

Klassischer Vertreter des **homogenen** kompetitiven IA ist die sog. **EMIT**-Bestimmung (**E**nzyme **M**ultiplied **I**mmunoassay **T**echnique, ▶ Abb. 1.28). Hier werden der Probe, die das nachzuweisende Antigen (z. B. ein Medikament) enthält, enzymmarkiertes Antigen und Antikörper zugesetzt. Proben-Antigen und markiertes Antigen konkurrieren um die Bindungsstellen am Antikörper. Je höher die Konzentration des Proben-Antigens ist, desto weniger enzymmarkiertes Antigen wird durch den Antikörper gebunden und verbleibt frei. Das Besondere dieser Markierung ist, dass nach der AG/AK-Reaktion das Antigen-gebundene Enzym im Immunkomplex durch sterische Hinderung inaktiv ist. Nur das frei am Antigen befindliche Enzym kann die im Testansatz befindlichen Substrate umsetzen. Damit erübrigt sich der Trennschritt, der in irgendeiner Weise bei allen anderen geschilderten Verfahren eingeschaltet ist. Mit den homogenen IA lassen sich kleine Antigene (Haptene) wie z. B. Medikamente – nicht aber Proteine – bestimmen. EMIT und vor allem der ebenfalls homogene FPIA sind in der Routine die am häufigsten eingesetzten Verfahren zur Medikamentenspiegelbestimmung (S. 592).

Es wird deutlich, dass homogene Immunoassays komplexer aufgebaut sind als heterogene und dass nur wenige Analyte die hierfür notwendigen molekularen Eigenschaften aufweisen. Die meisten heute im Routinelabor eingesetzten IA sind daher **heterogen** strukturiert, d. h., im Reaktionsverlauf müssen überschüssige AK und/oder markierte AG vor der eigentlichen Nach-

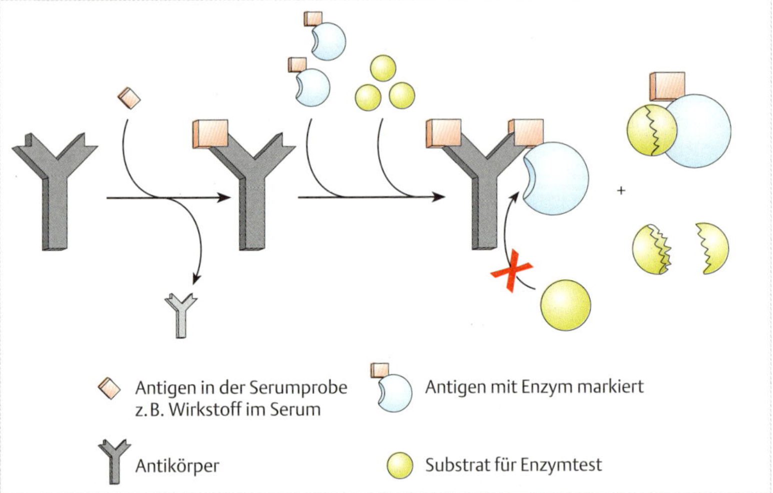

Abb. 1.28 Testprinzip des EMIT, eines homogenen Immunoassays mit enzymatischer Aktivität als Signalgeber. Das Antigen-gebundene Enzym kann sein Substrat nur umsetzen, wenn es nicht als AG/AK-Komplex vorliegt.

weisreaktion abgetrennt werden. Man erreicht dadurch höhere Spezifität und niedrigere Nachweisgrenzen. Arbeitet der Test mit 2 verschiedenen AK, die an unterschiedliche Epitope des Antigens binden, spricht man von „Sandwich"-Assay (in diesem Bild repräsentieren die beiden Antikörper die „Toastscheiben" des Sandwichs, das Antigen den dazwischen befindlichen „Belag"). Der erste Antikörper ist dabei häufig an eine feste Oberfläche gebunden und dient als „Fänger" für das Antigen; der zweite AK kann sich dabei entweder gegen ebenfalls das AG oder– gegen den ersten AK richten und trägt die signalgebende Markierung.

Als Beispiele für **qualitative heterogene IA** seien Schwangerschaftstest und Urin-Drogenscreening genannt.

Zusatzinformation

Beim **Urin-Schwangerschaftstest** (Bestimmung von humanem Choriongonadotropin) bindet ein auf einem Membranfilter fixierter monoklonaler AK gegen die β-Kette von HCG, das im Schwangerenurin enthalten ist. Ein zweiter AK, der gegen die α-Kette von HCG gerichtet ist und mit einem chromogenen (farbbildenden) Enzym (im Beispiel alkalische Phosphatase) markiert ist, bildet mit HCG einen Sandwich-Komplex auf der Membran. Überschüssiger zweiter AK wird abgespült. Wird nun ein Substrat für das Markerenzym zugesetzt, so entsteht auf der Membran nur dann ein Farbfleck, wenn die Urinprobe ausreichend HCG enthielt.

Eine neue Entwicklung kombiniert den Immunoassay mit einem chromatografischen Trennverfahren (S. 106). Es handelt sich hierbei um Sandwich-Festphasen-Tests, die im **Urin-Drogenscreening** eingesetzt werden (▶ Abb. 1.29). Die verschiedenen, dafür notwendigen Reaktions- und Waschschritte werden von der mobilen Phase vollzogen. Die Probe wandert mit der mobilen Phase gleichsam an den verschiedenen Stationen entlang und hinterlässt dort positive oder negative Reaktionen. Die Tests sind zwar teuer, aber diagnostisch wertvoll: Sie sind spezifisch und schnell, bedürfen aber in jedem Fall der Bestätigung durch ein quantitatives Bestimmungsverfahren.

Für die **quantitativen heterogenen IA** gibt es allein schon durch die verschiedenen Antikörperfixierungen zahlreiche Varianten. Die älteste und für die Bestimmung niedriger Konzentrationen einiger weniger Proteohormone immer noch wichtige Form ist der kompetitive Radioimmunoassay (**RIA**, ▶ Abb. 1.30). Kompetitiv steht für konkurrierend, weil natürliches und markiertes AG (z. B. Proteohormon) um die AK-Bindung konkurrieren. Würde diese AG/AK-Reaktion in 2 Schritten erfolgen, so läge ein **nicht kompetitiver RIA** vor.

Bei der ersten AG/AK-Reaktion in ▶ Abb. 1.30 kann der AK nicht zwischen markierten und nicht markierten AG unterscheiden. Je nach der statistischen Verteilung enthält der AG/AK-Komplex daher unterschiedliche Mengen an Radioaktivität. Zur Abtrennung des ungebundenen AG von AK-gebundenen AG stehen spezifische Verfahren zur Verfügung, indem z. B. ein zweiter AK, der gegen den ersten AK gerichtet ist, zugefügt wird. Die jetzt entstehenden Makromoleküle fallen aus und werden durch Zentrifugation getrennt. Als Alternative werden zur (unspezifischen!)

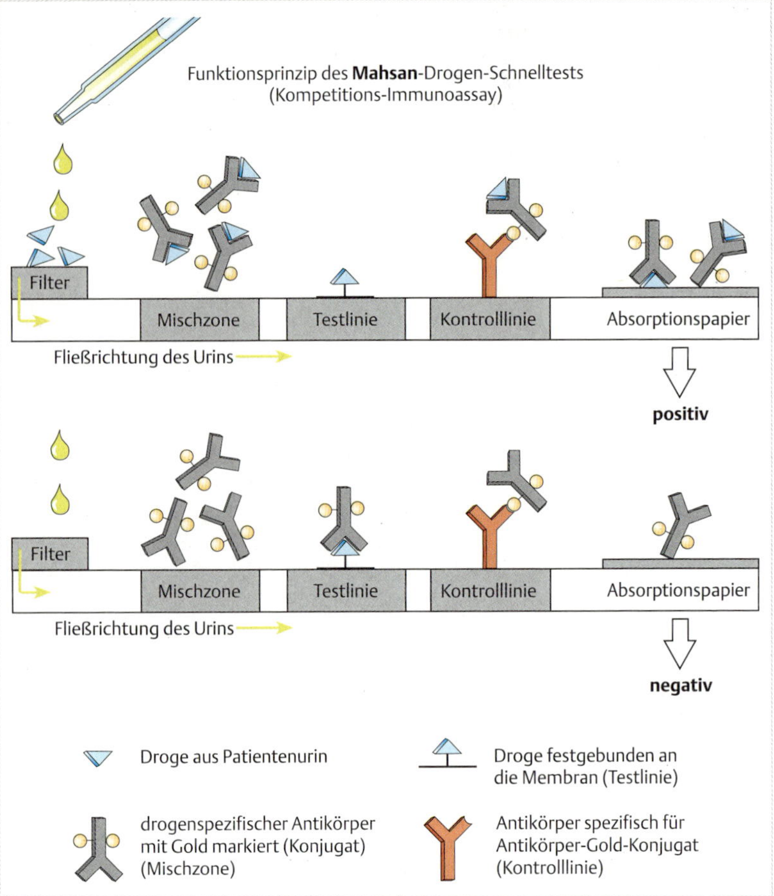

Abb. 1.29 Drogenschnelltest. Funktionsprinzip eines Drogenschnelltests auf der Basis eines Immunoassays mit Chromatografie.

Abtrennung der AG/AK-Komplexe bzw. der ungebundenen Antigene Holzkohle, Ionenaustauscher oder wasserentziehende Verfahren eingesetzt. Bei der Messung enthält hier die Probe mit dem geringsten Gehalt an unmarkierten AG die höchste Radioaktivität.

Als schematisches Beispiel für einen **nicht kompetitiven IA** ist in ▶ Abb. 1.31 ein **Mehrstufen-Sandwich-LIA** dargestellt. Der monoklonale erste AK ist auf einem Träger (Gefäßwand, Kugel, Mikropartikel) fixiert. Die Mikropartikel können paramagnetisch markiert sein und mithilfe von

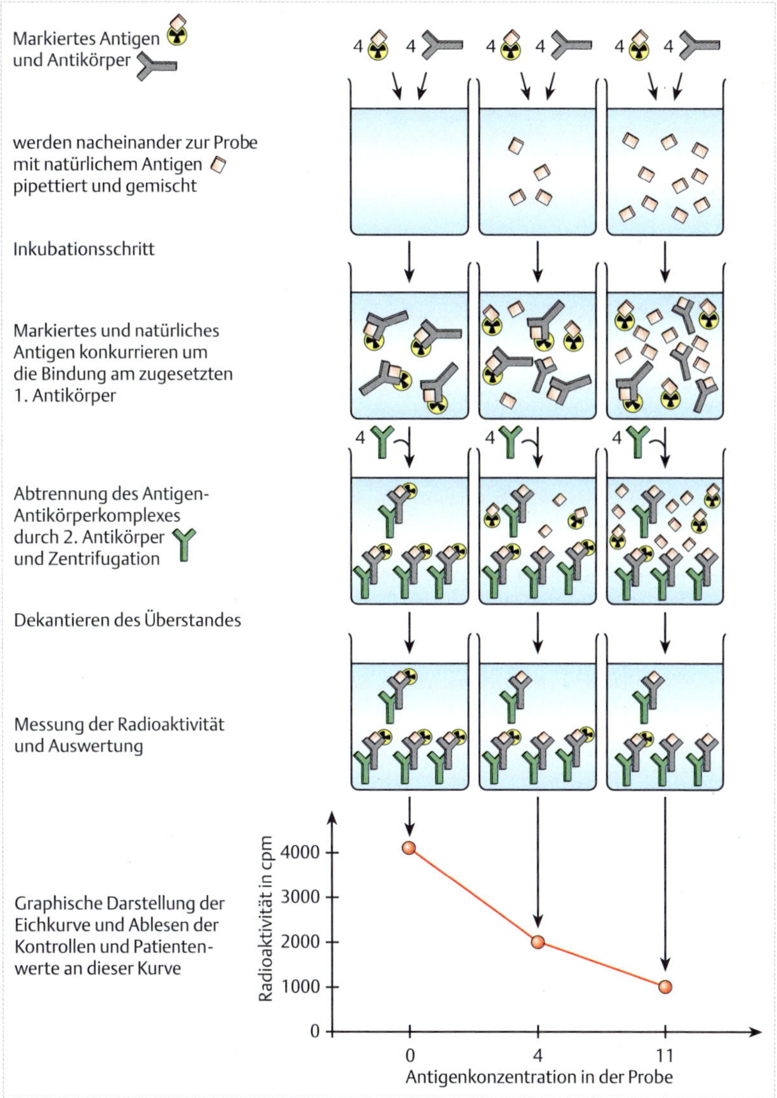

Abb. 1.30 Kompetitiver Radioimmunoassay (nach Keller).

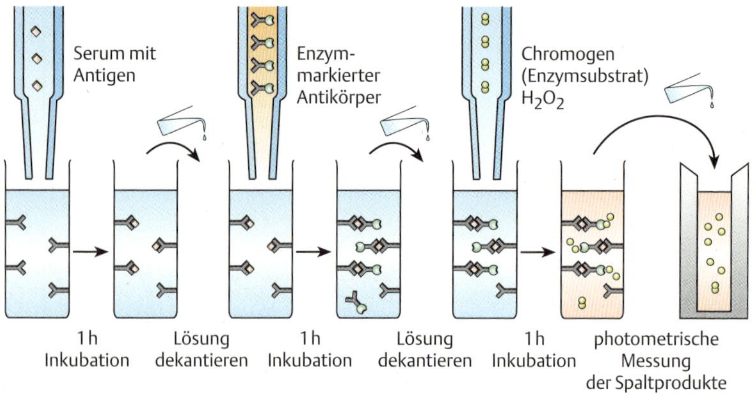

Abb. 1.31 Beispiel für einen nicht kompetitiven Lumineszenzimmunoassay.

Magnetfeldern nach der AG/AK-Reaktion abgetrennt werden. Dies bezeichnet man auch als **„Solid-Phase-Antikörper"**. Er reagiert mit dem in der Probe enthaltenen AG (z. B. TSH), das vollständig gebunden wird. Nach einem Waschgang zur Entfernung der übrigen Serumbestandteile erfolgt mit einem zweiten, gegen das AG gerichteten, **markierten** AK die Sandwich-Bildung. Wieder wird zur Entfernung von markiertem, nicht gebundenem AK gründlich gewaschen. Schließlich setzt das Markermolekül in der Messreaktion mit geeigneten Substraten Licht frei, das im Lumineszenzphotometer gemessen wird.

Zusatzinformation

LIA und **EIA** stellen zwar messtechnisch etwas höhere Ansprüche als ein RIA, sie vermeiden aber die Nachteile, die das Arbeiten mit radioaktiven Isotopen mit sich bringt. Deshalb haben sie den RIA im Routinelabor nahezu vollständig verdrängt.

Eine neuere Entwicklung ist das **Elektrochemilumineszenz-Verfahren** (**ECL**), ein spezielles Detektionsverfahren für Immunoassays. Hier sind die für die Nachweisreaktion eingesetzten Antikörper mit Seltenen-Erden-Komplexen (z. B. Ruthenium) markiert, die zur Chemilumineszenz angeregt werden können, sofern 2 Bedingungen erfüllt sind:

1. Es muss der nachzuweisende AG/AK-Komplex mithilfe von paramagnetischer Markierung genau in der Lumineszenzmesszelle positioniert werden.
2. Es muss in der Messzelle durch Anlegen einer elektrischen Spannung in einer chemischen Reaktionskette (z. B. mithilfe von Tripropylamin) der Rutheniumkomplex zur Chemilumineszenz angeregt werden.

Es handelt sich also um eine elektrisch ausgelöste Chemilumineszenzreaktion.

Blutgruppenserologische Techniken

*C. Knabbe, D. Hendig, I. Faust, R. Dörner**

Der folgende Abschnitt beschreibt Methoden, mit denen Erythrozytenantigene und deren komplementäre Antikörper nachgewiesen werden können. Diese Methoden werden, z. B. zur Blutgruppenbestimmung, zum Nachweis eines Morbus haemolyticus neonatorum oder einer autoimmunhämolytischen Anämie sowie zur Verträglichkeitsprüfung im Rahmen der Transfusionsvorbereitung (S. 385) eingesetzt.

Nachweis von Antigen/Antikörper-Reaktionen im Hämagglutinationstest

Der **Hämagglutinationstest** (▶ Abb. 1.32 zeigt unterschiedliche Systeme) wird eingesetzt z. B. für

- die Blutgruppenbestimmung,
- den direkten Antihumanglobulintest, den sog. direkten Coombstest (S. 102),
- die Antikörperidentifizierung (indirekter Coombtest),
- die Verträglichkeitsprobe (Kreuzprobe).

Röhrchentest: Der Röhrchentest ist ein klassisches Verfahren in der **Blutgruppenserologie**, welches heute durch modernere, sensitivere Techniken (Säulenagglutinationstest, Mikrotiterplattentest) abgelöst wird. Dennoch bleibt der Röhrchentest aufgrund der einfachen Handhabung und kurzen Inkubationszeit eine wichtige Technik der Blutgruppenserologie insbesondere im Rahmen der Notfallanalytik.

Erythrozytensuspension und Plasma bzw. Serum werden in einem vorgegebenen Konzentrations- und Volumenverhältnis zusammengegeben. Nach Inkubation bei Raumtemperatur bzw. 37 °C und anschließender Zentrifugation wird der Ansatz nach vorsichtigem Aufschütteln visuell auf Agglutinate geprüft. Eine homogene Suspension entspricht einer negativen Reaktion, Verklumpung (Agglutinate) der Erythrozyten einer positiven Reaktion. Als Reaktionsverstärker bzw. Agglutinationsverstärker können Enzyme (Bromelin, Papain), Albumin, LISS (**L**ow **i**onic **S**trength **S**olution) und Antihumanglobulinseren eingesetzt werden. Die Zugabe von Agglutinationsverstärkern, wie LISS führt zur Verringerung des Zetaponzials der Erythrozyten, die sich dadurch stärker annähern können. Das Zetapotenzial ist eine besondere Eigenschaft der Erythroyzyten, das aufgrund der negativen Ladungen auf der Erythrozytenmembran entsteht. Dieses bedingt, dass sich Erythrozyten gegenseitig abstoßen und so einen physiologischen Abstand zueinander aufrechterhalten, der nur durch Immunglobuline der IgM-Klasse überwunden werden kann. Zum Ausschluss von falsch positiven bzw. falsch negativen Ergebnissen werden grundsätzlich Kontrollen (z. B. Patientenerythrozyten plus Verstärkermedium) mitgeführt.

Säulenagglutinationstest („Gelkarte"): Trägermedium für den Reaktionsansatz sind Kunststoff-Kassetten oder -Karten, in die mit Sephadex-Gel oder Glaskügelchen gefüllte Röhrchen nach dem Prinzip der Säulenchromatografie (S. 120) eingebettet sind.

Die Oberfläche der Mikrosäulen wird entweder mit beiden Reaktionspartnern (Erythrozyten und Serum bzw. Plasma) vorsichtig beschickt, oder, wenn die Säule bereits vom Hersteller mit Antiseren versehen wurde, nur mit den zu untersuchenden Erythrozyten (z. B. AB0- oder Antigenbestimmung). Nach Inkubation und Zentrifugation wird der Ansatz bewertet. In Abhängigkeit von der Größe der Agglutinate bleiben diese entweder auf der Säulenoberfläche liegen (starke Agglutinate) oder dringen in die Säulenmatrix ein (kleine Agglutinate). Nicht antikörperbeladene Erythrozyten passieren die Säulenmatrix und bilden am Boden einen Erythrozytenknopf.

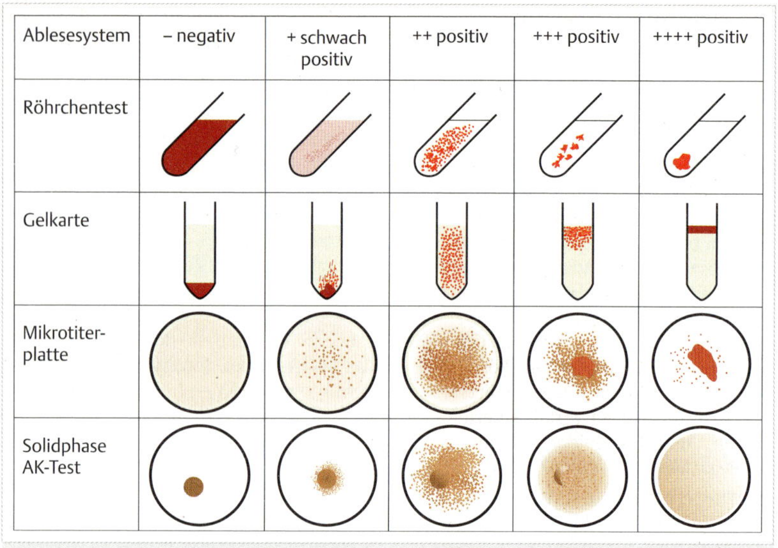

Abb. 1.32 Beurteilung der Reaktionsmuster in verschiedenen Hämagglutinationssystemen.

Vorteil dieses Testverfahrens ist, dass die Ansätze nicht gewaschen werden müssen, die Reaktion sehr stabil ist und auch noch nach Stunden abgelesen werden kann. Es sind Systeme für unterschiedliche Reaktionsmilieus (NaCl, LISS + Coombsserum) erhältlich. Eine Automatisierung des Verfahrens wird von verschiedenen Herstellern angeboten. Ein Vorteil gegenüber der Röhrchentechnik und den Mikrotiterplattentestverfahren ist die hohe Sensitivität insbesondere beim Antikörpersuchtest.

Mikrotiterplattentest: Hier werden Mikrotiterplatten mit 96 Kavitäten eingesetzt.

Zusatzinformation

Die Kavitäten werden mit Erythrozyten und Serum bzw. Antiserum beschickt, inkubiert, zentrifugiert, auf einem Plattenagitator aufgeschüttelt und wie der Röhrchentest auf Agglutinate bzw. Homogenität überprüft. Vorteil des Mikrotiterplattentestes ist, dass die Beschickung der Platten automatisiert erfolgen kann. Weitere Vorteile sind, dass die Platten visuell beurteilt und auch digital ausgewertet werden können, dass die Probenidentifikation über Barcodeleser möglich ist und dass pro Ansatz geringe Mengen an Reagenzien benötigt werden. Der Mikrotiterplattentest eignet sich vor allem für die **Bestimmung der Blutgruppen.**

Solidphase-Mikrotiterplattentest: Für diesen Test werden entweder das Zielantigen oder ein monoklonaler Antikörper (z. B. Anti-A, -B, -D) an die Oberfläche der Kavität homogen fixiert.

Nach Zugabe des Reaktionspartners, Inkubation und Zentrifugation wird das Ergebnis visuell oder digital abgelesen und ausgewertet. Eine homogene Verteilung der Erythrozyten auf der Oberfläche der Kavität entspricht einem positiven Ergebnis, ein Erythrozytenknopf im Zentrum der Kavität einem negativen Ergebnis. Er eignet sich zur **Blutgruppenbestimmung** (z. B. A, B, RhD, K) und zur **Antikörperidentifizierung**, z. B. gerichtet gegen Erythrozyten. Auch bei diesem Verfahren erfolgt die Proben- und Plattenidentifikation sowie die Beschickung der Platten automatisiert. Dieses Testverfahren eignet sich aufgrund der Automatisierbarkeit für hohe Analysezahlen.

Antikörpersuchtest

Der Antikörpersuchtest (AKS) ermöglicht die Erkennung von klinisch relevanten Allo- und Autoantikörpern.

Das Serum bzw. Plasma des Patienten wird gegen 2 oder 3 Testerythrozytensuspensionen der Blutgruppe 0 im indirekten Antihumanglobulintest (**IAT** = indirekter Coombstest, Nachweis freier Antikörper durch Bindung an Testerythrozyten und Nachweis der gebundenen Antikörper über einen sekundären Antikörper), bei 37 °C und Raumtemperatur geprüft. Die Testerythrozyten werden vom Hersteller so ausgewählt, dass die transfusionsrelevanten Antigene auf ihrer Oberfläche vorliegen, die wichtigsten in homozygoter Form (D, c, Fy^a, Fy^b, Jk^a, Jk^b, S, s). Als Nachweisverfahren (S. 99) werden die oben angegebenen Techniken eingesetzt.

Antikörperdifferenzierung

Wenn der Antikörpersuchtest positiv ist, soll eine Antikörperdifferenzierung angeschlossen werden. Sie erfolgt in der Regel mit mehr als 8 Testzellen. Diese sind so ausgewählt, dass die transfusionsrelevanten Antikörper nach Möglichkeit in einem spezifischen Muster reagieren.

Zusatzinformation

Für die Antikörperdifferenzierung werden die oben angeführten Verfahren (S. 99) eingesetzt. Da die Antikörper in verschiedenen Milieus und Temperaturbereichen reagieren, werden neben dem Regelverfahren im indirekten Antihumanglobulintest (IAT, S. 101) im begründeten Fall auch Ansätze in anderen Milieus durchgeführt (z. B. Bromelin/Papain), etwa um bestimmte Antigene besser exponieren zu können (z. B. D-Antigen). Häufig werden in einer Probe Antikörper verschiedener Spezifitäten nachgewiesen. Diese können mit verschiedenen Testerythrozytenpanels, durch Ansatz mit verschiedenen verstärkenden oder hemmenden Substanzen, durch Verdünnungsansätze und Absorptionsverfahren differenziert werden. Darüber hinaus wird eine Titerbestimmung für jeden Antikörper durchgeführt. Jeder Alloantikörper wird durch eine Antigenbestimmung mit den Probandenerythrozyten bestätigt, denn diese dürfen das komplementäre Antigen zum nachgewiesenen Antikörper im Allgemeinen nicht tragen (Ausnahme: Autoantikörper, S. 432).

Nach Vorliegen des Ergebnisses wird eine klinische Bewertung vorgenommen. Grundsätzlich gilt, dass Antikörper in der Regel von transfusionsmedizinischer Bedeutung sind, wenn sie bei 37 °C reagieren und/oder im IAT (S. 101) nachweisbar sind. Es ist zu beachten, dass auch Kälte-reaktive Antikörper in Einzelfällen bedeutsam sind, sofern durch eine weitere Antigen-Exposition eine Immunisierung nicht ausgeschlossen werden kann und diese eine Transfusionsreaktion zur Folge haben könnte (z. B. Anti-M).

Direkter Antihumanglobulintest (DAT)

Mit dem DAT (direkter Coombstest) werden **in vivo an den Erythrozyten gebundene Antikörper** nachgewiesen, z. B. bei/nach:

- Fehltransfusion
- Transfusionsreaktion durch Bindung von Alloantikörpern an Erythrozyten
- Neugeborenen-Immunhämolyse
- autoimmunhämolytischer Anämie (Wärme- und Kälte-, selten biphasische Antikörper sowie medikamenteninduzierte Antikörper). Die Abklärung von Autoantikörpern gehört in der Regel in ein Speziallabor.

Zusatzinformation

Für den DAT können die angegebenen Nachweisverfahren eingesetzt werden. Sorgfältig gewaschene Probandenerythrozyten werden mit einem polyspezifischen AHG-Serum (Anti-IgG, -C 3d) angesetzt. Bei positivem Reaktionsergebnis werden die Probandenzellen mit monospezifischen Anti-IgG bzw. Anti-C 3d, im begründeten Fall auch mit Anti-IgA- und Anti-IgM-Seren untersucht. Eine weitere Differenzierung des Autoantikörpers zur Beurteilung der klinischen Bedeutung ist mit Antiseren gegen die IgG-Subtypen möglich. Über eine Elution der gebundenen Antikörper und die nachfolgende Verwendung des Eluats im indirekten Coombstest kann die Spezifität der gebundenen Antikörper ermittelt werden (u. a. zum Nachweis von Autoantikörpern bei autoimmunhämolytischen Anämien (z. B. gegen Rhesus-Grundsubstanz) oder von Alloantikörpern bei verzögerter hämolytischer Transfusionsreaktion).

In Abhängigkeit von der Höhe des Antikörpertiters erfolgt in vivo zunächst die Beladung der Erythrozyten. Wenn alle Antigenbindungsstellen beladen sind, werden freie Antikörper im Plasma bzw. Serum nachweisbar.

Bei Vorliegen von Autoantikörpern sind häufig DAT und IAT (S. 101) stark positiv. Hierbei liegen meist freie Autoantikörper vor. Es muss aber auch das gleichzeitige Vorliegen von Auto- und Alloantikörpern in Betracht gezogen werden. Eine Auto- oder Differentialabsorption ermöglicht hier eine Differenzierung der zugrundeliegenden Antikörperspezifitäten.

Bei der **Autoabsorption** werden die gebundenen Autoantikörper zunächst eluiert und die Erythrozyten für die Absorption der freien Autoantikörper verwendet. Diese Prozedur wird mehrmals durchgeführt, bis keine freien Antiköper im Plasma/Serum mehr nachweisbar sind.

Bei der **Differentialabsorption** wird das Patientenplasma jeweils an mindestens drei verschiedene Fremderythrozyten, die so ausgewählt wurden, dass relevante Alloantikörper nachweisbar bleiben, absorbiert. Mit diesen Techniken können Alloantikörper gegen die häufigsten erythrozytären Antigene in der Regel ausgeschlossen werden. Absorptionsverfahren sind bedeutend für die Auswahl verträglicher Blutkomponenten. Grundsätzlich gilt, dass bei Nachweis von Wärmeautoantikörpern ohne erkennbare Spezifität Erythrozytenkonzentrate bereitgestellt werden sollten, die bzgl. AB0, Rh-Untergruppen und K gleich bzw. mindestens kompatibel sind.

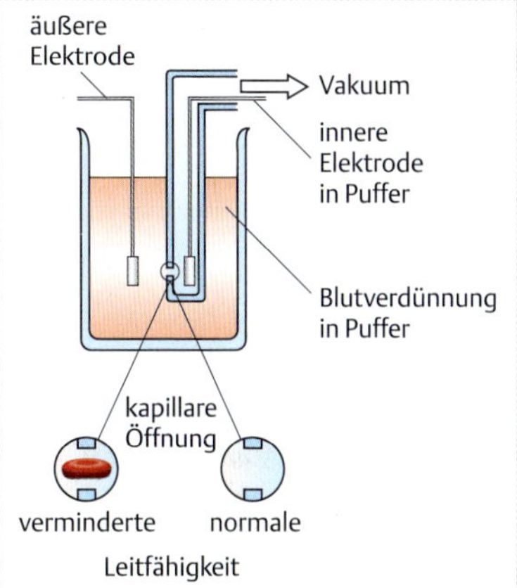

Abb. 1.33 Schematischer Aufbau eines Blutzellzählgeräts mit Impedanzmessung.

Zellzählung und -differenzierung

In klinischen Laboratorien werden die Blutzellzählungen heute ausschließlich mit **elektronischen Zählgeräten** vorgenommen. Das am weitesten verbreitete Prinzip ist die Impedanzmessung (Messung einer Widerstandsänderung, das „Coulter-Prinzip", ▸ Abb. 1.33). Zwischen der inneren und äußeren Elektrode fließt bei angelegter Spannung ein Strom, dessen Stärke u. a. durch den Durchmesser der kapillären Öffnung im gläsernen Innenkörper und den Salzgehalt der umgebenden Lösung (gepufferte physiologische Kochsalzlösung) bestimmt wird. Befindet sich in dem Gefäß eine Blutverdünnung und wird diese Blutverdünnung langsam durch die kapilläre Öffnung gesaugt, so ändert sich die Leitfähigkeit bei jedem Durchtritt einer Blutzelle durch die Öffnung, da Blutzellen eine geringere Leitfähigkeit als die sie umgebende Kochsalzlösung haben. Große Zellen bewirken eine länger andauernde und große Leitfähigkeitsänderung (bzw. Widerstandsänderung), kleinere Zellen eine kleine. Die einzelnen Impulse werden elektronisch verstärkt, nach ihrer Größe sortiert und gezählt. Jeder Zellart werden bestimmte Schwellenwerte für das Signal zugeordnet, d. h. zellartenspezifische Impulshöhenbereiche. So lassen sich in einem Arbeitsgang die kleinen Thrombozyten, die Erythrozyten und die Leukozyten zählen.

Zusatzinformation

Bei modernen Zählgeräten wird der Strom der Blutzellen vor der Zählung **hydrodynamisch fokussiert.** ► Abb. 1.34 erläutert diesen Vorgang am Beispiel einer Durchflussküvette aus einem laseroptischen Zählgerät.

Zur Bestimmung der Zellzahl im Blut diente früher ausschließlich die mikroskopische Zählung mit verschiedenen **Zählkammern** (z. B. nach Neubauer, Thoma, Türk, Bürker oder Schilling). Sie werden auch heute noch gelegentlich zur Thrombozytenzählung verwendet, wenn diese z. B. als Folge einer zytostatischen Therapie **extrem niedrig** ist und daher von den Zählautomaten weniger zuverlässig bestimmt werden kann. Dabei ist jedoch zu beachten, dass die Zählkammermethode von vornherein eine unpräzise Methode darstellt; ihr Variationskoeffizient liegt bei > 10 %. Niedrige Zellzahlen, wie sie sich in Urin und im Liquor finden, bestimmt man besser mit der Fuchs-Rosenthal-Kammer. Deren Grundfläche ist in 16 „Großquadrate" mit einer Fläche von je 1 mm^2 eingeteilt, die wiederum in 16 Kleinstquadrate (mit einer Fläche von je 0,0625 mm^2) geteilt sind. Bei einer Kammerhöhe von 0,2 mm beträgt das Gesamtvolumen eines Großquadrates 0,2 µl und das der gesamten Kammer folglich 3,2 µl. Um die in der Probe pro µl enthaltende Zellzahl zu ermitteln, zählt man entweder nur die Zellen in 5 großen Quadraten aus oder man zählt den gesamten Kammerinhalt und teilt die Zellzahl durch 3. Die Zellzahl in der gesamten Kammer wurde früher in der unsinnigen Einheit von „x/3-Zellen", den sog. Drittelzellen, angegeben.

In mittleren und großen Laboratorien erfolgt die **Leukozytendifferenzierung**, das sogenannte „Differenzialblutbild" (S. 337), primär mit mechanisierten Hämatologieanalysatoren. Liefert die Differenzierung ein pathologisches Ergebnis, so wird ein Ausstrichpräparat angefertigt und mikroskopisch nachdifferenziert. Die **automatische** Differenzierung nutzt unterschiedliche Eigenschaften der Leukozyten:

- zytochemisches Verhalten (Peroxidasegehalt),
- Gleichstrom- und Hochfrequenzwiderstand,
- Laserlichtabsorption und -streuung bei den Winkeln 2–3 °, 10 ° und 90 °,
- Depolarisation von Laserlicht,
- Markierung mit Fluoreszenzfarbstoffen.

In den Hämatologie-Analysatoren sind immer mehrere der genannten Möglichkeiten kombiniert. Beim nicht pathologisch veränderten „normalen" Blutbild ist die automatische Differenzierung der mikroskopischen überlegen, nicht zuletzt wegen der sehr viel höheren Anzahl der analysierten Zellen im Vergleich zur Mikroskopie.

Eine noch feinere **immunologische Differenzierung der Zellen des peripheren Blutes oder des Knochenmarks** ist mittels der **Durchflusszytometrie** möglich (auch als **„FACS"** von Fluorescence Activated Cell Sorting benannt).

Dabei werden die Leukozyten nach „Anfärbung" von extra- oder intrazytoplasmatischen Antigenen mittels verschiedener fluoreszenzmarkierter Antikörper ebenfalls nach hydrodynamischer Fokussierung einzeln laseroptisch angeregt. Die Detektion des emittierten Lichtes der unterschiedlichen Wellenlängen erlaubt eine qualitative und quantitative Bestimmung

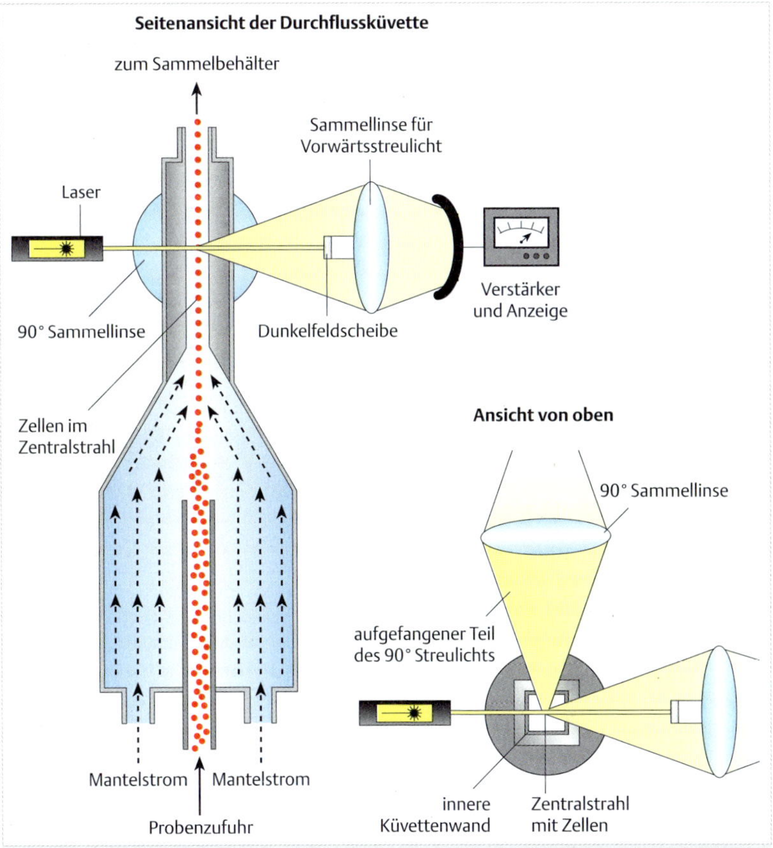

Abb. 1.34 Laseroptische Leukozytenzählung und -differenzierung mit hydrodynamischer Fokussierung der Blutzellen. (CD3 500 Hämatologieautomat). Der konisch sich verjüngende Mantelstrom fließt in der Durchflussküvette mit sehr viel höherer Geschwindigkeit als der zentrale Probenstrom. Die Zellen werden dadurch vereinzelt und auf einen Zentralstrom mit einem Durchmesser von wenigen Mikrometern fokussiert.

der Antigenexpression. Derzeit wird die Durchflusszytometrie als 4-, 6- oder 8-Farb-Analyse für die Lymphozyten- (S. 351) und HIV-Differenzierung sowie die Subtypisierung von Leukämien und Lymphomen eingesetzt. Die Komplexität der Vielfarbdurchflusszytometrie erfordert jedoch eine gewisse Erfahrung und setzt dem Routineeinsatz noch Grenzen.

Molekularbiologische Untersuchungsmethoden

*V. Haselmann, T. Deufel**

Der bloße, unspezifische qualitative **Nachweis von DNA** (z. B. durch Färbung mit interkalierenden Farbstoffen wie Ethidiumbromid) ist diagnostisch nur selten von Bedeutung. In der Regel sollen bestimmte **DNA-** oder **RNA-Spezies** oder **-Sequenzen** spezifisch nachgewiesen werden. Bedeutsam sind Methoden, die durch eine Amplifikation definierter DNA- oder RNA-Sequenzen einen einfachen, hochempfindlichen und spezifischen Nachweis ermöglichen.

Extraktion und Reinigung von DNA und mRNA

Genomische DNA (**gDNA**) und **mRNA** (Messenger-RNA) werden aus kernhaltigen Zellen, häufig aus isolierten Leukozyten oder angereicherten mononukleären Blutzellen, extrahiert. Daneben lässt sich gDNA aber auch aus nahezu allen anderen Körperflüssigkeiten wie Urin, Stuhl oder Sputum isolieren. Bei der Extraktion aus Vollblut erfolgt zunächst eine hypotone Erythrozytenlyse, um das in späteren Analyseschritten störende Hämoglobin zu entfernen. Für die Isolation der gDNA stehen zahlreiche unterschiedliche Methoden zur Verfügung, denen im Wesentlichen 5 Grundprinzipien gemein sind. Hierzu zählen die Zelllyse, die Entfernung der Membranlipide durch Behandlung mit Detergenzien, der Kernaufschluss und Proteinverdau mit Proteinase K, die Präzipitation der gDNA (z. B. mit eiskaltem Ethanol oder durch Interaktion der negativ geladenen gDNA mit Festphasen-gebundenen Molekülen wie Diethylaminoethyl-Gruppen) und schließlich das Lösen der extrahierten gDNA in Wasser oder einem leicht alkalischen Puffer wie einem low-EDTA-TE-Puffer. Wird die isolierte gDNA nicht unmittelbar zur Analyse eingesetzt, empfiehlt sich die Elution in einem Puffer, um eine Degradation der hochmolekularen gDNA zu vermeiden. Für die Verwendung säulenchromatografischer Extraktionsprozeduren sowie magnetischer Partikel stehen auch miniaturisierte, automatisierte Prozeduren zur Verfügung.

Zusatzinformation

Im Routineeinsatz der Nukleinsäureanalytik versucht man zunehmend, die Probenaufbereitung zu vereinfachen, die Manipulation des Untersuchungsmaterials zu vermeiden und daher vor allem die Zahl der notwendigen Extraktionsschritte zu verringern oder ganz darauf zu verzichten. In vielen Bereichen mit hohem Probenaufkommen (Infektionsdiagnostik, HLA-Typisierung) werden vorwiegend mechanisierte Systeme zur Präparation von Nukleinsäuren aus Blutproben eingesetzt. Die Vorteile liegen neben dem **verringerten Personalbedarf** besonders auch in der verbesserten **Standardisierbarkeit** dieses Schrittes. Die Wahl des geeigneten Verfahrens hängt vom beabsichtigten Einsatz der isolierten DNA-Probe ab.

Scherbelastung, etwa beim Pipettieren oder anderen Manipulationen, fragmentiert die gDNA, was für PCR-Untersuchungen (S. 107), bei denen ohnehin nur wenige Hundert bis Tausend Basen lange Sequenzen untersucht werden sollen, weniger ins Gewicht fällt. Andere Verfahren, wie z. B. die Untersuchung genomischer DNA im Southern-Blot (S. 110), verlangen nach aufwendigeren, DNA-schonenderen Verfahren.

Um die **Kontaminationsgefahr** in der Nukleinsäurediagnostik zu minimieren, werden für molekularbiologische Untersuchungen von der Probennahme bis zur Analysenauswertung oder zumindest bis zur Amplifikation immer mehr geschlossene Systeme („One Tube") entwickelt.

mRNA ist nach Zerstörung der Zellen, aus denen sie extrahiert werden soll, äußerst labil und wird sofort von sehr aktiven und schwer zu inaktivierenden RNasen (Enzyme mit RNA-spaltender Aktivität) zerstört. Deshalb muss Material zur RNA-Gewinnung **sofort** aufgearbeitet werden und dabei muss sichergestellt sein, dass die RNasen unmittelbar bei Zerstörung der Zellwand inhibiert werden. Eine klassische Methode hierfür ist die Verwendung „chaotroper" Salzlösungen (z. B. Guanidinium-Isothiocyanat, GITC), die sowohl die Zellen lysieren als auch die RNasen hemmen.

Zusatzinformation

Gerade wenn die **quantitative Verteilung** aller mRNAs in einer Probe zur Erstellung eines Expressionsprofils erwünscht ist, empfiehlt sich die direkte Abnahme von Blutproben in Abnahmegefäße mit „RNA-stabilisierenden" Lösungen, wie sie von verschiedenen Herstellern angeboten werden. Die Stabilität muss dabei im Einzelfall geprüft werden.

Amplifikation von DNA und RNA

Als grundlegende Methode zur Amplifikation von Nukleotiden hat die **Polymerase-Kettenreaktion** (**PCR**, ▶ Abb. 1.35) eine besondere Bedeutung. Ihre Anwendung bestimmt wesentlich die Überlegungen zu Präanalytik und Analytik in der molekularbiologischen Diagnostik (S. 136). Die Verwendung thermostabiler Enzyme, hier der DNA-Polymerase aus dem thermophilen Bakterium Thermus aquaticus (TaqPolymerase), ermöglicht eine zyklische Reaktionsfolge bestehend aus der Trennung von Doppelsträngen (Denaturierung) bei hoher Temperatur, der Anlagerung von Oligonukleotid-Primern an einen DNA-Einzelstrang bei niedriger Temperatur (Annealing), dem Auffüllen des Doppelstrangs unter der Wirkung des Enzyms (Extension) und der erneuten Trennung des neu gebildeten Doppelstrangs (Denaturierung) bei hoher Temperatur. Bei der Analyse von Mutationen mit einer niedrigen Frequenz (geringe MAF) empfiehlt sich die Verwendung von Polymerasen mit „proof-reading"- und „5'-3'Exonuclease-Aktivität", da diese, aufgrund ihrer Fähigkeit zur Überprüfung des korrekten Baseneinbaus und zur Behebung bei Fehlern, deutliche geringere Fehlerraten bei der Amplifikation aufweisen.

Zusatzinformation

Für spezielle Anwendungen wurden mittlerweile Modifikationen bzw. Alternativen zur PCR-Technik, z. B. die Ligase-Kettenreaktion, LCR (S. 113), entwickelt, die mit anderen Enzymen und Reaktionsprinzipien arbeiten. Gemeinsam ist diesen Verfahren jedoch der zyklische Aufbau.

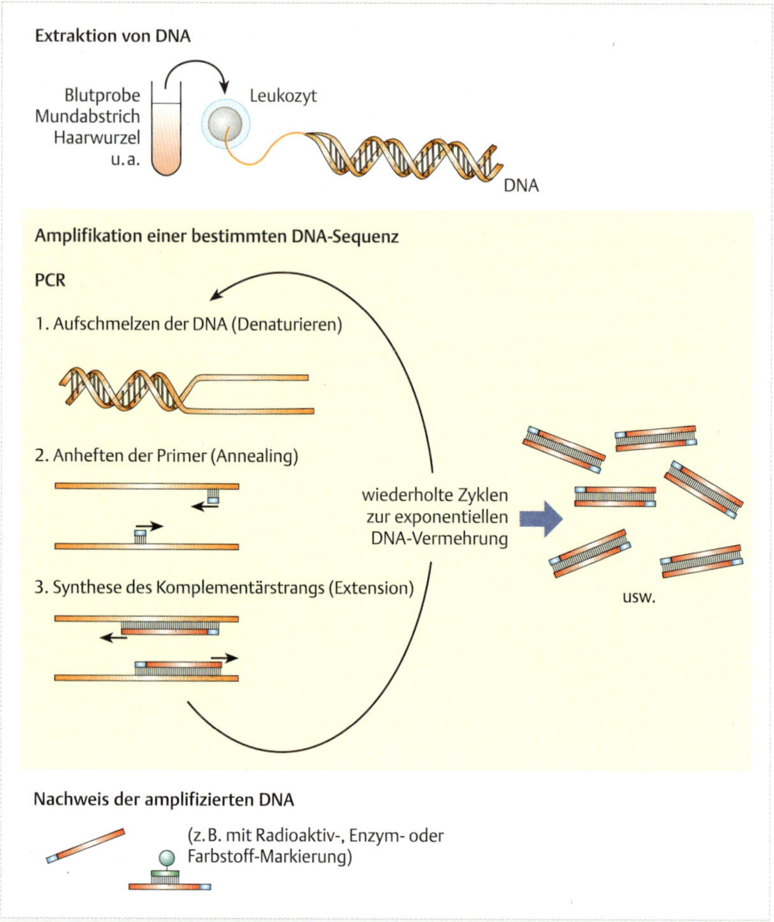

Abb. 1.35 Prinzip der PCR-Technik. Die exponentielle DNA-Vermehrung basiert auf dem zyklisch wiederholten Ablauf im gleichen Reaktionsansatz. Voraussetzung ist die Verfügbarkeit einer thermostabilen Polymerase, die die für die Denaturierung der Doppelstränge im Zyklus notwendige Temperatur toleriert.

Soll für eine Expressionsanalyse **mRNA** nachgewiesen werden, so muss der PCR-Amplifikation zunächst eine Umsetzung in die komplementäre DNA (cDNA, enthält im Gegensatz zur gDNA keine Introns) durch Wirkung einer **r**eversen **T**ranskriptase vorgeschaltet werden, die sog. **rT-PCR**, nicht zu verwechseln mit der „real-time-

PCR" (früher RT-PCR (S. 114), heute als qPCR bezeichnet). Man spricht in diesem Fall von two-step rT-PCR, da zunächst die cDNA Library hergestellt wird und erst in einem zweiten Ansatz die cDNA amplifiziert wird. Bei der Einschritt-rT-PCR werden hingegen Gen-spezifische Primer für die Generierung der cDNA und die nachfolgende Amplifikation in einem Reaktionsgefäß eingesetzt, wobei sowohl Polymerase als auch reverse Transkriptase im Reaktionsansatz enthalten sind.

Analytische Prinzipien: Nukleinsäurenachweis vs. Charakterisierung von Sequenzveränderungen

Bei der Suche nach Viren, Bakterien oder aber Tumorzellen richtet sich die Diagnostik auf den möglichst **empfindlichen** Nachweis **einer bestimmten** DNA oder RNA in der Probe.

Merke

M!

Dabei muss besonders darauf geachtet werden, dass in der Präanalytik eine Probenkontamination (S. 107) durch eventuell im Labor vorhandene, aus der Amplifikation anderer Proben stammende Nukleinsäuren vermieden wird! Zur Minimierung der Auswirkungen einer Kontamination wurden verschiedene Verfahren entwickelt, so etwa durch Verwendung modifizierter Nukleosidtriphosphate in der PCR, die eine enzymatische Spaltung der Amplifikate gestattet. Diese wird der eigentlichen PCR vorgeschaltet, um die eventuell vorhandene kontaminierende DNA zu zerstören.

Zur Identifizierung **spezifischer** Nukleinsäure-**Sequenzen** müssen amplifizierte Nukleinsäure-Abschnitte in ihrer Struktur (Basensequenz) charakterisiert werden. Besonders im Falle der Untersuchung der gDNA aus kernhaltigen Zellen ist die analytische Empfindlichkeit weniger bedeutsam, jedoch müssen **kleine Sequenzvariationen** (z. B. Polymorphismen) sicher erkannt werden, damit die analytische Spezifität gesichert bleibt. Prinzipiell unterscheidet man:

- Methoden zum Nachweis möglichst vieler, vorher **nicht bekannter** Veränderungen
- Methoden zum gezielten Nachweis **bekannter** Veränderungen

Nukleinsäure-Auftrennung, Immobilisierung durch Blot-Verfahren, Gen-Chips

Die **Trennung komplexer Gemische aus Nukleinsäurepolymeren**, z. B. genomischer DNA, gegebenenfalls nach Restriktions-Endonuklease-Spaltung, RNA oder auch amplifizierter DNA, erfolgt üblicherweise durch **Elektrophorese**, meist in Agarose-Gelen, wobei sich die Konzentration nach Größe der zu untersuchenden Moleküle richtet. RNA muss z. B. durch Zusatz von Formaldehyd denaturiert werden. Bei der Elektrophorese werden DNA oder RNA nach Molekülgröße getrennt. Besondere Sekundärstrukturen, z. B. zirkulärer oder einzelsträngiger DNA oder mit Mismatch zu „Heteroduplex"-Molekülen zusammengelagerter Doppelstrang-DNA, zeigen allerdings ein von der tatsächlichen Molekülgröße abweichendes Wanderungsverhalten.

Viele Methoden zur Charakterisierung bestimmter Nukleinsäure-Sequenzen setzen die **Immobilisierung** bzw. den **Transfer auf stabile feste Träger**, z. B. Nitrocellulose, voraus. Der **Transfer von DNA auf Membranen** (**Blot**, ▸ Abb. 1.36) erlaubt den spezifischen Nachweis bestimmter Fragmente durch Hybridisierung (S. 111). Ein Transfer von (meist genomischer) **DNA**, oft nach vorheriger Spaltung mit Restriktionsenzymen und nach elektrophoretischer Trennung, heißt nach dem Erstbeschreiber der Methode, E. Southern, **Southern-Blot**. Die gleiche Methode unter Verwendung von **RNA** wird als **Northern-Blot** bezeichnet und erlaubt den spezifischen Nachweis eines Transkripts (einer mRNA) z. B. in einem Gewebeextrakt. Für die Routinediagnostik außerhalb der medizinischen Genetik spielen diese arbeitsaufwendigen Verfahren nur eine geringe Rolle.

Zur **Immobilisierung von Nukleinsäuren**, vor oder nach Amplifikation, ohne elektrophoretische Auftrennung für die weitere Untersuchung verwendet man **Dot-Blot** oder **Slot-Blot**. Hierbei werden gelöste Nukleinsäuren durch Filtrieren auf definierten Membranflächen abgeschieden und mit spezifischen Gensonden nach-

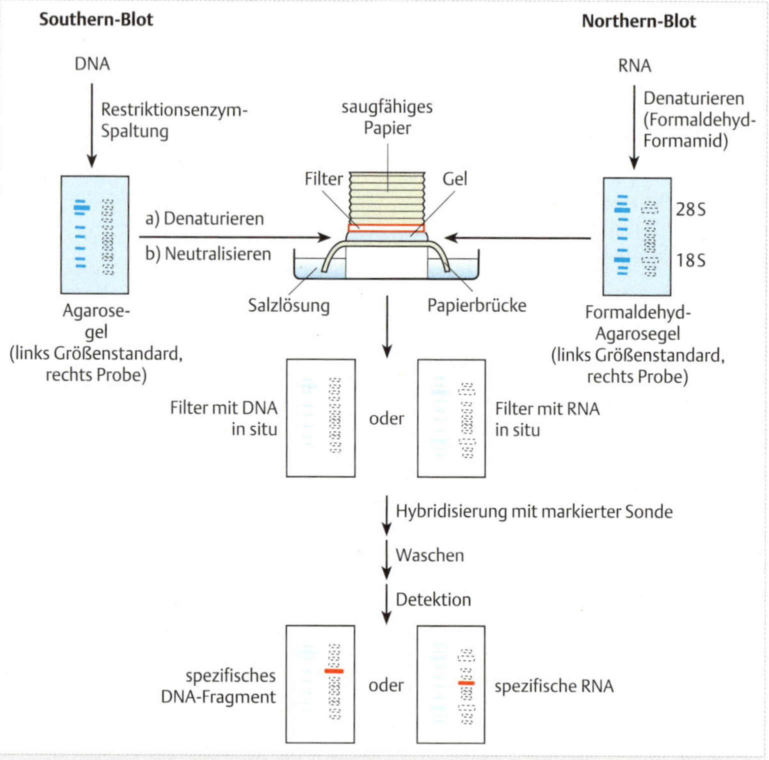

Abb. 1.36 Blot-Verfahren. DNA (Southern-Blot) oder RNA (Northern-Blot) werden nach der Auftrennung vom Trenngel durch Kapillarwirkung auf einen festen Träger, in der Regel Nitrocellulose, übertragen und dort immobilisiert. Sie können dann mit unterschiedlichen Methoden weiter nachgewiesen werden.

gewiesen. Diese Methoden eignen sich auch zur Anreicherung von DNA, etwa in der Mikrobiologie, oder bei Vergleich mit Verdünnungen einer Standardprobe zur Quantifizierung bestimmter Nukleinsäure-Spezies.

Eine besondere Form trägergebundener Nukleinsäure-Analyse stellen die „Gen-Chips" (S. 119) dar, auf denen zahlreiche verschiedene Nukleotid-Sonden oder Gensequenzen in dichten „Arrays" auf unterschiedlichen Trägermaterialien aufgebracht sind. In der Probe enthaltene Oligonukleotide binden spezifisch an komplementäre Sonden auf dem Chip und werden zumeist mittels Fluoreszenzmessung nachgewiesen.

Zusatzinformation

Besondere Bedeutung hat der Nachweis sogenannter **„Single Nucleotide Variations"** (SNV) bzw. die rasche Mutationssuche durch „Resequenzierung" (bekannter) Gene mithilfe dieser Technologie. So können heute mehrere Hunderttausend solcher SNVs oder aber die Sequenz einer Vielzahl von Genen eines Probanden gleichzeitig auf einem Chip analysiert werden. Der Stellenwert der Chip-basierten Diagnostik hat allerdings seit Einführung der Hochdurchsatz-Sequenzierung deutlich abgenommen.

Nachweis bekannter Nukleinsäure-Sequenzen

Nachweisprinzipien: Definierte Sequenzvariationen in einer untersuchten DNA können relativ einfach und hochspezifisch nachgewiesen werden. Eine wichtige Methode ist die Spaltung nativer oder amplifizierter DNA mit **Restriktionsenzymen** (**R**estriktions-**F**ragment-**L**ängen-**P**olymorphismus-(**RFLP-**)Analyse, ▶ Abb. 1.37).

Ein anderes, generell anwendbares Prinzip zum **Nachweis spezifischer** Nukleinsäure-Sequenzen (Oligonukleotide, RNA, cDNA- oder DNA-Fragmente) ist die **Hybridisierung** einer, meist markierten, einzelsträngigen DNA mit bekannter Sequenz (**Gensonde**) auf die ebenfalls durch vorherige Denaturierung als Einzelstrang vorgelegte DNA- oder RNA-Probe mit komplementärer Sequenz (**Template**, ▶ Abb. 1.38). Die Bindung wird abgeschwächt oder verhindert, wenn durch eine Sequenzvariation und einen dadurch entstehenden Sequenzunterschied zwischen Template und Sonde ein „Mismatch" entsteht. Diese unterschiedlich starke Bindung von perfekt passenden und „Mismatch"-Doppelsträngen weist man z. B. durch Abwaschen der Sonde bei verschiedenen Temperaturen nach oder durch Verfahren, bei denen die unterschiedlichen Schmelztemperaturen erfasst werden, bei denen sich der Doppelstrang auflöst.

Letzteres ist das grundlegende Prinzip der **High-resolution-melting(HRM)-Analyse**, bei der nach Amplifikation, Denaturierung und erneuter Hybridisierung die doppelsträngigen Amplikons mittels hochauflösenden Temperaturgradienten aufgeschmolzen und in Echtzeit die Schmelzkurven durch Verwendung interkalierender Farbstoffe aufgenommen werden. Auf diese Weise lassen sich homozygot wildtyp, homozygot mutant und Heteroduplices anhand ihres Schmelzverhaltens voneinander unterscheiden.

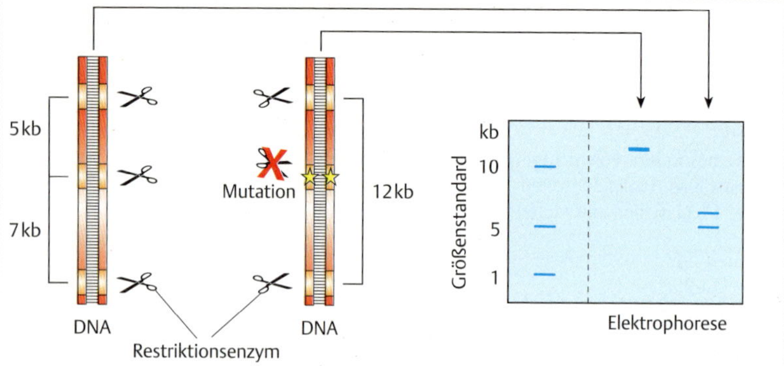

Abb. 1.37 Prinzip der RFLP-Analyse. Restriktionsenzyme (Endonukleasen) schneiden DNA an bestimmten, für das jeweilige Enzym spezifischen Erkennungssequenzen. Wird diese Sequenz durch eine Sequenzvariation verändert oder ganz deletiert, so kann dort nicht geschnitten werden und es wird nach elektrophoretischer Auftrennung (alternativ einem anderen auf Größenunterschieden beruhenden Trennverfahren) ein größeres Fragment gefunden als erwartet.

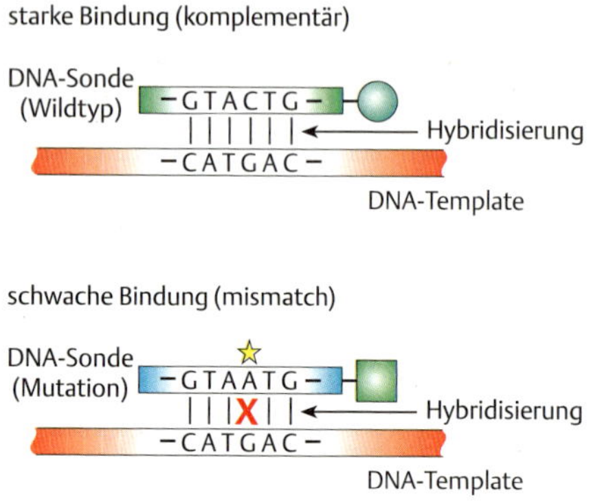

Abb. 1.38 Prinzip der Nukleinsäure-Hybridisierung zum Nachweis von Sequenzvariationen.

Zusatzinformation

Markieren der Sonde (durch Einbau radioaktiver, farbstoff- oder enzymmarkierter Basen) erlaubt den Nachweis der durch Hybridisierung gebundenen Sonden.

Bei allen Amplifikationsverfahren kann man schließlich durch die Platzierung von Primern auf der vermuteten Sequenzvariation die Amplifikation von der dort vorliegenden Sequenz abhängig machen, d. h., bei einem Mismatch kann der Primer nicht binden und es entsteht kein Produkt (**allelspezifische Amplifikation**, ASA, Abb. 1.38). Bei der Etablierung einer ASA ist darauf zu achten, dass diejenige Annealing-Temperatur ermittelt wird, bei der es ausschließlich bei perfektem Primer-Match zur Amplifikation kommt. Daneben muss eine solche PCR immer als Duplex-PCR (zeitgleiche Amplifikation der zu untersuchenden Sequenz sowie eines Housekeeping-Gens als interne Kontrolle) durchgeführt werden, um zwischen PCR-Inhibition und nicht erfolgter Amplifikation infolge eines Mismatches differenzieren zu können. Ähnlich wie die ASA funktioniert das Verfahren der **„Ligase Chain Reaction"** (**LCR**, ▸ Abb. 1.39): Die Sequenzspezifität der Bindung eines Oligonukleotids am Ort der Sequenzvariation wird als Voraussetzung für das Ablaufen der nur am Doppelstrang ansetzenden Ligasereaktion ausgenutzt. Weitere methodische Varianten dieses Prinzips der sequenzspezifischen Amplifikation sind verfügbar.

Nachweismethoden: Eine Übersicht über verschiedene Methoden zum Nachweis bekannter Mutationen findet sich in ▸ Abb. 1.39.

Methode	Normal	Mutante	Prinzip
Denaturing gradient gel Elektrophorese (DGGE)			Mutante wandert langsamer im Gel
Single-strand conformational polymorphism (SSCP)			Mutante verändert Form und Mobilität im Gel
Heteroduplex-Analyse			Mismatch macht Mutanten-Duplex langsamer im Gel
Hybridisierung mit Allel-spezifischem Oligonukleotid			Oligonukleotid hybridisiert schwächer an die Mutante
Ligase-Ketten-Reaktion (LCR)			keine Ligation der Mutante
Allel-spezifische PCR-Amplifikation			PCR-Primer bindet nicht an der Mutante, keine Amplifikation
Einführung einer neuen Restriktionsenzym-Schnittstelle			Mutante erzeugt neue Schnittstelle

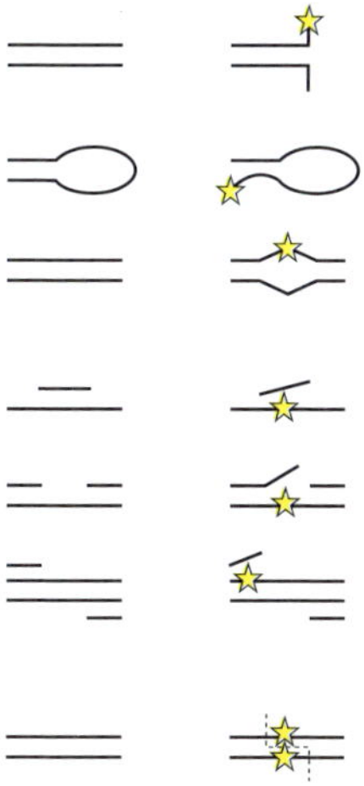

Abb. 1.39 Verschiedene Methoden zum Mutationsnachweis.

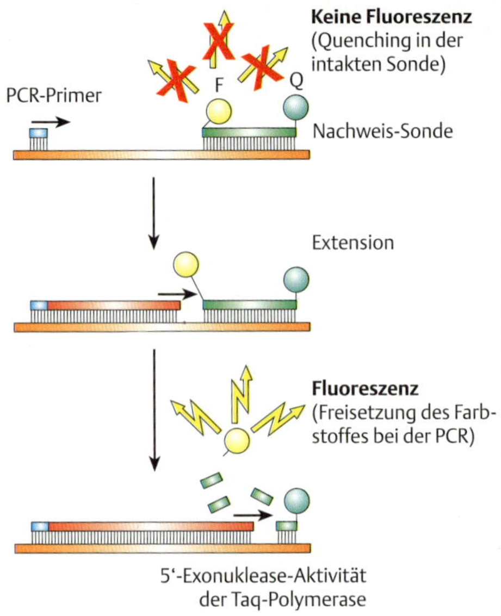

Abb. 1.40 Real-Time-PCR, TaqMan-Verfahren. In der dargestellten Variante wird eine Oligonukleotid-Sonde mit einem Fluoreszenz-Farbstoff und einem weiteren, dessen Fluoreszenz auslöschenden Stoff (Quenching) in die PCR-Reaktion mit eingebracht. Bei der Amplifikation wird der Fluoreszenzfarbstoff freigesetzt und es entsteht Fluoreszenz, die mit Fortschreiten der Reaktion zunimmt.

Für die **rasche** Mutationsanalyse in größeren Serien ist die sogenannte Echtzeit- oder **Real-Time-PCR** geeignet (▶ Abb. 1.40), die, um Verwechslung mit der rT-PCR zu vermeiden, mit qPCR für quantitative PCR abgekürzt wird. Dabei wird durch Interkalatoren oder mithilfe spezieller, häufig mutationsspezifischer, Fluoreszenz-markierter Sonden das Entstehen des PCR-Produktes einer bestimmten Sequenz in seiner Kinetik erfasst und kann so auch mithilfe einer Standardkurve anhand des ermittelten Ct-Wertes quantifiziert werden. Der Ct-Wert (cycle of threshold) entspricht demjenigen Zyklus, bei dem das Fluoreszenzsignal erstmals exponentiell über den Hintergrund ansteigt und der von der ursprünglichen Menge an Zielsequenz-DNA in der Probe abhängig ist. Bei den eingesetzten Sonden unterscheidet man prinzipiell zwischen Hydrolyse- und Hybridisierungssonden. Bei den Hybridisierungssonden (Fluoreszenz-Resonanztransfer-(FRET-)Sonden, Sonderform *Molecular Beacon*) hybridisieren 2 in räumlicher Nähe zueinander befindliche Sonden an die Zielsequenz-DNA, wobei die eine Sonde mit einem Donor- und die zweite mit einem Akzeptorfluorochrom markiert ist. Binden beide Sonden, findet ein Fluoreszenz-Resonanztransfer (FRET) statt, d. h., die Energie des Donors wird auf den Akzeptor übertragen und das Licht des Akzeptors kann detektiert werden. Dieses ist proportional zur Menge des entstandenen Amplikons. Im Falle von Hydrolyse-Sonden (TaqMan-Sonden) befinden sich 2 Fluorochrome an derselben Sonde, wobei das Licht des Reporter-Fluorochromes vom Quencher absorbiert wird. Sobald der Quencher infolge der 5'-3'-Exonukleaseaktivität der *Taq*-Polymerase entfernt wurde, wird emittiertes Licht detektiert. Mutationen sind bei dieser Methodik auch als

Endpunktmessung (z. B. durch Schmelzkurvenanalyse HRM der PCR-Produkte oder mittels SNV-Genotyping) analysierbar.

Suche nach unbekannten Sequenzveränderungen (Mutationen)

Nur in wenigen Fällen sind alle Mutationen, die eine Erkrankung auslösen, bekannt und können gezielt untersucht werden. In den **meisten** diagnostischen Situationen soll hingegen in einem bestimmten Gen irgendeine, möglicherweise noch **nicht bekannte**, Sequenzvariation nachgewiesen oder ausgeschlossen werden. Die sicherste Methode, um diesen Nachweis zu führen, ist die vollständige Sequenzierung beider Allele des ganzen Gens oder zumindest relevanter Genabschnitte.

Zusatzinformation

Screeningmethoden zum Nachweis noch unbekannter Sequenzabweichungen in Genen sind z. B. die **SSCP**-(**S**ingle-**S**trand **C**onformation **P**olymorphism-) oder die **DGGE**-(**D**enaturing **G**radient **G**el **E**lectrophoresis-) Analyse. Diese Verfahren beruhen auf Unterschieden der elektrophoretischen Mobilität von DNA-Einzelsträngen mit verschiedenen Sekundärstrukturen bei unterschiedlicher Sequenz. Die Heteroduplex-Analyse (S. 109) weist die gleichfalls unterschiedlich mobilen komplementären und Mismatch-Doppelstränge nach, die entstehen, wenn man die DNA vor der Auftrennung zunächst (durch rasches Erhitzen) denaturiert und dann (durch langsames Abkühlen) wieder renaturieren lässt. Eingang in die Diagnostik hat die **dHPLC** (denaturierende Hochdruckflüssigkeitschromatografie) gefunden, bei der der Ersatz der Elektrophorese durch eine HPLC-Auftrennung eine rasche, teilautomatisierbare Analyse großer Probenserien nach demselben Prinzip ermöglicht. Der **Nachweis intragenischer Deletionen oder Duplikationen** war lange Zeit zytogenetischen Verfahren vorbehalten. Neuerdings ist aber mit der „Multiplex Ligation-dependent Probe Amplification" (**MLPA**) eine Technik verfügbar, mit der durch gleichzeitiges Amplifizieren aller Exone eines Genes rasch ein Screening auf das Vorliegen solcher Veränderungen erreicht werden kann.

Sequenzierung: Die vollständige Sequenzierung der DNA ist eine sichere Methode, Sequenzveränderungen empfindlich zu erfassen. Dabei lässt sich die klassische Sequenzierung nach Sanger, die zur Analyse einzelner Genabschnitte oder Gene verwendet wird, von der Hochdurchsatzsequenzierung, auch als Zweitgenerations-Sequenzierung oder **Next-Generation-Sequencing** (**NGS**) (S. 117) bezeichnet, abgrenzen. Mit Letzterer ist es möglich, das gesamte Exom oder auch Genom innerhalb weniger Stunden zu sequenzieren.

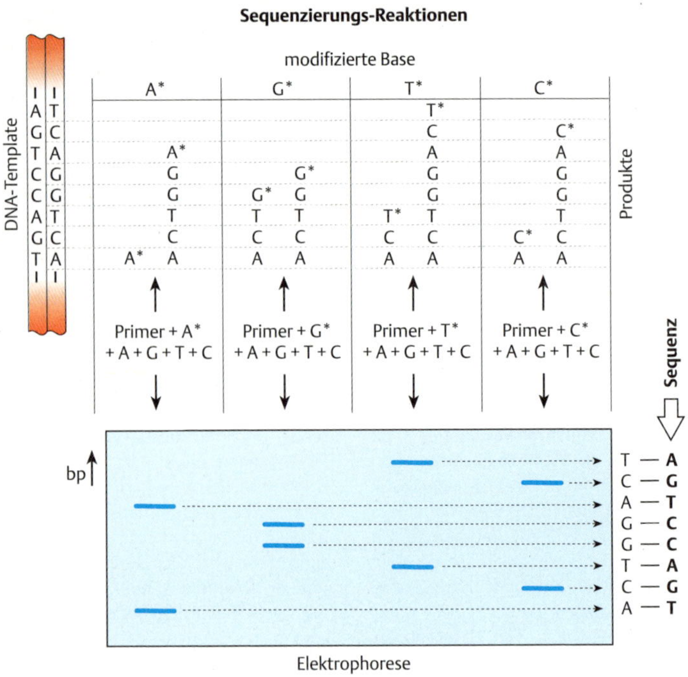

Abb. 1.41 Sequenzierung. Die Anwesenheit des modifizierten Nukleotids (ddA, ddG, ddC oder ddT) führt immer dort zum Strangabbruch, wo dieses modifizierte Nukleotid eingebaut wird, da der Strang dann nicht mehr verlängert werden kann. Das entstehende Gemisch von Doppelstrangprodukten enthält in statistischer Verteilung für jede mögliche Position der jeweils modifizierten Base in der Sequenz ein Produkt bestimmter Länge, das durch Elektrophorese nachgewiesen wird.

Zusatzinformation

Die immer noch **gebräuchlichste DNA-Sequenzierungsmethode** beruht auf dem von **Sanger** beschriebenen Prinzip, dass Didesoxynukleotide beim Auffüllen eines DNA-Doppelstrangs durch eine DNA-Polymerase zwar eingebaut werden, der Strang anschließend aber nicht mehr weiter verlängert werden kann, da die freie OH-Gruppe am 3'-Ende fehlt (▶ Abb. 1.41). Damit kommt es zum Strangabbruch am modifizierten Nukleotid und es entsteht in statistischer Verteilung für jede mögliche Abbruchstelle ein DNA-Strang einer definierten Länge, die sich aus der Position der betreffenden Base in der Sequenz ergibt. Der gebildete DNA-Strang kann durch Verwendung eines markierten Primers für die Sequenzierungsreaktion oder durch Markierung des modifizierten Nukleotids (z. B. durch einen fluoreszierenden Farbstoff) detektiert werden. Dabei kann man jede der 4 Basen unterschiedlich markieren oder getrennte Reaktionsansätze mit jeweils nur einer markierten Base getrennt untersuchen. Auf diese Weise kann man die gesamte Sequenz über bis zu 1000 Basen als Abfolge der statistisch, durch Abbruch an jeder möglichen Position der modifizierten Base entstandenen, unterschiedlich langen DNA-Strangfragmente hinweg „lesen".

Die erste Sequenzierung eines kompletten menschlichen Genoms im Rahmen des Human-Genome-Projekts mittels Sanger-Sequenzierung hat eine über zehnjährige Arbeit mehrerer weltweit führender Institute erfordert. Seine Entschlüsselung wurde 2001 publiziert. Die gleiche Sequenzierleistung kann heute in einem einzigen Institut mittels einer einzelnen Next-Generation-Sequencing-Plattform binnen weniger als 24 Stunden erbracht werden.

Hochdurchsatz-Verfahren, Next-Generation-Sequencing (NGS)

Den heute existierenden zahlreichen unterschiedlichen NGS-Plattformen sind, unabhängig von den eingesetzten Sequenzier-Technologien, 2 grundlegende Prinzipien gemein: die **massive Parallelisierung** sowie die **klonale Amplifikation**.

Unter der massiven Parallelisierung versteht man die zeitgleiche Sequenzierung zahlreicher unterschiedlicher Fragmente der zu analysierenden DNA (respektive Amplikons) in Millionen kleiner Kavitäten oder auf einer nano-skalierten Oberfläche in einer sogenannten Flusszelle – beides durch die Entwicklung der Nanotechnologie ermöglicht.

Für die Sequenzierung eines einzelnen Moleküls bzw. DNA-Fragmentes ist ein detektierbares Signal die Voraussetzung. Da der Einbau eines einzelnen Nukleotids bei NGS-Plattformen chemisch-technisch nicht realisierbar ist, muss im Vorfeld eine klonale Amplifikation zur Signalverstärkung stattfinden. Diese dient der Generierung Millionen identischer Klone ein und desselben Ausgangsmoleküls. Somit wird nicht ein einzelnes Nukleotid eingebaut, sondern Millionen identischer Nukleotide, was entsprechend ein messbares Signal erzeugt. Diese beiden Grundprinzipien sind allen NGS-Plattformen gemein; sie unterscheiden sich lediglich hinsichtlich der dafür eingesetzten Verfahren.

Bei der klonalen Amplifikation kommen 2 Methoden zum Einsatz: die Emulsions-PCR sowie die *Surface-based-bridge*-Amplifikation (▶ Abb. 1.42).

Bei der Emulsions-PCR werden Adaptorsequenzen an die DNA-Fragmente oder Amplikons ligiert, die komplementär zu Oligonukleotiden sind, mit denen die

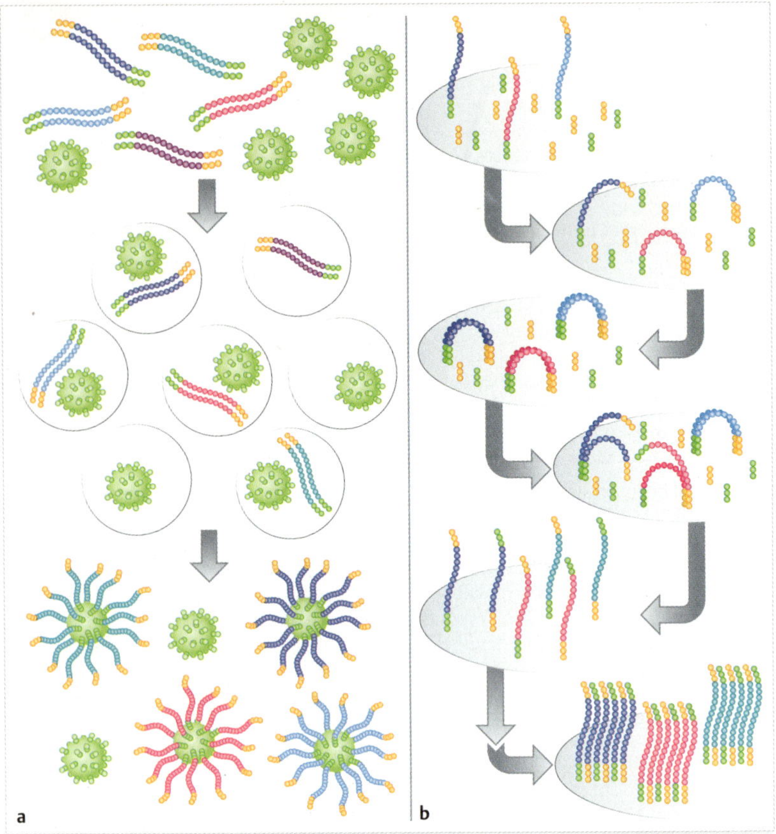

Abb. 1.42 Prinzipien der klonalen Amplifikation. a) *Emulsions-PCR*: Nach Bindung der DNA-Fragmente bzw. Amplikons über komplementäre Oligonukleotide an die Bead-Oberfläche, erfolgt die eigentliche PCR-Reaktion im Tröpfcheninneren. Hierbei werden Millionen identischer Klone des gleichen Ausgangsmoleküls auf der Bead-Oberfläche generiert.
b) *Surface-based-bridge-Amplifikation*: Die komplementären Oligonuklotidsequenzen befinden sich auf der Oberfläche der Flusszelle, sodass im Rahmen der PCR Kolonien identischer Klone in engster räumlicher Nähe erzeugt werden.

Oberfläche kleiner Mikrosphären (beads) beschichtet ist. Im Rahmen der Emulsions-PCR wird zunächst ein gewöhnlicher Mastermix einer PCR-Reaktion angesetzt, der anschließend mit Immersionsöl überschichtet wird. Durch Auf- und Ab-Pipettieren mit konstanter Geschwindigkeit entsteht eine Wasser-in-Öl-Emulsion mit Millionen kleiner, im Inneren hydrophiler Tröpfchen. Im Tröpfcheninneren kann jetzt die PCR-Reaktion stattfinden, wobei aufgrund des Distributionsgesetzes bei ausreichend geringer Template-Menge nur ein Molekül pro Tröpfchen enthalten ist. Somit werden auf der Bead-Oberfläche Millionen identischer Klone desselben Ausgangsmoleküls erzeugt.

Bei der Surface-based-bridge-Amplifikation befinden sich im Gegensatz zur Emulsions-PCR die zu den an die Ursprungsfragmente ligierten Adaptoren komplementären Oligonukleotide mit ihrem 5'-Ende auf einer Oberfläche. Bei der Amplifikation entstehen kleine Bereiche Millionen identischer Klone des gleichen Ausgangsmoleküls in engster räumlicher Nähe. Der wesentliche Vorteil dieser Methode besteht in der Bidirektionalität der Adaptorsequenzen, was ein späteres Paired-end-Sequencing, d. h. eine Sequenzierung aus beiden Richtungen ermöglicht.

Je nach Plattform werden für die Sequenzierung die Pyrosequenzierung (Detektion des Nukleotideinbaus durch Umwandlung des zeitgleich freigesetzten Pyrophosphats in ein optisches Signal), die Sanger-Sequenzierung und Modifikationen davon oder die Halbleitersequenzierung (Detektion des Nukleotideinbaus durch Umwandlung der durch die zeitgleiche Freisetzung eines Protons erzeugten Änderung des pH-Werts in eine nachweisbare Spannungsänderung) eingesetzt.

Array-Techniken, **Arrays** (**Gen-Chips**): Mutationen und Sequenzen können durch Hybridisierung (S. 111) von markierten PCR-Produkten, markierter genomischer DNA oder von cDNA aus isolierter mRNA mit immobilisierten synthetischen Oligonukleotiden oder cDNA-Klonen auf **Gen-Chips** (**Arrays**) nachgewiesen werden. So können mit hohem Durchsatz automatisierbar und methodisch variabel große Datenmengen in kurzer Zeit erzeugt werden.

Analyse von Copy Number Variations

Für die **Analyse von Copy Number Variations** (**CNV**) ist die *Multiplex Ligation-dependent Probe Amplification* (MLPA) die am häufigsten eingesetzte Untersuchungsmethode. Hierbei werden Sonden verwendet, die spezifisch für die jeweilige Zielsequenz sind und aus 2 unmittelbar aneinandergrenzenden Teilen bestehen. Jeder Teil der Sonde enthält am Ende eine Universalsequenz (wird für die spätere Amplifikation mittels komplementärer Universalprimer benötigt) sowie eine sogenannte Stuffer-Sequenz variabler Länge zwischen Zielsequenz und Primerbindungssequenz. Nach Hybridisierung der Sonden an die denaturierte DNA erfolgt die Ligation der beiden Sondenanteile, an die sich die Amplifikation der ligierten Sonden über Universalprimer anschließt. Somit werden alle hybridisierten und ligierten Sonden zeitgleich amplifiziert. In Abhängigkeit von der Länge der Stuffer-Sequenzen entstehen unterschiedlich lange Amplikons, die mittels Kapillarelektrophorese quantifiziert werden können. Dabei ist die Länge jedes Amplikons spezifisch für das jeweilige Target und erlaubt dessen Quantifizierung im Vergleich zur Referenzsequenz.

Digitale Verfahren

Unter digitalen Verfahren werden molekularbiologische Methoden zusammengefasst, die eine PCR-Amplifikation eines einzelnen DNA-Fragmentmoleküls durch Grenzverdünnung ermöglichen. Dieses entspricht im Wesentlichen der zur klonalen Amplifikation bei einigen NGS-Plattformen eingesetzten Emulsions-PCR. Bei der „digital droplet PCR“ (ddPCR) handelt es sich um eine Echtzeit-PCR im Tröpfchenformat. Bei der zweiten digitalen Methode, dem „BEAMing“ (Beads, emulsification, amplification, magnetics) schließt sich hingegen an die Emulsions-PCR eine Hybridisierung wildtyp- oder mutationsspezifischer Sonden an, die anschließend durchflusszytometrisch ausgewertet werden können. Die ddPCR kann zur absoluten Quantifizierung der DNA einer Probe eingesetzt werden Beide Verfahren eignen sich zum hochsensitiven Mutationsnachweis mit einer Input-abhängigen Sensitivitätsgrenze von 0,01 % (entsprechend kann 1 mutiertes Signal vor einem Hintergrund von 10 000 Wildtyp-Signalen detektiert werden).

Chromatografische Trennverfahren

Für chromatografische Trennungen werden immer **2 Phasen** benötigt. In der mobilen Phase ist das zu trennende Stoffgemisch gelöst, an der stationären Phase erfolgt die Auftrennung. Ist die mobile Phase eine Lösung, so spricht man von Flüssigkeitschromatografie. Liegen die zu trennenden Substanzen gasförmig vor und dient ein sog. Trägergas als „Lösungsmittel“, so spricht man von Gaschromatografie. Die **Kräfte** zwischen der stationären Phase und den zu trennenden Substanzen sind unterschiedlich stark und lassen sich grob in 3 Gruppen einteilen (siehe Zusatzinformationen).

Zusatzinformation

- Das Prinzip der Trennung durch **Verteilungschromatografie** besteht darin, dass sich die Substanzen in der mobilen und der stationären Phase unterschiedlich gut lösen und sich ein Verteilungsgefälle aufbaut. Durch die Fortbewegung der mobilen Phase kommt es bei Substanzen mit unterschiedlichem Verteilungsquotienten zur Auftrennung. Die stationäre Phase besteht aus 2 Komponenten, einem chemisch inerten Träger (z. B. Kieselgel) und einem chemisch ebenfalls inerten, meist flüssigen Überzug. Bei der **Dünnschichtchromatografie** kann es sich dabei um eine dünne Wasserschicht handeln, die auf Cellulosefasern angelagert ist, bei der **Gaschromatografie** sind es hochsiedende Siliconöle oder andere Polymere, die auf das Kieselgel aufgezogen sind.
- Bei der **Adsorptionschromatografie** treten die zu trennenden Substanzen – im Gegensatz zur Verteilungschromatografie – in Wechselwirkung mit den Oberflächenmolekülen der stationären Phase („Adsorbens“), indem physikalische Bindungskräfte (Van-der-Waals-Kräfte) wirksam werden. Man kann feststellen, dass bei praktisch allen chromatografischen Verfahren solche Adsorptionskräfte ausgenutzt werden, auch wenn die Haupttrennwirkung eine andere Grundlage hat.
- Kovalente Bindungen zwischen stationärer Phase und Substanzgemisch bilden sich bei der **Ionenaustauscherchromatografie** und der **Affinitätschromatografie** aus. Als Ionenaustauscher werden organische Harze eingesetzt, die locker gebundene H^+- bzw. OH^--Ionen tragen. Man bezeichnet sie als Kationen- bzw.

Anionenaustauscher, weil Ionen gleicher Ladung *reversibel* ausgetauscht werden können. Sie werden zur Aminosäuren- und Kohlenhydratanalytik eingesetzt, aber auch um selektiv eine Gruppe von Kationen oder Anionen aus Serum oder Urin zu konzentrieren. Nach Gebrauch werden die Ionenaustauscherharze mit Säure bzw. Lauge wieder regeneriert.
Bei der Affinitätschromatografie sind in die stationären Phasen spezifische Liganden eingefügt (z. B. Metaaminophenylborsäure zur Bindung glycosylierter Hämoglobine). Dies führt zu einer festen, selektiven Bindung der abzutrennenden Substanzen. Die Elution (Auswaschen, Ablösen) der gebundenen Substanzen erfolgt durch pH-Änderung oder durch Erhöhung der ionalen (Salz-)Konzentration.

- Eine Sonderform chromatografischer Trennungen stellt die **Gelchromatografie** dar, bei der die Substanzen nach ihrer Molmasse aufgetrennt werden. Substanzen mit niedriger Molmasse und somit geringerem hydrodynamischem Durchmesser legen im Verlauf der Chromatografie in dem porösen Trägermaterial weitere Wege zurück als die mit hoher Molmasse, die nicht in die Poren passen. Der weitere Weg der kleinen Moleküle führt zu einer längeren Elutionsdauer, d. h., je größer ein Molekül, umso schneller wandert es bei der Gelchromatografie durch die Säule.

Eine Einteilung der Chromatografiearten zeigt ▶ Tab. 1.9.

Eine weitere, apparativ-technisch bedingte Unterteilung der **Flüssigkeitschromatografie** ergibt sich durch den beim Transport der mobilen Phase angewendeten **Druck**.

Tab. 1.9 Systematik wichtiger Chromatografiesysteme.

Zustand der mobilen Phase	Chromatografiesysteme
flüssige mobile Phase **mit Austauschkräften** zwischen fester und flüssiger Phase	• Verteilungschromatografie: Dünnschichtchromatografie (teilweise) • Adsorptionschromatografie: Dünnschichtchromatografie u. a. • Chromatografie mit Ausbildung kovalenter Bindungen: Ionenaustauscherchromatografie, Affinitätschromatografie
flüssige mobile Phase **ohne Austauschkräfte** zwischen fester und flüssiger Phase	• Gelchromatografie mit Dextranen (z. B. Sephadex®), Polyacrylamid u. a.
gasförmige mobile Phase	• Verteilungs- und Adsorptionschromatografie: Gaschromatografie (jedoch Kapillargaschromatografie: Verteilungschromatografie)

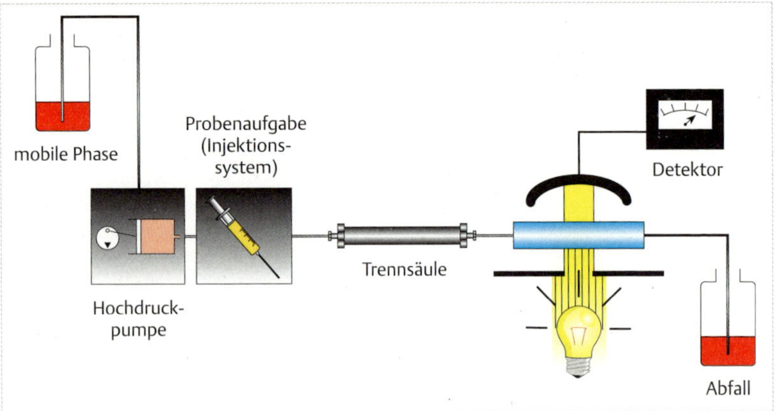

Abb. 1.43 Prinzip der Hochdruckflüssigkeitschromatografie HPLC.

Zusatzinformation

Arbeitet man mit Drücken bis maximal 3 bar, also z. B. allein mit dem hydrostatischen Druck vom oberen zum unteren Säulenende, so spricht man von **Niederdruckchromatografie**. Sie wird z. B. bei der oben genannten Affinitätschromatografie eingesetzt. Für einen Arbeitsdruck bis 30 bar benötigt man bereits eine spezielle Chromatografieausrüstung: Pumpen, druckstabile Ventile und Verbindungsschläuche etc. Diese **Mitteldruckchromatografie** ist das gängige Verfahren für die Aminosäuren-Ionenaustauscher-Chromatografie, z. B. zur Bestimmung von Hämoglobin $A1_c$. Immer weitere Verbreitung zur Bestimmung von körpereigenen Metaboliten und von Medikamentenspiegeln findet die **Hochdruckflüssigkeitschromatografie (HPLC)**, die kurze Trennzeiten bei zugleich hoher Trennleistung aufweist (▶ Abb. 1.43). Als Trennsäulen dienen Edelstahlrohre mit 2–5 mm Durchmesser und 10–30 cm Länge. Man arbeitet bei einem Druck von 150–300 (max. 400) bar. Als Trägermaterial dienen dabei nur wenige µm große Partikel, sodass für den Transport der mobilen Phase hohe Drücke benötigt werden.

Unabhängig vom Arbeitsdruck gibt es für alle Systeme stationäre Phasen, bei denen die Eigenschaften der Verteilungs- oder Adsorptionschromatografie überwiegen bzw. bei denen während der Auftrennung kovalente Bindungen geknüpft werden.

Osmometrie

Der osmotische Druck einer Lösung wird nur durch die Zahl der gelösten Teilchen bestimmt, unabhängig von der Teilchengröße. Bei der im klinischen Labor durchgeführten Bestimmung der Osmolalität, also der Bestimmung der Zahl der pro kg Lösungsmittel gelösten Teilchen, macht man sich die Tatsache zunutze, dass der **Gefrierpunkt** einer Lösung umso niedriger ist, je mehr gelöste Teilchen sie enthält. Analog zur Basisgröße „Mol" enthält ein Osmol eine Anzahl von $6{,}022 \times 10^{23}$ Teilchen.

Zusatzinformation

Die Gefrierpunkterniedrigung ist kausal verknüpft mit einer Dampfdruckerniedrigung des Lösungsmittels. Sie geht zugleich einher mit einer Siedepunkterhöhung. Eine Lösung mit einer Osmolalität von 1 Osmol/kg erniedrigt den Gefrierpunkt um 1,86 °C und erhöht den Siedepunkt um 0,51 °C.

Zur Bestimmung der Gefrierpunkterniedrigung dient das **Osmometer**. In diesem wird eine Probe, in die ein Thermistor (elektrisches Thermometer) eintaucht, mit konstanter Geschwindigkeit abgekühlt. Der Temperaturablauf stellt sich wie in ▶ Abb. 1.44 dar. Zum Zeitpunkt t_1 ist die Probe unterkühlt. Jetzt wird durch einen Vibrationsstoß die Eiskristallbildung in Gang gesetzt. Trotz ständiger, weiterer Wärmeabfuhr steigt dabei die Temperatur an, weil der Kristallisationsvorgang Wärmeenergie freisetzt. Die Temperatur kann aber nur bis zum Gefrierpunkt ansteigen. Bei dem Temperaturplateau vor t_2 liegen sowohl Kristalle als auch Lösung nebeneinander vor. Zum Zeitpunkt t_2 ist die ganze Lösung gefroren und die ständige Abkühlung führt nun zu einer weiteren Temperaturabsenkung. Die Temperaturdifferenz ΔT bezeichnet die Gefrierpunkterniedrigung. Das Gerät lässt sich mit Kochsalzlösung (300 mosmol/kg) und einer Leerwertkontrolle mit reinem Wasser kalibrieren.

Der **kolloidosmotische (= onkotische)** Druck einer Lösung ist ein Maß für den **Gehalt an Makromolekülen**. Er wird mit dem **Onkometer** bestimmt. Bei diesem Gerät befindet sich zu beiden Seiten einer Membran mit der Ausschlussgrenze von ≥ 30 kD physiologische Kochsalzlösung bzw. die Serumprobe. Kochsalz und Wasser können frei durch die Membran diffundieren, Albumin und die anderen großen Serumproteine jedoch nicht. Durch die Wasserbewegung in die Serumprobe hinein entsteht auf der Kochsalzseite ein Druckabfall, der gemessen wird. Der onkotische Druck beträgt bei Blutentnahme im Liegen 21 ± 2 mmHg (2,8 ± 0,3 kPa).

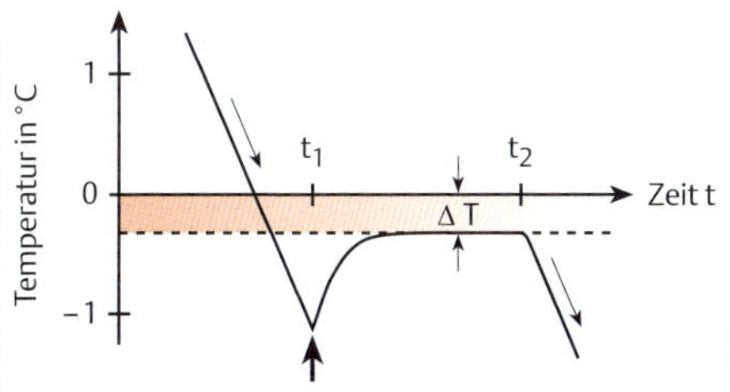

Abb. 1.44 Temperaturverlauf bei der Bestimmung der Gefrierpunkterniedrigung. Der dicke Pfeil markiert die Auslösung des Gefriervorgangs. Die Temperaturdifferenz ΔT bezeichnet die Gefrierpunkterniedrigung.

Teststreifendiagnostik

Im Rahmen der Basis-Urindiagnostik („Urinstatus") werden für semiquantitative Bestimmungen sogenannte Teststreifen (S. 513) eingesetzt. Die einzelnen Felder des Teststreifens enthalten alle für eine bestimmte Reaktion notwendigen Reagenzien in trockener, stabilisierter Form, also Puffer, Substrate und Cosubstrate und gegebenenfalls Enzyme als Hilfsreagenzien. Durch das Wasser des Urins werden die Reagenzien aufgelöst, sodass die jeweiligen Nachweisreaktionen mit den Urinbestandteilen unter Generierung sichtbarer Farbumschläge ablaufen können. Teststreifen haben sich in der Routinediagnostik sehr bewährt und sind den früher gebräuchlichen, unspezifischen qualitativen Urintests wie Fehling-Probe, Sulfosalicylprobe u. a. weit überlegen. Eine weitere Verbesserung der Teststreifendiagnostik konnte durch die Entwicklung von Reflektometern erreicht werden. Mit diesen Geräten wird die Farbintensität der Reaktionsfelder objektiv, d. h. unabhängig vom Farbempfinden der Untersucher und der jeweiligen Lichtqualität, gemessen.

Die Weiterentwicklung der Teststreifenmethodik erlaubt die Untersuchung von Serum und sogar von Vollblut. Der – unzutreffende – Begriff **„Trockenchemie"** hat sich dafür eingebürgert. Die neuen Reagenzträger haben einen mehrschichtigen Aufbau, sodass die einzelnen Reagenzien stabiler sind und aufeinanderfolgende Reaktionsschritte durch die Diffusion von Probe und Reaktionsprodukten beim Weg in die tieferen Schichten getrennt stattfinden können. ▶ Abb. 1.45 zeigt einen Teststreifen, der auch mit Vollblut funktionsfähig ist. Die Erythrozyten werden hier durch die Glasfasermatrix zurückgehalten, nur das Plasma erreicht die Reaktionszone. Die Farbbildung wird nach einer definierten Zeit mit einem speziell konstruierten Reflektometer abgelesen.

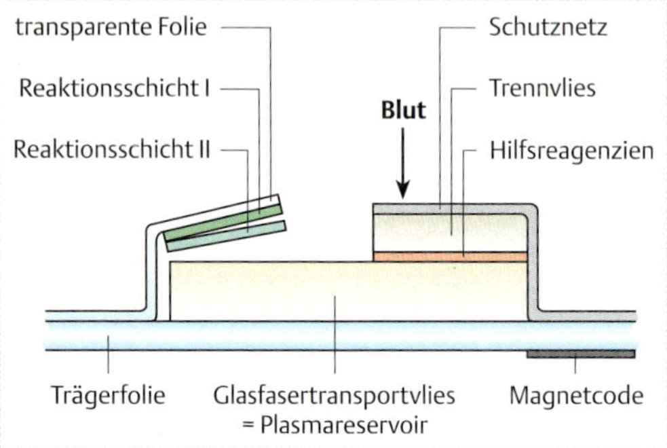

Abb. 1.45 Teststreifen für Glucosebestimmung aus Vollblut. (Reflotron Boehringer, W. Werner: Aufbau und Chemismus von Reagenzträgern in der Reflometrie; mit freundlicher Genehmigung von Roche Diagnostics Deutschland GmbH).

Zusatzinformation

Die „Trockenchemie“ (korrekte Bezeichnung: **Analytik mit trägergebundenen Reagenzien**) wurde und wird als **Filmtechnologie** stark verbessert und automatengerecht konzipiert. Dabei finden sich auf einem mechanisch robusten Trägermaterial (eine transparente Kunstofffolie) in horizontaler Anordnung mehrere dünne Schichten: eine oberste Verteilungsschicht für das aufgetragene Plasma, dann mehrere Reaktionsschichten, eine lichtundurchlässige, aber diffussionsdurchlässige Schicht und die Schicht der Indikatorreaktion. Die Messung erfolgt reflektometrisch von unten. Selbst ionensensitive Elektroden im Miniformat sind in dieser Bauweise auf dem Markt.

Für die **Blutzuckerselbstkontrolle** sind auch Teststreifensysteme mit **elektrochemischer** Detektion im Gebrauch. Hier wird die enzymatisch katalysierte Glucoseoxidation (S. 193) nicht mit einer Farbreaktion, sondern einen messbaren Elektronentransfer (Stromzunahme) verfolgt. Diese Teststreifen arbeiten mit Vollblut und messen die Glucosekonzentration im Plasmawasser, nicht im Vollblut.

Urindichtebestimmung

Im stationären Bereich, aber auch im Labor wird die Urindichte noch gelegentlich mit einem speziellen Aräometer, dem **Urometer**, bestimmt. Diese nach dem Archimedes-Prinzip arbeitende Methode erfährt einige Einschränkungen: Die Temperatur des untersuchten Urins beeinflusst die Ergebnisse (Referenztemperatur: 20 °C), Röntgenkontrastmittel, hohe Glucose- und hohe Proteinkonzentrationen führen zu einer zwar richtig bestimmten Dichte, aber vermeintlich hohen Urinkonzentration; außerdem ist das Ablesen der Werte am Hals des Urometers a priori ungenau. Ferner zeigt sich, dass die Kalibrierung der Urometer durch die Hersteller gelegentlich falsch ist. Falls erforderlich, lassen sich sehr genaue Dichtebestimmungen im Labor mit einem **Pyknometer** auf der Analysenwaage vornehmen. Auch dieses Verfahren wird nur noch selten angewendet.

Durch die Messung der **Urinosmolalität** wird nicht die Urindichte (also die Masse der gelösten Teilchen), sondern die Urinkonzentration (hier: Zahl der gelösten Teilchen) bestimmt. Dieses Verfahren ist messtechnisch genauer und für die Nierenfunktion von größerer Aussagekraft (S. 542).

Bei Verwendung der heute gängigen **Urinteststreifendiagnostik** ist die Bestimmung des „spezifischen Gewichtes“ enthalten. Der Begriff ist nicht korrekt, sondern steht synonym für die **Urinkonzentration an starken Kationen**, die eng mit der Urinosmolalitĵ (S. 513) verknüpft ist.

Zusatzinformation

Pyknometer sind kleine Gefäße mit einem Inhalt von 1–5 ml, die mit einem Schliffstopfen mit Überlaufkanal verschlossen werden. Ihr exaktes Volumen wird durch Füllen mit Wasser und Auswiegen des leeren und des gefüllten Pyknometers ermittelt. Anschließend wird der Vorgang mit der Urinprobe wiederholt und die Urindichte rechnerisch unter Bezug auf das Wassergewicht ermittelt.

Harnsteinanalysen

Die Harnsteinanalyse (S. 545) erlaubt prognostische Aussagen und beeinflusst stark die Therapieempfehlungen. Sie ist ein wichtiger Bestandteil klinisch-chemischer Analytik. Die Untersuchung der Steine ist auf 3 Arten möglich:

- Die **Infrarotspektroskopie** (S. 85) ist das Routineverfahren und erlaubt die zweifelsfreie Identifizierung von Haupt- und Nebenbestandteilen. Quantitative Aussagen sind bei Gemischen verschiedener Substanzen mit Einschränkungen möglich. Bei diesen Verfahren wird das Absorptionsverhalten der Steinbestandteile im Infrarotlicht (Bereich von 2500–16 000 nm) untersucht.
- Die **Röntgenstrukturanalyse** ermittelt die Kristallstruktur der Bestandteile der Steine und damit indirekt auch die chemische Zusammensetzung bis hin zum Kristallwassergehalt. Es ist das genaueste und zugleich aufwendigste aller 3 Verfahren.

Zusatzinformation

Die klassische **chemische Analyse** mithilfe von kommerziell erhältlichen Testsätzen wird nur noch selten durchgeführt. Hier sind im Endergebnis nur Aussagen über Hauptbestandteile und solche Nebenbestandteile möglich, die mindestens 5 % ausmachen.

Massenspektrometrie

M. Kiehntopf

Massenspektrometrische Nachweismethoden beruhen auf dem Prinzip der Separation von Ionen in elektromagnetischen Feldern auf Grundlage ihres Verhältnisses von Masse zu Ladung (m/z). Die Analyse umfasst 3 Phasen:

- die Ionisierung der zu analysierenden Substanz,
- die Auftrennung der ionisierten Bestandteile entsprechend ihrem m/z-Verhältnis mit einem Massenanalysator,
- die Detektion der einzelnen Ionen.

Ionisierung

Man unterscheidet grundsätzlich Methoden, bei denen es bei der Ionisierung zur Fragmentierung der nachzuweisenden Substanz kommt, von schonenderen, „zerstörungsarmen“ Ionisierungsverfahren. In der Labormedizin sind Verfahren wichtig, die es erlauben, thermisch labile, hochmolekulare oder stark polare Verbindungen (Peptide/Proteine, Oligonukleotide, Polymere) massenspektrometrisch zu analysieren.

Zusatzinformation

Zur Ionisierung **flüssiger Proben** werden diese, wie z. B. bei der Elektrospray-Ionisation (**ESI**), unter Atmosphärendruck über eine Kapillare in einem elektrostatischen Feld versprüht, wodurch kleine geladene Tröpfchen erzeugt werden, Durch zunehmenden Lösungsmittelverlust und die Verkleinerung der Tröpfchen kommt es dann zur Ladungsübertragung auf den Analyten. Bei der **APCI** (Atmospheric Pressure Chemical Ionization) wird die zerstäubte Analytlösung erhitzt und duch eine sog. Corona-Nadel ionisiert.

Bei der Analyse **fester Proben** wird heute am häufigsten die Matrix-assisted Laser Desorption Ionization (**MALDI**) eingesetzt. Hierbei wird die Probe in einer organischen, niedrigmolekularen „Matrix“ cokristallisiert und diese „feste Lösung“ dann mit einem Laserpuls beschossen. Neuere Verfahren, wie die nanostrukturinitiierte Massenspektrometrie (**NIMS**) nutzen nanostrukturierte Oberflächen zur direkten Analyse von Blut, Urin und Gewebeproben ohne aufwendige Probenvorbereitung.

Verbindungen, die **thermostabil** und **ausreichend flüchtig** sind, werden zunächst in die Gasphase überführt. Standardverfahren sind die „Elektronen-Ionisation“ (**EI**, Ionisierung durch einen Elektronenstrahl), die „chemische Ionisation“ (**CI**, Ionisierung durch Kollision der zu analysierenden Probenbestandteile mit Primärionen eines Reagenzgases) sowie die „Feld-Ionisation“ (**FI**, Ionisierung durch starkes elektrisches Feld).

Massentrennung

Nach der Ionisierung werden die Analyten im elektromagnetischen Feld entsprechend ihrem Masse/Ladungs-Verhältnis aufgetrennt; statische/dynamische elektrische und/oder magnetische Felder werden einzeln oder in Kombination verwendet. Die verschiedenen Massenanalysatoren unterscheiden sich durch die Anwendung und Kombination dieser Felder auf die zu trennenden Ionen, in Verfahren bei den die Moleküle das Gerät als Ionenstrahl durchlaufen (Quadrupol- oder TOF-Analysatoren) oder aber eingefangen werden (Ionenfallen). In ► Abb. 1.46 ist als ein wichtiges Beispiel das Prinzip eines Quadrupol-Massenanalysators dargestellt.

Zusatzinformation

Der Massenanalysator kann durch entsprechende Einstellung wahlweise so betrieben werden, dass er nur die für die Analyse relevanten Ionen bis zum Detektor (sog. Selected-Ion-Monitoring-/SIM-Modus) durchlässt, oder aber im sog. SCAN-Modus, bei dem während der Analyse ein definierter m/z-Bereich durchlaufen wird. Ein grundsätzlich anderes Prinzip zeigen Flugzeit-Massenspektrometer (**TOF-MS**, TOF = Time of Flight, ► Abb. 1.47). Mit ihnen lassen sich Moleküle bis zu einer Masse von mehreren 100 kD analysieren. Sie eignen sich deshalb besonders für die Analyse intakter biologischer Moleküle durch die Kombination mit „weichen“ Ionisationstechniken, z. B. MALDI (S. 127), die nicht zu einer Fragmentierung der nachzuweisenden Substanz führen.

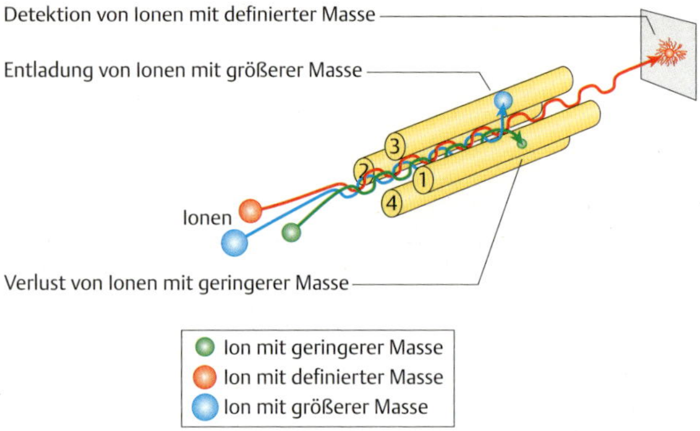

Abb. 1.46 Quadrupol-Analysator. An 4 Stäben mit rundem oder hyperbolem Querschnitt wird an 2 gegenüberliegenden Stäben eine, von einer Gleichspannung überlagerte, Wechselspannung angelegt. Die überlagerte Gleichspannung ist für das eine Stabpaar (1–2) positiv und für das andere (3–4) negativ. Ein geladenes Ion wird auf seiner Flugbahn durch den Massenanalysator, abhängig von der jeweiligen Phase der anliegenden Wechselspannung, in schwingende Auslenkung versetzt. Durch die überlagerte Gleichspannung werden darüber hinaus z. B. positiv geladene Ionen von den beiden Stäben mit positiv überlagerter Gleichspannung in Richtung auf die Mittellinie und von den beiden Stäben mit negativ überlagerter Gleichspannung zu den Stäben hin abgelenkt. Diese Ablenkungen sind umso stärker, je schwerer die Ionen sind. Ionen mit geringer Masse werden nicht ausreichend stark zur Mittellinie hin abgelenkt und entweichen zwischen den Stäben; umgekehrt werden Ionen mit hoher Masse stärker zu den Stäben mit negativ überlagerter Gleichspannung abgelenkt und hier entladen. Mit dem einen Stabpaar lassen sich durchgelassene Ionenmassen somit nach unten, mit dem anderen Stabpaar nach oben begrenzen. Die Stabpaare lassen sich so aufeinander abstimmen, dass nur Ionen einer definierten Masse den Detektor erreichen können.

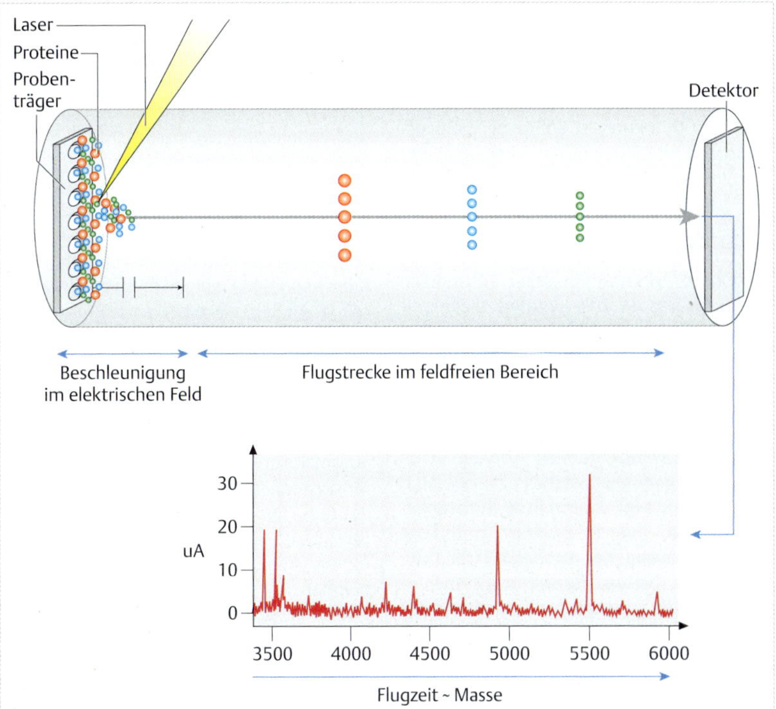

Abb. 1.47 Time-of-Flight-Massenspektrometrie (TOF-MS). Die Ionen werden zunächst in einem elektrischen Feld beschleunigt und durchfliegen dann in einem sog. Flugrohr einen feldfreien Bereich mit konstanter Geschwindigkeit. Da alle Ionen die gleiche kinetische Energie aufnehmen, ist die Geschwindigkeit abhängig vom m/z-Verhältnis der Ionen (S. 126). Für den konstanten Weg im Flugrohr bis zum Erreichen des Detektors benötigen Ionen mit geringerem m/z-Verhältnis einen kürzeren Zeitraum im Vergleich zu solchen mit einem größeren m/z-Verhältnis. Die Flugzeit ist damit proportional zum m/z-Verhältnis und lässt damit bei einfach geladenen Ionen einen Rückschluss auf die jeweilige Masse der detektierten Substanz zu.

Detektion

Ionen-Detektoren haben die Aufgabe, ein Signal zu generieren, das proportional zur Häufigkeit der auftreffenden Ionen ist. Die Wahl des Detektors ist abhängig vom verwendeten Massenanalysator und der analytischen Anforderung.

Quantifizierung

Zur Quantifizierung einzelner Substanzen in komplexen Proben werden diese mit einem **internen Standard** versetzt. Die Signalintensität des in bekannter Konzentration vorliegenden Standards wird dann mit der Signalintensität der zu quantifizierenden Substanz verglichen. Wird als interner Standard eine mit stabilen Isotopen markierte Analysensubstanz verwendet, spricht man von **Isotopenverdünnungstechnik**. Der interne Standard unterliegt hierbei während der Probenaufarbeitung (Extraktion, Derivatisierung usw.) und Ionisierung den gleichen Einflüssen wie die zu analysierende Substanz.

Spezielle Formen der Massenspektrometrie

Durch die vielfältige **Kopplung** massenspektrometrischer Analysen mit verschiedenen **chromatografischen** Trennverfahren gewinnen diese für die klinisch-chemische Analytik eine immer größere Bedeutung. Gefördert wurde dies durch die Entwicklung der Techniken zur Ionisierung (S. 126) schwer flüchtiger und thermolabiler Substanzen, womit eine Vielzahl weiterer medizinisch bedeutsamer Substanzen der Analyse zugänglich werden.

Tandem-Massenspektrometrie (TMS): Es werden mehrere Massenanalysen nacheinander durchgeführt (MS/MS). Hierzu koppelt man entweder mehrere Massenanalysatoren oder führt zeitabhängig mehrere Analysenschritte in einem Gerät durch.

LC-MS/MS: Bei der LC-MS/MS kombiniert man die (Hochdruck-)Flüssigkeitschromatografie (LC) zur Auftrennung eines komplexen Substanzgemisches (S. 106) mit der Tandem Massenspektrometrie (TMS) und kann damit einzelne/mehrere Analyte hochselektiv und sensitiv quantifizieren. Die LC-MS/MS kommt insbesondere beim therapeutischen Drugmonitoring (S. 592), dem Neonatalscreening, in der Analytik von Steroiden, Lipiden, Metaboliten und Katecholaminen sowie in der toxikologischen Analytik (S. 612) zum Einsatz und wird in Zukunft wahrscheinlich auch vermehrt zur Quantifizierung von Proteinen/Peptiden sowie im Drugmonitoring von therapeutischen Antikörpern Anwendung finden. Durch die Entwicklung neuer vollautomatisierter random-access-LC-MS/MS-Systeme (Cascadion SM™) wird die Bedeutung und Anwendung der LC-MS/MS über den Speziallaborbereich hinaus auch für das klinische Routinelabor weiter zunehmen.

GC/MS: Bei der Kopplung eines Gaschromatographen (GC) mit einem Massenspektrometer ist es von Vorteil, dass sich die zu untersuchenden Moleküle nach der Trennung bereits in der Gasphase befinden. Als Ionisierungsquellen werden die CI und EI (S. 127) eingesetzt. Bei der Verwendung eines Massenspektrometers als Detektor für die GC lässt sich das Chromatogramm aus dem detektierten Totalionenstrom (Total Ion Current, TIC) ablesen. Die GC-MS findet Anwendung in der Untersuchung von Vergiftungen (S. 612) und der Analyse von organischen Säuren in Zusammenhang mit der Diagnostik und Verlaufskontrolle angeborener Stoffwechselstörungen.

▸ **MALDI-TOF-Massenspektrometrie.** Die MALDI-TOF-MS kommt insbesondere im mikrobiologischen Labor zur Identifizierung von Bakterien und Pilzen zum Einsatz. Hierbei erfolgt die Analyse und Identifikation, z. B. einzelner Bakterienkolonien

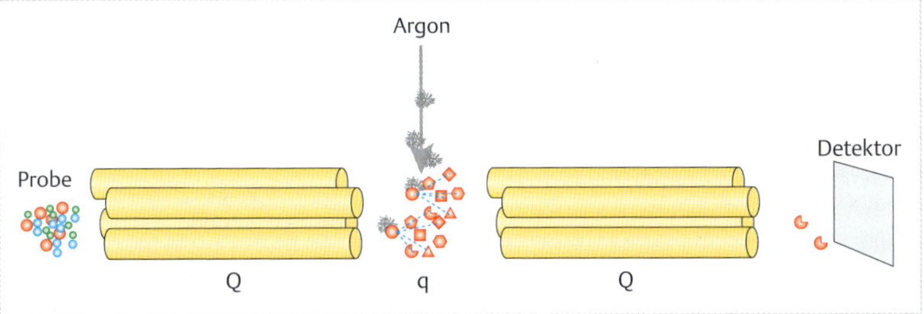

Abb. 1.48 Tandem-Massenspektrometrie (MS/MS). Es werden mehrere Massenanalysen nacheinander durchgeführt. Je nach Gerät können z. B. mehrere Quadrupole (QqQ) oder Quadrupol-Quadrupol-TOF-Einheiten (QqTOF) miteinander kombiniert werden. Das mit einem kleinen q gekennzeichnete Quadrupol übernimmt die Funktion einer Kollisionszelle. Bei den meisten Analysen wird im ersten Massenanalysator ein sog. Vorläuferion (Mutterion) selektiert, auf das dann im Anschluss in der Kollisionszelle durch den Zusammenstoß mit einem Inertgas (Argon oder Stickstoff) Energie übertragen wird. In der Folge kommt es zur Bildung von leichteren Produkten, von denen eines im zweiten Massenanalysator selektioniert und anschließend vom Detektor registriert wird. Wenn beide Massenspektrometer wie hier beschrieben auf eine definierte Masse fokussiert sind, spricht man vom selektiven Reaktionsmonitoring (SRM).

(ca. 10^5 CFU), nach Matrix-unterstützter-Laser-Desorption und Ionisierung (MALDI) und TOF-MS anhand von Proteinmustern ribosomaler und anderer Proteine im Massenbereich < 20 kDa. Neuere Anwendungen versuchen die direkte Analyse von Urinproben oder positiven Blutkulturen unter Verwendung spezieller Aufarbeitungsschritte (z. B. Sepsityper®). Die MALDI-TOF-MS hat im mikrobiologischen Labor wesentlich zur Einführung automatisierter Workflows, günstigerer Analytik und verbesserten Umsatz-Zeiten beigetragen.

▶ **Affinitäts-Massenspektrometrie.** Bei der Immunaffinitäts-MS wird die hohe analytische Sensitivität Antikörper-basierter Anreicherungsverfahren mit der analytischen Spezifität massenspektrometrischer Nachweisverfahren, wie z. B. MALDI-TOF-MS bzw. LC-MS/MS, kombiniert. Damit ist es möglich Peptide/Proteine mit hoher Spezifität im ng-pg/ml-Bereich nachzuweisen. Grundsätzlich können die Antikörper hierbei zur Anreicherung intakter Proteine oder aber von, nach Proteolyse erhaltenen, Peptiden eingesetzt werden. Die letztgenannte Vorgehensweise erlaubt es, im Rahmen einer SISCAPA (**S**table **I**sotope **S**tandards and **C**apture by **A**nti-**P**eptide **A**ntibodies) genannten Methode, stabile isotopenmarkierte synthetische Peptidstandards (AQUA-Peptide) mitzuführen und so für Variationen bei der Anreicherung und im weiteren analytischen Prozess zu korrigieren. Werden Antikörper verwendet, die ein über verschiedene Proteoformen konserviertes Epitop des zu analysierenden Peptids/Proteins erkennen, können durch die nachfolgende Massenspektrometrie in einem Ansatz auch Isoformen und posttranslationale Modifikationen detektiert werden. Werden mehrere verschiedene Antikörper zur Anreicherung eingesetzt, erlaubt die Selektivität der MS verschiedene Moleküle parallel zu quantifizieren (Multiplex-Analyse).

1.4.3 Standards, Standardmaterialien und Kontrollproben

Standards und Standardlösungen mit definierten Analyt-Konzentrationen werden immer dann zur Kalibration von Bestimmungsverfahren und zur **Berechnung** von Analysenergebnissen benötigt, wenn die zugehörigen Messverfahren **nicht absolut messen**.

> **Zusatzinformation**
>
> Absolute Messungen sind Strommessung, Ladungsmessung, Extinktionsmessung bei vollständig erfüllten Bedingungen des Lambert-Beer-Gesetzes (S. 79), auch Partikelzählung durch Zellzählgeräte (S. 103).

Man unterscheidet die Begriffe **Primär-** und **Sekundärstandard**. Als Primärstandard bezeichnet man meist Lösungen von Substanzen höchstmöglicher Reinheit (in der Chemie: Urtitersubstanzen) mit genau definierten Konzentrationen, die bei internationalen Referenzinstitutionen, wie dem National Institute of Standards and Technology (NIST) in Washington, dem European Community Bureau of Reference (BCR) der Europäischen Gemeinschaft in Brüssel, der WHO, der Physikalisch-technischen Bundesanstalt in Braunschweig, u. a. verfügbar sind. Sekundäre Standards werden unter Bezug auf primäre Standards mit Analysenmethoden bekannter Präzision (S. 58) gewonnen. Ihre Richtigkeit hängt damit von der Qualität der Analysenmethode ab. Der Fachbegriff dafür ist die Rückführbarkeit (engl. traceability). Daneben gibt eine Reihe von Fachorganisationen viele Standardpräparationen als internationale Bezugsstandards (z. B. Proteine) heraus.

Von den Standards sind die **Kontrollproben** streng zu unterscheiden! Kontrollproben dienen nie der Berechnung, sondern ausschließlich der Qualitätssicherung. Es lassen sich 3 Arten unterscheiden:

- Präzisionskontrollproben
- Richtigkeitskontrollproben
- biologische Referenzmaterialien

Näheres zu Präzisions- und Richtigkeitskontrollen entnehmen Sie dem Kapitel Beurteilung von Analysenmethoden (S. 63). Kontrollproben sollen dem zu untersuchenden Probenmaterial möglichst ähnlich sein, d. h., die Haupt- und Nebenbestandteile sollen in chemischer Zusammensetzung und Konzentration gleich sein.

> **Zusatzinformation**
>
> Eine Sonderstellung nehmen die **biologischen Referenzmaterialien** ein. Hierbei handelt es sich z. B. um lyophilisierte (gefriergetrocknete) Organ- und Serumproben, die zur Richtigkeitskontrolle umwelt- und spurenanalytischer Verfahren eingesetzt werden. Da die Ergebnisse solcher Methoden stark von der Probenvorbereitung abhängen, kommt diesen Referenzmaterialien bei der Standardisierung und beim internationalen Vergleich derartiger Methoden eine große Bedeutung zu.

1.4.4 Größen und Einheiten

Grundlage unseres Messsystems ist das **MKS-System** (Système International d'Unités, SI-System), das 1971 um die Grundeinheit der Stoffmenge, das Mol, erweitert wurde. Konzentrationen von Biomolekülen sollten folglich auch in SI-Einheiten angegeben werden. International und besonders auch in Deutschland gibt es allerdings unterschiedliche Auffassungen über die korrekte Anwendung der sich aus dem SI-System ergebenden Konzentrationen:

- Stoffmengenkonzentrationen: mol/l, mmol/l etc. (Teilchenzahl pro Bezugsvolumen)
- Massenkonzentration: g/l, mg/l etc. (Masse pro Bezugsvolumen)
- dimensionslose Verhältniskonzentration: l/l, ppm, ppb (Hämatokrit, Spurenanalytik; ppm = parts per million = 10^{-6}; ppb = parts per billion = 10^{-9})
- Anzahlkonzentration (Teilchendichte): Zahl/l (Zellzahl im Urin oder Blut)

Grundsätzlich sollte – sofern die relative Molmasse (das „Molgewicht") bekannt ist – die Substanzkonzentration als **Stoffmengenkonzentration** angegeben werden und umgekehrt bei Substanzgemischen und bei unbekannter relativer Molmasse (z. B. Gesamteiweiß im Serum) die **Massenkonzentration**. Traditionell werden aber die Konzentrationen von Glucose, Bilirubin, Harnstoff u. a. in Stoffmasseneinheiten pro Deziliter (mg/dl) angegeben, obwohl die Angabe einer Stoffmengenkonzentration (mmol/l) möglich wäre.

Zusatzinformation

Die im medizinischen Labor früher gängige Konzentrationseinheit „mg %" ist obsolet! Im strengen Sinn bedeutet sie mg pro 100 g (oder auch mg pro 100 mg), gemeint aber ist mg pro 100 ml. Deshalb sollte man beim Gebrauch der konventionellen Einheiten „mg/dl" schreiben.

Bezugsgröße im SI-System ist der Liter, nicht der Deziliter oder der Milliliter. Die SI-konformen Vorsilben der Beschreibung von dezimalen Vielfachen und Teilen gibt ▶ Tab. 1.10 wieder.

Tab. 1.10 Präfixe im SI-System.*

Faktor	Vorsilbe	Symbol
10^{18}	Exa	E
10^{15}	Peta	P
10^{12}	Tera	T
10^{9}	Giga	G
10^{6}	Mega	M
10^{3}	Kilo	k
10^{2}	*Hekto*	*h*
10^{1}	*Deka*	*da*
10^{-1}	*Dezi*	*d*
10^{-2}	*Zenti*	*c*
10^{-3}	Milli	m
10^{-6}	Mikro	µ
10^{-9}	Nano	n
10^{-12}	Piko	p
10^{-15}	Femto	f
10^{-18}	Atto	a

* Die kursiv gesetzten Präfixe sind nicht streng SI-konform und sollten daher vermieden werden.

Enzymkonzentrationen werden im Regelfall nicht als Stoffmengen- oder Massenkonzentrationen angegeben, sondern als katalytische Aktivitätskonzentration in der SI-konformen Einheit „katal/L" (entsprechend dem Umsatz von einem Mol Substrat pro Sekunde) oder der konventionellen Einheit U/l (Units/l, entsprechend dem Umsatz von einem µmol Substrat pro Minute) nach bestimmten Konventionen (S. 173). Eine Ausnahme bildet die Bestimmung der CK-MB-Massenkonzentration mithilfe eines Immunoassays im Rahmen der Myokardischämie-Diagnostik.

Teil II

Substanzklassen in der klinisch-chemischen Analytik

II

2 Nukleinsäuren

V. Haselmann, K. P. Kohse, T. Deufel und K. Dörner**

2.1 Arten von Nukleinsäuren

Die Molekularbiologische Diagnostik stellt einen unverzichtbaren Teil der **medizinischen Laboratoriumsdiagnostik** dar. Sie ist über die Analyse von Nukleinsäuren oder Biomarkern, für die Evaluation von einem oder mehreren genetischen Risikofaktoren für eine bestimmte Erkrankung oder Erkrankungsgruppe definiert. Insbesondere durch die Entwicklung der **Hochdurchsatzsequenzierung** hat sich unser Verständnis hinsichtlich der Bedeutung genetischer Veränderungen bei der Krankheitsentstehung wesentlich verändert und dazu geführt, dass der Stellenwert molekulargenetischer Analysen auch bei polygenetischen Erkrankungen in den letzten Jahren stetig gestiegen ist. Daneben stellen die Entdeckung zellfreier Nukleinsäuren sowie deren diagnostischer Einsatz im Bereich der Pränatal- und Tumordiagnostik einen neuen Fokus in der Laboratoriumsmedizin dar, der derzeitig an der Schwelle zur Implementierung in die Routinediagnostik steht.

Als Voraussetzung für den Einsatz molekularbiologischer Methoden in der klinischen Chemie gilt immer, unabhängig von der Indikation, dass der Nachweis einer veränderten Nukleinsäure, oder deren Nachweis per se, gegenüber dem Nachweis eines veränderten Genproduktes bei der Diagnose einer Erkrankung eine höhere diagnostische Wertigkeit hat. Die Erblichkeit der betreffenden Störung ist dabei nicht bestimmend für das aktuelle medizinische Handeln. Aus dieser diagnostischen Situation ergibt sich die klare Abgrenzung zum Aufgabengebiet der Humangenetik.

Die Molekulargenetik nimmt eine diagnostische Sonderstellung ein. Dies ist eine Tatsache, deren Rechtfertigung unter dem Begriff des „genetischen Exzeptionalismus" subsumiert wird und der auch seitens der Rechtsprechung in einigen Ländern Rechnung getragen wird. So existiert in Deutschland seit Februar 2010 das „**Gendiagnostikgesetz**" (**GenDG**), welches vergleichbar zum österreichischen Gentechnikgesetz GTG oder dem schweizerischen Gesetz zur genetischen Untersuchung am Menschen GUMG ist. Demnach handelt es sich bei *auf die Feststellung genetischer Eigenschaften* gerichteten Analysen – unabhängig vom Untersuchungsmaterial – um Untersuchungen im Sinne des GenDG. Folglich obliegt z. B. die Analyse somatischer Tumormutationen nicht dem GenDG, die Fragestellung nach Keimbahnmutationen hingegen schon.

Prinzipiell werden genetische Analysen in **diagnostische** und **prädiktive Untersuchungen** unterteilt. In beiden Fällen müssen eine ärztliche Aufklärung und eine schriftliche Einwilligung seitens des Patienten erfolgen. Bei diagnostischen erfolgt dies durch einen Arzt, bei prädiktiven Untersuchungen ausschließlich durch den Facharzt für Humangenetik oder einen Facharzt mit humangenetischer Beratungskompetenz. Das die genetische Analyse durchführende Labor darf die Untersuchung in beiden Fällen nur vornehmen, wenn ihm ein Nachweis der Einwilligung vorliegt, und das Ergebnis ausschließlich an den anfordernden Arzt kommunizieren (weitere Details siehe GenDG).

Da genetische Analysen in der Regel nur einmalig durchgeführt werden, kommt der Qualitätssicherung sowie der Vermeidung von Kontamination eine übergeordnete Bedeutung zu. Für die fehlerfreie Interpretation ist neben der korrekten Testdurchführung auch die richtige Nomenklatur entscheidend, die durch das **HUGO** (**Hu-**

man Genome Organisation), das **Gene Nomenclature Committee** und die **Human Genome Variation Society** (**HGVS**) geregelt werden (Details siehe Nomenklatur, S. 150). Leider werden hier in der Routine häufig eklatante Mängel offensichtlich, die Fehldiagnosen und falsche Behandlungen nach sich ziehen. ▶Tab. 2.1 gibt einen Überblick über die wichtigsten Begrifflichkeiten.

Tab. 2.1 Übersicht wichtiger *Termini technici* in der Molekulargenetik.

Arten genetischer Tests	
Neugeborenen-screening	zielgerichtete genetische Tests für rezessive genetische Erkrankungen, z. B. zystische Fibrose
diagnostischer Test	Test zur Bestätigung einer Diagnose oder Abklärung möglicher Differenzialdiagnosen bei einem symptomatischen Individuum, z. B. Ausschluss Thalassämie bei entsprechender Klinik
prädiktiver Test	Test auf Variationen, die ursächlich oder assoziiert sind mit Erkrankungen mit hereditärer Komponente. Typische Manifestation der Symptome im Erwachsenenalter, z. B. Diabetes mellitus
präsymptomatischer Test	Test auf Variationen, die ursächlich oder assoziiert sind mit Erkrankungen, die in der jeweiligen Familie familiär gehäuft auftreten. Typische Manifestation der Symptome im Erwachsenenalter, z. B. Morbus Huntington
Carrier-Test	Test asymptomatischer Individuen zum Nachweis/Ausschluss als Anlageträger einer oder mehrerer rezessiver Mutationen, z. B. vor Familienplanung zur Abschätzung des Risikos für zytischer Fibrose
Pharmakogenetik	Test auf Variationen, die mit der Dosierung von Arzneimitteln oder dem Auftreten unerwünschter Nebenwirkungen unter Pharmakotherapie assoziiert sind
Beschreibung genetischer Veränderungen	
Gen	DNA-Segment, dass zu einen bestimmten Phänotypen/Funktion führt
Variante	Jeglicher Nukleotidaustausch im Genom
Polymorphismus	Variante mit einer Häufigkeit > 1 % in der Bevölkerung oder nicht krankheitsverursachend. Keine einheitliche Definition, soll nicht mehr verwendet werden
Mutation	Variante mit einer Häufigkeit < 1 % in der Bevölkerung oder krankeitsverursachend. Keine einheitliche Definition, soll nicht mehr verwendet werden
Sequenzvariation	jegliche Veränderung in der Nukleinsäuresequenz der DNA. Identisch zu Variante. Soll anstelle von Polymorphismus und Mutation verwendet werden
SNV	Single Nucleotide Variation. Meint den Austausch einer einzelnen Base

Tab. 2.1 Fortsetzung

Arten genetischer Tests	
CNV	Copy Number Variation. Meint die Veränderung der Kopienzahl eines gesamten Gens oder Genabschnitts (normal sind 2 Allele)
Lokus	bestimmter Punkt im Genom. Muss nicht mit einem Gen korrespondieren
Allel	eltern-spezifische Form eines Lokus. 2 Allele pro Lokus pro Individuum
heterozygot	Lokus von Interesse ist in beiden Allelen unterschiedlich
homozygot	Lokus von Interesse ist in beiden Allelen identisch
hemizygot	nur ein Allel existiert (X-Chromosom bei Männern)

2.1.1 Grundlagen

Unsere genetische Erbinformation liegt in Form der **genomischen DNA** (gDNA: bestehend aus Exons und Introns sowie sämtlichen nicht-kodierenden Abschnitten) im Zellkern vor und ist grundsätzlich (nicht immer, z. B. bei Genmosaiken) in allen kernhaltigen Zellen (siehe ▸Abb. 2.1) identisch. Somit lassen sich Veränderungen der gDNA quasi in jeglichem Untersuchungsmaterial analysieren. Wichtig ist zu beachten, dass die Analyse der gDNA immer nur Aufschluss über genetisch angelegte Veränderungen gibt, nicht jedoch über deren Ausprägung in bestimmten Geweben oder gar über deren Rolle im aktuell beim Patienten ablaufenden Krankheitsprozess.

Die von der gDNA kodierten Erbinformationen werden in Abhängigkeit vom Gewebs- und Zelltyp sowie von der Stoffwechsellage in **messenger RNA** (mRNA) transkribiert, welche für die Proteinbiosynthese im Rahmen der Translation genutzt wird. Somit ergibt sich ein spezifisches mRNA-Muster für jeden möglichen Funktionszustand einer Zelle und jeden Zell- oder Gewebstyp. Neben der eigentlich nur für Forschungsfragestellungen genutzten Genexpressionsanalyse kann die Analyse der mRNA bzw. der durch reverse Transkription (rT-PCR) entstehenden coding DNA (cDNA: enthält im Unterschied zur gDNA nur Exons, keine Introns) für den Nachweis von Translokationen, wie z. B. von bcr-abl, überlegen sein.

Die **Regulation der Genexpression** erfolgt neben der epigenetischen Regulation primär auf Ebene der Transkription über die Interaktion von Transkriptionsfaktoren und deren Bindung an Promotorsequenzen bzw. Enhancer, die schlussendlich eine Assoziation der DNA-abhängigen RNA-Polymerase fördern oder inhibieren. Daneben spielt vor allem die posttranskriptionelle Regulation durch **microRNAs** (miRNAs) eine entscheidende Rolle. Diese kleinen, 21–23bp langen, nicht-kodierenden RNAs binden an die 3'-UTR der mRNA ihrer Zielproteine und führen in Abhängigkeit ihrer Komplementarität entweder zu deren Degradation oder zur Hemmung der Translation. Jede der bisher über 2000 identifizierten, humanen miRNAs beeinflusst mehrere Zielproteine, sodass ungefähr 30 % aller Protein-kodierenden Gene durch miRNAs reguliert werden. Somit stellen miRNAs die größte Klasse negativer Genregulatoren dar, die an zahlreichen unterschiedlichen biologischen Prozessen beteiligt sind und deren Expressionsprofile zum Teil charakteristisch für bestimmte Erkrankungen oder Erkrankungszustände sind.

Alle bisher gemachten Aussagen bezüglich Nukleinsäuren beziehen sich auf ihr Vorhandensein im Zellinneren. Hiervon sind aus physiologischer sowie diagnostischer Sicht die erstmalig von Mandel und Metais beschriebenen **zirkulierenden Nukleinsäuren** zu unterscheiden. Hierzu zählen neben **zellfreier, zirkulierender DNA** (cfDNA) auch zirkulierende miRNAs, RNAs, long-non-coding-RNAs (LncRNA) sowie exosomale DNA/RNA. Diagnostisch relevant ist vor allem die durch Apoptose, zum Teil auch Nekrose und aktive Sezernierung freigesetzte cfDNA, die primär in Form von Nukleosomen mit einer durchschnittlichen Größe von 166 bp, zum Teil auch als nackte DNA im Plasma vorliegt. Ihre kurze Halbwertzeit, die zwischen 16 min und einer Stunde in der Literatur beschrieben wird, prädestiniert cfDNA für das Monitoring unterschiedlicher Krankheitsprozesse. Klinisch relevant ist die Analyse **zirkulierender Tumor-DNA** (ctDNA), die durch den Nachweis Tumor-assoziierter genetischer oder epigenetischer Veränderungen von cfDNA aus gesunden Zellen unterschieden werden kann. Daneben bietet die Untersuchung **zellfreier, fetaler DNA** (cffDNA), die sich aufgrund ihrer Größe von 147bp von maternaler cfDNA differenzieren lässt, die Möglichkeit einer minimal-invasiven Pränataldiagnostik (NIPT) zur Abklärung von Chromosomenabberationen oder einer möglichen Rhesusinkompatibilität. Eine weitere, vielversprechende Einsatzmöglichkeit der Analyse der cfDNA scheint das frühzeitige Erkennen von Transplantatabstoßungsreaktionen zu sein.

Tab. 2.2 Übersicht über das Vorkommen von Nukleinsäuren.

Arten von Nukleinsäuren	Abkürzung	Charakteristika
genomische DNA	gDNA	• hochmolekulare DNA, die aus Exons, Introns und allen nicht kodierenden Abschnitten besteht • enthält die gesamte Erbinformation
kodierende DNA	cDNA	• kann durch reverse Transkription aus mRNA hergestellt werden • enthält nur die Exonsequenzen
messengerRNA	mRNA	• wird im Rahmen der Transkription durch die DNA abhängige RNA-Polymerase hergestellt, die die gDNA als Matrize verwendet • dient als Vorlage für die Proteinbiosynthese
microRNA	miRNA	• kleine, nicht-kodierende RNA-Moleküle, die posttranskriptionell die Proteinbiosynthese regulieren
zellfreie DNA	cfDNA	• zellfreie, zirkulierende DNA subsumiert sämtliche in der Zirkulation vorkommende Nukleinsäuren
zellfreie fetale DNA	cffDNA	• zellfreie, fetale DNA bezeichnet die im maternalen Kreislauf nachweisbare fetale DNA, die eine Größe von 147 bp hat
zirkulierende Tumor-DNA	ctDNA	• zirkulierende Tumor-DNA bezeichnet den Anteil der cfDNA, der aus Tumorzellen stammt • Nachweis durch die Analyse Tumor-assoziierter genetischer oder epigenetischer Veränderungen möglich

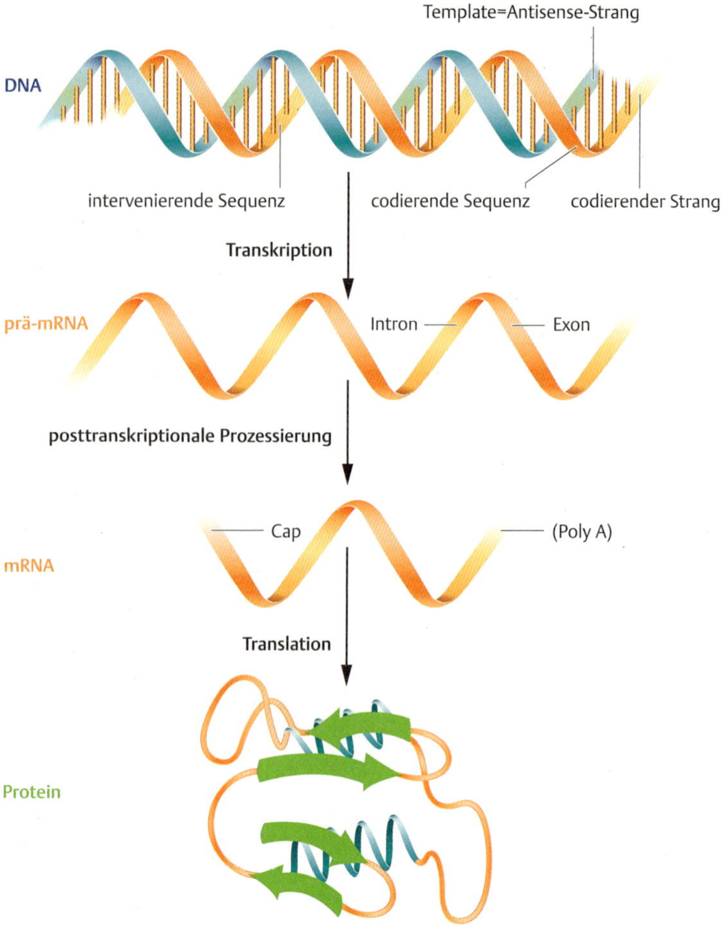

Abb. 2.1 DNA, mRNA und Proteine als Ebenen der molekularen Diagnostik. Die gesamte genetische Erbinformation liegt in allen kernhaltigen Zellen in Form der gDNA vor. Abhängig von zell-, gewebs- und stoffwechselspezifischen Regulationssignalen für die Genexpression wird diese Information im Rahmen der Transkription in die prä-mRNA umgeschrieben. Aus dieser entsteht durch posttranskriptionelle Prozessierung, d. h. das Herausspleißen der Introns, das 5'-Capping und die 3'-Polyadenylierung die mature mRNA. Diese wird nach Transport ins Zytoplasma als Matrize für die Translation, d. h. die Umschreibung in die entsprechende Aminosäuresequenz, genutzt.

2.1.2 Sequenzvariationen

Die immer noch häufig in der Genetik verwendeten Begriffe Mutation und Polymorphismus (▶ Tab. 2.1) sollen aufgrund ihrer nicht einheitlichen, zum Teil widersprüchlichen, Bedeutung heute nicht mehr verwendet werden. Anstelle dessen tritt der Begriff der **Sequenzvariation,** unter dem alle Abweichungen von der Referenzsequenz zusammengefasst werden. Je nach Ausprägung spricht man dann von **homozygot** (beide Allele betroffen), **heterozygot** (nur ein Allel betroffen) oder **hemizygot** (nur ein Allel vorhanden).

Eine Kategorisierung der Sequenzvariationen kann nach unterschiedlichen Aspekten erfolgen. Im Hinblick auf die Erblichkeit lassen sich **Keimbahnmutationen** sprich Sequenzvariationen in Keimzellen, die an Nachkommen weitergegeben werden, von **somatischen**, nicht vererbbaren Variationen abgrenzen. Daneben ist eine Unterscheidung **chromosomaler Aberrationen** (ganze Chromosomen betreffende Veränderungen) und **Genveränderungen** (ein einzelnes Gen betreffende Veränderungen) gebräuchlich, die jeweils in **numerische** und **strukturelle** Veränderungen unterteilt werden können. Zu den klassischen numerischen Chromosomenanomalien zählt die Aneuploidie (veränderte Anzahl eines einzelnen Chromosomen), wie die Trisomie 21, bei den strukturellen Veränderungen unterscheidet man Deletionen, Duplikationen, Inversionen, Insertionen und **Translokationen**. Letztere können **balanciert** (gesamte genetische Information vorhanden) oder **unbalanciert** (Verlust genetischer Information) sein. Auf Genebene erfolgt eine analoge Unterteilung der Sequenzvariationen in **Copy Number Variations** (CNV), bei denen ein einzelnes Gen oder ein Genabschnitt in einer verminderten Kopienzahl (Deletion bei < 2 Allelen) oder erhöhten Kopienzahl (Duplikation bei ≥ 3 Allele, Multiplikation bei > 3 Allele) vorliegen kann. Veränderungen in der Position werden als **Translokationen** bezeichnet und spielen vor allem in der Tumorbiologie solider und hämatologischer Neoplasien eine essenzielle Rolle. Bekannteste Beispiele sind die Translokation t (9;22), die zum bcr-abl-Fusionsgen als Ursache der chronischen myeloischen Leukämie (CML) führt, oder die Translokation t (15;17) als Ursache des PML-RARA-Fusionsgens bei Patienten mit akuter Promyelozytenleukämie. Strukturell unterscheidet man **Single Nucleotide Variations** (SNV), die nur eine einzelne Base betreffen, von umfänglicheren Veränderungen, wie Deletionen, Insertionen oder Kombinationen aus beiden, den sogenannten Indels (Verschmelzung aus Insertion und Deletion).

Klinisch relevant ist im Hinblick auf die **Annotation** (Zuordnung der funktionellen Relevanz), die vor allem für die Interpretation von Hochdurchsatzsequenzierungen essenziell ist, die Unterteilung der Sequenzvariationen gemäß ihrer klinischen respektive funktionellen Konsequenzen. Im amerikanischen Raum greift hierfür die sogenannte 5-Tier-Klassifikation, denen die analogen, von der HGVS empfohlenen Begrifflichkeiten in Tabelle 2.3 gegenüber gestellt sind.

Für die Beurteilung der funktionellen Relevanz einer Sequenzvariation ist die daraus resultierende Folge auf Proteinebene entscheidend. Hierbei lassen sich im Wesentlichen unten aufgeführte Konsequenzen differenzieren (▶ Abb. 2.2). Wichtig ist, sich klarzumachen, dass stille Mutationen krankheitsverursachend sein können, wenn sie z. B. im Bereich von Spleiß-Erkennungssequenzen auftreten, andererseits missense-Mutationen ohne klinische Relevanz, je nach Lokalisation innerhalb des Proteins, bleiben können und damit eine eindeutige Annotation nicht möglich ist. Bei neu identifizierten Sequenzvariationen als Ursache hereditärer Erkrankungen wird daher im Normalfall eine **Segregationsanalyse** durchgeführt, die eindeutig dem Fachgebiet der Humangenetik zuzuordnen ist.

2

Tab. 2.3 Klassifikation von Sequenzvariationen nach klinischer Relevanz.

5-Tier-Klassifikation*	Klassifikation gemäß HGVS
pathogen	beeinflusst die Funktion
wahrscheinlich pathogen	beeinflusst wahrscheinlich die Funktion
gutartig	beeinflusst nicht die Funktion
wahrscheinlich gutartig	beeinflusst wahrscheinlich nicht die Funktion
unspezifische Signifikanz	nicht bekannt

*nach ACMG (American College of Medical Genetics and Genomics)

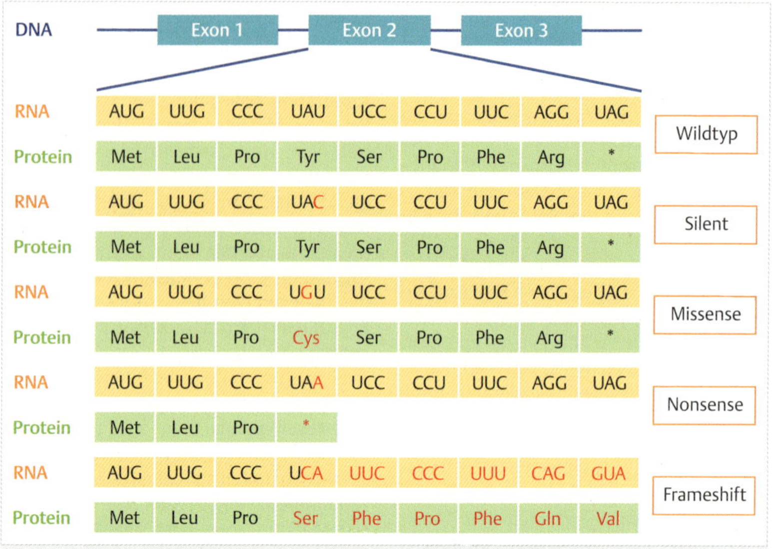

Abb. 2.2 Konsequenzen von Sequenzvariationen auf Proteinebene. Aus einer SNV können auf Proteinebene prinzipiell drei Konsequenzen resultieren. Ändert sich aufgrund der Degeneration des genetischen Codes die Aminosäuresequenz nicht, spricht man von einer **stillen Mutation**. Resultiert der Austausch einer einzelnen Aminosäure, handelt es sich um eine **missense Mutation**. Bei vorzeitigem Einbau eines Stop-Codons hingegen um eine **nonsense Mutation**, aus der ein trunkiertes (verkürztes) Protein resultiert. Deletionen und Insertionen führen bei Vielfachen von drei nicht zu einer Veränderung des Leserasters und werden in diesem Fall als **in-frame** bezeichnet, bei Verschiebung des Leserasters hingegen als **out-of-frame**.

2.2 Molekularbiologische Diagnostik

Bei der molekularbiologischen Analyse handelt es sich um eine Spezialdiagnostik in der Labormedizin, die besondere Anforderungen an die Labororganisation, die Arbeitsweise im Labor, an die technische Ausstattung, die Etablierung bzw. Validierung der Testverfahren sowie die bioinformatische Auswertung und klinische Interpretation bzw. Befundung stellt. Im Nachfolgenden soll eine groborientierende Übersicht der relevantesten Aspekte im Hinblick auf das für ein Verständnis erforderliche Fachwissen gegeben werden.

2.2.1 Aufbau des molekularbiologischen Labors

Aufgrund der hohen Empfindlichkeit molekularbiologischer Techniken muss der **Prävention einer Kontamination** größte Aufmerksamkeit zukommen. Das Hauptproblem stellt, neben der Kontamination mit Nukleinsäurespuren selbst, die Verschleppung von Amplikons (amplifizierten, kurzen PCR-Produkten) aus vorangegangenen Analysen dar, die zu falsch positiven Testergebnissen führen kann. Die Vermeidung solcher Störungen erfordert besondere Sorgfalt bei der Probengewinnung (prinzipiell ist eine separate Probe erforderlich), der Labororganisation sowie der Probenverarbeitung. Hinsichtlich der Labororganisation gilt dabei eine strikte Unterteilung in mindestens drei separate Arbeitsbereiche: das **Prä-PCR-Labor** für die Isolation der Nukleinsäuren sowie das Ansetzen der Analysen mit nativen, nicht amplifizierten Nukleinsäuren, das **PCR-Labor**, in dem die Amplifikation stattfindet, und der **Post-PCR-Bereich**, in dem die Analyse der amplifizierten PCR-Produkte erfolgt. Diese drei Bereiche müssen als strenge Einbahnstraße organisiert sein, d. h. nichts, was das Prä-PCR-Labor verlassen hat, darf zurück. Eine Ausnahme stellen sogenannte Walkaway-Systeme dar, bei denen die gesamten Arbeitsschritte, von der Isolation bis hin zur Analyse, im geschlossenen System stattfinden und entsprechend keine räumliche Trennung erfordern. Prinzipiell gilt es, die Anzahl offener Arbeitsschritte so gering wie möglich zu halten und durch ausreichende Qualitätskontrollen jegliche Arten der Kontamination zu erfassen bzw. auszuschließen.

M!

Merke

Sowohl bei der Probengewinnung als auch der Analyse hat die Vermeidung von Kontaminationen oberste Priorität. Für genetische Analysen ist daher immer eine separate Probe notwendig.

2.2.2 Präanalytik

Die Wahl des Probenmaterials, Probengewinnung, Probenhandhabung und -vorbereitung bestimmen wesentlich die Qualität und Aussagefähigkeit der Diagnostik. Die Anwendung weitgehend standardisierter und gebrauchsfertig vorliegender Testbestecke und damit die Vermeidung von manuellen Manipulationen können zur Erhöhung der diagnostischen Qualität wesentlich beitragen.

▸ **Probenmaterialien und Probennahme.** Für molekularbiologische Untersuchungen kommen zahlreiche Materialien infrage:

- ungerinnbares Vollblut (empfohlen EDTA-Blut, alternativ Citrat-Blut, kein Heparin) zur Präparation genomischer oder mitochondrialer DNA, mRNA aus Zellen, RNA oder DNA aus Viren oder Bakterien. WICHTIG: Sonderröhrchen mit speziellen Stabilisatoren stehen für die Analyse der RNA sowie der cfDNA, ctDNA, cffDNA zur Verfügung

- getrocknetes Vollblut auf Filterpapier
- Gewebe, Knochenmark, Sputum, Zellsedimente aus Mundspülwasser, Urin, anderen Spülflüssigkeiten, Zellkulturen, Biopsie- oder Autopsiematerial, auch nach Fixierung und Einbettung

Während für die Untersuchung der gDNA die Wahl des Ausgangsmaterials in der Regel wenig Bedeutung hat (Ausnahme: Tumordiagnostik), weil die DNA-Ausstattung der Zellen sich normalerweise nicht voneinander unterscheidet, ist bei der Erfassung der mRNA-Expression ausschlaggebend für die diagnostische Wertigkeit, dass die mRNA genau aus dem Gewebe bzw. den Zellen zu dem Zeitpunkt isoliert wird, der untersucht werden soll.

▸ **Probenstabilität.** Bezüglich der Probenstabilität ist die Art der Nukleinsäure, die isoliert werden soll, entscheidend.

Genomische DNA ist prinzipiell relativ stabil und lässt sich auch aus fixierten Gewebsschnitten (FFPE) noch nach jahrelanger Lagerung isolieren, was heutzutage vor allem im Rahmen der molekulargenetischen Charakterisierung von Tumorgeweben zum Einsatz kommt. Limitationen bestehen hier vor allem in dem von der Fixierung abhängigen Grad der Fragmentierung, was beim Assay-Design berücksichtigt werden muss, sowie den häufig auftretenden Deaminierungen, die fälschlich als Sequenzvariation interpretiert werden können. Eine Lagerung von EDTA-Vollblut für die Extraktion der gDNA ist bei Raumtemperatur oder 4 °C bis zu 7 Tage problemlos möglich, ebenso haben Tau-Frier-Zyklen nur einen geringen Einfluss auf die Qualität der gDNA. Isolierte gDNA kann in gepufferter Lösung für einen kürzeren Zeitraum bei 4 °C, für eine längere Aufbewahrungsdauer bei –20 °C gelagert werden. Prinzipiell gilt wie immer, dass Lagerungsbedingungen intern validiert und die Qualität stichprobenartig überprüft werden sollte.

Die Stabilität der **mRNA** ist wesentlich geringer, weil hochaktive, gegen Inaktivierung sehr beständige RNasen ubiquitär vorkommen. Ferner ist die mRNA-Menge stark gewebe- und stoffwechselabhängig. Aus diesem Grund müssen Blut- oder Gewebeproben zur mRNA-Gewinnung mit potenten RNase-Hemmern (spezielle Abnahmesysteme) stabilisiert und in der Regel sofort verarbeitet werden. Außerdem müssen Abnahmebedingungen und -ort (bei Gewebsentnahmen) sorgfältig ausgewählt und dokumentiert sein. Isolierte mRNA kann bei –80 °C oder noch besser in flüssigem Stickstoff über längere Zeiträume gelagert werden.

Besondere Anforderungen gelten bei der Isolation der **cfDNA** bzw. der ctDNA oder cffDNA. Hier spielt die Präanalytik eine essenzielle Rolle, da zu lange Probenlagerung (> 6 Stunden bei EDTA-Vollblut, > 3 Tage bei Spezialröhrchen entsprechend der Herstellerangaben) oder falsche Lagerungstemperatur (Temperaturen < 10°C und > 27 °C sollten vermieden werden) eine Leukozytenlyse induzieren. Diese führt ihrerseits zur Freisetzung der leukozytären gDNA mit dem daraus resultierenden Risiko einer Verdünnung des prozentualen Anteils der ctDNA oder cffDNA unter die Nachweisgrenze. Entsprechend ist hier besondere Sorgfalt auf die Einhaltung der präanalytischen Anforderungen bis zur erforderlichen Plasmaseparation zu legen.

Allgemeine Richtlinien zu präanalytischen Empfehlungen der unterschiedlichen Arten der Nukleinsäuren finden sich bei der DIN/CEN.

Merke

DNA ist sehr stabil und kann zu jedem Zeitpunkt untersucht werden. RNA-Untersuchungen sind gewebe- und stoffwechselabhängig und die geringe Stabilität von RNA erfordert rascheste Verarbeitung und hohen präanalytischen Aufwand. Bei der Analyse der cfDNA ist die Einhaltung aller präanalytischen Anforderungen zur Vermeidung einer Leukozytenlyse entscheidend.

2.2.3 Auswahl diagnostischer Verfahren

Die Auswahl des jeweiligen Untersuchungsverfahrens (S. 75) muss sich immer an der Fragestellung orientieren. Als Orientierungshilfe kann die Art der Untersuchung mit den jeweils infrage kommenden Analyseverfahren dienen.

▸ **Diagnostik durch qualitativen oder quantitativen Nukleinsäurenachweis.** Für den reinen qualitativen Nachweis bestimmter DNA-oder RNA-Spezies kommen in der Regel PCR-basierte Verfahren mit anschließender Gelelektrophorese, bei quantitativem Nachweis die qPCR zum Einsatz. In beiden Fällen stellt das negative Testergebnis die eigentliche Herausforderung dar. Hier muss differenziert werden, ob die zu untersuchende Nukleinsäure wirklich nicht in der Probe enthalten ist oder ein falsch negatives Testergebnis vorliegt. Diese Unterscheidung erfordert neben der Negativ-Kontrolle (NTC) sowie der externen Kontrolle (positiv und negativ) eine weitere, sogenannte interne Kontrolle. Hierunter versteht man die zeitgleiche Amplifikation eines weiteren DNA-Abschnittes, der immer positiv sein muss, und damit dem Ausschluss einer PCR-Inhibition dient. Die zeitgleiche Amplifikation mehrerer Zielsequenzen wird als Duplex- bzw. Multiplex-PCR bezeichnet. Daneben ist vor allem bei quantitativen Verfahren die analytische Empfindlichkeit der Methode in Form der unteren Nachweisgrenze besonders wichtig und gehört zur Dokumentation eines solchen Befundes.

▸ **Diagnostik durch Nachweis bekannter Sequenzvariationen.** Der besondere Schwerpunkt beim Nachweis spezifischer Sequenzveränderungen neben anderen, nicht veränderten Sequenzen liegt auf der analytischen Spezifität, mit der solche Veränderungen erkannt werden, und dem prädiktiven Wert, mit dem diese Veränderung eine Erkrankung erkennt bzw. eine eindeutige Genotyp-Phänotyp-Korrelation vorhersagt. Für die gezielte Suche nach spezifischen krankheitsassoziierten oder pharmakogenetisch relevanten SNVs kommen vor allem enzymatische Untersuchungsmethoden zum Einsatz. Hierzu werden bei kleiner Anzahl zu untersuchender SNVs und geringerem Probenaufkommen vor allem PCR-basierte Verfahren wie Allel-spezifische Amplifikationen (ASA) und real-time Assays mit wildtyp- oder mutationsspezifischen Sonden (Hydrolyse- oder Hybridisierungssonden), High-Resolution-Melting(HRM) Analysen sowie RFLP-Assays eingesetzt.

Zusatzinformation

Restriktions-Fragment-Längen-Polymorphismus(RFLP)-Assays: Verdau von PCR-Produkten mittels Restriktionsenzymen, die jeweils nur den Wildtyp oder die Mutante schneiden und damit eine Genotypisierung anhand unterschiedlicher Fragmentgrößen auf dem Agarosegel erlauben.

Bei hohem Probenaufkommen und großer Anzahl verschiedener zu untersuchender SNVs finden hingegen Microarrays/Gen-Chips oder Next-Generation-Sequencing-Systeme primär Einsatz. Letzteres eignet sich neben der MLPA (Multiplex Ligation-dependent-Probe-Amplification) auch für den Nachweis von CNVs.

► **Diagnostik durch Nachweis unbekannter Sequenzvariationen.** Bei der Suche nach unbekannten Sequenzvariationen sowie komplexen Veränderungen, wie Indels, ist primär die Sequenzierung geeignet. Dabei gilt die direkte Sequenzierung mittels Didesoxy-Methode nach Sanger immer noch als Goldstandard und wird, bei geringer Anzahl zu untersuchender Genabschnitte oder Gene sowie zur Bestätigungsdiagnostik, nach wie vor eingesetzt. Die vorrangig eingesetzte Untersuchungsmethode stellt jedoch inzwischen das Next-Generation-Sequencing dar, welches vor allem bei humangenetischen Fragestellungen sowie zum Tumorprofiling unabdingbar ist und eine Sequenzierung des gesamten Exoms oder Genoms ermöglicht. Zu den klassischen Herausforderungen der molekularbiologischen Diagnostik, wie den speziellen Anforderungen an präzises Arbeiten zur Vermeidung von Kontaminationen und der Annotation, kommen jetzt als neue wesentliche Herausforderung die Daten-Asservierung, die bioinformatische Auswertung der immensen Datenberge und die ethisch-rechtlichen Aspekte beim Umgang mit nicht für die eigentliche Untersuchungsindikation relevanten identifizierten krankheitsassoziierten Sequenzvariationen sowie VUS (Varianten unspezifischer Signifikanz). Entsprechend ist heute für das Arbeiten im genetischen Labor ein Umgang mit bioinformatischen, Skript-basierten Auswertepipelines, komplexen Datenbankabfragen zur Annotation essenziell, was zukünftig auch bei der Facharztausbildung zum Labormediziner Berücksichtigung finden sollte und andererseits eine immer stärkere interdisziplinäre Zusammenarbeit erfordert.

Zusatzinformation

Eine Weiterentwicklung des NGS, auch als Zweit-Generations-Sequenzierung bezeichnet, stellt die sogenannte Dritt-Generations-Sequenzierung dar. Hierbei ist im Gegensatz zum NGS keine Fragmentierung der gDNA und Präamplifikation zur Signalverstärkung mehr erforderlich. Bei diesen Systemen erfolgt durch unterschiedliche, technisch-chemische Ansätze ein Lesen der Nukleinsäuresequenz direkt auf Einzelzellniveau – zum Teil in Echtzeit. Eine Limitation der derzeitig verfügbaren Plattformen besteht vor allem in der momentan noch hohen Fehlerrate der Sequenzierung, das Potenzial und die sich abzeichnenden Entwicklungen in den nächsten Jahren sind aber vielversprechend.

► **Diagnostik durch Analyse der cfDNA.** Die Analyse der unterschiedlichen Arten zellfreier Nukleinsäuren stellt neue Herausforderungen an die molekularbiologische Diagnostik: sowohl im Hinblick an die oben aufgeführten Anforderungen der Präanalytik, als auch bezüglich der eingesetzten Analyseverfahren.

Für die Untersuchung **zirkulierender Tumor-DNA**, für deren Nachweis man sich derzeitig des Surrogats Tumor-assoziierter genetischer seltener epigenetischer Veränderungen bedient, ergibt sich das Problem

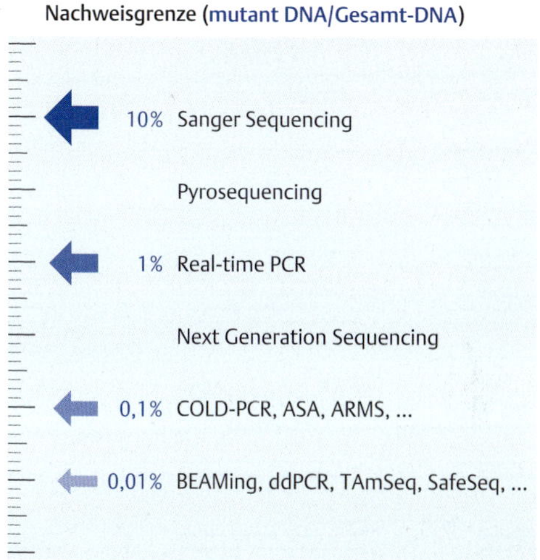

Abb. 2.3 Sensitivität typischer molekulargenetischer Untersuchungsverfahren. Dargestellt ist die jeweilige Sensitivitätsgrenze der am häufigsten in der Molekularbiologie eingesetzten Analyseverfahren, d. h. welcher prozentualer Anteil mutierter Allele vor einem Hintergrund von Wildtyp-Allelen nachweisbar ist. Hier wird ersichtlich, dass z. B. Sequenzierung nach Sanger mit einer Sensitivität von 10 % für die Analyse der ctDNA nicht geeignet ist, aber auch NGS mit einer unteren Nachweisgrenze mutierter Allele von 1 % eher nicht infrage kommt. Eine Möglichkeit, die Sensitivität des NGS zu steigern ist der Einsatz von UIDs (siehe unten). Neben diesen spezialisierten NGS-Ansätzen ermöglichen primär digitale Verfahren die für die Analysen der ctDNA erforderliche Sensitivität.

der Sensitivität. Die MAF (mutant allele fraction), d. h. der Anteil mutierter Allele im Vergleich zu aus gesunden Zellen stammenden Wildtyp-Allelen, beträgt zum Teil nur 0,01 %, die Gesamtmenge zirkulierender Fragmente bzw. der Genomäquivalente (GE) pro ml Blut im Normalfall weniger als 10.000. Somit muss für den diagnostischen Nachweis der ctDNA mindestens aus 2 ml Plasma die cfDNA isoliert und die Gesamtmenge der isolierten cfDNA für die Genotypisierung eingesetzt werden (bei Quantifizierung der extrahierten cfDNA kann der Input ggf. reduziert werden), um die erforderliche Sensitivität von 0,01 % erreichen zu können. Darüber hinaus muss das eingesetzte Analyseverfahren eine derartige Sensitivität ermöglichen. ▶ Abb. 2.3 gibt einen Überblick über die Sensitivität der am häufigsten in der Molekulargenetik eingesetzten Untersuchungsverfahren. Am geeignetsten sind derzeitig digitale Verfahren sowie NGS-basierte Methoden unter Verwendung von **UIDs** (engl. unique identifier sequences) zur Reduktion der Fehlerrate (▶ Abb. 2.4). Wichtig ist der Hinweis, dass momentan eine Standardisierung der Untersuchungsverfahren in diesem noch neuen diagnostischen Gebiet fehlt, was im Sinne der Qualitätssicherung und Implemen-

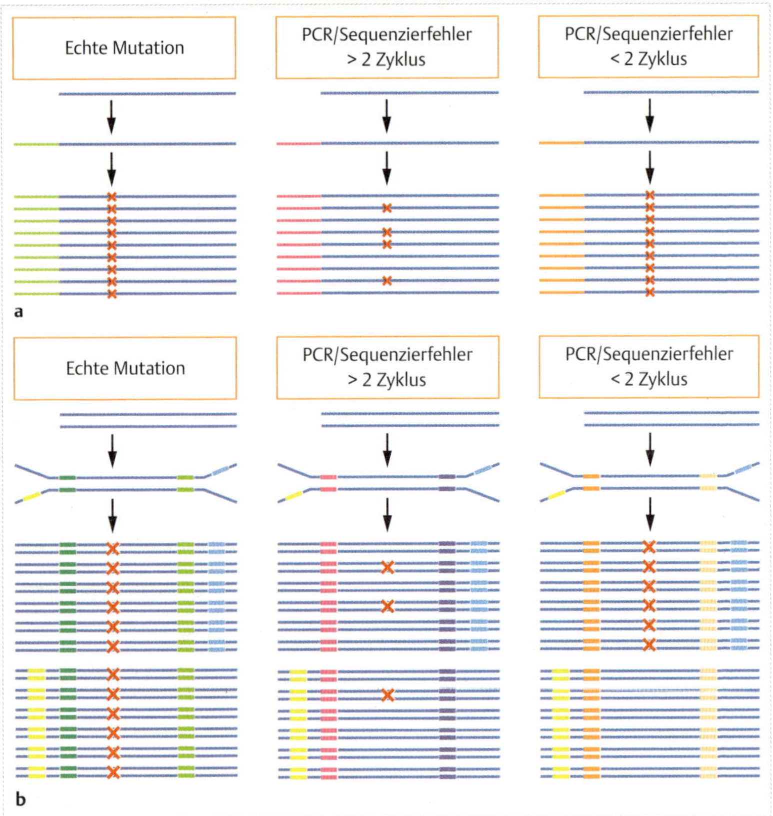

Abb. 2.4 Einsatz von UIDs zur Reduktion der Fehlerrate beim NGS. Die meisten Methoden wie z. B. SafeSequencing (A) basieren auf dem Einsatz einer einzelnen Art von UIDs, d. h. kurzen Barcode-Sequenzen. Dabei wird an jedes zu analysierende Fragment in der Probe vor der ersten Amplifikation ein individueller UID ligiert. In der sich anschließenden Amplifikation entstehen dann UID-Familien, die eine Zuordnung zum Ursprungsfragment erlauben. Somit lassen sich Sequenzierungsfehler ab dem 2. Zyklus von echten Mutationen unterscheiden, die nur dann vorliegen, wenn > 95 % der Familienmitglieder die gleiche Mutation tragen. Bei der CAPP-Sequenzierung (B) können durch den Einsatz von vier unterschiedlichen UIDs auch Polymerasefehler des 1. Zyklus erkannt werden, in dem eine Zuordnung der forward- und reverse-Stränge des Ursprungsmoleküls ermöglicht wird.

tierung als Routinediagnostik aber essenziell ist.

Bei der Analyse der **zellfreien, fetalen DNA** macht man sich aus diagnostischer Sicht den **Größenunterschied** zwischen maternaler und fetaler DNA zunutze. Der prozentuale Anteil der cffDNA an der gesamten cfDNA ist von der Schwangerschaftswoche abhängig und erreicht in der 9 bis 11 SSW typischerweise Anteile von ca. 10 bis 15 %, sodass die Untersuchung ab frühestens der 9 + 1 SSW möglich ist (untere Nachweisgrenze der cffDNA-Fraktion bei > 4 %). Neben dem Gestationsalter hat das maternale Gewicht den größten Einfluss auf die Fraktion der cffDNA und beeinflusst damit die Sensitivität und Spezifität, daraus resultierend die diagnostische Wertigkeit, signifikant. Die am häufigsten eingesetzten Untersuchungsverfahren sind NGS sowie Microarray-Analysen. Bei beiden kann durch die Messung der Konzentration sowie die Verteilung der cffDNA auf die einzelnen Chromosomen das statistische Risiko für das Vorliegen einer Chromosomenaberration, bzw. Aneuploidie, abgeleitet werden. Bei den derzeitig verfügbaren, kommerziellen NGS-basierten Systemen können unterschiedliche Ansätze verfolgt werden. Die **massiv parallele Shotgun-Sequenzierung** (**MPSS**), bei der die gesamte cfDNA sequenziert und der relative Anteil pro Chromosomen berechnet wird, die zielgerichtete Sequenzierung, bei der eine Selektion nicht polymorpher DNA-Abschnitte relevanter Chromosomen erfolgt und die **Chromosomen-selektive Sequenzierung** (**CSS**), bei der über 10 000 SNVs der relevanten Chromosomen analysiert werden.

2.2.4 Qualitätssicherung

Eine Besonderheit der molekularbiologischen Diagnostik stellt der hohe Anteil von im Labor selbst entwickelten Testverfahren dar, der u. a. durch das **Fehlen kommerzieller Alternativen**, bedingt durch die hohe Diversität genetischer Untersuchungen, verursacht ist. Bezüglich des Designs eigener Testverfahren sei nur auf die wesentlichen Anforderungen des **Primerdesigns**, als das den meisten Verfahren zugrunde liegende Prinzip, eingegangen. Grundvoraussetzung, die vor allem im Hinblick auf eine Akkreditierung erfüllt sein muss, ist die Spezifität der designten Primer. Um diese zu gewährleisten, muss nach dem Design überprüft werden, dass keine Pseudogene amplifiziert werden, der Primer nur einmalig und damit hochspezifisch im Genom bindet und dass keine bekannten Sequenzvariationen mit hoher Frequenz unterhalb des Primers liegen. Hierfür stehen unterschiedliche, kostenlose web-basierte Tools zur Verfügung. Trotz optimalen Designs muss immer die Spezifität experimentell bestätigt werden und es sollte eine Optimierung der Reaktion hinsichtlich der Annealing-Temperatur sowie der $MgCl_2$-Konzentration durchgeführt werden. Für die Validierung molekulargenetischer Verfahren ist eine adäquate Probenzahl mittels zweier, unabhängiger Methoden zu untersuchen sowie ergänzend im Optimalfall eine Kreuzvalidierung mit einem Zweit- oder Referenzlabor durchzuführen. Für eine adäquate Qualitätssicherung ist neben den oben aufgeführten Kontrollen als interne Maßnahme die Teilnahme an **Ringversuchen** als **externe Qualitätssicherungsmaßnahme** erforderlich. Eine Übersicht aller Ringversuche sowie der dazugehörigen Anbieter wird von der internationalen Fachgesellschaft für Klinische Chemie (IFCC) zur Verfügung gestellt.

Prinzipiell ist bezüglich der diagnostischen Wertigkeit noch anzumerken, dass die Fehlerquote trotz adäquaten Designs und Testdurchführung häufig mit ungefähr 1 % angeführt wird. Grund hierfür ist vor allem das Phänomen des **Allelic dropout** (ungleichmäßige Amplifikation einzelner

Allele während der PCR, die eine Homozygotie vortäuscht), weswegen seitens Ringversuchsanbietern und einiger Expertengremien die Verwendung zweier unabhängiger Methoden oder mindestens zweier verschiedener Primerpaare für die Diagnostik empfohlen wird. Eine Umsetzung in der Praxis erfolgt häufig nur zur Bestätigung positiver NGS-basierter Testergebnisse durch Sangersequenzierung, eine der Abrechenbarkeit geschuldete Tatsache.

2.2.5 Nomenklatur und Annotation

Bezüglich der Richtlinien der in der Molekulargenetik zu verwendenden Nomenklatur der Gene sei auf das **HUGO Gene Nomenclature Committee** und für die Beschreibung der identifizierten Sequenzvariationen auf die **Human Genome Variation Society** verwiesen. Prinzipiell gilt, dass man sich immer auf eine Referenzsequenz beziehen muss, die sofern vorhanden, als LRG (Locus Reference Genomic) anzugeben ist, oder falls nicht verfügbar als über NCBI verfügbare Referenzsequenz. Für die Beschreibung der Sequenzvariationen auf Ebene der DNA bezieht man sich in der Regel auf die cDNA, sodass Variationen im Bereich der 3'- oder 5'-UTR sowie im Bereich der Introns durch + oder –, in Abhängigkeit ihrer Nähe zur letzten gezählten Base der cDNA, gekennzeichnet sind. Die 1 bezieht sich immer auf die erste Base des Startcodons. Bei mehreren gefundenen Sequenzvariationen sollte unterschieden werden, ob diese auf dem gleichen Allel oder auf unterschiedlichen Allelen liegen. Von einer Compound-Heterozygotie spricht man, wenn ein Individuum zwei unterschiedliche, mutierte Allele des gleichen Gens hat, die zu einem ähnlichen Phänotyp führen wie eine Homozygotie für eines der beiden Allele. ► Abb. 2.5 gibt ein Beispiel für die Verwendung der HGVS-Nomenklatur.

2.2.6 Der molekularbiologische Befund

Die Prüfung der durchgeführten molekularbiologischen Untersuchung auf Richtigkeit sowie deren Interpretation im klinischen Kontext samt der Erstellung eines molekularbiologischen Befundes obliegen dem Arzt. Der klassische genetische Befund sollte im Wesentlichen folgende Informationen enthalten:

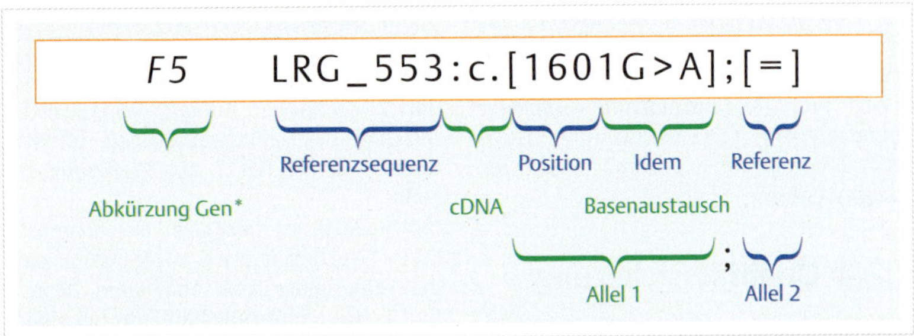

Abb. 2.5 Beispiel HGVS-Nomenklatur. * = Gennamen werden immer *kursiv* geschrieben, Proteine nicht

- Angaben zum Patienten wie Name, Geburtsdatum, ggf. Indikation der Untersuchung
- Art der durchgeführten molekularbiologischen Untersuchung samt Informationen zur Methode sowie jeglicher Auffälligkeiten/Limitationen bei der Durchführung (z. B. coverage, bias bei NGS-Läufen)
- Ergebnis der molekulargenetischen Untersuchung unter Verwendung der HGVS Nomenklatur
- Interpretation des genetischen Befundes im klinischen Kontext. Dies schließt die Annotation mit ein.

Es gilt immer, dass die klinische Fragestellung die Indikation sein muss und die Beratung dem Arzt obliegt.

2.2.7 Klinische Anwendungen

Die klinischen Indikationen für den Einsatz molekularbiologischer Methoden in der Laboratoriumsmedizin haben in den letzten Jahren deutlich zugenommen, sodass eine allumfassende Übersicht jeglicher klinischer Anwendung nicht möglich ist. Nachfolgende Anwendungsgebiete sollen einen groborientierenden Überblick geben.

Nachweis viraler oder bakterieller DNA/RNA

Indikation

- Virusnachweis, z. B. Hepatitis B, Hepatitis C, HIV
- Quantifizierung der Viruslast
- Nachweis bakterieller Erreger
- Nachweis bakterieller Resistenzen
- Mikrobiomsequenzierung

DNA bzw. RNA von Viren oder Bakterien, die bei der **Erregerdiagnostik** infektiöser Prozesse eingesetzt wird, unterscheiden sich in ihren analytischen Eigenschaften nicht wesentlich von humaner gDNA bzw. mRNA. Vorteile molekularbiologischer Verfahren können die hohe analytische Empfindlichkeit, verbesserte Spezifität sowie die im Vergleich zu Anzuchtverfahren (z. B. Mykobakterien) viel raschere Verfügbarkeit der Ergebnisse sein. Daneben werden molekulargenetische Methoden zunehmend für die Bestimmung von Resistenzen und multiresistenter Erreger sowie zur schnellen differenzialdiagnostischen Abklärung klinisch relevanter Symptomenkomplexe eingesetzt. Für Letzteres finden vor allem Walk-away-Systeme mit zeitgleicher Diagnostik diverser bakterieller und/oder viraler Erreger, z. B. bei der klinischen Fragestellung Meningitis, Anwendung. Limitationen sind in der Gefahr falsch positiver Ergebnisse durch Kontamination der Probe oder des analytischen Systems sowie in der nicht vollständigen Genotyp/Phänotyp-Korrelation bei Resistenzen zu sehen.

Mono- und polygenetische Erkrankungen

Indikation

- Diagnose genetischer Erkrankungen
- Abschätzung eines genetischen Erkrankungsrisikos, z. B. bei Tumorprädispositionssyndromen oder zur Thrombophiliediagnostik

Das diagnostische Spektrum genetischer Parameter bzw. Risikofaktoren ist in den letzten Jahren kontinuierlich gestiegen. So kommen heute molekularbiologische Methoden nicht nur zur Diagnose klassischer monogenetischer humanmedizinischer Erkrankungen zum Einsatz, sondern spielen zunehmend auch eine Rolle bei komplexen Erkrankungen, die definitionsgemäß durch Veränderungen mehrerer Gene in Kombination mit Umwelteinflüssen verursacht werden. Bei polygenetischen oder komplexen Erkrankungen gilt, dass erst das kumulative Auftreten unterschiedlicher genetischer und zum Teil exogener Risikofaktoren ausreichend ist, um schlussendlich zu einer bestimmten Erkrankung zu führen. Jede Veränderung allein genommen erhöht lediglich das Risiko, ist aber weder notwendig noch für sich allein genommen ausreichend, um die Erkrankung auszulösen. Dies stellt uns bei der Interpretation genetischer Befunde weiterhin vor große Herausforderungen und rechtfertigt die Frage, wann eine genetische Untersuchung oder ein genetisches Suszeptibilitätsscreening indiziert ist.

Pharmakogenetik

Indikation

- Bestimmung des individuellen Metabolisierungstypen
- Vermeidung schwerer Arzneimittelnebenwirkungen

Unter dem Begriff der **Pharmakogenetik** versteht man den Einfluss genetischer Faktoren auf die Wirkung von Pharmaka. Hier spielen alle am Arzneimittelmetabolismus beteiligten Enzyme eine Rolle, zu denen vor allem die Mitglieder der Cytochrom-P450-Familie gehören. Die Indikation zur Untersuchung ist abhängig vom jeweiligen Pharmakon, beeinflusst durch das Risiko des Auftretens schwerer unerwünschter Arzneimittelnebenwirkungen sowie eines vollständigen Therapieversagens mit inadäquater Dosierung in Abhängigkeit der individuellen Arzneimittelmetabolisierung. Eine Übersicht, für welche Medikamente eine Indikation zur genetischen Untersuchung welcher Enzyme bzw. Sequenzvariationen gegeben ist, findet sich bei der FDA (Table of pharmacogenomic biomarkers in drug labeling; https://www.fda.gov/Drugs/ScienceResearch/ucm5 72698.htm) sowie der Pharmacogenomics Knowledgebase (PharmGKB; https://www.pharmgkb.org/). Da im Bereich der an der Metabolisierung beteiligten Enzyme zahlreiche unterschiedliche Sequenzvariationen bekannt sind, hat sich zur Vereinfachung eine eigene Nomenklatur, die sogenannte Star (*)-Nomenklatur durchgesetzt. Hier werden bestimmte Sequenzvariationen zu einem *-Genotypen zusammengefasst, der sich jeweils an der Leitmutation orientiert. Eine Zuordnung der jeweiligen Genotypen zu den Metabolisierungstypen (poor metabolizer bis hin zum ultrarapid metabolizer) findet sich für die wichtigsten Enzyme ebenfalls in oben genannten Datenbanken zusammen mit Empfehlungen für eine Dosisanpassung der entsprechenden Medikamente sowie ggf. einzusetzender alternativer Wirkstoffe.

Molekulare Tumordiagnostik

Indikation

- Krebsfrüherkennung (Tumorprädisposition)
- Typisierung hämatologischer Neoplasien
- Nachweis von „minimaler residualer Erkrankung“ (MRD)
- molekularer Rezidivnachweis
- Companion Diagnostik (Molekulargenetischer Nachweis/Ausschluss bestimmter Sequenzvariationen als Voraussetzung für den Einsatz zielgerichteter Therapeutika)
- Monitoring des Therapieansprechens

Der Einsatz molekularbiologischer Methoden im Rahmen der Tumordiagnostik bzw. Therapie onkologischer Patienten ist sehr breit und reicht von der Früherkennung bei Tumorprädispositionssyndromen, der Diagnose über die Klassifizierung (z. B. Einteilung des CRC erfolgt seit 2017 anhand genetischer Veränderungen) bis hin zur Auswahl geeigneter Therapeutika und schließlich zum Monitoring des MRD sowie des therapeutischen Ansprechens.

Ein Beispiel für den Einsatz in der MRD-Diagnostik ist der Nachweis tumorspezifischer DNA-Rearrangements wie Translokationen (z. B. BCR-ABL als Korrelat des Philadelphia-Chromosoms bei der chronischen myeloischen und der akuten lymphatischen Leukämie) durch RT-PCR auf mRNA-Ebene oder spezifischer Deletionen auf Ebene der DNA bei bestimmten Leukämien oder Lymphomen.

Ähnlich den hämatologischen Neoplasien gewinnt die Genetik auch bei soliden Tumoren einen immer höheren Stellenwert. Durch die Sequenzierung zahlreicher Tumorgenome ist deutlich geworden, dass bestimmte Signalwege besonders häufig alteriert sind und Schlüsselenzyme attraktive Ziele für eine Therapie mit kleinen Molekülen, wie z. B. Tyrosinkinaseinhibitoren, darstellen. Für den sinnvollen therapeutischen Einsatz muss ein entsprechendes genetisches Tumorprofiling erfolgen, welches primär mittels Sequenzierung aus FFPE-Material erfolgt. Alternativ hierzu darf seit Kurzem auch die Analyse der ctDNA bei fehlendem Primärtumorgewebe verwendet werden. Der Vorteil der Plasma-basierten Mutationsanalyse ist darin zu sehen, dass sie eine kumulative Sicht auf den Tumor in Echtzeit als minimalinvasive Diagnostik ermöglicht. Somit wird sie der Intra- und Intertumorheterogenität gerecht und erlaubt zudem ein Monitoring über die Zeit. Studienergebnisse zeigen, dass hiermit eine Verkürzung der Leadtime im Gegensatz zur Bildgebung erreicht wird und zudem das Auftreten bestimmter Resistenzmutationen mit therapeutischer Konsequenz direkt diagnostiziert werden kann.

Zusatzinformation

Genetische (Locus-)Heterogenität bedeutet, dass derselbe Phänotyp (Erkrankung) durch Veränderungen unterschiedlicher Gene verursacht sein kann. Beispiele hierfür sind das hereditäre nicht polypöse Kolon-Karzinom (HNPCC) oder der erbliche Brustkrebs, wo jeweils Mutationen in ganz verschiedenen Genen das gleiche, am Phänotyp nicht unterscheidbare Krebsrisiko auslösen können.

Pränataldiagnostik

Indikation

- Aneuploidie (Trisomie 21, 18, 13)
- (Erkennung anderer Chromosomenabberationen)
- Bestimmung Rhesusinkompatibilität

Die Analyse der zellfreien, fetalen DNA in Form sogenannter **Nicht-invasiver pränataler Tests (NIPT)** wird zum Screening auf fetale Chromosomenabberationen, wie der Trisomie 21 (Down-Syndrom), Trisomie 18 (Edward-Syndrom) und Trisomie 13 (Pätau-Syndrom), in der klinischen Praxis ab der 9 + 1 Schwangerschaftswoche eingesetzt. Dabei gilt, dass ein solcher Test derzeitig nur als Screeningmethode bei oder in Kombination mit auffälligen Ultraschalluntersuchungen oder Ersttrimester-Screenings mittels Combined-Test (Messung der fetalen Nackentransparenz, Bestimmung von PAPP-A und freiem beta-HCG) eingesetzt werden sollte mit dem primären Ziel die Anzahl invasiver Eingriffe (Chorionzottenbiopsie, Amniozentese) zu reduzieren. Positive Ergebnisse des NIPT müssen durch invasive Methoden bestätigt werden. Die Sensitivität des NIPT ist abhängig von der jeweiligen Trisomie, bei Trisomie 21 mit einer Sensitivität von 99 % und einer FPR von 0,08 % am höchsten. Limitationen ergeben sich vor allem durch die GC-Bias der Sequenzierung sowie das häufige Vorhandensein plazentarer Mosaike.

2.3 Harnsäure

*K. P. Kohse, K. Dörner**

Die in den Nukleinsäuren der DNA und RNA sowie anderen Nukleotiden enthaltenen Purinbasen Adenin und Guanin werden bei Primaten bis zum Stoffwechsel-Endprodukt Harnsäure abgebaut. ► Abb. 2.6 zeigt ihre prinzipiellen Stoffwechselwege; ihre Molmasse beträgt 168 g/mol.

► **Hyperurikämie/Gicht.** Beim physiologischen pH des Blutes und bei 37 °C beträgt die maximale **Löslichkeit der Harnsäure (als Urat)** etwa 420 µmol/l (7,1 mg/dl). Obwohl eine begrenzte Übersättigung wegen der Proteinbindung der Harnsäure möglich ist (die Konzentration der freien Harnsäure im Plasma ist dadurch geringer), ist damit zu rechnen, dass es bei Harnsäurekonzentrationen von größer als 500 µmol/l (> 10 mg/dl) zur Präzipitation und somit Ablagerung von Harnsäurekristallen im

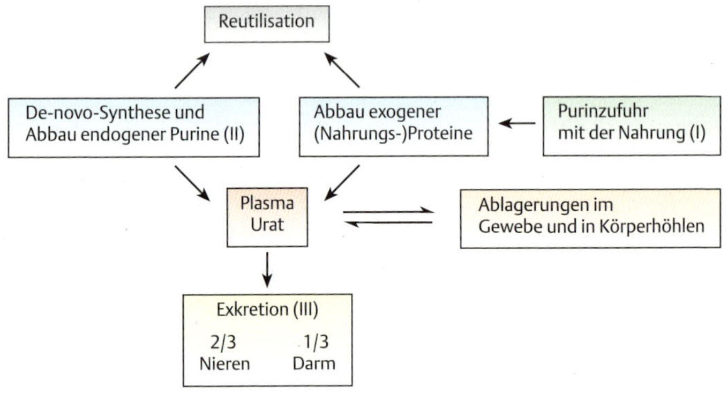

Abb. 2.6 Harnsäurekompartimente im Organismus. Die Harnsäurekonzentration im Blut wird im Wesentlichen durch 3 Faktoren beeinflusst: die Purinzufuhr mit der Nahrung (I), den Metabolismus (Abbau und de-novo-Synthese) endogener Purine (II) sowie die Exkretion der Harnsäure über Niere und Darm (III) (nach Keller).

Gewebe kommt. Prädilektionsort für die Bildung von Harnsäurekristallen (genauer: Mononatriumurat) ist dabei die Gelenkflüssigkeit. Die Kristalle wirken hier als massiver Entzündungsreiz und führen zu Phagozytose durch polymorphkernige Leukozyten und Makrophagen. Dabei kommt es zu einer Erhöhung der intrazellulären Lactatkonzentration und zur Freisetzung proteolytischer Enzyme, die wiederum die Bildung von Kininen und eine Steigerung der Gefäßpermeabilität zur Folge haben. Bei 20 % aller Gichtpatienten werden aus Harnsäure bzw. Uraten bestehende Nierenkonkremente beobachtet.

▸ **Therapie der Hyperurikämie.** Die Löslichkeit der Harnsäure im Urin wird wesentlich durch den pH bestimmt. Bei einem pH-Wert von 5,7 liegen Harnsäure und Urat in äquimolaren Mengen vor, bei einem pH-Wert von 4,7 verschiebt sich dieses Gleichgewicht auf die Seite der protonierten Harnsäure (90 % Harnsäure). Da die Löslichkeit der Harnsäure bei pH 7,0 10-mal geringer ist als die von Natriumurat, muss bei gesteigerter Harnsäureausscheidung auf eine Alkalisierung des Urins bzw. auf eine Reduzierung der ausgeschiedenen Harnsäuremengen durch Allopurinol-Medikation geachtet werden. Allopurinol hemmt die Xanthinoxidase, die während des Abbaus der Purine Hypoxanthin und Xanthin in Harnsäure umwandelt. Xanthin und vor allem Hypoxanthin sind besser löslich als Harnsäure. Durch ihre Exkretion werden zusätzlich Purinmetaboliten ausgeschieden – ohne wechselseitige Beeinflussung und unabhängig vom Löslichkeitsprodukt der Harnsäure.

Indikation

- Diagnostik und Verlaufskontrolle der primären Hyperurikämie („Gicht")
- Verdacht auf sekundäre Hyperurikämie (Niereninsuffizienz, Hyperparathyreoidismus; Nulldiät; metabolisches Syndrom, Alkoholabusus)
- Therapiekontrolle bei zytostatischer Therapie, Strahlentherapie und Therapie mit Uricostatika
- Lesch-Nyhan-Syndrom

▸ **Untersuchungsmaterial und Präanalytik**

- Serum oder Plasma; Harnsäure ist in wässriger Lösung autoxidabel; daher sind Proben zur Harnsäurebestimmung selbst bei Kühlschranktemperatur maximal 1 Woche lagerfähig.

Vor der Blutentnahme soll 3 Tage eine purinarme Kost eingenommen, schwere Muskelarbeit vermieden und wenn möglich jede Medikamenteneinnahme ausgesetzt werden. Um bei Patienten unter Therapie mit Rasburicase, z. B. Urat-Oxidase (S. 157), einen korrekten Wert für die Harnsäurekonzentration zu erhalten, muss die Probe sofort nach der Blutentnahme mit Eis gekühlt und das Plasma nach dem Abtrennen in der Kühlzentrifuge auf Eiswasser bis zur Untersuchung aufbewahrt werden. Alternativ kann die Blutprobe rasch mit 8 %-iger Perchlorsäure (0,5 ml + 1,0 ml Blut) enteiweißt werden. Nach der Zentrifugation ist der Überstand mit 0,7 mol/l K_3PO_4 pH 13 im Verhältnis 1,0 : 1,5 zu neutralisieren.

- 24-Stunden-Sammelurin

Während der Sammelperiode ausgefallene Harnsäure- und Uratkristalle müssen vor der Bestimmung durch Erwärmen im Wasserbad und/oder Alkalisieren wieder in Lösung gebracht werden.

2

▸ **Bestimmungsmethoden €**

1. Vollenzymatische UV-photometrische Methode mit Uricase, Katalase und Aldehyddehydrogenase (AlDH). Die während der AlDH-Reaktion stattfindende NADPH-Bildung wird durch die Extinktionszunahme bei 340 nm UV-photometrisch registriert.
2. Bei mehreren anderen enzymatischen Verfahren wird das im ersten Reaktionsschritt durch die Uricase-Reaktion gebildete H_2O_2 in einer Indikatorreaktion mit chromogenen Substraten umgesetzt und die resultierende Farbbildung photometrisch gemessen.

Referenzintervalle

Alter	Harnsäure im Plasma
Neugeborene	38–326 µmol/l (0,6–5,5 mg/dl)
Säuglinge	68–325 µmol/l (1,1–5,5 mg/dl)
ältere Kinder	111–353 µmol/l (1,9–5,9 mg/dl)
Frauen	150–350 µmol/l (2,5–5,9 mg/dl)
Männer	210–420 µmol/l (3,5–7,0 mg/dl)
Ernährung	**Harnsäureausscheidung im 24-Stunden-Urin**
Erwachsene bei purinreicher Diät	bis 12 mmol/d (bis 2 g/d)
Erwachsene bei gemischter Diät	< 6,0 mmol/d (< 1 g/d)
Erwachsene bei purinfreier Diät	< 2,5 mmol/d (< 420 mg/d)

Die Harnsäurekonzentration von Frauen steigt mit dem Alter stetig an. Nach der Menopause sind die Referenzintervalle von Männern und Frauen identisch.

▸ **Diagnostische Bedeutung**

Merke

Eine Hyperurikämie liegt vor, wenn bei Frauen die Konzentration der Harnsäure höher als 6,0–6,5 mg/dl und bei Männern höher als 7,0 mg/dl ist.

Man unterscheidet **primäre** und **sekundäre** Hyperurikämie.

Der Oberbegriff **primäre Hyperurikämie** steht für eine Reihe von genetisch bedingten Erkrankungen mit erhöhter Harnsäurekonzentration im Blut. Treten dabei anfallsartig Gelenkbeschwerden (und eine erhöhte BSG mit Leukozytose) auf, wird dies als **idiopathische Gicht** bezeichnet. 99 % der Patienten mit familiärer Hyperurikämie sollen eine renale Ausscheidungsstörung haben und nur 1 % eine gesteigerte De-novo-Synthese aufweisen.

Als Ursache für eine Synthesesteigerung kommen Enzymdefekte infrage, die zu einer Erhöhung des Substrates Phosphoribosylpyrophosphat (PRPP) und Glutamin führen, die beide am Anfang der Purinsynthese stehen.

Die Wahrscheinlichkeit eines Auftretens von Gichtanfällen ist von der Harnsäurekonzentration abhängig (▶ Abb. 2.7):

Bei Harnsäurekonzentrationen von 416–470 µmol/l (7,0–7,9 mg/dl) beträgt die Prävalenz von Gichtanfällen bei 58-jährigen Männern 16,7 %, bei über 535 µmol/l (9 mg/dl) bereits 90 %. Hohe Konzentrationen werden ausgelöst durch ausufernde Mahlzeiten und Alkoholkonsum, körperliche und psychische Belastung, Temperatur- und Klimawechsel.

Die Manifestation der Erkrankung ist auch vom Alter und vom Geschlecht der Patienten (Männer : Frauen = 7 : 1) abhängig.

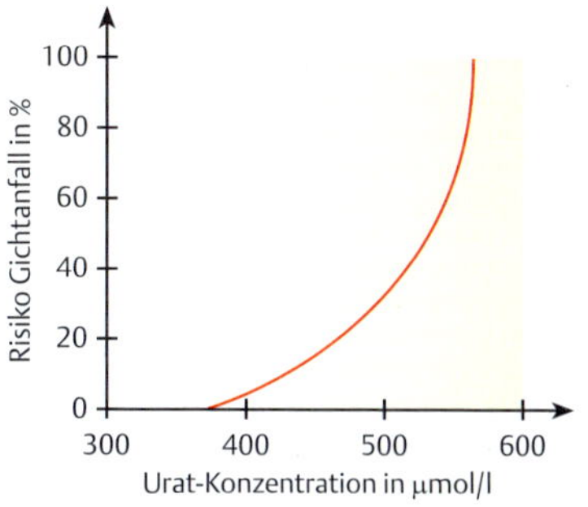

Abb. 2.7 Prävalenz von Gichtattacken in Abhängigkeit von der Harnsäurekonzentration. (nach Keller, H.: Klinisch-chemische Labordiagnostik für die Praxis. 2. Aufl. Thieme, Stuttgart 1991)

Zusatzinformation

Ein vollständiges Fehlen des Enzyms Hypoxanthin-Guanin-Phosphoribosyl-Transferase (HGPRT) liegt beim seltenen **Lesch-Nyhan-Syndrom** vor. Neben dem Befund einer Hyperurikämie (Urat-Nierensteine, aber kaum Gelenkbeschwerden) finden sich hier psychische Auffälligkeiten wie Autoaggression und eine mentale sowie körperliche Retardierung. Es gibt partielle Enzymdefekte, bei denen Autoaggressionen und/oder Retardierung fehlen.

Klinisch bedeutend ist die **sekundäre Hyperurikämie**, die bei aggressiver zytostatischer Therapie (z. B. von Hämoblastosen) und bei Strahlentherapie als Folge des vermehrten Zellkatabolismus auftritt. Durch die Gabe von Allopurinol und durch eine verstärkte Diurese versucht man, die Harnsäurekonzentration nicht über das Referenzintervall hinaus ansteigen zu lassen. Ist mit einem sehr hohen Anfall von Harnsäure zu rechnen, wird das Medikament *Rasburicase* intravenös verabreicht, eine rekombinante Urat-Oxidase aus Aspergillus flavus, die in vivo für einen raschen Abbau der beim Zellzerfall entstehenden Harnsäure zum gut löslichen Allantoin sorgt, das dann leicht über die Nieren ausgeschieden werden kann.

Andere Ursachen einer sekundären Hyperurikämie können eine schwere Niereninsuffizienz (glomeruläre und/oder tubuläre Schädigung), verschiedene myeloproliferative Erkrankungen oder ein stark gesteigerter Abbau von körpereigenem Eiweiß (z. B. bei Nulldiät) sein, ferner eine Infusion von Fructose (und anderen Zuckeraustauschstoffen), eine toxische Schädigung des Nierenparenchyms, ein Hyperparathyreoidismus, eine Hyperthyreose, ein Glucose-6-Phosphatase-Mangel (Glykogenose

Typ I von Gierke) und eine schwere Schwangerschaftsgestose.

Verschiedene **Medikamente** führen über die Hemmung der tubulären Sekretion der Harnsäure zu einer Hyperurikämie: Diuretika der Thiazidgruppe und Acetylsalicylsäure in niedriger Dosierung, Antihypertensiva und Tuberkulostatika.

Erniedrigte Harnsäurekonzentrationen finden sich bei verminderter Harnsäurebildung (Xanthinoxidasemangel mit Xanthinurie, medikamentöse Hemmung der Xanthinoxidase durch Allopurinol) und bei einer Hemmung der tubulären Harnsäure-Rückresorption. Letzteres ist ein Wirkprinzip des Medikaments Probenecid, das bei Hyperurikämie verabreicht wird.

M!

Merke

Bei den **Hyperurikämien renaler Genese** findet sich eine erniedrigte Harnsäureausscheidung pro Tag, während bei den nicht renal bedingten Hyperurikämien auch eine gesteigerte renale Harnsäureausscheidung mit den erhöhten Harnsäurekonzentrationen im Blut einhergeht.

B

Fallbeispiel

Ein korpulenter, gesunder Labormitarbeiter erscheint am Montagmorgen nicht zum Dienst, nachdem er am Vortag seinen Geburtstag ausgiebig gefeiert hat. In der Nacht ist er mit heftigen Schmerzen im rechten Großzehengrundgelenk aufgewacht, unfähig, den Fuß aufzusetzen. Das Gelenk ist gerötet, geschwollen und äußerst druckempfindlich. Nach Einnahme von 600 mg Ibuprofen bessern sich die Symptome rasch.

Bei akuter Arthritis ist die Bestimmung folgender klinisch-chemischer Kenngrößen indiziert: Harnsäure, Entzündungsparameter, Leukozyten, Rheumafaktoren:

Der behandelnde Arzt verzichtet auf die Bestimmung der Rheumafaktoren.

Die CRP-Konzentration ist nur mäßig erhöht (im Sinne einer Entzündung, keiner Infektion), die Leukozyten-Zahl ist gerade noch im Referenzintervall; die wichtige Differenzialdiagnose Gelenkinfekt kann somit ausgeschlossen werden. Auf Grundlage der typischen Anamnese, des typischen Befundes und der Hyperurikämie wird die Diagnose „akuter Gichtanfall" gestellt.

Substanz	Konzentration
Harnsäure	9,5 mg/dl
Leukozyten	10/nl
CRP	20 mg/dl

3 Aminosäuren, Proteine und Enzyme

*U. Ceglarek, K. Dörner**

3.1 Aminosäuren

Essentielle und nichtessentielle Aminosäuren spielen eine wichtige Rolle in Stoffwechselprozessen z. B. zur Bildung von Proteinen, Neurotransmittern, Hormonen und anderen Biomolekülen. Bei angeborenen Aminosäurenstoffwechselstörungen sind diese Stoffwechselwege durch genetisch bedingte Enzymdefekte gestört oder komplett gehemmt. Daraus resultiert entweder ein **Substratstau** vor Reaktionsschritten, die durch Enzymdefekte blockiert sind, oder es liegen lysosomale transmembranöse **Transportdefekte** vor, z. B. in Leukozyten und den Nierentubuli. Durch den Substratstau entstehen stark erhöhte Aminosäuren-Konzentrationen im Blut und es werden biochemische Seitenwege beschritten, die beim Gesunden zwar auch vorhanden, aber quantitativ betrachtet belanglos sind, z. B. Bildung von Phenylbrenztraubensäure („Phenylketon“) durch Transaminierung von Phenylalanin bei der Phenylketonurie oder Bildung des lebertoxischen Succinylacetons bei der Tyrosinämie Typ I.

Besteht ein Verdacht auf eine **angeborene Stoffwechselstörung** stellt die Bestimmung der Aminosäuren aus Plasma die Basis von Stoffwechselsuchtests dar. Die bei Aminosäurenstoffwechselstörungen pathologisch erhöhten Abbauprodukte sind auch im Urin nachweisbar und werden deshalb auch bei speziellen Fragestellungen darin analysiert.

Indikation

- Neugeborenenscreening (Phenylketonurie, Ahornsiruperkrankung)
- Selektiver Suchtest bei Hyperammonämie und Verdacht auf einen angeborenen Stoffwechseldefekt, überwiegend in der Pädiatrie (z. B. Harnstoffzyklusdefekte)
- Therapiekontrolle zur Diäteinstellung und -überwachung bei angeborenen Aminosäurenstoffwechselstörungen
- Homocysteinbestimmung, zur Risikoabschätzung bei kardiovaskulären und thromboembolischen Erkrankungen

► **Untersuchungsmaterial und Präanalytik**

- Serum oder Plasma; möglichst nüchtern bzw. 4–6 h nach der letzten Mahlzeit abnehmen, Blut direkt nach der Abnahme zentrifugieren und Plasma abpipettieren, Plasma nach der Gewinnung einfrieren, Hämolyse vermeiden
- Spontanurin oder 24-Stunden-Sammelurin
- Trockenblut-Testkarte für Neugeborenenscreening oder spezielle Stoffwechseldiagnostik; mit Bluttropfen durchtränktes und bei Raumtemperatur getrocknetes Filterpapier.

► **Bestimmungsmethoden €€€**

- **Tandem-Massenspektrometrie** (S. 126): Die MS/MS wird beim Neugeborenenscreening auf Aminosäuren- und Carnitinstoffwechselstörungen und in Kopplung mit der HPLC als selektiver Suchtest bei Verdacht auf einen angeborenen Stoffwechseldefekt eingesetzt. In Deutschland ist das Neugeborenen-

screening eine freiwillige Vorsorgeuntersuchung am 2.–3. Lebenstag, die in den Kinderrichtlinien der Bundesärztekammer bundeseinheitlich geregelt wird und durch die gesetzlichen Krankenkassen finanziert wird.
- **Kationenaustauscher-Chromatografie**: Trennung der Aminosäuren, Umsetzung mit Ninhydrin und photometrische Quantifizierung. Urinkonzentrationen werden häufig auf die Kreatininkonzentration des Urins (S. 34) bezogen.
- **Mutationsnachweis** mit molekularbiologischen Methoden (zum Teil nur im Rahmen von Verwandtenuntersuchungen möglich).

Referenzintervalle

Die Referenzintervalle sind alters-, nahrungs- und methodenabhängig. Das jeweilige Laboratorium ist für die Bewertung zuständig. In Proben mit langen Transportzeiten sinken die Glutamin- und Asparaginkonzentrationen, die von Glutaminsäure und Asparaginsäure steigen entsprechend.

► **Diagnostische Bedeutung.** Aminosäurebestimmungen werden auch notfallmäßig in spezialisierten Stoffwechselzentren zur Diagnostik von Aminoazidopathien und **Hyperammonämie** (z. B. **Harnstoffzyklusdefekten**) durchgeführt. Selten werden sie im Rahmen von ernährungsphysiologischen Studien eingesetzt, z. B. bei Kurzdarmsyndrom. Klinisch relevant sind nur Werte oberhalb des doppelten oberen Referenzwertes. Typisch sind 10- bis 100-fach höhere Werte z. B. bei der Phenylketonurie (Phenylalanin), der Ahornsirupkrankheit (Leuzin) und Citrullinämie (Citrullin). Sie sollen durch Untersuchungen des Profils der organischen Säuren im Urin ergänzt werden. Heute lässt sich meist der zugrunde liegende Enzymdefekt mit molekularbiologischen Untersuchungen spezifizieren.

Eine Homocysteinerhöhung im Blut wurde als unabhängiger Risikofaktor für vorzeitige kardiovaskuläre Erkrankungen erkannt.

3.2 Proteine

3.2.1 Biologische Funktionen der Plasmaproteine

Merke

Die **physiologischen Aufgaben** der Plasmaproteine beinhalten:
- physikochemische Funktionen: Volumenaktivität und Pufferwirkung
- Transportfunktionen
- Funktionen der humoralen Infektabwehr
- Funktionen in der Entzündung
- Funktionen in der plasmatischen Gerinnung
- spezifische Aufgaben (Enzyme und Enzyminhibitoren, Proteohormone)

Plasmaproteine treten in höheren Konzentrationen im Blut auf und haben dort ihre überwiegende Funktion. Sie sind sowohl strukturell als auch funktionell heterogen und liegen in einem breiten Konzentrationsbereich (µg/l-g/l) im Plasma vor. Obwohl die **Gesamtproteinkonzentration** im Plasma (ausgedrückt als Stoffmengenkonzentration) nur 1 mmol/l beträgt und sie damit nur zu 0,3 % an der Osmolalität des Plasmas beteiligt ist, gewährleistet sie die Existenz des Intravasalvolumens. Ohne Makromoleküle würden durch Blutdruck und hydrostatischen Druck Wasser, Salz und andere kleine Moleküle aus dem Gefäßbett in den Interstitialraum gepresst. Die physiologische Bedeutung der Plasmaproteine besteht also in der Aufrechterhaltung des kolloidosmotischen Drucks. Eine Verminderung der Proteinkonzentration führt demnach (bei ausreichender Wasserzufuhr) zu Ödemen (▶ Abb. 3.1).

Durch ihre freien NH_2- und COOH-Gruppen wirken Plasmaproteine als Puffersubstanzen. Ihr Anteil an der Pufferkapazität (Plasma) beträgt 14 % und ist damit höher als der von Hydrogencarbonat (6 %) und Phosphat (1,5 %). Die höchste Pufferkapazität im Vollblut haben die Zellen (79 %). Im Plasma sind Hunderte verschiedener Proteine enthalten, bei denen nur bei einem kleinen Teil die biologische Funktion bekannt ist. Manche entfalten ihre Aktivität im Plasma (Gerinnungsfaktoren, Proteaseinhibitoren, Lipoproteinlipase), andere gelangen eher zufällig durch Zelluntergang und -abbau in das Blut und haben dort nach heutigem Wissen keine spezielle Aufgabe. Sie können dennoch diagnostisch wichtig sein, z. B.Tumormarker (S. 449).

Unter den Plasmaproteinen hat das Albumin die größte Bedeutung als Transportvehikel für wasserunlösliche Substanzen wie nicht glucuronidiertes Bilirubin, langkettige Fettsäuren, Hormone und Medikamente. Aber auch hydrophile („wasserfreundliche") Bestandteile können durch Adsorption gebunden und transportiert werden (z. B. Ca^{2+} und Zn^{2+}, Harnsäure). Die Transportfunktion von Albumin ist unspezifisch – im Gegensatz zu der von z. B. Transferrin (S. 168).

Akut-Phase-Proteine (CRP), Anti-Akut-Phase Proteine (z. B. Albumin, Transferrin) und Komplementfaktoren wirken im Plasma im Rahmen von Entzündungen. Die humorale Infektabwehr wird vor allem durch die Immunglobuline G, A und M bewirkt. Ihr Anteil am Gesamtprotein ist bei chronischen Infektionen und bei Paraproteine (monoklonale Immunglobuline) produzierenden Tumoren sehr hoch, bei den sehr seltenen angeborenen humoralen Immundefekten dagegen sehr niedrig.

3.2.2 Proteinbestimmungsmethoden

Proteine sind gekennzeichnet durch ihre große, der Peptidlänge proportionale Zahl an Peptidbindungen (–CO-NH-). Die Be-

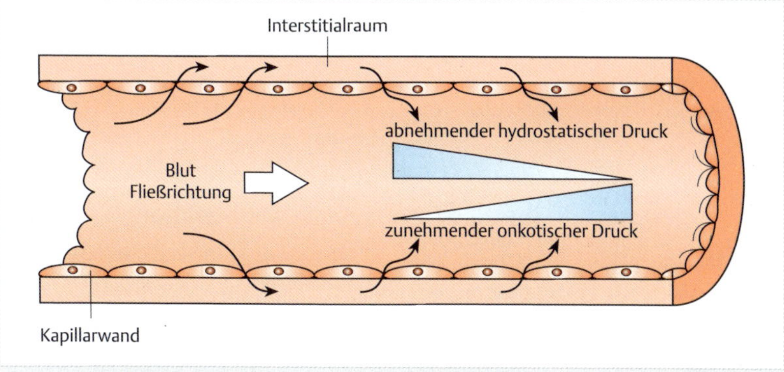

Abb. 3.1 Pathogenese von Ödemen bei Hypoalbuminämie. Die Ödembildung ist die Resultante aus hydrostatischem und onkotischem Druck.

stimmung des Gesamtproteins erfolgt unter der Voraussetzung, dass alle Proteine sich in der Bestimmungsmethode gleich verhalten und aus der gleichen Menge an Stickstoff bestehen.

Die heute allgemein übliche **Biuret-Methode** zur Bestimmung der Gesamtproteinkonzentration beruht darauf, dass Cu^{2+}-Ionen mit N-Atomen von Peptidbindungen im alkalischen Milieu rotviolette Komplexe bilden, die bei 546 nm photometrisch gemessen werden. Biuret-Reagenz enthält Kupfersulfat, Kalium-Natrium-Tartrat, Kaliumjodid und Natronlauge. Tartrat komplexiert das Cu^{2+}, das bei alkalischem pH als Kupferhydroxid ausfallen würde; Jodid verhindert die Autoreduktion von Cu^{2+}. Die Farbintensität ist proportional der Zahl der Peptidbindungen und von der sonstigen chemischen Zusammensetzung des Proteins unabhängig. Bei trüben Proben muss ein Probenleerwert mitgeführt oder die Messung kinetisch (S. 78) durchgeführt werden.

Zusatzinformation

Eine für sehr niedrige Proteinkonzentrationen brauchbare und im wissenschaftlichen Labor sehr häufig eingesetzte Modifikation der Biuret-Methode ist die Proteinbestimmung nach **Lowry**, bei der die Kupfer-Peptidkomplexe nachgeschaltet Folin-Reagenz (Phosphormolybdat/Phosphorwolframat) zu Molybdänblau reduzieren.

In **Urin** und **Liquor** ist die Proteinkonzentration in aller Regel zu niedrig, um mit der Biuret-Methode bestimmbar zu sein. Daher wird das Protein mit verdünnter Trichloressigsäure ausgefällt, die dadurch entstandene Trübung der Lösung wird turbidimetrisch oder nephelometrisch gemessen. Bei proteinarmen Lösungen werden außerdem **Farbstoffbindungsverfahren** eingesetzt. Proteine binden im sauren Milieu manche Farbstoffe (z. B. Pyrogallol-Rot-Molybdat oder Coomassie-Brillant-Blau) stark und verändern darüber hinaus das Absorptionsspektrum der Farbstoffe. Die Deproteinierung von Urin mit farbstoffhaltiger Trichloressigsäurelösung und die nachfolgende Resolubilisierung des ausgefallenen Niederschlags stellen ein einfaches Verfahren zur Urinproteinbestimmung dar. Die spektralen Veränderungen, die beim Kontakt von Proteinen mit bestimmten Indikatoren auftreten, sind auch mit dem Begriff Indikatorfehler belegt.

Zusatzinformation

Indikatorfehlermethode: Das Testfeld enthält ein Puffergemisch sowie den pH-Indikator Tetrabromphenolblau. Das Prinzip der Indikatorfehlermethode beruht darauf, dass die freien Aminogruppen von Proteinen, vor allem dem negativ geladenen Albumin im Urin bei konstantem pH-Wert vom Indikator (Tetrabromphenolblau) Protonen aufnehmen. Dies führt zwischen pH 3 und pH 4 zu einer Farbänderung des Indikators von gelb nach blau.

Schließlich muss die **spektralphotometrische** Detektion von Proteinen bei 280 nm erwähnt werden.

Zusatzinformation

Bei dieser Wellenlänge absorbieren die aromatischen (d. h. benzolringenthaltenden) Aminosäuren Phenylalanin, Tyrosin und Tryptophan, aber auch Nukleinsäuren. Misst man gleichzeitig die Extinktion bei 260 nm, so lassen sich mithilfe eines **Nomogramms** Protein- und Nukleinsäure-Konzentrationen abschätzen.

Die Bestimmung **spezieller Plasmaproteine** erfolgt mit immunologischen Methoden (S. 91). Zur Ermittlung der relativen Zusammensetzung des Serumproteins dient im Laboratorium die Elektrophorese (S. 89).

3.2.3 Gesamtprotein

Deutliche Abweichungen der Gesamtproteinkonzentration beruhen entweder auf einer Störung des Wasserhaushaltes oder einer Dysproteinämie. Sie sind durch gleichzeitige Untersuchung von Hämatokrit und Serumelektrophorese abzuklären. Veränderungen des relativen Anteils der einzelnen Plasmaproteine am Gesamtprotein äußern sich nur selten in einer Erhöhung oder Erniedrigung der Gesamtproteinkonzentration. Eine absolute Erhöhung der Gesamtproteinkonzentration beruht immer auf einer pathologisch erhöhten Immunglobulinkonzentration (z. B. Monoklonale Gammopathie oder Plasmozytom).

Indikation

- Verdacht auf Hypoproteinämie
  - verminderter Proteinsynthese
  - vermehrten Proteinverlusten
  - Überwässerung des Intravasalraumes
- Verdacht auf Hyperproteinämie
  - stark gesteigerter Synthese von Immunglobulinen und Paraproteinen
  - Exsikkose

▸ **Untersuchungsmaterial und Präanalytik**

- Serum oder Plasma; bei Raumtemperatur 7 Tage und im Kühlschrank 4 Wochen haltbar

Die Proteinkonzentration ist abhängig von der Körperlage und der Dauer der Venenstauung vor der Blutentnahme; Unterschiede von ≥ 10 % können sich beim selben Patienten je nach den Entnahmebedingungen (S. 32) ergeben.

▸ **Bestimmungsmethode €.** Als Methode der Wahl zur Gesamtproteinbestimmung gilt die **Biuret-Methode** (S. 162). Folgende Störfaktoren sind zu beachten:

- Lipämische oder aus anderen Gründen trübe Proben täuschen hohe Werte vor, wenn kein Probenleerwert mitgeführt wird. Bei Proben von Patienten unter Infusionstherapie mit Dextranen treten bei der Biuret-Reaktion ebenfalls Trübungen auf.
- Proteinhaltige Bestandteile von Infusionslösungen (u. a. Gelatinederivate) werden von der Biuret-Reaktion miterfasst. Hydroxyethylstärke stört nicht, jedoch führen Sorbit und Mannit, daneben auch hohe Glucose- und Fructosekonzentrationen zu scheinbar erhöhten Proteinwerten.
- Starke Hämolyse und hohe Bilirubinkonzentrationen können manche Modifikationen der Biuret-Reaktion beeinflussen.

Referenzintervalle

Alter	Gesamtprotein
Neugeborene	46–68 g/l
Säuglinge	48–76 g/l
ältere Kinder	60–80 g/l
Erwachsene	66–83 g/l

► **Diagnostische Bedeutung**

Merke

M!

Liegt eine absolute Änderung der Gesamtproteinkonzentration vor (d. h., der Wasserhaushalt ist nicht Ursache der Änderung), so kommen nur 2 Ursachen infrage: **Albuminverminderung** (Gesamtproteine ↓) bzw. **Immunglobulinerhöhung** (Gesamtproteine ↑).

Hypoproteinämie:

Eine **Albuminverminderung** kann erworben oder sehr selten auch angeboren (Analbuminämie) sein. **Albuminsynthesestörungen** sind die häufigste Ursache einer erworbenen Albuminverminderung. Sie kommen vor bei

- schwerer Leberzellschädigung (akute Zellnekrosen, Hepatitis, konsumierende Prozesse)
- Malabsorptionssyndrom (mit und ohne exsudativen Proteinverlust, z. B. Zöliakie, zystische Fibrose, Nahrungsmittelallergien)
- Proteinmangelernährung (Marasmus, Kwashiorkor)

Albuminverluste können verschiedene Ursachen haben:

- renale Verluste (nephrotisches Syndrom, Glomerulonephritis)
- exsudative Enteropathie (z. B. Colitis ulcerosa, Morbus Crohn)
- Verluste über die Haut bei großflächigen Verbrennungen
- häufiges Abpunktieren von Pleuraergüssen oder Aszites

Während bei den renalen Verlusten vor allem Albumin abnimmt (Elektrophoreseveränderung!), sind sonst alle Proteinfraktionen gleichermaßen betroffen.

Eine **mäßige Hypoproteinämie** findet sich auch beim angeborenen Antikörpermangelsyndrom.

Eine **Pseudohypoproteinämie** (sog. Verdünnungshypoproteinämie) findet man nach Überwässerung durch Infusionstherapie, als Körperreaktion auf starken Blutverlust und in der Schwangerschaft.

Hyperproteinämie:

Immunglobulinerhöhungen infolge chronischer Infektionen führen selten zu Gesamtproteinwerten über 90 g/l, während sich bei monoklonalen Gammopathien Werte bis 140 g/l finden können. Eine **Pseudohyperproteinämie** entsteht durch Verminderung des Intravasalvolumens bei Exsikkose (z. B. durch Durst, Diabetes insipidus, schwere Diarrhö).

Fallbeispiel

B

In einer Laborprobe sollen verschiedene klinisch-chemische Parameter untersucht werden, u. a. das Gesamtprotein. Allerdings hat die MTA mehrere Schwierigkeiten mit dieser Probe: Zunächst schwimmt nach der Zentrifugation das im Entnahmeröhrchen enthaltende Trenngel nicht an der Trennschicht zwischen Erythrozyten und Plasma, sondern auf dem Plasma. Nachdem mühsam das Plasma separiert und in ein neues Probengefäß umgefüllt wurde, meldet der Analysenautomat einen Pipettierfehler (Clot Detection = Gerinnsel in der Probe) und verweigert die Arbeit.

Hier kann die Diagnose „monoklonale Gammopathie“ fast sicher gestellt werden; durch die hohe Dichte des Plasmas (Gesamtprotein > 100 g/l) flotiert das Trenngel; die hohe Viskosität der Probe verursacht den „Pipettierfehler“.

3.2.4 Elektrophorese

Die Elektrophorese ist nur noch als Suchtest auf monoklonale Gammopathien bedeutsam, vor allem bei alten Menschen. Für ihre früheren Hauptindikationen – Entzündungen (S. 408) und Proteinverluste (S. 163) – gibt es heute spezifischere Kenngrößen.

Indikation

- Abklärung erhöhter oder erniedrigter Gesamtproteinkonzentrationen im Serum
- Malignome, monoklonale Gammopathien
- Verdacht auf Antikörpermangel

▸ **Untersuchungsmaterial und Präanalytik**

- Serum; bei Raumtemperatur 1 Tag und im Kühlschrank 3 Tage haltbar
- Plasma; muss vor der elektrophoretischen Auftrennung durch Zusatz von Thrombin (250 E/ml ≈ 5 mg/ml) und Zentrifugation vom Fibrinogen befreit werden, da sonst an der Auftragsstelle eine zusätzliche Fraktion auftritt (▸ Abb. 3.2**i**)
- Urin; durch Ultrafiltration auf 1 g Protein/l eingeengte Spontanurinprobe oder besser Nativurin.

▸ **Bestimmungsmethoden** €€. Elektrophorese auf **Celluloseacetatfolie** (**CAF**), Präzipitation der aufgetrennten Proteine, Färbung der Fraktionen mit Ponceau-S-Rot oder Amidoschwarz und densitometrische Auswertung (S. 89).

Zusatzinformation

Die Auftrennung der Serumproteine mit Agarosegel als Trägermedium anstelle von CAF liefert deutlich mehr Fraktionen. Diese Technik konnte sich jedoch bisher nicht durchsetzen. Es ist eine künstlich verschlechterte Agarosemethode auf dem Markt, die nur 5 Fraktionen – wie die CAF-Elektrophorese – liefert.

Bei der leistungsfähigeren **Kapillarelektrophorese** (CE) wird zur Proteinauftrennung eine mit Puffer gefüllte Kapillare, an die eine Hochspannung angelegt wird, verwendet. Die Trennung der Proteine erfolgt entsprechend Molekulargewicht und elektrische Ladung der Probe. An der Kathode der Kapillare werden die zeitlich aufgetrennten Proteine mit UV-Licht detektiert.

Bei der **densitometrischen Auswertung** soll neben der Berechnung der Relativprozente der Fraktionen auch eine Berechnung der absoluten Proteinmengen in den einzelnen Fraktionen erfolgen. Die Absolutwerte werden in g/l angegeben, wobei die Summe der Fraktionen den Gesamtproteinwert ergibt.

Zusatzinformation

Es ist zu beachten, dass das Farbstoffbindungsvermögen der einzelnen Serumproteine unterschiedlich ist und die aus der Serumelektrophorese errechneten Absolutwerte in Wirklichkeit nur Näherungswerte darstellen.

Referenzintervalle

	Anteil relativ (%)	Konzentration absolut (g/l)
Erwachsene (Färbung mit Ponceau-S-Rot)		
Albumin	55,3–68,9	35,2–50,4
α_1-Globuline	1,6–5,8	1,3–3,9
α_2-Globuline	5,9–11,1	5,4–11,3
β-Globuline	7,9–13,9	5,9–12,4
γ-Globuline	11,4–18,2	5,8–15,2
Bei **Säuglingen** finden sich niedrigere β- und γ-Globulinwerte als bei Erwachsenen.		

▸ **Diagnostische Bedeutung**

Merke

Die **Serumelektrophorese** stellt eher einen Suchtest auf eine Dysproteinämie dar als ein quantitatives Messverfahren.

Jede Globulinfraktion enthält mehrere verschiedene Proteine und erst massive Konzentrationsänderungen eines einzelnen Proteins (oder mehrerer gleichzeitig) werden in der Serumelektrophorese sichtbar. Da aber zahlreiche Krankheiten zu einer deutlichen **Dysproteinämie** (qualitative und quantitative Veränderung der Proteinzusammensetzung des Serums) führen, wird die Elektrophorese im Laboratorium immer noch häufig angefordert.

Eine zu Recht große Bedeutung hat die Serumelektrophorese für die **Verlaufskontrolle** verschiedener Erkrankungen.

Die wichtigsten bei der Elektrophorese zu beobachtenden Auffälligkeiten sind schematisch in ▸ Abb. 3.2 **a–j** dargestellt.

Unklare bzw. auffällige Elektrophoresebefunde werden in der Regel durch die quantitative Bestimmung der speziellen Plasmaproteine (S. 168) abgeklärt. Eine Übersicht über die Wanderungsgeschwindigkeit wichtiger Plasmaproteine in Relation zu den Fraktionen der Serumelektrophorese gibt ▸ Tab. 3.1.

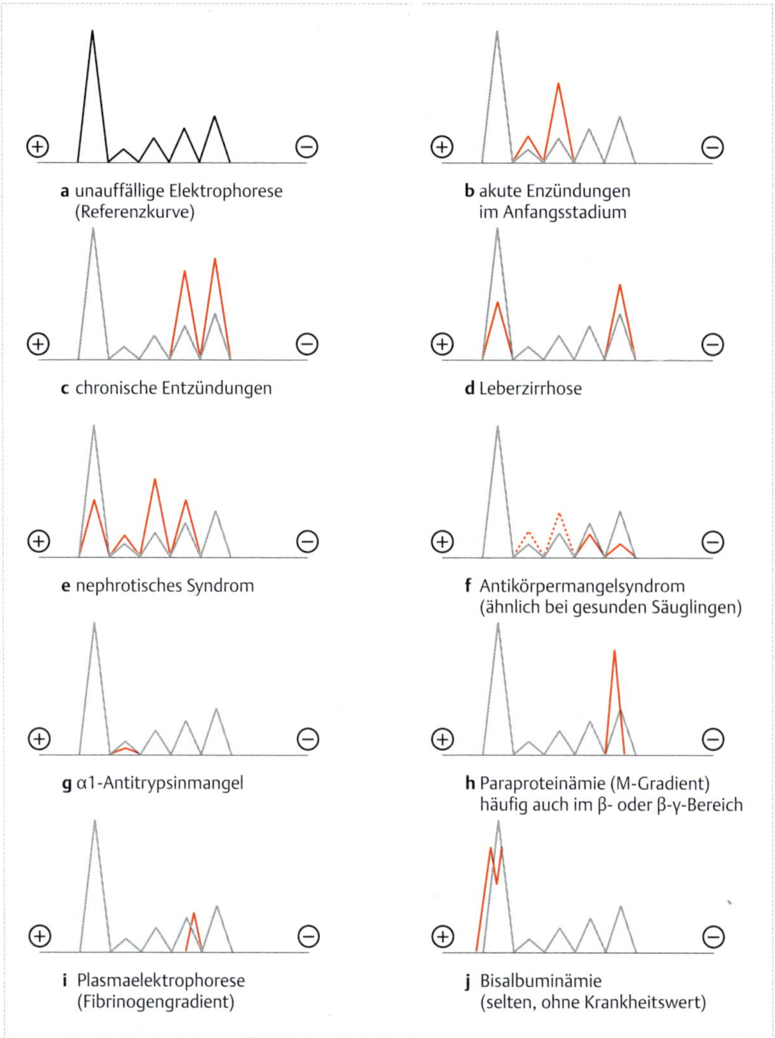

Abb. 3.2 Befunde der Serumproteinelektrophorese. Krankheitstypische und regelmäßig auftretende Abweichungen von der Referenzkurve sind durchgezogen, seltenere punktiert dargestellt (Schema, a–j).

3

Tab. 3.1 Relative Mobilität klinisch wichtiger Plasmaproteine.*

Fraktion bei der Serumelektrophorese	spezielles Protein mit vergleichbarer Mobilität
Albumin	Präalbumin* (= Transthyretin)
α_1-Globulin	α_1-Fetoprotein (AFP)*, α_1-Lipoprotein (HDL)*, α_1-Glykoprotein, α_1-Antitrypsin (α_1-Pi)*
α_2-Globulin	Coeruloplasmin (Cp)*, C 1-Esterase-Inhibitor (C 1-INH)*, Haptoglobin (Hp)*, α_2-Makroglobulin*, Prä-β-Lipoprotein (VLDL)*
β-Globulin	β-Lipoprotein (LDL)*, Hämopexin (Hx)*, Komplement*, Transferrin (Tf)*, Fibrinogen (Fg)*, C-reaktives Protein (CRP)*, β_2-Mikroglobulin*, teilweise Immunglobuline
γ-Globulin	Immunglobuline (Ig)*

* Werden im Kap. Spezielle Plasmaproteine (S. 168) und im Kap. Lipoproteine (S. 211) näher besprochen

3.2.5 Spezielle Plasmaproteine

Immunglobuline (Ig) und Paraproteine

Dieser Abschnitt ist im Entzündungskapitel (S. 416) abgehandelt.

Transferrin (Tf)

Jedes Transferrinmolekül hat 2 Bindungsstellen für Eisen (-III); es können aber auch Mangan, Kupfer und andere Metalle gebunden werden. Das Apo-Transferrin wird in der Leber, in geringem Maß auch im retikulohistiozytären System (RHS), in den Testes und in den Ovarien synthetisiert. Die Syntheserate steigt bei Eisenmangel an. Eisenbeladenes Transferrin stellt das wichtigste Transportmittel für Eisen vom Resorptionsort im Dünndarm und vom Abbauort von Hämoglobin (Myoglobin etc.) zu den blutbildenden Organen dar.

Indikation

- Diagnostik von latentem oder manifestem Eisenmangel
- Diagnostik von Eisenüberladung

▸ **Untersuchungsmaterial und Präanalytik**

- Serum oder Plasma; bei 2–8 °C 7 Tage haltbar

▸ **Bestimmungsmethoden €€.** Immunologische Bestimmung durch Nephelometrie (S. 83) oder Turbidimetrie (S. 82). Die prozentuale Transferrinsättigung (TfS) errechnet sich folgendermaßen:

$$\text{TfS}\ (\%) = \frac{\text{Serumeisen}\left(\frac{\mu g}{dl}\right)}{\text{Transferrin}\left(\frac{mg}{dl}\right)} \times 70,9 = \frac{\text{Serumeisen}\left(\frac{\mu mol}{l}\right)}{\text{Transferrin}\left(\frac{g}{l}\right)} \times 3,98$$

3

Referenzintervalle

Alter		Transferrin (Tf)
Neugeborene		0,99–2,18 g/l
Säuglinge	bis 6 Monate	1,32–3,06 g/l
	bis 1 Jahr	1,87–3,47 g/l
ältere Kinder		2,09–3,13 g/l
Frauen		1,74–2,78 g/l
Männer		0,83–2,96 g/l

▸ **Diagnostische Bedeutung. Echter Eisenmangel** (S. 330) geht mit einer gesteigerten Transferrinbildung einher. Als besseres Kriterium für ein Eisendefizit gilt jedoch die Transferrinsättigung. Werte unter 16 % (bei Kindern unter 7 %) sind pathognomonisch. Bei **Eisenüberladung** findet sich entsprechend eine Sättigung über 55 %. Sie kann bis zu 90 % betragen. Bei Verdacht auf hereditäre Hämochromatose wird TfS als Screeningtest eingesetzt.

Bei erhöhten Proteinverlusten (renal oder enteral) und bei verminderter Proteinsynthese in der Leber ist die Transferrinkonzentration unabhängig von der Eisenversorgung erniedrigt. Das Transferrin sinkt als **Negativ-Akute-Phase-Protein** bei Entzündungen (S. 408) ab.

Den derzeit sensitivsten und spezifischsten Parameter für **chronischen Alkoholmissbrauch** stellt der Test auf **kohlenhydratdefizientes Transferrin** (engl. carbohydrate deficient transferrin, **CDT**) dar: An Transferrin können 0–7 Sialinsäurereste gebunden sein, normalerweise liegen 65–80 % als Tetrasialotransferrin vor. Bei chronischem Alkoholkonsum überwiegen Transferrine mit 0–2 Sialinsäureresten (Grenzwert < 1,6 %). Schwere Lebererkrankungen und angeborene **Glykoproteinsynthesedefekte** (**CDG-Syndrom**) interferieren.

Eine **Atransferrinämie** ist eine sehr seltene Erkrankung.

Zur Bestimmung der selektiven Proteinurie (bevorzugte Ausscheidung niedrigmolekularer Proteine) wird der Selektivitätsindex S nach folgender Formel berechnet:

$$S = \frac{\text{IgG (Urin)}}{\text{IgG (Serum)}} \times \frac{\text{Transferrin (Serum)}}{\text{Transferrin (Urin)}}$$

Zusatzinformation

In der Differenzialdiagnose von glomerulärer und tubulärer Nephropathie wird der **Selektivitätsindex** eingesetzt. Das kleinere Transferrinmolekül gelangt bei glomerulären Schäden eher in den Urin als das größere IgG. Ein Index von 0,1 spricht für eine selektive, ein Index von 0,1–0,2 für eine mäßig selektive und ein Index von > 0,2 für eine unselektive Proteinurie. Anstelle des Transferrin/IgG-Index wird auch der Albumin/IgG-Index gebraucht.

3

Coeruloplasmin (Cp)

Coeruloplasmin (Cp) enthält in fester Bindung 6–8 Atome Kupfer pro Molekül (MG ca. 160 kD). Obwohl 95 % des Serumkupfers als Cp vorliegen, scheint die Hauptaufgabe des Cp nicht im Kupfertransport zu liegen, sondern in seiner enzymatischen Aktivität als Ferroxidase, die Fe^{2+} zu Fe^{3+} oxidiert. Dieser Schritt ist vor dem Einbau von Fe^{2+} in das Transferrin wichtig. Eine gesteigerte Kupferresorption führt zu vermehrter Apo-Coeruloplasminsynthese und zu vermehrter Ausscheidung von nichtresorbierbaren Cu-Proteinkomplexen in die Galle. Eine verzögerte Cu-Ausscheidung (Leberzirrhose) geht ebenfalls mit erhöhten Coeruloplasminwerten einher.

Coeruloplasmin zählt zu den Proteinen der späten akuten Phase, wobei es hier die Aufgabe eines Antioxidans durch Verhinderung der Oxidation von Lipiden der Zellmembran hat.

Indikation

- Verdacht auf Kupferstoffwechselstörungen, vor allem Morbus Wilson und Menkes-Erkrankung

▸ Untersuchungsmaterial und Präanalytik

- Serum oder Plasma; bei 2–8 °C mind. 1 Woche haltbar

▸ Bestimmungsmethoden €€

- Nephelometrie (S. 83) oder Turbidimetrie (S. 82)

Referenzintervalle

Alter		Coeruloplasmin (Cp)
Neugeborene		33–187 mg/l
Säuglinge	bis 6 Monate	231–759 mg/l
	bis 12 Monate	297–737 mg/l
ältere Kinder		330–638 mg/l
Erwachsene		165–660 mg/l

▸ Diagnostische Bedeutung. Bei den **Kupferstoffwechselstörungen** Morbus Wilson und Menkes-Syndrom ist die Coeruloplasminkonzentration meist stark erniedrigt. Sekundär erniedrigte Coeruloplasminwerte finden sich bei Proteinverlusten und bei Proteinsynthesestörungen (z. B. Leberzirrhose).

Erhöhte Werte sind diagnostisch bedeutungslos. Sie entstehen im Verlauf von Entzündungen, unter Östrogenwirkung (z. B. Schwangerschaft oder orale Kontrazeptiva), bei Cholestase und Neoplasmen.

α_1-Antitrypsin (α_1-Proteinase-inhibitor, α_1-Pi)

Der **α_1-Antitrypsin**- oder **Alpha-1-Proteinase-Inhibitor(α_1-AT)** ist der quantitativ bedeutsamste **Proteinaseinhibitor** der Serinproteasen Elastase sowie Trypsin und Chymotrypsin. Mehr als 100 genetische Varianten sind bekannt. α_1AT tritt in verschiedenen Isoformen auf. PIMM ist mit ca. 93 % die häufigste Isoform mit normaler α_1AT-Konzentration im Serum. Isoform PIZZ ist der Mangeltyp (Häufigkeit 0,06 % der Gesamtbevölkerung). Die Diagnose des angeborenen α_1AT-Mangels erfolgt oftmals im Rahmen der Abklärung einer **chronisch-obstruktiven Bronchitis (COPD)**. Elastase wird nicht ausreichend inaktiviert, was zu einer Emphysembildung führt. Als Ursache des Emphysems wird angenommen, dass die in den Lungenalveolen bei Phagozytosevorgängen durch Leukozyten und Makrophagen freigesetzten Proteasen (Elastase) ungenügend inaktiviert werden und das Elastin im Alveolargewebe und Lungengerüst proteolytisch zersetzen. Der Verlust an Elastizität führt zum Emphysem mit gestörter Ventilation und Anfälligkeit für schwere Atemwegsinfektionen.

Indikation

- Verdacht auf angeborenen α_1-Antitrypsinmangel
- Jugendliche und Erwachsene mit Lungenemphysem oder progressiver Lungendystrophie
- Neugeborene und junge Säuglinge mit unklarer Hepatopathie

► Untersuchungsmaterial und Präanalytik

- Serum oder Plasma; bei Raumtemperatur 1 Woche und im Kühlschrank 3 Monate haltbar
- Mitbestimmung von CRP zum Ausschluss der Erhöhung durch eine Akute-Phase-Reaktion

► Bestimmungsmethoden €€

- Nephelometrie (S. 83) oder Turbidimetrie (S. 82)

Ein Hinweis auf einen α_1-AT-Mangel ergibt sich außerdem aus der Serumelektrophorese (S. 165), wenn das α_1-Globulin stark vermindert ist oder fehlt. Bei Verdacht auf α_1-AT-Mangel erfolgt eine Phänotypisierung der Isoformen mittels Isoelektrofokussierung und eine Genotypisierung aus EDTA-Vollblut.

Zusatzinformation

Ferner: Bestimmung der Proteinaseinhibitor-Kapazität:

Die aus dem Substrat BAPA (N-Benzoyl-D,L,-arginin-p-nitroanilid) gebildete Nitranilin-Menge ist proportional der verbleibenden freien Trypsinmenge; sie wird bei 405 nm photometrisch gemessen.

? α_1-Pi + Trypsin (im Überschuss) ⟶ α_1-Pi-Trypsin-Komplex + Trypsin (Rest)

! Chromogen BAPA —Trypsin⟶ Benzoylarginin + p-Nitranilin

Referenzintervalle

Alter	α_1-Antitrypsin
Neugeborene	2,0–4,0 g/l
Säuglinge	1,3–2,4 g/l
ältere Kinder	1,3–3,0 g/l
Erwachsene	1,9–3,5 g/l

► **Diagnostische Bedeutung.** Das Ausmaß der **α_1-AT-Verminderung** beim **angeborenen Mangel** und der klinische Verlauf der Erkrankung sind abhängig vom Genotyp. Die Restaktivität beträgt teilweise nur 10–20%. Beim **homozygoten Typ ZZ** finden sich bereits im Säuglingsalter ein Ikterus prolongatus, Hepatomegalie und eine Erhöhung der Leberenzyme im Blut. Lungenveränderungen (primäres Lungenemphysem) treten in der Regel erst im Erwachsenenalter auf. Sie sind nicht zwingend mit einer Hepatopathie verknüpft.

Das α_1-AT kann auch **sekundär** durch Proteinverlust oder Proteinsynthesestörung (z. B. Leberzirrhose) vermindert sein.

α_1-AT-Erhöhungen haben keine klinische Bedeutung, müssen für die Beurteilung eines α1-AT Mangels berücksichtigt werden.

- im Zuge akuter Entzündungen (Akute-Phase-Protein!),
- bei akuten Schüben chronisch-entzündlicher Erkrankungen (Kollagenosen),
- bei malignen Tumoren (Gewebszerfall).

Sonstige Plasmaproteine

Albumin hat im Blut weitreichende Aufgaben (S. 160) und ist ein **Akute-Phasen-Protein.** Seine quantitative photometrische Bestimmung im Serum bzw. Plasma mit Bromkresolgrün oder Bromkresolpurpur (Prinzip: Indikatorfehlermethode) löst zunehmend die Gesamtproteinbestimmung ab. Das Referenzintervall von Erwachsenen liegt bei 35–53 g/l und nimmt mit zunehmendem Alter ab.

CRP ist ein wichtiger Entzündungsparameter (S. 410).

Fibrinogen (S. 370) ist der Reaktionspartner des Thrombins in der letzten Stufe der Gerinnungskaskade und außerdem ein Akute-Phase-Protein.

Lipoproteine und Apolipoproteine (S. 232).

Präalbumin (**Transthyretin**) und **retinolbindendes Protein** werden in der Leber (Präalbumin auch im Plexus choroideus) gebildet und liegen teilweise assoziiert im Verhältnis 1 : 1 vor. Sie haben beide eine kurze biologische Halbwertszeit und werden daher als empfindliche Parameter für eine ausreichende Proteinernährung und eine normale Proteinsyntheseleistung der Leber eingesetzt. Präalbumin gehört zu den „negativen" Akute-Phase-Proteinen und ist daher bei akuten Entzündungen erniedrigt. Der neue Name Transthyretin für Präalbumin rührt von seiner Fähigkeit her, 2 Moleküle Thyroxin (T_4) oder Trijodthyronin (T_3) zu binden.

Haptoglobin (**Hp**) bindet freies Hämoglobin, das bei intravasaler Hämolyse entsteht, während **Hämopexin** (**Hx**) das beim Hämoglobinabbau entstehende Hämatin bindet. Die Addukte werden rasch im RHS abgebaut. Das Referenzintervall für Haptoglobin liegt bei 0,32–2,0 g/l. Die Haptoglobinwerte sind erniedrigt, wenn mehr als 1% der Erythrozyten abgebaut wird; es kann schon bei schwacher in-vivo Hämolyse stark erniedrigt sein (0,3 g/l Hämoglobin). Haptoglobin kann auf genetischer Grundlage vermindert sein. Dies führt zu Hämoglobinabbaustörungen und Hämoglobinurie mit der Gefahr der Tubulusschädigung. Haptoglobin ist ein Akute-Phase-Protein. Deshalb sollte zur Beurteilung einer Hämolyse auch CRP mitbestimmt werden. Hämopexin ist ein weniger sensibler Hämolyseparameter. Der Referenzwert 0,5–1,5 g/l wird erst unterschritten, wenn im Plasma freies Häm auftritt. Als Besonderheit ist das Hämopexin bei der hämorrhagischen Pankreatitis und bei Blutungen in Körperhöhlen erniedrigt bei unauffälligen Haptoglobinwerten.

α_2-Makroglobulin ist wie das α_1-Antitrypsin ein Proteaseninhibitor mit großer Wirkbreite. Aufgrund seines hohen Molekulargewichtes (MG, 725 kD) wird es beim nephrotischen Syndrom wenig ultrafiltriert und ist für den relativ hohen α_2-Globulinwert bei der Serumelektrophorese verantwortlich.

α_1-Fetoprotein (**AFP**) übernimmt beim Feten die vielfältigen Funktionen des Albumins, postnatal wird es stetig von Albumin ersetzt. AFP ist in der Pränataldiagnostik wichtig zur Aufdeckung von Neuralrohrdefekten des Feten, da es dabei zu hohen AFP-Konzentrationen in der Amnionflüssigkeit und im Serum der Mutter kommt. Bei nicht schwangeren Erwachsenen ist das AFP beim primären Leberzellkarzinom und Keimzelltumoren (S. 449) erhöht, aber auch bei einigen nicht malignen Erkrankungen (z. B. Leberzirrhose, Hepatitis u. a.).

β_2-Mikroglobulin (**β_2-M**) hat ein MG von 12 kD. Es ist Bestandteil des HLA-Antigens (MHC-Klasse I) und besonders auf der Oberfläche von Lymphozyten exprimiert. Die Analytik im Serum erfolgt zur Prognosebeurteilung **maligner Lymphome** (S. 443) insbesondere Hodgkin-Lymphome, Non-Hodgkin-Lymphome, Burkitt-Lymphom sowie Plamozytom/multiples Myelom sowie zur Abschätzung der Progression einer HIV-Infektion. β_2-M wird glomärulär filtriert und tubulär reabsorbiert. Deshalb wird es zur Diagnostik und Verlaufskontrolle tubulo-interstitieller Nierenschäden eingesetzt.

Unter den mindestens 20 Plasmaproteinen des Komplements ist der **C1-Esterase-Inhibitor** (**C1-INH**) zu erwähnen, dessen angeborener Mangel Ursache des hereditären angioneurotischen Ödems (Quincke-Ödem) ist. Daneben wird die Bestimmung der **Komplemente C3 und C4** (S. 408) in der Diagnostik von Immunkomplexerkrankungen (z. B. Lupus erythematodes und Glomerulonephritis) eingesetzt.

Der Transferinrezeptor ist ein transmebranständiges Protein, der auf Oberfläche von Zellen exprimiert wird, wenn Eisen benötigt wird. Der **lösliche Transferinrezeptor** (**sTfr**) im Serum korreliert eng mit der Menge des zellulären Rezeptors und zeigt deshalb einen funktionellen Eisenmangel an. sTFr ermöglicht die Differenzierung eines wirklichen Eisenmangels und des funktionellen Eisenmangels bei der Anämie chronischer Erkrankungen. sTfr- Erhöhungen werden auch bei allen Erkrankungen mit erhöhter Erythrozytenbildung (z. B. Myelodysplastisches Syndrom) sowie verstärkter Hämolyse (z. B. Sichelzellanämie) beobachtet und kann diagnostisch hier nicht beurteilt werden.

3.3 Grundlagen der Enzymdiagnostik

Die Enzymdiagnostik hat in Praxis und Klinik eine wichtige Aufgabe zur Lokalisierung von Krankheitsherden und bei der Verlaufskontrolle von Erkrankungen. Um den vollen Nutzen aus der – meist organbezogenen – Enzymdiagnostik ziehen zu können, sind grundlegende Kenntnisse über Enzyme, Enzymbestimmungen und die Enzymlokalisation in den Zellen nötig.

3.3.1 Enzyme und Enzymaktivitäten

M!

Merke

Enzyme sind Biokatalysatoren, die chemische Reaktionen im Körper beschleunigen.

Ohne Enzyme würden die biochemischen Reaktionen nicht oder nur mit einer unmessbar kleinen Geschwindigkeit ablaufen. Alle im menschlichen Körper bekannten Enzyme sind Proteine. Enzyme haben eine hohe Substrat- und Reaktionsspezifität. Das Wirkprinzip der Enzyme besteht in der **Senkung der Aktivierungsenergie** der katalysierten Reaktionen. Nach der Reaktion liegt das Enzym wie alle Katalysatoren wieder in der Ausgangsform vor.

▶ **Einteilung.** In der Biochemie werden Enzyme nach den umgesetzten Substraten und den Reaktionstypen in 6 Hauptklassen mit jeweils mehreren Unterklassen eingeteilt. Daneben lassen sich die im Blut nachweisbaren und labordiagnostisch verwertbaren Enzyme auch nach klinischen Gesichtspunkten einteilen.

M!

Merke

- Man unterscheidet: plasmaspezifische Enzyme
- sezernierte Enzyme (Enzyme aus exkretorischen Drüsen)
- Zellenzyme mit unterschiedlicher Organspezifität

Plasmaspezifische Enzyme entfalten ihre Aktivität im Plasma, ihrem regulären Wirkort. Dazu gehören manche Gerinnungsfaktoren einschließlich ihrer Vorstufen, die Lipoproteinlipase, die Lecithin-Cholesterin-Acyltransferase und die Cholinesterase. Im Krankheitsfall findet man eine *erniedrigte* Enzymaktivität im Blut.

Zu den **sezernierten** Enzymen gehören Amylase, Lipase, Trypsin, Chymotrypsin und Prostataphosphatase. Bei einer Schädigung ihrer exokrinen Herkunftsorgane (auch beim Verschluss der Ausführungsgänge) gelangen sie vermehrt in die Blutbahn, wo ihr Nachweis diagnostisch wertvoll ist. Die sezernierten Enzyme sind weitgehend organspezifisch.

Unter dem Begriff **Zellenzyme** fasst man alle **zellgebundenen** Enzyme des Energiestoffwechsels (die in jeder Zelle mit unterschiedlicher Konzentration vorkommen) sowie Enzyme mit spezialisierten Funktionen (z. B. des Harnstoffzyklus) zusammen. Dazu gehören u. a. die Transaminasen, die Lactatdehydrogenase, die alkalische und die saure Phosphatase.

Neben der Bestimmung der Gesamtaktivität von Enzymen im Blut (und anderen Körperflüssigkeiten) gewinnt die **Diagnostik multipler Enzymformen** immer größere Bedeutung.

M!

Merke

Isoenzyme sind genetisch determinierte Enzyme mit unterschiedlicher Primärstruktur und unterschiedlichem physikochemischen Verhalten, jedoch sehr ähnlicher Substrat- und pH-Spezifität.

Wichtig sind hier die LDH-Isoenzyme, die Isoenzyme der Creatinkinase, der Amylase und der alkalischen Phosphatase (s. ▶ Tab. 3.2). Isoenzyme können wie die LDH im gleichen Zellraum vorkommen, in verschiedenen Zellkompartimenten oder in verschiedenen Organen (Amylase und CK).

Andere multiple Enzymformen die durch einen singuläten Genort kodiert sind, werden auch als **Alloenzyme** bezeichnet. Bei der Glucose-6-Phosphat-Dehydrogenase sind über 150 individualspezifische Formen bekannt.

Makroenzyme haben entweder die gleiche Primärstruktur, jedoch unterschiedliche Polymerisationsgrade oder eine unterschiedliche Struktur durch Anlagerung von Immunglobulinen. Sie enthalten einen mehr oder weniger großen Nichtproteinanteil. Bei der **Makroamylase** und der **Makrocreatinkinase** sind sie mit Immunglobulinen copolymerisiert. Von allen klinisch wichtigen Enzymen sind Makroenzyme bekannt, die sich in der Regel durch eine verlangsamte Elimination und damit höheren Blutspiegel auszeichnen.

Tab. 3.2 Diagnostisch bedeutsame Isoenzyme.

Enzyme	Bezeichnung der Isoenzyme und Vorkommen	Zusammensetzung bzw. Bezeichnung
Lactatdehydrogenase (LDH)	LDH 1–LDH 5 in fast allen Organen LDH 1(= HBDH): herzmuskel- und Erythrozytenselektiv	HHHH, HHHM, HHMM, HMMM, MMMM
Creatinkinase (CK)	Skelettmuskel	MM
	Herzmuskel	MB
	Gehirn, Lunge	BB
alkalische Phosphatase (AP)	Leber, Knochen, Intestinum, Plazenta	Leber- und Knochen-AP entstehen durch posttranslationale Modifikation aus dem gleichen Genprodukt
saure Phosphatase (SP)	prostataspezifische saure Phosphatase u. a.	1–5; SP 2 = PAP
Amylase	Pankreas	P
	Speicheldrüsen u. a.	S
Cholinesterase (ChE)	Pseudocholinesterasen Plasma	UU, UA, AA UF, AF, FS, FF SS, AS, US, AJ, AK

Die **Alloenzyme** und **Makroenzyme** lassen sich wie die **Isoenzyme** durch physikochemische (Elektrophorese, Chromatografie), biochemische oder noch besser durch immunologische Verfahren differenzieren.

Die Massenkonzentration (g/l) von Enzymen im Blut ist sehr gering, sie wäre ohne den hochspezifischen Substratumsatz, der Enzyme bekanntlich auszeichnet, und den daran gekoppelten „enzymatischen Test“ (S. 176) nur mit hohem analytischen Aufwand messbar. Die Enzymkonzentration wird daher nicht in µg/l oder ng/l ausgedrückt. Vielmehr wird bei Enzymbestimmungen der Substratumsatz pro Zeiteinheit gemessen, aus der sich die Reaktionsgeschwindigkeit ergibt.

M!

Merke

1 Enzymeinheit (U) ist diejenige Enzymmenge, welche bei 37 °C 1 µmol Substrat pro Minute unter Standardbedingungen umsetzt.

1972 wurde die SI-Einheit Katal eingeführt (1 Katal (kat) = 1 mol Substrat/Sekunde). Somit beträgt 1 Unit = $16{,}67 \cdot 10^{-9}$ kat = 16,67 nkat. In der Medizin hat sich die SI-Einheit jedoch nicht durchgesetzt.

Durch festgelegte Reaktionsbedingungen wie Temperatur, pH-Wert, Konzentration und Art von Substrat und Cosubstrat, Pufferkonzentration und Ionenstärke gelingt es, vergleichbare Bedingungen zu schaffen. Durch die International Federation of Clinical Chemistry (IFCC) wurde für die Messung der Enzymaktivität ein Referenzsystem etabliert. Die Analytik von Enzymen erfolgt heute unter **Standardbedingungen** bei 37 °C gemäß den IFCC-Empfehlungen.

3.3.2 Untersuchungsmaterial

Enzyme sind Proteine. Sie stellen daher an Probengewinnung und Probenvorbereitung („Präanalytik") spezielle Anforderungen: Die **Blutentnahme** sollte beim **liegenden Patienten** und **ohne lange Venenstauung** erfolgen, da andernfalls durch eine Verringerung der Flüssigkeitsmenge im Intravasalraum 10–20 % höhere Werte (S. 32) auftreten können. Da ferner bei manchen Enzymen ein Anstieg der Serumaktivität durch Nahrungsaufnahme und zirkadianen Rhythmus nicht auszuschließen ist, gilt auch hier die Empfehlung, Blutentnahmen möglichst **morgens** und am **nüchternen** Patienten vorzunehmen.

Als Untersuchungsmaterial können Serum oder Plasma gleichermaßen eingesetzt werden. Allerdings weisen Enzyme, die in Erythrozyten und Thrombozyten in beträchtlicher Konzentration enthalten sind (LDH, AST und saure Phosphatase), sowie Peptidasen (aktivierte Gerinnungsfaktoren) im Plasma etwas geringere Konzentrationen als im Serum auf. Dies gilt allerdings nur, wenn die Blutproben gleich nach der Entnahme schonend zentrifugiert werden, da andernfalls Enzyme aus den Zellen austreten. Bleiben Blutproben vor dem Zentrifugieren sehr lange stehen, sind die Transportzeiten sehr lang, oder erfolgt der Transport einer Blutprobe mit einer herkömmlichen Rohrpostanlage, so weist das Plasma höhere Werte der genannten Enzyme auf als lege artis gewonnenes Serum. Dies beruht jedoch auf einem durch Hämolyse bedingten Fehler und nicht auf einem grundsätzlichen Unterschied zwischen Serum und Plasma.

> **Merke**
>
> In hämolytischen Blutproben sind die Enzyme LDH, AST und saure Phosphatase (irreführend) erhöht.

> **Zusatzinformation**
>
> Nicht nur sehr langes, hochtouriges Zentrifugieren des Plasmas (Gefahr der Hämolyse), auch das zu niedertourige und zu kurze Zentrifugieren ist problematisch: Hier besteht die Gefahr, dass sich die Thrombozyten noch im Überstand befinden („thrombozytenreiches Plasma") und die LDH zu hoch gemessen wird.

Als **Antikoagulans** für Enzymuntersuchungen ist **Lithiumheparinat** zu empfehlen.

Die für die Routinediagnostik bedeutsamen Enzyme sind in Serum und Plasma bei Raumtemperatur beachtlich stabil (siehe bei den jeweiligen Enzymen, Präanalytik).

3.3.3 Untersuchungsmethoden

Die hohe Spezifität der Enzyme beim Umsatz von Substraten wird zur Enzymbestimmung genutzt. Das Problem bei vielen Enzymtests liegt zunächst darin, dass die Substratumsetzung nicht direkt am Photometer verfolgt werden kann, weil sich Substrat und Reaktionsprodukt bezüglich ihrer photometrischen Absorption nicht unterscheiden. Hier müssen Hilfs- und Indikatorreaktionen zur eigentlichen Messreaktion zugeschaltet werden („gekoppelte Enzymtests“).

Merke

Ein wichtiger Grundsatz bei diesen gekoppelten Enzymtests ist, dass alle Hilfsreagenzien (Substrate und Enzyme) im Überschuss vorhanden sind.

Die Enzymreaktion bleibt dadurch der geschwindigkeitsbestimmende Schritt in der Reaktionskaskade. Die Reaktion, mit welcher der Umsatz der Enzymreaktion photometrisch verfolgt („angezeigt“) werden kann, nennt man **Indikatorreaktion**.

Die wichtigsten Substrate in Indikatorreaktionen sind:

- NAD/$NADH_2$ und NADP/$NADPH_2$ („optischer Test“ nach Warburg)
- p-Nitrophenol und p-Nitranilin (verestert in synthetischen Substraten)
- durch H_2O_2 aktivierte Chromogensysteme (Farbstoffbildung durch Oxidation)

Beispiele für die verschiedenen Indikatorreaktionen finden sich bei den einzelnen Enzymen. An dieser Stelle sollen nur die verschiedenen Reaktionstypen erläutert werden.

Zusatzinformation

Gelegentlich werden auch elektrochemische Verfahren anstelle einer Indikatorreaktion eingesetzt, z. B. wird ein Sauerstoffverbrauch mit der Clark-Elektrode, der Elektronentransfer bei der Glucosebestimmung mit manchen POCT-Streifen (S. 27) oder eine pH-Änderung mit der Glaselektrode gemessen.

Der **einfache optische Test** wird beispielsweise bei der LDH-Bestimmung eingesetzt (s. Gleichung 3.1).

NADH hat im Wellenbereich von 340 nm ein Absorptionsmaximum, das NAD^+ fehlt. Die Extinktionsabnahme bei 340 nm ist proportional der umgesetzten NADH-Menge. Sie wird nach der genannten Reaktionsgleichung als direktes Maß für die im Reaktionsansatz vorhandene LDH-Menge eingesetzt.

?! $$\text{Pyruvat} + \text{NADH} + H^+ \xrightarrow{\text{LDH}} \text{Lactat} + NAD^+ \qquad \textbf{(Gl. 3.1)}$$

Zusatzinformation

Im Gegensatz zur hier besprochenen Enzymbestimmung wird bei der **enzymatischen Substratbestimmung** die Konzentration eines Substrats ermittelt. Diese lässt sich messen, sofern

- durch einen Überschuss des Enzyms eine schnelle Einstellung des Reaktionsgleichgewichts gewährleistet ist und
- durch die Wahl geeigneter Substratkonzentrationen einer der beteiligten Reaktionspartner nur durch die Serumprobe in die Reaktion eingeführt wird und dadurch auf den ganzen Reaktionsablauf limitierend wirkt.

Zusatzinformation

Moderne Analysenautomaten erkennen eine Substraterschöpfung am nichtlinearen Reaktionsverlauf. Sie blockieren die Freigabe der Ergebnisse. Bei der manuellen Analysentechnik erkennt man die Substraterschöpfung an der zunächst rasanten und am Ende schleichenden Extinktionsänderung.

Enthält eine Serumprobe sehr hohe Enzymkonzentrationen, so kann eine **Substraterschöpfung** eintreten. Dabei ist das gesamte Substrat bereits vor dem Ablauf der gewählten Messzeit (s. u. Messmethoden) verbraucht. Bezogen auf die gesamte Messzeit ergibt sich so ein falsch niedriger Umsatz pro Zeiteinheit. In Extremfällen erhält man sogar Werte, die unter dem Normbereich liegen. In dieser Situation muss eine zweite Bestimmung mit verdünntem Serum erfolgen.

Während in Gleichung 3.1 Messreaktion und Indikatorreaktion identisch sind, benötigt man zur Bestimmung der Transaminase ALT zusätzlich zur **Messreaktion** (Gleichung 3.2, gekennzeichnet durch das rote Fragezeichen) eine **Indikatorreaktion** (Gleichung 3.1, gekennzeichnet durch das blaue Ausrufezeichen), weil keines der Substrate der Messreaktion typische photometrische Eigenschaften hat:

$$? \text{ L-Alanin} + \text{2-Oxoglutarat} \xrightarrow{\text{ALT}} \text{L-Glutamat} + \text{Pyruvat} \qquad \textbf{(Gl.) 3.2}$$

$$! \text{ Pyruvat} + \underline{\text{NADH}} + H^+ \xrightarrow{\text{LDH}} \text{Lactat} + NAD^+ \qquad \textbf{(Gl.) 3.1}$$

Voraussetzung für die Brauchbarkeit dieser und ähnlicher gekoppelter Enzymreaktionen ist, dass das in der Messreaktion gebildete Pyruvat schnell und vollständig („stöchiometrisch") in der Indikatorreaktion umgesetzt wird. Die in der Probe bereits vorhandenen Substrate (welche nicht aus der Messreaktion stammen, z. B. ATP bei der CK-Bestimmung unten) müssen vor der eigentlichen Messung in der sog. Vorphase über die Indikatorreaktion entfernt werden.

Ein Beispiel für einen **optischen Test mit Hilfs- und Indikatorreaktion** ist die Bestimmung der Creatinkinase (CK) über die Reaktionsfolge:

$$? \text{ Kreatinphosphat} + \text{ADP} \xrightarrow{\text{CK}} \text{Kreatin} + \text{ATP}$$

$$\text{ATP} + \text{Glucose} \xrightarrow{\text{Hexokinase}} \text{Glucose-6-Phosphat} + \text{ATP}$$

$$! \text{ Glucose-6-Phosphat} + NADP^+ \xrightarrow[\text{dehydrogenase}]{\text{Glucose-6-Phosphat-}} \text{6-Phosphogluconolacton} + \underline{\text{NADPH}} + H^+$$

Es gibt auch Reaktionsabläufe (insbesondere bei enzymatischen Substratbestimmungen), bei denen mehrere Hilfsreaktionen eingeschaltet sind.

Die Umsatzgeschwindigkeit in enzymatischen Reaktionen wird maßgeblich von der **Temperatur** bestimmt. Als Faustregel gilt, dass eine Temperaturerhöhung um 1 °C einen 10 % höheren Umsatz zur Folge hat; einer anderen Regel zufolge soll eine Temperaturerhöhung um 10 °C sogar zu 3-fach höherem Umsatz führen. Dies gilt aber nur in engen Grenzen, da viele Enzyme bereits ab 50 °C eine zunehmende Hitzeinaktivierung aufweisen. Eine gute Temperaturkonstanz (± 0,1 °C) des Ansatzes ist auf jeden Fall Voraussetzung für die richtige und präzise Enzymaktivitätsbestimmung. Zur Wahl der Messtemperatur siehe Kap. Enzyme und Enzymaktivitäten (S. 173).

Die Höhe des Umsatzes durch eine vorgegebene Enzymmenge hängt neben der Temperatur auch von der Konzentration der Substrate, Cosubstrate und Puffer, dem pH-Wert und der ionalen Konzentration ab. Um von Patient zu Patient vergleichbare Ergebnisse zu erreichen, haben Fachgesellschaften wie die IFCC **standardisierte**, **optimierte** Methoden empfohlen, die sich vor allem auch an die Hersteller von Reagenzienpackungen richten. Die Problematik liegt in der wechselseitigen Abhängigkeit von Substratart, Puffer und pH, wenn maximale Enzymaktivität erreicht werden soll. In den Empfehlungen sind auch die Konzentrationen von Enzymaktivatoren festgelegt. Das sind entweder Coenzyme (z. B. das Pyridoxalphosphat bei den Transaminasen) oder schützende Substanzen für SH-haltige Proteine (z. B. N-Acetylcystein für die aktiven Zentren der CK). Die moderne Enzymdiagnostik bemüht sich, durch optimierte Reaktionsbedingungen die jeweils maximal erreichbare Aktivität zu messen.

Merke M!

Die eigentliche Messung von Enzymaktivitäten erfolgt im **kinetischen Test**.

Das bedeutet, dass (häufig rechnergestützt) die Extinktion eines Reaktionsansatzes mehrfach in regelmäßigen Abständen gemessen wird. Daraus lässt sich die Extinktionsdifferenz berechnen und damit wiederum die Extinktionsänderung pro Minute, wie in ▸ Tab. 3.3 dargestellt.

Tab. 3.3 Zahlenbeispiel für die Ermittlung des Minutenumsatzes bei einer Enzymbestimmung.

Zeit (s)	Extinktion	Extinktionsdifferenz
Vorphase (–60 s bis 0 s)	0,410	–
0	0,372	–
20	0,355	0,017
40	0,334	0,021
60	0,318	0,018
80	0,300	0,018
100	0,280	0,020
120	0,261	0,019
mittlere Extinktionsdifferenz pro 20 s = 0,0188 mittlere Extinktionsdifferenz pro Minute = 0,0188 × 3 = 0,0564		

Die gesuchte **Extinktionsdifferenz** pro Minute kann auf 3 verschiedenen Wegen ermittelt werden:

- mithilfe von Analysenautomaten durch rechnergesteuerte Mehrfachablesung
- durch grafische Darstellung des Extinktionsverlaufs mit einem an das Photometer angeschlossenen Schreiber (Vorschub z. B. 1 cm/min)
- im manuellen Betrieb mit stoppuhrkontrolliertem Ablesen in Zeitabständen von mindestens 30 s.

Bei allen Verfahren muss gewährleistet sein, dass die Extinktionsänderung linear ist und nicht um mehr als ±10 % schwankt. In modernen Analysenautomaten übernimmt die Steuerelektronik diese Kontrollfunktion.

Aus der mittleren Extinktionsänderung pro Minute, dem molaren Extinktionskoeffizienten des verbrauchten (bzw. gebildeten) Substrates, aus dem Verdünnungsfaktor (Verhältnis von Serumprobe zu Reaktionsvolumen) und aus dem Lichtweg in der Küvette (meist 1 cm) errechnet sich die **Enzymaktivität** in der ursprünglichen Serumprobe. Die Hersteller von Reagenzienpackungen liefern mit der Arbeitsanleitung die Berechnungsfaktoren oder Tabellen, aus denen mit der Extinktionsänderung pro Minute die Enzymaktivität in der Probe abgelesen werden kann.

Voraussetzung für die Richtigkeit der Messung sind die peinlich genaue Einhaltung der vorgeschriebenen Reaktionsvolumina, die genaue Thermostatisierung der Reaktionsküvette und ein Photometer, das monochromatisches Licht liefert.

Zur Abklärung einer klinisch unklaren Erhöhung bestimmter Serumenzymwerte oder zur Absicherung einer Verdachtsdiagnose können auch **Isoenzymbestimmungen** durchgeführt werden, meist mit elektrophoretischen Techniken. So lassen sich z. B. die LDH, die CK, AP und eine Reihe anderer Enzyme auftrennen und halbquantitativ bestimmen.

Im physiologischen Bereich haben solche Isoenzymbestimmungen eine besondere Bedeutung im Rahmen genetischer Untersuchungen. Andere Techniken basieren auf der chromatografischen Trennung der Isoenzyme (z. B. CK-Isoenzyme), auf immunologischer Basis (z. B. Immuninhibition von CK-Untereinheiten), auf der selektiven Isoenzymhemmung durch Inhibitoren (Tartrat hemmt die Prostataphosphatase; Phenylalanin hemmt die intestinale alkalische Phosphatase) oder der thermischen Inaktivierung von Isoenzymen (die ossäre alkalische Phosphatase ist sehr hitzelabil). Weitere Einzelheiten finden sich in den Abschnitten über die jeweiligen Enzyme.

3.3.4 Organspezifität und Enzymlokalisation

Die Lokalisation eines Krankheitsherdes gelingt am sichersten, wenn das **geschädigte Organ/Organsystem** ein oder mehrere **Markerenzyme** aufweist. Der Nachweis von Markerenzymen im Blut erlaubt einen unmittelbaren Rückschluss auf das erkrankte Organ. Dies wird bei ausgedehnten Leberzellnekrosen deutlich. So befinden sich beispielsweise die Enzyme des Harnstoffzyklus fast ausschließlich in der Leber. Ihre Erhöhung lässt deshalb auf eine Leberzellschädigung schließen.

Heute sind für alle Organe und Zellarten Markerenzyme bekannt. Einer breiten Anwendung solcher **organspezifischen** Enzymbestimmungen steht meist der erhebliche labortechnische Aufwand entgegen. In der Routinediagnostik begnügt man sich daher mit der Bestimmung **organselektiver** Enzyme, die zwar nicht nur in einem, aber zumindest nur in wenigen Organen vorkommen. ▸ Tab. 3.4 nennt Beispiele.

Tab. 3.4 Bildungsort von 10 Enzymen mit relativer Organspezifität.

Enzym	Organ(e)
Harnstoffzyklus-Enzyme	Leber (Mitochondrien)
Lipase (S. 470)	Pankreas
GlDH (S. 483)	Leber (Mitochondrien)
GGT (S. 479)	Leber (auch Gallenwegsepithelien)
tartrathemmbare saure Phosphatase	Prostata, Erythrozyten
Creatinkinase (S. 574)	Herz- und Skelettmuskeln
Amylase (S. 467)	Pankreas, Speicheldrüsen
LDH (S. 313)-1-Isoenzym	Herzmuskel, Erythrozyten
alkalische Phosphatase (S. 564) und ihre Isoenzyme	Osteoblasten, Leber (auch Gallenwegsepithelien), Dünndarm, Plazenta

Die Organselektivität beruht letztlich auf großen Aktivitätsunterschieden (absolut und relativ) zwischen den einzelnen Organen. Eine vergleichende Darstellung des relativen Enzymgehalts verschiedener Organe gibt ▶ Tab. 3.5 Sie verdeutlicht, dass die Begriffe „organspezifisch" und „organselektiv" nicht streng gelten.

Tab. 3.5 Enzymgehalt einiger Organe (Einheiten/g, nach Schmidt und Schmidt).

Organ	AST	ALT	GlDH	LDH	CK	AP
Leber	59	35	38	145	0,7	33,1
Skelettmuskel	36	3,4	0,5	147	2030	–
Herzmuskel	52	2,9	1,1	124	350	–
Niere	10	1,3	4,4	106	2	28,8*
Erythrozyten	0,8	0,1	–	36	–	–
Gehirn	15	?	3,2	?	670	–
Pankreas	3	0,7	–	50	–	–

* erscheint bei Organschädigung nicht im Blut

Grundsätzlich können nur durch **Isoenzymbestimmungen** von **organselektiven** Enzymen **organspezifische** Aussagen gemacht werden. Anamnese und klinischer Befund erlauben jedoch glücklicherweise, den größeren Aufwand auf die wirklich schwierigen Fälle zu beschränken.

Zusatzinformation

Vereinzelt gelingt es auch, durch die geschickte Wahl der Reaktionsbedingungen eine Organspezifität zu erreichen, ohne dass eine wirkliche Isoenzymbestimmung vorgenommen wird. Dies ist beispielsweise bei der Lipasebestimmung der Fall, bei der nur die pankreatische Lipase, nicht aber die hepatische und die endotheliale Lipase erfasst werden.

Die nach einer Zellschädigung im Blut nachweisbare Enzymerhöhung ist, abgesehen von der Ausdehnung der Gewebeschädigung, vom Enzymgehalt der jeweiligen Organe abhängig.

M!

Merke

Stoffwechselaktive Organe wie die Leber und das Muskelgewebe sind enzymreich, Stütz- und Bindegewebe, Gehirn und Milz enzymarm.

Aus 1 g Skelettmuskel können 30 000–50 000 U Creatinkinase freigesetzt werden, was auf den Extrazellulärraum verteilt eine Enzymaktivität von 3 000–5 000 U/l bedeutet. Durch den hohen Enzymgehalt von Leber und Muskel einerseits und die empfindlichen Nachweisverfahren für Enzyme andererseits gelingt es, selbst die Nekrose von einigen mg Gewebe im Blut nachzuweisen.

Das **„Enzymmuster“** im Serum liefert auch nützliche Hinweise auf Art, Ausmaß und Zeitpunkt einer Organschädigung (S. 182). Bei einer leichten Membranschädigung findet man im Blut ein deutlich anderes Enzymmuster als bei schweren Nekrosen. Das liegt daran, dass die Zellenzyme nicht gleichmäßig über alle Kompartimente verteilt sind und demnach auch bei Zellschäden nicht gleichzeitig und gleichmäßig frei werden. ▶ Tab. 3.6 gibt einen Überblick über die zelluläre Lokalisation der wichtigsten Enzyme. Die Kenntnis dieser Kompartimentierung erleichtert besonders das Verständnis der Enzymbefunde bei den verschiedenen Lebererkrankungen.

Tab. 3.6 Lokalisation labordiagnostisch wichtiger Enzyme in den Zellkompartimenten.

Kompartiment	Enzym
Zellmembran	GGT, alkalische Phosphatase
Zytoplasma	LDH, HBDH, AST (lösliches Isoenzym), ALT
Mitochondrien	GlDH, Harnstoffzyklusenzyme, AST (strukturgebundenes Isoenzym)
Lysosomen	saure Phosphatase
Mikrosomen	Glykosyl-(Glucuronid-) Transferase
Zellkern	–

3.3.5 Konzeptionelle Enzymdiagnostik

Eine **Organschädigung** lässt sich mithilfe der Enzymdiagnostik meist anhand erhöhter Zellenzymwerte im Blut nachweisen, seien es bei einer leichten Zellschädigung zytoplasmatische Enzyme oder bei einer schweren Zellnekrose strukturgebundene Enzyme (▶ Tab. 3.6). Die Gründe für einen Zellschaden sind vielfältig. Neben Zellschädigungen können auch Enzyminduktion und Enzympolymerisation mit verlangsamter Elimination für erhöhte Serumenzymwerte verantwortlich sein. Diese beiden Mechanismen führen jedoch bei Weitem nicht zu so massiven Erhöhungen.

Auch **erniedrigte** Serumenzymwerte können eine pathognomonische Bedeutung haben. Einige Ursachen sind unten aufgeführt. Die klinisch bedeutsamste Verminderung tritt bei einer reduzierten Syntheseleistung der Leber auf, von der Enzyme, Gerinnungsfaktoren und andere Proteine (z. B. Albumin) betroffen sind.

Merke

Ursachen für erhöhte Serumenzymwerte:

- leichte Zellmembranschädigungen (Virushepatitis, Muskeldystrophie, Parotitis)
- schwere Zellnekrosen (Intoxikationen, Anoxie, Traumen)
- Enzyminduktion (GGT-Erhöhung nach regelmäßigem Medikamentengebrauch oder Alkohol)
- verlängerte Halbwertszeit von Enzymen (Makroamylasämie und Makrocreatinkinasämie)

Merke

Ursachen für verminderte Serumenzymwerte:

- erniedrigte Syntheserate (Leber: Cholinesterase, Gerinnungsfaktoren)
- gesteigerte Elimination (Verbrauchskoagulopathie, renale Verluste)
- angeborener oder erworbener Coenzymmangel bzw. Spurenelementmangel (Pyridoxalphosphatmangel bzw. Zink und Kupfer in Metalloenzymen)
- angeborene Enzymdefekte (angeborener Cholinesterasemangel)

Eine Sonderstellung nimmt der genetisch determinierte Cholinesterasemangel (S. 481) ein, der erst nach der Verabreichung von Muskelrelaxanzien vom Succinylcholintyp (z. B. bei einer Narkose!) Krankheitswert bekommt.

Enzyme gelangen normalerweise nicht unmittelbar aus dem Zellinneren in die Blutbahn, sondern über den Interstitialraum in das Lymphsystem und von dort in den Intravasalraum. Erst jetzt erfolgt die **Elimination** auf unterschiedlichen Wegen und verschieden schnell: Kleine Enzymmoleküle wie die Amylase werden glomerulär filtriert. Die Halbwertszeit ist hier mit 3–6 Stunden sehr kurz (s. ▶Tab. 3.7). Die größeren Moleküle werden von nahezu allen Organen aufgenommen und hydrolytisch gespalten. Dies geschieht unabhängig von der Höhe der Enzymaktivität und der Größe des Molekulargewichtes. Jedoch haben diese Enzyme, wie das Beispiel der LDH zeigt, durchaus verschiedene biologische Halbwertszeiten. Dies ist bei der Verlaufsbeobachtung von Enzymverteilungsmustern (S. 184) von Bedeutung. Eine seltener vorkommende Möglichkeit der Enzyminaktivierung im Intravasalraum besteht in der Reaktion mit Antikörpern (z. B. Trypsin mit α_1-Antitrypsin).

Tab. 3.7 Biologische Halbwertszeit von Enzymen.

Enzym	Halbwertszeit
Amylase	3–6 h
AP	3–7 d
ChE	ca. 10 d
CK	ca. 15 h
GGT	3–4 d
GlDH	18 ± 1 h
AST	17 ± 5 h
ALT	47 ± 10 h
LDH-1	113 ± 60 h
LDH-5	10 ± 2 h
Lipase	7–14 h

Die im Blut nachweisbare Enzymerhöhung ist die Summe von **3 a priori unabhängigen Determinanten**:

- Schweregrad der Zellschädigung
- Ausdehnung der Zellschädigung
- Dauer der Zellschädigung

Diese 3 Größen sind klinisch nicht immer sicher zu beurteilen. Dennoch lassen sich in der Regel (in Verbindung mit den in den ▶ Tab. 3.5, ▶ Tab. 3.6 und ▶ Tab. 3.7 dargestellten Fakten) alle Arten von pathologischen Serumenzymmustern vorhersagen und – für den Kliniker noch viel bedeutsamer – auch umgekehrt aus dem Enzymmuster Art und Umfang der Zellschädigung eingrenzen.

Bei pathologisch erhöhten Serumenzymen gilt: Das zelluläre, organbezogene Enzymverteilungsmuster findet sich im Serum wieder, wenn

- durch eine schwere Zellschädigung alle intrazellulären Zellschranken zerstört und alle löslichen Enzyme freigesetzt sind,
- die Organschädigung akut ist und keine vorbestehende pathologische Organveränderung (z. B. eine Zirrhose) vorliegt,
- nur ein einziges Organ geschädigt ist.

Als typisches Beispiel für solche rasch ablaufenden Krankheitsprozesse mit schwerer Einzelzellschädigung seien die akute Leberintoxikation (S. 477), der akute Herzinfarkt (S. 497), die akute Pankreatitis (S. 469) und der Verschlussikterus (S. 488) genannt.

Stark bis mäßig pathologisch veränderte Werte („verzerrte“ Enzymverteilungsmuster) sind im Serum zu erwarten bei

- rasch ablaufenden Krankheitsprozessen mit gleichzeitiger leichter Einzelzellschädigung,
- langsam ablaufenden Krankheitsprozessen mit schwerer Einzelzellschädigung,

Beispiele dafür sind die akute Hepatitis (S. 479) bzw. eine Leberzirrhose (S. 479) mäßigen Grades.

Im klinischen Alltag überwiegen die Übergänge zwischen den genannten Grenzfällen. Häufig liegen akute Episoden eines chronischen Geschehens oder eine Überlagerung mehrerer Organenzymmuster durch die sekundäre Beteiligung weiterer Organe zugrunde. Verlaufsbeobachtungen sind dann differenzialdiagnostisch nützlich. Die Verschiebung von Enzymmustern im Verlauf von Erkrankungen zeigt beispielhaft die ▶ Abb. 3.3: Die Diagnostik beim **akuten Herzinfarkt** (S. 497) zeigt am 1. und 2. Tag zunächst das ungestörte Enzymmuster der Herzmuskelzelle. Im Gegensatz zu CK, AST und ALT ist die Halbwertszeit der LDH (im Herzmuskel weitgehend identisch mit dem Isoenzym LDH-1) aber lang und die Verweildauer im Serum entsprechend groß. Dies führt ab dem 4. Tag zu einem deutlich zugunsten der LDH verschobenen Enzymverteilungsmuster im Serum. (*Beachte*: Der gezeigte Verlauf ist didaktisch interessant, hat aber in der Diagnostik des Herzinfarkts keine Bedeutung mehr.)

Die akute Phase der **Virushepatitis** dauert sehr viel länger. Hier liegt keine schwere Zellnekrose, sondern eher eine zwar ausgedehnte, aber leichte Zellschädigung vor. Das Enzymverteilungsmuster weist dementsprechend durchgehend einen höheren Gehalt an zytoplasmatischer ALT auf; die ausschließlich mitochondriale GlDH ist ab der 3. Woche normalisiert, während die GGT aufgrund ihrer relativ langen Halbwertszeit nach der 3. Woche überproportional am Gesamtmuster beteiligt ist.

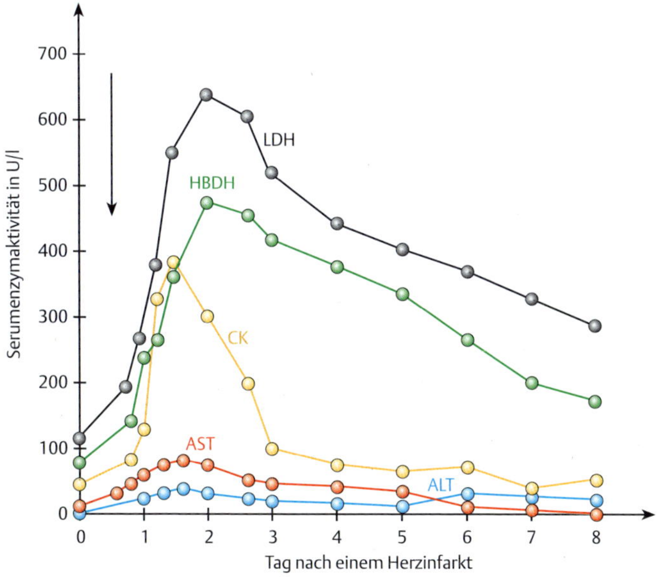

Abb. 3.3 Serumenzymaktivitäten nach einem Herzinfarkt ohne sekundäre Leberbeteiligung. (nach Schmidt und Schmidt)

4 Kohlenhydrate

E. Schleicher, K. Dörner*

4.1 Einführung

Glucose ist ein zentraler Energieträger, den alle Zellen rasch verwerten können, wobei Erythrozyten und Nervenzellen (Gehirn) ausschließlich auf Glucose als Energielieferanten angewiesen sind. Daher führen schwere Hypoglykämien zu akuter klinischer Symptomatik mit möglicherweise bleibenden Schäden. Um starke Abweichungen zu vermeiden, wird der Glucosespiegel innerhalb enger Grenzen im Wesentlichen zwischen 70 und 130 mg/dl (3,9–7,2 mmol/l) effizient reguliert. Nach der Aufnahme und Verdauung der Nahrung wird die Insulinsekretion der pankreatischen β-Zelle u. a. durch Glucose stimuliert. Der molekulare Mechanismus ist in ▶ Abb. 4.1 dargestellt.

Die in die β-Zelle über den **Glucosetransporter** (**GLUT**) aufgenommene Glucose wird via Glycolyse zu Pyruvat abgebaut, das in den Mitochondrien unter ATP-Entstehung endoxidiert wird. Der so erhöhte ATP-Spiegel führt zur Schließung des ATP-abhängigen K^+-Kanals und zur Depolarisation der β-Zelle. In Folge wird ein spannungsabhängiger Ca^{2+}-Kanal geöffnet. Die nun erhöhte intrazelluläre Ca^{2+}-Konzentration stimuliert die Insulin- und C-Peptid-Sekretion. So wird durch das einzige Blutglucose-senkende Hormon Insulin eine anhaltende Erhöhung der Blutglucose vermieden. Mutationen von Genen dieser Signalkette können zu Defekten der Insulinsekretion führen, z. B. **Mutation der Glucokinase** (**MODY 2**), des mitochondrialen Genoms oder des K^+-Kanals und können so Ursache von seltenen Formen des Diabetes mellitus sein.

Bei Verminderung des Glucosespiegels werden einerseits die Insulinsekretion und damit auch die **C-Peptid-Sekretion** reduziert und andererseits Glucagon aus den β-Zellen sezerniert. Dieses Hormon wirkt antagonistisch zu Insulin und hemmt zusätzlich die Insulinsekretion. Neben Wachstumshormon wirken auch Stresshormone wie Cortisol und Adrenalin steigernd auf die Blutglucose u. a. durch Hemmung der Insulinwirkung.

Die Pathogenese des Typ-1-Diabetes ist durch eine progrediente, autoimmunmediierte Zerstörung der insulinproduzierenden β-Zellen gekennzeichnet.

Der molekulare Mechanismus der zellulären Insulinwirkung ist in ▶ Abb. 4.2 schematisch dargestellt. Durch Bindung an zellständige Rezeptoren stimuliert Insulin eine Signalkaskade, die die Stoffwechseleffekte des Insulins, z. B. die Stimulation der Glucoseaufnahme in Fettgewebe und Muskel sowie die Stimulation der Glycogen- und Triglyzeridsynthese in der Leber. So kommt dem Insulin eine zentrale anabole Wirkung zu. Insulin ist außerdem ein wichtiger Regulator des Wasser- und Mineralhaushaltes und des arteriellen Blutflusses via Stimulierung der NO-Synthese. Erst in letzter Zeit wurden zentrale Wirkungen des Insulins, wie Hemmung des Hungergefühls, am Menschen nachgewiesen.

Die durch chronische Überernährung verursachten erhöhten Plasmaspiegel von freien Fettsäuren, Glucose und Insulin führen zu einer verminderten Insulinwirkung (Insulinresistenz), da diese Stoffwechselsituation die physiologische Tyrosinphosphorylierung des Insulinrezeptors und seiner Substrate und damit auch die Signalweiterleitung reduziert. Entsprechend werden weniger Glucosetransporter-haltige Vesikel an die Plasmamembran transloziert und so die Glucoseaufnahme reduziert. In diesem Stadium kann die verminderte Insulinwirkung noch durch erhöhte Insulinsekretion kompensiert werden. Bei weiterer Verschlechterung der Insulinresistenz und der Insulinsekretionsleistung kann diese mit Dyslipidämie und Blutdruckerhöhung einhergehende Situation (metabolisches Syndrom) zum manifesten Typ-2-Diabetes führen.

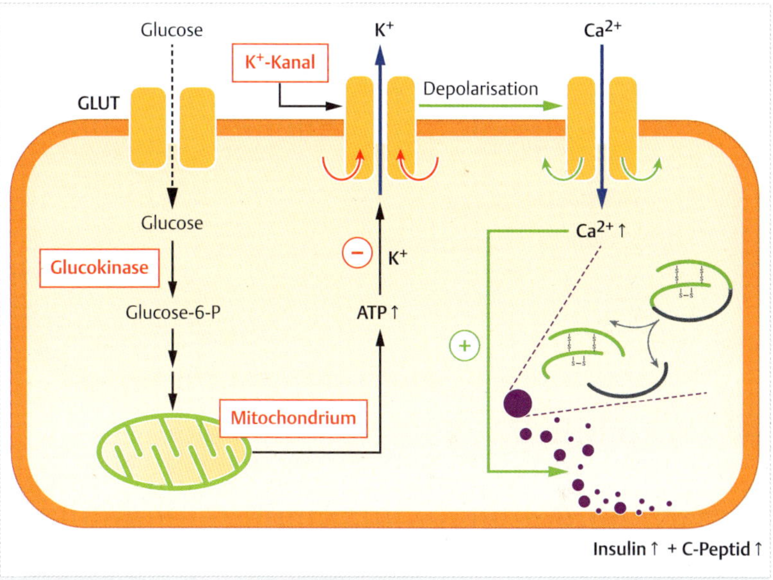

Abb. 4.1 Regulation der Glucosehomöostase. Bei erhöhter Blutglucose wird die über den Glucosetransporter (GLUT) in die β-Zelle aufgenommene Glucose vermehrt durch die geschwindigkeitsbestimmende Glucokinase phosphoryliert und via Glycolyse und unter vermehrter ATP-Bildung im Mitochondrium endoxidiert. Dadurch wird der ATP-abhängige K^+-Kanal geschlossen. Durch die so ausgelöste Depolarisation der β-Zelle wird ein spannungsabhängiger Ca^{2+}-Kanal geöffnet, Ca^{2+} strömt ein, dadurch wird die Insulinsekretion stimuliert. Da die Spaltung von Proinsulin zu Insulin (schwarz) und C-Peptid (grün) erst in den Granula erfolgt, werden beide im Verhältnis 1 : 1 sezerniert, aber durch den schnelleren Abbau von Insulin beträgt das Verhältnis im peripheren Blut ca. 1 : 6. Genetische Defekte von Komponenten dieser molekularen Signalkette (rot) können zu seltenen Diabetes-Formen, bzw. Mutationen des K^+-Kanal-regulierenden Sulfonylharnstoffrezeptors (nicht gezeigt) können zu schweren congenitalen Hypoglykämien führen.

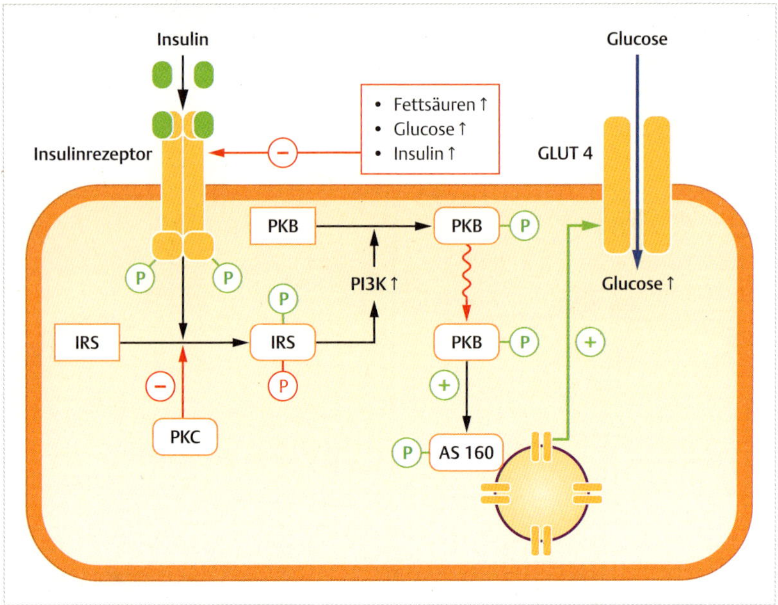

Abb. 4.2 Molekularer Mechanismus der Insulinwirkung und dessen Beeinträchtigung (Insulinresistenz) an Fett und Muskel. Insulin stimuliert via Aktivierung (grün) die Tyrosinphosphorylierung seines Rezeptors (IR) und seiner Substrate (IRS) eine Signalkaskade, die u. a. rasch zur Translokation von Glucosetransportern (GLUT) an die zelluläre Plasmamembran führt und so die Glucoseaufnahme wesentlich erhöht. Unter den Bedingungen des metabolischen Syndroms ist die Signalübertragung u. a. durch Serinphosphorylierung (rot) der IRS reduziert und so via reduzierte Signalweiterleitung die Glucoseaufnahme vermindert. Von den vielfältigen metabolischen Wirkungen des Insulins z. B. auf den Lipid-, Protein- und Kohlenhydratstoffwechsel ist vereinfacht die Signalkette gezeigt, die zur erhöhten Glucoseaufnahme führt. PI3K = Phosphatidyl-inositol-3-Kinase; PKB/PKC = Proteinkinase B bzw. C; AS 160 = Akt Substrat 160.

4.2 Definition und Klassifikation des Diabetes mellitus

Die mit Abstand häufigste Erkrankung des Kohlenhydratstoffwechsels ist der Diabetes mellitus. Nach internationaler Definition ist der Diabetes mellitus ein Sammelbegriff für **heterogene Störungen des Stoffwechsels**, deren Leitbefund die **chronische Hyperglykämie** ist. Ursache ist entweder eine gestörte Insulinsekretion oder eine gestörte Insulinwirkung oder meist beides. Dabei ist es zunächst unerheblich, welche pathophysiologischen Störungen den Diabetes verursachen. Die Klassifikation des Diabetes mellitus erfolgt in 4 Gruppen:

► **Typ-1-Diabetes**

- β -Zell-Zerstörung, die zu einem absoluten Insulinmangel führt
- meist immunologisch vermittelt
- der LADA (latent autoimmune diabetes in adults) wird dem Typ-1-Diabetes zugeordnet.

► **Typ-2-Diabetes**

- kann sich erstrecken von einer vorwiegenden Insulinresistenz mit relativem Insulinmangel bis zu einem vorwiegend sekretorischen Defekt mit Insulinresistenz.
- ist häufig assoziiert mit anderen Erkrankungen (z. B. „metabolisches Syndrom").

► **„Andere spezifische Diabetes-mellitus-Typen"**

- Erkrankungen des exokrinen Pankreas (z. B. Pankreatitis, zystische Fibrose, Hämochromatose)
- Endokrinopathien (z. B. Cushing-Syndrom, Akromegalie, Phäochromozytom)
- medikamentös-chemisch induziert (z. B. Glukokortikoide, Neuroleptika, Alpha-Interferon, Pentamidin)
- genetische Defekte der β-Zell-Funktion (z. B. MODY-Formen)
- genetische Defekte der Insulinwirkung
- andere genetische Syndrome, die mit einem Diabetes assoziiert sein können
- Infektionen die mit einer β-Zell-Zerstörung assoziiert sind
- seltene Formen eines auto-immunvermittelten Diabetes.

► **Gestationsdiabetes**

- Erstmals während der Schwangerschaft auftretende oder diagnostizierte Glucosetoleranzstörung.

4.3 Diagnostik des Diabetes mellitus

4.3.1 Laborparameter zur Bestimmung der Glykämie

Definitionsgemäß ist die chronische Hyperglykämie ein Leitbefund des Diabetes mellitus. In ► Abb. 4.3 ist das Zeitraster der diagnostischen Möglichkeiten schematisch dargestellt.

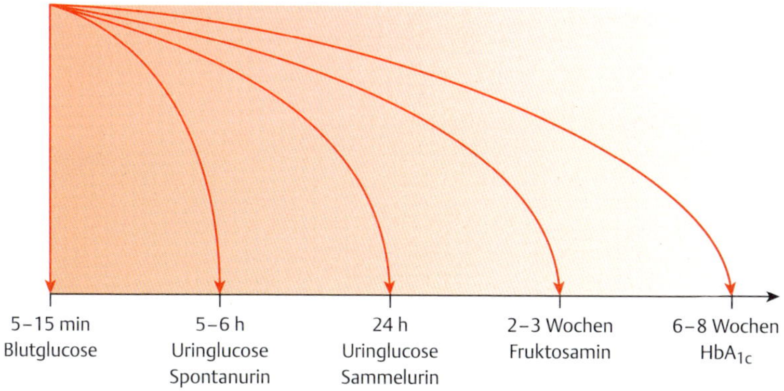

Abb. 4.3 Zeitraster der diagnostischen Möglichkeiten bei Hyperglykämie. Dargestellt ist der Zeitraum, der retrospektiv beurteilt werden kann.

Während mit der Blut- bzw. Plasmaglucose (S. 193) die akute Hyperglykämie bestimmt wird, stellt das **HbA_{1c}** ein Integral der Hyperglykämie der letzten 6 Wochen dar. Der Laborparameter Glucose im Urin ist weder zur Diabetesdiagnose noch zur Therapiekontrolle zugelassen, da er u. a. durch die Trinkmenge beeinflusst wird. Außerdem ist die Nierenschwelle für Glucose von ca. 180 mg/dl (10 mmol/l) zu hoch und damit zu insensitiv und wird zudem vom Alter (erhöht) und von einer Schwangerschaft (erniedrigt) beeinflusst. Allerdings kann eine zufällig aufgefallene Glucosurie auf einen Diabetes mellitus hinweisen und muss abgeklärt werden. Das Fruktosamin (glykierte Serumproteine) stellt ein Integral der Hyperglykämie der letzten 2–3 Wochen dar. Sowohl für die Routinediagnostik als auch für die Kontrolle der Stoffwechseleinstellung sind Glucose und HbA_{1c} die wichtigsten Laborparameter.

B

Fallbeispiel

Stoffwechselentgleisung

Eine insulinpflichtige Diabetikerin wacht morgens auf und hat das Gefühl, hypoglykämisch zu sein. Sie trinkt daher 2 Gläser zuckerhaltige Limonade. Am selben Morgen hat sie einen Vorstellungtermin in der Diabetikerambulanz, zu dem sie mit dem Auto fahren will. Um beim Fahren keinesfalls hypoglykämisch zu werden, spritzt sie nicht ihre morgendliche Insulindosis. In der Ambulanz kommt sie wohlauf an, es wird ihr Blut abgenommen mit folgenden Ergebnissen:

Laborparameter	Wert	Referenzintervall
Glucose	550 mg/dl	70–100 mg/dl (3,9–5,5 mmol/l)
Natrium	126 mmol/l	136–148 mmol/l
Kalium	4,1 mmol/l	3,5–4,8 mmol/l
Osmolalität	295 mosmol/kg	275–300 mosmol/kg
Kreatinin	0,9 mg/dl	0,5–0,8 mg/dl (44–71 µmol/l)

Jetzt ist die Patientin hyperglykämisch (Osmolalität erhöht). Da die Glucose osmotisch wirkt, entsteht eine Verdünnungshyponatriämie. In kurzer Zeit würde eine verstärkte, osmotisch bedingte Diurese einsetzen mit der Tendenz zur „Kompensation“ der Hyponatriämie.

Beachte: Den gleichen Effekt einer Hyponatriämie hat parenteral verabreichte Glucoselösung, wenn die Dosis die Metabolisierungsrate übersteigt.

Die Diagnostik des Diabetes stützt sich auf klinische Symptome und Labordiagnostik. Die klinischen Symptome sind sehr variabel und unspezifisch. Im Fall des Typ-1-Diabetes können sie sehr ausgeprägt sein: Gewichtsverlust, Polydipsie, Polyurie, getrübtes Sehen, Kußmaulatmung, Geruch nach Aceton in der Atemluft, Lethargie, Stupor und gastrointestinale Beschwerden. Die Diagnose wird durch labordiagnostische Befunde wie akut erhöhte Plasmaglucose und/oder erhöhtes **HbA_{1c}**, das sich als zuverlässiger **Langzeit-Hyperglykämiemarker** erwiesen hat, gesichert.

Die klinischen Symptome imponieren bei einem Typ-2-Diabetes meist unauffälliger, da sie langsam und schleichend auftreten und oft erst diagnostiziert werden, wenn bereits (mikro-)vaskuläre Schäden (z. B. diabetische Retinopathie) vorhanden sind. Der Labordiagnostik kommt daher ein sehr großer Stellenwert in der frühen Diagnostik des Diabetes mellitus zu: Einerseits der Wert des Langzeitparameters HbA_{1c} und andererseits die Plasmaglucose, die die aktuelle Glykämie widerspiegelt.

Aufgrund der abweichenden Glucosekonzentrationen zwischen venösem, arteriellem Voll- und Kapillarblut und dem Plasma wurde international festgelegt, dass sich die Diagnosekriterien nur auf **venöse Plasmaglucosewerte** beziehen. Entsprechend den Empfehlungen der Deutschen Diabetes Gesellschaft (DDG) wird nach dem in ▸ Abb. 4.4 gezeigten labordiagnostischen Stufenplan vorgegangen, wenn Symptome des Diabetes (d. h. Gewichtsverlust, Polyurie, Polydipsie) und/oder ein erhöhtes Diabetesrisiko (drs.dife.de) bestehen.

In diesen Empfehlungen ist ein erhöhter Nüchtern- oder Gelegenheitsglucosewert gleichwertig für die Diabetesdiagnose. Bei weiterhin bestehendem Verdacht auf einen Diabetes mellitus (Symptome/Risikofaktoren) sollte der HbA_{1c} bestimmt, bzw. ein oGTT durchgeführt werden. Vor der Durchführung des oGTT sollte sich der Patient 3 Tage lang kohlenhydratreich ernähren, am Vorabend normal essen, möglichst alle Medikamente absetzen und morgens nüchtern zum Test kommen. Die Testlösung, die nach der ersten Blutabnahme rasch getrunken werden muss, enthält ein Gemisch aus leicht resorbierbaren Mono- und Oligosacchariden, das einer Menge von 75 g wasserfreier Glucose entspricht.

Zusatzinfo

Die in ▸ Abb. 4.4 gezeigten Glucose- bzw. HbA_{1c}-Werte für die Diabetesdiagnose wurden von einer internationalen Expertenkommission auf der Basis von 3 großen Studien festgelegt, die zeigten, dass nur oberhalb dieser Plasmaglucose- bzw. HbA_{1c}-Werte eine signifikante Prävalenz für die diabetische Retinopathie vorliegt. Das heißt, die diagnostischen Laborkriterien sind anhand der am stärksten von der Hyperglykämie abhängigen mikrovaskulären Schädigung, d. h. der Retinopathie, festgemacht.

Nicht immer einfach ist die sichere diagnostische Abgrenzung eines **Typ-1-Diabetes** von den Diabetesentitäten anderer Genese, wie z. B. dem **MODY-Diabetes** bei jüngeren Erwachsenen. Bei positiver Familienanamnese und negativen Autoantikörperspiegeln gegen die β-Zelle kann ein MODY-Diabetes vorliegen, der mithilfe von molekularbiologischen Methoden nachgewiesen werden kann.

Für alle Schwangeren zwischen der 24. und der 28. Schwangerschaftswoche wird ein Suchtest auf **Gestationsdiabetes** empfohlen. Dieser Test, bei dem die Schwangere nicht nüchtern sein muss, wird mit 50 g Glucose durchgeführt. Liegt die nach einer Stunde gemessene Plasmaglucosekonzentration bei 135 mg/dl (7,5 mmol/l) oder höher, soll ein diagnostischer Test, d. h. ein **oraler Glucosetoleranztest (OGTT)** durch-

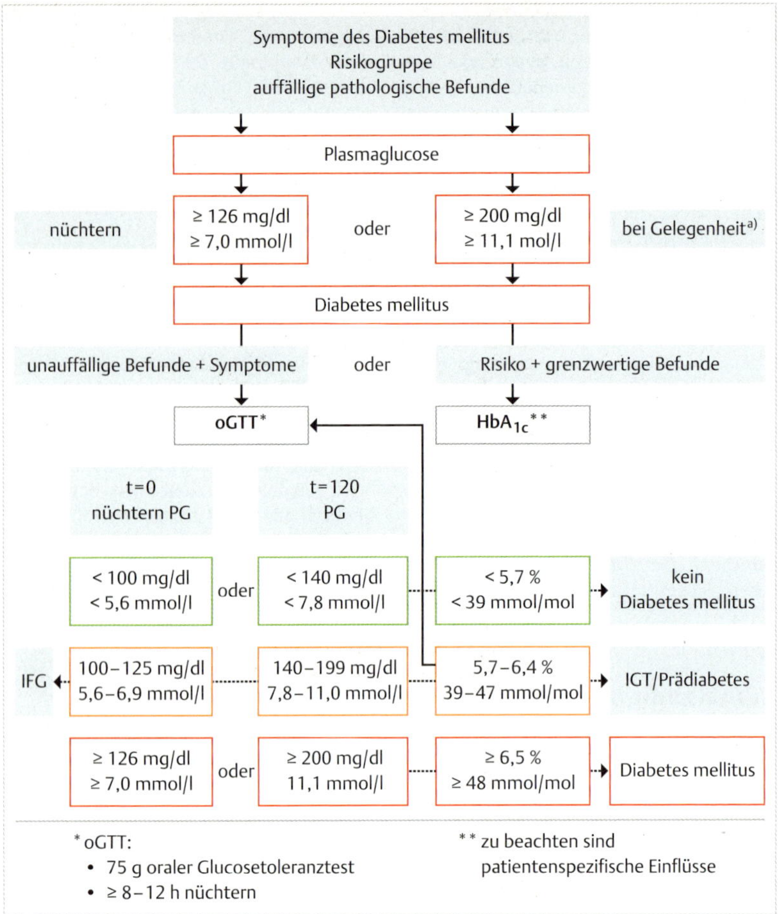

Abb. 4.4 Flussschema zur Diagnostik eines Diabetes mellitus bzw. dessen Ausschluss. Nach den Empfehlungen der Deutschen Diabetes Gesellschaft (DDG) wird nach diesem Stufenplan vorgegangen, wenn Symptome des Diabetes (d. h. Gewichtsverlust, Polyurie, Polydipsie) vorliegen. oGTT: oraler Glucosetoleranz-Test. IGT: impaired (gestörte) Glukosetoleranz. IFG: impaired (gestörte) Nüchternglukose; a) bei klassischen Symptomen des Diabetes mellitus.

geführt werden, wobei für die Diagnose Gestationsdiabetes andere Grenzwerte gelten:

- nüchtern ≥ 92 mg/dl (5,1 mmol/l);
- 1h-Wert ≥ 180 mg/dl (10 mmol/l);
- 2h-Wert ≥ 153 mg/dl (8,5 mmol/l).

Wichtiger Hinweis: Für die Diagnose eines Gestationsdiabetes sind nur qualitätskontrollierte Glucosemessgeräte (POCT) zulässig. Ebenso ist das HbA_{1c} für die Diagnostik eines Gestationsdiabetes ungeeignet.

4

Merke

M!

Unabhängig von der Genese ist die chronische Hyperglykämie Leitbefund bei Diabetes mellitus. Für die Diagnose Diabetes wurden die Grenzwerte für Plasmaglucose, oGTT und HbA_{1c} anhand von Studien festgelegt, die alle gleichberechtigt sind. Für die Diagnose eines Gestationsdiabetes sind nur Glucosewerte zugelassen. Da Glucosekonzentrationen in verschiedenen Blutprobenmaterialien unterschiedlich sind, wurde festgelegt, dass sich alle Werte auf venöses Plasma beziehen.

4.4 Glucose in Blut und Plasma

Erythrozyten verstoffwechseln auch noch in einer abgenommenen Vollblutprobe Glucose über die Glycolyse anaerob rasch zu Lactat (Milchsäure), sodass sowohl die Glucosekonzentration bei steigender Lactatkonzentration als auch der pH-Wert absinken.

4.4.1 Bestimmung der Glucosekonzentration

Indikation

- Diagnostik, Verlaufs- und Therapiekontrolle des Diabetes mellitus
- Diagnostik nichtdiabetischer Hyperglykämien
- Verdacht auf Hypoglykämie verschiedener Genese im Neugeborenen-, Kindes- und Erwachsenenalter
- OP-Vorbereitung und parenterale Ernährung

► **Präanalytik.** Da die Glucose in einer Blutprobe verstoffwechselt wird, muss die Blutprobe rasch gemessen werden (POCT). Alternativ können die Blutzellen schnell vom Plasma/Serum abgetrennt oder der Blutprobe ein Glycolyseinhibitor zugesetzt werden.

Die Blutglucosekonzentration variiert mit der Nahrungsaufnahme, der körperlichen Aktivität und dem Abnahmeort. Daher sollte vor der Bestimmung der Blutglucosekonzentration der Patient nüchtern und keiner größeren körperlichen Anstrengung ausgesetzt sein. Zudem sollte im venösen Plasma gemessen werden.

In Ruhe ist die Differenz zwischen Kapillar- und venöser Blutglucose gering. Aufgrund des unterschiedlichen Wasseranteils in Vollblut und Plasma, sind die Glucosekonzentrationen im Plasma bei physiologischem Hämatokrit um ca. 11 % höher. Da POCT-Geräte, je nach Hersteller, die Glucose sowohl aus Vollblut wie auch aus Plasma messen, muss auf die richtige Einstellung am Gerät geachtet werden.

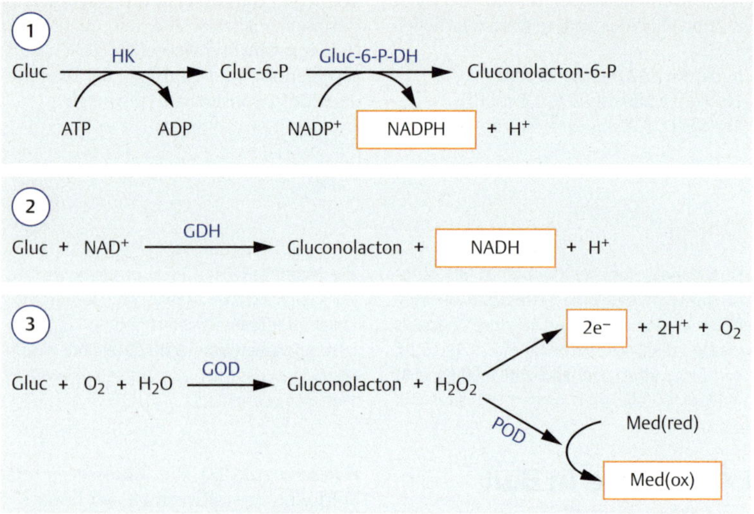

Abb. 4.5 Enzymatische Bestimmung der Glucosekonzentration. Glucose (Gluc) kann mittels der Hexokinase (HK) und nachfolgender Glucose-6-phosphat Dehydrogenase-(Gluc-6-P-DH) Umsetzung [1], mithilfe der Glucose-Dehydrogenase (GDH) [2] oder mittels der Glucoseoxidase (GOD) [3] bestimmt werden. Als Messgröße dient entweder das entstehende NAD(P)H, das photometrisch genau quantifiziert werden kann, oder das bei der GOD-Reaktion entstehende H_2O_2. Mittels Peroxidase (POD) kann H_2O_2 einen reduzierten Mediator (Medred) zur oxidierten Form (Medox) überführen, der z. B. dann aufgrund seines längerwelligen Absortionsspektrums photometrisch gemessen werden kann. Andererseits kann die entstandene H_2O_2-Menge nach elektrochemischer Reduktion amperometrisch gemessen werden. Die jeweiligen Messparameter sind orange umrandet.

▸ **Analytik.** In ▸ Abb. 4.5 sind die gebräuchlichsten enzymatischen Glucosebestimmungsmethoden dargestellt. Die „**Hexokinase-Methode**“ ist die Referenzmethode für die Bestimmung von Glucose, da sie vor allem durch die im 2. Schritt verwendete Glucose-6-phosphat-Dehydrogenase sehr spezifisch für Glucose ist. Sowohl bei dieser als auch bei der „**Glucosedehydrogenase-Methode**“ entsteht das genau messbare NAD(P)H. Für die Messung in POCT-Geräten ist eine **amperometrische Messung** besser geeignet, weshalb bei diesen Systemen meist die „**Glucoseoxidase-Methode**“ verwendet wird. Die kinetische Messung der Glucose und die Miniaturisierung des Messsystems erlauben eine schnelle (< 2 min) Bestimmung in minimalen (< 1 µl) Blutvolumia.

Referenzintervall

- Plasmaglucose (nüchtern) 70–100 mg/dl (3,9–5,5 mmol/l)
- bei Früh- und Neugeborenen sind die Werte niedriger.

▸ **Einflussgrößen/Störungen.** Die Glucosekonzentration im Blut unterliegt *in vivo* mannigfaltigen Einflüssen. Sie wird *ex vivo* im Vollblut, wenn die Glycolyse nicht inhibiert wird, weiter verstoffwechselt. Durch die Verwendung spezifischer enzymatischer Methoden und weiterer Korrekturen z. B. in POCT-Geräten, ist die Analytik wenig störanfällig. Die Ergebnisse von Geräten verschiedener Hersteller können insbesondere im hypoglykämischen Bereich erheblich voneinander abweichen.

▸ **Beurteilung.** Für die Diabetesdiagnose erfolgt die Beurteilung anhand des in ▸ Abb. 4.4 gezeigten Schemas. Die Bestimmung der Blutglucosewerte ist ein wichtiger Pfeiler in der Therapie(selbst)kontrolle von Diabetikern. Eine Hypoglykämie liegt bei Plasmaglucosewerten unter 50 mg/dl (2,8 mmol/l) vor. Klinisch ist eine Hypoglykämie durch folgende Symptome gekennzeichnet: Konzentrationsstörungen, Schwitzen, Tachykardie, Verwirrtheit, Stupor, Krampfanfall. Durch i. v. Gabe von 20 %-iger Glucose kann die Verdachtsdiagnose bestätigt werden.

4.4.2 Glykierte Proteine (Hämoglobine) HbA_{1c}

Für die Praxis von maßgeblicher Bedeutung ist das HbA_{1c}, das als gleichberechtigtes Diagnosekriterium neben den etablierten Blutglukosekriterien weltweit eingeführt wurde. Das HbA_{1c} wird durch eine zweistufige chemische Reaktion ständig im zirkulierenden Blut gebildet: Zuerst reagiert die Aldehydgruppe des Glucosemoleküls mit der N-terminalen Aminogruppe der **β-Kette des Hämoglobins** unter Bildung einer labilen Schiff'schen Base, die dann in einem zweiten Schritt durch Umlagerung einer Doppelbindung in das stabile HbA_{1c} übergeht. Da die chemische Reaktion während der gesamten Zeit, in der die Erythrozyten der Glukose ausgesetzt sind, abläuft, ist das gebildete HbA_{1c} sowohl zur mittleren Glukosekonzentration als auch zur Überlebenszeit der Erythrozyten proportional (▸ Abb. 4.6).

4

Indikation

- Diagnostik und Therapiekontrolle des Diabetes mellitus

▸ **Präanalytik.** Das HbA_{1c} ist im Vollblut bei Raumtemperatur über 3 Tage stabil und kann im antikoagulierten Blut (EDTA) auch versandt werden.

▸ **Analytik.** Entsprechend seiner Entdeckung kann das HbA_{1c} durch seine etwas positivere Ladung mittels Elektrophorese oder Ionenaustauschchromatografie in der HPLC getrennt und quantifiziert werden. Alternativ kann das HbA_{1c} mit spezifischen Antikörpern, die gegen das glykierte N-terminale Valin der β-Kette gerichtet sind, gemessen werden. Im Rahmen der Standardisierung der HbA_{1c}-Messung wurde eine massenspektrometrisch basierte Referenzmethode etabliert, nach der alle Methoden geeicht werden müssen, und die Konzentrationseinheit wurde von % in mmol/mol geändert (Umrechnung im Netz).

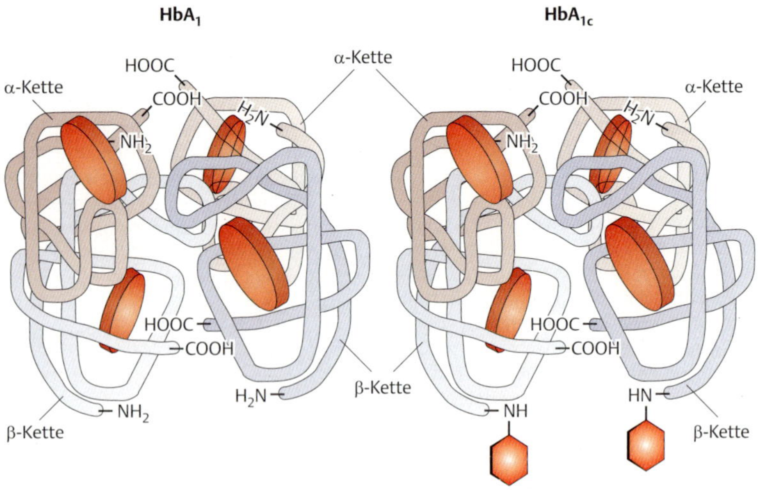

Abb. 4.6 Nichtenzymatische Bildung von HbA_{1c}. Durch nicht enzymatische Addition von Glucose an das N-terminale Valin der β-Kette des Hämoglobins entsteht reversibel eine Schiff'sche Base, die sich irreversibel in eine stabile Ketoaminform umlagert. Das so entstandene HbA_{1c} ist der mittleren Glucosekonzentration und der Erythrozytenüberlebenszeit (ca. 120 Tage) des Patienten proportional.

Referenzintervall

Der Referenzintervall für HbA_{1c} sollte von jedem Labor individuell bestimmt werden, liegt aber meist zwischen 4,2 und 6,2 % HbA_{1c} (22–45 mmol/mol).

▶ **Einflussgrößen/Störungen.** Das HbA_{1c} wird weder von körperlicher Aktivität noch von der akuten Nahrungsaufnahme beeinflusst. Da die Angabe des HbA_{1c} immer auf das Gesamthämoglobin bezogen wird (% bzw. mmol/mol), ist der Hämoglobinwert eines Patienten *per se* unerheblich. Allerdings führt alles, was eine verkürzte Erythrozytenüberlebenszeit verursacht, zu einem erniedrigten HbA_{1c} (Retikulozytenzahl kann Hinweis geben) und vice versa bei verlängerter Überlebenszeit zu einem erhöhten HbA_{1c} bei normalen Glucosespiegeln. Weitere Einflussfaktoren sind pathologische Hämoglobine (Hämoglobinopathien), Transfusion sowie Anämien verschiedenster Genese, die die Erythrozytenüberlebenszeit beeinflussen. Darüber hinaus spielen hochgradige Nierenfunktionseinschränkungen mit Urämie, aber auch Alkoholismus und Nikotinabusus eine Rolle. Besonders wichtig für die Praxis ist das Alter: Je 10 Jahre kommt es zu einer Zunahme von ca. 0,1 % HbA_{1c}.

Störungen der Analytik können bei chromatografischen bzw. elektrophoretischen Methoden durch Hämoglobinvarianten, die sich in den verwendeten Trennverfahren anders verhalten, auftreten. Da die Antikörper nur gegen die letzten Aminosäuren der β-Kette gerichtet sind, ist eine solche Störung bei den immunologischen Verfahren unwahrscheinlicher.

▶ **Beurteilung.** Die Diabetesdiagnose erfolgt anhand des in ▶ Abb. 4.4 gezeigten Schemas. Für die Stoffwechselkontrolle werden Zielwerte von < 7,5 % (< 58 mmol/mol) angestrebt.

4.4.3 Vergleich der Glucoseparameter und HbA_{1c}

Da Glucose und HbA_{1c} durch verschiedene Faktoren unterschiedlich beeinflusst werden (▶ Tab. 4.1), ergänzen sich beide Laborparameter in vielen Fällen. Obwohl sie bei der Diabetesdiagnostik gleichwertig sind, lässt ihr Ergebnis nicht immer die gleiche Interpretation zu. In mehreren Studien wurden im Suchtest alle drei Diagnoseparameter gemessen. Es zeigte sich, dass die Aussage des individuellen Nüchternglucosewertes gut mit der Aussage des HbA_{1c}-Wertes übereinstimmte, während ein Drittel aller Patienten einen erhöhten 2 h-Wert (> 200 mg/dl, > 11,1 mol/l) im oGTT hatte und damit eine Diabetesdiagnose, während der HbA_{1c}-Wert dieser Patienten mit < 6,5 % (< 48 mmol/mol) im nicht-diabetischen Bereich war. Das heißt, die Aussage des HbA_{1c}-Wertes als Langzeitparameter ist nicht identisch mit der des Provokationstests oGTT.

Tab. 4.1 Vergleich Plasmaglucose und HbA_{1c}.

	Glucose	HbA_{1c}
Einflussgrößen	Muskelarbeit	-
	Nahrungsaufnahme	-
	Ort der Blutabnahme	-
	-	Erythrozyten-turnover
(Anämie, Hb-Varianten u. a.)	-	erhöht oder verringert
Urämie	-	variabel
Alter	-	signifikant ansteigend
Blutprobe	im Vollblut instabil	stabil über Tage bei RT
intraindividuelle Variation von Tag zu Tag	12–15 %	< 2 %
Diagnostik	sehr gut	sehr gut
Therapiekontrolle	sehr gut bei T 1 D.m.	sehr gut bei T 2 D.m.
Hypoglykämiemarker	sehr gut (akut)	nicht verwertbar
Störfaktoren (Analytik)	sehr wenige	Hämoglobinvarianten
Prognose (vaskulär)	oGTT → Koronare Herzerkrankung	Mikrovaskulär (Retinopathie)

4

4.5 Autoantikörper

Bereits lange vor der klinischen Manifestation eines Typ-1-Diabetes lassen sich gegen die β-Zelle gerichtete Autoantikörper im Plasma/Serum der betroffenen Patienten nachweisen. Besonderes spezifisch und sensitiv sind die Autoantikörper gegen die **Glutamat-Decarboxylase** der **β-Zellen** (**GAD65**) und gegen die **Proteintyrosinphosphatase** (**IA-2**).

Indikation

- Patienten, deren Diabetestyp nicht sicher klassifiziert werden kann: z. B. Verdacht auf MODY
- Verdacht auf autoimmunen Diabetes mellitus im Erwachsenenalter (LADA) oder bei sehr jungen Patienten im Säuglingsalter

▸ **Analytik.** Die Analytik wird mit Radioisotopen oder mithilfe der ELISA-Technik durchgeführt, wobei humane Proteine als Antigen verwendet werden. So können die Autoantikörpertiter quantifiziert und gegebenenfalls auch für eine Verlaufskontrolle verwendet werden.

Obwohl die Autoantikörper eine relativ hohe Sensitivität und Spezifität gegen β-Zell-Epitope aufweisen, wird bisher kein allgemeines Autoantikörperscreening empfohlen, da bislang keine therapeutischen Interventionsmöglichkeiten vorhanden sind. Autoantikörper sind im Serum bzw. Plasma stabil. Die Referenzintervall sind vom verwendeten Test abhängig.

▸ **Beurteilung.** Die Autoantikörper sind bei > 80 % aller neu diagnostizierten Typ-1-Diabetiker positiv.

4.6 Entgleisung

Stoffwechselentgleisungen bei neu entdeckten bzw. sehr schlecht eingestellten Typ-1-und Typ-2-Diabetikern sind mit einem großen Risiko verbunden. Die biochemischen Folgen des fehlenden Insulins bzw. der Insulinwirkung sind in ▸ Abb. 4.7 schematisch dargestellt.

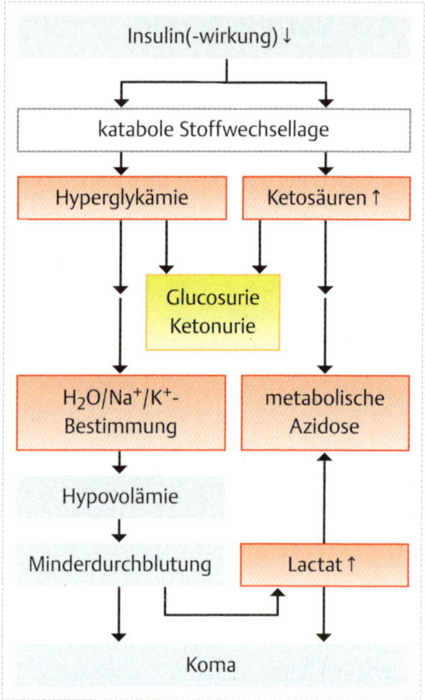

Abb. 4.7 Akute Entgleisungen des Stoffwechsels und diabetisches Koma. Die fehlende Insulinwirkung des anabol wirkenden Insulins führt zu einem katabolen Zustand mit Hyperglykämie, Glucosurie und Ketonurie; die im Blut zu bestimmenden Parameter sind rot und die im Urin gelb gekennzeichnet.

B

Fallbeispiel

Eine 55 Jahre alte alleinstehende Frau, Typ-2-Diabetikerin, wird ins Krankenhaus eingeliefert, nachdem sie ihr Sohn zu Hause somnolent vorgefunden hat. Ihre Atmung ist normal, es lässt sich kein Acetongeruch wahrnehmen. Die Blutuntersuchung ergibt die rechts dargestellten Ergebnisse.

Die Blutgasanalyse zeigte eine leichte metabolische Azidose.

Die Osmolalität ist extrem hoch und durch die schwere Hyperglykämie bedingt. Diese wiederum führt zu einer osmotisch bedingten Diurese und durch die Dehydrierung zur abnehmenden glomerulären Filtration und zu einem Anstieg von Natrium und Gesamtprotein (Hypernatriämie bei Hypovolämie). Durch Volumenmangel kann die Hypernatriämie nicht ausgeglichen werden. Die Blutgasanalyse weist keine schweren Abweichungen auf, weil es sich um ein nicht ketotisches Koma handelt.

Substanz	Konzentration	Referenzintervall
Glucose	900 mg/dl (50 mmol/l)	70–100 mg/dl (3,9 – 5,5 mmol/l)
Natrium	145 mmol/l	136–148 mmol/l
Kalium	4,9 mmol/l	3,5–4,8 mmol/l
Osmolalität	390 mosmol/kg	275–300 mosmol/kg
Kreatinin	4,0 mg/dl (352 µmol/l)	0,5–0,8 mg/dl (44–71 µmol/l)
Gesamtprotein	90 g/l	65–85 g/l

Der absolute Insulinmangel führt bei Typ-1-Diabetikern zu einem hyperglykämisch-ketoazidotischen Koma. Der relative Insulinmangel mit verminderter Insulinwirkung dagegen führt bei Typ-2-Diabetikern zu einem hyperglykämisch-hyperosmolaren Koma, da in diesem Fall die noch ausreichend antilipolytische Insulinwirkung vorhanden ist. Erhöhte Blut- und Uringlucose mit erhöhter Ketonkörperausscheidung ist eine sehr typische Konstellation, die auch mit einfachen, vor Ort (Arztpraxis, Notarztwagen) zur Verfügung stehenden Labormitteln (POCT-Glucose, Urinteststreifen) durchgeführt werden kann. Für die Bestimmung der weiteren wichtigen Laborparameter steht in den Notaufnahmen von Kliniken ein Blutgasanalysator zur Bestimmung der metabolischen Azidose und der Lactat-,Na^+- und K^+-Plasmakonzentration zur Verfügung, sodass eine schnelle und sichere Diagnose möglich ist. Während der Behandlung ist eine engmaschige Verlaufskontrolle der Glucose- und der Kaliumplasmakonzentration wichtig.

4.7 Lactat

Lactat, das über die LDH (Lactatdehydrogenase) im Gleichgewicht mit Pyruvat steht, wird ständig anaerob über die Glycolyse gebildet. Über die mitochondriale Atmungskette wird Pyruvat mit O_2 zu CO_2 und H_2O endoxidiert. Bei vererbten (z. B. Mutationen der Atmungskette) oder erworbenen Defekten (z. B. Vergiftungen mit KCN) kann Pyruvat nicht metabolisiert werden und akkumuliert als Lactat. Entsprechend führt auch eine Minderdurchblutung eines Gewebes bzw. des Organismus zu verminderter Sauerstoffversorgung und somit zu reduzierter Endoxidation und folglich zur Lactaterhöhung im Blut.

Indikation

- Verdacht auf verminderte Sauerstoffversorgung durch verminderte Durchblutung der Gewebe durch z. B. kardiologische Ursachen, reduzierter Gefäßtonus, Schock u. a.
- Weitere Krankheitszustände mit Lactaterhöhung sind metabolische Störungen z. B. diabetisches Koma, schwere Leberfunktionseinschränkungen, schwere Infektionen mit drohender Sepsis, Niereninsuffizienz, Medikamente und toxische Substanzen, kongenitale Defekte in der mitochondrialen Atmungskette oder im Kohlenhydratstoffwechsel wie Glykogenosen.

▸ **Präanalytik.** Entsprechend den raschen Veränderungen im Stoffwechsel bzw. Sauerstoffzufuhr können sich Lactatspiegel sehr schnell ändern, z. B. physiologisch schneller Lactatspiegelanstieg nach akuter hoher Muskelleistung, der sich nach kurzer Regeneration normalisiert. Da Glucose auch nach der Blutabnahme zu Lactat verstoffwechselt wird, gelten für die Präanalytik des Lactats entsprechende Maßnahmen wie für die Glucose.

▸ **Analytik.** Die enzymatische Bestimmung des L-Lactats kann durch die LDH-katalysierte Umwandlung zu Pyruvat durchgeführt werden, wobei als Messparameter NADH entsteht. Für die POCT-Analytik wird meist, in Analogie zur Bestimmung der Glucose mit Glucoseoxidase, die Lactatoxidase Methode verwendet (▸ Abb. 4.5).

▸ **Referenzintervall.** 0,5–2,2 mmol/l

▸ **Einflussgrößen/Störungen.** Entsprechend der schnellen Entstehung, aber auch Metabolisierung des Lactats ist der Blutspiegel sehr variabel und von der akuten Stoffwechselsituation abhängig. Die enzymatischen Messmethoden sind sehr spezifisch für L-Lactat und daher wenig störanfällig.

▸ **Beurteilung.** Persistierend erhöhte Lactatspiegel weisen auf lebensbedrohliche Krankheitszustände hin. Sie können durch schwere Durchblutungsstörungen der Gewebe (verminderte Sauerstoffversorgung) oder durch angeborene Defekte oder toxische Hemmung der Atmungskette (Hemmung der mitochondrialen Endoxidation) verursacht sein.

Merke

Eine erhöhte Plasmalactatkonzentration ist ein Hinweis auf verminderte Sauerstoffversorgung der Gewebe bzw. reduzierte Oxidation in der Atmungskette. Deutlich erhöhte persistierende Lactatspiegel sind ein wichtiger Biomarker in der Sepsisdiagnose. Auch schwere Leberfunktionsstörungen können zu Hyperlactatämien mit Azidose führen.

4.8 β-Hydroxybutyrat und Ketonkörper/ Ketonsäuren

Bei länger anhaltender kataboler Stoffwechsellage mit massivem Fettsäureabbau wird von der Leber aus Acetyl-CoA Acetoacetat gebildet, das mit β-Hydroxybutyrat im Redoxgleichgewicht steht. Acetoacetat und sein spontan entstehendes Decarboxylierungsprodukt Aceton werden als „Ketonkörper“ zusammengefasst, die sich im Urin mittels einfacher Teststreifen mit einer chemischen Reaktion sensitiv nachweisen lassen.

Die Ursache kataboler Stoffwechsellagen kann vielfältig sein, d. h. Tumorerkrankungen oder längerfristiges Hungern z. B. Anorexie; nur bei gleichzeitiger Hyperglykämie ist eine diabetische Entgleisung wahrscheinlich. Zur frühen Beurteilung einer ketotischen Stoffwechsellage wird die sensitivere quantitative Bestimmung des β-Hydroxybutyrats empfohlen, insbesondere seit bekannt wurde, dass die Behandlung von Diabetikern mit SGLT 2-Inhibitoren zur Ketose führen kann. Der enzymatische Nachweis erfolgt in Analogie zur Lactatbestimmung mit der β-Hydroxybutyrat-Dehydrogenase und Messung des entstehenden NADH.

4.9 Hypoglykämiediagnostik bei Nicht-Diabetikern

Die klinischen Symptome bei Hypoglykämien sind sehr unspezifisch und können verschiedenste Ursachen haben. Daher ist ein systematisches diagnostisches Vorgehen sehr hilfreich. Treten bei einem ansonsten gesunden Menschen **Nüchternhypoglykämien** (Plasmaglucose < 50 mg/dl; < 2,8 mmol/l) auf, dann sollten in einer Blutabnahme Insulin, C-Peptid und möglichst auch Proinsulin bestimmt werden.

4

B

Fallbeispiel

Ein 38 Jahre alter Mann wurde von seiner Mutter (Diabetikerin) ins Krankenhaus eingeliefert, nachdem sie ihren Sohn nach einer Feier in „schlechtem" Zustand vorfand und bei ihm einen Blutglucosewert von 35 mg/dl bestimmte. Die Blutuntersuchung im Labor ergibt:

Substanz	Konzentration	Referenzintervall
Glucose	59 mg/dl	70–100 mg/dl
Lactat	17,3 mmol/l	< 2,2 mmol/l
AST	229 U/l	< 50 U/l
ALT	127 U/l	< 50 U/l
GGT	616 U/l	< 60 U/l
Ethanol	0,3 g/l	< 0,1 g/l
Ketonurie	+ +	negativ

Die körperliche Untersuchung des Patienten (178 cm, 82 kg) war bis auf den hohen Puls (137/min) und die Atemfrequenz von 27/min unauffällig. Die Mineralkonzentrationen waren unauffällig und im Blutbild zeigten sich eine Leukozytose 27.420 (Ref. 4500–9500 1/µl) und ein erhöhtes MCV von 106 (Ref. 70–93 fl). Die Blutgasanalyse ergab eine schwere metabolische Azidose (pH = 7,08) und bei vermindertem pCO_2 und HCO_3^- einen Basenüberschuss = –21. Nach i. v. Behandlung mit Thiamin und 5 % Glucose normalisierten sich pH und Lactatwerte nach 20 h. Bei diesem Patienten, der über einen Tag nichts gegessen, sondern nur Alkohol (160 g) getrunken hatte, hatte wegen der eingeschränkten Leberfunktion keine adäquate Gluconeogenese aus Lactat stattgefunden, daher die schwere Lactatazidose, die respiratorisch nur teilweise kompensiert werden konnte.

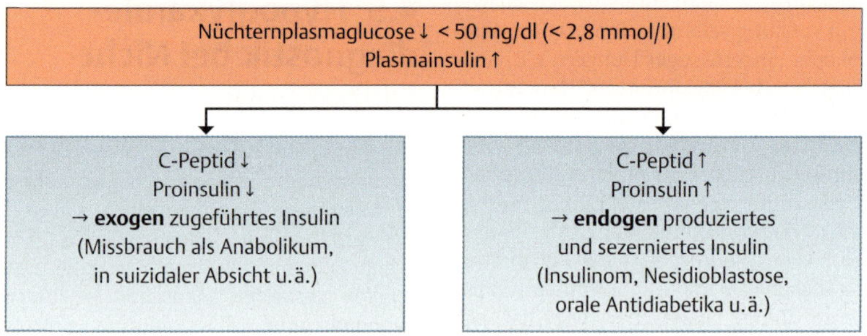

Abb. 4.8 Diagnostisches Vorgehen bei Nüchternhypoglykämien von Nichtdiabetikern. Ob eine Hypoglykämie durch inadäquate endogene Insulinsekretion oder durch exogene Insulingabe verursacht ist, kann durch die Bestimmung von Glucose, Insulin, C-Peptid und Proinsulin im Plasma differenziert werden.

Aus den Ergebnissen lässt sich dann entsprechend dem in ▸Abb. 4.8 gezeigten Schema erkennen, ob eine **inadäquat erhöhte endogene Insulinproduktion** vorliegt oder ob von außen zugeführtes exogenes Insulin die Ursache der Hypoglykämien ist. Ursachen einer inadäquaten erhöhten Insulinproduktion und Sekretion kann z. B. das Vorliegen eines Insulinoms sein oder die missbräuchliche Einnahme oraler Antidiabetika von Nicht-Diabetikern. In diesen Fällen liegt trotz Hypoglykämie eine Erhöhung aller drei β-Zell-Peptide vor. Dagegen findet sich eine isolierte Erhöhung des Insulins, wenn dieses in Überdosierungen appliziert wird, z. B. in suizidaler Absicht oder von (Profi-) Sportlern, um die anabole Wirkung des Insulins missbräuchlich zu nützen (**Insulindoping**). Um die Diagnose eines vermuteten Insulinoms zu bestätigen, wird ein Provokationstest, d. h. ein Hungerversuch über 72 Stunden durchgeführt, der bei z. B. Insulinomträgern immer zu schweren Hypoglykämien führt, sodass der Hungerversuch in diesen Fällen abgebrochen werden muss. Bei Abbruch, noch vor Glucosegabe, sollten sowohl die Glucose als auch Insulin, C-Peptid und Proinsulin aus Plasma bestimmt werden.

Auch zeitliche Verkürzungen der Kohlenhydratresorption aus dem Darm und erhöhte Passagezeit der Nahrung (Dumping-Syndrom), die häufig nach größeren Operationen am Gastrointestinaltrakt auftreten, können zu Krankheitsbildern mit rezidivierenden Hypoglykämien führen. Da die Leber das entscheidende Organ für die Gluconeogenese ist, können bei **Leberfunktionsstörungen** (Zirrhose) Hypoglykämien auftreten. Im Säuglingsalter oder später auftretende Hypoglykämien mit oder ohne Lactaterhöhungen können ein Hinweis auf genetische Störungen im Kohlenhydrat- bzw. Energiestoffwechsel sein.

4.10 Weitere stoffwechselrelevante Laborparameter

Entsprechend der Definition ist der Diabetes mellitus eine heterogene Störung des Stoffwechsels. Daher ist u. a. auch der **Lipidstoffwechsel** gestört. Deshalb sollen die

Laborparameter Triglyceride, Gesamt-, HDL- und LDL-Cholesterin bei Diagnose und im Verlauf bestimmt werden. Näheres siehe auch Kapitel Fettstoffwechsel (S. 208). Vor allem der Typ-2-Diabetes (metabolisches Syndrom) ist auch mit erhöhten Harnsäurespiegeln assoziiert.

Bei der Entwicklung des Typ-2-Diabetes scheint die Verfettung der Leber eine wichtige Rolle zu spielen. Daher kann eine leichte Erhöhung der Transaminasen bzw. der γ-Glutamyl-Transferase, zusammen mit erhöhten Triglyzeriden, ein unspezifischer Hinweis auf eine Leberverfettung (Leberfettgehalt > 5,5 %) sein. Eine verfettete Leber ist mit einem erhöhten Risiko für koronare Herzerkrankung assoziiert.

Die mit der Entwicklung des Typ-2-Diabetes assoziierte, viszerale Fettakkumulierung geht mit einer niedrig gradigen Entzündungsreaktion des Fettgewebes einher. Daher können bei diesen Patienten grenzwertig erhöhte Entzündungsparameter wie C-reaktives Protein und Interleukin-6 vorliegen, die auf ein solches Geschehen hinweisen.

Für die Früherkennung vaskulärer, diabetischer Komplikationen stehen nur sehr wenige Laborparameter zur Verfügung. Der wichtigste ist die **Mikroalbuminurie**, die eine frühe Schädigung der Niere anzeigt. Neben einer spezifischen quantitativen Messung im Labor kann eine geringe Albuminausscheidung auch spezifisch und semiquantitativ vor Ort/POCT mittels Teststreifen bestimmt werden. Ein Abfall der **Kreatinin-Clearance** zeigt eine bereits fortgeschrittene Nierenfunktionseinschränkung an.

4.11 Angeborene Kohlenhydratstoffwechselstörungen

4.11.1 Galactosämien

Eine Galactosämie kann auf der Basis eines **angeborenen Enzymdefekts** der beiden ersten Schritte des Galactoseabbaus auftreten. Dies sind die Phosphorylierung der Galactose mit Galactokinase zu Galactose-1-Phosphat und die anschließende Umsetzung von Galactose-1-Phosphat zu UDP-Galactose mit Galactose-1-Phosphat-Uridyltransferase (mehrere Enzymvarianten sind bekannt). Der **Uridyltransferasedefekt** ist häufiger und hat einen schwereren klinischen Verlauf als der **Kinasedefekt**.

Die angestaute Galactose wird teilweise zu dem Zuckeralkohol von Galactose, dem Dulcit (= Galactitol), reduziert. Dulcit wird nicht weiter verstoffwechselt und reichert sich zusammen mit Galactose und Galactose-1-Phosphat in Leber, Niere, Gehirn und anderen Organen an. Die dadurch hervorgerufenen osmotischen Schädigungen sollen Ursache von Leberzellschädigung, Hirnödem und Linsentrübung sein.

Indikation

- unklare Hepatopathie oder Katarakt bei Neugeborenen verbunden mit schwerem Ikterus und Enteropathie
- Screeninguntersuchung bei allen Neugeborenen

▸ **Untersuchungsmaterial und Präanalytik**

- **Galactose:** Heparinblut oder besser Kapillarblut, das sofort mit Perchlorsäure enteiweißt wird; Blutentnahme 1 Stunde nach (Mutter-)Milchmahlzeit, bei Raumtemperatur 24 Stunden haltbar
- **Enzyme des Galactosestoffwechsels** und Suchtest auf Defekt der Galactose-1-Phosphat-Uridyltransferase nach Beutler: Heparinvollblut, bei Raumtemperatur mindestens 2 Tage haltbar
- **Screeninguntersuchung** bei Neugeborenen: Bluttropfen auf Filterpapier (Guthrie-Test-Karte), vgl. auch Screening auf Aminosäurenstoffwechselstörungen (S. 159), bei Raumtemperatur mehrere Tage haltbar

▸ **Bestimmungsmethoden €€**

- **Enzymatische Galactosebestimmung** mit Galactosedehydrogenase (GalDH) (Gleichung 4.1).
- **Beutler**-Test und andere Enzymbestimmungen im Rahmen des Galactosestoffwechsels
- **Neugeborenenscreening**: enzymatische Bestimmung von Galactose und Galactose-1-Phosphat und Messung des Enzyms Galactose-1-Phosphat-Uridyltransferase

?! $$\text{Galactose} + \text{NAD}^+ \xrightarrow{\text{GalDH}} \text{Galactonolacton} + \text{NADH} + \text{H}^+ \quad \textbf{(Gl. 4.1)}$$

Referenzintervalle

Alter	Galactose
Neugeborene nach Milchmahlzeit	bis 0,86 mmol/l (bis 15,5 mg/dl)
ältere Kinder und Erwachsene	bis 0,24 mmol/l (bis 4,3 mg/dl)

▸ **Diagnostische Bedeutung.** Erhöhte Galactosewerte können nur nach Zufuhr von Lactose, dem Disaccharid der Muttermilch, bestehend aus Glucose und Galactose, auftreten. Also nicht, wenn bei Neugeborenen mit Erbrechen, Durchfällen und Ikterus prolongatus prophylaktisch auf lactosefreie Ernährung umgestellt wurde.

Die Bestimmung der Enzyme des Galactosestoffwechsels wird in Speziallaboratorien durchgeführt. Ihre Ergebnisse sind von der Ernährung unabhängig und dienen der Sicherung der Diagnose.

Leicht erhöhte Galactosewerte können bei schwerem **Leberparenchymschaden** durch Reduzierung des Galactosestoffwechsels auftreten.

4.11.2 Nichtdiabetische Melliturien

Neben Glucose finden sich im Urin gelegentlich andere Mono- und Disaccharide. Seit in der Urindiagnostik die unspezifischen Reduktionsproben durch den **glucosespezifischen** Teststreifen ersetzt wurden, werden sie bei der Routinediagnostik nicht mehr auffällig.

Die meisten **nicht diabetischen Melliturien** sind klinisch bedeutungslos.

Zusatzinformation

So steigt nach Genuss von reichlich Obst die Ausscheidung von Fructose und von Pentosen (z. B. Xylose, Arabinose) an. Am Ende der Schwangerschaft und während der Lactation findet sich im Urin dieser Frauen gelegentlich Lactose. Im Rahmen von Enteritiden gelangen Disaccharide durch die Dünndarmwand ins Blut und von dort in den Urin. Disaccharide, die in die Blutbahn gelangt sind, werden immer renal ausgeschieden, weil in keinem anderen Organ außer den Mukosazellen des Dünndarms Disaccharidasen vorkommen, die sie zu verwertbaren Monosacchariden spalten könnten.

Daneben gibt es eine Reihe seltener angeborener Defekte, die ebenfalls zu klinisch unkritischen Melliturien führen. Hier sind die essenzielle **benigne Pentosurie** (Defekt der Xylitol-Dehydrogenase), die **essenzielle Fructosurie** (Defekt der Fructokinase) und die sehr seltene **Saccharosurie** zu nennen.

Inkonstante Befunde einer **Galactosurie** oder einer **Fructosurie** finden sich bei der Galactosämie (S. 203) bzw. bei der Fructoseintoleranz. Diese autosomal-rezessiv vererbte Erkrankung beruht auf dem fast völligen Fehlen der Fructose-1-Phosphat-Aldolase-B. Dadurch reichern sich nach Fructosegabe (Fructose, Saccharose bzw. auch nach Sorbitgabe) Fructose und Fructose-1-Phosphat in der Leber an. Es kommt zu einer Hemmung der Fructose-1,6-Diphosphatase und zu einer totalen Blockade des Glykogenabbaus mit schweren Hypoglykämien, besonders bei Kindern.

4.11.3 Glykogenosen

Glykogenosen sind genetisch determinierte Erkrankungen, die durch eine vermehrte **Speicherung von Glykogen** in Leber, Muskulatur und Niere gekennzeichnet sind. Die Kombination von Hepatomegalie, Hypoglykämie, Gedeihstörungen im Kindesalter und zum Teil Muskelhypotonie (Typ V und VII, keine Leberbeteiligung) weisen auf eine Glykogenose hin. Die Defekte sind inzwischen molekularbiologisch aufgeklärt und können sowohl durch Enzymbestimmungen als auch durch PCR nachgewiesen werden.

Die wichtigsten klinischen und biochemischen Charakteristika sind in ▸ Tab. 4.2 zusammengestellt. Die endgültige Diagnostik bleibt Speziallaboratorien vorbehalten.

4

Tab. 4.2 Klinische und biochemische Merkmale von Glykogenosen.

Krankheit	Enzymdefekt	Symptome	Labordiagnostik	
			Routinediagnostik	biochemische Diagnostik
Typ Ia (von-Gierke) Subtypen Ib–Id	Glucose-6-Phosphatase	Hepatomegalie, Minderwuchs	Hypoglykämie, Lactatazidose, Hyperlipoproteinämie, Hyperurikämie	Glucose-6-Phosphatase im Leberpunktat (Typ Ia tiefgefroren, Typ Ib nativ)
Typ II (Pompe) Subtyp IIb (Danon Disease)	Saure α-1,4-Glucosidase in den Lysosomen	Kardiomegalie, Muskelhypotonie, Hepatomegalie	keine Hypoglykämie	α-1,4-Glucosidase im Leberpunktat oder Muskelgewebe
Typ III (Forbes, Cori) Subtypen IIIa–d	Amylo-1,6-Glucosidase (Debranching Enzyme)	Hepatomegalie, Muskelhypotonie, Kardiomyopathie, Minderwuchs	Hypoglykämie, Hyperlipoproteinämie, postprandiale Lactaterhöhung	Amylo-1,6-Glucosidase im Leberpunktat
Typ IV (Andersen)	Amylo-1,4 →1,6-Glucosidase (Branching Enzyme)	Hepatosplenomegalie, Leberzirrhose	keine Hypoglykämie	Elektronenmikroskopie und Enzymbestimmung im Leberpunktat
Typ V (McArdle)	Muskelphosphorylase-Mangel	Muskelschwäche, Muskelschmerz nach Belastung	kein Lactatanstieg nach Muskelarbeit, CK↑, Hyperurikämie	Phosphorylase im Muskelgewebe
Typ VI (Hers)	Leberphosphorylase	Hepatomegalie, Minderwuchs	Hypoglykämie, Hyperlipoproteinämie	Phosphorylase im Leberpunktat
Typ VII (Tarui)	Muskel-Phosphofructokinase	Muskelschwäche, Muskelschmerz	CK↑, Hyperurikämie	Phosphofructokinasebestimmung im Muskelgewebe

Tab. 4.2 Fortsetzung

Krankheit	Enzymdefekt	Symptome	Labordiagnostik	
			Routine-diagnostik	biochemische Diagnostik
Typ IX (Hug, Typ VIII nach McKusick oder Typ VIb) Subtypen IXa–c	Phosphorylase-b-Kinase-α-Untereinheit-Mangel	Hepatomegalie, Muskelhypotonie, Minderwuchs	Hypoglykämie, postprandiale Lactaterhöhung, Ketoazidose	Phosphorylase-b-Kinase in Leber oder Erythrozyten
Typen X–XV		Muskelschwäche	Belastungsintoleranz	Gendiagnostik
Typ 0	Glykogensynthase-Mangel	Hepatomegalie, Minderwuchs	Hypoglykämie, Ketoazidose, postprandiale Lactaterhöhung	Glykogensynthase im Leberpunktat

5 Lipide

*D. Lütjohann, K. Dörner**

5

5.1 Einführung

▸ **Fette.** Die heterogene Gruppe der Fette (Lipide) besteht aus Substanzen mit verschiedenen biologischen Funktionen. Einige haben als Zellmembranbestandteile (**Phospholipide, Cholesterin, Sphingo-** und **Glykolipide**) Bedeutung, andere bilden das Rohmaterial für Synthesen von biologisch aktiven Substanzen wie den Steroidhormonen und Gallensäuren. Fette sind aber auch die hauptsächliche Lagerungsform für Energie im Körper (**Triglyceride**) und Blutfette stellen die quantitativ wichtigste Transportform für Energie (**Triglyceride** und **freie Fettsäuren**) zwischen den verschiedenen Organen dar. **K-Vitamine** (*K* für *Koagulation*) gehören neben **A, D** und **E** zu den fettlöslichen Vitaminen.

▸ **Lipoproteine.** Da Lipide wasserunlöslich sind, müssen sie entweder an spezifische Transportproteine (z. B. Albumin) gebunden werden oder sie bilden mizellare Komplexe (**Lipoproteine**). Der Proteinanteil der Lipoproteine, die **Apolipoproteine**, gibt den Lipidmizellen zusätzliche Stabilität. Außerdem bestimmen Apolipoproteine die Geschwindigkeit des Umsatzes und dirigieren Lipide in Zielorgane, wo sie von spezifischen Rezeptoren erkannt werden.

▸ **Cholesterin.** (engl. cholesterol) Im gesunden menschlichen Organismus stehen körpereigene Synthese, intestinale Aufnahme über die Nahrung, Veresterung durch spezifische Enzyme, extrazellulärer Transport mittels Lipoproteinen und biliäre Ausscheidung des Cholesterins – in unveränderter oder in metabolisierter Form als Gallensäuren – im Gleichgewicht.

Cholesterin wird zum größten Teil in nicht veresterter Form resorbiert. Mit der Nahrung aufgenommene Cholesterinester werden durch die aus dem Pankreas stammende Cholesterinesterase hydrolysiert. Freies Cholesterin ist wasserunlöslich und kann nur in Form der gemischten Mizellen in Lösung gehalten werden. Die Emulgierung von Cholesterin im Dünndarm und die nachfolgende Absorption sind an das Vorhandensein von Gallensäuren und Lipiden mit hydrophilen Gruppen (Monoglyceride und Phospholipide) gebunden. Bis zu einer täglichen Cholesterinaufnahme von 400–500 mg/d lässt eine Steigerung der Cholesterinzufuhr mit der Nahrung auch den Cholesterinspiegel im Plasma ansteigen, größere Cholesterinmengen haben nur einen geringen zusätzlichen Effekt.

Im Gleichgewichtszustand werden täglich etwa 1200 mg Cholesterin und seinen polaren Folgeprodukten, den Gallensäuren, über den Stuhl **ausgeschieden**. Somit werden ca. 900 mg Cholesterin täglich im Organismus – hauptsächlich in der Leber und in der Darmwand – synthetisiert und dem Organismus zugeführt. Fast alle Gewebe können Cholesterin aus aktivierter Essigsäure (Acetyl-CoA) synthetisieren. In der Kaskade der Cholesterinbiosynthese stellt die **HMG-CoA-Reduktase** das am stärksten regulierte Enzym (**Schrittmacherenzym**) dar.

Zusatzinformation

Die Netto-Cholesterinaufnahme (mittlere Resorptionsrate von 50 %, schwankt individuell zwischen 30 und 70 %) mit der Nahrung wird hauptsächlich durch **2 Mechanismen** bestimmt. Das Niemann-Pick-C 1-like Protein-1 (NPC 1L 1) wurde als der intestinale „Cholesterinrezeptor" erkannt. Cholesterin und pflanzliche Analoge (Phytosterine) werden aus den Mizellen in die Dünndarmmucosazellen befördert. In Abhängigkeit ihrer Hydrophobizität werden die Sterine über einen Tandemtransporter, dem ABCG5/G8 (ABC = ATP-binding-Cassette) wiederum in das Darmlumen herausgepumpt; pflanzliche Sterine (Sitosterin > Campesterin) mehr als Cholesterin. Des Weiteren vermittelt ABCG5/G8 im Hepatozyten die Sekretion von Phytosterinen und Cholesterin (▶ Abb. 5.1). Nach der Resorption in die Mukosazellen erfolgen der Einbau in Chylomikronen und der weitere Transport über das Lymphsystem ins Blut.

5

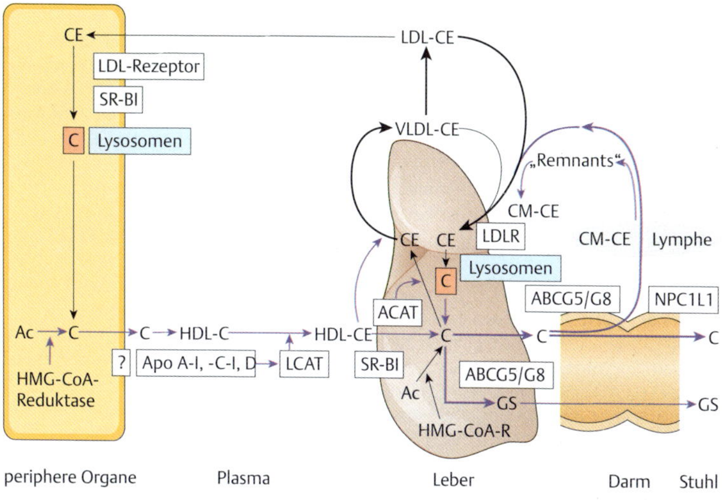

Abb. 5.1 Pathophysiologisch wichtige Elemente des Cholesterinflusses im Säugerorganismus. ABCG5/G8 = ATP-binding cassette sub-family G member 5/8, Ac = Acetyl-CoA, ACAT = acyl-CoA:cholesterol-acyltransferase, C = freies Cholesterin, CE = Cholesterinester, CM = Chylomikron, GS = Gallensäuren, HMG-CoA-R = HMG-CoA-Reduktase, LCAT = Lecithin-Cholesterin-Acyltransferase, LDLR = LDL-Rezeptor, NPC 1L 1 = Niemann-Pick C 1-like 1, SR-BI = Scavenger Receptor Class B-Type I. (modifiziert nach Dietschy und Turley, J Lipid Research 2004)

5

Zusatzinformation

Die Enzyme des Cholesterinstoffwechsels werden durch Regulatoren des Promotors des LDL-Rezeptorgens, den „Sterol Regulatory Binding Proteins“ (SREBPs), und weitere Transkriptionsfaktoren aktiviert. Zu diesen zählen die PPARs (Peroxisome Proliferator-Activated Receptors), LXR (Liver X-Receptor), FXR (Farnesyl X-Receptor) sowie RXR (Retinoid X-Receptor). Das Enzym PCSK9 (Proprotein Convertase Subtilisin / Kexin type 9) bindet an den Komplex LDL-C und LDL-Rezeptor und steuert die Degradation des Rezeptors, welches ein Recycling des LDL-Rezeptors verhindert. Diese Kenntnis führte zum Einsatz von anti-PCSK9 Antikörpern zur Erhöhung der LDL-Rezeptoren an der Zelloberfläche. Der Cholesterinmetabolismus im Gehirn ist von der Zirkulation über die protektive Blut-Hirn-Schranke abgeschirmt und unterliegt im Vergleich zum restlichen Organismus anderen Regulationsmechanismen.

Merke

Fleisch (insbesondere Innereien), tierische Fette, Eigelb sowie Schalen- und Krustentiere sind besonders cholesterinreich. Pflanzen enthalten zur Ausbildung ihrer Membranen cholesterinanaloge Phytosterine (z. B. Campesterin, 24-Methylcholesterin und Sitosterin, 24-Ethylcholesterin), welche über die Nahrungskette in den menschlichen Organismus gelangen.

Circa 70 % des Cholesterins liegen im Blut verestert vor. Die Veresterung erfolgt intravaskulär mit dem Enzym Lecithin-Cholesterin-Acyltransferase (LCAT) und in geringem Umfang intrazellulär durch die Acyl-CoA-Cholesterin-Acyltransferase (ACAT). Die LCAT wird ihrerseits durch die Apolipoproteine A-I, C-I und D (früher A-III) aktiviert, die Bestandteile der Lipoproteine sind (S. 211).

▸ **Glycerinester.** Der wichtigste Energieträger der Nahrung und Hauptenergiespeicher ist aus dem 3-wertigen Alkohol Glycerin (engl. glycerol) und verschiedenen Fettsäuren in Form von Estern zusammengesetzt. Nach der Zahl der pro Glycerinmolekül enthaltenen Fettsäuren unterscheidet man Mono-, Di- und Triacylglyceride (auch kurz **Triglyceride** genannt). In den Depots der Fettgewebe werden 12–15 kg Triglyceride (500 000 kJ) gelagert, welches einem Energiebedarf des Körpers über 2 Monate entspricht. Jeden Tag passieren ca. 7 000 kJ das Plasma in Form von Triglyceriden. Der Transport von Lipiden wird durch die Kohlenhydratumsetzung sehr effektiv reguliert und integriert. Durch hormonelle und metabolische Steuerung mittels Enzymen, die die Aufnahme von Fett in verschiedene Organe (Lipoproteinlipase) und die Mobilisierung von Fett aus Depots regulieren, wird diese gespeicherte Energie verteilt und den Organen zugeführt. Das Nahrungsfett stellt ein komplexes Gemisch verschiedener Triglyceride dar, die im Darm durch die Lipase des Pankreassekretes hydrolytisch bis zu 2-Monoacylglyceriden (Veresterung am mittleren C-Atom) und Fettsäuren gespalten werden. Diese werden resorbiert und bereits in der Darmwand zu Triglyceriden resynthetisiert, die Hauptbestandteile der Chylomikronen.

▶ **Phosphoglyceride.** Neben Glycerin sind 2 veresterte Fettsäuren Phosphorsäure oder Phosphoethanolamin, Lecithin, Phosphoserin, Phosphoinosit u. a. enthalten. Die besondere Bedeutung der Phosphoglyceride (auch Phospholipide genannt) liegt im Aufbau der Zellmembranen und elektrisch isolierender Schichten. Als Bestandteil des sog. Surfactant setzen sie die Oberflächenspannung in den Lungenalveolen herab und sind so für das Funktionieren der Lungenatmung von essenzieller Bedeutung. Ihr Anteil an den Serumlipiden beträgt ca. 30 %. In der Routineanalytik spielen sie dennoch kaum eine Rolle.

▶ **Fettsäuren.** Ihre Bedeutung als Bestandteile der Triglyceride und Cholesterinester wurde bereits angesprochen. Im Serum sind sie ganz überwiegend verestert, nur ein kleiner Teil liegt unverestert in Bindung an Albumin und Präalbumin vor. Die höheren ungesättigten Fettsäuren (Ölsäure, Linolsäure, Linolensäure, Arachidonsäure) haben Vitamincharakter, da sie vom menschlichen Organismus nicht synthetisiert werden können.

▶ **Sphingolipide und Isoprenpolymere.** (Vitamine A, E, K) Sie machen nur einen sehr kleinen Teil der Serumlipide aus und sind ebenfalls nicht Gegenstand der Routinediagnostik. Ihre klinische Bedeutung liegt in der Existenz seltener Speicherkrankheiten (Gangliosidspeicherkrankheiten wie Tay-Sachs oder Sandhoff-Krankheit) durch angeborene Enzymdefekte bzw. in den entsprechenden Vitaminmangelkrankheiten.

5.2 Grundlagen der Lipoproteine

5.2.1 Zusammensetzung der Lipoproteine

Aufgrund ihrer schlechten Wasserlöslichkeit liegen die Serumlipide als komplexe Lipoproteinpartikel vor. Die einzelnen Partikel bestehen aus 2 Schichten: den zentralen „Core-Lipiden" und der Hülle. Core-Lipide sind die apolaren Cholesterinester und Triglyceride. Die Hülle besteht aus den polaren Phospholipiden, aus freiem Cholesterin, freien Fettsäuren sowie den Apolipoproteinen mit Kohlenhydratresten (▶ Abb. 5.2). Für das Verständnis des Fettstoffwechsels und seiner Störungen sind Grundkenntnisse über die Einteilung der Lipoproteine und ihre Zusammensetzung nötig, wie sie ▶ Tab. 5.1 und ▶ Abb. 5.2 vermitteln.

M!

Merke

Die Benennung der **Hauptlipoproteinklassen** erfolgt entweder nach ihrem Flotationsverhalten bei der Ultrazentrifugation oder nach ihrer elektrophoretischen Mobilität. Im klinischen Alltag werden beide Einteilungen gleichberechtigt gebraucht.

Die elektrophoretische Mobilität ist immer abhängig vom Verhältnis der Oberflächenladungen zur Größe des Moleküls, hier des Partikels. Die **Chylomikronen** mit ihrem sehr geringen Proteinanteil von 1–2 % und einem Durchmesser von mehr als von 750 Å (75 nm) wandern überhaupt nicht und bleiben an der Auftragsstelle liegen. Die HDL wandern dagegen aufgrund ihres hohen Ladung/Größe-Verhältnisses am schnellsten.

Tab. 5.1 Eigenschaften der Lipoproteine.

Lipoprotein	R–el Mobil.*	Dichte (g/ml)	Größe (Å)	rel. Zusammensetzung				(%)Apolipoproteine	
				Protein	(FC/CE)*	PL*	TG*	Haupt-	Neben-
								Bestandteile	
CM	0 (Start)	<0,950	750–5 000	2	(1/3)	5	90	A, B, C	E, H
VLDL	α_2 (prä-β)	<1,006	350–750	10	(7/13)	16	54	C, B	E, G
IDL		<1,019	300	17	(9/34)	20	20	B, C	E
LDL	β (beta)	<1,063	150–290	23	(11/41)	21	4	B, E	
Lp(a)	Prä-β_1	<1,090	250	34	(9/36)	18	3	(a)	
HDL	α_1	<1,210	55–110	40	(5/15)	33	7	A	C, E
HDL_1	α	1,060							
HDL_2	α	<1,125	100	42	(5/13)	35	5	A, D, J	M, E
HDL_3	α	<1,210	80	56	(3/15)	23	3	A, J	L, M

* R–el Mobil. = relative elektrophoretische Mobilität, FC = freies Cholesterin, CE = Cholesterinester, PL = Phospholipide, TG = Triglyceride, CM = Chylomikronen

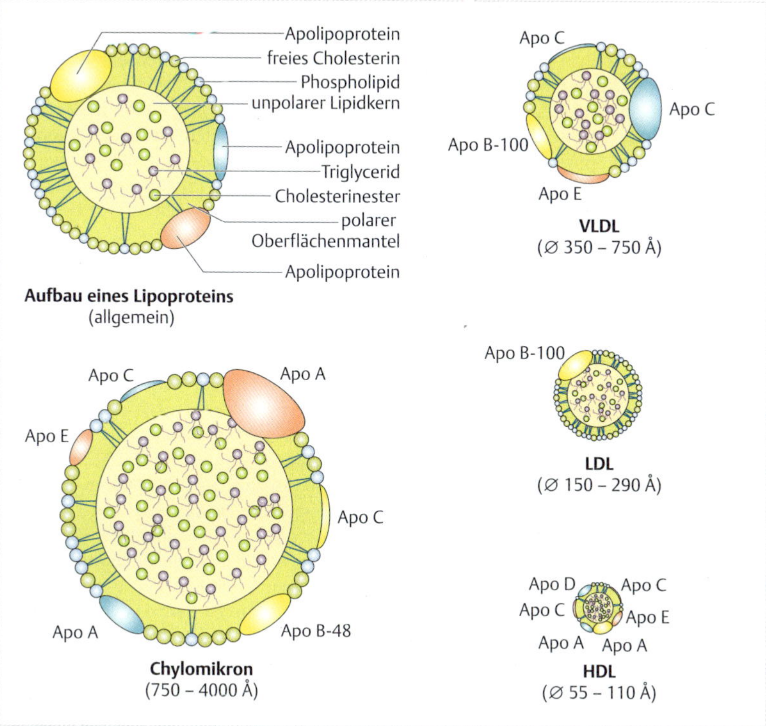

Abb. 5.2 Strukturelle Unterschiede zwischen den einzelnen Lipoproteinen. (Modifiziert nach Dietschy und Turley, J Lipid Research 2004)

Für die Einteilung nach Fredrickson hat die **Lipidelektrophorese** immer noch große Bedeutung, u.a. zur Erkennung von Chylomikronen (da die Proben nicht direkt verarbeitet werden, sondern erst länger im Kühlschrank stehen). Hier vor allen Dingen für die Beurteilung und Zuordnung für Typ I, Typ V und wichtig für die Erkennung des Typ III.

Im wissenschaftlichen Bereich wird die auf der **Ultrazentrifugation** beruhende Einteilung bevorzugt. Es ist jedoch festzuhalten, dass keine vollständige Identität z.B. zwischen **HDL** (High-Density-Lipoproteine) und **α-Lipoproteinen** oder **LDL** (engl. **low-density lipoprotein**) und **β-Lipoproteinen** besteht. Die Auftrennung der Lipoproteine mit der Ultrazentrifuge wird durch Überschichten von Serum mit Salzlösungen (Natriumchlorid bzw. Kaliumbromid) steigender Konzentration, d.h. also mit steigender Dichte erreicht. Lipoproteine mit einer geringeren Dichte als die Salzlösung „schwimmen nach oben", sie flotieren. Die schwereren Serumbestandteile dagegen sedimentieren.

Die in ▸ Tab. 5.1 aufgeführten **HDL** (engl. **high-density lipoprotein**) lassen sich durch die Ultrazentrifugationstechnik in Unterklassen auftrennen: Als **HDL_1** bezeichnet man eine kleine Gruppe von Lipoproteinen mit der Dichte nahe 1,060 g/ml, die jedoch nur in Spuren vorkommen, als **HDL_2** die Lipoproteine der Dichte 1,063–1,125 g/ml und als **HDL_3** die mit der Dichte 1,125–1,210 g/ml. Die biologischen Funktionen von HDL sind somit von der Protein- und Lipidzusammensetzung abhängig. Der HDL-Cholesteringehalt kann dies nicht wiederspiegeln. Die biologischen Funktionen von HDL sind somit von der Protein- und Lipidzusammensetzung abhängig. Der HDL-Cholesteringehalt kann dies nicht wiederspiegeln.

Zusatzinformation

Die **LDL** (engl. **low-density lipoprotein**) sind die unter pathophysiologischen Aspekten bedeutendste Fraktion der Lipoproteine im Blut. Durch Ultrazentrifugation können LDL in 2 größere Subpopulationen unterteilt werden, die als LDL_1 und als LDL_2 bezeichnet wurden. Die LDL_1, auch IDL (Intermediate Density Lipoproteins) genannt, werden bei einer Dichte zwischen 1,006 und 1,019 g/ml isoliert, die quantitativ bedeutenderen LDL_2 zwischen 1,019 und 1,063 g/ml. Unter pathophysiologischen Gesichtspunkten hat sich noch eine weitere Untereinteilung der LDL durchgesetzt, nämlich in „Big light"- und „Small dense"-LDL. Unter dem Gesichtspunkt der Atherogenese kommt nach mehreren Untersuchungen der „Small dense"-LDL-Fraktion eine wesentliche Bedeutung zu. Den LDL nahe verwandt sind die Lipoproteine (a), Lp(a) (gesprochen: Lipoprotein klein a). Es handelt sich um LDL-Partikel mit Apo(a).

Die **Apolipoproteine** haben große Bedeutung für unser Verständnis des Fettstoffwechsels und demgemäß auch in der Diagnostik entsprechender Störungen. ▸ Tab. 5.2 zeigt die wichtigsten Typen und ihre Aufgaben. Die derzeitige Liste reicht bis Apo M, wobei diese seltenen Apolipoproteine hauptsächlich in HDL bzw. in triglyceridreichen Lipoproteinen vorkommen.

Im Rahmen des Ab- und Umbaus der Lipoproteine werden die Apolipoproteine von einer Lipoproteinklasse auf eine andere übertragen. Sie unterscheiden sich insoweit von dem eher unidirektional verlaufenden Stoffwechsel der Kohlenhydrate und Aminosäuren.

Tab. 5.2 Eigenschaften und Serumkonzentrationen der wichtigsten Apolipoproteine des menschlichen Plasmas.

Apolipoprotein	Lipoprotein	Mol.-Gew.* (kD)	Serum-Konz.* (mg/l)	Funktion	Assoziation mit Störung
A-I	HDL, CM	28,3	1000–1500	Aktivator der LCAT*, Bindung an HDL-Rezeptoren	Tangier-Krankheit
A-II	HDL	17	300–500	Bindung an HDL-Rezeptoren	
A-IV	HDL, CM	46	< 50	Triglyceridstoffwechsel, LCAT-Aktivator	
A-V	CM, VLDL, HDL	39	0,1–0,2	Erniedrigung der Plasmatriglyceride	
B-48	CM, β-VLDL	265	< 50	Lipidresorption, Interaktion mit ApoE-Rezeptor in Hepatozyten	Aβ-Lipoproteinämie
B-100	VLDL, IDL, LDL, Lp(a)	549	700–1000	VLDL-Bildung und Transport, Bindung an den LDL (ApoB, E)-Rezeptor	Aβ-Lipoproteinämie (Bassen-Kornzweig)
C-I	HDL, CM, VLDL	6,5	40–80	Aktivator der LCAT	
C-II	CM, VLDL, HDL	8,8	30–70	Aktivator der Fettgewebe-Lipoproteinlipase	Typ-I-Hyperlipoproteinämie (HLP)
C -$III_{0, 1, 2}$	CM, VLDL, HDL, IDL	8,9	80–150	Lipoproteinlipase-Inhibitor, Interferenz der Remnant-Aufnahme	
D (A-III)	HDL_3	29	80–100	Aktivator der LCAT	
E (iso-Formen: E_2, E_3, E_4)	CM, VLDL, HDL	34	30–50	Ligand für ApoB und E-Rezeptor	Typ-III-HLP
F	HDL	30	< 50		
G	VLDL	72	< 50		

Tab. 5.2 Fortsetzung

Apolipoprotein	Lipoprotein	Mol.-Gew.* (kD)	Serum-Konz.* (mg/l)	Funktion	Assoziation mit Störung
H	CM	55	150–300		
(a)	Lp(a)	350–900	variabel	Beeinflussung der Blutgerinnung, Inhibierung der Angiogenese	
J	HDL_2, HDL_3	70	70–200		
L	HDL_3	39	4–5		
M	HDL_2, HDL_3	26	<10		

Mol.-Gew. = Molekulargewicht, Serum-Konz. = Serumkonzentration, LCAT = Lecithin-Cholesterin-Acyltransferase

5.2.2 Stoffwechsel der Lipoproteine

► **Chylomikronen.** Nach einer fetthaltigen Mahlzeit entstehen in der Darmwand Chylomikronen, die das Cholesterin und die Triglyceride der Nahrung an die Lymphe abgeben und über den Ductus thoracicus, also unter Umgehung der Leber, in den venösen Kreislauf gelangen. Das in den Chylomikronen enthaltene Apolipoprotein C-II aktiviert die extrahepatische, durch Heparin induzierbare Lipoproteinlipase (LPL). Die hydrolytische Spaltung der Triglyceride führt zu einer fortschreitenden Verkleinerung der Chylomikronen. Die entstehenden freien Fettsäuren gelangen in das periphere Gewebe und die Chylomikronenreste („Remnants") in die Leber (► Abb. 5.1). Hier werden die ebenfalls triglyceridreichen VLDL synthetisiert. Ihr Abbau erfolgt zunächst ähnlich wie bei den Chylomikronen, d. h. über Triglyceridhydrolyse durch Lipoproteinlipase. Durch Übertragung der Apolipoproteine der Klassen C und E ändert sich daneben auch die Proteinzusammensetzung, sodass über die Lipoproteine mittlerer Dichte (IDL) die Apolipoprotein-B-haltigen LDL entstehen. Diese cholesterinreichen, triglyceridarmen Lipoproteine haben eine Schlüsselstellung für die Atherogenese. Über die Apolipoproteine B werden sie von spezifischen Zellrezeptoren gebunden, mitsamt Rezeptor aufgenommen („internalisiert") und im Zellinneren durch lysosomale Enzyme hydrolysiert (► Abb. 5.3). Das intrazellulär aus den Lipoproteinen freigesetzte Cholesterin beeinflusst die Neosynthese des Cholesterins

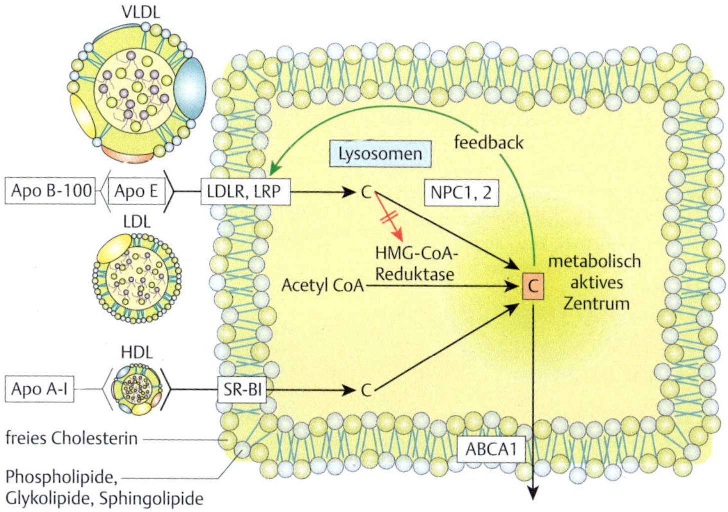

Abb. 5.3 Pathophysiologisch wichtige Elemente des Cholesterintransports. C = freies Cholesterin, CE = Cholesterinester, HMG-CoA-R = HMG-CoA-Reduktase, LDL-R = LDL-Rezeptor, LRP = LDLR-related Protein, NPC 1, 2 = Niemann-Pick C 1 und C 2, SR-BI = Scavenger Receptor Class B-Type I (modifiziert nach Dietschy und Turley, J Lipid Research 2004)

durch Hemmung der HMG-CoA-Reduktase, dem Schlüsselenzym der Cholesterinsynthese (S. 208) und der intrazellulären Rezeptorsynthese. Nach Sättigung des LDL-Rezeptors wird etwa ein Drittel über den „Scavenger Pathway“ internalisiert und abgebaut. Ihm liegen auf zellulärer Ebene mehrere Mechanismen zugrunde: adsorptive Endozytose über niedrigaffine Rezeptoren, Pinozytose und Aufnahme von LDL über Rezeptoren, die spezifisch modifizierte LDL (oxidierte, acetylierte und malondialdehydkonjugierte) erkennen, die sog. Scavenger-Rezeptoren. Im Gegensatz zum LDL-Rezeptor unterliegen die Scavenger-Rezeptoren nicht der Feedbackregulation durch den zellulären Cholesteringehalt. In den Makrophagen führt dies zur Ausbildung von Schaumzellen, welche nekrotisieren und ihre Lipide extrazellulär in den Läsionen der Intima als fokale, gelbliche Lipidablagerungen (sog. **Fatty Streaks**) einschleusen und die Bildung atheromatöser Plaques in Gang setzen.

▸ **HDL-Cholesterin.** Entstehung und Funktion der HDL sind noch nicht völlig geklärt. Neu synthetisierte, sog. naszierende HDL sind scheibchenförmige (diskoidale) Partikel, welche an den Membranen peripherer Zellen freies Cholesterin absorbieren, das durch die LCAT verestert wird. Auf diese Weise entstehen aus den diskoidalen schließlich größere, sphärische HDL-Partikel. Ein funktionierender ABC-Transporter, das ABCA1, ist für die Ausbildung maturer HDL essenziell. In Abwesenheit von ABCA1 kann zelluläres Cholesterin nicht aus der Zelle in HDL „gepumpt“ werden und die diskoidalen HDL werden sehr schnell abgebaut. Die Cholesterinester werden durch **CETP** (engl. **cholesterol ester transfer protein**) im Austausch gegen Triglyceride wieder auf VLDL übertragen und stehen so erneut über die LDL-Bildung zur Internalisation zur Verfügung. Die HDL können vermutlich überschüssiges Cholesterin der peripheren Zellen abtransportieren. Es wird ihnen daher eine Schutzfunktion vor atherosklerotischen Erkrankungen zugerechnet. Man kann die HDL als Speicher für Apolipoproteine, Cholesterin und Phospholipide ansehen.

5.3 Grundlagen der Lipoproteinanalytik

Einteilung der Störungen des Fettstoffwechsels:
- primäre LDL-Hypercholesterinämie
- primäre Hypertriglyceridämie
- gemischte Hyperlipidämien
- Hyper- und Hypoalphalipoproteinämie (HDL-Hyper- und Hypolipoproteinämie)
- Lipoprotein(a)-Hyperlipoproteinämie
- sekundäre Fettstoffwechselstörung

Zusatzinformation

Die älteste Klassifizierung der Fettstoffwechselstörungen **nach Fredrickson** (▸ Tab. 5.3) – beruhend auf der Bestimmung von Gesamtcholesterin und Triglyceriden, den Ergebnissen der Lipoproteinelektrophorese und einigen klinischen Daten – wird den heute bekannten pathophysiologisch-pathobiochemischen Grundlagen **nicht mehr gerecht**. Bei dieser Typisierung ist auch zu beachten, dass als Folge diätetischer oder medikamentöser Therapie häufig ein „Typenwandel“ auftritt.

Tab. 5.3 Phänotypen der Hyperlipoproteinämien nach Frederickson.

Typ	Serum	CHOL	TG	Lipidelektrophorese	Glucosetoleranz	Manifestation (Alter)	Xanthome
I	milchig[1]	normal	↑[2]	CM ↑	normal	< 10 J.	eruptive
IIa	klar	↑	normal	β-Lipos ↑	normal	< 30 J.	tendinöse, tuberöse
IIb	leicht trüb	↑	↑	β-Lipos ↑ prä-β-Lipos ↑	normal oder pathol.	< 30 J.	tendinöse, tuberöse
III	trüb	↑	↑	abnorme breite β-Bande	häufig pathol.	Erwachsene	tubero-eruptive Palmarxanthome (Handlinienverfärbg.)
IV	trüb-milchig	normal oder ↑	↑	prä-β-Lipos ↑	pathol.	< 50 J.	tubero-eruptive
V	milchig[3]	normal oder ↑	↑	CM + prae-β-Lipos ↑	pathol.	Erwachsene	tubero-eruptive

1: Beim Stehenlassen rahmige Oberschicht und klarer Unterstand.
2: ↑ = erhöht
3: Beim Stehenlassen rahmige Oberschicht und trüber Unterstand.

Merke

Bereits durch **Bestimmung des Gesamtcholesterins und der Triglyceride** als Suchtest lässt sich der ganz überwiegende Teil der Störungen des Fettstoffwechsels erkennen.

5

Die **Hypercholesterinämie**, bedingt durch die Vermehrung der LDL-Partikel im Plasma, ist als **Risikofaktor für die koronare Herzkrankheit** (**KHK**) gesichert. Die alleinige Bestimmung der Gesamtcholesterinkonzentration reicht zur vollständigen Beurteilung des Atheroskleroserisikos sowie zur Ableitung von Therapieentscheidungen nicht aus. Es ist in jedem Fall erforderlich, die LDL-Cholesterinkonzentration zu berechnen oder zu bestimmen sowie die HDL-Cholesterinkonzentration als auch die Triglyceridkonzentration zu bestimmen. Nach Friedewald berechnet sich die **LDL-Cholesterinkonzentration** wie folgt:

LDL-Cholesterin = Gesamtcholesterin − HDL − Cholesterin − Triglyzeride/5
(alles in mg/dl)

Zusatzinformation

Bei der Berechnung nach Friedewald darf die TG-Konzentration nicht mehr als 400 mg/dl betragen und der Patient sollte nüchtern sein.

Im Vergleich zu IDL-, LDL- und Lp(a)- Erhöhungen kommt dem HDL-Cholesterin eine nachrangige Bedeutung für die Risikostratifizierung zu. Die generelle Quotientenberechnung LDL- /HDL-Cholesterin ist somit von geringer Bedeutung. Die Atherosklerose wird vorwiegend als eine entzündliche und degenerative Erkrankung betrachtet. Zur weiteren Diagnostik soll bei erhöhten Triglyceridwerten eine Lipoproteinelektrophorese und/oder der sog. **Kühlschranktest** durchgeführt werden. Dazu lässt man Nüchternserum über Nacht ruhig im Kühlschrank stehen und beobachtet am Morgen etwa aufgetretene Schichtungen und Trübungen:

Merke

Kühlschranktest:

- das Serum ist klar (erhöhte Cholesterinkonzentrationen sind nicht zu erkennen; Typ IIa nach Frederickson)
- das Serum ist homogen trübe durch **erhöhte Triglyceridkonzentrationen** (**vermehrte VLDL**, Typ IV)
- am oberen Ende des Röhrchens ist ein weißer Ring durch Flotation („Aufrahmen") der **vermehrten Chylomikronen** zu erkennen. Ist der Unterstand klar (unauffällige VLDL), so liegt ein Typ I nahe, ist der Unterstand trübe, ein Typ V.

Vor der Untersuchung sollen die Patienten ihre übliche Ernährung beibehalten. Sowohl Hunger und Fettentzug über mehrere Tage wie umgekehrt übermäßiges Essen und Alkoholkonsum beeinflussen mittelfristig die Serumlipide. Medikamente sollten – soweit möglich – abgesetzt oder zumindest anamnestisch festgehalten werden. Vor der Untersuchung muss der Patient **12 Stunden nüchtern** bleiben und insbesondere auch auf Alkohol verzichten.

Zusatzinformation

Soll nur das Gesamtcholesterin das LDL-Cholesterin oder das Lp(a) bestimmt werden, so gilt das Nüchterngebot nicht so streng, da der postprandiale Cholesterinanstieg < 10 % beträgt.

5.4 Gesamtcholesterin

▸ **Primäre (angeborene) Hypercholesterinämien.** Primäre Hypercholesterinämien sind deutlich seltener als sekundäre. Relativ am häufigsten ist die familiäre Hypercholesterinämie (**FH**). Der FH liegt nach den Untersuchungen von Brown und Goldstein ein Defekt der LDL-Zellrezeptoren (S. 217) zugrunde. Mehrere Teilstörungen sind bekannt:

- gestörte intrazelluläre Rezeptorsynthese
- gestörte Rezeptorfunktion
- gestörte Internalisation des Komplexes von LDL und Rezeptor
- gestörter intrazellulärer Abbau des Komplexes

Bei der **Hyperlipoproteinämie Typ III** nach Frederickson (Dysbetalipoproteinämie) liegt ein Ungleichgewicht der Apolipoproteine E vor. Aufgrund eines Mangels an E-3 (und E-4) ist der Abbau von VLDL und IDL verzögert. Die meisten Patienten sind homozygot für E-2 bzw. E-2-Varianten.

▸ **Sekundäre Hypercholesterinämien.** Die Ursachen sind vielfältig und nur teilweise geklärt. Übersteigerte Apolipoproteinsynthese in der Leber, verzögerter LDL-Katabolismus und geringere Gallensäurenbildung aus der Vorstufe Cholesterin werden hier genannt.

Indikation

- Suchtest auf primäre oder sekundäre Hypercholesterinämie als einem der Risikofaktoren für frühzeitige Atherosklerose
- Therapiekontrolle bei Behandlung mit lipidsenkenden Medikamenten (HMG-CoA-Reduktasehemmer oder Statine)

▸ **Untersuchungsmaterial und Präanalytik**

- Serum oder Plasma; bei Raumtemperatur 1 Woche haltbar

Bei Verwendung von EDTA-Plasma ist darauf zu achten, dass der Wert mit 1,03 multipliziert werden muss, um entsprechend korrespondierende Serumwerte zu erhalten, da EDTA aus den Erythrozyten Flüssigkeit in den Extrazellularraum verlagert und so das Plasma mit Zellularflüssigkeit aus den Erythrozyten verdünnt.

▸ **Bestimmungsmethoden €.** Da im Serum oder Plasma das Cholesterin zu 60–75 % verestert vorliegt, wird im ersten Reaktionsschritt die Verseifung der Cholesterinester durch Cholesterinesterase durchgeführt. Mithilfe von Cholesterinoxidase wird danach unter Sauerstoffverbrauch das freie Cholesterin oxidiert, wobei Wasserstoffperoxid entsteht:

$$\text{Cholesterinester} + H_2O \xrightarrow[\text{esterase}]{\text{Cholesterin-}} \text{Cholesterin} + \text{Fettsäure}$$

$$\text{Cholesterin} + O_2 \xrightarrow[\text{oxidase}]{\text{Cholesterin-}} \Delta^4\text{-Cholestenon} + H_2O_2$$

$$H_2O_2 + \text{Chromogen} \longrightarrow \text{Farbstoff}$$

Zusatzinformation

Im Rahmen der **Indikatorreaktion** kommen verschiedene Chromogene zum Einsatz. Sehr verbreitet ist die Trinder-Reaktion (Peroxidase-Methode): Wasserstoffperoxid (H_2O_2) bildet mit Phenol und 4-Aminophenazon einen roten Farbstoff. Die Farbintensität ist direkt proportional zur Cholesterinkonzentration und kann photometrisch gemessen werden.

Bedeutsam ist auch die Kageyama-Reaktion (Katalase-Methode): Hier wird in einer weiteren Hilfsreaktion aus H_2O_2 und Methanol mit dem Enzym Katalase zunächst Formaldehyd erzeugt. Die Indikatorreaktion basiert auf der Umsetzung von Formaldehyd mit Acetylaceton und Ammoniak zu einem gelben Lutidinderivat.

Bei der neueren Jodid-Molybdat-Methode schließlich wird durch das H_2O_2 unter Katalyse von Molybdat eine Oxidation von Jodid zu elementarem Jod bewirkt, das als Komplex in Lösung gehalten photometrisch gemessen werden kann.

Der Vollständigkeit halber soll erwähnt werden, dass die H_2O_2-Bildung auch durch eine NADH-abhängige Reaktion gemessen werden kann.

Wie bei allen oxidasekatalysierten Umsetzungen lässt sich die Messreaktion auch als Indikatorreaktion nutzen, indem der stöchiometrische Sauerstoffverbrauch (d. h. der Sauerstoffverbrauch gemäß der chemischen Reaktionsgleichung) mit einer Sauerstoffelektrode gemessen wird. Dieses Verfahren hat den Vorteil, auf die störanfälligen H_2O_2-abhängigen Hilfs- und Indikatorreaktionen verzichten zu können.

Referenzintervalle

Die Cholesterinreferenzintervalle sind so **ausgeprägt alters- und geschlechtsabhängig**, wie es sich kaum bei einem anderen klinisch-chemischen Parameter findet. Dies ist zu bedenken, wenn immer wieder von Entscheidungsgrenzen gesprochen wird, jenseits derer eine cholesterinsenkende Therapie indiziert sei.

Vor der Menopause haben Frauen niedrigere Werte als Männer, danach jedoch höhere. Im hohen Alter > 90 Jahr fallen die Werte wieder ab.

Umrechnungsfaktor: Cholesterin in mmol/l = Cholesterin in mg/dl : 38,6

Alter / Geschlecht		Cholesterin
Neugeborene		1,37–4,49 mmol/l (53–174 mg/dl)
Säuglinge		1,51–4,97 mmol/l (58–192 mg/dl)
Kinder	1 Jahr	2,89–5,81 mmol/l (112–225 mg/dl)
Männer	30 J.	3,9–5,7 mmol/l (150–220 mg/dl)
	40 J.	4,2–6,2 mmol/l (160–240 mg/dl)
	50 J.	4,4–6,2 mmol/l (170–240 mg/dl)
	60 J.	4,5–6,2 mmol/l (175–240 mg/dl)
Frauen	30 J.	3,9–6,2 mmol/l (150–240 mg/dl)
	40 J.	4,2–6,2 mmol/l (160–240 mg/dl)
	50 J.	4,4–6,8 mmol/l (170–260 mg/dl)
	60 J.	5,1–7,2 mmol/l (195–275 mg/dl)

► **Beurteilung der Risikofaktoren.** Ist die Familienanamnese für eine koronare Herzkrankheit positiv und bestehen keine weiteren Risikofaktoren für Herz-Kreislauf-Erkrankungen, so ist eine Erstbestimmung des Gesamtcholesterins ab dem 10. Lebensjahr zu empfehlen (z. B. im Rahmen von Vorsorgeuntersuchungen oder bei Gesundheitsaktionen). Die in ► Tab. 5.4 genannten Risikofaktoren für eine koronare Herzerkrankung sollten bei der Risikostratifizierung berücksichtigt werden.

Tab. 5.4 Risikofaktoren für koronare Herzerkrankung.

nicht beeinflussbar	beeinflussbar
Geschlecht und Alter: Mann > 45 Jahre Frau > 55 Jahre	Rauchen, körperliche Inaktivität arterielle Hypertonie Diabetes mellitus
positive Familienanamnese: Manifestation der koronaren Herzkrankheit: Männer vor dem 55. Lebensjahr Frauen vor dem 65. Lebensjahr	Adipositas HDL < 40 mg/dl (Männer) HDL < 45 mg/dl (Frauen)

5

▶ **Diagnostische Bedeutung**

M!

Merke

Eine **einmalige** Erhöhung des Gesamtcholesterins hat keine pathognomonische Bedeutung. Ihr muss eine Kontrolluntersuchung mit Differenzierung der Cholesterinfraktionen folgen.

Die häufigste **primäre Hypercholesterinämie** (1 : 500 in der Gesamtbevölkerung) ist die familiäre Hypercholesterinämie (Typ IIa nach Frederickson), die bei Heterozygoten Werte von 6,5–10,3 mmol/l (250–400 mg/dl), bei Homozygoten jedoch noch deutlich höhere Werte (über 15 mmol/l = 600 mg/dl) aufweist. Die Erhöhung geht überwiegend zulasten des LDL-Cholesterins.

Bei der kombinierten familiären Hyperlipoproteinämie (Typ IIb nach Frederickson) findet sich neben den erhöhten Cholesterinwerten auch ein Anstieg der Triglyceride.

i

Zusatzinformation

Sehr viel seltener sind die mit einer HDL-Erhöhung einhergehende Hyperalphalipoproteinämie und die **„Broad-β-Disease“** (Typ III nach Frederickson). Letztere geht in 90 % der Fälle mit dem Genotyp Apo E-2/2 einher. Die dabei auftretenden IDL werden mit der Lipoproteinelektrophorese nachgewiesen.

Alimentär bedingte Hypercholesterinämien oder solche, die Folge einer Grundkrankheit sind, bezeichnet man als **sekundäre Hypercholesterinämien**. Die Hypercholesterinämie geht hier meist mit einer Hypertriglyceridämie einher. Als Beispiele seien genannt das nephrotische Syndrom und andere Nephropathien, Diabetes mellitus, Morbus Cushing, Hypothyreose, Hepatitiden besonders mit Cholestase. Daneben sind Gravidität, Medikamente wie Corticoide, β-Blocker, zahlreiche Diuretika, orale gestagenreiche Kontrazeptiva, u. a. seltene Stoffwechselstörungen wie Glykogenose Typ I von Gierke, akute intermittierende Porphyrie und multiple Myelome, Verbrennungen und Infarkte zu nennen. Eine erfolgreiche Therapie der Grundkrankheit führt auch zur Normalisierung der Cholesterinwerte. Bei den genannten Erkrankungen steht die Triglyceriderhöhung im Vordergrund, jedoch kann die Cholesterinerhöhung auch exzessiv sein. Das Lipoproteinmuster entspricht dem Typ IIb oder V nach Frederickson.

M!

Merke

Die (sekundäre) Cholesterinerhöhung hat bei den genannten Erkrankungen zwar keinen diagnostischen Wert.
Da sie aber einen häufigen Nebenbefund darstellt, ist sie dennoch wichtig.

Hypocholesterinämien können ebenfalls primär oder sekundär bedingt sein. Bei den seltenen Lipoproteindefekten Abetalipoproteinämie Bassen-Kornzweig, bei der Hypobetalipoproteinämie und bei der Analphalipoproteinämie Tangier-Disease ist das niedrige Gesamtcholesterin (< bis << 2,6 mmol/l = 100 mg/dl) ein hilfreicher Hinweis für die weitere Diagnostik. Sekundär erniedrigte Cholesterinspiegel findet man z. B. bei Malignomen und anderen konsumierenden Erkrankungen, postoperativ und nach Polytraumen, bei Hyperthyreose und Hyperparathyreoidismus, nach Myokardinfarkt und bei Sepsis. Eine Hypocholesterinämie < 1,5 mmol/l scheint einen beachtlichen positiven prädiktiven Wert für die Mortalität hospitalisierter Patienten zu haben.

5.5 HDL- und LDL-Cholesterin

Indikation

- Abschätzung des atherogenen Risikos bei erhöhten Gesamtcholesterinwerten
- Therapiekontrolle bei Verabreichung von Lipidsenkern, insbesondere von cholesterinsenkenden Medikamenten
- Verdacht auf Hypo- oder Hyperalphalipoproteinämie

▸ **Untersuchungsmaterial und Präanalytik**

- Serum oder Plasma; bei Raumtemperatur mindestens 1 Tag und im Kühlschrank 3 Tage haltbar

▸ **Direkte Bestimmungsmethoden €€**

Zusatzinformation

In den letzten Jahren wurden mehrere Verfahren zur direkten Bestimmung von LDL- und HDL-Cholesterin ohne Abtrennungsschritt (Zentrifugation) entwickelt. So werden z. B. zur **HDL-Untersuchung** zunächst alle Nicht-HDL-Partikel mit synthetischen Polyanionen komplexiert (geschützt), bevor ein zweites Reagenz die HDL zersetzt und auf herkömmliche Weise Cholesterin in einer Farbreaktion bestimmt wird. Zur **LDL-Untersuchung** werden in ähnlicher Weise in einer Zweistufenreaktion zunächst nur das LDL, VLDL und die Chylomikronen zersetzt und das Cholesterin umgesetzt (jedoch ohne Farbreaktion!), bevor dann in einem zweiten Schritt mit einem anderen Detergenz die verbliebenen HDL reagieren.

Bei einer weiteren direkten Methode werden mithilfe von Antikörpern alle Apo-B-haltigen Partikel der Cholesterinmessung entzogen und somit nur noch der Cholesteringehalt in den Apo-A-haltigen Partikeln gemessen.

Da die direkten Methoden sehr gut für Analysenautomaten geeignet sind, werden sie sich trotz hohen Preises in den nächsten Jahren durchsetzen.

Schließlich ist nach einem Rechenschema von Wieland und Seidel die Ermittlung der Cholesterinfraktionen auch über die **quantitative Auswertung** der Agarosegel-Lipoproteinelektrophorese möglich.

Bei wissenschaftlichen Untersuchungen werden die Cholesterinfraktionen in der Regel nach Isolierung der Lipoproteine durch Ultrazentrifugation bestimmt.

▸ **Indirekte Bestimmungsmethoden €**

Zusatzinformation

Die Fällung der Apo-B-haltigen Lipoproteine mit Polyanionen und 2-wertigen Kationen und die Bestimmung der Cholesterinkonzentration im Überstand ergibt die **HDL-Konzentration.** Gängige Fällungsreagenzien sind Phosphorwolframat/Magnesiumchlorid oder Heparin/Manganchlorid. Beide fällen VLDL und LDL, aber kaum HDL aus.

5

Referenzintervalle

Alter / Geschlecht		HDL-Cholesterin
Männer		0,70–1,68 mmol/l (27–65 mg/dl)
Frauen		0,85–1,99 mmol/l (33–77 mg/dl)
Alter / Geschlecht		**LDL-Cholesterin**
Männer	30 J.	1,55–4,53 mmol/l (60–175 mg/dl)
	40 J.	2,07–4,92 mmol/l (80–190 mg/dl)
	50 J.	2,33–5,31 mmol/l (90–205 mg/dl)
	60 J.	2,33–5,57 mmol/l (90–215 mg/dl)
Frauen	30 J.	1,55–4,14 mmol/l (60–160 mg/dl)
	40 J.	1,81–4,40 mmol/l (70–170 mg/dl)
	50 J.	2,07–4,92 mmol/l (80–190 mg/dl)
	60 J.	2,59–6,09 mmol/l (100–235 mg/dl)

Die hier wiedergegebenen Werte können wegen der beträchtlichen Methodenabhängigkeit nur als **Anhaltswerte** dienen. Alters- und Geschlechtsunterschiede der LDL-Cholesterinwerte sind ähnlich wie bei den Gesamtcholesterinwerten (S. 218).

Umrechnungsfaktor: Cholesterin in mmol/l = Cholesterin in mg/dl : 38,6)

► **Diagnostische Bedeutung.** Die **Höhe des Risikos für atherogene Erkrankungen** hängt weniger von den Gesamtcholesterinkonzentrationen im Serum ab als von der Konzentration des LDL-Cholesterins.

Dem **HDL** wird eine Schutzwirkung vor atherogenen Erkrankungen zugerechnet. Hier wird jedoch weniger dem Cholesteringehalt im HDL-Molekül die Bedeutung zugeteilt als der Funktionalität und Zusammensetzung der HDL-Partikel. Das atherogene Risiko wird bei alleiniger Betrachtung des LDL-Cholesterin-Wertes unterschätzt. Es ist daher international üblich bei Triglyceridwerten über 200 mg/dl (2,26 mmol/l) statt der LDL-Cholesterinwerte die **Non-HDL-Cholesterinwerte** zu bestimmen. Sie ergeben sich durch Subtraktion des HDL-Cholesterin-Wertes vom Gesamt-Cholesterin.

Die Bestimmung der Ausgangslipidparameter sollte nüchtern erfolgen (Nahrungskarenz über mindestens 12 Stunden). Bei erhöhten Triglyceridwerten sollte eine erneute Messung der Triglyceridkonzentration nach einer wenigstens einwöchigen Alkoholkarenz erfolgen. Die Untersuchungsergebnisse sind als „normal" einzustufen, wenn:

- Gesamtcholesterin < 200 mg/dl (5,18 mmol/l),
- HDL-Cholesterin ≥ 40 mg/dl (Männer), > 45 mg/dl (Frauen),
- Triglyceride < 200 mg/dl (2,26 mmol/l),
- keine positive Familienanamnese für KHK.

Häufig zeigen Patienten mit Hypercholesterinämie Ablagerungen des Cholesterins in Form von **Xanthelasmen** und/oder **Xanthomen** (► Abb. 5.4).

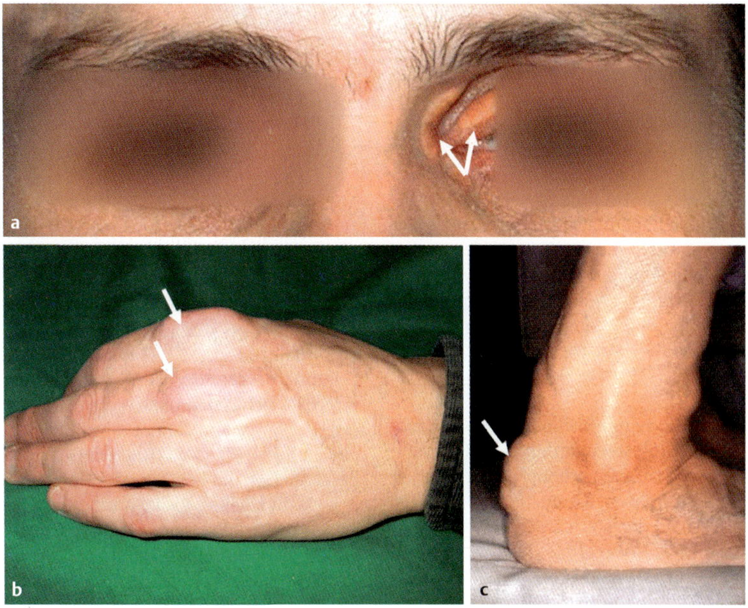

Abb. 5.4 Cholesterinablagerungen bei Hypercholesterinämie. **a** Xanthelasmen im nasennahen Winkel des Augenlides, **b** Xanthome auf dem Handrücken. **c** Xanthome an der Achillessehne.

Zusatzinformation

Xanthome und Xanthelasmen können jedoch auch bei Patienten mit einer sehr seltenen, angeborenen Erkrankung, der Sitosterinämie bzw. Phytosterinämie, auftreten. Hier liegt ein Defekt im ABCG5/G8-Transporter vor, bei dem pflanzliche Sterine (Campesterin und Sitosterin) in erhöhtem Maße resorbiert und in verminderter Form biliär sezerniert werden. Dies führt zu einer erhöhten Serumkonzentration dieser pflanzlichen Sterine (> 2 mg/dl). Patienten mit Sitosterinämie haben ein sehr hohes Risiko für eine KHK. Die Sitosterinämie wird häufig mit einer Hypercholesterinämie verwechselt, da der enzymatische Test für Gesamtcholesterin nicht zwischen Cholesterin und pflanzlichen Sterinen unterscheiden kann. Einzig eine gaschromatografisch- oder hochdruckflüssigkeits-massenspektrometrische Spezialanalyse kann diese Erkrankung biochemisch nachweisen.

Eine Kontrolluntersuchung der oben genannten Parameter wird laut der Deutschen Gesellschaft zur Bekämpfung von Fettstoffwechselstörungen und ihren Folgekrankheiten DGFF (Lipid-Liga) e.V. (http://www.lipid-liga.de) alle 2 Jahre empfohlen. Frühere Kontrollen sind empfohlen, wenn sich beeinflussbare Risikofaktoren/Lebensumstände ändern. Bei positiver Familienanamnese für eine frühzeitige Manifestation einer KHK muss das Vorliegen einer familiären Hyperlipidämie ausgeschlossen werden. Zur besseren Einschätzung des individuellen Risikos (S.228) kann eine Bestimmung des Lp(a) erwogen werden.

► **Beurteilung der Risikofaktoren. Primäre Hypercholesterinämien** (LDL-Cholesterinkonzentrationen erhöht) liegen vor mit:

- **leicht erhöhtem Risiko**, wenn
  - Gesamtcholesterin 200–300 mg/dl (5,16–7,74 mmol/l),
  - LDL-Cholesterin > 160 mg/dl (4,13 mmol/l)
  - und nicht mehr als 1 Risikofaktor vorliegt,
  - Triglyceride < 200 mg/dl (2,26 mmol/l),
- **mäßig erhöhtem Risiko**, wenn
  - Gesamtcholesterin 200–300 mg/dl (5,16–7,74 mmol/l),
  - LDL-Cholesterin > 130 mg/dl (3,35 mmol/l)
  - und 2 und mehr zusätzliche Risikofaktoren vorliegen,
  - Triglyceride < 200 mg/dl (2,26 mmol/l),
- **hohem Risiko**, s. Fallbeschreibung (S.229), wenn
  - bei Patienten mit manifester KHK, Diabetes und äquivalentem Risiko,
  - Gesamtcholesterin > 200 mg/dl (5,16 mmol/l),
  - LDL-Cholesterin > 100 mg/dl (2,58 mmol/l)
  - und 2 und mehr zusätzliche Risikofaktoren vorliegen,
  - Triglyceride < 200 mg/dl (2,26 mmol/l).

Ziel der **lipidsenkenden Therapie** ist die Verminderung des Risikos von Folgeerkrankungen. Primärprevention steht vor Sekundärprevention. Die Therapieziele orientieren sich am Globalrisiko des Patienten. Entsprechend dem Globalrisiko wird ein Zielwert für das LDL-Cholesterin festgesetzt. Das Risiko-Score-System schätzt das individuelle Risiko, innerhalb der nächsten 10 Jahre einen Herzinfarkt zu erleiden. Eine Risikobestimmung basiert auf den Daten der Prospective-Cardiovascular-Münster-Studie (PROCAM-Studie). Ein anderes Programm schätzt das individuelle Risiko, innerhalb der nächsten 10 Jahre einen Herzinfarkt zu erleiden oder an koronarer Herzkrankheit zu sterben. Letzteres basiert auf einem Score, der in der Framingham Heart Study (USA) entwickelt wurde (http://www.chd-taskforce.com).

B

Fallbeispiel

Nach mittlerer sportlicher Aktivität (Jogging bei 36 °C) erleidet ein 46-jähriger Mann eine Synkope während der Autofahrt. Glücklicherweise kommt das Fahrzeug am Fahrbahnrand zum Stehen. Fahrer und Beifahrer des nachfolgenden Fahrzeugs eilen sofort zu Hilfe, beginnen mit der kardiopulmonalen Reanimation und rufen den Notarzt. Der diagnostiziert ein Kammerflimmern und defibrilliert erfolgreich. Der Patient wird einer Intensiveinheit zugeführt. Die Herzkatheteruntersuchung zeigt eine koronare Eingefäßerkrankung mit 3 hochgradigen Stenosen der rechten Koronararterie (Hinterwandinfarkt). Es erfolgt eine perkutane transluminale koronare Angioplastie (PTCA) und Stentimplantation. Im Anschluss an die Akutphase wird das kardiovaskuläre Riskoprofil erhoben:

- ehemaliger Nikotinabusus (bis zum 39. Lebensjahr)
- arterielle Hypertonie
- Stress im Beruf (Arzt)
- familiäre Disposition (Mutter: koronare Herzkrankheit mit Bypass-OP)
- Hypercholesterinämie: Gesamtcholesterin 260 mg/dl, LDL-Cholesterin 200 mg/dl, HDL-Cholesterin 49 mg/dl, TG 70 mg/dl

Neben den „üblichen" Medikamenten nach Herzinfarkt zur Antikoagulation, Blutdrucksenkung und Kardioprotektion (Acetylsalicylsäure, ACE-Hemmer, Betablocker) wird ein Cholesterin-Synthese-Hemmer (Statin) mit oder ohne einem Cholesterinresorptionshemmer (Ezetimibe) mit der Zielsetzung LDL-Cholesterin < 70 mg/dl verordnet. Für den Fall, dass der Patient seine Zielsetzung unter höchstmöglicher Therapiedosierung nicht erreicht, wir die Gabe von anti-PCSK9-Antikörpern empfohlen. Als letzte Therapieoption steht eine LDL-Apherese zur Verfügung.

5.6 Triglyceride

Die Pathogenese der **Hypertriglyceridämien** ist vielschichtig und weitgehend unklar.

▶ **Primäre Hypertriglyceridämien.** Bei dem sehr seltenen angeborenen Typ I nach Frederickson fehlt die heparininduzierbare, extrahepatische Lipoproteinlipase, die Triglyceride in 1,3-Stellung spaltet. Dadurch können die nach Fettresorption gebildeten Chylomikronen nicht abgebaut werden, sie persistieren. Der familiäre Lipoproteinlipasemangel kann diagnostisch von einem Mangel des Cofaktors des Enzyms, dem Apolipoprotein-C-II (S. 232) abgegrenzt werden. Die Ursache der sehr viel häufigeren Hyperlipidämie-Typ IV ist unklar. Ein vermehrter Aufbau von VLDL in der Leber und ein verminderter Katabolismus stehen in Zusammenhang mit der Apolipoproteinzusammensetzung der VLDL. Beim Typ V, dessen Ätiologie ebenfalls unklar ist, finden sich zusätzlich persistierende Chylomikronen. Chylomikronämie ist häufig mit einer Pankreatitis gekoppelt, vor allem beim Typ I.

▶ **Sekundäre Hypertriglyceridämien.** Auch die Ursachen der sekundären Hypertriglyceridämien sind in wesentlichen Punkten unklar. Sie hängen eher mit allgemeinen Störungen im Glucose-, Fettsäuren- und Proteinkatabolismus zusammen als mit spezifischen Apolipoproteindefekten. Die Hypertriglyceridämie beim nephrotischen Syndrom jedoch geht auf eine übersteigerte Apolipoproteinsynthese in der Leber zurück.

Indikation

- Suchtest auf primäre oder sekundäre Hypertriglyceridämie
- Klassifizierung von Fettstoffwechselstörungen nach Frederickson
- Therapiekontrolle z. B. bei Infusionstherapie und als Begleituntersuchung bei der Behandlung einer Grundkrankheit mit sekundärer Hypertriglyceridämie

5

► Untersuchungsmaterial und Präanalytik

- Serum oder Plasma; bei Raumtemperatur 1 Woche stabil

Nüchterngebot beachten!

► Bestimmungsmethode €

$$\text{Triglyceride} + 3\ H_2O \xrightarrow[\text{Colipase}]{\text{Lipase}} \text{Glycerin} + 3\ \text{Fettsäuren}$$

$$\text{Glycerin} + \text{ATP} \xrightarrow{\text{GK}} \alpha\text{-Glycerophosphat} + \text{ADP}$$

$$\text{ADP} + \text{Phosphoenolpyruvat} \overset{\text{PK}}{\rightleftharpoons} \text{Pyruvat} + \text{ATP}$$

$$\text{Pyruvat} + \text{NADH} + H^+ \overset{\text{LDH}}{\rightleftharpoons} \text{Lactat} + \text{NAD}^+$$

Zusatzinformation

Die Extinktionsabnahme durch den NADH-Verbrauch wird photometrisch gemessen.

Zur Umrechnung der Stoffmengenkonzentration der Triglyceride in die Massenkonzentration geht man von Glycerintriölsäureester („Triolein", Molekulargewicht 885) als „durchschnittlichem" Triglycerid aus.

Die obige Messreaktion bestimmt Glycerin, d. h. das Glycerin aus Triglyceriden und das freie Glycerin des Serums. Der Anteil des Letzteren ist gering und beträgt normalerweise 0,1 mmol/l. Bei Patienten mit intravenöser (glycerinhaltiger) Ernährung kann er aber sehr viel höher sein und zu scheinbar extrem hohen Serum-Triglyceridwerten führen. Auch bei Diabetikern und bei Patienten mit Hepatopathien finden sich erhöhte Spiegel von freiem Glycerin.

Referenzintervalle

Ähnlich wie beim Cholesterin findet sich eine **ausgeprägte Alters- und Geschlechtsabhängigkeit** der Triglyceridwerte. Männer haben, insbesondere im Alter von 35–55 Jahren, deutlich höhere obere Referenzwerte als Frauen. Neugeborene und junge Säuglinge zeigen oft hohe Werte, da bei ihnen eine 12-stündige Nahrungskarenz nicht einzuhalten ist.

Umrechnungsfaktor:
TG in mmol/l = TG in mg/dl : 88,5

Alter		Triglyceride
Neugeborene		0,12–2,60 mmol/l (11–230 mg/dl)
Säuglinge		0,50–2,32 mmol/l (44–205 mg/dl)
Kleinkinder		0,42–2,09 mmol/l (92–185 mg/dl)
ältere Kinder		0,33–1,70 mmol/l (29–150 mg/dl)
Männer	30 J.	0,50–2,09 mmol/l (44–185 mg/dl)
	40 J.	0,55–3,21 mmol/l (49–284 mg/dl)
	50 J.	0,63–3,37 mmol/l (56–298 mg/dl)
	60 J.	0,70–3,25 mmol/l (62–288 mg/dl)
Frauen	30 J.	0,45–1,45 mmol/l (40–128 mg/dl)
	40 J.	0,43–1,81 mmol/l (38–160 mg/dl)
	50 J.	0,50–2,10 mmol/l (44–186 mg/dl)
	60 J.	0,62–2,79 mmol/l (55–247 mg/dl)

▶ Diagnostische Bedeutung

Merke

Die Triglyceridkonzentration im Serum ist in starkem Maß von den Ernährungsgewohnheiten abhängig.

Wie beim Cholesterin gilt auch bei den Triglyceriden, dass der obere Referenzwert nicht gleich der medizinisch wünschenswerten Obergrenze ist. **Werte über 2,25 mmol/l** (> 200 mg/dl) werden als **Hypertriglyceridämie** angesehen. Hier sollte eine Kontrolluntersuchung erfolgen und gegebenenfalls eine weiterführende Lipoproteindiagnostik angeschlossen werden. Da die atherogene Wirkung erhöhter Triglyceride vergleichsweise gering ist, werden therapeutische Maßnahmen, die über eine Diätempfehlung hinausgehen, etwas zurückhaltender gehandhabt als bei einer Hypercholesterinämie.

Primäre Hypertriglyceridämien können unter folgenden Bildern auftreten:

- familiäre Hypertriglyceridämie: Meist Triglyceridkonzentrationen zwischen 200 und 500 mg/dl (2,26 und 5,65 mmol/l), oft erniedrigte HDL-Cholesterinkonzentrationen. Wenn keine anderen Risikofaktoren vorliegen, besteht kein erhöhtes Atheroskleroserisiko (Typ IV nach Frederickson).

- Chylomikronämie und Chylomikronämie-Syndrom: (Triglyceridkonzentration > 1000 mg/dl (11,29 mmol/l) (Typ V nach Frederickson). Diese schwere Form der Hypertriglyceridämie ist meist gekennzeichnet durch eine Vermehrung der VLDL und der Chylomikronen im Blut. Auszuschließen sind sekundäre Ursachen, wie z. B. Leber- und Nierenerkrankungen, Alkoholabusus, Pankreatitis und Diabetes mellitus, die eine bestehende mäßige Hypertriglyceridämie zur Entgleisung bringen. Zur Überprüfung der familiären Disposition ist eine Untersuchung an erwachsenen Verwandten ersten Grades erforderlich.
- Lipoproteinlipasemangel (Typ I nach Frederickson, sehr selten)

Gemischte Hyperlipidämien lassen sich einteilen in:
- familiäre Dysbetalipoproteinämie (Remnant-Erkrankung): Hinweisend ist eine in gleichem Ausmaß erhöhte Cholesterin- und Triglyceridkonzentration (Quotient Cholesterin/Triglyceride von 0,7–1,3), verursacht durch eine Anreicherung von Chylomikronen- und VLDL-Remnants im Plasma. Weiterführend ist die Lipoproteinelektrophorese (breite β-Bande, Typ III nach Frederickson).
- familiäre kombinierte Hyperlipidämie: Typisch ist das Vorhandensein verschiedener Phänotypen einer Hyperlipidämie (isolierte Hypercholesterinämie, isolierte Hypertriglyceridämie oder eine gemischte Hyperlipoproteinämie mit gleichzeitiger Erhöhung der LDL-Cholesterin- und Triglyceridkonzentration) innerhalb einer Familie bei gleichzeitig positiver Familienanamnese für eine frühzeitige Herzkrankheit.

M!

Merke

Sekundäre Hypertriglyceridämie ist der häufigste Nebenbefund bei Laboruntersuchungen.

Nach erfolgreicher Behandlung der Grundkrankheit normalisiert sich auch der Triglyceridspiegel. Hyperalimentation, Diabetes mellitus, Niereninsuffizienz verschiedener Genese, Hepatopathien, Hypothyreose und chronischer Alkoholismus sind wichtige Auslösemechanismen. Schließlich sei noch darauf hingewiesen, dass eine Hypertriglyceridämie durch viele Medikamente bedingt sein kann (z. B. Corticoide) und dass auch am Ende der Schwangerschaft die Triglyceride deutlich erhöht sind.

5.7 Apolipoproteine

Indikation

- Abschätzung des atherogenen Risikos
- Identifizierung von Apolipoproteindefekten

▸ Untersuchungsmaterial und Präanalytik
- Serum oder Plasma; bei Raumtemperatur 1 Tag haltbar

▸ Bestimmungsmethoden €–€€.
Immunologisch, z. B. durch
- radiale Immundiffusion (S. 91),
- turbidimetrische und nephelometrische Methoden (S. 91).

Referenzintervalle

Alter	Apolipoprotein	
Erwachsene	Apo A-I	0,73–1,69 g/l
	Apo A-II	190–550 mg/l
	Apo B	0,58–1,38 g/l
	Apo C-I	30–110 mg/l
	Apo C-II	5–69 mg/l
	Apo C-III	30–230 mg/l
	Gesamt-Apo-E	20–60 mg/l
	Lp (a)	bis 200 mg/l

Diese Werte sind nur als Anhaltswerte zu verstehen, da die Standardisierung der verschiedenen Bestimmungsmethoden noch ungenügend ist.

Die Referenzwerte von **Kindern** liegen niedriger als die von Erwachsenen. Als Diskriminationswert für das Vorliegen einer familiären Hypercholesterinämie gilt eine Apo-B-Konzentration von 1,0 g/l.

Zusatzinformation

Die Apo-E-Phänotypisierung erfolgt durch isoelektrische Fokussierung und neuerdings durch PCR (S. 107).

Für wissenschaftliche Fragestellungen zur Apo-E-Genotypisierung kommt eine Reihe weiterer Verfahren zum Einsatz, besonders die Polyacrylamid-Gel-Elektrophorese (PAGE).

► **Diagnostische Bedeutung.** Den Konzentrationen von **Apolipoprotein A-I** und **B** wird eine bessere Trennschärfe zur Beurteilung des atherogenen Risikos zugerechnet als den Cholesterinfraktionen, besonders wenn der Lipidgehalt der Lipoproteine geringer als üblich ist. Für die Routinediagnostik gibt es bisher noch keine allgemeingültigen Grenzwerte. Das Apo-B/Apo-AI-Massenverhältnis sollte jedoch 0,8 nicht übersteigen.

Zusatzinformation

Apo-E zeigt einen ausgeprägten genetischen Polymorphismus auf der Grundlage von 2 Punktmutationen. Die Allelfrequenzen in der Bevölkerung sind E-2: 8 %, E-3: 77 % und E-4: 15 %. Klinisch wichtig sind die Genotypen E-2/2 (Häufigkeit 1 %) und E-4/4 (2 %), weil der **Hyperlipoproteinämie-Typ III** meist mit E-2/2 einhergeht und **Morbus Alzheimer** (vor allem die Late-Onset-Form) prädisponiert ist bei E-4/4. Alzheimer-Risikopersonen ziehen aus der Diagnose (noch) keinen Nutzen. Das Allel E-2 ist eher mit Hypertriglyceridämie, das Allel E-4 eher mit Hypercholesterinämie assoziiert.

Lp(a) weist eine Strukturhomologie zu LDL und das darin enthaltene **Apo(a)** zum Plasminogen auf. Durch die 8 Isoformen des Apo(a) finden sich weite interindividuelle Größenunterschiede von 400–700 kD. Die Größenpolymorphismen werden von der immunologischen Bestimmung gleichwertig erfasst. Lp(a) bindet sowohl an Fibrin (→ Inhibitor der Plasminwirkung) als auch an Apo-B-100-Rezeptoren (→ verminderte LDL-Aufnahme in die Leber). Lp(a)-Werte > 300 mg/l stellen ein von LDL unabhängiges, 2,5-fach höheres Risiko für Myokardinfarkte und periphere Arteriosklerose dar. Bei gleichzeitig erhöhtem LDL-Cholesterin steigt das Risiko weiter stark an. Die physiologische Funktion ist unklar, ebenso wie die pathologische (atherogen und/oder prothrombogen?). Es ist keine therapeutische Beeinflussung der Lp(a)-Werte möglich, weder durch HMG-CoA-Reduktasehemmer noch durch gallensäurenbindende Anionenaustauscher. Daher ist der Nutzen der Bestimmung von Lp(a) für den Patienten gering.

6 Elektrolyte, Säuren/Basen und Wasser

*R. Lichtinghagen, K. Dörner**

6.1 Einführung

Sämtliche **biochemischen Reaktionen** im Organismus laufen nur in wässrigem Milieu, in einem engen pH-Bereich und bei einer ebenfalls eng begrenzten ionalen Konzentration optimal ab. Wasser-, Salz- und Säuren-Basen-Haushalt sind eng miteinander verknüpft. Insbesondere Störungen des Wasserhaushaltes sind weitreichend.

> **Merke** M!
>
> Die Störungen des Wasserhaushaltes werden grob in Änderungen des **Volumens des Extrazellulärraums** (Dehydratation bzw. Hyperhydratation) und in Änderungen der **Tonizität** (hypoton, hyperton) eingeteilt.
>
> Als **Messgröße** für die relative Vergrößerung bzw. Verminderung des Extrazellulärraumvolumens dient die Gesamtproteinkonzentration oder der Hämatokrit.
>
> Die **Osmolalität** ist im Mittel mit etwa 287 mosm/kg in allen Wasserkompartimenten eines Organismus gleich. Sie stellt das einzige unmittelbare Maß für den Wasserhaushalt unter Bezug auf die im Gesamtorganismus vorhandene Elektrolytmenge dar.

▸ **Die Wasserkompartimente.** Die „Körperräume" des Organismus, die das Gesamtkörperwasser enthalten, werden in Intrazellulärraum (IZR) und Extrazellulärraum (EZR) unterteilt (▸ Abb. 6.1). Der Extrazellulärraum setzt sich aus dem Interstitialraum (ISR), dem Intravasalraum (IVR) und den transzellulären Räumen (Liquor, Perikard-, Peritoneal- und Pleurahöhle, Blase, Kammerwasser, Peri- und Endolymphe) zusammen, also der Flüssigkeit in den Körperhöhlen und Hohlorganen.

▸ **Ionale Konzentration.** Die Gesamtkörperbestände von Natrium, Chlorid, Kalium und Magnesium liegen in etwa bei 60, 30, 50 bzw. 15 mmol pro kg Körpergewicht, hiervon sind jeweils nur bestimmte Anteile rasch austauschbar (für Natrium, Chlorid und Kalium von etwa 70 - 80 %, Magnesium ca. 30 %). Im **Intrazellulärraum** herrschen bei den Kationen Kalium und Magnesium vor und bei den Anionen Phosphat und Proteinat. 98 % des gesamten Kaliums und auch die Hauptmenge des Magnesiums befinden sich intrazellulär (▸ Abb. 6.2). **Extrazellulär** überwiegen Natrium und Chlorid mit Hydrogencarbonat

Die entscheidenden Stoffwechselvorgänge laufen im Zellinnern ab. Leider gibt es keinen für die Routinediagnostik gangbaren Weg, um die intrazelluläre Konzentration von Kalium-, Natrium- oder Wasserstoffionen zu messen. Angesichts der großen Konzentrationsunterschiede zum Intravasalraum ist es im Grunde erstaunlich, dass man aus den Ergebnissen von Blutuntersuchungen überhaupt diagnostisch brauchbare Schlüsse ziehen kann. Bezüglich der ionalen Zusammensetzung gleicht das (Blut-)Plasma der Interstitialflüssigkeit, jedoch hat Plasma einen höheren Proteinanteil.

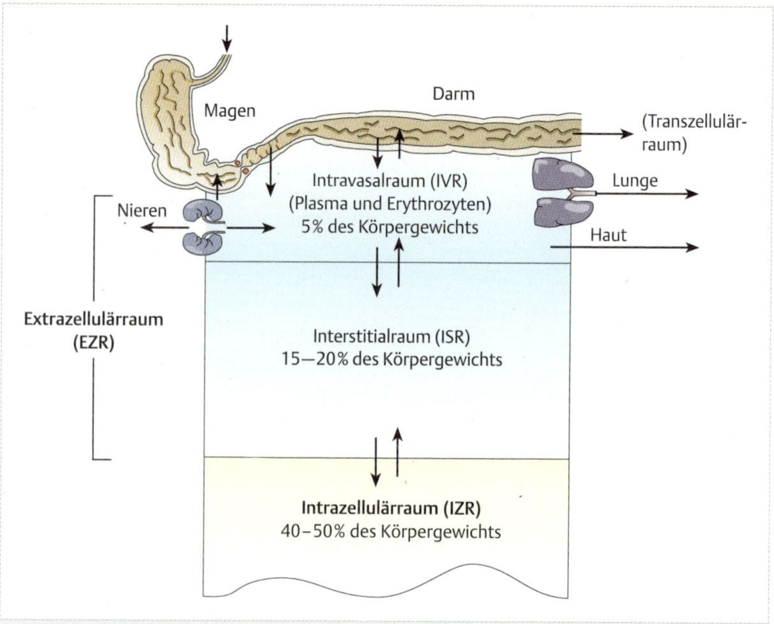

Abb. 6.1 Wasserkompartimente und Wasserbewegungen des Körpers (modifiziert nach Gamble).

> **Merke**
>
> Die **makromolekularen Plasmaproteine** sind für den onkotischen (= kolloidosmotischen) Druck (S. 123) verantwortlich.

▸ **Wirkung des onkotischen Drucks.** Die Plasmaproteine verhindern, dass unter Einwirkung des Blutdrucks und des hydrostatischen Drucks die gesamte Flüssigkeit aus dem Intravasalraum in das Interstitium und das Lymphsystem gepresst wird. Die kleinen Moleküle des Plasmas, wie Elektrolyte, Glucose und Harnstoff, können die Gefäßwände fast ungehindert passieren. Ihre Austrittsgeschwindigkeit, insbesondere auf der arteriellen Seite des Gefäßsystems, wird durch die Permeabilität der Gefäße für Plasmawasser unter den jeweils herrschenden Druckverhältnissen bestimmt. Im venösen Schenkel des Gefäßsystems setzt unter der osmotischen Wirkung der Plasmaproteine die umgekehrte Wasserbewegung ein, der Rückstrom in das Gefäßbett. Dieser Effekt wird erst durch die geringe Proteinkonzentration in der Interstitialflüssigkeit möglich, welche durch die Entfernung der Proteine über das Lymphgefäßsystem zustande kommt (▸ Abb. 3.1).

Durch die Bestimmung der Gesamtproteinkonzentration (S. 163) lässt sich das Volumen der Extrazellulärflüssigkeit abschätzen, weil Proteine einerseits eine re-

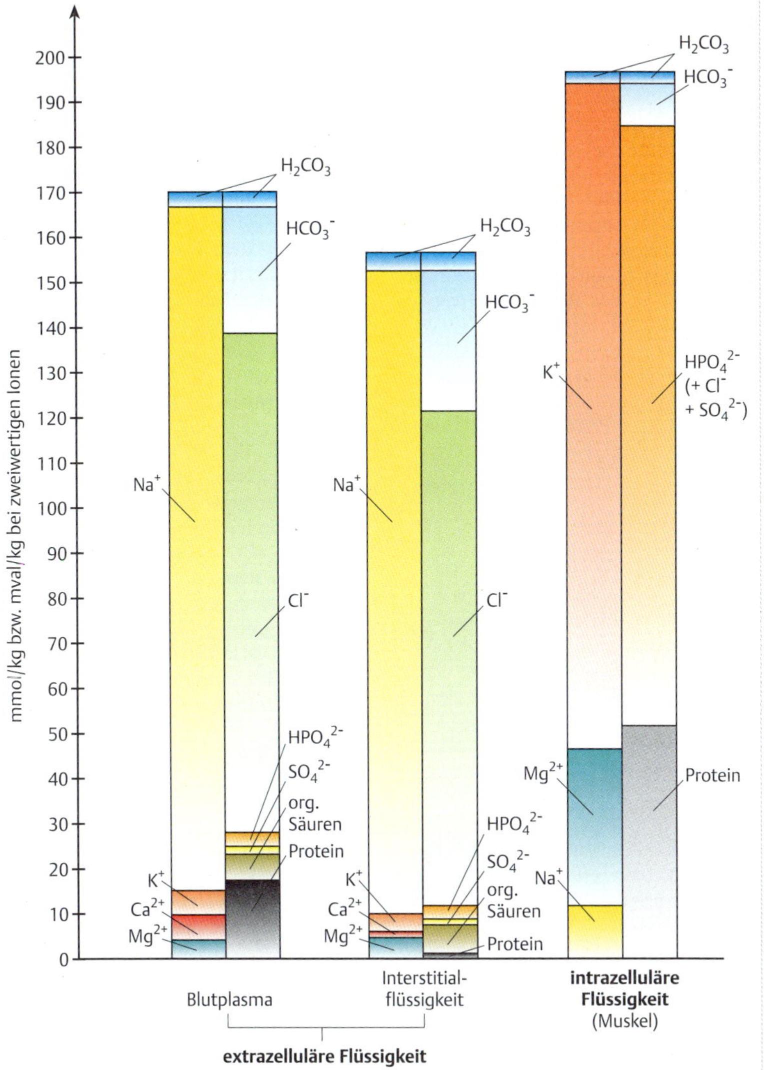

Abb. 6.2 Ionale Konzentrationen in Blutplasma, Interstitialflüssigkeit und Intrazellulärflüssigkeit (nach Gamble).

lativ lange Halbwertszeit haben (Albumin: ca. 20 Tage) und andererseits den Intravasalraum nicht oder nur sehr langsam verlassen können (ein kleiner Teil entweicht stetig: 60 % des gesamten Albumins befinden sich im Interstitialraum!) Zumindest aber sind akute und subakute **Änderungen der Wassermenge** erkennbar: Wassermangel (Dehydratation) führt zu steigenden Gesamtproteinkonzentrationen im Serum/ Plasma, Überwässerung (Hyperhydratation) dagegen zu fallenden Werten. In gleicher Weise ist der Hämatokrit (oder die Erythrozytenzahl) diagnostisch verwertbar: Dehydratation geht mit hohen, Hyperhydratation mit niedrigen Hämatokritwerten einher. Diese Aussagen gelten natürlich nicht bei akuten Protein- oder Blutverlusten.

M!

Merke

Laborwerte sollten nie isoliert vom klinischen Bild und ohne Anamnese beurteilt werden. Dieser generell in der Labordiagnostik gültige Leitsatz gilt besonders auch für die Störungen des Wasser- und Elektrolythaushaltes, weil die Ätiologie der Erkrankungen und damit die Therapie bei gleichem Laborstatus sehr unterschiedlich sein können.

► **Regulation des Wasser- und Elektrolythaushaltes.** Diese erfolgt im Wesentlichen in der Niere durch 4 Mechanismen:

- Die **Bildung von Primärharn** (korreliert mit der Nierendurchblutung bzw. der Höhe des Blutdrucks) und die renale Bildung von **freiem Wasser** im kortikalen Verdünnungssegment der Niere.
- Das **antidiuretische Hormon (ADH)** (weitere Synonyme sind Arginin-Vasopressin (AVP), Vasopressin oder Adiuretin) wirkt auf die extrazelluläre Flüssigkeitsregulation durch eine gesteigerte Rückdiffusion von Wasser aus dem distalen Tubuluslumen, was zu einer Abnahme der Tonizität führt. Im Bereich von 280 bis 295 mosmol/kg besteht eine lineare Beziehung zwischen der ADH-Konzentration und der Plasma-Osmolalität, wobei unterhalb 280 mosmol/kg keine physiologische ADH-Ausschüttung mehr erfolgt. So kann es unter verstärkter Wasserdiurese wieder zu einem Anstieg der Plasma-Osmolalität kommen. ADH ist ein Peptidhormon bestehend aus neun Aminosäuren und wird zusammen mit Neurophysin II und Copeptin (CT-proAVP) in äquimolarer Menge aus einem gemeinsamen Prohormon freigesetzt. Deshalb kann Copeptin als Surrogatmarker der ADH-Sekretion herangezogen werden und bietet eine Alternative im Vergleich zur präanalytisch schwierigen ADH-Bestimmung im Serum.
- Über den **Renin-Angiotensin-Aldosteron (RAA)-Regelkreis** sorgt Aldosteron für eine gesteigerte Natriumrückresorption und vermehrte Kaliumexkretion im proximalen und distalen Tubulus.
- Die **„natriuretischen Peptide“** (ANP, BNP, CNP) werden bei vermehrter Volumenbelastung ausgeschüttet. Sie bewirken über eine Hemmung des RAA-Regelkreises eine vermehrte Natriumausscheidung und eine Senkung des Blutdrucks durch Vasodilatation (**ANP** = atriales oder A-Typ natriuretisches Peptid, Freisetzung aus den Herzvorhöfen; **BNP** = „Brain“ oder B-Typ natriuretisches Peptid, ursprünglicher Nachweis zwar im Schweinehirn, die Freisetzung erfolgt jedoch aus dem Ventrikel; der C-Typ kommt in den Endothelzellen der Gefäße vor).

ANP und BNP (S. 507) sowie ihre Prohormon-Fragmente (MR-proANP, NT-proBNP) haben prognostische und therapeutische

Bedeutung zur Risikostratifizierung bei Myokardinfarkten und bei der Differenzialdiagnose von Dyspnoe und Herzinsuffizienz.

Die Regelkreise werden gesteuert durch den Hypothalamus (Durstgefühl (physiologisch bei Plasma-Osmolalität > 290 mosm/kg, Wirkung auf Hypophyse), die Hypophyse (ADH-Ausschüttung), Volumenrezeptoren des juxtaglomerulären Apparates (Renin-Angiotensin-Mechanismus und Steigerung der Aldosteronausschüttung) und Dehnungsrezeptoren in Vorhöfen, Herzkammern und Gefäßen (natriuretische Peptide).

Klinische Zeichen einer Dehydratation sind verminderter Hautturgor, Oligurie und orthostatische Beschwerden. Bei der Hyperhydratation besteht eine Neigung zu Ödemen. **Labordiagnostisch** differenziert man die Störungen nach der Höhe des osmotischen Druckes (▶ Abb. 6.3). In der Routinediagnostik wird häufig anstelle der Osmolalität die **Natriumkonzentration** im Plasma bzw. Serum bestimmt. Dies ist bei der überwiegenden Zahl der Störungen des Wasserhaushaltes gerechtfertigt, weil die Natriumionen mit ihren Gegenionen Chlorid, Hydrogencarbonat und Proteinat ca. 95 % der Gesamtosmolalität ausmachen.

Tab. 6.1 Ursachen von Störungen des Wasserhaushaltes.

Art der Störung	Ursache
hypertone Dehydratation	stärkerer Wasser- als Salzverlust, z. B. durch starkes Schwitzen, ungenügendes Trinken
isotone Dehydratation	Verlust von isotoner Flüssigkeit, z. B. bei großflächigen Verbrennungen
hypotone Dehydratation	Salzverlust überwiegend; z. B. bei NNR-Insuffizienz, Diarrhö
hypotone Hyperhydratation	Wasserüberschuss beim Syndrom der inadäquaten ADH-Sekretion; iatrogen durch die Infusion hypotoner Lösungen bei eventuell gleichzeitig gestörter Wasserausscheidung
isotone Hyperhydratation	extrazellulärer Natrium- und Wasserüberschuss, z. B. generalisierte Ödeme bei Herzinsuffizienz, nephrotischem Syndrom oder Überinfusion bei Oligurie oder Anurie
hypertone Hyperhydratation	gesteigerter Salz- und Wassergehalt, z. B. iatrogen durch Infusionen oder Meerwasseraspiration

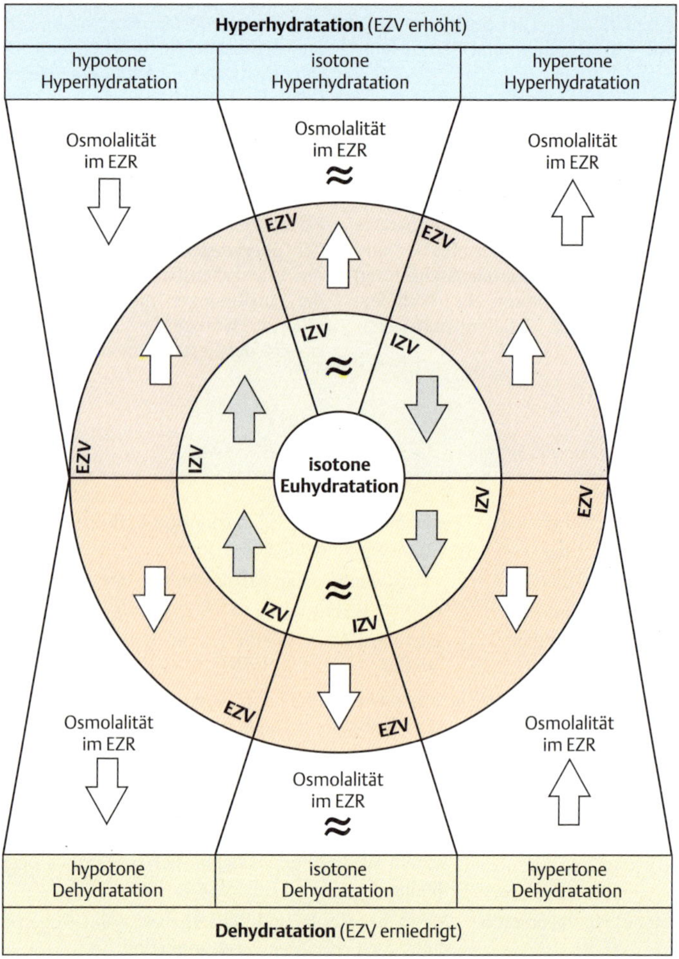

Abb. 6.3 Veränderungen von Extra- und Intrazellulärraum bei Störungen des Wasserhaushaltes. Zu den Ursachen s. ▶ Tab. 6.1. Die „isotone Euhydratation" bezeichnet den Zustand des Gesunden. Bei der isotonen Dehydratation und der isotonen Hyperhydratation ist nur die Größe des Extrazellulärraums verändert, bei der hypotonen Dehydratationen und der hypertonen Hyperhydratation sind Intra- und Extrazellulärvolumen gegensinnig verändert und bei der hypertonen Dehydratation und der hypotonen Hyperhydratation ist die Veränderung gleichsinnig (▶ Tab. 6.2).

Tab. 6.2 Veränderungen des Extrazellulärvolumens (EZV), der Intrazellulärvolumens (IZV) und wegweisende Laborbefunde bei Störungen des Elektrolyt- und Wasserhaushaltes.*

Zustand	EZV	Osmolalität im EZR	IZV	Serum-Natrium	Serum-Protein
hypertone Hyperhydratation	↑	↑	↓	↑	↓
isotone Hyperhydration	↑	≈	≈	≈	↓
hypotone Hyperhyatation	↑	↓	↑	↓	↓
isotone Eudratation	≈	≈	≈	≈	≈
hypertone Dehydratation	↓	↑	↓	↑	↑
isotone Dehydratation	↓	≈	≈	≈	↑
hypotone Dehydratation	↓	↓	↑	↓	↑

* ↑ = erhöht, ↓ = erniedrigt, ≈ = unauffällig, EZR = Extrazellulärraum

M!

Merke

Beim hyperglykämischen Koma, bei Urämie und bei Intoxikationen mit osmotisch wirksamen Substanzen und Metaboliten ist die Bestimmung der **Osmolalität** unverzichtbar.

6.2 Osmolalität

[ ]

Indikation

- Klassifizierung und Verlaufskontrolle bei Störungen des Wasserhaushaltes (▶ Abb. 6.3), bei Hypo- und Hypernatriämie
- Überprüfung der ADH-Wirkung am distalen Tubulus
- Screeninguntersuchung bei toxikologischen Fragestellungen (osmotische Lücke?)
- kolloidosmotischer Druck: Überwachung der Infusionstherapie bei schwerem Proteinverlust

▶ **Untersuchungsmaterial und Präanalytik**

- Serum oder Plasma, bei Raumtemperatur 3 Stunden und im Kühlschrank 1 Tag haltbar
- Spontanurinproben bzw. Urinprobe nach 12-stündigem Wasserentzug

▶ **Bestimmungsmethoden €€**

- **Messung der Gefrierpunktserniedrigung** (S. 123), sog. Kryoskopie
- **Membranosmometer** zur Bestimmung des kolloidosmotischen Drucks (S. 123)
- Messung der **Taupunkterniedrigung** (mit dem sog. Dampfdruckosmometer) für spezielle Fragestellungen mit sehr kleinen Probenmengen, z. B. Schweißuntersuchung
- **Rechnerische Abschätzung** der Serumosmolalität mithilfe von Formeln (6.1 und 6.2).

Merke

Osmolalität (mosmol/kg)

$$= 2 \times Na^{+} (mmol/l) + Glucose (mmol/l) + Harnstoff (mmol/l) \quad (6.1)$$

oder:

Osmolalität (mosmol/kg)

$$= 1,86 \times Na^{+} (mmol/l) + Glucose (mmol/l) + Harnstoff (mmol/l) + 9 \quad (6.2)$$

Von einer **osmotischen Lücke**, vgl. Anionenlücke (S.261), spricht man, wenn die Differenz zwischen der gemessenen Osmolalität und der aus molaren Konzentrationen errechneten Osmolalität mehr als 5 mosmol/kg (im Falle der Formel 6.2 mehr als 10 mosmol/kg) beträgt. Formel 6.1 führt zu einem höheren Schätzwert als Formel 6.2.

Merke

Die Begriffe **Osmolarität, Osmolalität** und **Tonizität** werden oft verwechselt. Die Osmolarität gibt die Zahl (genauer: die Aktivität) aller gelösten, osmotisch aktiven Teilchen pro l und Osmolalität entsprechend pro kg Lösung an. Im Gegensatz hierzu beschreibt die Tonizität die Wasserverteilung zwischen IZR und EZR und wird von der Selektivität der Zellmembran bestimmt. Harnstoff und auch Alkohol sind zwar als frei diffundierbare Substanzen osmotisch aktiv, haben aber im Gegensatz zum Natrium keinen Einfluss auf die Tonizität.

Im klinischen Labor hat es sich eingebürgert, die Osmometer mit Kochsalzlösungen von 300 mosmol/kg zu kalibrieren. Da Massenkonzentrationen im Gegensatz zu Volumenkonzentrationen nicht temperaturabhängig sind (z.B. nur bei 4 °C entspricht 1 l Wasser exakt dem Gewicht von 1 kg), sind die Ergebnisse in mosmol/kg angegeben, also in den Einheiten der Osmolalität.

Referenzintervalle

Alter	Osmolalität
Plasma/Serum	
Neugeborene	275–300 mosmol/kg
< 1 Monat	276–305 mosmol/kg
Kinder und Erwachsene	280–295 mosmol/kg
Urin	
Spontanurin	50–1400 mosmol/kg
nach 12-stündigem Dursten	> 950 mosmol/kg
Urin/Serum-Quotient	
Spontanurin	1,0–3,0
nach 12-stündigem Dursten	> 3,0

► **Diagnostische Bedeutung**

Merke

Eine **erhöhte Serumosmolalität** ist fast immer durch eine Hypernatriämie bedingt, seltener durch eine Erhöhung von Glucose, Harnstoff oder anderen osmotisch wirksamen kleinen Molekülen, wie z. B. Ethanol.

Erhöhte Osmolalität (> 295 mosmol/kg)
Bei der **hypertonen Dehydratation** (▶ Abb. 6.3) ist gleichzeitig die Serumnatriumkonzentration erhöht. Sie tritt bei verminderter Wasserzufuhr und/oder gesteigerten Wasserverlusten auf, z. B. bei alten Menschen, bei Schwerkranken oder komatösen Patienten sowie bei vermindertem Durstgefühl (Hypothalamusstörung mit Hypodipsie). Vermehrte Wasserverluste ergeben sich durch gesteigertes Schwitzen (also Verlust von hypotoner Flüssigkeit), Diabetes insipidus, durch osmotische Diurese beim Diabetes mellitus und insbesondere bei Kindern durch Fieber und Durchfall. Kinder reagieren aufgrund ihres relativ großen Wasserumsatzes sensibler auf eine Wasserimbalanz als Erwachsene.

Zusatzinformation

Besonders der Säugling hat bezogen auf das Körpergewicht einen höheren Wasserbedarf. Die Konzentrationskapazität seiner Nieren ist geringer als im späteren Leben und seine Wasserabgabe durch die Haut und die Lunge höher. Daher ist eine isotone oder hypertone Dehydratation in der Folge von Fieber und Diarrhö beim Säugling häufig.

Ist bei erhöhter Osmolalität die **Serumnatriumkonzentration normal oder erniedrigt**, deutet dies auf eine abnorme Konzentration osmotisch aktiver Substanzen hin, z. B. Glucose, Harnstoff und Ethanol. An Vergiftungen mit Alkoholen und an die bisher ungenügend geklärte idiopathische Hyperosmolalität ist ebenfalls zu denken. Bei Letzterer finden sich im schweren Schock vermehrt kleine, osmotisch wirksame Metabolite im Blut.

Erniedrigte Osmolalität (< 280 mosmol/kg)
Kennzeichen der **hypotonen Hyperhydratation** sind zusätzlich Hyponatriämie und niedrige Gesamtproteinkonzentration im Serum. Dieser Zustand führt häufig zu Hirn-, Lungen- und Leberödemen und tritt beispielsweise auf, wenn exsikkierte Patienten zu schnell mit hypotonen Infusionslösungen therapiert werden. Weitere Ursachen sind akutes Nierenversagen und chronische Niereninsuffizienz bei reichlicher Wasserzufuhr, Infusion von salzarmen Lösungen bei Oligurie, Herzinsuffizienz, Leberzirrhose (Hypoproteinämie!), Syndrom der inadäquaten ADH-Sekretion (auch bei Marathonläufern mit zu viel Flüssigkeitszufuhr) u. a.

Die **Bestimmung der Osmolalität im Urin** und ihre Bewertung in Relation zur Serumosmolalität ist die einzige exakte Möglichkeit zur Bestimmung der Konzentrierleistung der Niere. Die an ihrer Stelle in der Klinik ersatzweise häufig durchgeführte Urindichtebestimmung (S. 542) hat nur orientierenden Charakter.

6.3 Natrium

Indikation

- **Begleitdiagnostik und Verlaufskontrolle**
  - bei sämtlichen Störungen des Wasserhaushaltes,
  - insbesondere bei Infusionstherapie, Erbrechen, Diarrhöen, Verbrennungen,
  - bei Herz- oder Niereninsuffizienz,
  - bei zentralem oder renalem Diabetes insipidus.
- **Renale Natriumverluste und Natriumretention durch**
  - endokrine Störungen des Salzhaushaltes, z. B. Hyperaldosteronismus,
  - primäre oder sekundäre NNR-Insuffizienz.

▶ **Untersuchungsmaterial und Präanalytik**
- Serum oder Plasma, bei Raumtemperatur 2 Wochen haltbar
- 24-Stunden-Sammelurin

▶ **Bestimmungsmethoden €**
- Fast ausschließlich wird die Natrium-Bestimmung heute potentiometrisch (**ionenselektive Elektrode, ISE**) (S. 88) mit natriumselektiver Membran) durchgeführt.
- Die **Flammenphotometrie** (S. 84) (Verfahren alter Referenzmethode) wird nur noch in seltenen Fällen bei Urin-, Schweißuntersuchungen und zu Kontrollzwecken benützt.
- Die **Massenspektrometrie** (S. 126) mit induktiv gekoppeltem Plasma (ICP-MS) und auch die optische Emissionsspektroskopie mit induktiv gekoppeltem Plasma (ICP-OES) dienen inzwischen als Grundlage moderner Referenzmethoden.
- Es gibt auch eine photometrische Bestimmung auf der Grundlage eines **enzymatischen Tests**. Die Natriumkonzentration wird zunächst durch Zugabe eines Ionenfängers (Kryptand) in definierter Weise gesenkt und dann die Restkonzentration über die Aktivierung der natriumabhängigen β-Galaktosidase bestimmt.

Zusatzinformation

Die Flammenphotometrie und die Bestimmung mit ionensensitiven Elektroden (ISE) können bei einem sehr hohen Proteingehalt im Serum und bei einer schweren Hyperlipidämie voneinander abweichende Ergebnisse liefern, wenn das ionensensitive Messverfahren direkt, d. h. ohne Verdünnung des Messgutes arbeitet. Solch direkte ISE werden im Intensivbereich bei Blutgasanalysen unter Verwendunge von Vollblut zur patientennahen Diagnostik (POCT) verwendet.

Beide Methoden unterscheiden sich – abgesehen von der Messtechnik – in einem wesentlichen Punkt: Die **Flammenphotometrie** (ebenso wie die sog. indirekte ISE, d. h. mit Vorverdünnung der Probe) misst die Anzahl der Natriummoleküle in einem vorgegebenen Volumen.

Die elektrochemisch arbeitende **Elektrode** ermittelt dagegen die Ionenaktivität in einem beliebig großen Flüssigkeitsvolumen. Die Plasmaproteine, insbesondere die Lipoproteine, nehmen einen kleinen, aber durchaus messbaren Raum im Plasma ein. Ihr relativer Volumenanteil beträgt beim Gesunden ca. 7–8 %. Das bedeutet, dass die **Natriumkonzentration** im freien Plasmawasser 7–8 % höher ist als die Natriumkonzentration im gesamten Plasma. Der Volumenverdrängungseffekt der Plasmaproteine (S. 76) wurde bereits erläutert.

Zwischen Flammenphotometrie und elektrochemischer Bestimmung besteht noch ein weiterer Unterschied: Die Flammenphotometrie bestimmt die Natriumkonzentration ohne Rücksicht auf die freie Beweglichkeit und den Ionisationsgrad der Natriumatome, die Natriumelektrode erfasst dagegen ausschließlich die freien Na^+-Ionen (die sog. Natriumaktivität). Dies erklärt zumindest teilweise, warum die tatsächlich gemessenen Unterschiede zwischen Flammenphotometrie und direkter Ionenmessung (d. h. ohne Vorverdünnung der Probe) nicht 7–8 % (wie es vom Volumenanteil der Proteine her zu erwarten wäre), sondern nur 1–4 % betragen.

Merke

Bei extrem hohen Protein- und Lipidkonzentrationen im Plasma liefert nur eine **Messung mittels direkter ISE** eine physiologisch relevante Aussage über den Natriumgehalt des Plasmas, da unter Verwendug z. B. der indirekten ISE bei solchen Proben eine **Pseudohyponatriämie** resultieren kann.

Referenzintervalle

Alter	Natrium
Plasma/Serum	
Neugeborene < 2 Wochen	129–145 mmol/l
< 4 Wochen	129–142 mmol/l
< 2. Lebensjahr	130–141 mmol/l
< 7. Lebensjahr	132–141 mmol/l
≥ 7. Lebensjahr	133–142 mmol/l
> 14. Lebensjahr	134–142 mmol/l
Erwachsene	135–145 mmol/l
Urin*	
Erwachsene	40–220 mmol/d

* Die renale Natriumexkretion ist stark von der Nahrung abhängig.

► **Diagnostische Bedeutung**

Merke

Die **Natriumkonzentration** im Plasma/Serum ist ein Maß für die Verfügbarkeit an freiem Wasser und für die Funktion der Osmoregulation. In vielen Fällen lässt sich anhand der Natriumkonzentration die Größe des Extrazellulärraums abschätzen. Sie erlaubt jedoch keine Aussage über den Natriumgehalt des Körpers.

Hyponatriämien:

Diese sind häufiger als Hypernatriämien. Man unterscheidet zwei Formen (► Abb. 6.3):

Die **Verdünnungshyponatriämie** (hypotone Hyperhydratation)

... mit Ödembildung (hypervolämisch) wird verursacht durch

- Herzinsuffizienz (vermehrte Wasserretention in der Niere und daneben auch Salzretention),
- Leberzirrhose, nephrotisches Syndrom und Kwashiorkor (Albuminmangel, Wasserretention, daneben auch Salzretention),
- akute und chronische Niereninsuffizienz (Oligurie) bei hoher Wasserzufuhr,
- Infusion hypotoner Lösungen (iatrogene Ursache).

... ohne Ödembildung (normovolämisch) wird verursacht durch

- übermäßige ADH-Sekretion beim Syndrom der inadäquaten ADH-Sekretion (SIADH; Schwarz-Bartter-Syndrom), z. B. bei (kleinzelligen Bronchial-)Karzinomen, einigen Lungenerkrankungen, Störungen des ZNS, Pharmaka, Stresssituationen beim Marathonlauf in Verbindung mit reichlicher Flüssigkeitszufuhr,
- Glucokortikoidmangel, Hypothyreose.

Die **Verlusthyponatriämie** (hypotone Dehydratation) mit Natriumdefizit entsteht durch

- gastrointestinale Verluste isotoner Flüssigkeit (Erbrechen, Durchfall, Plasmaverluste bei Blutungen und Verbrennungen), wenn gleichzeitig eine adäquate Wasserzufuhr und ADH-Sekretion (Wasserretention) erfolgt,
- Verluste von Salz und Wasser in transzelluläre Räume (Peritonealhöhle, Pleurahöhle),
- renale Natriumverluste durch Diuretika, NNR-Insuffizienz (z. B. Morbus Addison), adrenogenitales Syndrom mit Salzverlust,
- eine starke osmotische Diurese (Mannitol, Sorbit, Glucose, auch Hydrogencarbonat und Ketosäuren).

Hypernatriämien:

Die Störungen sind der hypertonen Dehydratation (Hypernatriämie bei Hypovolämie) und der hypertonen Hyperhydratation (Hypernatriämie bei Hypervolämie) zuzuordnen (▶ Abb. 6.3). Die Ursachen kann man in vier Gruppen aufteilen:

- **Wassermangel durch verminderte Zufuhr** (z. B. bei erhöhten gastrointestinalen Verlusten oder Schwitzen, insbesondere bei Kleinkindern und alten Leuten, bei Diabetes insipidus und bei osmotischer Diurese)
- **Salzüberschuss durch vermehrte Aufnahme** (Trinken von Meerwasser, therapeutische Gabe großer Hydrogencarbonatmengen zum Azidoseausgleich)
- **Salzüberschuss durch verminderte renale Natriumexkretion** (primärer Hyperaldosteronismus)
- **chronische Nierenerkrankungen** (interstitielle Nephritis, hypercalciämische und hypokaliämische Nephritis, Zystenniere; schlechte Ansprechbarkeit der Tubuli auf ADH).

Pathologische Natriumkonzentrationen im Serum werden also durch eine abnorme Wasser-Salz-Zufuhr und/oder durch eine gestörte renale Ausscheidung hervorgerufen.

Merke M!

Nur durch gleichzeitige Bestimmung der Elektrolyte im Serum und in der Urintagesmenge und unter Berücksichtigung von Anamnese, klinischem Bild und Säuren-Basen-Status gelingt die definitive Einordnung aller Störungen des Wasser- und Elektrolythaushaltes.

Eine **Hyponatriurie** findet man bei geringer Natriumzufuhr, bei NNR-Überfunktion, Hyperaldosteronismus, verminderter glomerulärer Filtration, akuter Oligurie und prärenaler Azotämie (S. 536).

Eine **Hypernatriurie** ist häufig eine initiale Reaktion auf eine Hyponatriämie. (Die Hyponatriämie [Osm ↓] führt zu inadäquater [hoher] ADH-Sekretion und dadurch zur Hypernatriurie). Sie wird weiterhin natürlich bei einer hohen Kochsalzzufuhr mit der Nahrung, bei Hypoaldosteronismus, Morbus Addison, Nephritis mit Salzverlust, bei Diuretikatherapie und dem Syndrom der inadäquaten ADH-Sekretion gefunden.

6.4 Kalium

▶ **Verteilung.** Der **Kaliumgehalt des Organismus** beträgt ca. 50 mmol/kg KG. 98 % davon befinden sich in leicht mobilisierbarer Form im Zellinnern, 2 % im Extrazellulärraum und nur 0,4 % im Intravasalraum. Im IZR ist die **Kaliumkonzentration** ca. 40-mal höher als im EZR. Angesichts der relativ geringen extrazellulären Kaliummenge kann man kaum aus der Serumkaliumkonzentration Rückschlüsse auf den Kaliumbestand des Organismus ziehen. Dies gelingt nur durch die Bestimmung der Kaliumbilanz und des Säuren-Basen-Status.

Das ATP-abhängige Carriersystem schafft Kalium im Austausch gegen Natrium in die Zelle. Dieser Mechanismus ist durch Glucose und Insulin aktivierbar. Protonen können leicht ins Zellinnere (und später wieder heraus) gelangen. Wenn sie im Austausch mit K^+ einströmen, wird der Konzentrationsgradient von Kalium zwischen EZR und IZR geringer und es kommt zunächst zu einer Hyperkaliämie. Umgekehrt treten bei einer Alkalose H^+-Ionen aus dem Zellinnern in den EZR über und dafür sinkt die Kaliumkonzentration (Hypokaliämie bei Alkalose).

► **Kaliumbilanz.** Die **externe Kaliumbilanz** wird nicht über die intestinale Resorption, sondern über die renale Ausscheidung geregelt. Als Einflussgrößen sind Mineralocorticoide (Aldosteron) und Substanzen mit mineralocorticoidähnlicher Wirkung (Cortisol und andere Corticosteroide), die Natriumkonzentration im Primärharn, der Wasserfluss in den Tubuli, die Säuren-Basen-Situation und die Carboanhydraseaktivität in den Tubuluszellen zu nennen. Aber auch eine hohe Konzentration von nicht resorbierbaren Anionen im Primärharn (Ketosäuren, Hydrogencarbonat) beeinflusst (d. h. erhöht) die Kaliumexkretion. Aus pathobiochemischer Sicht sind die Störungen der Aldosteronbildung (z. B. 21-Hydroxylasemangel bzw. Hyperaldosteronismus) und der Funktion des Aldosteronrezeptors am bedeutsamsten.

Von den täglich aufgenommenen 50–100 mmol Kalium wird der überwiegende Teil über die Niere ausgeschieden, Stuhl und Schweiß tragen normalerweise nur wenig zur Kaliumbilanz bei.

Indikation

- Infusionstherapie
- Schock, Herz-Kreislauf-Insuffizienz
- Störungen des Säuren-Basen-Haushaltes
- diuretische Therapie und alle Formen einer Niereninsuffizienz
- Durchfälle, Laxanzienabusus
- NNR-Insuffizienz

► **Untersuchungsmaterial und Präanalytik**

- Serum oder Plasma mit Lithiumheparinat als Antikoagulans, bei Raumtemperatur 6 Wochen haltbar
- 24-Stunden-Sammelurin

Das Blut muss hämolysefrei abgenommen werden. Eine übermäßige Stauzeit > 1 min verursacht niedrigere Kaliumkonzentrationen und vor allem das sog. „Pumpen" (S. 29) durch häufiges Öffnen und Schließen der Faust muss vermieden werden (*Cave:* **Pseudohyperkaliämie**).

Ferner ist zu berücksichtigen, dass *in vitro* ständig Kalium aus den Erythrozyten austritt. Dies gilt besonders für ungerinnbar gemachtes Blut. Das Plasma sollte deshalb spätestens ½ Stunde bzw. Serum spätestens 1 Stunde nach der Blutentnahme vom Blutkuchen durch Zentrifugation getrennt werden. Die Kaliumkonzentration im Plasma bei zuvor länger gelagerten Blutproben hängt von der Lagertemperatur ab: Eine Aufbewahrung von Vollblut im Kühlschrank führt zu erhöhten Kaliumkonzentrationen, eine längere Lagerung bei erhöhter Raumtemperatur kann in den ersten Stunden zu erniedrigten und im weiteren zeitlichen Verlauf ebenfalls zu erhöhten Konzentrationen (S. 53) führen.

Kaliumerhöhungen in Kapillarblutproben sind nur mit großer Vorsicht diagnostisch zu bewerten, da bei Kapillarblutentnahmen immer eine vermehrte Hämolyse droht. Bei Thrombozytose > 500 000/µl soll die Kaliumbestimmung nur aus Li-Heparinplasma erfolgen, da Kaliumkonzentrationen im Serum von der Thrombozytenzahl abhängig sind und somit falsch-hohe Werte resultieren.

Merke

Pseudohyperkaliämien entstehen außerdem, wenn Blutproben mit ausgeprägter Thrombozytose oder Leukozytose (Leukämie) z. B. unter Rohrpostversandbedingungen Erschütterungen ausgesetzt sind, längere Zeit unzentrifugiert stehen bleiben, oder – sehr selten – aufgrund eines angeborenen Membrandefektes der Erythrozyten beim Abkühlen der Blutproben auf Raumtemperatur. In allen diesen Fällen muss Kalium unmittelbar nach der Blutentnahme gemessen werden.

► **Bestimmungsmethoden €**

- Potenziometrisch (S. 87) mit ionensensitiven Elektroden (direkte und indirekte ISE mit kaliumsensitiver Membran)
- Flammenphotometrie (S. 84)
- Referenzmethode basierend auf Flammenphotometrie sowie modernen ICP-Verfahren.

Bei einem hohen Protein- und Lipidgehalt der Proben können die verschiedenen Messverfahren (S. 244) unterschiedliche Ergebnisse liefern. Unter Einsatz einer direkten ISE lässt sich das Problem der „Pseudohypokaliämie“ ggf. vermeiden.

Zusatzinformation

Die enzymatische Kaliumbestimmung beruht auf der Aktivierung der Muskel-pyruvatkinase. NH_4^+ und überschüssiges Natrium müssen vorher aus dem Testansatz entfernt werden, da sie in ähnlicher Weise die Pyruvatkinase aktivieren.

Referenzintervalle

Alter	Kalium
Serum	
Erwachsene	3,5–5,1 mmol/l
Plasma	
< 4 Wochen	3,1–5,7 mmol/l
< 4 Monate	3,5–5,6 mmol/l
< 2. Lebensjahr	3,7–5,1 mmol/l
< 7. Lebensjahr	3,4–4,9 mmol/l
≥ 7. Lebensjahr	3,3–4,5 mmol/l
Erwachsene	3,4–4,5 mmol/l
Urin*	
Erwachsene	25–125 mmol/d

* Die renale Kaliumexkretion ist stark nahrungsabhängig.

► **Diagnostische Bedeutung.** Die Kaliumkonzentration im Intravasalraum beeinflusst über den Gradienten der Kaliumkonzentration zwischen IZR und EZR stark das Membranruhepotenzial der Zellen. Störungen im Kaliumstoffwechsel sind daher unabhängig von den Laborwerten an Pulsfrequenz und EKG erkennbar (► Abb. 6.4).

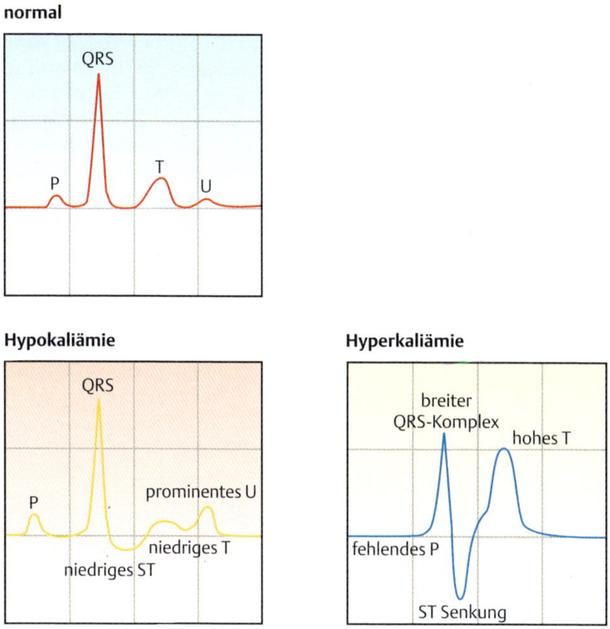

Abb. 6.4 EKG bei Hyper- und Hypokaliämie. Kaliummangel (< 3,5 mmol/l) im EZR führt zu Tachykardie, muldenförmiger ST-Senkung und Abflachung der T-Wellen (eventuell biphasisch), gefolgt von einer U-Welle (< 3 mmol/l). Kaliumüberschuss (> 5,5 mmol/l) ergibt zunächst eine Bradykardie, QRS-Verbreiterung und QT-Verkürzung. Daraus können sich Kammerflimmern (9–10 mmol/l) und diastolischer Herzstillstand entwickeln (Vorhofstillstand ab 8 mmol/l).

M!

Merke

Bei Kaliumwerten < 2 mmol/l und bereits bei > 6,5 mmol/l besteht akute Lebensgefahr. Den Störungen des Kaliumstoffwechsels liegen Fehlverteilungen des Kaliums zwischen IZR und EZR, übermäßige renale oder gastrointestinale Verluste, Überdosierung von Diuretika oder eine vermehrte Zufuhr bei verminderter renaler Elimination zugrunde.

Hypokaliämien sind deutlich häufiger als Hyperkaliämien. Sie beruhen meist auf Kaliumverlusten:

- **Erhöhte renale Kaliumverluste** treten durch unkontrollierte, übermäßige Einnahme von Diuretika, durch alle Formen eines Hyperaldosteronismus (bei gleichzeitigem Verlust von Protonen), durch renale tubuläre Azidose (verminderte H^+-Sekretion bzw. verminderte Rückresorption von Hydrogencarbonat) und in der polyurischen Phase des akuten Nierenversagens auf.

- **Erhöhte gastrointestinale Kaliumverluste** ergeben sich bei kaliumverlierender Enteropathie, Laxanzienabusus, Enterostoma, Fisteln im Gastrointestinaltrakt und chronischen Diarrhöen; auch Erbrechen (Anorexie!) führt zu Hypokaliämie (Magensaftverlust führt zunächst zu einer Alkalose, die eine Verschiebung von Kalium aus dem EZR in den IZR und eine gesteigerte renale K^+-Ausscheidung bewirkt).
- **Kaliumbewegung vom EZR in den IZR:** Bei metabolischer und respiratorischer Alkalose kommt es zu einem Austausch von H^+ gegen K^+. Insulingabe kann ebenfalls zu einer Hypokaliämie führen.

Zusatzinformation

Die **familiäre hypokaliämische periodische Paralyse** ist eine seltene, autosomal-dominant vererbte Erkrankung. Die Kaliumkonzentration sinkt dabei auf < 2,5 mmol/l.

Die **Kaliumkonzentration im Urin** ist beim Hyperaldosteronismus und bei schweren Alkalosen auf > 40 mmol/l erhöht, bei intestinalen Kaliumverlusten beträgt sie < 20 mmol/l.

Ursachen der **Hyperkaliämie:**

- Eine **verminderte renale Kaliumexkretion** durch kaliumsparende Diuretika, Mineralocorticoidmangel (Addison-Krisen!) oder eine schwere chronische Niereninsuffizienz verursacht gelegentlich eine Hyperkaliämie.
- Eine **erhöhte Kaliumzufuhr** durch übermäßige parenterale oder orale Substitution führt gelegentlich zu einer Kaliumintoxikation. Sie ist klinisch durch Parästhesien, Adynamie, schlaffe Paresen, Bradykardie und frühzeitige EKG-Veränderungen gekennzeichnet.
- Eine **Kaliumbewegung vom IZR zum EZR** erfolgt bei einer metabolischen und respiratorischen Azidose. Sie wird durch eine verstärkte renale Kaliumausscheidung kompensiert. Hier ist auch die Hyperkaliämie bei massiver intravasaler Hämolyse, bei Gewebszerfall, bei zytostatischer Therapie, Insulinmangel und Digitalisintoxikation einzuordnen.
- Eine **Pseudohyperkaliämie** sollte nach Möglichkeit durch entsprechende präanalytische Maßnahmen verhindert werden.

Merke

Eine der häufigsten präanalytischen Störungen ist die Hämolyse (S. 51). Daran muss bei jeder klinisch unklaren Hyperkaliämie gedacht werden.

Die Bestimmung der **renalen Kaliumausscheidung** bei Hyperkaliämie erleichtert die Differenzierung von renalen und extrarenalen Störungen. Sie ist insbesondere bei Störungen der NNR-Funktion bedeutsam.

Fallbeispiel

Eine 66-jährige Frau wird mit ausgeprägter Muskelschwäche und Benommenheit nach dem Aufstehen vorgestellt. Sie nimmt schon seit Längerem regelmäßig Abführmittel und wegen einer leichten Herzinsuffizienz ein Diuretikum (Thiazid) ein. Bei der Aufnahme fallen Extrasystolen auf. Neben der Bestimmung der „Elektrolyte“ (im Serum) erfolgen ein EKG und eine Blutgasanalyse:

Substanz	Konzentration
Kalium	2,4 mmol/l
Natrium	130 mmol/l
Chlorid	90 mmol/l
BGA: HCO_3^-	36 mmol/l

Die Patientin ist schwer hypokaliämisch und hat eine leichte metabolische Alkalose. Thiazid bewirkt eine verminderte Chlorid- (und Natrium-)Resorption im distalen Teil des aufsteigenden Astes der Henle-Schleife und dem Beginn des distalen Konvoluts. Gleichzeitig wird aber auch die renale Kaliumexkretion gesteigert. Schleifendiuretika steigern ebenfalls die renale Kaliumexkretion, aber weniger ausgeprägt. Normalerweise werden diese renalen Kaliumverluste kompensiert. Hier traten aber zusätzlich enterale Verluste durch die regelmäßige Einnahme von Abführmitteln auf. Die Hypokaliämie führt zur Muskelschwäche und zu EKG-Veränderungen (▶ Abb. 6.4).

6

6.5 Magnesium

Indikation

- Diagnostik neuromuskulärer Störungen
- Herzrhythmusstörungen
- forcierte Diurese
- Insulintherapie
- parenterale Ernährung

▶ **Untersuchungsmaterial und Präanalytik**
- Plasma oder Serum (hämolysefrei abnehmen!), bei Raumtemperatur 1 Woche haltbar

▶ **Bestimmungsmethoden €**
- photometrische Methoden; Bildung gefärbter Komplexe von Magnesium mit Xylidylblau oder Calmagit
- Atomabsorptionsspektroskopie (S. 84) (AAS)
- Referenzmethoden basieren auf AAS oder ICP-Verfahren.

Referenzintervalle

Alter	Magnesium (Plasma/Serum)	
	mmol/l	mg/dl
< 4 Wochen	0,63–1,03	1,53–2,50
< 3. Lebensmonat	0,65–1,06	1,58–2,58
< 4. Lebensjahr	0,74–1,05	1,80–2,55
≥ 4. Lebensjahr	0,70–0,98	1,70–2,38
≥ 12. Lebensjahr	0,65–0,98	1,58–2,38
Erwachsene	0,70–1,05	1,70–2,55

▸ **Diagnostische Bedeutung**

Merke

Erhöhte bzw. erniedrigte Magnesiumkonzentrationen gehen meist mit entsprechend veränderten Kalziumkonzentrationen einher. Sie bewirken ähnliche klinische Symptome wie die Kalziumstoffwechselstörungen.

Hypomagnesiämien sind klinisch bedeutsam, weil sie zu Herzrhythmusstörungen, Muskelkrämpfen (Übererregbarkeit der Muskelzelle) und möglicherweise zu einer arteriellen Hypertonie führen. Sie werden durch renale Verluste (anhaltende forcierte Diurese, nach Operationen und nach Verbrennungen), durch endokrinologische Störungen (Insulintherapie eines ketoacidotischen diabetischen Komas; Hyperthyreose, Hypoparathyreoidismus, Hyperaldosteronismus) und durch eine verminderte diätetische Zufuhr bzw. Resorption (z. B. bei Alkoholismus und Diarrhö) verursacht.

Hypermagnesiämien treten bei akutem und chronischem Nierenversagen auf, bei Dehydratation, bei schwerer unbehandelter diabetischer Azidose, Morbus Addison und bei übermäßiger Einnahme von magnesiumhaltigen Antacida bzw. Laxanzien ($MgSO_4$).

Zusatzinformation

Isolierte Hypermagnesiämien sind klinisch bedeutungslos, sofern nicht andere Elektrolytstörungen sie begleiten.
Bei > 2,5 mmol/l (6,08 mg/dl) tritt eine Lähmung der Atemmuskulatur ein.

6.6 Chlorid

▸ **Verteilung.** Wie in ▸ Abb. 6.2 dargestellt, befindet sich das Chlorid zu ca. 88 % im EZR und 12 % im IZR. In Erythrozyten ist die Chloridkonzentration am höchsten (45–54 mmol/l), in der Muskelzelle am niedrigsten (ca. 1 mmol/l). Die Bilanz des im Ileum vollständig absorbierten Chlorids wird in der Niere durch die passive Diffusion (proximale Tubuli, Aldosteronwirkung) und die aktive Resorption (dicker aufsteigender Teil der Henle-Schleife) aus dem Tubuluslumen geregelt.

▸ **Erkrankungen.** Bei den renalen tubulären Azidosen (**RTA**) geht der renal bedingte Abfall des Hydrogencarbonats mit einer Hyperchlorämie einher. Der **zystischen Fibrose** (Mukoviszidose) liegt ein Chloridtransportdefekt in den epithelialen Zellen zugrunde, der zu einer generalisierten Exokrinopathie führt.

Indikation

- Diagnostik im Rahmen von Störungen des Säuren-Basen-Haushaltes, insbesondere bei Magensaftverlust
- Bestandteil des Ionogramms (jedoch bei ausgeglichenem Säuren-Basen-Status entbehrlich)
- Therapie mit chloridselektiven Diuretika

▸ **Untersuchungsmaterial und Präanalytik**
- Serum oder Heparinplasma, bei Raumtemperatur 1 Woche haltbar
- 24-Stunden-Sammelurin

▸ **Bestimmungsmethoden €**
- **potenziometrische Bestimmung** mit ionensensitiven Elektroden (ISE) (S. 88)
- **coulometrische Bestimmung** (S. 89)

- **photometrische Methoden** mit Quecksilberchloranilat (oder Quecksilberthiocyanat): Chloridionen setzen rotviolette Chloranilsäure frei, die photometrisch bei 500 nm gemessen wird.
- **Referenzmethoden** basieren auf coulometrischer Bestimmung oder ICP-MS.

Zusatzinformation

Chloridbestimmung in Anwesenheit von Bromidionen: Die coulometrische Bestimmung erfasst Chlorid- und Bromidionen gleichermaßen, entsprechend ihren molaren Konzentrationen. Bei potenziometrischer und photometrischer Bestimmung sollen die Bromidionen überproportional stark (d. h. stärker, als ihrer molaren Konzentration entspricht) reagieren und so eine Pseudohyperchlorämie hervorrufen.

Referenzintervalle

Alter	Chlorid
Plasma/Serum	
< 2 Wochen	98–114 mmol/l
< 4 Wochen	97–112 mmol/l
< 2. Lebensjahr	97 – 110 mmol/l
≥ 2. Lebensjahr	97 – 107 mmol/l
≥ 7. Lebensjahr	97 – 106 mmol/l
Erwachsene	95–105 mmol/l
Urin*	
Erwachsene	110–250 mmol/d

* Die renale Chloridausscheidung ist stark von der diätetischen Kochsalzzufuhr abhängig.

► **Diagnostische Bedeutung.** Chlorid stellt neben Hydrogencarbonat das Gegenanion von Natrium und Kalium im Extrazellulärraum dar. Es hat im Organismus keine spezifischen Aufgaben. Die Serumchloridkonzentration muss zur Berechnung der Anionenlücke (S. 261) bekannt sein. Die Chloridbestimmung ist eine häufig durchgeführte, aber selten indizierte Laboruntersuchung.

Hyperchlorämien und **Hypochlorämien** treten vor allem bei Störungen des Wasser- (S. 239) bzw. Natriumhaushaltes (S. 243) auf. Eine Indikation für eine Chloridbestimmung besteht hierbei nicht, da die Veränderungen parallel mit der Natriumkonzentration erfolgen. Störungen des Säuren-Basen-Haushaltes (S. 260) können eine weitere Ursache sein. Sinnfoll wäre hierbei eine Chloridbestimmung allerdings nur in Kombination mit einer Berechnung der Anionenlücke (S. 261).

Erniedrigte Chloridkonzentrationen im Blut findet man bei starken Magensaftverlusten durch Erbrechen, Magenfisteln und Magensaftdrainage oder durch chloridselektive Diuretika (Furosemid und Etacrynsäure), die an der Chloridpumpe am aufsteigenden dicken Ast der Henle-Schleife ansetzen. Auch bei metabolischen Azidosen ist die Chloridkonzentration niedrig, weil über die Niere mit der Säurenexkretion auch Chlorid ausgeschieden wird.

Extreme Hypochlorämien wurden bei **Selenintoxikation** beschrieben.

Chlorid und Hydrogencarbonat machen zusammen ca. 90 % der Anionen des Extrazellulärraumes aus. Daraus ergibt sich, dass bei allen Störungen des Säuren-Basen-Haushaltes (bzw. der Hydrogencarbonatkonzentration) die Chloridkonzentration verändert sein kann.

Erhöhte Chloridkonzentrationen im Blut treten – neben den oben genannten Ursachen – z. B. bei den tubulären Azidosen und bei diätetischer oder parenteraler Chloridüberladung auf. Beim primären Hyperparathyreoidismus ist die Chloridkonzentration geringfügig (3 mmol/l) erhöht.

Die Diagnose der **zystischen Fibrose** (S.475) erfolgt durch die Chloridbestimmung im durch Pilocarpin-Iontophorese gewonnenen Schweiß (Bewertung: < 30 mmol/l unwahrscheinlich, 30–60 mmol/l möglich, > 60 mmol/l sehr wahrscheinlich).

6.7 Blutgase

6.7.1 Säuren-Basen-Haushalt

▸ **pH.** Im Blut wird der pH – das Maß für die freie Wasserstoffionenkonzentration – entscheidend durch Art und Menge der Puffersubstanzen bestimmt, die H^+-Ionen binden können. Zum aktuellen pH im physiologischen Bereich tragen im Wesentlichen 4 Puffersysteme bei: Das Hydrogencarbonat, das Proteinat (= Proteinanion), das sekundäre Phosphat (HPO_4^{2-}) und in den Erythrozyten das Hämoglobin. Im Blut ist das Hydrogencarbonat am wichtigsten. Es trägt ca. 65 % zur Pufferkapazität bei (im Gesamtorganismus sogar ca. 75 %), gefolgt vom Hämoglobin, das ca. 29 % ausmacht (S. 160). Hieraus ergibt sich die große Bedeutung des Hydrogencarbonatsystems: Es ist messtechnisch leicht zu erfassen und schließt das täglich in großer Menge (20 mol) im Organismus produzierte flüchtige Säureanhydrid CO_2 ein.

▸ **Puffersalze.** Aus schwachen Säuren und starken Laugen entstehen durch Salzbildung Puffersalze (I). Als Salze sind sie in Wasser gelöst vollständig dissoziiert (II), während das Dissoziationsgleichgewicht freier schwacher Säuren definitionsgemäß („schwach“) auf der Seite der undissoziierten Säure liegt (III).

(I) $H_2CO_3 + NaOH \longrightarrow NaHCO_3 + H_2O$

(II) $NaHCO_3 \rightleftharpoons Na^+ + HCO_3^-$

(III) $H_2CO_3 \rightleftharpoons H^+ + HCO_3^-$

Grundlage für Messung und Bewertung der Pufferkapazität im Blut ist die **Henderson-Hasselbalch-Gleichung,** die das Dissoziationsgleichgewicht von H_2CO_3 beschreibt.

$$K = \frac{[H^+] \times [HCO_3^-]}{[H_2CO_3]} \qquad (6.3)$$

$$[H^+] = K \times \frac{[H_2CO_3]}{[HCO_3^-]} \qquad (6.4)$$

Durch (negative) logarithmische Transformation entsteht

$$pH = pK + \log\frac{[HCO_3^-]}{[H_2CO_3]} \qquad (6.5)$$

pK ist eine Konstante und hat den Wert 6,103; die Kohlensäure-Konzentration $[H_2CO_3]$ ist vom temperaturabhängigen molaren Löslichkeitskoeffizienten des CO_2 und dem Partialdruck von CO_2, dem pCO_2 abhängig. Bei 37 °C gilt der Ausdruck

$$pH = 6,103 + \log\frac{[HCO_3^-]}{0,0304 \times pCO_2} \qquad (6.6)$$

pH und pCO_2 werden direkt gemessen und die Hydrogencarbonatkonzentration durch die heute in den Blutgasbestimmungsgeräten integrierten Rechner berechnet.

▸ **Säurenexkretion.** Im Organismus werden deutlich mehr Säuren (H_2CO_3, Milchsäure etc.) als Basen (NH_4OH, Amine) gebildet. Zur Säurenexkretion stehen gleichermaßen Lunge und Niere zur Verfügung, wobei die Lunge zwar schnell und leistungsfähig ist (25 mol H^+ pro Tag!), aber nur flüchtige Säuren, d. h. praktisch ausschließlich das Säureanhydrid CO_2, abgibt. Die Niere hat nur eine sehr begrenzte Kapazität (< 0,4 mol H^+), ist aber der einzige Exkretionsweg für nichtflüchtige Säuren. Störungen beim Stoffwechsel der flüchtigen Säuren (CO_2) sind unmittelbar gekoppelt mit Lungen- oder Atemstörungen, sie werden als **respiratorische** Störungen bezeichnet.

Störungen der nichtflüchtigen Säuren werden als **metabolische** Störungen bezeichnet. Bei intakter Funktion führt die Anhäufung (bzw. auch der übermäßige Verlust) von Säuren zu Adaptationsvorgängen („Kompensation“) im jeweils nicht betroffenen Organ, z. B. führt eine metabolische Azidose zu vermehrter Abatmung von CO_2. Die Lungenkompensation erfolgt innerhalb von Minuten bis Stunden. Sie ist bei der Hypoventilation (Retention von CO_2) durch die gleichzeitig verminderte O_2-Aufnahme limitiert. Der Exkretionserfolg der Niere ist an eine einwandfreie Funktion der glomerulären Filtration (Nierendurchblutung, Blutvolumen!) und der Tubuli (H^+-Sekretion im distalen Tubulus) gebunden. Bei chronischen Störungen des Säuren-Basen-Haushaltes – weniger bei akuten – ist die Sekretionsleistung von 70 mmol auf 400 mmol steigerbar. Die Adaptation benötigt mindestens 1 Tag.

Indikation

- Lungenfunktionsstörungen
- schwere Kreislaufstörungen (Schock)
- Stoffwechselstörungen einschließlich Screeningdiagnostik
- Säuren- oder Basenverluste durch Erbrechen, Fisteln, Diarrhö
- chronische Niereninsuffizienz

► Untersuchungsmaterial und Präanalytik

- antikoaguliertes arterielles Blut (bei arteriellem Zugang auf Intensivstation)
- antikoaguliertes arterialisiertes Kapillarblut mit Heparin als Antikoagulans
- antikoaguliertes venöses Blut (nur zur Bestimmung des Säuren-Basen-Status)

Andere Antikoagulanzien als Heparin sind untauglich. Sie verändern die Säuren-Basen-Parameter in der Probe noch mehr als Heparin.

Zusatzinformation

Blut ohne Antikoagulans in die Blutgasgeräte zu injizieren ist zwar praktisch möglich, aber obsolet. Schwer zu behebende Verstopfungen sind die Folge.

Die Glycolyse in den Erythrozyten führt zu einer Abnahme von pO_2 und pH und zu einem Anstieg von pCO_2. Kann die Bestimmung nicht innerhalb weniger Minuten durchgeführt werden, muss die Probe mit Eis gekühlt werden. Eisgekühlte, gut verschlossene Proben können noch bis zu 30 Minuten nach Entnahme untersucht werden.

Empfehlenswert ist die Blutentnahme mit Systemen, die kalziumbilanziertes Heparin als Antikoagulans enthalten. Die heutigen Blutgasgeräte haben häufig die Bestimmung des ionisierten Kalziums integriert; diese würde mit „normalem“ Heparin falsch niedrige Werte liefern.

Bei Entnahme mit Kapillaren muss luftblasenfrei abgenommen werden.

6

Zusatzinformation

Die technischen Schwierigkeiten bei Arterienpunktionen führen dazu, dass Blutgasuntersuchungen meist aus arterialisiertem Kapillarblut (keinesfalls aus Venenblut!) durchgeführt werden. Als Entnahmestellen dienen Fingerbeere, Ohrläppchen und bei Neugeborenen die Ferse. Um verlässliche und interpretierbare Ergebnisse zu erhalten, sollte – sofern die Akren kühl und schlecht durchblutet sind – vor der Blutentnahme eine **Hyperämisierung der Entnahmestelle** mit feuchter Wärme oder mit Vasodilatoren (Finalgon-Salbe, Rubriment-Salbe) erfolgen. Unterbleibt die Hyperämisierung, so besteht die Gefahr, dass im Zuge des schlechter aus der Punktionsstelle fließenden Blutes und der dadurch erschwerten Abnahme vermehrt die Entnahmestelle massiert und gequetscht wird. Dabei droht eine gesteigerte Hämolyse. Das Blut wird durch Interstitialflüssigkeit verdünnt und der Entnahmevorgang dauert zu lange (pO_2-Anstieg und pCO_2-Abfall in der Probe).

Merke

Bei zentralisiertem Kreislauf ist Kapillarblut als Untersuchungsmaterial ungeeignet.

► **Bestimmungsmethoden €**

- Die **pH-Bestimmung** erfolgt potenziometrisch mit der Glaselektrode (S. 87). Als Referenzelektrode dient eine Kalomelelektrode.
- Der Partialdruck von CO_2 im Blut (**pCO_2**) wird heute ausschließlich potenziometrisch mit direkt messenden CO_2-Elektroden bestimmt (► Abb. 1.22). In diesem Elektrodentyp ist die Referenzelektrode bereits integriert.
- Aktuelles Hydrogencarbonat (**$aHCO_3^-$**) und **Basenüberschuss** (**BE**) werden von den heutigen Geräten zur Blutgasbestimmung aus dem pH und dem pCO_2 automatisch **errechnet**:
  - Da sich der Hydrogencarbonatgehalt aus dem pH und dem pCO_2 errechnet (S. 254), ist diese Messgröße stark vom pCO_2 der Probe abhängig. Das **Standardbikarbonat** (**$sHCO^-_3$**) ist definiert als der Hydrogencarbonatgehalt der Blutprobe („aktuelles Bikarbonat") unter Standardbedingungen, also bei vollständiger Sättigung mit Sauerstoff, bei einem pCO_2 von 40 mmHg und bei 37 °C.
  - Der **In-vitro-Basenüberschuss** (Basenexzess, **BEvt**) stellt einen vom pCO_2 (und von der Hämoglobinkonzentration) unabhängigen Parameter zur Beurteilung des Säuren-Basen-Gehaltes in der Extrazellulärflüssigkeit dar. Er errechnet sich nach folgender Gleichung (alles in mmol/l):

$$\text{Basenüberschuss} = \text{Pufferbasen} - \text{Normal-Pufferbasen} \qquad (6.7)$$

- Die Pufferbasen stellen die Summe aller Pufferanionen dar und sind unter Normalbedingungen (pH 7,4, pCO_2 40 mmHg, 37 °C = Normal-Pufferbasen) definiert. Der In-vitro-Basenüberschuss (**BEvt**) wird vom Rechner des Blutgasgerätes ermittelt. Er entspricht dem Standardbikarbonat, während dem aktuellen Hydrogencarbonat der in der Praxis nicht verwendete In-vivo-Basenüberschuss (**BEvv**) entspricht. Ein positiver BE-Wert bedeutet einen Überschuss an

Basen (z. B. $NaHCO_3$), ein negativer BE einen Überschuss an Säuren.

- Der **Sauerstoffpartialdruck pO_2** (S. 265) wird heute meist in einem Arbeitsgang mit den Parametern des Säuren-Basen-Haushaltes gemessen.
- Referenzmethoden zur Blutgasanalytik existieren bislang nicht.

Referenzintervalle

Messgröße	Blut, arteriell
pH	7,35–7,45 (entspricht einer H^+-Ionenkonzentration von 45–35 nmol/l)
pCO_2	36–42 mmHg (4,80–5,60 kPa)
Standard-bikarbonat HCO_3^-	20–27 mmol/l
Basenüberschuss (BE)	–3 bis +3 mmol/l

Zusatzinformation

Bei Neugeborenen liegt der pH in den ersten Lebensstunden niedriger und streut weiter. Der pCO_2 ist unmittelbar nach der Geburt zunächst höher, später niedriger.

▶ **Diagnostische Bedeutung.** Bei den meisten klinischen Krankheitsbildern mit abnormen Säuren-Basen-Werten liegen teilkompensierte oder kombinierte Störungen vor, die einer allzu schematischen Beurteilung weniger gut zugänglich sind. Die Aufgabe, Säuren-Basen-Befunde zu beurteilen, kann auf recht unterschiedliche Weise gelöst werden. Hier wird die Alternative eines **Nomogramms** (▶ Abb. 6.5) und eines Entscheidungsbaumes (▶ Abb. 6.6) dargestellt.

Bei dem **Nomogramm von Müller-Plathe** sind auf der Abszisse der pCO_2 und auf der Ordinate die Hydrogencarbonatkonzentration aufgetragen. Mit diesen beiden Werten (oder mit dem pH-Wert anstelle eines der beiden) geht man in das Nomogramm ein und liest die Statusbeschreibung ab.

Die systematische Beurteilung des Säuren-Basen-Status (▶ Abb. 6.6) beruht auf den Werten von pH, pCO_2 und BE. Der pH ist die Resultante des atmungsabhängigen Puffersystems aus Kohlensäure (H_2CO_3) bzw. Natriumbikarbonat und der atmungsunabhängigen Puffersysteme Proteine und Phosphat. Abweichungen vom Referenzintervall stellen die Azidose ($pH < 7{,}36$) und die Alkalose ($pH > 7{,}44$) dar. Ergebnisse innerhalb des Referenzintervalls können auf einem Normalbefund oder einer kompensierten Störung beruhen. Letztere fallen durch ihre gleichsinnig aus dem Referenzintervall verschobenen Werte von pCO_2 und HCO_3^- auf. Die Frage, welche Störung primär war und welche Abweichung erst im Rahmen der Kompensation entstanden ist, beantwortet sich aus der Anamnese und der Höhe der relativen Änderungen: Die primäre Störung ist relativ stärker ausgeprägt als die kompensatorische.

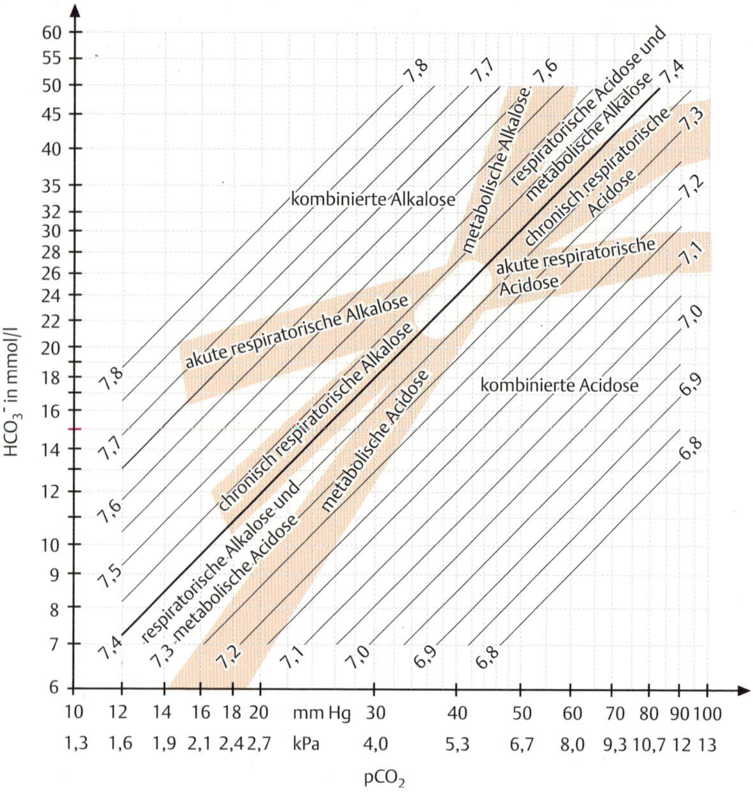

Abb. 6.5 Nomogramm von Müller-Plathe zur Interpretation von Messwerten zum Säuren-Basen-Haushalt. Die ovale Fläche im Zentrum der Grafik entspricht dem Referenzintervall.

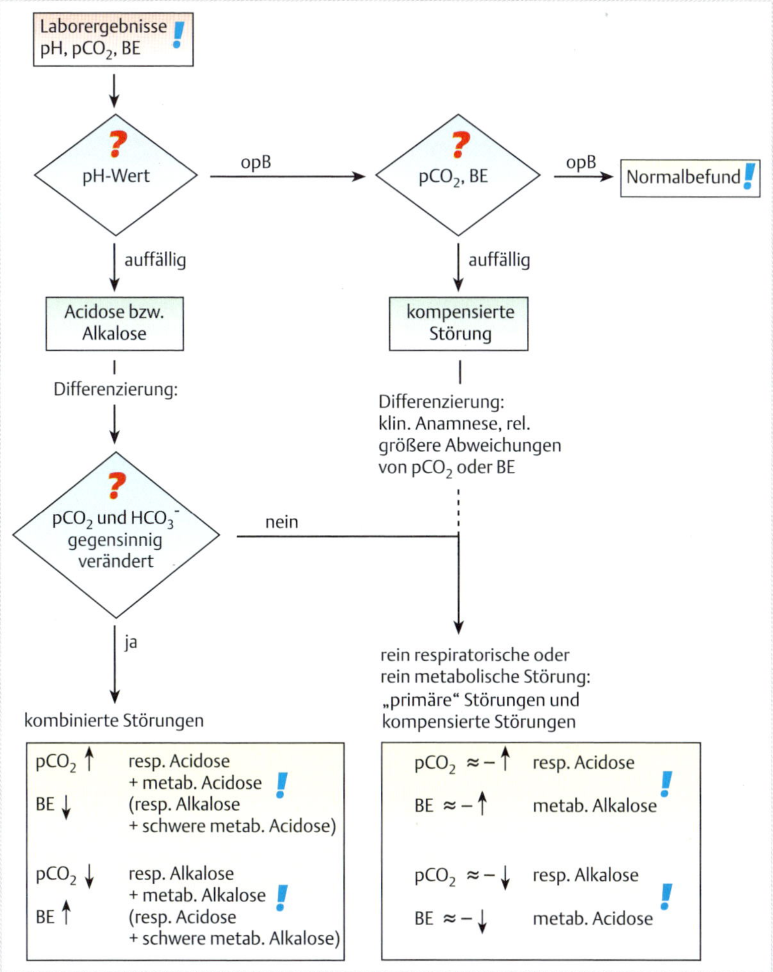

Abb. 6.6 Entscheidungsbaum zur Beurteilung des Säuren-Basen-Status. ≈ = im Referenzintervall, ↑ = erhöht, ↓ = erniedrigt, opB = ohne pathologischen Befund, resp. = respiratorisch, met. = metabolisch, BE = Basenexzess; gegensinnig verändert meint, dass die Werte von pCO_2 und HCO_3^- beim Patienten entgegengesetzt von den Referenzintervallen abweichen, z. B. pCO_2 erhöht und HCO_3^- erniedrigt.

Merke

Isolierte, d. h. rein respiratorische oder rein metabolische Störungen sind nur im akuten Stadium durch isolierte Abweichungen des $\mathbf{pCO_2}$ bzw. des **BE** gekennzeichnet. Sehr bald setzen Kompensationsmechanismen ein, wobei die Lungenfunktion eine raschere Adaptation bewirkt als die Nierenfunktion (▶ Abb. 6.6). In der Bewertung sind nichtkompensierte, teilweise kompensierte und vollständig kompensierte Störungen zu unterscheiden.

Ein Anstieg des pCO_2 (respiratorische Azidose) führt stetig zu einer kompensatorischen Zunahme des BE (Basenretention) und vice versa, der pCO_2-Abfall (respiratorische Alkalose) und BE-Abnahme reagieren dementsprechend. Kombinierte Störungen, also respiratorische und gleichzeitig metabolische Azidosen (z. B. bei Herz- und Atemstillstand) oder Alkalosen (z. B. bei ständigem Erbrechen und Hyperventilation), sind auf der Basis der klinischen Anamnese durch gegensinnig aus dem Referenzintervall veränderte pCO_2- und HCO_3-Werte zu erkennen, d. h. z. B. pCO_2 auf 60 mmHg erhöht und HCO_3^- auf 16 mmol/l erniedrigt ▶ Tab. 6.3.

Tab. 6.3 Laborbefunde bei kombinierten Störungen im Säure-Basehaushalt.

Störung	HCO_3^-	pH	pCO_2
Kombinierte Azidose	↓ ↓	↓ ↓	↑ ↑
Kombinierte Alkalose	↑ ↑	↑ ↑	↓ ↓
Respiratorische Azidose in Kombination mit metabolischer Alkalose	↑ – ↑ ↑	≈ – ↑	↑ – ↑ ↑
Respiratorische Alkalosein Kombination mit metabolischer Azidose	↓ – ↓ ↓	≈– ↓	↓ – ↓ ↓

* ↑ = erhöht, ↓ = erniedrigt, ≈ = unauffällig

Metabolische Azidose (pH ↓, BE ↓, ▶ Abb. 6.6): Sie ist die häufigste Störung im Säuren-Basen-Haushalt. Man unterscheidet:

- Additionsazidose
- Retentionsazidose
- Verlustazidose
- Verteilungsazidose

Die **Additionsazidose** entsteht durch vermehrte Bildung nichtflüchtiger Säuren wie Milchsäure („Lactatazidose", bei schwerem Sauerstoffmangel im Schock und generell bei cardiopulmonaler Insuffizienz, bei angeborenen oder erworbenen Enzymdefekten der Gluconeogenese, nach Gabe von Biguaniden u. a.), durch Acetessigsäure (Ketoazidose des Diabetikers und im Hungerzustand), nach Salicylatintoxikation und nach Intoxikation mit Substanzen, die im Organismus zu organischen Säuren abgebaut werden (z. B. Ethanol zu Essigsäure, Methanol zu Ameisensäure, Diethylenglykol zu Oxalsäure). Auch angeborene Störungen im Stoffwechsel der Aminosäuren und Fettsäuren führen zu einer Additionsazidose. Die Säuren-Basen-Untersuchung dient hier als wichtiger Screeningtest. Die Additionsazidose ist gekennzeichnet durch eine hohe Anionenlücke und normale bis mäßig erniedrigte Serumchloride.

M!

Merke

Die **Anionenlücke** (engl. anion gap) errechnet sich aus der Konzentrationsdifferenz (in mmol/l):
$Na^+ - (Cl^- + HCO^-_3)$

Beträgt die Differenz mehr als 16 mmol/l, so ist dies ein Hinweis auf eine erhöhte Konzentration von Anionen organischer Säuren. Liegt gleichzeitig eine ausgeprägte, klinisch **ungeklärte metabolische Azidose** vor, so wird in der Regel als nächster Schritt eine Lactat- und eventuell eine Pyruvatbestimmung (S. 263) folgen.

Eine weitere diagnostische Maßnahme zur Differenzierung der Additionsazidosen ist die Untersuchung des Urins auf Ketonkörper, die von Aceton, Acetessigsäure und von α-Ketosäuren aus dem Aminosäuren- (S. 159) und Proteinstoffwechsel (S. 515) herrühren.

Der Urin-pH ist bei Azidosen regelmäßig niedrig; bei chronisch-metabolischer Azidose (z. B. bei tubulärer Azidose, „Retentionsazidose") wird allerdings ein paradox alkalischer Urin (S. 514) gefunden.

Die **Retentionsazidose** beruht auf der verminderten renalen H^+-Sekretion. Bei schwerer Niereninsuffizienz sinkt durch eine Verminderung des Glomerulumfiltrates die Möglichkeit, Ammonium und primäres Phosphat und damit H^+-Ionen auszuscheiden. Von dieser glomerulären Azidose werden die verschiedenen Formen der tubulären Azidose unterschieden, die eine verminderte Sekretion von H^+-Ionen im distalen Tubulus und/oder eine erhöhte Sekretion von Hydrogencarbonat durch verminderte Rückresorption im proximalen Tubulus aufweisen. Hier ist auch die Azidose nach Gabe von Carboanhydrasehemmern einzuordnen.

Die **Verlustazidose** (Subtraktionsazidose) entsteht bei anhaltenden Verlusten von Na-Hydrogencarbonat durch Dünndarmfisteln und bei Diarrhö. Sie geht mit einer Hyperchlorämie einher.

Der **Verteilungsazidose** liegen anhaltende Hyperkaliämie und übermäßige Kaliumchloridzufuhr oder zu hohe und/oder zu rasche intravenöse Zufuhr isotoner und hypertoner Lösungen zugrunde (Vergrößerung des Extrazellulärvolumes und verminderte Hydrogencarbonatrückgewinnung wegen verminderter Reninsynthese, verminderter Aldosteronsekretion der NNR und Nichtansprechbarkeit der Nierentubuli auf Aldosteron).

Respiratorische Azidose (pH ↓, pCO_2 ↑, ▶ Abb. 6.6): Eine Retention von CO_2 mit vermehrter Kohlensäurebildung erfolgt durch eine Verminderung der Austauschfläche der Lunge („Diffusionsstörung") bzw. durch eine schlechte Lungenbelüftung („Ventilationsstörung"). Respiratorische Azidosen sind in der Regel ganz oder teilweise kompensiert, d. h., der BE ist angehoben.

Als Ursache kommen physikalische Atemwegs- und Atmungsbehinderungen infrage, aber auch zentralnervöse und medikamentös bedingte Depressionen des Atemzentrums und neuromuskuläre Atemstörungen (d. h. Störung der Innervation und Funktion der Atmungsmuskulatur).

Metabolische Alkalose (pH ↑, BE ↑, ▶ Abb. 6.6): Man unterscheidet:
- Verlustalkalose (Subtraktionsalkalose)
- Additionsalkalose
- Alkalose bei endokrinen Störungen

Bei anhaltendem Erbrechen (z. B. bei Pylorusstenose) und bei Magenfisteln (oder bei wiederholten Magenspülungen) gehen (akut) erhebliche Salzsäuremengen verloren. Daraus resultiert eine *Verlustalkalose*. Bei Kaliummangel, z. B. durch chronische Anwendung von Diuretika, kommt es zu einem renalen Verlust an H^+-Ionen, der ebenfalls zu einer Verlustalkalose führt.

Additionsalkalosen entstehen iatrogen bei übermäßiger Zufuhr allgemein von Puffern (THAM [Trishydroxymethylaminomethan] oder Hydrogencarbonat zum Azidoseausgleich, Polytransfusionen mit Citratblut nach anfänglicher Azidose, insbesondere auch bei Frühgeborenen).

Unter dem Einfluss sehr hoher **Mineralocorticoidspiegeln** kommt es ebenfalls zur anhaltenden H^+-Sekretion und zur Alkalose (Conn-Syndrom, SIADH, Cushing-Syndrom, hochdosierte Corticosteroid- bzw. ACTH-Therapie).

Die **Kompensation** einer metabolischen Alkalose durch erhöhte Retention von CO_2 (verminderte Atmung) ist nur unvollständig möglich, weil es dabei gleichzeitig zu einer Sauerstoffminderversorgung kommt.

Respiratorische Alkalose (pH ↑, pCO_2 ↓, ▶ Abb. 6.6): Hyperventilation durch erhöhte Atemfrequenz oder vertiefte Atemzüge führt zu einer gesteigerten Abgabe von CO_2 und damit zum Ansteigen des pH. Ursächlich können direkte Stimulierung des Atemzentrums, zentralnervöse Stimulierung, Angst, Schädel-Hirn-Trauma, ZNS-Infektionen oder medikamentöse Stimulierung (Salicylat, Katecholamine) sein. Auch Sauerstoff kann das Atemzentrum anregen, z. B. bei Aufenthalt in großer Höhe, Herzvitien mit Rechts-links-Shunt sowie akuten und chronischen Lungenerkrankungen.

Kombinierte Störungen (pCO_2 ↑, BE ↓ oder pCO_2 ↓, BE ↑, ▶ Abb. 6.6): Ist der pH höher als 7,6 oder niedriger als 7,2, so liegt regelmäßig eine kombinierte respiratorisch metabolische Störung vor und die Niere kann ihre Kompensationsaufgabe nicht oder bei akutem Geschehen noch nicht genügend erfüllen.

B

Fallbeispiel

Bei folgenden Patienten werden Blutgasuntersuchungen durchgeführt.

1. 60-jähriger Patient mit akutem Asthmaanfall
2. alternder Dozent, der seinen Studenten zeigen will, wie schnell er noch Treppen laufen kann
3. exsikkiertes Kleinkind, das seit 2 Tagen wiederholt erbricht (ohne Durchfälle)
4. gesunde junge Frau mit Zeichen hypocalciämischer Krämpfe (Pfötchenstellung der Hände)
5. alkoholintoxikierter, verwahrloster Mann mittleren Alters (Methanol?)
6. septischer Patient auf der Intensivstation

Wie sind diese Ergebnisse (▶ Tab. 6.4) zu bewerten?

- opB, Azidose oder Alkalose?
- kompensiert, nicht kompensiert, teilkompensiert?
- sind eventuell weitere Untersuchungen nötig?

1. Der Patient weist eine respiratorische, nichtkompensierte Azidose auf.
2. Die Untersuchung wurde unmittelbar nach einem Treppenlauf über 8 Stockwerke durchgeführt: Schwere metabolische Azidose, (noch) wenig kompensiert.
3. Durch den anhaltenden Magensaftverlust metabolische Alkalose, die aber vollständig kompensiert ist. Wasserhaushalt und Elektrolytstatus prüfen!

4. Die Patientin leidet unter hysterischer Hyperventilation, die zu einer respiratorischen Alkalose (nicht kompensiert) führt. Durch die pH-Erhöhung sinkt die Konzentration des ionisierten Kalziums ab, was zu den hypocalciämischen Krämpfen führt.
5. Alkohole werden zu den entsprechenden Aldehyden oxidiert (Ethanol zu Acetaldehyd, Methanol zu Formaldehyd) und anschließend zu den entsprechenden Säuren. Dies führt zu einer metabolischen Azidose, die hier teilweise kompensiert ist. Die spezifische, quantitative Alkoholspiegelbestimmung ist indiziert.
6. Beim Patienten liegt eine kombinierte Azidose mit Lungenödem, mangelhafter Sauerstoffversorgung und Organmangelperfusion vor. Die Prognose ist schlecht. Die Lactatbestimmung ist zur Abschätzung der Minderperfusion empfehlenswert

Tab. 6.4 Patientenbeispiele.

Patient	1	2	3	4	5	6
pH	7,28	7,17	7,42	7,50	7,29	7,09
pCO_2	65	41	58	28	33	76
$sHCO_3^-$	24	15	34	24	19	12
BE	−1	−13	+ 10	±0	−8	−17
pO_2	75	102	80	95	85	60

6.7.2 Lactat und Pyruvat im Plasma

▶ **Lactat-Pyruvat-Gleichgewicht.** Dieses ist NADH-abhängig (s. Gleichung), wird durch den intrazellulären NADH-Gehalt beeinflusst und steht unter physiologischen Bedingungen weit auf der Seite des Lactats (Konzentrationsverhältnis 10 : 1). Ein steigender Lactatgehalt weist auf ein erhöhtes intrazelluläres NADH hin. Das Pyruvat wird in der Regel in der Leber oxidativ über den Citratzyklus abgebaut, während das Lactat zur Gluconeogenese verwendet wird.

▶ **Lactatazidosen.** Durch generalisierte oder organbezogene Hypoxie wird die aerobe Oxidation von Pyruvat im Citratzyklus und die glycolytische Reduktion von Pyruvat zu Lactat gestört. Die Anhäufung von Pyruvat und Lactat führt im Zuge der pH-Erniedrigung zu immer niedrigeren Umsatzraten im Citratzyklus gegebenenfalls mit Anstau von Acetyl-CoA und Ketonkörperbildung. Noch weiter verstärkt wird dieser Prozess durch die vermehrte anaerobe Glycolyse, die die Leber zur Deckung ihres Energiebedarfs vornimmt. So entsteht in Zusammenwirkung mehrerer Faktoren über eine H^+-Ionen-Anhäufung eine Lactatazidose. Besonders ausgeprägte Formen sind durch verbesserte Sauerstoffversorgung der Leber nicht mehr zu beheben, sie sind irreversibel und führen zum Tod.

Indikation

- Beurteilung schwerer und akuter Hypoxie
- Abklärung von unklaren metabolischen Azidosen
- zum Lactat im Liquor siehe Kap. Glucose und Lactat im Liquor (S. 582)

Referenzintervalle

Alter	Plasma
Lactat	
Kinder und Erwachsene	0,5–2,5 mmol/l (4,5–20 mg/dl)
Pyruvat	
Kinder und Erwachsene	45–91 µmol/l (0,4–0,8 mg/dl)

Zu Lactat: Im arteriellen Blut liegen die Werte deutlich niedriger (< 1,8 mmol/l). Plasmawerte sind ca. 7 % (nach anderen Autoren bis 20 %) höher als Werte aus Vollblut. Unmittelbar nach der Geburt sind die Werte etwas höher; 1 Stunde nach einer kohlenhydratreichen Mahlzeit bzw. 1 Stunde nach einer Glucosebelastung erfolgt der Anstieg auf 120–150 % des Nüchternwertes.
Zu Pyruvat: 1 Stunde nach einer kohlenhydratreichen Mahlzeit bzw. 1 Stunde nach einer Glucosebelastung sind die Werte um bis zu 114 µmol/l (1 mg/dl) höher. Der *Quotient Lactat/Pyruvat beträgt normalerweise 10–20 : 1.*

▸ **Untersuchungsmaterial und Präanalytik**

- Heparin- oder EDTA-Plasma unter Zusatz von 10 mg Natriumfluorid/ml als Glycolysehemmer; die Blutprobe sollte nach der Entnahme sofort mit Eis gekühlt und zur Plasmaabtrennung zentrifugiert werden. Die biologische Halbwertszeit von Lactat beträgt nur wenige Minuten.

Die Blutentnahme muss mit möglichst geringer Venenstauung erfolgen und der Patient hat mindestens 2 Stunden vorher völlige körperliche Ruhe einzuhalten.

▸ **Bestimmungsmethoden €**

- **Bestimmung von Lactat:**

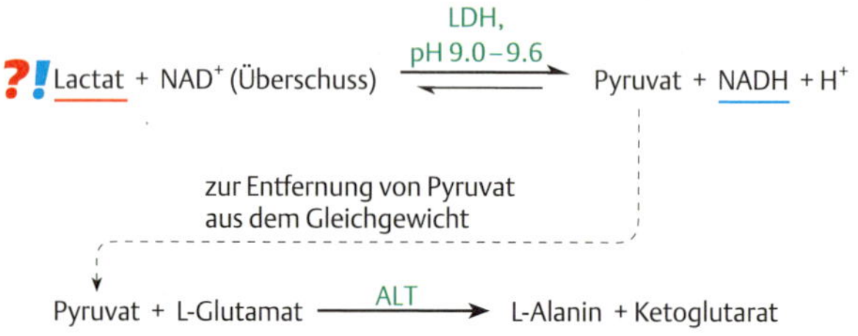

Die Extinktionszu- bzw. -abnahme bei 340 nm wird gemessen.

- **Bestimmung von Pyruvat:**

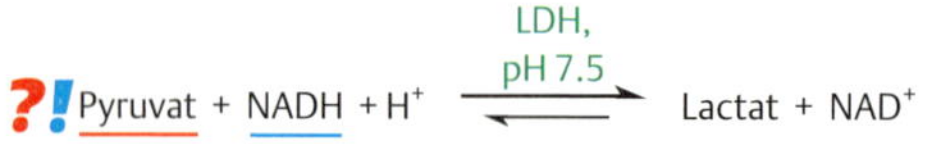

▶ **Diagnostische Bedeutung**

Merke

Erhöhungen der Lactatkonzentration sind bedingt durch eine vermehrte Bildung in Muskelzellen und Erythrozyten oder durch einen verminderten Abbau in der Leber und eine reduzierte renale Exkretion. Klinisch unterscheidet man Lactatazidosen mit und ohne gestörte Gewebeperfusion.

Schwerer Sauerstoffmangel führt zu einer mehr oder weniger starken **Lactatanhäufung** durch Hemmung der aeroben Glycolyse. Nach ihrer Ausprägung kann man eine Hyperlactatämie (Lactat > 2,5–5 mmol/l) von einer lactatbedingten Azidose (Lactatazidose: Lactat > 5 mmol/l und pH ≤ 7,35) unterscheiden. Im letzteren Fall steigt der Lactat-Pyruvat-Quotient stark an, der Lactatspiegel steigt bis 25 mmol/l und höher. Als Ursachen kommen u. a. Schock, Herzinsuffizienz (generell Herz-Kreislauf-Versagen), schwere Anämie, Lungeninsuffizienz, Intoxikationen und Unterkühlung infrage. Ein schneller und ausgeprägter Lactatanstieg ist prognostisch ungünstig.

Bei Diabetikern tritt vereinzelt unter **Behandlung mit Biguaniden** eine schwere nicht ketotische Lactatazidose auf. Die Pathogenese ist noch unklar. Es scheint ein Zusammenhang bei diesen Patienten mit einer Einschränkung der Leber- und Nierenfunktion und damit einer Einschränkung der Lactatelimination zu bestehen. Auch im (nichtketotischen) lactatacidotischen Koma des Diabetikers ist die Lactatkonzentration massiv erhöht.

Zusatzinformation

Schließlich führen einige **seltene angeborene Stoffwechselstörungen** zu einer Lactatazidose. Hier seien genannt die Glykogenose Typ I, der Pyruvatcarboxylasemangel, Defekte des Pyruvatdehydrogenasekomplexes (Acetyl-CoA-Bildung gestört) und der Fructose-1,6-diphosphatase-Mangel (Glyconeogenese gestört).

Hyperlactatämien leichterer Ausprägung treten physiologisch bei körperlicher Tätigkeit auf, bei mäßig eingeschränkter Leber- und Nierenfunktion, bei hoher intravenöser Zufuhr von Basen und von Kohlenhydraten, hohen Insulindosen in der Diabetestherapie, bei Hyperventilationen und bei örtlich begrenzter Gewebshypoxie (Durchblutungsstörung). Eine Abgrenzung von Lactatazidose und Hyperlactatämie kann durch die Höhe des Lactatspiegels und die Untersuchung des Säuren-Basen-Status erfolgen.

6.7.3 Sauerstoff

Indikation

- Verdacht auf Hypoxie bei
  - Lungenfunktionsstörungen verschiedenster Art
  - Kreislaufstörungen, Schock
  - Herzfehler mit Rechts-links-Shunt
- bei maschineller Beatmung

▶ **Untersuchungsmaterial und Präanalytik**

- arterielles Blut oder arterialisiertes Kapillarblut (S. 254)

► **Bestimmungsmethoden €**

- amperometrische Bestimmung des Sauerstoffpartialdrucks (**pO_2**) im Vollblut mit der Sauerstoffelektrode nach Clark (S. 88)
- transkutanes (unblutiges) Sauerstoffmonitoring mit der pO_2-Sonde
- unblutige pulsoximetrische Bestimmung durch Absorptions-(oder Reflexions-) Messung von rotem und infrarotem Licht zur Bestimmung der arteriellen Hb-Sauerstoffsättigung im peripheren Gewebe.

Zusatzinformation

pO_2-Sonde. Wird die Hautoberfläche auf (42–)44 °C erwärmt, so steigt die Permeabilität von Blutkapillaren und Haut für die Gase O_2 und CO_2 stark an. In dem schmalen Zwischenraum zwischen Hautoberfläche und der flach gebauten Sauerstoffelektrode befindet sich eine Elektrolytlösung. Sie dient als Transportmedium für den Sauerstoff, der perkutan aus den Kapillaren diffundiert. Diese sog. Hautelektroden arbeiten nach dem gleichen Messprinzip wie die Clark-Elektroden in den Blutgasgeräten. Sie werden vor allem in der Intensivüberwachung von Früh- und Neugeborenen eingesetzt.

Die **Sauerstoffsättigung** gibt den prozentualen Anteil des Hämoglobins an, der mit O_2 gesättigt ist. Sie ist abhängig vom pO_2, vom pH der Blutprobe, von der Temperatur, dem Gehalt an 2,3-DPG und von der Hämoglobinzusammensetzung (HbF oder HbA_1).

Zusatzinformation

Da diese Einflussgrößen von Blutgasrechnern mit Ausnahme von pO_2 und pH nicht oder nur als fester Faktor berücksichtigt werden können, haben die automatisch angezeigten bzw. ausgedruckten Sauerstoffsättigungswerte nur orientierenden Charakter. Genauer sind die spektralphotometrisch auf der Grundlage des HbO_2 bestimmten Sättigungswerte vor und nach Vollsättigung mit reinem Sauerstoff.

Referenzintervalle

Parameter	Blut, arteriell
pO_2	65–105 mmHg (8,67–14,0 kPa)
O_2-Sättigung	95–98,5 % (0,950–0,985)

Bei Neugeborenen sind unmittelbar nach der Geburt pO_2 und Sauerstoffsättigung deutlich niedriger. Innerhalb von einem Tag gleicht sich der pO_2 jedoch den Werten der Erwachsenen an.

► **Diagnostische Bedeutung**

Merke

Der Sauerstoffpartialdruck ist ein Maß für die physikalische Oxigenierung des Blutes („Arterialisierung") in der Lunge. Ein unauffälliger Sauerstoffgehalt schließt eine mangelhafte Sauerstoffversorgung von Zellen und Organen nicht aus.

Der pO_2 wird als zusätzlicher, von den Puffersystemen im Organismus unabhängiger Parameter zur Beurteilung respiratorischer Störungen eingesetzt.

Verminderung des pO_2: Ursachen sind Reduzierung der Atemfunktionen (zentralnervös, neuromuskulär oder mechanisch bedingt), Verringerung der O_2-Austauschfläche in der Lunge (Lungenemphysem, Pneumonien und andere Lungenfunktionsstörungen; Diffusionsstörung!), Aufenthalt in großer Höhe (Gebirge, Flugzeug [Sauerstoffpartialdruck entspricht einer Höhe von ca. 3 000 m über NN]) und Herzvitien mit Rechts-links-Shunt („Shunted Blood"). Ein peripherer Sauerstoffmangel kann darüber hinaus bei Herz- oder Kreislaufinsuffizienz (Perfusionsstörung), Störungen der Transportfunktion des Hämoglobins und bei gesteigertem Sauerstoffverbrauch (maximale körperliche Belastung) auftreten.

Erhöhung des pO_2: Ursachen können Hyperventilation (u. a. zur Kompensation einer metabolischen Azidose) und maschinelle Beatmung mit hohen Sauerstoffpartialdrucken sein.

7 Hormone

D. Klingmüller

7.1 Physiologie und Pathophysiologie

▶ **Steuerung der Hormonbildung.** Das endokrine System steuert gemeinsam mit dem Nervensystem alle physiologischen Prozesse. Seine Botenstoffe sind die Hormone. Diese werden in Drüsen gebildet, in das Blut abgegeben und sie gelangen so an die sog. Zielzellen der Erfolgsorgane (▶ Abb. 7.1). Das Hormonsystem ist hierarchisch strukturiert, d. h., höhere Ebenen steuern die niedrigeren. So stimuliert der Hypothalamus mithilfe der Liberine die Hypophyse und diese mithilfe der Tropine die sogenannten peripheren Drüsen (▶ Tab. 7.1). Die Hormone der peripheren Drüsen wirken auf die Peripherie, aber auch auf die zentralen Ebenen und unterdrücken durch negative Rückkopplung ihre eigene Stimulation (▶ Abb. 7.2).

Tab. 7.1 An verschiedenen Regelkreisen beteiligte Hormone.

	Hypothalamus	Hypophyse	Peripherie
Nebennierenrinde	CRH (Corticoliberin)	ACTH (Corticotropin)	Cortisol
Gonaden	GnRH (Gonadoliberin)	LH (Lutropin), FSH (Follitropin)	Sexualhormon
Schilddrüse	TRH (Thyreoliberin)	TSH (Thyreotropin)	T_3, T_4
Wachstum	GHRH (Somatoliberin)	GH (Somatotropin)	IGF-I

▶ **Endokrinopathien.** Die Steuerung der Hormone kann auf allen Ebenen gestört sein, sodass es zu einer Hyper- bzw. Hypofunktion des Endokriniums kommen kann (▶ Tab. 7.2).

Tab. 7.2 Ursachen von Endokrinopathien. Beispiele für Hyper- und Hypofunktion des endokrinen Systems.

Ort der Störung	Mechanismus	Klinik
hormonbildende Zelle	autoimmunologische Destruktion (Autoimmunerkrankung)	Hypothyreose bei Hashimoto-Thyreoiditis
	Tumor (GH-bildendes Adenom)	Akromegalie
Hormontransport	Antikörperbildung gegen Insulin	Hyperglykämie, erhöhter Insulinbedarf
Zielzelle	Störung des Hormonrezeptors	Androgenresistenz (testikuläre Feminisierung)
	Störung des Second Messengers	Parathormonresistenz (Pseudohypoparathyreoidismus)

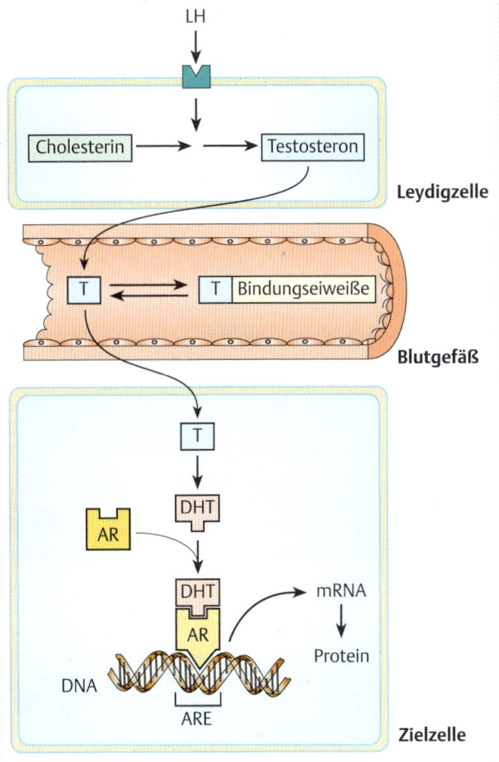

Abb. 7.1 Synthese, Transport und Wirkung eines Hormons am Beispiel von Testosteron. LH stimuliert die Produktion von Testosteron aus Cholesterin in der Leydigzelle, Testosteron (T) wird im Blut vorwiegend an Bindungseiweiße gebunden und zu den Zielzellen der Androgene transportiert. In diesen Zellen kann es durch die 5α-Reduktase zu Dihydrotestosteron (DHT), dem stärksten Androgen, umgewandelt werden. DHT wird an den Androgenrezeptor (AR) gebunden. Der DHT-AR-Komplex bindet sich an den androgensensiblen DNA-Abschnitt (Androgen responsive Elements, ARE) und stimuliert die Expression androgenabhängiger Gene und damit die Synthese spezifischer Proteine.

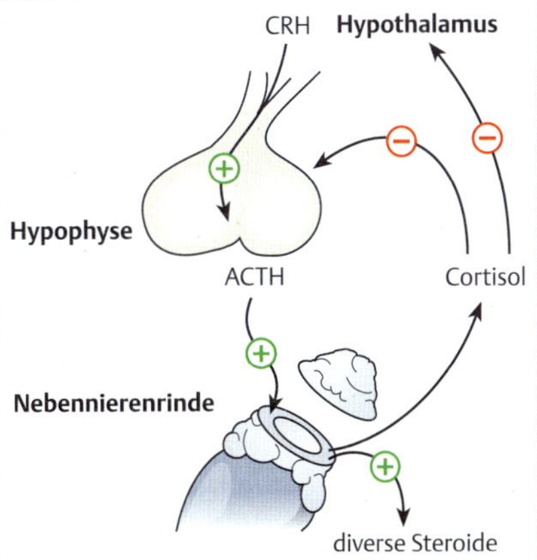

Abb. 7.2 Schema des Regulationskreises Hypothalamus-Hypophyse-Nebennierenrinde. CRH = Corticotropin-Releasing-Hormon (Corticoliberin), ACTH = adrenocorticotropes Hormon (Corticotropin).

► **Hyperplasie und Autonomie.** Periphere Drüsen können durch ständige Stimulation hyperplasieren. Dabei handelt es sich um eine Vermehrung der Zellzahl, z. B. die Nebennierenrindenhyperplasie bei Morbus Cushing. Es können aber auch Adenome in den peripheren Drüsen entstehen, die autonom Cortisol produzieren. Im ersten Fall ist die ACTH-Konzentration erhöht oder hoch normal, im letzteren supprimiert.

► **Ektope Hormonbildung.** Sehr selten werden Hormone in normalerweise nicht endokrin aktivem Gewebe gebildet (z. B. Hypercortisolismus bei ACTH-bildendem Bronchialkarzinom).

7.2 Analytik und Beurteilung der Analysenergebnisse

7.2.1 Befundkonstellationen

Eine Hormonüber- oder -minderproduktion führt zu typischen Konstellationen der stimulierenden zentralen und peripheren Hormone. Diese **„diagnostischen Paare“** ermöglichen es, den Sitz einer Störung recht genau zu lokalisieren.

7.2.2 Untersuchungsmaterial, Präanalytik und Untersuchungsmethoden

Hormone werden vorwiegend im **Serum,** aber auch im **Plasma** (z. B. ACTH) oder **Urin** (z. B. Cortisol) bestimmt. Die Hormonkonzentrationen im Blut sind äußerst gering. Sie liegen meist in einer Größenordnung von nano- oder sogar pikomol/l. Diese Konzentrationen können mit hochempfindlichen Nachweisverfahren wie Enzym-, Radio-, Fluoreszenz- oder Chemilumineszenzimmunoassays (S. 93) gemessen werden.

Die **Immunoassays** der verschiedenen Hersteller verwenden oft unterschiedliche Antikörper gegen unterschiedliche antigene Determinanten der Hormone. Zusätzlich können Kreuzreaktionen die Antigen-Antikörper-Bindung und damit die Messungen beeinflussen. Dies kann zu sehr unterschiedlichen Messergebnissen führen. Für jedes Messverfahren gibt es daher eigene Referenzwerte. Beim Vergleich von Hormonkonzentrationen muss das Messverfahren bekannt sein.

Die Hormone gehören unterschiedlichen **Stoffklassen** an, wie *Proteinen, Steroiden oder Derivaten von Aminosäuren* (► Tab. 7.3). Einige Besonderheiten der Stoffklassen müssen bei der Analytik berücksichtigt werden:

Zusatzinformation

- Erniedrigtes Testosteron und erniedrigtes bzw. niedrig normales LH sind typisch für eine zentrale, hypophysäre oder hypothalamische Störung, während ein erniedrigtes Testosteron bei erhöhtem LH typisch für eine testikuläre Störung ist.
- Bei einer primären Hyperthyreose (Autonomie der Schilddrüsenzellen) wird TSH unterdrückt, bei einer sekundären ist es erhöht bzw. normal.

Tab. 7.3 Stoffklasse und Bildungsort wichtiger Hormone.

Stoffklasse	Hormon	Bildungsort
Glykoprotein	LH	Hypophysenvorderlappen
	FSH	
	TSH	
Polypeptid	ACTH	
	Wachstumshormon	
	Prolactin	
Oligopeptid	Adiuretin	
	Oxytocin	
Glykoprotein	HCG	Plazenta
Polypeptid	Parathormon	Epithelkörperchen
	Calcitonin	Schilddrüse
Protein	Renin	Niere
Tyrosinderivate	T_4, T_3	Schilddrüse
Steroid	Cortisol	Nebennierenrinde
	Aldosteron	
	Dehydroepiandrosteron	
	Testosteron	Hoden
	Östradiol	Ovar, Plazenta
	Progesteron	
	Östriol	Plazenta
Katecholamin (Tyrosinderivat)	Adrenalin	Nebennierenmark
	Noradrenalin	

M!

Merke

Bestimmte Proteo- bzw. Peptidhormone wie ACTH werden durch Enzyme in der Plasmaprobe schnell abgebaut. Dies kann durch Kühlung der Probe mit Eiswasser nach der Blutabnahme, unmittelbare Zentrifugation, durch Zugabe von Proteinaseinhibitoren und schnelles Einfrieren des Plasmas (Serums) auf –20 °C verhindert werden.

Die **Kosten** für die einzelne Bestimmung sind hoch (€€–€€€).

7.2.3 Hormonelle Rhythmen und weitere Einflussfaktoren auf Hormonkonzentrationen

Bei einer kompetenten Beurteilung der Analysenergebnisse müssen die Art der Beschwerden, der klinische Befund des Patienten und eine Reihe von Einflussfaktoren berücksichtigt werden: Die meisten Hormone werden nicht kontinuierlich, sondern schubweise ausgeschüttet. Es gibt **Jahres-, Monats-, Tages- und Stundenrhythmen** (▶ Abb. 7.3 und ▶ Abb. 7.4). Diese pulsatile Sekretion macht teilweise Stimulations- bzw. Suppressionsteste zum Ausschluss einer verminderten bzw. verstärkten Hormonbildung notwendig (▶ Tab. 7.4).

Tab. 7.4 Beispiele endokrinologischer Funktionsdiagnostik.

Stimulationsteste	Suppressionsteste
Insulinhypoglykämietest	Glucosebelastungstest
Releasing-Hormon-Test	Dexamethasonhemmtest
Synacthentest	Clonidintest
HCG-Test	–
Orthostasetest	–
Durstversuch	–

Merke

Phasenlänge biologischer Rhythmen:

- Jahr (z. B. Testosteron beim Mann)
- Monat (z. B. Östradiol bei der Frau)
- Tag (z. B. Cortisol)
- Stunden (z. B. LH, FSH)

Besonders charakteristisch ist die Tagesrhythmik der **Nebennierenrindenaktivität**, die sich in zirkadianen Schwankungen der **Cortisolkonzentrationen** im Plasma widerspiegelt (▶ Abb. 7.5). Am frühen Morgen erfolgt ein steiler Anstieg des Cortisols, der etwa gegen 6 Uhr sein Maximum erreicht; danach kommt es zu einem allmählichen Absinken, bis gegen Mitternacht die Konzentrationen am niedrigsten sind. Zusätzlich ist der zirkadiane Rhythmus allerdings von sog. ultradianen Pulsationen überlagert, sodass auch morgens während einer Sekretionspause die Cortisolkonzentration kurz sehr niedrig sein kann. Hier können mehrere Blutabnahmen am Tage hilfreich sein (Cortisoltagesprofil). Zur Überprüfung der Glucocorticoid- und Androgenproduktion der Nebennierenrinde eignet sich besonders die Bestimmung der Hormone im 24-Stunden-Urin.

Merke

Wesentliche Einflussgrößen auf die Hormonkonzentration:

- Geschlecht
- Gene
- Alter
- Entwicklungsstadium
- biologische Rhythmen
- Körperlage
- Stress
- Medikamente

7.2.4 Transportproteine

Niedermolekulare Hormone wie die Schilddrüsenhormone und die wichtigsten Steroidhormone sind im Blut größtenteils an **Transportproteine** gebunden (▶ Tab. 7.5). Das sog. **Gesamthormon** setzt sich aus dem freien und dem gebundenen Anteil zusammen.

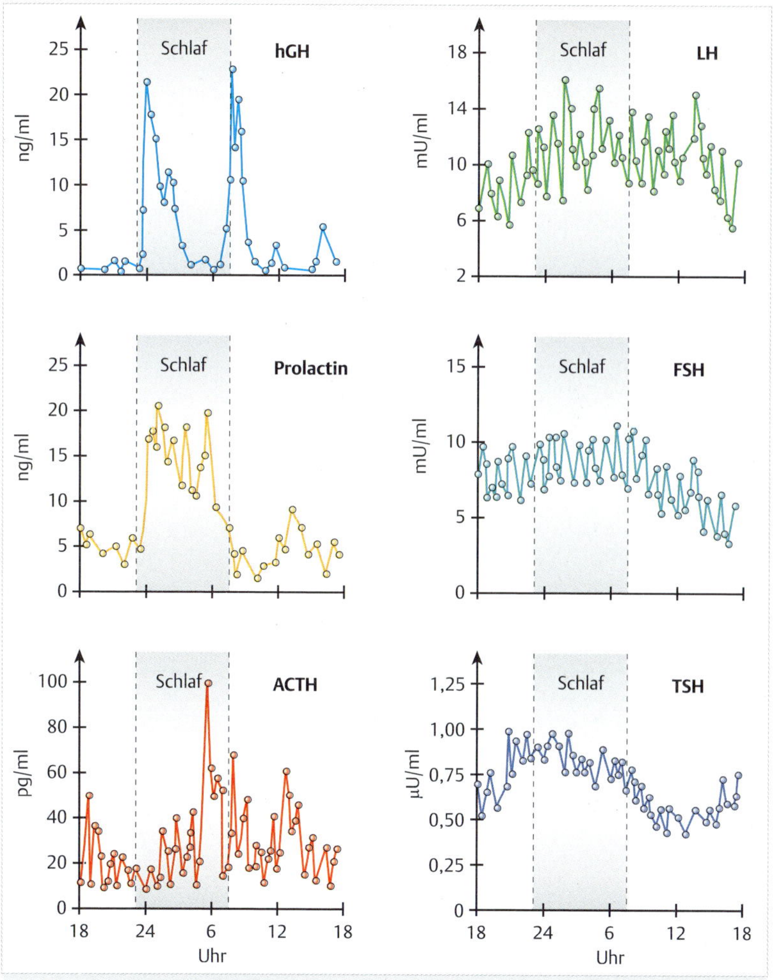

Abb. 7.3 Sekretionsprofile der Hypophysenvorderlappenhormone. Die Hypophysenhormone werden schubweise ausgeschüttet. Die Hormonkonzentrationen im Blut sind daher teils erheblichen Schwankungen unterworfen. Dargestellt sind die Tagesprofile bei einem Gesunden. Eine Reihe von Faktoren beeinflusst normalerweise die Ausschüttung einiger Hormone: Tageszeit, Schlaf, Stress, Essen etc.

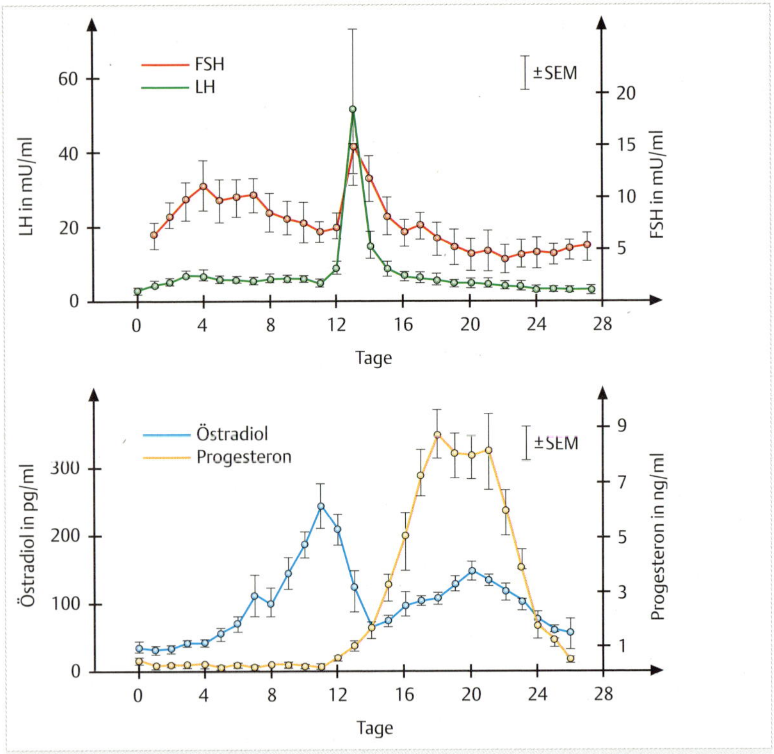

Abb. 7.4 Hormonelle Veränderungen während des Zyklus. Die Zeitachse beginnt mit der Menstruation. SEM = Standard Error of the Mean (Standardabweichung des Mittelwerts).

Tab. 7.5 Trägerproteine und ihre Liganden.

Trägerprotein	Ligand
TBG (thyroxinbindendes Globulin)	Thyroxin, Trijodthyronin
CBG (cortisolbindendes Globulin)	Glucocorticoid
SHBG (sexualhormonbindendes Globulin)	Östrogene, Androgene
Albumin	unspezifisch

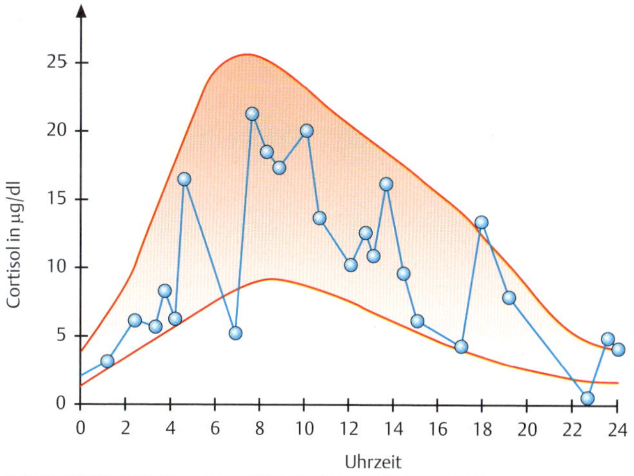

Abb. 7.5 Referenzintervall des Cortisols. Im Plasma (rot) und Individualverlauf eines gesunden Probanden (blau).

Veränderungen der Transportproteine beeinflussen daher die Konzentration des gebundenen Anteiles und damit auch die Konzentration des Gesamthormons, nicht jedoch den freien, biologisch wirksamen Hormonanteil, dessen Konzentration relativ konstant gehalten wird.

Zusatzinformation

Beispiel: T_3 und T_4 sind an die Transportproteine thyroxinbindendes Globulin (TBG), thyroxinbindendes Präalbumin (= Transthyretin) und Albumin gebunden. TBG wird vermehrt bei Schwangerschaft oder durch Östrogeneinnahme („Pille") gebildet. Gesamt-T_3 und -T_4 sind dann erhöht, die freien Hormonanteile (fT_3 und fT_4) sind nicht beeinflusst.

7.3 Hypothalamus-Hypophysen-System

Die Hypophyse besteht aus Vorder- und Hinterlappen.

▸ **Hypophysenvorderlappen.** 6 Hormone werden hier gebildet: **Wachstumshormon** (engl. growth hormone, GH), die beiden **Gonadotropine** (luteinisierende Hormon, LH, und folikelstimulierende Hormon, FSH), das **adrenocorticotrope Hormon** (ACTH), das **thyreoideastimulierende Hormon** (TSH) und **Prolactin.** Die Ausschüttung dieser Hormone unterliegt hypothalamischer Kontrolle. Es gibt Freisetzungs-(Releasing-)Hormone für GH (engl. growth-hormone-releasing hormone, GHRH), für die beiden Gonadotropine (engl. gonatropin-releasing hormone, GnRH), für ACTH (engl. corticotropin-releasing hormone, CRH) und für TSH (engl. thyreotropin-releasing hormone, TRH). Prolactin unterliegt dagegen einer inhibitorischen Kontrolle durch das hypothalamische Dopamin (prolactininhibierendes Hormon). Bei einer Störung des Hormontransportes durch den Hypophysenstiel kommt es daher zu einer verstärkten Prolactinausschüttung und zu einer Verminderung der übrigen Hypophysenvorderlappenhormone. Seltene Erkrankungen des Hypothalamus wie Tumoren können die Freisetzung der hypothalamischen Hormone stören.

▸ **Hypophysenhinterlappen.** Dieser sezerniert Oxytocin und das antidiuretische Hormon, das den Wasserhaushalt steuert.

7.3.1 Hypophyse und Hypophysenvorderlappenhormone

Erkrankungen der Hypophyse können zur Hormonüberproduktion oder -mindersekretion führen.

▸ **Überproduktion.** Ein Exzess an **Wachstumshormon** verursacht beim Erwachsenen eine Akromegalie mit übermäßigem Wachstum von Händen, Füßen und Nase, beim Kind einen Riesenwuchs. Gonadotropinbildende Adenome können zur Pubertas praecox, die seltenen, TSH-bildenden Adenome zur Hyperthyreose und die ACTH-bildenden Adenome zum Morbus Cushing führen. Prolactinbildende Adenome verursachen typischerweise bei der Frau Galaktorrhö und Amenorrhoe, beim Mann einen Libidoverlust.

▸ **Mindersekretion.** Hypophysenerkrankungen, insbesondere Adenome können zu einer verminderten Bildung der Hypophysenhormone führen. Ein Wachstumshormonmangel führt beim Kind zum Kleinwuchs, der Ausfall der Gonadotropine LH und FSH zum Ausbleiben der Pubertät, beim Erwachsenen zum Hypogonadismus. Bei TSH-Mangel finden sich die Zeichen der Schilddrüsenunterfunktion. Ein ACTH-Mangel zeichnet sich besonders durch Müdigkeit, Hypotonie und Übelkeit aus. Bei einem Prolactinmangel ist ein Stillen nicht möglich.

Prolactin

Indikation

- Verdacht auf Hypophysenadenom
- Zyklusstörungen bei der Frau
- Libido- und Potenzstörungen beim Mann
- Differenzialdiagnose des Hypogonadismus

▸ **Untersuchungsmaterial und Präanalytik**
- Serum; bei Raumtemperatur 2 Tage, im Kühlschrank 6 Tage haltbar. Gelegentlich tritt ein Makroprolactinmolekül auf, das durch Fällung mit Polyethylenglykol abgetrennt wird, damit nur das biologisch aktive Prolactin gemessen wird.

▸ **Bestimmungsmethode €€€**
- Enzym-, Chemilumineszenzimmunoassay

Referenzintervalle

Geschlecht	Prolactin
Frauen	
Follikelphase	2–18 µg/l
Lutealphase	4–25 µg/l
Postmenopause	2–20 µg/l
Männer	2–18 µg/l

▶ **Diagnostische Bedeutung.** Konzentrationen von über 300 µg/l sind für ein Prolactinom nahezu beweisend. Normale Prolactinwerte (< 25 µg/l) schließen eine Hyperprolactinämie aus. Konzentrationen bis 200 µg/l sind verdächtig auf ein Mikroprolactinom bzw. eine Begleithyperprolactinämie. Diese tritt bei Hypophysentumoren auf, bei denen der Transport des prolactininhibierenden hypothalamischen Dopamins in die Hypophyse verhindert wird.

Prolactin ist u. a. erhöht bei Stress, Palpation der Brust sowie der Einnahme von Medikamenten (wie Antidepressiva). Prolactin inhibiert die Gonadotropinsekretion und führt daher zum Hypogonadismus.

Wachstumshormon (hGH, STH, Somatotropin)

Indikation

- Verdacht auf Störung der Wachstumshormonbildung

▶ **Untersuchungsmaterial und Präanalytik**
- Serum; bei Raumtemperatur 1 Tag, im Kühlschrank 8 Tage haltbar

Die Blutabnahme sollte stressfrei erfolgen.

▶ **Bestimmungsmethode €€€**
- Enzym-, Chemilumineszenzimmunoassay

Referenzintervall

Ausgeprägte Testkit-Abhängigkeit
- < 5 µg/l

▶ **Diagnostische Bedeutung.** Wachstumshormon ist erhöht bei Akromegalie, Gigantismus oder auch physiologisch im Stress. Es ist erniedrigt bei Hypophyseninsuffizienz. Wachstumshormon wird pulsatil sezerniert, sodass zur genauen Überprüfung seiner Bildung meist Funktionstests erforderlich sind. Hilfreich ist die zusätzliche Bestimmung von IGF-I.

IGF-I (Insulin-like Growth Factor I)

Indikation

- Verdacht auf Wachstumshormonstörung

▶ **Untersuchungsmaterial und Präanalytik**
- Serum; bei Raumtemperatur oder im Kühlschrank wenigstens 4 Tage haltbar

▶ **Bestimmungsmethode €€€**
- Enzym-, Chemilumineszenzimmunoassay

Referenzintervalle

Ausgeprägte Alters- und Testkit-Abhängigkeit

Alter	IGF-I
1–5 Jahre	50–280 µg/l
6–8 Jahre	65–380 µg/l
13–16 Jahre	180–900 µg/l
20–30 Jahre	110–340 µg/l
31–50 Jahre	100–270 µg/l
51–65 Jahre	80–220 µg/l
> 66 Jahre	60–180 µg/l

▸ **Diagnostische Bedeutung.** IGF-I, das wachstumshormonabhängig in der Leber gebildet wird, ist erhöht bei Akromegalie und Gigantismus. Es ist vermindert bei Hypophyseninsuffizienz. Die IGF-I-Konzentration ist nicht so starken Schwankungen unterworfen wie die von Wachstumshormon, sodass es sich als Screeningmethode zur Überprüfung der Wachstumshormonsekretion eignet.

Orale Glucosebelastung

Indikation

- Diabetesdiagnostik (S. 189)
- Verdacht auf Wachstumshormonexzess durch autonome Sekretion (Akromegalie, Gigantismus)

▸ **Prinzip.** Hyperglykämie führt bei gesunden Personen zur Verminderung der Wachstumshormonsekretion (▸ Abb. 7.6).

▸ **Durchführung.** Abnahme einer Blutprobe, Gabe von 75 g Glucose in 300 ml Flüssigkeit per os, weitere Blutentnahmen nach 30, 60 und 90 Minuten.

▸ **Kenngrößen.** Wachstumshormon im Serum und Blutglucose.

▸ **Diagnostische Bedeutung.** Ein basaler Wachstumshormonspiegel unter 1 µg/l oder die Suppression mindestens eines Wertes nach der Glucosebelastung auf unter 1 µg/l schließt eine autonome Wachstumshormonsekretion aus.

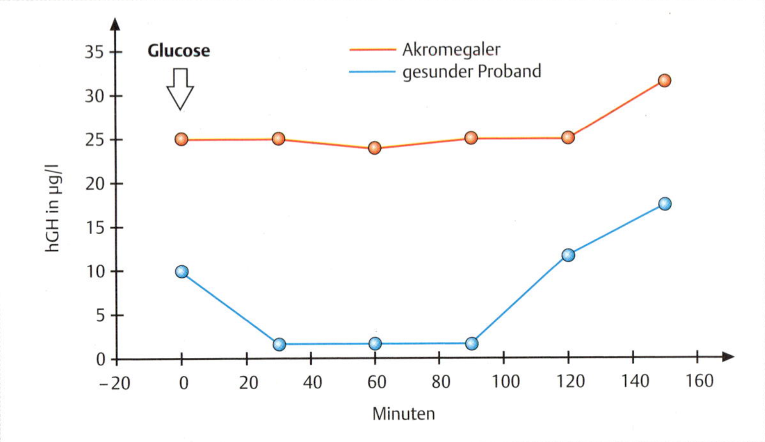

Abb. 7.6 Glucosesuppressionstest. 75 g Glucose supprimieren die Wachstumshormonsekretion beim Gesunden, nicht jedoch bei Patienten mit Akromegalie.

Insulininduzierte Hypoglykämie

Indikation

- Verdacht auf Wachstumshormon- bzw. ACTH-Mangel

▶ **Prinzip.** Hypoglykämie führt bei Gesunden zur Steigerung der Wachstumshormon- und ACTH-Sekretion (▶ Abb. 7.7).

▶ **Durchführung.** Abnahme von Blutproben 15 Minuten und unmittelbar vor dem Test, intravenöse Injektion von 0,1 Einheiten Altinsulin/kg KG, weitere Blutabnahmen nach 15, 30, 60 und 90 Minuten.

▶ **Kenngrößen.** Wachstumshormon im Serum, ACTH im Plasma, Blutglucose.

▶ **Diagnostische Bedeutung.** Der Test ist nur zu verwerten, wenn die Blutglucose auf mindestens 50 % des Ausgangswertes bzw. auf unter 2,2 mmol/l (40 mg/dl) abfällt. Der Anstieg des Wachstumshormons auf weniger als 5 µg/l spricht für einen kompletten Wachstumshormonmangel, ein Anstieg auf 5–10 µg/l für einen partiellen. Der Anstieg von ACTH sollte in den messbaren Bereich erfolgen bzw. mindestens 50 % betragen. Ein Cortisolanstieg auf 18 – 22 µg/dl spricht für eine intakte corticotrope Funktion.

Merke

Wegen der Möglichkeit eines **hypoglykämischen Schocks** muss während des gesamten Tests ein Arzt anwesend sein. Alle Maßnahmen zur Bekämpfung eines hypoglykämischen Schocks (inklusive Schaffung eines venösen Zugangs) müssen **vor** dem Test getroffen sein!

Weitere Tests zum Ausschluss eines Wachstumshormonmangels

- **Körperliche Belastung:**
  Nach 20-minütiger Belastung (Treppensteigen oder Fahrradergometer) sollte das Wachstumshormon auf über 10 µg/l ansteigen.
- **Schlaf:** Circa eine Stunde nach dem Einschlafen sollte das Wachstumshormon Spitzen von über 10 µg/l erreichen.
- **Clonidin-Test:** Die orale Gabe von Clonidin (75 µg/m^2 KO) sollte nach 60–90 Minuten einen Wachstumshormonanstieg auf über 15 µg/l bewirken. *Cave:* Blutdruckabfall!
- **Arginin-GHRH-Test**:
  - Prinzip:
    Arginin und GHRH stimulieren die Wachstumshormon-Sekretion der Hypophyse.
  - Durchführung:
    Abnahme einer basalen Serumprobe am Morgen nüchtern. Danach intervenöse Infusion von L-Arginin/Hydrochlorid 0,5 g/kg Körpergewicht, Maximaldosis 30 g über 30 Minuten. Nach 30 – 60 – 90 und 120 Minuten Blutentnahmen zur Bestimmung von Wachstumshormon. Zum Zeitpunkt 0 können zusätzlich 100 µg GHRH gegeben werden. Dies verstärkt den Stimulus.
  - Beurteilung:
    Ein Wachstumshormon über 10 ng/ml schließt einen Wachstumshormonmangel aus. Es besteht allerdings eine hohe intraindividuelle Variation.

7

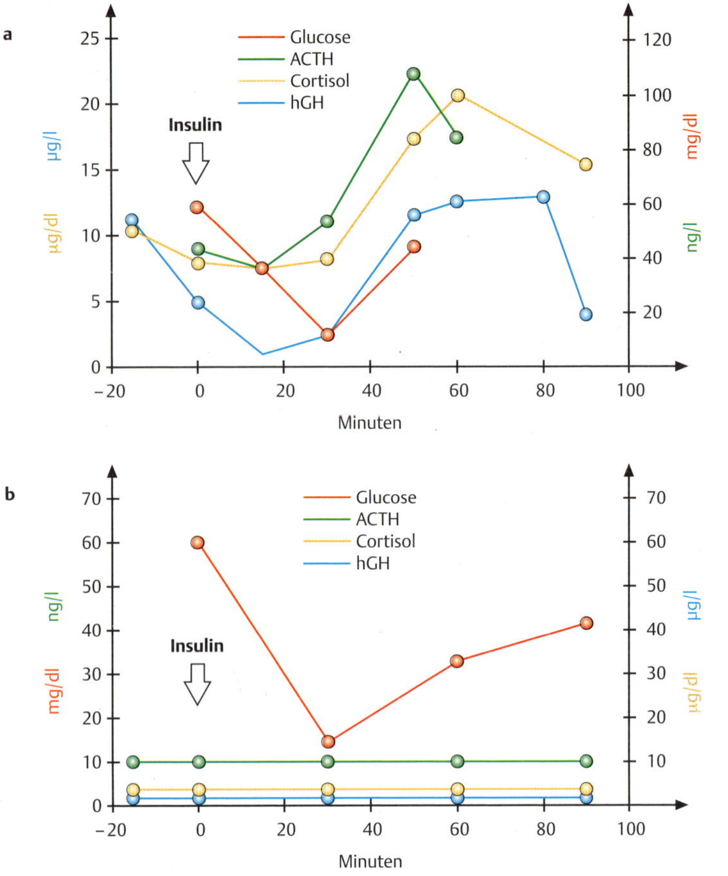

Abb. 7.7 Hypophysenfunktionsanalyse. a Normalbefund des Insulinhypoglykämietests: Die Gabe von Insulin führt zur Hypoglykämie. Diese stimuliert die Sekretion von Wachstumshormon (hGH) und von ACTH und damit indirekt die von Cortisol. **b** Befund bei Hypophyseninsuffizienz: Trotz ausreichender Hypoglykämie werden weder Wachstumshormon (hGH) noch ACTH und Cortisol sezerniert.

Adrenocorticotropes Hormon (ACTH)

Indikation

- Überprüfung der Hypothalamus-Hypophysen-Nebennierenrinden-Achse
- Differenzialdiagnose eines Hypocortisolismus

▶ **Untersuchungsmaterial und Präanalytik**
- EDTA-Plasma; nach der Abnahme soll das Blut unmittelbar in Eiswasser in das Labor gebracht und dort zentrifugiert werden, danach Lagerung bei −20 °C.

▶ **Bestimmungsmethode €€€**
- Enzym-, Chemilumineszenzimmunoassay

Referenzintervall

- 10–48 ng/l

▶ **Diagnostische Bedeutung.** ACTH ist erhöht bei Morbus Cushing und Morbus Addison, bei ektopen ACTH-produzierenden Tumoren sowie in Stresssituationen. Es ist erniedrigt bei Adenomen bzw. Karzinomen der Nebenniere sowie Hypophyseninsuffizienz (S. 201).

Corticotropin-Releasing-Hormon-Test (CRH-Test)

Indikation

- Verdacht auf Hypophysenvorderlappeninsuffizienz
- Differenzialdiagnose des Cushing-Syndroms

▶ **Prinzip.** CRH stimuliert die Hypophyse zur vermehrten Freisetzung von ACTH und führt so zum Anstieg des Cortisols im Serum.

▶ **Durchführung.** Abnahme einer Blutprobe, langsame intravenöse Injektion von 100 µg humanem CRH, weitere Blutabnahmen nach 15, 30, 45 und 60 Minuten.

▶ **Kenngrößen.** Cortisol und ACTH im Plasma.

▶ **Diagnostische Bedeutung.** Cortisol sollte um mindestens 50 % des Ausgangswertes und ACTH auf das 2-Fache ansteigen. Allerdings besteht eine gewisse Variabilität. Ein fehlender Anstieg von ACTH und Cortisol bei niedrigen Basalwerten ist typisch für einen hypophysären ACTH-Mangel. Beim hypophysären Cushing-Syndrom wird meist ein Anstieg beider Hormone beobachtet. Bei Cortisol produzierenden Nebennierenrindentumoren oder Nebennierenrindenhyperplasie sind beide Hormone durch CRH nicht stimulierbar, ebenso beim ektopen ACTH-Syndrom, bei dem die Ausgangswerte jedoch meist stark erhöht sind.

Luteinisierendes Hormon (LH)

Indikation

- Diagnostik von Gonaden- und Hypophysenfunktion
- Differenzialdiagnostik des Hypogonadismus

► **Untersuchungsmaterial und Präanalytik**
- Serum oder Plasma, im Kühlschrank 5 Tage haltbar

7

Wegen der ausgeprägt pulsatilen LH-Sekretion ist die Abnahme von 3 Proben in 20-minütigen Abständen, die vor Bestimmung zusammengeführt werden, sinnvoll.

► **Bestimmungsmethode €€**
- Enzym-, Chemilumineszenzimmunoassay

Referenzintervalle

Geschlecht	Luteinisierendes Hormon (LH)
Frauen	
Follikelphase	2–12 IU/l
periovulatorisch	8–76 IU/l
Lutealphase	< 15 IU/l
Postmenopause	11–40 IU/l
Männer	1–9 IU/l

► **Diagnostische Bedeutung.** LH ist erhöht beim primären Hypogonadismus, auch in der Menopause und bei den sehr seltenen gonadotropinproduzierenden Hypophysentumoren. Es ist erniedrigt bei hypothalamischen oder hypophysären Störungen, bei ektoper Steroidproduktion oder Einnahme von Sexualsteroidhormonen („Pille“, Doping).

Follikelstimulierendes Hormon (FSH)

Indikation

- Diagnostik der gonadalen Funktion

► **Untersuchungsmaterial**
- Serum oder Plasma; im Kühlschrank 5 Tage haltbar

► **Bestimmungsmethode €€**
- Enzym-, Chemilumineszenzimmunoassay

Referenzintervalle

Geschlecht	Follikelstimulierendes Hormon (FSH)
Frauen	
Follikelphase	3–14 IU/l
periovulatorisch	2–21 IU/l
Lutealphase	2–8 IU/l
Postmenopause	20–150 IU/l
Männer	1–11 IU/l

► **Diagnostische Bedeutung.** FSH ist erhöht beim primären Hypogonadismus (Störung der Spermatogenese), in der Menopause sowie bei den sehr seltenen FSH-bildenden Hypophysenadenomen. Es ist erniedrigt bei hypothalamischer und hypophysärer Defizienz und ektoper Steroidhormonbildung bzw. Gabe von Sexualsteroidhormonen („Pille“, Doping).

GnRH-Test

Indikation

- Differenzialdiagnose der Pubertas praecox und der Pubertas tarda
- Hypophysenvorderlappendiagnostik

► **Prinzip.** GnRH stimuliert die Sekretion von LH und FSH aus der Hypophyse.

► **Durchführung.** Abnahme einer Blutprobe, intravenöse Injektion von GnRH (100 µg, Säuglinge und Kleinkinder 25 µg), nach 30 Minuten erneute Blutabnahme.

► **Kenngrößen.** LH und FSH im Serum.

► **Diagnostische Bedeutung.** Bei gesunden Erwachsenen ist ein mindestens 1,5- bis 2-facher Anstieg von LH und FSH zu beobachten. Bei primärem Hypogonadismus (primäre Gonadeninsuffizienz) erfolgt ein überschießender, bei sekundärem Hypogonadismus (hypophysäre, bzw., hypothalamische Insuffizienz) ein geringer oder gar kein Anstieg. Allerdings erübrigt sich ein GnRH-Test bei basal niedrigem Testosteron/Östradiol und hohen Gonadotropinen (primäre Gonadeninsuffizienz), bei niedrigem Testosteron/Östradiol und niedrigen Gonadotropinen (sekundäre Gonadeninsuffizienz) und bei regelmäßigen Menses. In der Kindheit bleiben die Gonadotropine normalerweise nach GnRH infantil niedrig. Ein deutlicher Anstieg von LH und FSH vor der Pubertät weist auf die – gegebenenfalls auch vorzeitige – Aktivierung der Hypothalamus-Hypophysen-Gonaden-Achse (Pubertät bzw. Pubertas praecox vera) hin.

TRH-Test

Indikation

- V. a. Schilddrüsenhormonresistenz DD: TSH bildendes Hypophysenadenom (TSHom)

► **Prinzip.** TRH stimuliert die TSH-Sekretion der Hypophyse.

► **Durchführung.** Abnahme einer Blutprobe, langsame intravenöse Injektion von TRH (200 µg, im Säuglingsalter 100 µg), nach 30 Minuten erneute Blutabnahme. *Cave:* Vereinzelt wurden Krampfanfälle beobachtet.

► **Kenngröße.** TSH im Serum.

► **Diagnostische Bedeutung.** Beim TSHom ist die Stimulation von TSH abgeschwächt. Bei der sehr seltenen Schilddrüsenhormonresistenz stimuliert TRH TSH. Die Gabe von Trijodthyronin hemmt diese Stimulation jedoch nicht. Entbehrlich ist der TRH-Test bei einer Hypophyseninsuffizienz, da hierbei TSH und periphere Schilddrüsenhormone erniedrigt sind.

7.3.2 Hypophysenhinterlappen und -hormon (Adiuretin)

Im Hypothalamus wird Adiuretin (Synonyme: antidiuretisches Hormon, ADH bzw. Vasopressin) gebildet, das über den Hypophysenstiel in die Neurohypophyse gelangt und dort gespeichert und bei Bedarf ausgeschüttet wird. Störungen des Hypothalamus-Hypophysenhinterlappen-Systems führen zu einem ADH-Mangel und einem zentralen Diabetes insipidus mit 24-Stunden-Urinvolumina von teilweise erheblich über 2,5 l.

Adiuretin (ADH)

Indikation

- Verdacht auf gestörte ADH-Bildung

► **Untersuchungsmaterial und Präanalytik**

- EDTA-Plasma; gekühlt transportieren, bei 4 °C sofort abzentrifugieren und bei –20 °C einfrieren

► **Bestimmungsmethode €€€**

- Radioimmunassay (RIA)

Referenzintervall

- 1–4,5 ng/l

► **Diagnostische Bedeutung.** Erhöhte Konzentration und niedrige Serumosmolalität beim Syndrom der inappropriaten ADH-Sekretion (SIADH, Schwarz-Bartter-Syndrom). Verminderung bei Diabetes insipidus. Zum indirekten Nachweis eines ADH-Mangels wird der **Durstversuch** durchgeführt.

Durstversuch

Indikation

- Verdacht auf Diabetes insipidus

► **Prinzip.** Dursten stimuliert die ADH-Sekretion. Dadurch kommt es zur Verminderung der Urinmenge und zur Steigerung der Urinosmolalität bei konstanter Serumosmolalität.

► **Durchführung.** Beginn morgens, Patient bleibt nüchtern, Flüssigkeitsaufnahme wird unterbunden; Dauer maximal 12 Stunden.

► **Kenngrößen.** Elektrolyte, Osmolalität im Serum; Osmolalität im Urin, Urinvolumen; Hämatokrit und Körpergewicht müssen alle 2 Stunden kontrolliert werden.

► **Diagnostische Bedeutung.** Ein Anstieg der Urinosmolalität auf über 800 mosmol/kg bei einer Serumosmolalität unter 295 mosmol/kg schließt einen Diabetes insipidus aus. Eine maximale Urinosmolalität unter 400 mosmol/kg und eine Serumosmolalität über 300 mosmol/kg beweisen einen Diabetes insipidus. Bei Blutdruckabfall, Tachykardie und Fieber muss der Versuch abgebrochen werden!

7.4 Schilddrüse und Schilddrüsenhormone

Die Ausschüttung der Schilddrüsenhormone wird durch Hypothalamus und Hypophyse gesteuert. Der Hypothalamus sezerniert TRH, das die Hypophyse zur Ausschüttung von TSH stimuliert. TSH stimuliert nun seinerseits die Ausschüttung und Bildung von Thyroxin (T_4) und Trijodthyronin (T_3). Durch negative Rückkopplung hemmen die Schilddrüsenhormone die TSH-Sekretion. Nur ein kleiner Teil der Hormone kommt im Serum frei vor (ca. 0,03 % des T_4 und ca. 0,3 % des T_3). Der Großteil ist an Proteine gebunden, und zwar an thyroxinbindendes Globulin (TBG), Transthyretin (Präalbumin) und Albumin.

► **Hyperthyreose.** Die häufigsten Ursachen einer Hyperthyreose sind **Immunhyperthyreose (Typ Basedow)** und die **Autonomie.** Selten sind Überdosierung von Schilddrüsenhormon (Hyperthyreosis facticia) und TSH-bildende Hypophysenadenome. Typische Symptome sind Unruhe, Schlafstörungen, Schwitzen, Gewichtsabnahme und Tachykardie. Bei der Immunhyperthyreose werden **Autoantikörper** gegen den TSH-Rezeptor (TR-AK) gebildet und so wird die Schilddrüsenhormonbildung stimuliert. Als **Autonomie** bezeichnet man Zellkomplexe, die in der Schilddrüse autonom, also ohne Stimulus durch TSH Schilddrüsenhormone bilden. Diese Zellverbände können als isoliertes Adenom, multilokulär oder diffus auftreten.

▸ **Hypothyreose.** Eine Ursache eines Ausfalls der Schilddrüsenhormonbildung kann eine angeborene fehlende Schilddrüsenanlage sein. Erworbene **primäre** Hypothyreosen treten nach einer Entzündung (z. B. Hashimoto-Thyreoiditis), nach Operation und Radiojodtherapie auf. Sekundäre Hypothyreosen werden durch einen Mangel an TSH (z. B. bei Tumoren von Hypophyse oder Hypothalamus) verursacht. Die häufigste Ursache beim Erwachsenen ist die **Hashimoto-Thyreoiditis**. Dabei handelt es sich um eine chronische Entzündung der Schilddrüse mit Antikörperbildung gegen Schilddrüsengewebe (Antikörper gegen Thyroid-Peroxidase [TPO-AK] und gegen Thyreoglobulin [T-AK]).

▸ **Euthyreote Struma.** Eine Schilddrüsenvergrößerung wird als **Struma** bezeichnet. Bei der häufigsten Strumaform ist die Schilddrüsenfunktion normal (**euthyreot**). Ursachen sind Jodidmangel, was zur lokalen Aktivierung von Wachstumsfaktoren führt, sowie eine nicht adäquate Schilddrüsenhormonbildung, die zu einer verstärkten TSH-Ausschüttung und Hypertrophie der Thyreozyten führt. Die lokalen Wachstumsfaktoren wie EGF und IGF-I bewirken eine Hyperplasie der Thyreozyten. Die Folge ist eine Vergrößerung der Schilddrüse, die zu Beschwerden führen kann. Andererseits wird eine Knotenbildung begünstigt.

7.4.1 Thyreoideastimulierendes Hormon (TSH)

Indikation

- Diagnostik der primären Hypo- und Hyperthyreose
- Diagnostik der sekundären Hypo- und Hyperthyreose unter Berücksichtigung von fT_4
- Kontrolle der Therapie einer Hypo- bzw. Hyperthyreose
- Screening der Neugeborenenhypothyreose

▸ **Untersuchungsmaterial und Präanalytik**
- Serum oder Plasma, bei Raumtemperatur 7 Tage, im Kühlschrank 3 (!) Tage haltbar
- 1 Bluttropfen (Screening der Neugeborenen)

▸ **Bestimmungsmethoden €€**
- Immunometrische Verfahren (Enzym-, Fluoreszenz-, Lumineszenz- oder Radioimmunoassay)

Die Sensitivität der neuen Verfahren ist sehr hoch; es können Konzentrationen bis zu 0,01 mU/l gemessen werden. Damit können eine manifeste und eine subklinische Hyperthyreose unterschieden werden, sodass man auf den früher üblichen TRH-Test (S. 283) verzichten kann.

Referenzintervalle

- 0,4–4,0 mU/l (hohe Varianz in Abhängigkeit des Nachweisverfahrens)
- Neugeborene < 20 mU/l

► **Diagnostische Bedeutung**

Merke

M!

Bei TSH-Konzentrationen im Referenzintervall ohne Symptome einer Hyper- oder Hypothyreose kann auf weitere Bestimmungen verzichtet werden.

Erhöhte TSH-Konzentrationen finden sich bei der primären Hypothyreose oder dem sehr seltenen TSH-bildenden Hypophysenadenom bzw. der ebenfalls sehr seltenen Schilddrüsenhormonresistenz. Bei erhöhtem TSH sollte fT_4 untersucht werden.

Erniedrigte Konzentrationen finden sich bei primärer Hyperthyreose. Bei erniedrigtem TSH sollten zusätzlich fT_4 und fT_3 (5–10 % isolierte T_3-Hyperthyreosen) untersucht werden.

TSH-Konzentrationen < 0,05 mU/l weisen im Allgemeinen auf eine Hyperthyreose, Konzentrationen zwischen 0,05 und 0,4 mU/l auf eine subklinische Hyperthyreose hin. Auch bei der seltenen zentralen Hypothyreose kann TSH erniedrigt sein. Hier sind Klinik und niedrige periphere Schilddrüsenhormone wegweisend.

TSH sollte zur Überwachung der Thyroxindosis bei der Behandlung einer primären Hypothyreose und einer suppressiven Behandlung von Schilddrüsenkrebs bestimmt werden.

7.4.2 Freies T_4 (fT_4)

Indikation

- Klärung der Schilddrüsenfunktion, wenn TSH außerhalb des Referenzintervalls liegt und wenn TSH und Klinik nicht übereinstimmen
- Überwachung der Therapie einer Hyperthyreose bzw. T_4-Substitution insbesondere bei sekundärer Hypothyreose

► **Untersuchungsmaterial und Präanalytik**

- Serum oder Plasma; im Kühlschrank 1 Woche haltbar

► **Bestimmungsmethode €€**

- Enzym-, Chemilumineszenzimmunoassay

Referenzintervalle

- fT_4 8–19 ng/l

► **Diagnostische Bedeutung.** Der größte Anteil des Serum-T_4 ist an Protein gebunden, nur 0,03 % liegen in freier, biologisch aktiver Form vor. Die Bestimmung des fT_4 ist der des Gesamt-T_4 vorzuziehen, weil Veränderungen der Bindungsproteine, wie sie z. B. bei einer Östrogenbehandlung auftreten, keine Rolle spielen.

Merke

Bei einer **Hyperthyreose** ist TSH supprimiert, fT_4 erhöht (Morbus Basedow, T_4-bildendes Schilddrüsenadenom) bei einer **primären Hypothyreose** sind TSH erhöht und fT_4 erniedrigt, bei einer **sekundären** TSH und fT_4 niedrig.

Bei der sehr seltenen Schilddrüsenhormonresistenz und dem sehr seltenen TSH bildenden Hypophysenadenom sind T_4 und TSH erhöht.

Bei unplausiblen Hormonkonstellationen müssen Fehlbestimmungen durch eine Kontrolle eventuell mit einem anderen Nachweisverfahren ausgeschlossen werden. Bei Testverfahren, die monoklonale Mausantikörper verwenden, können bei Patienten, die mit Mausantikörpern therapiert wurden oder die selbst Antikörper gegen Mausantikörper gebildet haben, Fehlbestimmungen auftreten. Medikamente können die Schilddrüsenhormonkonzentrationen verändern, z. B. erhöhen Betablocker, hochdosiert, die T_4- und vermindern die T_3-Konzentration.

7.4.3 Freies T_3 (fT_3)

Indikation

- Verdacht auf isolierte T_3-Hyperthyreose

▸ **Untersuchungsmaterial und Präanalytik**
- Serum oder Plasma; im Kühlschrank 2 Wochen haltbar

▸ **Bestimmungsmethode €€**
- Enzym-, Chemilumineszenzimmunoassay

Referenzintervalle

- fT_3 0,9–4,5 ng/l

▸ **Diagnostische Bedeutung.** Der größte Anteil des Serum-T_3 ist an Protein gebunden, nur 0,3 % liegen in freier, biologisch aktiver Form vor. Deswegen ist die Bestimmung des fT_3 der des Gesamt-T_3 vorzuziehen. Erhöhte Werte sprechen für eine Hyperthyreose (bis zu 10 % isolierte T_3-Hyperthyreose!), erniedrigte für eine Hypothyreose. Bei schweren nichtthyreoidalen Erkrankungen kann fT_3 erniedrigt sein (Niedrig-T_3-Syndrom).

7.4.4 Schilddrüsenantikörper

Thyreoglobulin-Antikörper (T-AK), Thyroid-Peroxidase-Antikörper (TPO-AK)

Indikation

- Verdacht auf Autoimmunthyreoiditis

▸ **Untersuchungsmaterial und Präanalytik**
- Serum oder Plasma; im Kühlschrank 2 Tage haltbar

▸ **Bestimmungsmethode €€€**
- RIA, LIA

Referenzintervall

Abhängig vom verwendeten Messverfahren

Antikörper	Referenzwert
T-AK	≤ 60 kU/l
TPO-AK	≤ 60 kU/l

► **Diagnostische Bedeutung. T-AK:** Inzidenz bei Autoimmunthyreoiditis etwa 70–80 % (bei bis zu 20 % erhöht ohne Schilddrüsenfunktionsstörung).

TPO-AK: bei Hashimoto-Thyreoiditis bei etwa 90 %, bei floridem Morbus Basedow bei 70–80 % erhöht.

Anzumerken ist, dass diese Antikörper bei bis zu 20 % der Bevölkerung erhöht sind ohne dass eine Schilddrüsenfunktionsstörung besteht.

TSH-Rezeptor-Antikörper (TR-AK)

Indikation

- Verdacht auf Autoimmunthyreoiditis
- Differenzialdiagnose: immunogene und nicht immunogene Hyperthyreose

► **Untersuchungsmaterial und Präanalytik**
- Serum; im Kühlschrank 7 Tage haltbar

► **Bestimmungsmethode €€€**
- Lumineszenzrezeptorassay (mit humanem TSH-Rezeptor)

Referenzintervall

Abhängig vom verwendeten Messverfahren
- TR-AK < 1,5 IU/l

► **Diagnostische Bedeutung.** Bei nahezu 100 % der Patienten mit Morbus Basedow sind TR-AK erhöht.

Fallbeispiel

Eine 38-jährige Mutter von 4 Kindern, gestresst durch den Bau eines Hauses (Stress ist ein wichtiger Auslöser der Erkrankung), bemerkt eine zunehmende Nervosität, ein verstärktes Schwitzen sowie eine Gewichtsabnahme von 4 kg in den letzten 4 Wochen. Der Hausarzt denkt zunächst an ein Malignom. Es tritt dann jedoch ein Druck hinter den Augen auf mit Exophthalmus, Lichtempfindlichkeit, Augentränen und Fremdkörpergefühl, also typische Zeichen einer endokrinen Orbitopathie (Morbus Basedow, ► Abb. 7.8). Palpatorisch ist die Schilddrüse vergrößert, ohne Knoten. In der Ultraschalluntersuchung ist sie diffus vergrößert und sie zeigt eine diffuse Echoarmut ohne Knoten, sodass ein Schilddrüsenszintigramm nicht erforderlich ist.

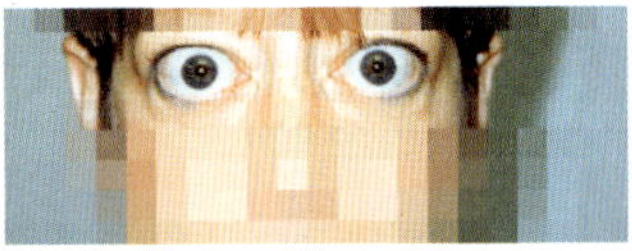

Abb. 7.8 Morbus Basedow. Patientin mit Morbus Basedow mit endokriner Orbitopathie.

Laboruntersuchungsergebnisse (Serum)

Substanz	Konzentration
TSH	< 0,01 mIU/l
fT_4	63 ng/l
TR-AK	30 IU/l

Die TSH-Produktion ist durch die erhöhten Schilddrüsenhormone (hier genügt die Bestimmung von fT_4) maximal unterdrückt, TSH-Rezeptorenantikörper (TR-AK) sind positiv. Die Verdachtsdiagnose ist damit bestätigt. Unter einer Therapie mit Thyreostatika (Thiamazol) und Glucocorticoiden tritt schnell eine deutliche Besserung ein.

7

7.4.5 Sonstige Schilddrüsenparameter

Thyreoglobulin

Indikation

- Verlaufsbeobachtung des Schilddrüsenkarzinoms

► **Untersuchungsmaterial und Präanalytik**
- Serum, Plasma

► **Bestimmungsmethode €€€**
- RIA, EIA

Referenzintervall

- < 50 µg/l

► **Diagnostische Bedeutung.** Thyreoglobulin wird nur in der Schilddrüse gebildet. Sein Nachweis zeigt also das Vorhandensein von Schilddrüsengewebe an. Nach Thyreoidektomie wegen eines Schilddrüsenkarzinoms kann durch den Nachweis von Thyreoglobulin eine unvollständige Resektion und durch eine zunehmende Thyreoglobulinkonzentration ein Tumorrezidiv nachgewiesen werden. Es eignet sich also nur zur Verlaufsbeobachtung des Schilddrüsenkarzinoms.

Calcitonin

Indikation

- Tumormarker für das medulläre Schilddrüsenkarzinom

► **Untersuchungsmaterial und Präanalytik**
- Serum, gefroren

► **Bestimmungsmethode €€€**
- Chemilumineszenzimmunoassay

Referenzintervall

Abhängig vom verwendeten Messverfahren
- < 10 ng/l

► **Diagnostische Bedeutung.** Das kalziumregulierende Hormon wird in den C-Zellen gebildet. Es ist der wichtigste Marker des medullären Schilddrüsenkarzinoms (**C-Zell-Karzinom**). Gelegentlich wird es auch paraneoplastisch z. B. beim Bronchialkarzinom gebildet. Bei Grenzwerten ist wegen der höheren Sensitivität ein Pentagastrintest sinnvoll. Da Pentagastrin z. Z. nicht zur Verfügung steht, wird ein Kalziumstimulationstest empfohlen.

Kalzium-Stimulationstest

Indikation

- Verdacht auf medulläres Schilddrüsenkarzinom, grenzwertige Calcitonin-Werte bzw. Nachsorge beim medullären Schilddrüsenkarzinom.

► **Prinzip.** Die intravenöse Kalzium-Gabe stimuliert die Calcitonin-Ausschüttung.

► **Durchführung.** Der Patient sollte nüchtern sein, liegen, Medikamente wie Pantoprazol sollten abgesetzt sein. Es wird eine 10 %-ige Kalziumglukonat-Lösung infundiert, 2,5 mg/kg Körpergewicht und zwar 10 ml/min. Blutabnahmen basal nach 2, 5, 8 und 15 Minuten nach Infusionsbeginn.

► **Bewertung.** > 200 ng/l bei Männern und > 100 ng/l bei Frauen sind pathologisch und sprechen für ein medulläres Schilddrüsenkarzinom bzw. eine T-Zellhyperplasie.

7.5 Nebenschilddrüse, Parathormon und Cholecalciferol

Parathormon, Calcitriol (aktives Vitamin D) und Calcitonin regulieren die Kalziumhomöostase und sind damit wichtig für den Knochenstoffwechsel (S. 547).

► **Hyperparathyreoidismus.** Bei der **primären** Form schüttet die Nebenschilddrüse vermehrt Parathormon aus. Durch vermehrte Kalziumabsorption im Darm, verminderte Kalziumausscheidung in den Nieren und verstärkte Kalziumfreisetzung aus den Knochen kommt es zur **Hyperkalziämie**. Dies führt zu renalen (Nephrolithiasis und Nephrocalcinose), intestinalen (Magen-Darm-Ulkus und Pankreatitis) sowie ossären Manifestationen (generalisierte Knochendichteminderung). Für die Diagnose typisch sind die Hyperkalziämie und das erhöhte Parathormon. Bei der Hälfte der Patienten besteht eine Hypophosphatämie.

Eine anhaltende **Hypokalziämie**, sei es bei Niereninsuffizienz, Unterversorgung mit Kalzium durch Maldigestion oder Malabsorption (Vitamin-D-Mangel), führt zum **sekundären** Hyperparathyreoidismus. Beim renalen Hyperparathyreoidismus besteht eine Hyperphosphatämie und Hypokalziämie, beim intestinalen Hyperparathyreoidismus eine Hypokalziämie und gleichzeitig Hypophosphatämie.

► **Hypoparathyreoidismus.** Entweder kommt es durch fehlende Anlage, autoimmunologische Zerstörung (S. 292) oder operative Entfernung der Nebenschilddrüse infolge des fehlenden Parathormons zu **Hypokalziämie** und **Hyperphosphatämie**. Typisch sind u. a. tetanische Anfälle und eine Reihe organischer Manifestationen wie Kleinwuchs.

Beim **Pseudohypoparathyreoidismus** besteht eine Hypokalziämie und Hyperphosphatämie mit entsprechender Klinik, aber erhöhtem Parathormon. Ursache ist eine Endorganresistenz mit u. a. Störung des Second Messengers.

► **Vitamin D.** Natürliches Vitamin D wird als Cholecalciferol, Vitamin D_3 (aus tierischer Herkunft) oder als Vitamin D_2 (Ergocalciferol pflanzlicher Herkunft) über die Nahrung aufgenommen oder es entsteht aus 7-Dehydrocholesterin in der Haut unter Einwirkung von UV-Licht. In der Leber wird es zu 25-Hydroxy-Vitamin-D_3 und in der Niere zu 1,25-Dihydroxyvitamin-D_3 (Calcitriol), dem wirksamsten Vitamin-D-Metaboliten, hydroxyliert. Es steigert die **Kalziumabsorption** im Darm und fördert die **Mineralisation des Knochens**. Seine Bildung wird durch Hypokalziämie und erhöhtes PTH stimuliert. Der Vitamin-D-Stoffwechsel kann in jeder Phase gestört sein. Mangelnde Aufnahme durch die Nahrung, intestinale Malabsorption, verminderte Sonnenbestrahlung oder Störung der Hydroxylierung in Leber oder Niere können zu einem Vitamin-D-Mangel führen und damit zu einer Rachitis oder Osteomalazie. Eine erhöhte Vitamin-D-Zufuhr kann zu Intoxikation mit Hyperkalziämiesyndrom (vermehrter Durst, Übelkeit, Erbrechen etc.) führen. Typisch ist das supprimierte PTH mit Hypercalciurie bei normaler Phosphatausscheidung.

7.5.1 Parathormon (PTH)

Indikation

- Unterscheidung einer Hyperkalziämie infolge von Hyperparathyreoidismus oder Tumor
- Nachweis eines Hypoparathyreoidismus
- Verlaufskontrolle eines sekundären Hyperparathyreoidismus z. B. bei Vitamin-D-Mangel
- Verlaufskontrolle eines tertiären Hyperparathyreoidismus bei progredienter chronischer Niereninsuffizienz

► **Untersuchungsmaterial und Präanalytik**

- Serum oder (EDTA-)Plasma; bei Raumtemperatur 6 Stunden (2–3 Tage EDTA-Blut), im Kühlschrank 1 Tag haltbar

► **Bestimmungsmethode €€€**

- Enzym-, Chemilumineszenzimmunoassay. Früher verwendete man Nachweissysteme, die auch Bruchstücke des Parathormons erfassten; mit den heutigen Verfahren wird das **biologisch aktive, intakte Parathormon** (**PTHi**) gemessen.

Referenzintervall

- 10–65 ng/l

► **Diagnostische Bedeutung.** Erhöhte Werte finden sich beim primären (Serumkalzium erhöht) und sekundären (Kalzium normal) Hyperparathyreoidismus sowie beim Pseudohypoparathyreoidismus (Kalzium normal oder erniedrigt), erniedrigte Werte beim Hypoparathyreoidismus (Kalzium erniedrigt) bzw. der Tumorhyperkalziämie.

7

7.5.2 Vitamin D

1,25-Dihydroxy-Vitamin D (Calcitriol)

Indikation

- Bestimmung von 1,25-Dihydroxy-Vitamin-D sinnvoll bei: Niereninsuffizienz, Nebenschilddrüsenerkrankungen, Vitamin-D-Resistenz

► **Untersuchungsmaterial und Präanalytik**

- Serum oder Plasma; bei Raumtemperatur 3 Tage, im Kühlschrank 7 Tage haltbar

► **Bestimmungsmethode €€€**

- Radiorezeptorassay

Referenzintervall

- 15–60 µg/l

► **Diagnostische Bedeutung.** Die Konzentration ist erhöht bei Hyperparathyreoidismus und Endorganresistenz gegenüber Vitamin D. Erniedrigte Werte findet man z. B. bei schwerem Vitamin-D-Mangel, verminderter 1α-Hydroxylierung bei chronischer Niereninsuffizienz bzw. hereditärer Pseudovitamin-D-Mangel-Rachitis sowie Hypoparathyreoidismus.

25-Hydroxy-Vitamin-D (Calcidiol)

Indikation

- Nachweis eines Vitamin-D-Mangels bzw. einer Vitamin-D-Intoxikation

► **Untersuchungsmaterial und Präanalytik**

- Serum oder Plasma; bei Raumtemperatur 3 Tage, im Kühlschrank 7 Tage haltbar

► **Bestimmungsmethoden €€€**

- Enzymimmunoassay (EIA), Radioimmunoassay (RIA)

Referenzintervall

- 20–100 µg/l

► **Diagnostische Bedeutung.** Erhöht bei Vitamin-D-Intoxikation. Erniedrigt bei mangelnder Aufnahme, sekundärem Hyperparathyreoidismus, Osteomalazie, Lebererkrankungen, nephrotischem Syndrom.

7.6 Nebennierenrinde und Nebennierenrindenhormone

Nebennierenrindenhormone werden durch **Adenome** oder **Tumoren** der Rinde selbst oder durch verstärkte Stimulation z. B. durch die Hypophyse vermehrt gebildet. Eine Schädigung der Nebennierenrinde oder der Hypophyse führt zu einer verringerten Hormonbildung. Selten sind Störungen der Steroidbiosynthese (► Abb. 7.9) wie z. B. das adrenogenitale Syndrom.

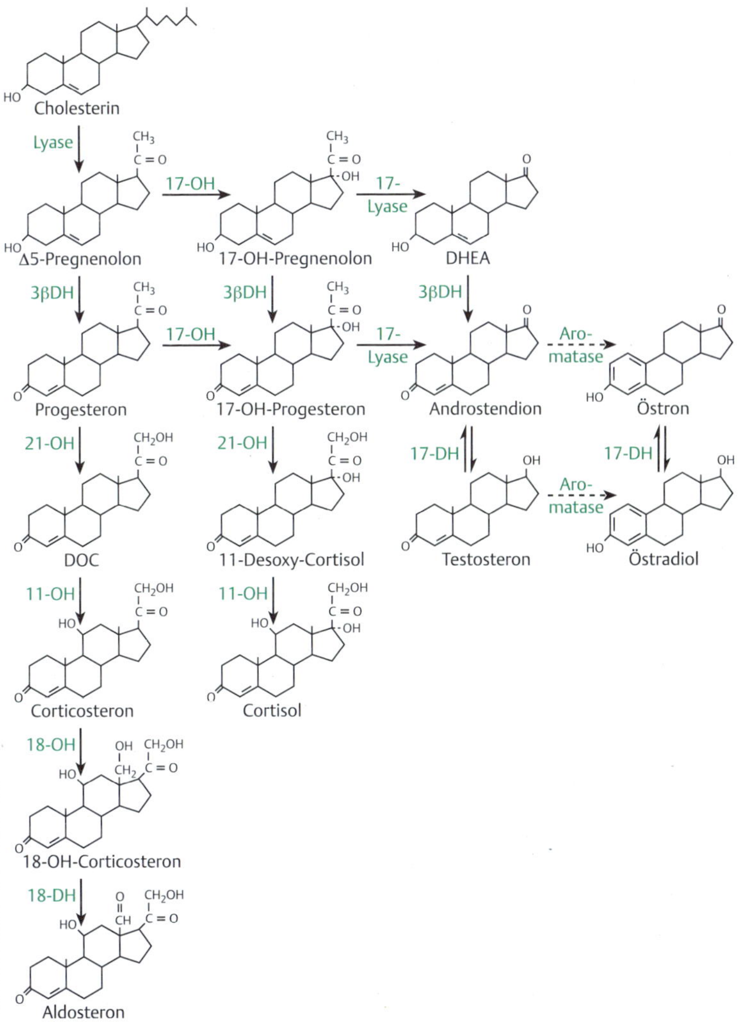

Abb. 7.9 Schema der adrenalen Steroidbiosynthese. Lyase = 20,22-Desmolase; 3βDH = 3β-Hydroxysteroid-Dehydrogenase; 21-OH = Steroid-C 21-Hydroxylase; 11-OH = Steroid-C 11-Hydroxylase; 18-OH = Steroid-C 18-Hydrolase; 18DH = 18-Hydroxy-Dehydrogenase; 17-Lyase = 17-Hydroxysteroid-Dehydrogenase; DHEA = Dehydroepiandrosteron; DOC = 11-Desoxy-Corticosteron.

▸ **Hypercortisolismus (Cushing-Syndrom).** Beim **ACTH-abhängigen** Cushing-Syndrom unterscheidet man die ACTH-bildenden Adenome der Hypophyse (Morbus Cushing) und das seltene ektope ACTH-Syndrom (paraneoplastische ACTH-Bildung durch nicht hypophysäre Tumoren). Es führt zur bilateralen Hyperplasie der Nebenniere. Im Gegensatz dazu ist beim **ACTH-unabhängigen** Cushing-Syndrom meist nur eine Nebenniere beteiligt. Ursache sind Nebennierenrindenadenome oder -karzinome. Häufigste Ursache des Cushing-Syndroms ist eine Langzeittherapie mit Glucocorticoiden. Typische Symptome sind stammbetonte Fettsucht, Vollmondgesicht, Hypertonie mit Hypokaliämie, Osteoporose und Striae rubrae.

Typisch für einen Hypercortisolismus sind die erhöhte Cortisolausscheidung, eine unzureichende Suppression von ACTH bzw. Cortisol nach Dexamethason und eine aufgehobene Tagesrhythmik der Cortisolsekretion. Beim Morbus Cushing ist die ACTH-Konzentration im Plasma trotz erhöhter Cortisolproduktion erhöht bzw. normal, beim ACTH-unabhängigen Cushing-Syndrom erniedrigt und beim ektopen erhöht. Mit dem Dexamethasonhemmtest (S. 297) kann mit großer Sicherheit ein Cushing-Syndrom ausgeschlossen werden.

▸ **Hyperaldosteronismus.** Der **primäre Hyperaldosteronismus** (Conn-Syndrom) wird durch ein Aldosteron bildendes Nebennierenrindenadenom, ein Karzinom, eine bilaterale mikronoduläre oder selten durch makronoduläre Nebennierenrindenhyperplasie verursacht. Typisch ist eine meist **hypokaliämische Hypertonie**. Gelegentlich können Kopfschmerzen und Muskelschwäche auftreten. Zur Screeninguntersuchung sollte die Aldosteronausscheidung im 24-Stunden-Urin, die Aldosteronkonzentration und die Reninaktivität im Plasma vor und nach 2-stündiger Orthostase bestimmt werden. Der Aldosterin/Renin-Quotient ist für die Diagnostik entscheidend. Aldosteron ist erhöht und Renin supprimiert (S. 298).

Der **sekundäre Hyperaldosteronismus** wird durch **extraadrenale Faktoren** verursacht. Im Serum sind Renin und Aldosteron erhöht und Kalium erniedrigt. Ursachen sind Erkrankungen wie Herzinsuffizienz, Leberzirrhose, nephrotisches Syndrom, die zu einer Abnahme des Blutvolumens führen.

▸ **Nebennierenrindeninsuffizienz.** Bei der **primären** Nebennierenrindeninsuffizienz (Morbus Addison) handelt es sich um eine Erkrankung der Nebennierenrinde selbst, die mit einem Cortisol- und Aldosteronmangel einhergeht. Ursachen können autoimmunologische Erkrankungen (Autoimmunadrenalitis), Tuberkulose, selten eine Adrenoleukodystrophie, Metastasen in der Nebennierenrinde bzw. eine Beteiligung bei AIDS sein.

Die **sekundäre** Nebennierenrindeninsuffizienz ist durch einen ACTH-Mangel bedingt, der nur zu einem Cortisolmangel führt. Die Aldosteronsekretion ist in der Regel nicht eingeschränkt, da die Produktion dieses Mineralocorticoids in erster Linie durch das Renin-Angiotensin-System gesteuert wird. Ursachen sind Störungen von Hypophyse bzw. Hypothalamus, z. B. durch Tumoren oder Entzündungen. Die häufigste Ursache ist eine *lang dauernde Gabe von Glucocorticoiden*, die zu einer Abnahme der CRH- und damit der ACTH-Sekretion führt, sodass die Nebennierenrinde atrophiert. Bei einem abrupten Absetzen der Glucocorticoide kommt es zu typischen Beschwerden: Die Patienten fühlen sich müde und abgeschlagen; Appetitlosigkeit, Erbrechen und Hypotonie sind typisch (Gefahr einer Addison Krise). Eine **Hyperpigmentierung** tritt nur bei der primären Nebennierenrindeninsuffizienz auf, da infolge des erniedrigten Plasmacortisols ACTH erhöht ist, das zu MSH (melanozytenstimulierendes Hormon) abgebaut wird. Bei der sekundären Nebennierenrindeninsuffizienz ist ACTH dagegen vermindert oder nicht nachweisbar.

Eine Nebennierenrindeninsuffizienz kann auftreten beim seltenen autosomal rezessiv vererbten polyglandulären Autoimmunsyndrom Typ 1 (Morbus Addison, Hypoparathyreoidismus und mukokutane Candidiasis) oder dem häufigeren Typ 2 mit Morbus Addison, autoimmunen Schilddrüsenerkrankungen bzw. Diabetes mellitus Typ 1.

▸ **Adrenogenitales Syndrom.** Die Steroidbiosynthese (▸ Abb. 7.9) in der Nebennierenrinde kann vielfältig gestört sein. Der häufigste **erbliche** Defekt (Häufigkeit 1:7 000) betrifft die **21-Hydroxylase**, die die Hydroxylierung des 17-Hydroxyprogesterons zum 11-Desoxycortisol, dem unmittelbaren Vorläufer des Cortisols bewirkt. Charakteristisch für diese Störung ist eine 10- bis 20-fache Erhöhung des 17-OH-Progesterons im Plasma. Ein Teil dieses exzessiv gebildeten Steroids wird in der Nebennierenrinde zu **Androgenen** umgewandelt, die beim Mädchen zur Intersexualität und beim Jungen zu einer Pseudopubertas praecox führen. Diese Erkrankung wird als **klassisches adrenogenitales Syndrom (AGS)** bezeichnet. Bei mehr als der Hälfte der Patienten mit klassischem AGS ist auch die Synthese des Aldosterons gestört. Dieser Mineralocorticoidmangel führt zum **Salzverlust**, der unerkannt und ohne Therapie zum Tode im Alter von wenigen Wochen führen kann. Substitution mit Hydrocortison und gegebenenfalls einem Mineralocorticoid ist die rationale Therapie. Das Gen der C-21-Hydroxylase befindet sich auf dem Chromosom 6 innerhalb des HLA-Komplexes. Die genaue Kenntnis seiner möglichen Veränderungen erlaubt eine zuverlässige pränatale Diagnostik des AGS.

7.6.1 Cortisol

Indikation

- Verdacht auf Hyper- oder Hypocortisolismus

▸ **Untersuchungsmaterial und Präanalytik**
- Serum oder Plasma; bei Raumtemperatur und im Kühlschrank 7 Tage haltbar
- 24-Stunden-Urin mit Stabilisator Borsäure (10 g/l); bei Raumtemperatur 2 Tage, im Kühlschrank 1 Woche haltbar

Stress vermeiden, Ausschluss einer Behandlung mit Corticoiden.

▸ **Bestimmungsmethode €€**
- Enzym-, Chemilumineszenzimmunoassay

Referenzintervalle

Zeit	Serum*
7–10 Uhr	40–220 µg/l
15–19 Uhr	30–170 µg/l
	24-Stunden-Urin
	20–140 µg/d

* ausgeprägte zirka- und ultradiane Rhythmik

▸ **Diagnostische Bedeutung.** Cortisol ist im Serum bzw. 24-Stunden-Urin **erhöht** bei Cushing-Syndrom, ektopem ACTH bzw. CRH-Syndrom, bei Adenomen bzw. Karzinomen der Nebenniere, ferner in Stresssituationen. Es ist erniedrigt bei Nebennierenrinden-, Hypophyseninsuffizienz oder Suppression nach Glucocorticoidtherapie.

B

Fallbeispiel

Eine 45-jährige Frau bittet ihren Hausarzt um Rat, weil sie im letzten Jahr, ohne es sich erklären zu können, 10 kg zugenommen hat. Ihm fällt die Fettverteilung (Stammfettsucht), das Vollmondgesicht, ► Abb. 7.10, und die starke Gesichtsrötung ins Auge, bei der körperlichen Untersuchung findet er livide Striae und zahlreiche Hämatome. Die Patientin leidet seit 3 Jahren an einer Hypertonie. Seit einem Jahr besteht eine Amenorrhö. Das klinische Bild weist auf Hypercortisolismus/Cushing-Syndrom hin; die Patientin nimmt keine Glucocorticoide ein.

Laboruntersuchungsergebnisse

Substanz	Konzentration
Natrium	148 mmol/l
Kalium	3,4 mmol/l
Cortisol	350 µg/l
Cortisolausscheidung im 24-h-Urin	975 µg/d
ACTH	<2,5 ng/l

Das erhöhte Serumcortisol und die erhöhte Cortisolausscheidung bestätigen den Hypercortisolismus. Die Elektrolyte sind durch die mineralocorticoide Wirkung des Cortisols verändert. Das nicht messbar niedrige, supprimierte ACTH ist für einen adrenalen Hypercortisolismus typisch. Das MRT der Nebennieren zeigt ein linksseitigen, homogenen Tumor, der operativ komplett entfernt werden kann (Histologie: Adenom).

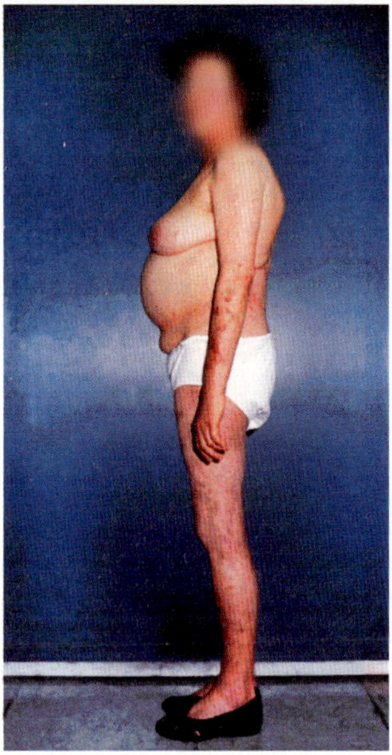

Abb. 7.10 Hypercortisolismus Klinisches Bild bei Hypercortisolismus.

7

7.6.2 ACTH- oder Synacthen-Kurztest

Indikation

- Verdacht auf Nebennierenrindeninsuffizienz

► **Prinzip.** ACTH stimuliert die Cortisolsekretion der Nebennierenrinde.

► **Durchführung.** Abnahme einer Blutprobe, intravenöse Injektion von Synacthen (0,25 mg/1,7 m² KO), zweite Blutabnahme nach 60 Minuten.

► **Kenngröße.** Cortisol im Serum.

► **Diagnostische Bedeutung.** Der Anstieg des Cortisols auf > 20 µg/dl schließt eine Nebennierenrindeninsuffizienz mit großer Sicherheit aus.

7.6.3 Dexamethason-Kurztest

Indikation

- Verdacht auf Cushing-Syndrom

► **Prinzip.** Durch das Glucocorticoid Dexamethason wird bei intakter Hypothalamus-Hypophysen-Nebennierenrinden-Achse die ACTH-Sekretion supprimiert, woraus ein starker Abfall des Cortisols im Serum resultiert.

► **Durchführung.** Um 22.00 Uhr orale Gabe von Dexamethason (etwa 1 mg/m^2 KO). Am nächsten Tag, zwischen 8.00 und 9.00 Uhr, Abnahme einer Blutprobe.

► **Kenngröße.** Cortisol im Serum.

► **Diagnostische Bedeutung.** Eine Cortisolkonzentration von weniger als 2 µg/dl schließt ein Cushing-Syndrom aus. Gelegentlich unterbleibt auch bei Patienten ohne Cushing-Syndrom eine ausreichende Suppression. Zur ergänzenden Diagnostik sind besonders das Cortisoltagesprofil und die Bestimmung des Cortisols im 24-Stunden-Urin geeignet.

7.6.4 17-OH-Progesteron

Indikation

- Verdacht auf Mangel der 21-Hydroxylase, vgl. Adrenogenitales Syndrom (S. 295)

► **Untersuchungsmaterial und Präanalytik**
- Serum oder Plasma; bei Raumtemperatur und im Kühlschrank 7 Tage haltbar

Bestimmung während der Follikelphase, da die Nachweissysteme mit Progesteron, das in der Lutealphase erhöht ist, kreuzreagieren.

► **Bestimmungsmethode €€€**
- Enzym-, Chemilumineszenzimmunoassay

Referenzintervalle

Alter	17-OH-Progesteron
Männer	0,9–3,1 µg/l
Frauen (Follikelphase)	0,3–1,0 µg/l
Kinder	0,1–1,4 µg/l

► **Diagnostische Bedeutung.** Erhöhung bei AGS.

7.6.5 Dehydroepiandrosteronsulfat (DHEAS)

Indikation

- Verdacht auf Störung der Nebennierenrindenfunktion
- Verdacht auf androgenbildenden Nebennierentumor
- Hyperandrogenämie
- Hirsutismus

7

▸ **Untersuchungsmaterial und Präanalytik**
- Serum; bei Raumtemperatur 1 Tag, im Kühlschrank 4 Tage haltbar

Glucocorticoide unterdrücken die DHEAS-Bildung und sollten daher abgesetzt werden.

▸ **Bestimmungsmethode €€€**
- Enzym-, Chemilumineszenzimmunoassay

Referenzintervalle

Geschlecht	DHEAS
Männer	0,8–5,6 ng/l altersabhängig
Frauen	0,4–4,3 ng/l altersabhängig

▸ **Diagnostische Bedeutung.** Erhöht bei AGS, Adenomen, Tumoren der Nebenniere, bei Morbus Cushing, vermindert bei adrenaler Hypoplasie bzw. Morbus Addison. Im Alter Abnahme der Serumkonzentration.

7.6.6 Aldosteron

Indikation

- Verdacht auf Hyperaldosteronismus
- Nierenarterienstenose
- Hypertonieabklärung

▸ **Untersuchungsmaterial und Präanalytik**
- Serum oder Plasma; bei Raumtemperatur 1 Tag, im Kühlschrank 4 Tage haltbar

▸ **Bestimmungsmethode €€€**
- Enzymimmunoassay

Referenzintervalle

Lage	Aldosteron
stehend	40–310 ng/l
liegend	10–160 ng/l

▸ **Diagnostische Bedeutung.** Erhöhung beim primären Hyperaldosteronismus (Conn-Syndrom), sekundären Hyperaldosteronismus, bei geringer Salzzufuhr. Verminderung bei AGS, Aldosteronsynthesestörung, hyporeninämischer Hypoaldosteronismus. Beim Conn-Syndrom liegt meist eine Hypokaliämie vor.

Als Screeningdiagnostik des primären Hyperaldosteronismus eignet sich der **Quotient aus Aldosteron- und Reninkonzentration.** Ein Quotient > 20 (Aldosteron und Renin in ng/l) ist klärungsbedürftig mit einem Bestätigungstest. Zu berücksichtigen ist, dass zahlreiche Medikamente die Aldosteron- und Reninsekretion verändern können und vorher abgesetzt werden müssen.

Da die Aldosteronkonzentration eine erhebliche Streuung aufweist, ist bei entsprechendem Verdacht ein Renin-Aldosteron-Orthostase-Test notwendig (S. 299).

7.6.7 Renin

Indikation

- Differenzialdiagnose der Hypertonie
- Überprüfung der Renin-Aldosteron-Achse

▸ **Untersuchungsmaterial und Präanalytik**
- EDTA-Plasma; bei Raumtemperatur instabil; nach der Zentrifugation einfrieren

▸ **Bestimmungsmethode €€€**
- Chemilumineszenzimmunoassay

Referenzintervall

Lage	Renin
stehend	3–30 ng/l
liegend	2–25 ng/l

▸ **Diagnostische Bedeutung.** Renin ist erhöht beim Morbus Addison, beim primären Hypoaldosteronismus, bei renaler Hypertonie, erniedrigt beim primären Hyperaldosteronismus bzw. beim hyporeninämischen Hypoaldosteronismus (sekundärer Hypoaldosteronismus).

Als Screeningdiagnostik des primären Hyperaldosteronismus eignet sich der **Quotient aus Aldosteron- und Reninkonzentration** (S. 298).

7.6.8 Renin-Aldosteron-Orthostase-Test

Indikation

- Differenzierung der verschiedenen Formen des primären Hyperaldosteronismus

▸ **Prinzip.** Beim Gesunden steigen unter Orthostase Renin und Aldosteron im Serum an.

▸ **Durchführung.** Ab 24.00 Uhr Bettruhe bis zur Blutabnahme um 8.00 Uhr. Danach 2 Stunden lang gehen und um 10.00 Uhr erneute Blutabnahme.

▸ **Kenngrößen.** Renin und Aldosteron im Plasma/Serum.

▸ **Diagnostische Bedeutung.** Beim aldosteronbildenden Adenom ist Aldosteron bereits basal erhöht, unter Orthostase unverändert oder abfallend. Renin bleibt supprimiert.

Beim idiopathischen Hyperaldosteronismus ist Aldosteron basal erhöht und steigt unter Orthostase an. Renin ist basal niedrig und steigt gering an.

7.7 Sexualsteroid-hormone

Die Sexualsteroidhormone werden vorwiegend in den Gonaden (Testes und Ovarien) unter hypothalamischer und hypophysärer Kontrolle gebildet. Bei Störungen der Gonaden kommt es zum **hypergonadotropen** Hypogonadismus, bei zentraler Störung zum **hypogonadotropen** Hypogonadismus.

Zur Differenzierung der Sexualsteroidhormonstörungen ist die Bestimmung der Steroidhormone und der Gonadotropine LH (S. 282) und FSH (S. 282), notwendig.

7

7.7.1 Testosteron

Indikation

- Überprüfung der Hodenfunktion bzw. Abklärung eines Hirsutismus und einer Virilisierung bei der Frau

▸ **Untersuchungsmaterial und Präanalytik**
- Serum oder Plasma; bei Raumtemperatur mindestens 1 Tag, im Kühlschrank 3 Tage haltbar

▸ **Bestimmungsmethode €€€**
- Enzym-, Chemilumineszenzimmunoassay

Referenzintervalle

Zirkadianer Rhythmus!

Geschlecht	Testosteron
Männer	3–9 µg/l
Frauen	< 0,45 µg/l

▸ **Diagnostische Bedeutung.** Testosteron ist erhöht bei der Pubertas praecox, AGS, Doping, polycystischem Ovar (PCO) und Ovarialtumoren. Es ist erniedrigt bei Pubertas tarda und Hypogonadismus. Es besteht eine ausgeprägte Tagesrhythmik mit morgendlichen Werten, die 30 % höher liegen als abends. Der freie Androgen-index (Gesamt-Testosteron [nmol/l]/SHBG [nmol/l] × 100; SHBG = sexualhormonbindendes Globulin) repräsentiert den freien, biologisch wirksamen Testosteronanteil und ist damit gelegentlich der Bestimmung des Gesamttestosterons überlegen.

7.7.2 Östradiol

Indikation

- Infertilität, Verdacht auf östrogenproduzierende Tumoren

▸ **Untersuchungsmaterial und Präanalytik**
- Serum oder Plasma; bei Raumtemperatur 1 Tag, im Kühlschrank 3 Tage haltbar

▸ **Bestimmungsmethode €€€**
- Enzym-, Chemilumineszenzimmunoassay

Referenzintervalle

Geschlecht/ Zeitpunkt	Östradiol
Männer	50 ng/l
Frauen*	40–250 ng/l
vor Ovulation	150–350 ng/l
Postmenopause	< 30 ng/l

* zyklusabhängig

▸ **Diagnostische Bedeutung.** Erhöhung bei östrogenproduzierenden Tumoren von Ovar, Nebennieren und Hoden, erniedrigt bei Ovarialinsuffizienz.

7.7.3 Progesteron

Indikation

- Beurteilung der Corpus luteum-Funktion, Nachweis einer Ovulation

▸ **Untersuchungsmaterial und Präanalytik**
- Serum oder Plasma bei Kühlschranktemperaturen sieben Tage haltbar

▸ **Bestimmungsmethode €€€**
- Enzymimmunoassay

Referenzintervalle

Frauen in der Follikelphase < 0,6, in der Mittlutealphase 9–63 nmol/l, in der Postmenopause bis 3 nmol/l.

▸ **Diagnostische Bedeutung.** Eine Woche nach Ovulation erreicht Progesteron Maximalwerte und fällt vor der Regelblutung ab.

7.8 Biogene Amine und ihre Metabolite

7.8.1 Katecholamine und Metanephrine

Die Katecholamine Adrenalin und Noradrenalin werden u. a. im Nebennierenmark gebildet. Sie zeigen im Plasma eine erhebliche physiologische Variabilität. Zum Nachweis einer Überproduktion eignet sich daher die Bestimmung im 24-Stunden-Urin besonders. Neue Untersuchungen zeigen, dass die Bestimmung der Katecholaminabbauprodukte Metanephrine und Normetanephrine im Plasma die höchste Sensitivität bei guter Spezifität hat.

7

Indikation

- Screeningverfahren bei Verdacht auf katecholaminsezernierenden Tumor

▸ **Untersuchungsmaterial und Präanalytik**
- 10 ml eines angesäuerten 24-Stunden-Urins (z. B. 10 ml Salzsäure /l): pH 3–5; im Kühlschrank 1 Monat haltbar
- EDTA-Plasma (Metanephrine), nach Zentrifugation einfrieren

Der Sammeltopf muss ein Säuerungsmittel enthalten, 3 Tage vor und während des Urinsammelns Verzicht auf: Kaffee, Tee, Nikotin, Bananen, Käse, Nüsse, Schokolade, Eier. Auch zahlreiche Medikamente können die Ausscheidung beeinflussen.

▸ **Bestimmungsmethode €€€**
- High Performance Liquid Chromatography, kurz HPLC (S. 122)

7

Referenzintervalle

Substanz	Referenzintervall (Urin)
Adrenalin	< 20 µg/d
Noradrenalin	12–85 µg/d
Metanephrin	< 340 µg/d
Normetanephrin	< 444 µg/d
Substanz	**Referenzintervall (Plasma)**
Metanephrin	< 90 ng/l
Normetanephrin	< 200 ng/l

► **Diagnostische Bedeutung.** Erhöhte Ausscheidung bei Phäochromozytom, Neuroblastom, Paragangliom, Stress.

Clonidin-Test

Indikation

- Verdacht auf Phäochromozytom

► **Prinzip.** Beim Gesunden führt die zentrale präsynaptische α_2-Rezeptor-Stimulation zur Hemmung der Adrenalin- und Noradrenalinausschüttung.

► **Durchführung.** Abnahme einer Blutprobe, orale Gabe von 300 µg Clonidin, nach 180 Minuten erneute Blutabnahme. *Cave*: Blutdruckabfall!

► **Kenngrößen.** Adrenalin, Noradrenalin und Normetanephrine im Plasma.

► **Diagnostische Bedeutung.** Erhöhte Basalwerte und fehlende Suppression (< 40 %) sprechen für ein Phäochromozytom.

7.8.2 Serotonin und 5-Hydroxyindol- essigsäure (5-HIES)

Serotonin

Serotonin kommt u. a. in ZNS, Darmschleimhaut und Thrombozyten vor. Es beeinflusst die Stimmung, den Kontraktionszustand der Arteriolen und die glatte Muskulatur des Magen-Darm-Traktes.

Indikation

- Verdacht auf Karzinoidtumor, bei dem hohe Mengen von Serotonin und 5-HIES gebildet werden

► **Untersuchungsmaterial und Präanalytik**

- 24-Stunden-Urin; der Sammeltopf muss ein Säuerungsmittel (Essigsäure) enthalten.

2 Tage vor und während des Urinsammelns Verzicht auf serotoninhaltige Nahrungsmittel wie Ananas, Avocados, Bananen, Johannisbeeren, Kiwis, Schokolade, Tomaten, Walnüsse und Pflaumen.

► **Bestimmungsmethode €€€**

- ELISA, HPLC

Referenzintervall

- < 200 µg/d

► **Diagnostische Bedeutung.** Vermehrte Ausscheidung bei Karzinoidtumor.

5-Hydroxyindolessigsäure (5-HIES)

Klinisch ist die Bestimmung seines Hauptmetaboliten der 5-Hydroxyindolessigsäure (5-HIES) im Urin bei Verdacht auf einen Karzinoidtumor wichtig.

Indikation

- Verdacht auf Karzinoidtumor

► **Untersuchungsmaterial und Präanalytik**
- 24-Stunden-Urin, angesäuert; im Kühlschrank 2 Tage haltbar

Verzicht auf serotoninhaltige Nahrungsmittel (S. 302). Eine Reihe von Medikamenten wie Serotoninaufnahmehemmer und Reserpin müssen abgesetzt werden.

► **Bestimmungsmethode €€€**
- Enzymimmunoassay, HPLC

Referenzintervall

- 6–10 mg/d

► **Diagnostische Bedeutung.** 5-HIES wird als Abbauprodukt von Serotonin bei Karzinoidtumoren vermehrt ausgeschieden.

7

Teil III

Klinisch-chemische Diagnostik von System- und Organerkrankungen

III

8 Hämatologie

D. Kraemer, K. Dörner*

8.1 Grundbegriffe der hämatologischen Labordiagnostik

So häufig und vielgestaltig primär hämatologische Krankheiten sein mögen, die Zahl der mit hämatologischen Begleitsymptomen einhergehenden Erkrankungen ist noch sehr viel größer. Praktisch jede systemische und (fast) jede Organerkrankung weist sekundär hämatologische Manifestationen auf.

Dies erklärt, warum das „Blutbild" Bestandteil jeder Eingangsdiagnostik ist und häufig im Rahmen der Verlaufskontrolle von Krankheiten untersucht wird. Am häufigsten fragt der Kliniker nach einer Anämie und einer Leukozytose (bzw. Leukopenie).

> **Merke** M!
>
> Als **Anämie** wird ein Hämoglobingehalt (S. 320) des Blutes unter 12 g/dl bei Frauen, unter 14 g/dl bei Männern definiert.

Die Hämoglobinerniedrigung geht fast immer mit einem Absinken der Erythrozytenzahl und des Hämatokrits, also des Anteils der gepackten roten Zellen am Vollblut, einher. Die Definition der Anämie beruht jedoch ausschließlich auf dem Hämoglobingehalt des Blutes.

> **Merke** M!
>
> Leukozytenzahlen von > 10/nl Vollblut werden als **Leukozytose**, Werte von < 4 Leukozyten/nl als **Leukopenie** bezeichnet.

Säuglinge und Kleinkinder haben physiologisch höhere Leukozytenzahlen, sodass hier andere Grenzen gelten. Sind die Leukozyten erhöht (oder vermindert), so stellt sich als Nächstes die Frage nach dem relativen Anteil der verschiedenen Leukozyten, wie Granulozyten, Monozyten, Lymphozyten etc. Um ein **Differenzialblutbild** (S. 337) zu erstellen, wird ein dünner Blutausstrich auf einem Objektträger nach Pappenheim gefärbt und unter dem Mikroskop betrachtet. In der Regel werden 100 Leukozyten aufgrund ihrer Morphologie und ihres Färbeverhaltens differenziert und den Zellarten Granulozyten (Stabkernige, Segmentkernige; Neutrophile, Eosinophile, Basophile), Monozyten und Lymphozyten zugeordnet.

Bei einem gesteigerten Anteil von stabkernigen und jugendlichen Granulozyten mit vereinzeltem Auftreten von Myelozyten spricht man von **„Linksverschiebung"**. Sie findet sich regelmäßig bei infektbedingter Leukozytenerhöhung und ist häufig mit einer Vermehrung der Neutrophilen (Neutrophilie) verbunden. Sind die Neutrophilen vermindert, spricht man von Neutropenie, fehlen sie fast ganz oder völlig von Agranulozytose. Das Differenzialblutbild liefert aber auch wichtige Informationen zur Morphologie der Erythrozyten (Größe, Form, Gleichartigkeit) und zu ihrem Hämoglobingehalt (vermindert, normal, erhöht).

Im Sprachgebrauch des Klinikers hat es sich eingebürgert, die *Untersuchung von Hämoglobin, Erythrozyten- und Leukozytenzahl* als **kleines Blutbild**, die genannten Untersuchungen *unter Einschluss des Differenzialblutbildes* als **großes Blutbild** zu bezeichnen. Seitdem alle Blutzellzählungen – auch als quantitatives Blutbild bezeichnet – nahezu ausschließlich mit Zählautomaten in Form hämatologischer Profile und nicht mehr unter dem Mikroskop mit der Zählkammer durchgeführt werden, schließt das kleine Blutbild „automatisch" auch den Hämatokrit, die Erythrozytenindizes (MCV, MCH und MCHC) und die Thrombozytenzählung mit ein. Die Thrombozytenzahl ist ein wichtiger Gerinnungsparameter und sinkt im Rahmen eines gesteigerten Verbrauchs und durch verminderte Bildung ab. Werte *unter 150/nl* werden als **Thrombopenie** bezeichnet.

▶ **Untersuchungsmaterial und Präanalytik.** Als Material für hämatologische Untersuchungen dient mit EDTA ungerinnbar gemachtes Venenblut (2 mg Di- oder neuerdings Trikalium-EDTA/ml). Andere Gerinnungsinhibitoren als EDTA sind hier weniger gut geeignet, da durch sie die Lagerstabilität vor allem der Thrombozyten geringer wird und durch osmotische Vorgänge die Zellvolumina vermindert werden. EDTA-Blut kann bei Kühlschranktemperatur maximal 24 Stunden ohne Thrombozytenverluste aufbewahrt werden, bei Raumtemperatur nur 5 Stunden. Kapillarblut eignet sich weniger gut als Untersuchungsmaterial, weil die Ergebnisse im Vergleich zu Venenblut stärker streuen und das Blut durch abnahmebedingtes Pressen mit Gewebswasser verdünnt sein kann. Die Zellzahlen im Blut werden durch die Entnahmebedingungen (S. 32) beeinflusst, da aufrechte Körperhaltung und lange Stauung vor der Blutentnahme zu einem Anstieg führen. Qualifizierte hämatologische Analytik setzt daher eine Blutentnahme lege artis voraus.

▶ **Durchführung.** Wie bereits erwähnt wird zur Durchführung der **Zellzählung** der **Zählautomat** (S. 103) eingesetzt, der auch eine photometrische Hämoglobinbestimmung einschließt. Der Hämatokritwert wird meist errechnet; hier gilt als Referenzmethode die Zentrifugationsmethode (S. 311). Bei sehr niedrigen Zellzahlen arbeiten die Automaten, die sonst eine gute Präzision (Variationskoeffizient in der Serie 1,0–2,0 %) bieten, unzuverlässig und es muss gelegentlich die alte manuelle Technik mit Zählkammer und Mikroskop zur Kontrolle eingesetzt werden. Um die Richtigkeit der Ergebnisse und die Vergleichbarkeit von verschiedenen Zählautomaten ist es weniger gut bestellt, da einerseits langfristig stabile, biologisch dem Humanblut gleichwertige Kontrollmaterialien fehlen und andererseits die Kalibrierung dieser Automaten technisch schwieriger ist als bei Photometern. Für klinische Belange ist die Richtigkeit jedoch ausreichend.

▶ **Diagnostische Bedeutung**

M!

Merke

Nicht jede Erhöhung oder Erniedrigung der Zahl der Blutzellen bedeutet, dass eine hämatologische Erkrankung vorliegt.

Dehydratation und Hyperhydratation des Organismus führen zwangsläufig auch zu einer Veränderung des Intravasalvolumens und damit zu einer Konzentrationsänderung der Blutzellen. Eine Anämie aufgrund einer Überwässerung bezeichnet man als **relative Anämie** im Gegensatz zur **absoluten Anämie** bei einem verminderten Gesamthämoglobin des Organismus. Auch eine **Leukopenie** kann relativ sein, wenn Milz und Lymphknoten vermehrt die Leukozyten speichern. Relative Zellzahlveränderungen sind ein nützlicher Parameter zur Beurteilung von Störungen des Wasserhaushaltes.

Die **Einteilung der hämatologischen Erkrankungen** erfolgt aufgrund von Ätiologie und Pathogenese, der betroffenen Gewebe und des klinischen Verlaufs. In der Labormedizin hat sich die *morphologische* Einteilung bewährt, die heute mehr und mehr durch zusätzliche biochemische und zellimmunologische Befunde ergänzt wird. Dies gilt besonders für die Leukozytendifferenzierung (S. 337). **Anämien** werden aufgrund der Erythrozytengröße und des Hämoglobingehaltes der Einzelerythrozyten klassifiziert:

- mikrozytäre, hypochrome Anämie (z. B. Eisenmangel, Thalassämie)
- normozytäre, normochrome Anämie (z. B. akuter Blutverlust, Knochenmarksinsuffizienz)
- makrozytäre, hyperchrome Anämie (z. B. Vitamin-B_{12}-Mangel)

Diese Einteilung beruhte ursprünglich eher auf den Befunden des Differenzialblutbildes. Heute liefern die sich bei den Zellzählungen mit Automaten ergebenden Erythrozytenindizes (S. 309) die notwendigen Einordnungskriterien. Für die folgende Darstellung wird an der morphologischen Einteilung festgehalten, weil sie sich primär aus den Laborbefunden ergibt.

8.2 Erythrozyten und Hämatokrit

► **Erythropoetische Reihe.** Die erste Zelle dieser Reihe ist der **Proerythroblast**. Aus ihm entsteht nach – in der Regel 4 – Zellteilungen und unter zunehmender Bildung von mRNA für Globinketten der hämoglobinhaltige **Erythroblast**. Die steigende Hämoglobinkonzentration zeigt sich in der Pappenheim-Färbung als rosa gefärbtes Zytoplasma. Die Basophilie des Zytoplasmas (RNA-Gehalt und endoplasmatisches Retikulum) nimmt gegenläufig ab. In einer letzten Teilung trennt sich der Kern vom größten Teil des Zytoplasmas, das zunächst noch ribosomale RNA enthält und in begrenztem Umfang zur Proteinsynthese fähig ist. Diese letzten kernlosen Zellen werden als **Reticulozyten** bezeichnet. In der Regel verlassen sie das Knochenmark nach 1–2 Tagen und verlieren in weiteren 1–2 Tagen die Reste ihrer RNA. So entsteht der Erythrozyt.

► **Erythrozyten.** Die Lebensdauer im peripheren Blut beträgt ca. 100–120 Tage. Mit zunehmendem Alter geht die Aktivität der glycolytischen Enzyme zurück, es fallen intrazellulär vermehrt Superoxid- und Hydroxylradikale an und der Erythrozyt verliert zunehmend Hämoglobin und Membransubstanz. Schließlich werden die alten Zellen von Makrophagen des RHS phagozytiert. In das Plasma gelangendes Hämoglobin wird an Haptoglobin (S. 172) und gegebenenfalls (als Methämoglobin) an Hämopexin gebunden und in der Leber schnell abgebaut.

8.2.1 Erythrozytenzahl und Erythrozytenindizes

Indikation

- Diagnostik von Anämien und Polyzythämie
- Verlaufskontrolle bei hämatologischen und Tumorerkrankungen
- Vorsorgeuntersuchung

▸ **Untersuchungsmaterial und Präanalytik**

- EDTA-Vollblut, vorzugsweise Venenblut; bei Raumtemperatur 1 Woche haltbar

Vor der Untersuchung die Erythrozyten resuspendieren!

▸ **Bestimmungsmethoden €**

- automatische Zellzählung (S. 103)
- manuelle Zellzählung mit Zählkammer und Mikroskop

Zusatzinformation

Blut wird 1 : 200 mit einer Erythrozytenpipette und Hayem-Lösung (Vorsicht: quecksilberhaltig!) oder physiologischer Kochsalzlösung verdünnt. Man zählt 5 Gruppen à 16 kleinste Quadrate der Neubauer-Kammer aus. Berechnung: Zählergebnis × 0,01 = Erythrozyten/pl Vollblut.

Die größere Präzision der Zählautomaten gegenüber der Zählkammermethode ist technisch und statistisch begründet, da hierbei deutlich mehr Erythrozyten gezählt werden (Zählautomat 50 000 gegenüber 500 in der Zählkammer).

Die **Erythrozytenindizes** errechnen sich wie folgt:

Mittleres Zellvolumen (**MCV**):

$$\frac{\text{Hämatokrit (l/l)}}{\text{Erythrozytenzahl } (10^6/\mu l)} \times 1000 \qquad (8.1)$$

Dimension der Erythrozytenzahl

$(10^6/\mu l \equiv \text{Anzahl/pl})$

Mittleres Zellhämoglobin (**MCH**):

$$\frac{\text{Hämoglobin (g/dl)}}{\text{Erythrozytenzahl } (10^6/\mu l)} \times 10 \qquad (8.2)$$

Mittlere korpuskuläre Hämoglobinkonzentration (**MCHC**, Hämoglobinkonzentration in den gepackten roten Zellen):

$$\frac{\text{Hämoglobin (g/dl)}}{\text{Hämatokrit (l/l)}} \qquad (8.3)$$

MCV-Werte unter 80 fl (Femtoliter: 10^{-15} l) werden als **Mikrozytose**, MCH-Werte unter 27 pg als **Hypochromasie** und MCV-Werte über 95 fl als **Makrozytose** bezeichnet.

Fehlermöglichkeiten bei der Erythrozytenzählung ergeben sich durch unkorrekte Blutentnahme (bei Kapillarblutentnahme auch: Gerinnselbildung), durch Kälteagglutinine bedingte Erythrozytenkonglomerate, Verdünnungsfehler vor der Zählung und – bei der automatischen Zählung – durch abnorm geformte oder abnorm große Erythrozyten, Aneinanderkleben von Erythrozyten und durch „Coinzidenz" (gemeinsamer Durchtritt zweier Erythrozyten durch die Zählkapillare, dadurch vergrößertes elektronisches Signal und Fehlinterpretation als Leukozyt).

Die **Dreierregel** dient der Plausibilitätskontrolle von Ergebnissen des roten Blutbildes. Sie lautet:

Merke

Erythrozytenzahl × 3 = Hämoglobin
Hämoglobin × 3 = Hämatokrit

Mit der Dreierregel lassen sich insbesondere durch Kälteagglutinin bedingte Fehlmessungen und manuelle Übertragungsfehler aufdecken. Für das Laborpersonal stehen an modernen Hämatologiegeräten weitere Plausibilitätskontrollen zur Verfügung, die Volumenverteilungskurve der Erythrozyten und der RDW-Wert (engl. relative distribution width, relative Verteilungsbreite der Volumenverteilungskurve). Sie sind insbesondere bei ausgeprägter Mikrozytose (z. B. bei sideroachrestischer Anämie oder bei Thalassämie), bei transfundierten Patienten mit Mikrozytose (2-gipflige Verteilungskurve!) und wiederum bei Vorhandensein von Kälteagglutininen wertvoll. Leider werden diese, und andere manchmal sehr eindrucksvollen Verteilungskurven, (noch) nicht an die Kliniker weitergegeben.

Referenzintervalle

Alter		Erythrozytenzahl (/pl)	MCV (fl)	MCH (pg)	MCHC (g/dl)
Neugeborene	1.–4.Tag	4,5–5,8	108–123	34–40	30,1–33,8
	1.–2. Woche	4,3–5,5	102–126	33–39	30,0–34,2
	2.–4. Woche	3,5–4,7	100–116	33–40	32,2–35,8
Säuglinge		3,2–3,9	86–106	30–36	31,9–36,7
ältere Kinder		3,5–5,2	83– 96	28–34	32,2–36,2
Frauen		3,8–5,2	81–100	26–34	31,4–35,8
Männer		4,4–5,9	81–100	27–34	31,5–36,3

Im hohen Alter nimmt die Hämoglobinkonzentration ab. Es ist daher auch mit einem Rückgang der Erythrozytenzahl zu rechnen.

► **Diagnostische Bedeutung**

Merke

Verminderte Erythrozytenzahlen finden sich bei verminderter Erythropoese, bei verkürzter Lebenszeit der Erythrozyten, bei Blutverlusten und schließlich bei einer Erhöhung der Plasmawassermenge.

Sie sind in aller Regel gleichbedeutend mit einer Anämie. Die **Ursachen** einer gestörten Erythropoese sind vielfältig: Sie gliedern sich in Hämoglobinsynthesestörung, DNA-Synthesestörung und hormonelle Erythropoesestörung durch Erythropoetinmangel. Die Anämie (erniedrigter Hämoglobingehalt des Blutes) geht mit einer mehr oder minder ausgeprägten Verminderung der Erythrozytenzahl einher.

Bei leichtem Eisenmangel (die bei uns häufigste Anämieform) und bei der β-Thalassämie (S. 324) sind die Erythrozytenzahlen nur grenzwertig erniedrigt, jedoch der MCV und MCH deutlich (**mikrozytäre, hypochrome Anämie**).

Umgekehrt findet sich bei Vitamin B_{12}- bzw. folsäuremangelbedingter DNA-Synthesestörung eine deutlich verminderte Zahl der Erythrozyten, bei gleichzeitig gesteigertem MCV und MCH (**makrozytäre, hyperchrome Anämie**).

Eine gestörte Erythropoese bedeutet meist auch eine erhöhte ineffektive Erythropoese, die durch den Untergang kernhaltiger erythropoetischer Vorläuferzellen im Knochenmark zustande kommt (normal 10–15 % oder mehr, je nach Messmethode). Sie ist bei den DNA-Synthesestörungen und der Osteomyelofibrose besonders ausgeprägt. Die Erythropoese wird durch viele chronische Erkrankungen (S. 328) beeinträchtigt.

Eine Erythrozytenzahlverminderung durch **verkürzte Lebenszeit** der Erythrozyten findet sich bei einer Reihe von angeborenen oder erworbenen Defekten der Erythrozytenenzyme (z. B. Glucose-6-Phosphat-Dehydrogenase-Mangel), bei Erythrozytenmembrandefekten (z. B. Kugelzellanämie) oder bei den vielen immunhämolytisch oder toxisch bedingten Anämien (häufig durch Medikamente induziert). Bemerkenswert ist, dass hier die Erythrozytenindizes in der Regel unauffällig, die Reticulozytenzahl als Zeichen einer bis zu 10-fach gesteigerten intakten Erythropoese jedoch erhöht sind. Als weitere Zeichen der hämolytischen Anämie sind die LDH und das indirekte Bilirubin erhöht und das Haptoglobin stark erniedrigt bzw. es fehlt ganz.

Bei **akuten und chronischen Blutverlusten** ergeben sich, abhängig vom Zeitpunkt der Blutung, unterschiedliche Befunde. Bei starkem akutem Blutverlust bleiben Hämoglobin, Erythrozytenzahl und Erythrozytenindizes zunächst unauffällig. Lediglich das Intravasalvolumen nimmt ab. Nach 4–6 Stunden sinken Hämoglobin und Erythrozyten ab und nach 2–3 Tagen steigt als Zeichen der vermehrten Erythropoese die Reticulozytenzahl an und das MCH nimmt ab. Chronische Blutverluste führen zur Eisenmangelanämie mit niedriger Erythrozytenzahl, mit niedrigem Hämoglobin, stark erniedrigtem MCH und niedrigem MCV.

M! **Merke**

Eine **Erhöhung der Erythrozytenzahlen** wird als Polyglobulie bzw. Polyzythämie bezeichnet.

Entweder ist hier die erythropoetininduzierte Erythropoese gesteigert (**Polyglobulie**, entsteht durch verminderten O_2-Gehalt im Gewebe [Raucher!], durch Tumoren oder auf genetischer Grundlage), oder alle Zellen werden im Knochenmark vermehrt gebildet (**Polyzythaemia vera**, autonome Proliferation eines pluripotenten Stammzellklons).

Schließlich sei auf die sekundäre Polyglobulie bei Exsikkose durch Verminderung des Plasmawassers hingewiesen.

8.2.2 Hämatokrit

Indikation

- Diagnostik und Therapiekontrolle bei Anämien und Polyglobulie
- Bestimmung als Rechengröße für den Erythrozytenindex MCHC
- Diagnostik von Störungen des Wasserhaushaltes

▸ Untersuchungsmaterial und Präanalytik

- EDTA-Venenblut, bei Kühlschranktemperatur 1 Woche haltbar

Bei Verwendung von Kapillarblut besteht die Gefahr falsch niedriger Werte.

▸ Bestimmungsmethode €

- indirekte Bestimmung im Zählautomaten (S. 103)
- Zentrifugationsmethode

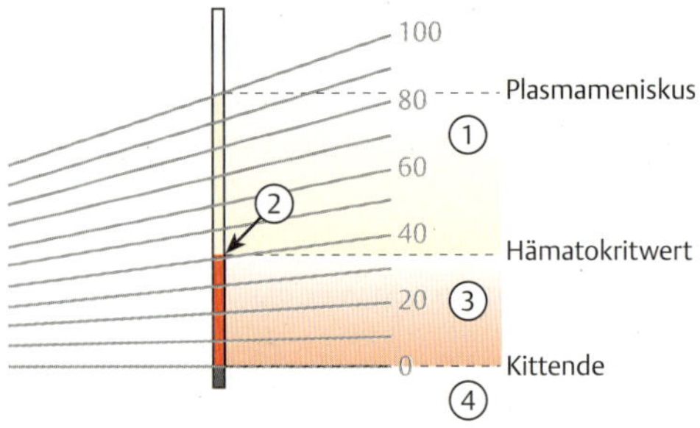

Abb. 8.1 Hämatokritbestimmung. Zunächst wird die Hämatokritkapillare parallel verschoben, bis das jeweilige Gesamtvolumen 100 % beträgt. Danach kann der Anteil der gepackten roten Zellen abgelesen werden; 1 = Plasmaüberstand, 2 = Leukozyten und Thrombozyten, 3 = Erythrozytenschicht, 4 = zugekittetes Ende der Hämatokritkapillare.

8

Zusatzinformation

Blut wird in eine heparinisierte Kapillare („Hämatokritkapillare") gefüllt, die Kapillare an einem Ende mit Kit verschlossen und in einer speziellen, hochtourigen Hämatokritzentrifuge 10 Minuten bei 10 000–20 000 g zentrifugiert. Im unteren Teil sedimentieren dabei die Erythrozyten, im oberen Teil befindet sich das Plasma. In der Grenzschicht zwischen Erythrozyten und Plasma zeigt sich je nach Konzentration ein mehr oder weniger breiter weißer Saum von Leukozyten und Thrombozyten (der sogenannte „Buffy Coat"). Durch Einlegen der Kapillare in ein Auswertegerät oder mit einer Auswerteschablone (▸ Abb. 8.1) wird der Anteil der gepackten roten Zellen (nicht aller Zellen!) am Gesamtvolumen ermittelt.

Referenzintervalle

Alter		Hämatokrit
Neugeborene	1.–4. Tag	0,52–0,68 (l/l)
Säuglinge	1.–2. Woche	0,47–0,63 (l/l)
	2.–4. Woche	0,38–0,51 (l/l)
	4.–12. Woche	0,30–0,38 (l/l)
Säuglinge/Kinder	> 12 Wochen	0,31–0,40 (l/l)
Frauen		0,35–0,47 (l/l)
Männer		0,40–0,52 (l/l)

Cave: Der Hämatokrit aus Venenblut ist ca. 2 % höher als der Hämatokrit aus Kapillarblut, weil das Erythrozytenvolumen durch CO_2-Aufnahme und pH-Senkung geringfügig zunimmt.

▶ **Diagnostische Bedeutung**

Merke

M!

Da Hämatokrit und Hämoglobin in der Regel gut miteinander korrelieren, bietet die Hämatokritbestimmung eine wertvolle **Alternative zur Hämoglobinbestimmung** im Rahmen der Anämie- und Polyglobuliediagnostik.

Der Wert der Hämatokritbestimmung liegt darin, dass sie auch außerhalb eines klinischen Laboratoriums mit der Zentrifugationsmethode einfach, schnell und richtig durchgeführt werden kann. Zur Klassifizierung von Anämien sind dann jedoch Erythrozytenzahl und Erythrozytenindizes (S. 309) nötig.

Der Hämatokrit kann auch zur Beurteilung von **Störungen im Wasserhaushalt** herangezogen werden: Dehydratation bewirkt eine Hämatokriterhöhung, eine Überwässerung eine Hämatokritsenkung.

Unterschiede zwischen der elektronischen Methode zur Hämatokritbestimmung und der Zentrifugationsmethode ergeben sich bei abnorm großen oder abnorm geformten Erythrozyten und durch vermehrte Plasmaeinschlüsse zwischen den gepackten Zellen bei der Zentrifugationsmethode, z. B. bei Thalassämie, Sphärozytose und Sichelzellanämie.

8.2.3 Lactatdehydrogenase (LDH) und Isoenzyme

Die LDH-Isoenzyme sind Tetramere aus 2 verschiedenen Untereinheiten, H (Herz) und M (Muskel), die durch getrennte Gen-Loci kodiert werden. Aus den beiden Untereinheiten können sich 5 verschiedene Tetramere bilden, die eine typische Organverteilung aufweisen (▶ Tab. 8.1).

8

Tab. 8.1 Aufbau und Organverteilung der LDH-Isoenzyme.

Aufbau aus Untereinheiten	LDH-Isoenzym	Vorkommen
HHHH	LDH-1	Herz, Erythrozyten, Niere
HHHM	LDH-2	
HHMM	LDH-3	Granulozyten, Lunge
HMMM	LDH-4	Leber, Skelettmuskel, Milz, Lunge
MMMM	LDH-5	

Zusatzinformation

i

Bei der LDH gibt es mehrere **multiple Enzymformen.** Die Anlagerung von IgG oder IgA führt zu Makro-LDH mit in der Regel (nicht immer!) erhöhter Enzymaktivität im Serum. Es gibt aber auch genetische Mutationen der H-Untereinheit (mindestens 10 verschiedene) und der M-Untereinheit. Bei diesen Personen, die klinisch unauffällig sind, ist die Serum-LDH erniedrigt.

Indikation

- megaloblastäre Anämie, intravasale Hämolyse, Leukämie
- Verlaufskontrolle von Organerkrankungen und intravasaler Hämolyse
- maligne Erkrankungen

▸ **Untersuchungsmaterial und Präanalytik**

- Serum oder Plasma; bei Raumtemperatur 1 Woche haltbar

Bereits geringe Hämolyse stört; Plasma muss frei von zellulären Blutbestandteilen sein.

▸ **Bestimmungsmethode € (Gl. 6.1)**

Referenzintervalle

Alter	LDH IFCC	HBDH vorläufig
Neugeborene	225–600 U/l	nicht verfügbar
Kinder 1–18 Jahre	141–309 U/l	nicht verfügbar
Erwachsene	<250 U/l	72–182 U/l

Die **spezifische Isoenzymbestimmung** der LDH gelingt durch Elektrophorese auf Celluloseacetat oder Agarosegel, Anfärbung der LDH-Banden und Densitometrie.

?! $\text{Pyruvat} + \text{NADH} + H^+ \xrightarrow{\text{LDH}} \text{Lactat} + \text{NAD}^+$ **(Gl. 6.1)**

Zusatzinformation

Die **selektive Bestimmung der Isoenzyme LDH-1 und LDH-2** (Synonym: HBDH) erfolgt im Routinelabor gemäß der Gleichung 6.2:

Bei der LDH-Bestimmung wird immer die Pauschalaktivität der in unterschiedlicher Relation vorhandenen Isoenzyme gemessen. Die interindividuellen Unterschiede bei Gesunden und Patienten sind groß. Da die Bestimmung außerdem durch verschiedene Inhibitoren (Reagenzienverunreinigungen) beeinflusst wird, zählt die LDH-Methode zu den weniger sicheren Verfahren im klinischen Labor.

?! $\text{2-Oxobutyrat} + \text{NADH} + H^+ \xrightarrow{\text{LDH-1}} \text{2-Hydroxybutyrat} + \text{NAD}^+$ **(Gl. 6.2)**

▸ **Diagnostische Bedeutung**

Merke

Die LDH-Bestimmung ist selbst unter Zuhilfenahme von Isoenzymbestimmungen in erster Linie zur Verlaufskontrolle von Erkrankungen geeignet, weniger zur Lokalisation eines Krankheitsgeschehens.

Die **höchsten LDH-Werte** findet man bei einer **megaloblastären Anämie** (bei der perniciösen Anämie z. B. können sie bis zum 40-Fachen des oberen Referenzwertes ansteigen) und bei der **intravasalen hämolytischen Anämie**, sei es aus mechanischen Gründen (künstliche Herzklappen), auf immunhämolytischer Basis oder bei hämolytischen Krisen anderer Grundkrankheiten (z. B. Glucose-6-Phosphat-Dehydrogenase-Mangel). Als Hilfskriterium wird der Aktivitätsquotient LDH/AST (U/l) empfohlen. Er liegt bei diesen Erkrankungen über 12.

Akute hämolytische Erkrankungen gehen (wie auch Herzinfarkte) mit einem LDH/HBDH-Quotienten von < 1,3 einher. Bei der akuten myeloischen und der akuten lymphatischen Leukämie (nicht bei der chronischen lymphatischen Leukämie) finden sich erhöhte LDH-Werte. Hier eignet sich die LDH-Bestimmung zur Überwachung der zytostatischen Therapie und der Remissionsphase.

Weitere Erkrankungen, die mit einer bedeutsamen LDH-Erhöhung einhergehen, sind Lungeninfarkt (LDH-3 und LDH-4), akute Hepatitis, schwere (insbesondere toxische) Leberzellnekrosen (LDH-5), infektiöse Mononukleose und Skelettmuskelerkrankungen (Duchenne-Muskeldystrophie im Anfangsstadium, atypischerweise LDH 1–3 erhöht, akute Schübe von Polymyositis und Dermatomyositis).

In diesem Zusammenhang soll nochmals darauf hingewiesen werden, dass alle Organe reichlich LDH enthalten und demnach auch freisetzen können. Die LDH eignet sich nicht als Tumormarker.

Makro-LDH (IgG- und IgA-Anlagerung) und genetische Mutationen der H- und M-Untereinheiten führen zu erhöhten bzw. erniedrigten LDH-Aktivitäten im Serum ohne klinische Relevanz.

8.2.4 Enzymdefekte der Erythrozyten

▸ **Glucose-6-Phosphat-Dehydrogenase (G6PDH).** Der X-chromosomal dominant vererbte **Defekt der Glucose-6-Phosphat-Dehydrogenase** führt bei den Betroffenen nach der Einnahme zahlreicher Medikamente (Phenacetin, Acetylsalicylsäure, Sulfonamide, Butazolidin, Antimalariamittel u. a.), nach Genuss der Saubohne (Vicia faba, „Favismus“) oder durch Infektionen zu akuten, nichtsphärozytären hämolytischen Anämien. Die Ursache dafür ist die verminderte Bildung von NADH und damit von reduziertem Glutathion, was zu einem **beschleunigten Abbau** älterer Erythrozyten führt. Betroffen sind vor allem Bewohner der Mittelmeerländer und Personen afrikanischer Herkunft. Das vermehrte Auftreten von Heinz-Körpern in den Erythrozyten (Hämoglobinpräzipitate) kann als Hinweis auf das Vorliegen eines Glucose-6-Phosphat-Dehydrogenase-Mangels dienen.

Die quantitative Bestimmung des Enzyms erfolgt mit einem Hämolysat gewaschener Erythrozyten nach der Reaktionsgleichung 6.3.

Die Extinktionszunahme durch NADPH wird bei 340 nm gemessen.

$$\text{Glucose-6-phosphat} + \text{NADP}^+ \xrightarrow{\text{G6PDH}} \text{6-Phosphogluconolacton} + \underline{\text{NADPH}} + \text{H}^+ \quad \textbf{(Gl. 6.3)}$$

Zusatzinformation

Auf der gleichen Grundlage existiert ein Suchtest, bei dem die Bildung von NADPH mit Fluoreszenzlicht nachgewiesen wird, nachdem man einen Tropfen des Reaktionsgemisches auf Filterpapier getropft hat. Die Stabilität der Glucose-6-Phosphat-Dehydrogenase ist selbst bei Raumtemperatur sehr gut; daher lässt sich das Untersuchungsmaterial (Heparinblut) gut verschicken.

Es gibt über 300 genetisch determinierte Enzymvarianten mit sehr unterschiedlicher Restaktivität. Einige zeigen eine normale In-vitro-Aktivität und sind klinisch stumm.

► **Pyruvatkinase (PK).** Nach dem Glucose-6-Phosphat-Dehydrogenase-Mangel (G6PDH-Mangel. s. o.) ist der Pyruvatkinase-(PK-)Mangel die zweithäufigste Ursache für eine angeborene **nichtsphärozytäre hämolytische Anämie**. Die autosomal-rezessiv vererbte Krankheit ist zwar auf die Weltbevölkerung bezogen viel seltener als der G6PDH-Mangel, in Mittel- und Nordeuropa aber häufiger. Durch den Enzymblock kommt es zu einer verminderten Glycolyse und zu einem gesteigerten 2,3-Diphosphoglycerat-Gehalt der Erythrozyten, der ATP-Gehalt ist vermindert. In der Folge nimmt die Rigidität der Erythrozyten zu, was wiederum zu einem beschleunigten Abbau in der Milz führt. Es gibt zahlreiche Mutanten bei dieser autosomal-rezessiv vererbten Krankheit, die sich nur in den Erythrozyten, nicht aber in den Leukozyten exprimiert.

Die PK katalysiert den letzten Schritt der anaeroben Glycolyse. Sie wird wie folgt bestimmt:

$$\text{? Phosphoenolpyruvat} + \text{ADP} \xrightarrow{\text{PK}} \text{Pyruvat} + \text{ATP}$$

$$\text{! Pyruvat} + \text{NADH} + \text{H}^+ \xrightarrow{\text{LDH}} \text{Lactat} + \text{NAD}^+$$

Die Charakterisierung und Quantifizierung erfolgt aus einem Hämolysat von gewaschenen Erythrozyten (Zerstörung der Erythrozytenmembran durch Aqua dest. oder Ultraschall).

Als Suchtest kann der Autohämolysetest eingesetzt werden: Erythrozyten mit PK-Mangel zeigen nach einer 48-stündigen sterilen Inkubation eine gesteigerte Hämolyse, die nicht durch Glucose, aber vollständig durch ATP verhindert werden kann.

8.2.5 Membrandefekte der Erythrozyten

Enzym- oder Membrandefekte führen zur verkürzten Lebensdauer der Erythrozyten und damit zur hämolytischen Anämie. Die **hereditäre Sphärozytose** (Kugelzellanämie) ist der häufigste Membrandefekt der Erythrozyten und durch Synthesedefekte der Strukturproteine Spectrin, Ankyrin, Bande 3 und Protein Bande 4.2 bedingt. Diese Proteine assoziieren die Membran mit dem Zytoskelett des Erythrozyten. Liegt ein Defekt vor, dehmen die Erythrozyten eine kugelförmige Gestalt an (Sphärozyten). Durch die verschlechterten rheologischen Eigenschaften und die größere Rigidität werden diese Zellen vermehrt in der Milz abgebaut (Splenomegalie). Splenektomie führt zu einer deutlich verbesserten Erythrozytenüberlebenszeit.

Die Diagnostik mit einfachen Mitteln erfolgt durch das Differenzialblutbild, durch die verminderte osmotische Resistenz der Erythrozyten und gesteigerte Autohämolyse nach Inkubation des Vollbluts über 48 Stunden bei 37 °C. Spezifischere Diagnostik erfolgt mit der Bestimmung der Hämolysezeit (AGLT), der Durchflusszytometrie (EMA-Test), der SDS-Gelelektrophorese der Erythrozytenmembran und der Gen-Analyse.

Zusatzinformation

Die seltenere **hereditäre Elliptozytose** wird autosomal-dominant vererbt. Klinisches Bild und Laborbefunde ähneln denen der Sphärozytose, die Erythrozyten sind jedoch oval oder zigarrenförmig. Ätiologisch lassen sich auf molekularer Ebene verschiedene Spectrin-Mutationen unterscheiden, die zu einer Schädigung des Membranskeletts führen.

8.2.6 Vitamine B_{12} (Cobalamin) und Folsäure

▸ **Funktion.** Die Vitamine B_{12} (Cobalamin) und Folsäure sind in modifizierter Form als Coenzyme für den Organismus essenziell. Tetrahydrofolsäure ist als Coenzym für die C1-Gruppen-Übertragung wirksam: Transfer von Hydroxymethylgruppen (aktivierter Formaldehyd), Methylgruppen und Formylgruppen (aktivierte Ameisensäure). Adenosyl-Cobalamin katalysiert Umlagerungsreaktionen, insbesondere die Isomerisierung von Methylmalonyl-CoA zu Succinyl-CoA. Ein Mangel macht sich damit durch erhöhte Methylmalonsäurekonzentration bemerkbar. Beide Vitamine sind am Purin- und Nucleinsäurenaufbau beteiligt. Für das klinische Labor ist die Umwandlung von Homocystein zu Methionin beachtenswert. Die Umwandlung erfordert sowohl Methyltetrahydrofolat als auch Methylcobalamin (die zweite Coenzymfunktion von Cobalamin). Ein unauffälliger Homocysteinspiegel steht daher im Einklang mit einer guten Versorgung mit Vitamin B_{12} und Folsäure.

▸ **Metabolismus.** Folsäure kommt in der Natur in frischem Obst und Gemüsen (Bohnen, Spinat, Tomaten) in Form von Folsäure-Polyglutamaten vor. Sie werden bei der Verdauung zu Folsäuremonoglutamat abgebaut, resorbiert und dann wieder als Polyglutamate transportiert und gespeichert. Ein ernährungsbedingter Mangel tritt neben der Störung der enteralen Resorption in den Hintergrund. Mehrere Medikamente stören die Resorption und/oder den Abbau der Polyglutamate im Magen-Darm-Trakt. Vitamin B_{12} kommt nahezu ausschließlich in tierischer Nahrung vor (in Pflanzen: Sanddorn). Ein ernährungsbedingter Mangel stellt sich erst nach langer Zeit ein, da die Speicher monatelang vorhalten. Häufiger sind gastrointestinale Resorptionsstörungen, z. B. durch chronisch atrophische Gastritis (Fehlen der Bindungsproteine Intrinsic Factor und Haptocorin und von Magensäure; in 80 % Nachweis von Auto-AK gegen Parietalzellen [PCA-AK] und in 40 % gegen Intrinsic factor [IF-AK]), Pankreasinsuffizienz und Zottenatrophie im terminalen Ileum. Die Makrozytose bei Vitamin-B_{12}-Mangel wird als Reifungsstörung durch Purin- und Pyrimidin-Basen-Mangel gedeutet. Die neurologischen Symptome können auf eine verminderte Phospholipidsynthese und reduzierte Bildung von Myelinscheiden zurückgeführt werden. Im Blut liegt Cobalamin zu 80 % festgebunden an Haptocorin vor, 20 % sind biologisch aktiv in Transcobalaminbindungen (= Holotranscobalamin). Dem Holotranscobalamin wird eine größere diagnostische Relevanz als dem Gesamtcobalamin zugesprochen.

Indikation

- makrozytäre Anämie unklarer Genese
- längere Mangelernährung bei Veganern, Alkoholikern, Magen- und Darmerkrankungen
- Hyperhomocysteinämie
- neurologisch-psychiatrische Symptome mit V. a. Vitamin-B_{12}-Mangel

▸ **Untersuchungsmaterial und Präanalytik**

- Serum oder Plasma nüchtern abgenommen
- Folsäure vorzugsweise aus EDTA-Vollblut

Haltbarkeit bei Raumtemperatur 15–30 Minuten, bei 4 °C 4–6 Stunden. Beide Vitamine sind etwas lichtempfindlich, daher die Blutproben mit Alufolie umwickeln und rasch ins Labor bringen. Hämolyse stört die Bestimmung der Folsäure im Serum.

▸ **Bestimmungsmethoden €€**

- Gesamtcobalamin und aktives Cobalamin mit ECLIA bzw. MEIA

8

- Folsäure vorzugsweise nach Hämolyse von Vollblut 1 + 9 0,2 % Ascorbinsäure mit ECLIA *(der Hämatokritwert ist dabei zu berücksichtigen!)*

Zusatzinformation

Unter Therapie mit dem Folsäureantagonisten Methotrexat oder Leucovorin ergeben sich bei der Folsäurebestimmung durch Kreuzreaktivität falsche Werte.

Referenzintervall

Substanz		Referenzintervall
Vitamin B_{12}		
Gesamt-Vitamin-B_{12}*		191–663 ng/l (141–489 pgmol/l)
Holotranscobalamin (aktives Vitamin B_{12})		26–162 ng/l (19–119 nmol/l)
Folsäure		
im Serum*	normal	3,1–17,5 µg/l (7,0–39,7 nmol/l)
	grenzwertig niedrig	2,2–3,0 µg/l (5,0–6,8 nmol/l)
	niedrig	< 2,2 µg/l (< 5,0 nmol/l)
in Erythrozyten		150–450 µg/l (341–1022 nmol/l)

* nach Angaben der Fa. Roche

► **Diagnostische Bedeutung**

Merke

Unauffällige Vitamin B_{12}- und Folsäurewerte schließen einen funktionellen Vitaminmangel nicht aus. Ein guter Indikator für eine Mangelversorgung ist der Homocysteinspiegel (S. 317).

Aufgrund der großen Cobalaminspeicher in der Leber treten ernährungsbedingte **Cobalaminmangelerscheinungen** selten und solche durch gastrointestinale Störungen bedingte erst spät auf. Ein 3-Symptome-Komplex zeigt sich dann: neurologische Symptome (funiculäre Myelose), gastrointestinale Symptome (atrophische Gastritis und Glossitis) und hämatologische Symptome (ineffektive Hämopoese durch Kernreifungsstörung, megaloblastäre Anämie).

Die neurologischen (und psychiatrischen) Symptome treten oft vor den hämatologischen auf und sind zum Zeitpunkt der makrozytären Anämie dann irreversibel. Ein erhöhter Methylmalonsäuregehalt gilt als ein spezifischer Marker für einen funktionellen Vitamin B_{12}-Mangel. Methylmalonsäure- und Holotranscobalaminkonzentrationen sollen gut (invers) miteinander korrelieren.

Folsäuremangel ist der häufigste Vitaminmangel in Europa. Auch er beruht in der Regel nicht auf mangelnde Zufuhr, sondern auf Resorptionsstörungen. Meist liegt nur ein latenter Mangel mit Homocysteinerhöhung vor. Im manifesten Mangel kommen nacheinander Hypersegmentierung der Neutrophilen, später Thrombozytopenie und Leukopenie und schließlich makrozytäre Anämie hinzu.

8.3 Reticulozyten

Die Reticulozyten bilden sich aus den kernhaltigen Vorstufen der Erythrozyten, den Normoblasten. Nach der Ausstoßung des Kerns verbleiben zunächst noch die Ribosomen, die zu einer sehr begrenzten Proteinsynthese fähig sind, im Zytoplasma. Beim Abbau der Ribosomen entsteht die mit Brillantkresylblau anfärbbare RNA („Substantia reticulo-filamentosa"). Dieser Vorgang findet überwiegend noch im Knochenmark statt. Ein kleiner Teil dieser Zellen gelangt jedoch ins periphere Blut. Vor allem in der Milz entstehen dann die von Kern- und zytoplasmatischen Strukturen völlig freien normalen Erythrozyten. Bei fehlender, stark reduzierter oder vermehrt ineffektiver Erythropoese werden sehr wenig kleine Normoblasten gebildet und dementsprechend treten im peripheren Blut keine Reticulozyten auf.

Indikation

- Kontrolle der Erythropoese, insbesondere
  - als Therapiekontrolle bei Eisenmangelanämie nach Eisensubstitution
  - bei aplastischen Anämien
  - bei hämolytischen Anämien

▸ Untersuchungsmaterial und Präanalytik

- EDTA-Venen- oder Kapillarblut; im Kühlschrank 1 Tag haltbar

▸ Bestimmungsmethode €

- **Supravitalfärbung mit Brillantkresylblau** (▸ Abb. 8.2): Blut und 1 %-ige Brillantkresylblaulösung werden zu gleichen Teilen gemischt und nach 15 Minuten auf einem Objektträger dünn ausgestrichen. In den Reticulozyten färben sich die Reste der zytoplasmatischen RNA an. Nach dem Trocknen an der Luft wird mit Okularblende (z. B. Okularzählfenster nach Ehrlich) und Ölimmersion die Zahl der Reticulozyten pro 1000 Erythrozyten ermittelt. Die manuelle Reticulozytenzählung ist eher als halb quantitatives Verfahren mit entsprechend großer Fehlerbreite einzustufen.

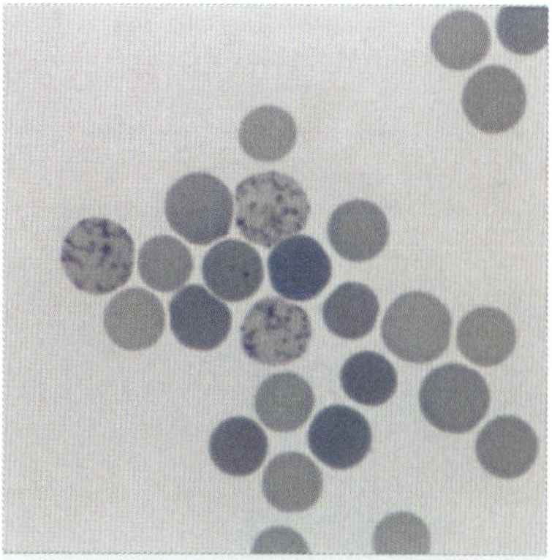

Abb. 8.2 Reticulozyten nach Brillantkresylblaufärbung. Man sieht drei größere Erythrozyten, die eine fein punktierte netzartige Struktur enthalten. Es handelt sich dabei um aggregierte Ribosomen.

Die absolute Reticulozytenzahl errechnet sich nach:

$$\frac{\text{Reti } (\%) \times \text{Ery}(\mu\text{l})}{100} = \text{Reti } (/\mu\text{l}) \tag{8.4}$$

- Flowzytometrische Bestimmung mit Blutkörperchenzählgeräten nach Anfärbung mit Fluoreszenzfarbstoffen.

Referenzintervalle

Alter		Reticulozyten
Neugeborene	1.– 4. Tag	1,4–4,1 %
	1.– 2. Woche	0,4–1,0 %
	2.– 4. Woche	0,3–1,1 %
Säuglinge	4.– 12. Woche	0,5–1,9 %
Säuglinge und Kinder	> 12. Woche	0,5–1,5 %
Frauen		0,8–4,1 %
Männer		0,8–2,5 %

▸ **Diagnostische Bedeutung**

Merke

Die Reticulozytenzahl ist ein Maß für die Effektivität der Erythropoese.

Bei Eisenmangelanämie steigt die Reticulozytenzahl nach Eisengabe und bei Vitamin-B_{12}-Mangel nach adäquater Therapie an. Der Anstieg ist umso höher, je ausgeprägter vorher die Anämie war. Er beginnt nach 2–3 Tagen und erreicht sein Maximum (bis 30 %) nach 6–10 Tagen. Ein fehlender Reticulozytenanstieg weist auf eine ineffektive Erythropoese oder inadäquate Therapie einer Anämie hin; er findet sich bei Knochenmarksaplasie, Erythropoetinmangel, Anämie aufgrund chronischer Erkrankungen, bei Hämoglobinanomalien und bei sideroachrestischer Anämie.

Ein neuer, nur mit manchen Hämatologieanalyzern messbarer Parameter ist der **Hämoglobingehalt der Reticulozyten**. Er wird zur Therapiekontrolle bei Eisentherapie und/oder Erythropoetin-Therapie eingesetzt. Ferner kann zwischen einem echten und einem funktionellen Eisenmangel differenziert werden.

8.4 Hämoglobin

Indikation

- Diagnostik und Verlaufskontrolle von Anämien und Polyglobulie bzw. Polyzythämie

▸ **Untersuchungsmaterial und Präanalytik**

- EDTA-Blut (vorzugsweise Venenblut); im Kühlschrank 1 Woche haltbar

▸ **Bestimmungsmethode €. Cyan-Hämiglobin-Methode:** Blut wird im Verhältnis 1 : 250 mit Transformationslösung gemischt. Diese enthält ein Tensid zur Hämolyse der Erythrozyten, Kaliumferricyanid zur Oxidation des Fe^{2+} im Hämoglobin zu Fe^{3+} (Hämiglobin) und Cyanid. Das entstehende Cyanhämiglobin ist eine sehr stabile Verbindung. Seine Konzentration wird bei 546 nm photometrisch gemessen.

Neuerdings wird aus Umweltschutzgründen zum Teil das Cyanid in der Transformationslösung durch Imidazol oder SLS (= Natriumlaurylsulfat) ersetzt.

Zusatzinformation

Durch die oben genannten Reaktionsschritte werden alle im Blut vorkommenden Hämoglobinderivate (mit Ausnahme des Sulfhämoglobins) in eine einzige Verbindung überführt. Dies ist nötig, weil das photometrische Absorptionsverhalten der verschiedenen Hämoglobinderivate unterschiedlich und die chemische Stabilität insbesondere des O_2-Hämoglobins gering ist.

Sehr trübe Blutproben (z. B. bei schwerer Leukozytose, Makroglobulinämie oder schwerer Hyperlipoproteinämie) ergeben zu hohe Hämoglobinwerte.

Referenzintervalle

Alter		Hämoglobin
Neugeborene	1.– 4. Tag	16,2–21,2 g/dl
	1.– 2. Woche	15,5–19,6 g/dl
	2.– 4. Woche	12,6–17,2 g/dl
Säuglinge	bis 12. Woche	10,5–12,6 g/dl
Säuglinge und Kinder	> 12. Woche	11,0–14,4 g/dl
Frauen		11,7–15,7 g/dl
Männer		13,3–17,7 g/dl

► **Diagnostische Bedeutung**

Merke

Hämoglobinkonzentrationen unter 12 g/dl bei Frauen und unter 14 g/dl bei Männern kennzeichnen eine Anämie.

Nach anderen Autoren liegen diese Grenzen bei 11,5 bzw. 13,5 g/dl. Die **Einteilung der Anämien** erfolgt in der Labordiagnostik nach der Morphologie der Erythrozyten im Differenzialblutbild (S. 337) bzw. nach den Erythrozytenindizes MCH und MCV (S. 309). Eine Zusammenstellung der Befunde bei den wichtigsten primär hämatologischen Erkrankungen zeigt ► Tab. 8.2.

Tab. 8.2 Labordiagnostische Befunde bei Anämien.*

	Hämoglobin (g/dl)	Erythrozyten (/pl)	MCH (pg)	MCV (fl)	MCHC (g/dl)	Reticulozyten (%)	Erythrozyten-Morphologie	Bemerkungen
Referenzbereich	♂ 12–16 ♀ 13–18	3,8–5,2 4,4–5,9	26–34	81–100	31–36	0,8–4,1 0,8–2,5	normozytär normochrom	
1. Störungen der Erythropoese								
a) Störungen der Hämoglobinsynthese bei								
Eisenmangel	↓	↓	↓ ↓	↓	meist ↓ ↓	↓	Hypochromasie Anisozytose Poikilozytose Anulozyten	Ferritin ↓
Thalassaemia maior/minor	↓	≈ – ↓	↓	↓	≈	≈ – ↑	Targetzellen Anisozytose Poikilozytose	Ferritin ≈ – ↓ (– ↑ ↑)
sideroachrestische Anämie	↓	↓	↓	≈ – ↑	↓	↑	Anisozytose Poikilozytose 2 Zellpopulationen	Ferritin ↑ ↑
b) Störungen der Erythrozytenreifung bei								
Vit.-B_{12}- oder Folsäuremangel	↓	↓ ↓	↑	↑	≈	↓	Megalozyten Anisozytose Poikilozytose	Ferritin ↑ LDH im Serum ↑ ↑ Ery-Lebensdauer ↓
c) Störungen der Knochenmarksfunktion								
Infektanämie-Tumoranämie	↓	↓	≈ – ↓	≈ – ↓	≈ – ↓	↓	Anisozytose Poikilozytose	Ferritin ≈ – ↑ Serum- Eisen ↓
aplastische Anämie	↓	↓	≈	≈	≈	↓ ↓	Anisozytose Poikilozytose	Ferritin ↑

Tab. 8.2 Fortsetzung

	Hämoglobin (g/dl)	Erythrozyten (/pl)	MCH (pg)	MCV (fl)	MCHC (g/dl)	Reticulozyten (%)	Erythrozyten-Morphologie	Bemerkungen
2. verkürzte Lebensdauer der Erythrozyten (hämolytische Anämien)								
a) Sphärozytose (Kugelzellanämie)	↓	↓	≈	≈	↑	↑ ↑	Sphärozyten	Ferritin ≈ – ↑ osmotische Resistenz ↓
b) Ery-Enzymdefekt (z. B. Glu-6-PDH) + exogene Noxen	↓	↓	≈	≈	≈	↑	Heinz-Innenkörper	LDH ↑ indir. Bili ↑ Haptoglobin ↓
c) toxische Hämolyse (immunhämolyt. Anämie) Malariabedingte Hämolyse	↓	↓	≈	≈	≈	↑	Parasitennachweis	
3. Blutverlust								
a) akut	≈	≈	≈	≈	≈	≈	unauffällig	Blutvolumen ↓
b) h bis d nach akuter Blutung	↓	↓	≈ – ↓	≈	≈	↑, nach 2–3 d	Polychromasie Anisozytose Poikilozytose	
c) chronisch	↓	↓	↓ ↓	↓	meist ↓	≈ (– ↑)	Anisozytose Poikilozytose	Ferritin ↓ bei längerer Dauer

*: ≈ = unauffällig, ↓ = vermindert, ↑ = erhöht.

Vergleiche zur Erythrozytenmorphologie ▶ Abb. 8.8 (Hypochromasie, Anulozyten), ▶ Abb. 8.9 (Polychromasie), ▶ Abb. 8.11 (Sphärozyten), ▶ Abb. 8.13 (Megalozyten) und die schematische Darstellung der Erythrozytenformen in ▶ Abb. 8.7

Die **klinische Symptomatik** bei diesen Anämien hängt vom Grad der Hämoglobinverminderung, der Zeit, in der sich die Anämie entwickelt hat, und vom Alter der Patienten ab. Erst bei Hämoglobinwerten unter 9–10 g/dl treten Symptome wie Schleimhautblässe, Müdigkeit, Belastungsdyspnoe, Herzklopfen oder Kopfschmerz auf. Bei jungen Leuten mit ausgeprägter chronischer Anämie passen die wenig ausgeprägten Beschwerden scheinbar nicht zur starken Hämoglobinerniedrigung. Der intravasale Sauerstoffmangel kann hier durch gesteigerte Kreislaufaktivität und vermehrte 2,3-DPG-Bildung (Verschiebung der O_2-Bindungskurve) weitgehend kompensiert werden. Aber auch bei alten Menschen mit chronischer Anämie findet man manchmal extrem niedrige Hämoglobinwerte um 6 g/dl, ohne dass die Patienten klinisch besonders auffällig wären.

Hämoglobinerhöhungen durch Polyglobulie oder als sekundäres Zeichen einer Exsikkose werden eher anhand des ebenfalls gesteigerten Hämatokritwertes und der Erythrozytenzahlen beurteilt.

Fallbeispiel

B

Ein 55-jähriger Mann klagt beim Hausarzt über zunehmende Abgeschlagenheit und Leistungsschwäche in den letzten Wochen. Er sei sonst immer gesund gewesen. Der Patient wirkt ziemlich blass. Zur Anämiediagnostik lässt der Hausarzt ein großes Blutbild anfertigen und das Ferritin bestimmen. Da enterale Blutverluste bei Männern die häufigste Anämieursache sind, lässt er den Stuhl auf Blut untersuchen.

Substanz	Ergebnis
Hämoglobin	10,7 g/l
Erythrozyten	3,8/pl
MCV	79 fl

Differenzialblutbild: Poikilozytose, Anisozytose und Hypochromie der Erythrozyten

Substanz	Ergebnis
Ferritin	20 µg/l
Blut im Stuhl	positiv

Es besteht eine Eisenmangelanämie. Der positive Blut-im-Stuhl-Test lässt eine Magen-Darm-Blutung vermuten, als nächste Untersuchung erfolgt eine Coloskopie. (Bei negativem Blut-im-Stuhl-Test müsste eine vollständige gastrointestinale Diagnostik erfolgen.)

8.4.1 Spektroskopische und elektrophoretische Hämoglobinuntersuchungen

Das funktionsfähige Hämoglobin der Erythrozyten ist ein Tetramer aus 2 × 2 Einheiten, das α-, β-, γ- oder δ-Hämoglobin enthält. Die Hämoglobinarten unterscheiden sich demnach durch die Zusammensetzung ihrer Globinketten. Der überwiegende Teil des Hämoglobins ist das $\alpha_2\beta_2$-Hämoglobin HbA_1, HbA_2 ($\alpha_2\delta_2$) und HbF ($\alpha_2\gamma_2$) kommen in deutlich geringeren Mengen vor. Bei glykierten Hämoglobinen (S. 195) werden teilweise davon abweichende, irreführende Bezeichnungen benützt.

▸ **Thalassämien.** Diese in Mitteleuropa häufigsten Hämoglobinopathien sind autosomal-rezessiv vererbt und beruhen auf Synthesestörungen der β-Kette (β-Thalassämie) oder der α-Kette (α-Thalassämie). Bei Heterozygoten (Minor-Form) sind Laborbefunde und klinische Symptomatik deutlich geringer ausgeprägt als bei den Homozygoten (Maior-Form). Patienten mit homozygoter β-Thalassämie müssen lebenslang bei gleichzeitiger Eisenelimination (z. B. mit Deferoxamin) transfundiert werden, α-Homozygotie ist kaum mit dem extrauterinen Leben vereinbar.

▸ **Sichelzellanämie.** Die „HbS-Krankheit" eine weitere Hämoglobinopathie, die wahrscheinlich eine Resistenz gegen Malaria verleiht. Die Sichelzellanämie ist daher in Afrika, im Mittelmeerraum, dem Nahen Osten bis Indien besonders häufig. Durch die Migration ist die Sichelzellanämie heute global verbreitet. In der β-Kette des Hämoglobins ist nur eine Glutaminsäure durch Valin ersetzt. Dies führt zu einer verminderten Löslichkeit des Hämoglobins in den Erythrozyten. Dadurch kommt es, insbesondere bei Sauerstoffmangel und Azidose, zu einer gesteigerten Rigidität der Zellen und schlechteren rheologischen Eigenschaften, was wiederum zu einer verkürzten Lebensdauer der Erythrozyten führt. Die Morphologie der Sichelzellen im Blutausstrich zeigt ▸ Abb. 8.3

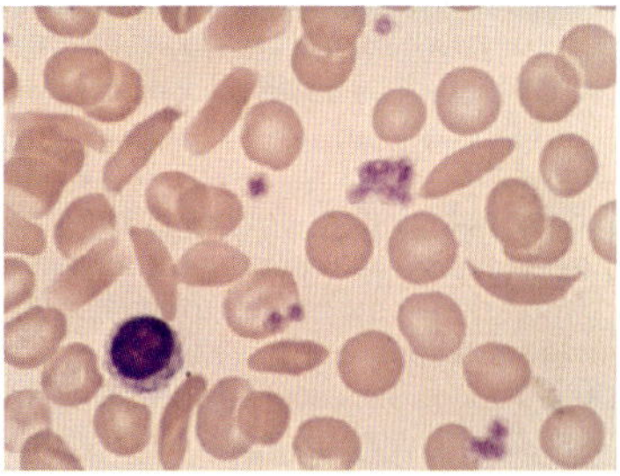

Abb. 8.3 Sichelzellen (Drepanozyten). In der Abbildung sieht man mehrere schmale, längliche Erythrozyten, die zum Ende hin spitz erscheinen. Sie treten besonders unter Sauerstoffmangel bei Vorliegen eines abnormen Hämoglobins (des HbS) auf.

▸ **Hämoglobin-M.** Eine Hämoglobinstrukturvariante, die differenzialdiagnostisch bei Cyanose und Verdacht auf Methämoglobinämie in Erwägung zu ziehen ist.

▸ **CO-Intoxikationen.** Das Bindungsvermögen von Hämoglobin für CO ist ca. 200-mal höher als das für Sauerstoff. Daraus erklärt sich die Gefährlichkeit und schlechte Therapierbarkeit von CO-Intoxikationen.

▸ **Methämoglobinämien.** Diese treten genetisch bedingt durch Diaphorasemangel oder die oben genannte Hämoglobin-M-Variante auf. Sehr viel häufiger sind jedoch die toxischen Methämoglobinämien durch oxidierende Noxen (z. B. Nitrit). Teilweise wird die NADH-Diaphorase gehemmt, teilweise läuft die Oxidation Hämoglobin → Hämiglobin beschleunigt ab. Ab 10 % Methämoglobin fällt bei den Patienten eine Cyanose auf, während Kreislaufsymptome erst ab ca. 40 % auftreten.

Indikation

- spektroskopische Hämoglobinuntersuchung:
  - Verdacht auf Kohlenmonoxid (CO-)Vergiftung
  - Verdacht auf Methämoglobinämie bei Cyanose ohne Herzfehler
- Hämoglobinelektrophorese: unklare Anämie

▸ **Untersuchungsmaterial und Präanalytik**

- EDTA- oder Heparinblut; bei Raumtemperatur nur wenige Stunden haltbar

▸ **Bestimmungsmethoden €€**

- **CO-Hämoglobin, Methämoglobin und Sulfhämoglobin:** Spektralphotometrische Messung von Hämolysat bei verschiedenen Wellenlängen, gegebenenfalls unter Zusatz von Cyanid bzw. Ammoniak und anschließender Berechnung der Konzentration aus den gemessenen Absorptionen.

- **Hämoglobinelektrophorese:** Qualitative und quantitative Analyse der Hämoglobinfraktionen durch Elektrophorese. Als Trägermedium werden Celluloseacetatfolie (analog der Eiweißelektrophorese), Agarosegel oder Stärkegel eingesetzt. Leistungsfähiger als die elektrophoretischen Verfahren sind HPLC-Verfahren (S. 122).
- **Molekulargenetische Analyse:** Restriktionsanalyse, Mutationsanalyse und Sequenzierung ganzer Gene werden insbesondere in der humangenetischen Beratung betroffener Familien zunehmend eingesetzt.
- **Nachweis HbF-haltiger Erythrozyten** (Kleihauer-Betke-Färbung) durch Differenzialfärbung eines Blutausstrichs. HbF löst sich bei pH 3,2 schlechter als HbA_1, das eluiert wird.

Referenzintervalle

Substanz		Referenzintervall
CO-Hämoglobin	Nichtraucher	1,2 %
	Raucher	bis 8,2 %
Methämoglobin	Nichtraucher	0,8 %
	Raucher	2,7 %
Sulfhämoglobin		nicht nachweisbar
Hämoglobin-Elektrophorese	HbA_1	97 %
	HbA_2	1,3–3,5 %
	HbF	unter 2 %

Neugeborene zeigen überwiegend HbF, das bis zum 5. Lebensmonat weitgehend durch HbA_1 ersetzt wird.

▸ **Diagnostische Bedeutung. CO-Hämoglobin** findet sich in erhöhter Konzentration bei Rauchern und bei Personen, die im Straßenverkehr oder durch schlecht ziehende Öfen belastet wurden. Bei CO-Hämoglobin-Gehalten von 20–50 % können Erbrechen, Dyspnoe und Schwächezustände beobachtet werden. Bewusstlosigkeit tritt ab 50 % CO-Hämoglobin auf.

Methämoglobin (= Hämiglobin) ist nicht zum Sauerstofftransport fähig. Es wird durch die NADH-abhängige Diaphorase wieder zu Hämoglobin reduziert. Bei Intoxikation z. B. mit Nitrit, das aus Nitrat (Überdüngung!) gebildet wird, ist diese Reduktion gehemmt. Junge Säuglinge sind besonders gefährdet (Gemüsebeikost!), da bei ihnen diese Diaphoraseaktivität geringer ist als bei Erwachsenen und außerdem das HbF (Fe^{2+}) noch leichter zu HbF (Fe^{3+}) oxidiert wird als HbA_1. Der Begriff Methämoglobinämie wird auch für das Vorliegen einer Hämoglobinanomalie, das HbM, gebraucht.

Die **Sulfhämoglobinämie** entsteht bei disponierten Personen nach Medikamenteneinnahme und scheint eine eher harmlose Anomalie zu sein.

Die **Hämoglobinelektrophorese** erlaubt die Quantifizierung der normalen Hämoglobinarten und den Nachweis der Hämoglobinvarianten HbS, HbC, HbM, HbH u. a. Die meisten der zahlreichen Hämoglobinanomalien lassen sich aber mit der einfachen Elektrophoresetechnik nicht nachweisen. Die quantitative Hämoglobinelektrophorese wird u. a. eingesetzt, um homo- und heterocygote Träger einer β-Thalassämie (β-Thalassaemia minor, ▶ Tab. 8.2) zu erkennen; bei ihnen ist regelmäßig der HbA_2-Gehalt erhöht (Ausnahme: im Eisenmangel), sowie in 50 % der Fälle auch der HbF-Gehalt.

Die **HbF-Zellen-Färbung** dient in der Perinatalmedizin zum Nachweis von fetalen Erythrozyten im mütterlichen Kreislauf (feto-maternale Transfusion unter der Geburt).

8.4.2 Vorstufen der Hämoglobinsynthese: Porphyrinstoffwechsel

Die Synthese des Häm erfolgt über δ-Aminolävulinsäure, Porphobilinogen, Uro-, Copro- und 2 Protoporphyrinogene. Störungen in der Hämoglobinbildung durch Enzymdefekte in dieser Metabolitenfolge führen zu einer gesteigerten Aktivität der δ-Aminolävulinsäuresynthetase, was wiederum zu vermehrter Bildung von δ-Aminolävulinsäure und Porphobilinogen führt.

Die unterschiedlichen Strategien zur Klassifizierung der Porphyrien sind durch die verschiedene Wasserlöslichkeit bzw. Nierengängigkeit bedingt.

Indikation

- Verdacht auf hepatische Porphyrie (u. a. Bauchkoliken, neurologische Symptome, dunkler Urin)
- Verdacht auf erythropoetische Porphyrie (u. a. Hauterscheinungen, Photosensibilität, dunkler Urin)
- Bleivergiftung

▶ Untersuchungsmaterial und Präanalytik

- Spontanurinprobe oder besser 24-Stunden-Urin; gegebenenfalls Stuhl- und Blutprobe

Kühl und dunkel aufbewahren!

▶ Bestimmungsmethoden €€€

- **Ehrlich-Probe und Hoesch-Test:** Suchtest auf erhöhte Porphobilinogenausscheidung im Urin. Porphobilinogen gibt mit p-Dimethylaminobenzaldehyd eine kirschrote Farbe. Urobilinogen reagiert ebenfalls zu einem roten Farbstoff, der sich aber mit Chloroform ausschütteln lässt. Beim Hoesch-Test werden 3 Tropfen Urin zu 2 ml Ehrlich-Reagenz gegeben (umgekehrte Ehrlich-Probe).
- **δ-Aminolävulinsäure:** Über einen Ionenaustauscher wird die δ-Aminolävulinsäure aus einer Urinprobe isoliert und mit Acetylaceton und Ehrlich-Reagenz umgesetzt. Es folgt eine photometrische Messung. Auf ähnliche Weise lässt sich auch Porphobilinogen quantitativ bestimmen.
- **Porphyrine:** Die verschiedenen Porphyrine werden aus Urin (bzw. Stuhl oder Blut) durch Adsorption an Talkum extrahiert, verestert und anschließend dünnschichtchromatografisch aufgetrennt. Die Beurteilung erfolgt unter UV-Licht, wo die Porphyrine eine intensive orange-rote Fluoreszenz zeigen.

▶ **Diagnostische Bedeutung.** Das Ausscheidungsmuster von Porphyrin dient der Klassifizierung. Allgemein sind **hepatische Porphyrien** durch eine *erhöhte Urinausscheidung von Porphobilinogen* und von *δ-Aminolävulinsäure* gekennzeichnet. Vor allem bei der akuten intermittierenden Porphyrie, der Porphyria variegata und der hereditären Coproporphyrie findet sich eine erhöhte Porphyrinausscheidung im Urin. Porphobilinogen ist aber auch bei der **Bleivergiftung** erhöht, deren Diagnose durch die stark erhöhten *δ-Aminolävulinsäure* im Urin gesichert wird. Die δ-Aminolävulinsäure kann aber auch sekundär bei toxischen Leberschädigungen durch Alkohol oder Medikamente erhöht sein.

Die für die Routinediagnostik im Allgemeinen zu aufwendige **Porphyrindifferenzierung** in Urin, Stuhl und Blut ist besonders für die genaue Zuordnung der hepatischen Porphyrien und für die Labordiagnostik der kongenitalen erythropoetischen Porphyrie (Morbus Günther) und der erythropoetischen Protoporphyrie wichtig.

8.5 Eisenstoffwechsel

▶ **Funktion/Metabolismus.** Eisen ist essenzieller Bestandteil von Hämoglobin, Myoglobin, Katalase und einigen cytochromen. Circa 1 % des Körpereisens (ca. 25 mg) wird täglich durch Hämoglobinsynthese und -abbau umgesetzt (▶ Abb. 8.4).

▶ **Krankheitsbilder.** Eine **Mangelversorgung** äußert sich immer als Anämie. Daraus ergibt sich in der Klinik häufig die Fragestellung nach einer Untersuchung des Eisenstoffwechsels, weil viele Anämien nicht auf einem Eisenmangel beruhen und sich eine Eisenmedikation dann eher schädlich auswirkt. Die **Eisenüberladung** wird als Hämochromatose bezeichnet. Die häufigste vererbbare Form ist die „HFE-Hämochromatose“, sekundäre Formen (Hämosiderosen) treten z. B. bei Störungen der Erythropoese und nach häufigen Transfusionen auf.

▶ **Steuerung der Eisenaufnahme in die Zellen.** Das in der Nahrung enthaltene Eisen wird, sofern es als Hämoglobin oder Myoglobin vorliegt, direkt resorbiert. Nicht komplexgebundenes Eisen kann nur in 2-wertiger Form von den Mukosazellen resorbiert werden. Hier erfolgt die Regulation der Eisenbilanz: **Hepcidin** – ein vorwiegend in der Leber synthetisiertes 24-Aminosäuren-Peptid – wird gegenwärtig als zentrales Steuerelement des Eisenstoffwechsels angesehen. Es induziert eine **Reduktion** des Eisentransportes **DMT 1**. Der Eisenaustritt aus Enterozyten, Makrophagen und Hepatozyten wird durch das Protein **Ferroportin** ermöglicht. Hepcidin bindet direkt an Ferroportin, senkt seine Funktionalität durch Internalisierung und intrazellulären Abbau und hemmt dadurch den Eisenexport aus der Zelle.

Anämie und Hypoxie bewirken eine verminderte Hepcidinsynthese und damit eine vermehrte Eisenresorption in den Enterozyten und über Ferroportin eine gesteigerte Freisetzung von Eisen aus Makrophagen. Entzündungen andererseits steigern über die zytokine (u. a. IL 6) die Hepcidinsynthese und führen damit zu verminderter Eisenresorption im Darm, einer verminderten Freisetzung von Eisen aus Makrophagen und einer verminderten intrazellulären Eisenspeicherung, dem typischen Bild der Anämie bei chronischen Entzündungen (Infektanämie).

▶ **Ferritin.** Eisen wird in fast allen Organen in 2 Formen gespeichert, als leicht mobilisierbares Ferritin und bei Eisenüberschuss als wasserunlösliches Hämosiderin.

▶ **Transferrin/s TfR.** Die Eisenaufnahme der Zellen erfolgt durch Bindung von eisenbeladenem Transferrin an Transferrinrezeptoren (TfR) der Zelloberfläche, Internalisierung dieses Komplexes und Abspaltung des Eisens aus dem Komplex bei saurem pH. Rezeptor und

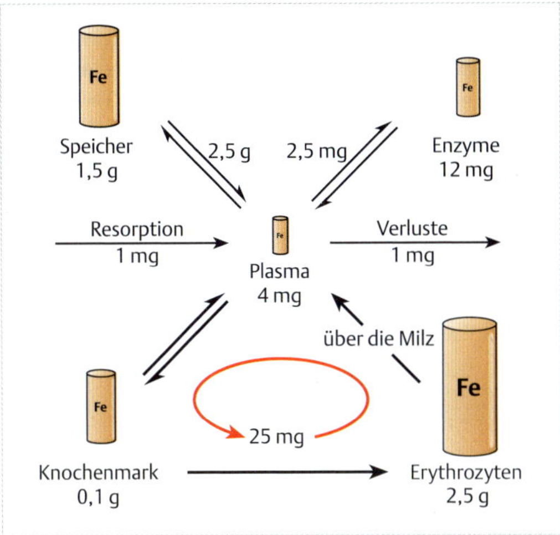

Abb. 8.4 Eisenstoffwechsel. Eisenpools und Eisenumsatz beim Erwachsenen.

Transferrin werden zur Wiederverwendung an die Zelloberfläche zurücktransportiert.

Die häufig in der **Anämiediagnostik** eingesetzte **Eisenbestimmung im Serum** erlaubt nur eine unsichere Aussage über den Eisenstatus. Selbst bei „passendem" Blutbild rechtfertigt ein niedriges Serumeisen noch keine Eisensubstitution. Vielmehr müssen auch die **Transferrinsättigung** (S. 330) oder noch besser die **Ferritinkonzentration** (S. 331) im Plasma bestimmt werden. Beide sind bei Eisenmangel erniedrigt:

- Die im Plasma nachweisbaren **Ferritinmengen** sind dem **Speichereisen** proportional.
- Als Transportvehikel zwischen den Makrophagen und den Erythroblasten dient das **Transferrin**, dessen Beladungszustand (jedes Molekül kann maximal 2 Eisenatome tragen) von der Eisenversorgung abhängt.

Eine **Eisenüberladung** lässt sich leicht an allen drei Parametern (Serumeisen, Transferrinsättigung und Ferritin) erkennen. Die Messwerte sind jeweils deutlich erhöht.

8.5.1 Eisen

Indikation

- Verdacht auf
  - Eisenmangel
  - Eisenverwertungsstörung
  - Eisenüberladung

▶ **Untersuchungsmaterial und Präanalytik**

- Serum oder Plasma; bei Raumtemperatur 1 Woche haltbar

Keinesfalls EDTA-Plasma zur Bestimmung verwenden! Hämolyse führt zu falsch hohen Werten. Der Serumeisenspiegel unterliegt einer ausgeprägten diurnalen Rhythmik.

► **Bestimmungsmethode €**
- Photometrische Bestimmung mit Chromogenen, die selektiv mit Eisen stark gefärbte Komplexe bilden (z. B. Ferrozin).

Referenzintervalle

Alter	Eisen
Kinder (2–12 Jahre)	4–24 µmol/l (22–135 µg/dl)
Frauen	11–29 µmol/l (60–160 µg/dl)
Männer	14–32 µmol/l (80–180 µg/dl)

8

► **Diagnostische Bedeutung**

Merke

Eisenkonzentrationen unter 7 µmol/l (40 µg/dl) gelten als Hinweis auf einen Eisenmangel, Werte über 36 µmol/l (200 µg/dl) als Zeichen einer Eisenüberladung.

Erniedrigte Eisenspiegel sind in der Regel durch einen Eisenmangel hervorgerufen. Dieser kann verschiedene Ursachen haben:
- erhöhter Eisenbedarf (z. B. Schwangerschaft, Stillzeit)
- erhöhte Eisenverluste (z. B. chronische Blutungen)
- zu geringe Eisenzufuhr (z. B. Alkoholiker, Vegetarier)
- schlechte Resorption (Magen-Darm-Störungen)

Häufig sinkt das Serumeisen im Rahmen einer Infektion auf sehr niedrige Werte ab. Hier liegt zunächst kein Eisenmangel vor, sondern eine Fixierung des Plasmaeisens in den Makrophagen (Eisenverteilungsstörung).

Stark **erhöhte Serumeisenwerte** finden sich bei der Eisenspeicherkrankheit idiopathische Hämochromatose. Sie ist durch eine gesteigerte intestinale Eisenresorption gekennzeichnet. Ferner ist der Eisenspiegel bei hämolytischen Anämien und bei manchen Anämien mit gestörter Erythropoese erhöht.

8.5.2 Transferrinsättigung

Indikation

- Sicherung der Verdachtsdiagnose Eisenmangel, insbesondere bei marginalem Mangel

► **Untersuchungsmaterial und Präanalytik**
- Serum oder Plasma; bei Raumtemperatur mindestens 1 Tag haltbar

► **Bestimmungsmethode €€. Immunologische Bestimmung des Transferrins** (S. 91), photometrische Eisenbestimmung und Berechnung der Transferrinsättigung:

$$\frac{\text{Serumeisen } (\mu\text{mol/l})}{\text{Transferrin } (\text{g/l})} \times 3,98 \qquad (8.5)$$

$$= \text{Transferrinsättigung } (\%)$$

Referenzintervalle

Alter	Transferrin-sättigung
Kinder	7–46 %
Erwachsene	16–45 %

► **Diagnostische Bedeutung**

Merke

Ein **Eisenmangel** ist durch eine **erniedrigte Transferrinsättigung** gekennzeichnet, bei Erwachsenen unter 16 %, bei Kindern unter 7 % (Säuglinge < 10 %).

Eine niedrige Transferrinsättigung kann sich aber rechnerisch auch durch hohe Transferrinspiegel ergeben. In der **Schwangerschaft** stimulieren Östrogene die Transferrinsynthese. Zusätzlich wirkt auch der erhöhte Eisenbedarf durch den Feten als Stimulus.

Eisenüberladung führt zu massiver **Erhöhung der Transferrinsättigung**. Aber auch *Proteinverluste* und verminderte Proteinsynthese ergeben eine hohe Sättigung, ohne dass eine Eisenüberladung vorliegt.

8.5.3 Ferritin

Das im Serum nachweisbare Ferritin hat einen sehr geringen Eisengehalt. Eisenfreies Apoferritin kann bis zu 4 500 Eisenatome aufnehmen. Es hat eine kugelige Gestalt. Das Eisen befindet sich dreiwertig als basisches Oxid mit Phosphatanteil im Kern des Gebildes. Zur Mobilisierung ist wieder eine Reduktion zu Fe^{2+}, wahrscheinlich mit NADH-abhängiger Ferrireduktase, nötig. Die Apoferritinsynthese wird durch eine hohe Serumeisenkonzentration stimuliert. Beim Ferritin sind zahlreiche elektrophoretisch und immunologisch zu unterscheidende Typen bekannt (Isoferritine). Ihre biologische Bedeutung ist noch unklar.

Indikation

- Verdachtsdiagnose Eisenmangel bzw. Eisenüberladung
- Überprüfung des mobilisierbaren Speichereisens

► **Untersuchungsmaterial und Präanalytik**

- Serum oder Plasma; bei Raumtemperatur 1 Woche haltbar

► **Bestimmungsmethoden** **€€.** Enzymimmunologische Methoden (S. 91)

Referenzintervalle

Alter		Ferritin
Neugeborene	2 Wochen	90–628 µg/l
Säuglinge	1 Monat	144–399 µg/l
	2 Monate	87–430 µg/l
	4 Monate	37–233 µg/l
	6 Monate	19–142 µg/l
	9 Monate	14–103 µg/l
	12 Monate	11–91 µg/l
Kinder	1–10 Jahre	15–119 µg/l
Frauen	20–50 Jahre	23–110 µg/l
	65–90 Jahre	13–651 µg/l
Männer	20–50 Jahre	35–217 µg/l
	65–87 Jahre	4–665 µg/l

Die Referenzintervalle sind methodenabhängig, da die Standardisierung der verschiedenen Testmethoden noch unzureichend ist.

► **Diagnostische Bedeutung**

Merke

Ferritinwerte unter 15 µg/l sind beweisend für einen Eisenmangel.

Die Ferritinspiegel gelten als genaues Abbild der Eisenspeicher im retikulohistiozytären System. Bei Anämien im Rahmen chronischer Krankheiten sind die Ferritinwerte und die Eisenspeicher eher hoch, während die Serumeisenwerte niedrig sind. Schwierig sind die Ferritinwerte zu beurteilen, wenn bei einem Patienten mit manifestem Eisenmangel gleichzeitig eine Infektion ferritinreicher Organe (Leber, Milz) vorliegt. Hier können sich falsch normale Werte ergeben. In diese Kategorie sind auch Ferritinerhöhungen bei rheumatoider Arthritis, Nierenerkrankungen, Morbus Gaucher und Tumorerkrankungen einzuordnen.

8.5.4 Löslicher Transferrinrezeptor (sTfR)

Der im Serum nachweisbare **Transferrinrezeptor** (**sTfR**) ist ein Bruchstück des membrangebundenen intakten TfR und seine Konzentration korreliert mit der **Masse der erythropoetischen Zellen** und der **Zahl der Rezeptoren** auf deren Oberfläche.

TfR ist ein transmembranäres homodimeres Glykoprotein, das aus 296 kD schweren Untereinheiten besteht, die über Disulfidbrücken miteinander verknüpft sind.

Auf zellulärer Ebene wird der Eisenhaushalt über das **IRE-BP** (engl. iron-responsive-element-binding-protein) geregelt. Dieses Protein enthält entweder einen Fe-S-Komplex (auch Fe-S-Cluster genannt) oder es liegt als Apoprotein ohne Cluster vor. Die 2 Formen des Fe-S-Clusters sind:

$$\underset{\text{I}}{\underline{[4Fe-4S]}} \leftrightarrow \underset{\text{II}}{\underline{[3Fe-4S]+Fe}} \qquad (8.6)$$

Bei ausreichender Eisenversorgung liegt Form I vor und das IRE-BP hat als Holoprotein die Funktion des zytoplasmatischen Enzyms Aconitase. Im Eisenmangel dagegen wird durch die Form II die mRNA der Transferrinrezeptoren stabilisiert (posttranskriptionelle Synthesesteigerung) und sowohl die mRNA, welche die Ferritinketten kodiert, als auch die mRNA der erythroiden 5-Aminolävulinsäure-Synthese blockiert. Ebenfalls wird die Transferrinsynthese posttranskriptionell gesteigert.

Indikation

- Abklärung unklarer Anämien, insbesondere bei chronisch-entzündlichen Erkrankungen

▶ **Untersuchungsmaterial und Präanalytik**

- Serum oder Plasma; im Kühlschrank 1 Woche haltbar

▶ **Bestimmungsmethode €€.** Enzymimmunoassay oder Immunnephelometrie (S.91)

Referenzintervalle

Stark methodenabhängig, daher im Labor nachfragen.

▶ **Diagnostische Bedeutung.** Der sTfR ist ein Parameter des **Funktionseisenpools:** Bei ungestörter hämopoetischer Regeneration ist der Serumspiegel ein Abbild der Eisenversorgung, d. h. die Reticulozytenzahl als Parameter der effektiven Erythropoese muss bei der Bewertung des sTfR-Spiegels berücksichtigt werden.

Der sTfR steigt im **Eisenmangel** stark an (Rezeptorenzahl ↑). Die sTfR-Bestimmung ergänzt in wertvoller Weise die Abschätzung des Speichereisenpools mittels Ferritin, weil sTfR (im Gegensatz zu Ferritin) durch chronisch-entzündliche Erkrankungen nicht beeinflusst wird.

Bei hyperproliferativen Erkrankungen (Thalassaemia maior, autoimmunhämolytische Anämien, Polyzythämie u. a.) ist der sTfR erhöht (Zellzahl ↓), bei hypoproliferativen unauffällig.

8.6 Leukozyten und Differenzialblutbild

Die postnatale Blutbildung findet beim Gesunden im Knochenmark und in den lymphatischen Organen statt. Die Erythropoese, die Granulozytopoese (neutrophil, eosinophil und basophil), die Megakaryozytopoese und zum kleinen Teil auch die Lymphopoese sind im Knochenmark lokalisiert, der überwiegende Teil der Lymphopoese erfolgt in den lymphatischen Organen (▶ Abb. 8.5). Die Blutbildung geht von pluripotenten Stammzellen aus, die sich unter dem Einfluss von Wachstumsfaktoren in die Vorstufen der verschiedenen Zellreihen und schließlich in die reifen Blutzellen entwickeln. Ein Teil der Wachstumsfaktoren kann bereits produziert und klinisch eingesetzt werden (z. B. Erythropoietin, G-CSF, GM-CSF).

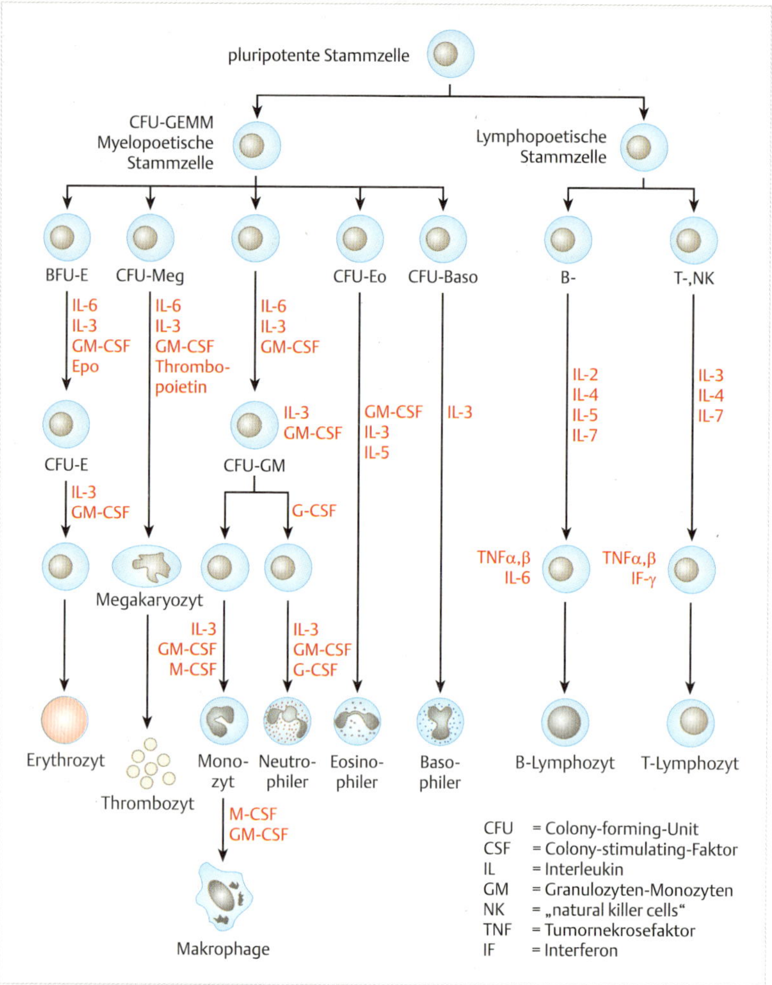

Abb. 8.5 Bildung der Blutzellen. Die Stammzellen und die direkten Vorstufen der einzelnen Zellreihen (CFU-Mega, CFU-E, CFU-GM) können mit der üblichen lichtmikroskopischen Technik nicht sicher identifiziert werden. Da sie in Kultur Kolonien ausreifender Tochterzellen bilden, werden sie als CFU (Colony-forming Units) bezeichnet. Der Differenzierungsvorgang wird über biologische Regulatorstoffe (Colony-stimulating Factors) gesteuert. Die bisher bekannten sind eingezeichnet.

8.6.1 Leukozytenzahl

Indikation

- Diagnostik und Therapiekontrolle von
  - Infektionen und Entzündungen
  - Tumorerkrankungen, insbesondere Leukämien
  - Knochenmarksdepression
  - Infarkten, Verbrennungen, Vergiftungen

▸ **Untersuchungsmaterial und Präanalytik**

- EDTA-Vollblut (vorzugsweise Venenblut); bei Raumtemperatur und pH < 6,5 1 Tag, bei pH > 7,5 nur 1–2 Stunden haltbar

▸ **Bestimmungsmethoden** €. **Automatische Zellzählung** (S. 103): Vor der Zellzählung werden die Erythrozyten durch ein Detergens (z. B. Saponin) hämolysiert. Kernhaltige Erythrozyten (Erythroblasten) können bei der automatischen Zellzählung als Leukozyten fehlinterpretiert werden (▸ Abb. 8.24). Differenzialblutbild beachten!

Zusatzinformation

Manuelle Zellzählung: Bei sehr niedrigen Leukozytenzahlen wird Blut mit 0,5 mol/l (3 %-iger) Essigsäure im Verhältnis 1 : 20 verdünnt. Dabei hämolysieren die Erythrozyten. Die Leukozytenverdünnung wird in eine Neubauer-Kammer gefüllt. Man zählt die 4 äußeren großen Quadrate aus. Die Berechnung erfolgt nach: Zählergebnis × 0,05 = Leukozyten/nl Vollblut.

Die Leukozytenzählung unterliegt einer erheblichen intraindividuellen Variabilität. Der Variationskoeffizient der Kammerzählung beträgt 10 %, bei der automatisierten Bestimmung 3–4 %.

Referenzintervalle

Alter		Leukozytenzahl
Neugeborene	bei Geburt	9–30/nl
	2 Wochen	5–20/nl
Kinder	1–3 Jahre	6–17,5/nl
	4–7 Jahre	5,5–15,5/nl
	8–13 Jahre	4,5–13,5/nl
Erwachsene		4,3–10/nl

▸ **Diagnostische Bedeutung.** Meist ist eine **Leukozytenerhöhung** durch eine absolute Granulozytenerhöhung bedingt. Bei einer **Leukozytose** handelt es sich im Gegensatz zur Leukämie um ein reaktives Geschehen, welches vom Reaktionszustand des Organismus abhängt. Die Unterscheidung zwischen einer reaktiven Leukozytose und einer Leukämie ist anhand der Leukozytenzahl allein nicht möglich.

Bei **Infektionen und Entzündungsprozessen** (auch bei Allergien) kommt es zur vermehrten Freisetzung von Leukozyten aus dem Knochenmark mit anschließender Phagozytose, Abtötung der Erreger und lysosomalem Abbau. *Bakterielle Infektionen* führen zu einer stärkeren Leukozytose als *virale*, die eher von einem Lymphozytenanstieg begleitet sind und sogar mit einer Leukozytenverminderung („Leukopenie“) einhergehen können. Fortgeschrittene Malignome und Vergiftungen bewirken ebenfalls eine Leukozytose im Sinne einer Entzündungsreaktion. Bei einigen Stoffwechselstörungen (Urämie, diabetisches Koma,

Eklampsie, Gicht, Azidose) findet man deutliche Leukozytenerhöhungen mit Linksverschiebung und toxischen Granulationen. Die Stressleukozytose weist Leukozytenzahlen bis zum Doppelten des Ausgangswertes auf. Ihr liegt eine Mobilisierung der an den Gefäßwänden haftenden Leukozyten zugrunde. Auch akute Blutungen und akute Hämolysen führen zu einer neutrophilen Leukozytose. Die höchsten Leukozytenzahlen findet man bei myeloproliferativen Erkrankungen (bis 500 /nl bei der chronisch myeloischen Leukämie).

M!

Merke

Häufige Ursachen für eine neutrophile Leukozytose:

1. Infektionen (vor allem bakterielle)
2. physikalischer oder emotioneller Stress, endokrine Störungen, Corticosteroidbehandlung
3. Schockzustände, Komata, Traumata
4. Tumoren
5. akute Blutungen, akute Hämolysen

Eine **Leukopenie** tritt auf bei

- fulminant verlaufenden Infektionen (z. B. massiver Leukozytenverbrauch bei Typhus)
- Virusinfektionen (Verschiebung in den sog. Randpool, d. h. die Gefäßwände)
- physikalischer oder chemischer Knochenmarksschädigung
- medikamenteninduzierter Knochenmarksdepression (zytotoxischer Effekt oder medikamenteninduzierte Antigen/Antikörper-Reaktion). In schweren Fällen entsteht darauf eine Agranulozytose.

Schließlich kann eine Leukopenie auch durch einen **vermehrten Leukozytenabbau** in der Milz (Splenomegalie), durch Leberzirrhose (Speicherung) und immunologische Vorgänge (z. B. Lupus erythematodes) hervorgerufen werden.

Eine Sonderform der Leukopenie stellt die **Agranulozytose** dar. Es handelt sich um ein hoch akutes, bedrohliches, mit Fieber und Angina tonsillaris beginnendes Krankheitsbild. Da die Abwehr hochgradig geschwächt ist, besteht eine ausgeprägte Neigung zu Infektionen. Im Differenzialblutbild findet man entweder hochgradig verminderte oder überhaupt keine neutrophilen Granulozyten.

Bei nur **geringgradig** verminderten Leukozytengesamtzahlen wird die absolute Granulozytopenie durch eine relative Vermehrung von Lymphozyten und Monozyten verdeckt. Als auslösende Ursachen kommen Überempfindlichkeitsreaktionen infrage. Unter dem Einfluss von chemischen Substanzen kommt es zur Bildung von Antikörpern, die gegen die eigenen Leukozyten gerichtet sind, oder zur Bildung von Antigen/Antikörper-Komplexen, die sich an die Granulozyten anheften und zur Zerstörung führen. Als direkte Auslöser kommen eine Reihe von Medikamenten (Analgetika, Antirheumatica u. a.) sowie andere chemische Substanzen (z. B. Benzol) infrage.

Auch bei Leukämien, häufiger noch bei Myelodysplasien, nahezu regelmäßig bei aplastischen Anämien treten Leukopenien auf.

B

Fallbeispiel

Eine 73-jährige Patientin wird wegen hohen Fiebers, Erbrechens und schlechten Allgemeinzustands in die Klinik eingewiesen. Bei der Labordiagnostik stehen Elektrolyte, kleines Blutbild und Entzündungsparameter im Vordergrund. Aufgrund des Zufallsbefundes einer hohen ▸ Tab. 8.3, fertigt die MTA ein Differenzialblutbild an:

Parameter	Konzentration
Natrium	150 mmol/l
Kalium	4,5 mmol/l
CRP	15 mg/l
Hämoglobin	96 g/l
Erythrozyten	3,5/pl (leichte Anisozytose)
MCV	89 fl
Leukozyten	87/nl
Thrombozyten	180/nl
Neutrophile	5 %
Monozyten	1 %
atypische Lymphozyten	12 %
typische Lymphozyten	75 %
Gumbrecht-Kernschatten	7 %

Die Patientin leidet unter einer Virusenteritis. Zufällig werden Befunde erhoben, die zu einer CLL passen. Als weitergehende Diagnostik steht zunächst eine Immunphänotypisierung der Leukozyten (S. 351) an.

8.6.2 Differenzialblutbild

*D. Kraemer, H. Löffler**

Die Interpretation der Ergebnisse des Differenzialblutbildes ist nur möglich, wenn man die Entstehungsmechanismen der zugrunde liegenden Veränderungen verstanden hat. Für alle Blutkrankheiten gilt im Prinzip das nachfolgende Schema (▸ Abb. 8.6), das auch als Grundlage der Einteilung dienen kann.

Unter normalen Bedingungen ist die Bilanz aus Produktion und Abbau der Blutzellen ausgeglichen, unter pathologischen Bedingungen kommt es zu einer Vermehrung oder Verminderung der Zellen. Als Folge der Störungen sind in vielen Fällen die Veränderungen des Zellstoffwechsels an **Anomalien der Größe, Form und Färbung** der Zellen ablesbar.

Die **Untersuchung von fixierten und gefärbten Blutausstrichen** gehört zu den unverzichtbaren hämatologischen Standarduntersuchungen, die trotz großer technischer Fortschritte auch in Zukunft notwendig sein werden. Voraussetzung ist allerdings, dass die Technik der Ausstrichanfertigung und der Färbung optimal ist und die Untersuchung systematisch erfolgt. Sind diese Bedingungen erfüllt, dann liefert das Differenzialblutbild wichtige Hinweise für die Differenzialdiagnose oder erlaubt sogar in manchen Fällen die Diagnosestellung. Die bisher verfügbaren Methoden zur automatischen Differenzierung mit Geräten (S. 103) arbeiten entweder nach der Mustererkennungsmethode mit maschinell angefertigten Ausstrichen, die panoptisch gefärbt sind, oder mit einer zytochemischen Methodik und Vollblut oder mit einer Kombination von Zellleitfähigkeitsmessung und Streuung eines Laserstrahls durch die einzelnen Zellen. Sie ermöglichen eine orientierende Vordifferenzierung und sind insbesondere sinnvoll, wenn mit einem hohen Anteil von Unter-

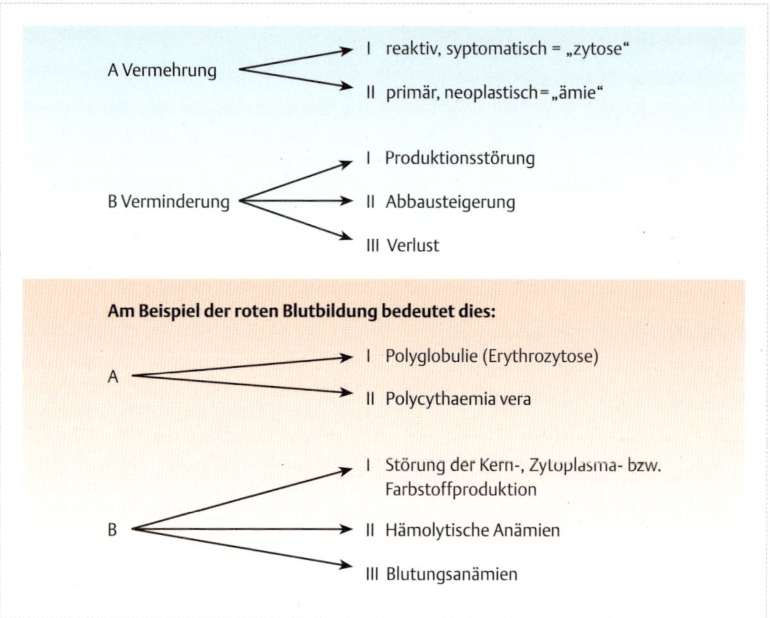

Abb. 8.6 Schema hämatologischer Erkrankungen.

suchungen ohne gröbere Abweichungen gerechnet werden kann. Bei pathologischen Blutbildern muss in den meisten Fällen **mikroskopisch** nachdifferenziert werden.

Indikation

- Diagnostik von Leukozytosen und Leukopenien
- Infektionen
- Verlaufskontrolle von hämatologischen und malignen Erkrankungen

▶ **Untersuchungsmaterial und Präanalytik**

- EDTA-Kapillar- oder Venenblut; bei Raumtemperatur (nicht in den Kühlschrank stellen!) ist Blut zur automatisierten Differenzierung nur wenige Stunden stabil. Ein trockener Blutausstrich ist dagegen sehr gut haltbar.

Die **Ausstriche** können auf Objektträgern oder größeren Deckgläsern angefertigt werden. Üblich ist die Verwendung von Objektträgern. Diese müssen chemisch sauber, insbesondere fett- und staubfrei sein.

Zusatzinformation

Anfertigung von Ausstrichen: Ein kleiner Tropfen Blut wird etwa 1–2 cm vom Ende eines Ausstrichs her in die Mitte platziert. Das Ausstrichgläschen wird in einem Winkel von 40°–45° auf den Objektträger gesetzt und so weit an den Tropfen geführt, bis es ihn gerade berührt. Sobald sich der Tropfen im Winkel hinter dem Ausstrichglas ausgebreitet hat, wird das Blut durch Nachziehen unter Beibehaltung des Winkels ausgestrichen. Das Präparat ist gelungen, wenn es nicht das andere Ende und die Ränder des Objektträgers erreicht und am Ende dünn ausläuft. Der Ausstrich wird am besten, wenn man schnell und gleichmäßig ausstreicht.

Die Färbung kann sofort nach der Lufttrocknung erfolgen. Bleiben die Ausstriche längere Zeit unfixiert bevor sie gefärbt werden, so verschlechtert sich das Resultat der Färbung. Für die üblichen Zwecke (z. B. Versendung) sind aber 1–2 Tage Aufbewahrung möglich.

▶ **Untersuchungsmethoden € (–€€).** Die heute übliche **Färbung** eines Blutausstrichs für die Routineuntersuchung erfolgt nach **Giemsa** oder **Pappenheim**: Bei der **Färbung nach Pappenheim** erfolgt die Fixierung und Vorfärbung in der May-Grünwald-Lösung, die eigentliche Färbung in der verdünnten **Giemsa-Lösung**. In diesen Lösungen sind der saure Farbstoff Eosin (rot) und die basischen Farbstoffe Methylenblau, Azur 1 und Azur 2 enthalten. Basische Strukturen färben sich mit dem sauren Farbstoff rot, saure Strukturen entsprechend blau:

- **Rot** werden basische Gruppen (z. B. im Hämoglobinmolekül); stark gefärbt werden eosinophile Granula wegen ihres Gehalts an alkalischen Verbindungen
- **Blau** werden die sauren Gruppen der Nukleinsäuren und Proteine; Granula im Zytoplasma der neutrophilen Granulozyten färben sich schwach durch den Azurkomplex; basophile Granula enthalten Heparin, das eine Affinität zu den basischen Komponenten der Farbstoffe hat.

Zusatzinformation

Färbevorgang: Nach der Lufttrocknung werden die Ausstriche mit der Schicht nach oben auf ein Färbegestell gelegt und mit der fertigen May-Grünwald-Lösung überschichtet. Nach 3–5 Minuten fügt man die gleiche Menge an destilliertem Wasser (pH-Wert zwischen 6,8 und 7) bei, lässt sie noch etwa 1 Minute stehen und gießt dann die Farbe ab. Danach erfolgt die Färbung mit verdünnter Giemsa-Lösung (auf 10 ml Aqua dest. mit pH 6,8–7 ca. 15 Tropfen Giemsa-Lösung) für die Dauer von 15–20 Minuten. Anschließend spült man mit Aqua dest., stellt den Objektträger schräg und lässt ihn an der Luft trocknen. Der Färbevorgang kann auch durch das Einstellen der Objektträger in Küvetten mit der entsprechenden Färbelösung erfolgen.

Sog. **Schnellfärbemethoden** können allenfalls zur Orientierung empfohlen werden. Der relativ geringe Zeitgewinn wird durch erhebliche Nachteile aufgewogen, da wichtige Details für die Beurteilung verloren gehen.

▸ Mikroskopische Differenzierungstechnik. Wenn die Ausstriche getrocknet sind, beginnt die **Ausstrichuntersuchung** mit einer Inspektion unter einer *schwachen Vergrößerung*, damit man eine Übersicht über die Qualität des Ausstrichs, die Zahl, Verteilung und Färbung der Leukozyten erhält und eine für die Differenzierung geeignete Stelle findet. Bei einem optimal angefertigten Ausstrich liegt der Differenzierungsbereich im Allgemeinen im dünneren Drittel des Ausstriches. Man erkennt dies mikroskopisch daran, dass die Erythrozyten gleichmäßig verteilt nebeneinander liegen oder sich nur stellenweise gering überlagern und nicht geschädigt sind. Nach dem Auffinden des geeigneten Bereichs wird das Präparat mit einem *Ölimmersionsobjektiv* (100 : 1) mäanderförmig durchmustert.

Die **Differenzierung** sollte immer nach einem bestimmten Schema durchgeführt werden, wobei mindestens 100 Leukozyten der granulozytären, monozytären und lymphatischen Reihen prozentual erfasst und, sofern kein Zählgerät zur Verfügung steht, in ein Schema eingeordnet werden. Liegen die **Prozentanteile** vor, so kann man bei gleichzeitiger Bestimmung der *Gesamtleukozytenzahl* gut die *Absolutwerte* der einzelnen *Leukozytenzahlen* errechnen, was für viele klinische Fragestellungen notwendig ist. Nur so sind echte Leukopenien oder Leukozytosen zu erkennen.

Neben der prozentualen Verteilung muss man vor allem auf **qualitative Veränderungen** achten und abnorme oder normalerweise nicht im Blut auftretende Zellen registrieren.

Außer den Leukozyten müssen die Erythrozyten und Thrombozyten systematisch untersucht werden. Bei den **Erythrozyten** sind Veränderungen der Größe, der Form, der Färbung und Einschlüsse festzuhalten. Die ▸ Abb. 8.7 zeigt eine schematische Gegenüberstellung verschiedener Erythrozytenformen. Im Prinzip gilt das Gleiche für die **Thrombozyten**.

Bei der Differenzierung von nur 100 oder 200 Zellen im Ausstrich ist die **Fehlerbreite** recht groß; sie lässt sich aus den in ▸ Tab. 8.3 angegebenen Werten erkennen.

Tab. 8.3 Statistische Vertrauensbereiche (95 %-Grenzen) für den Anteil der Leukozyten im peripheren Blutausstrich (nach Osgood u. Mitarbeiter).*

	Vertrauensbereiche* bei der Differenzierung von	
ermittelter Prozentsatz	**100 Leukozyten**	**200 Leukozyten**
0	0,0–3,0	0,0–1,5
3	0,8–7,7	1,3–5,9
10	4,0–16,0	5,8–14,2
30	20,8–39,2	23,5–36,5
60	50,2–69,8	53,1–66,9
90	84,0–96,0	85,8–94,2

* werden z. B. 10 von 100 Leukozyten als Segmentkernige klassifiziert, so hat dieser Wert aus statistischen Gründen eine Vertrauensbreite von 4–16.

Referenzintervalle

Zelltyp	%	Leukozyten/nl
Neutrophile	40–75	2,5–7,5
Eosinophile	1–6	0,04–0,4
Basophile	0–1	0–0,1
Monozyten	2–8	0,2–0,8
Lymphozyten	20–45	1,5–3,5

Cave: Das Differenzialblutbild von Neugeborenen und Erwachsenen ist sehr ähnlich. Im Alter von 1 Jahr ist das Verhältnis von Neutrophilen und Lymphozyten jedoch genau umgekehrt.

Im Folgenden sind daher die normale und pathologische Morpholgie der Blutzellen im peripheren Blutausstrich und im Knochenmarkausstrich beschrieben sowie die am Differenzialblutbild bzw. Knochenmarkausstrich erkennbaren hämatologischen Krankheitsbilder.

► **Diagnostische Bedeutung**

Merke

Quantitative Verschiebungen können nur bei einem deutlichen Abweichen von der Norm verwertet werden. **Qualitative Veränderungen** dagegen, besonders das Auftreten von **deutlichen Atypien**, sind für die Beurteilung eines Blutausstriches außerordentlich wichtig.

Morphologie und pathologische Formen der Erythrozyten

Zur Morphologie der Erythrozyten im peripheren Blutausstrich siehe auch ► Abb. 8.7.

Bei einer verminderten Farbstoff-(Hämoglobin-)Produktion infolge eines **Eisenmangels** entstehen flachere, dünnere und kleinere Erythrozyten, die im Ausstrich eine große zentrale Aufhellung zeigen und blasser aussehen als die normalen Erythro-

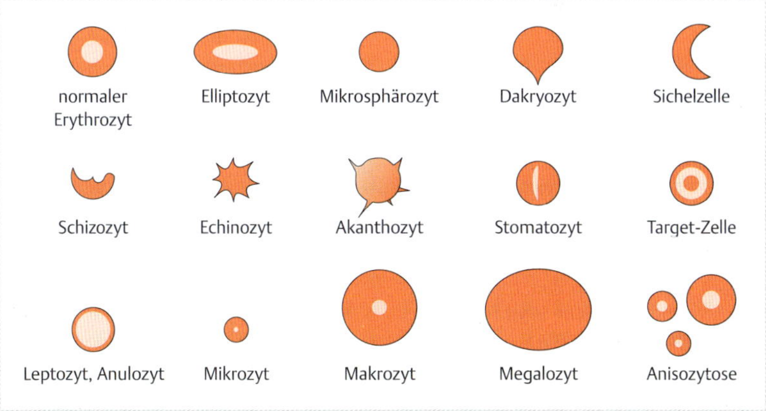

Abb. 8.7 Verschiedene Erythrozytenformen.

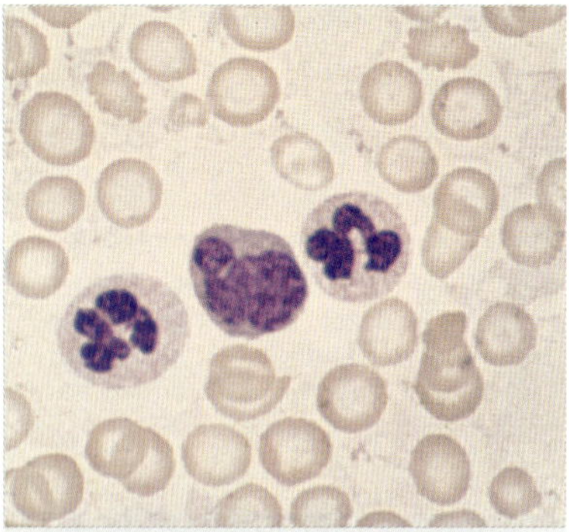

Abb. 8.8 Hypochrome Erythrozyten. Die meisten dieser Erythrozyten haben eine große zentrale Aufhellung, weil sie weniger Hämoglobin enthalten und entsprechend dünn sind (Anulozyten). Im Zentrum sind ein Monozyt mit einem vielgestaltigen Kern, der den größten Teil des graublauen Zytoplasmas bedeckt, sowie 2 neutrophile segmentkernige Leukozyten mit kaum erkennbaren feinen rosa (fliederfarbenen) Granula im Zytoplasma. Man erkennt ganz dünne, fadenförmige Verbindungen zwischen den Kernsegmenten.

zyten; man bezeichnet sie als **Anulozyten** (ringartig, ▶ Abb. 8.8). Sie sind hypochrom.

Bei stark gesteigerter Erythropoese finden sich auch Erythrozyten mit einem relativ hohen RNA-Gehalt. Sie entsprechen Reticulozyten und sind violett (**Polychromasie**, ▶ Abb. 8.9).

Bei Veränderungen der für die Elastizität der Erythrozyten verantwortlichen Substanzen bilden sich in den Kapillaren des Gefäßsystems elliptische Erythrozyten aus (**Elliptozyten**, ▶ Abb. 8.10).

Andere Strukturveränderungen bedingen die Entstehung von kleinen runden Erythrozyten, die sich kaum noch verformen lassen: Mikrosphärozyten oder **Kugelzellen** (▶ Abb. 8.11). Kugelzellen sind vorherrschend bei der kongenitalen Kugelzellanämie (hereditäre Sphärozytose), sie können aber auch bei anderen, insbesondere bei immunhämolytischen Anämien vorkommen. Diese rigiden Erythrozyten können nur schwer die Sinuswände in der Milz passieren, sie werden daher in den Mantelplexus retiniert und schließlich dort abgebaut. Hierzu trägt auch eine veränderte Membranpermeabilität bei.

Ebenfalls zu den hämolytischen Anämien gehören die **Sichelzellanämien**, die auf einer Hämoglobinanomalie beruhen und durch physikochemische Veränderungen des Hämoglobins zur Sichelzellbildung führen. Man kann sie bei einer ausgeprägten Anomalie im Blutausstrich nachweisen (▶ Abb. 8.3). Die Sichelzellbildung tritt besonders deutlich unter Sauerstoffmangel auf, was man diagnostisch im sog. Sichelzelltest nutzen kann.

Bei anderen Hämoglobinanomalien findet man häufig – neben anderen unspezifischen Veränderungen – **Target-Zellen** (auch Kokardenzellen genannt). Sie treten aber auch bei anderen Zuständen mit einem Missverhältnis zwischen Erythrozytenoberfläche und -inhalt auf, z. B. bei einem ausgeprägten Eisenmangel.

Eine weitere anomale Erythrozytenform sind die durch mechanische Schädigung der Erythrozyten entstandenen Fragmentozyten oder **Keratozyten** (▶ Abb. 8.12). Sie ähneln aufgeschlagenen Eiern (Eierschalen).

M!

Merke

Hämoglobinanomalien werden durch eine **Hämoglobinelektrophorese** und ggfs. **Mutationsanalyse** diagnostiziert.

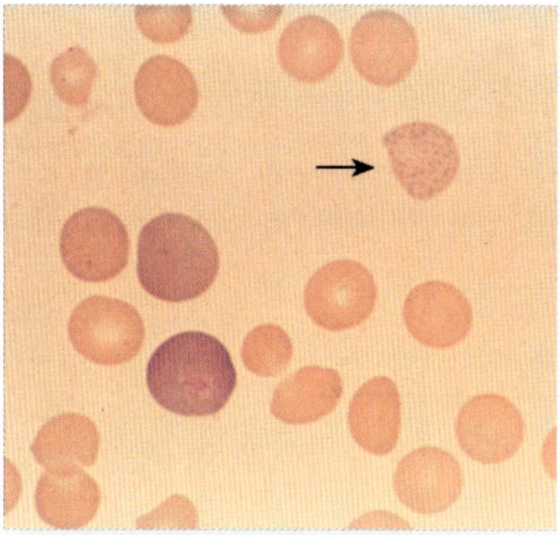

Abb. 8.9 Basophile Tüpfelung. Zwei polychromatische Erythrozyten und ein Erythrozyt mit basophiler Tüpfelung (Pfeil). Die beiden polychromatischen Erythrozyten sind größer als die übrigen und violett gefärbt. Der basophil punktierte Erythrozyt enthält feine blaue Punkte. Bei polychromatischen Erythrozyten handelt es sich um Reticulozyten, in denen die Ribosomen gleichmäßig verteilt sind, während sie nach Supravital-Färbung, z. B. mit Brillantkresylblau, präzipitiert werden und aggregieren. Basophile Tüpfelung sieht man normalerweise nicht bei Erwachsenen, dagegen regelmäßig im Blut von Kleinkindern. Sie kommen bei verschiedenen Anämien vor, die Tüpfelung beruht auf einer abnormen Aggregation von Ribosomen.

Beim **Mangel an Vitamin B_{12}** oder **Folsäure**, die für die DNA-Synthese essenziell sind, entstehen im Knochenmark morphologisch erkennbare Veränderungen der DNA in den Zellkernen, die größer und locker erscheinen, da sie mehr Euchromatin enthalten. Durch diese Teilungsstörung entstehen sehr große Formen, aus denen sich nach der Entkernung sehr große, meist ovale und gut mit Hämoglobin gefüllte Erythrozyten bilden, die **Megalozyten** (▶ Abb. 8.13).

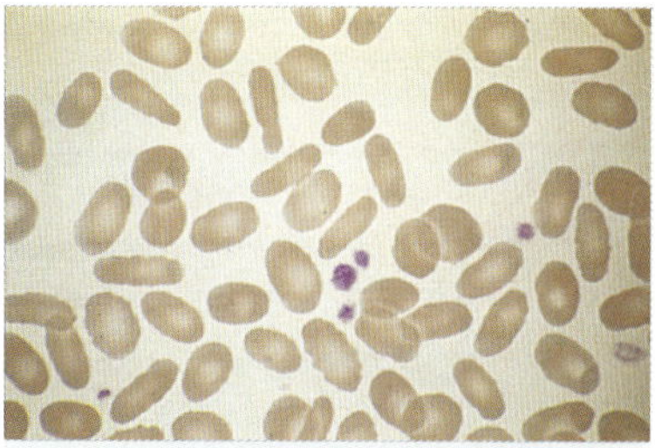

Abb. 8.10 Elliptozytose. Man sieht nur ovale Erythrozyten, die zum großen Teil schmal elliptisch erscheinen. In diesem Fall handelt es sich um eine hereditäre Elliptozytose, die sehr selten ist und mit einer hämolytischen Anämie einhergehen kann. Ein kleiner Teil (bis zu etwa 10 %) von elliptischen Erythrozyten kann auch bei anderen Anämien auftreten, die hereditäre Form ist durch einen hohen Anteil schmal elliptischer Formen charakterisiert.

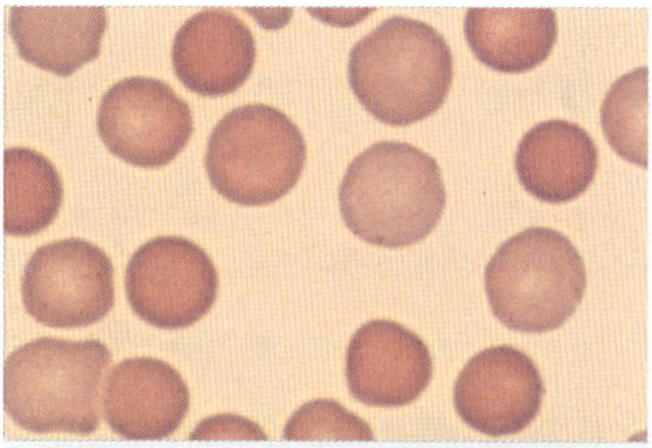

Abb. 8.11 Kugelzellen (Mikrosphärozyten). Es handelt sich dabei um kleine runde, stark mit Hämoglobin gefüllte Erythrozyten, bei denen die normale zentrale Aufhellung fehlt oder nur sehr klein ist. Sie treten am häufigsten bei der hereditären Kugelzellenanämie auf, kommen aber auch bei anderen hämolytischen Anämien vor, vor allem bei erworbenen autoimmunhämolytischen Anämien.

8

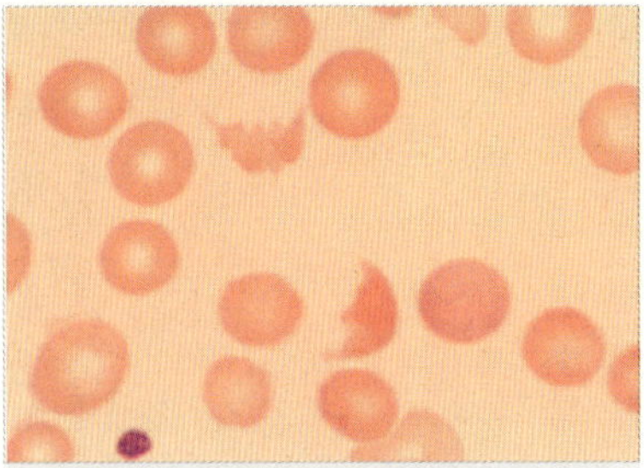

Abb. 8.12 Keratozyten (Schizozyten). Durch Zerstörung der Erythrozytenmembran entstehen an der Oberfläche gezackt erscheinende Erythrozyten oder Erythrozytenteile (Fragmentozyten). Sie treten bei abnormer Fibrinbildung in kleinen Gefäßen oder aus anderen mechanischen Gründen (künstliche Herzklappen) auf.

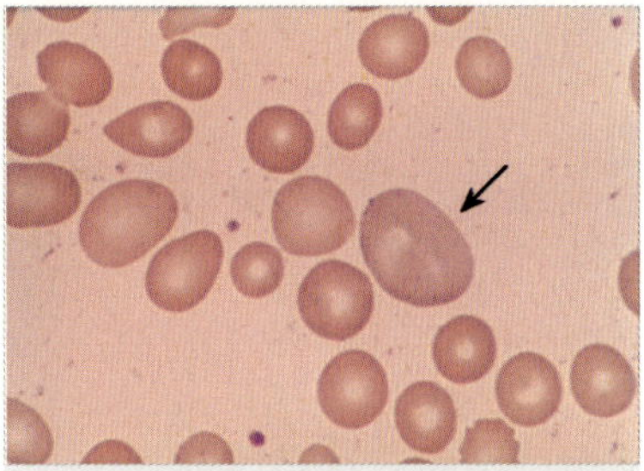

Abb. 8.13 Megalozyten. Die Abbildung zeigt Erythrozyten sehr unterschiedlicher Größe und Form. Die typischen Megalozyten sind groß, oval und enthalten mehr Hämoglobin als normale Erythrozyten. Ein besonders markantes Beispiel ist durch Pfeil gekennzeichnet. Megalozyten entstehen aus Megaloblasten bei megaloblastischen Anämien (z. B. Perniciosa).

Morphologie und pathologische Formen der Leukozyten

Beispiele für die Morphologie der normalen Leukozytenpopulation im Differenzialblutbild zeigen die ▶ Abb. 8.8 (Neutrophile), ▶ Abb. 8.3 und ▶ Abb. 8.14, ▶ Abb. 8.15, ▶ Abb. 8.16, ▶ Abb. 8.17, ▶ Abb. 8.18 zeigt 2 Knochenmarkausstriche.

Merke

M!

Die **Leukozytose** ist definiert als eine Vermehrung der Leukozyten über 10/nl. **Reaktive Leukozytosen** (S. 335) steigen selten über 30, Werte bis 100 können aber vorkommen; meistens handelt es sich um eine Vermehrung der neutrophilen Granulozyten.

Außer den neutrophilen Granulozyten können auch die anderen Leukozytenarten isoliert oder kombiniert vermehrt sein. Dies kann bei verminderten, normalen oder auch erhöhten Gesamtleukozytenzahlen geschehen.

Eine **Eosinophilie** im Differenzialblutbild kann bei einer typisch ablaufenden Infektionskrankheit auf eine beginnende **Ausheilung** hindeuten (*„Morgenröte der Heilung“*). Es gibt jedoch auch Infektionskrankheiten, die von vornherein mit einer Eosinophilie einhergehen, z. B. Scharlach, Masern, Gonorrhö, Lepra und Ruhr. Eine Eosinophilie findet man besonders bei Allergien (Asthma bronchiale, Heuschnupfen, Urtikaria usw.) und bei Wurmkrankheiten. Hochgradige Eosinophilien („Hypereosinophilie“) treten bei Kollagenosen auf, eine Vermehrung findet man nahezu regelmäßig bei der chronischen myeloischen Leukämie (S. 347) und insbesondere bei der chronischen Eosinophilenleukämie.

Eine **Basophilie** ist ein seltener Befund. Man findet sie bei chronisch myeloproliferativen Erkrankungen (z. B. chronische myeloische Leukämie, Polyzythaemia vera). Eine leichte Vermehrung kann bei Krank-

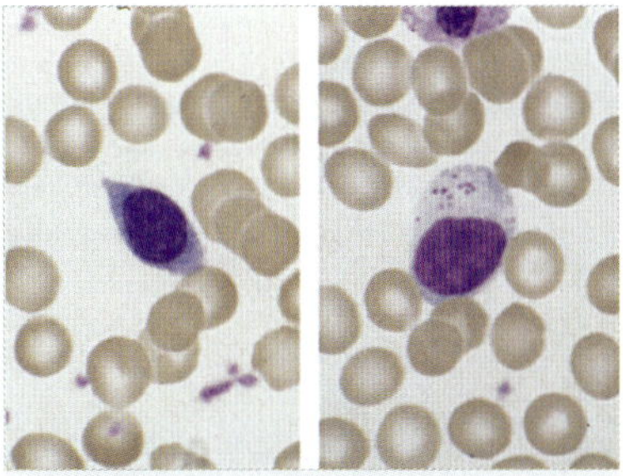

Abb. 8.14 2 normale Lymphozyten. Links kleiner Lymphozyt mit schmalem, an den Polen leicht ausgezogenem Zytoplasma, rechts größere Zelle mit breitem, hellblauem Zytoplasma, das deutlich Azurgranula enthält.

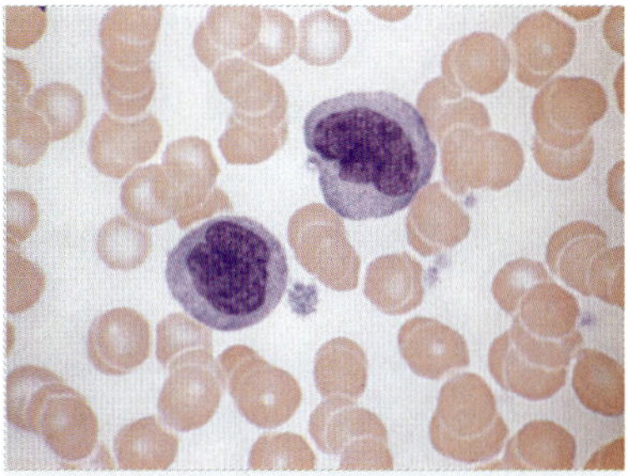

Abb. 8.15 Monozyten. 2 Monozyten mit typischem graublauem Zytoplasma, das auch eine feine rötliche Granulation enthalten kann. Die Kerne haben eine feine Chromatinstruktur, erscheinen gelegentlich bohnenförmig.

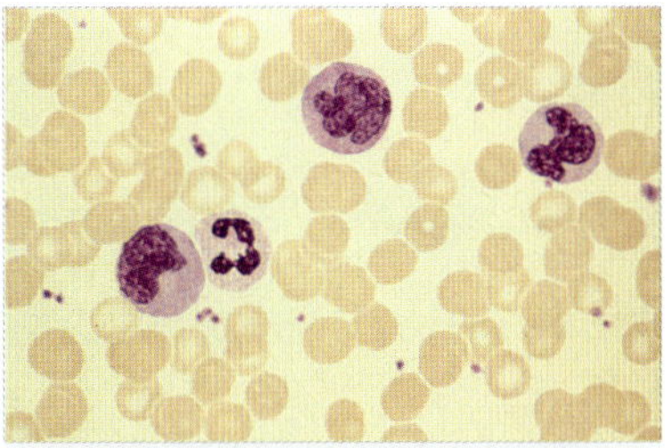

Abb. 8.16 Monozyten. 3 Monozyten mit vielgestaltigen Kernen und graublauem, leicht rötlich tingiertem Zytoplasma sowie ein segmentkerniger neutrophiler Granulozyt mit 4 Kernsegmenten (normal: 3–5). Zwischen den Erythrozyten liegen einige Thrombozyten.

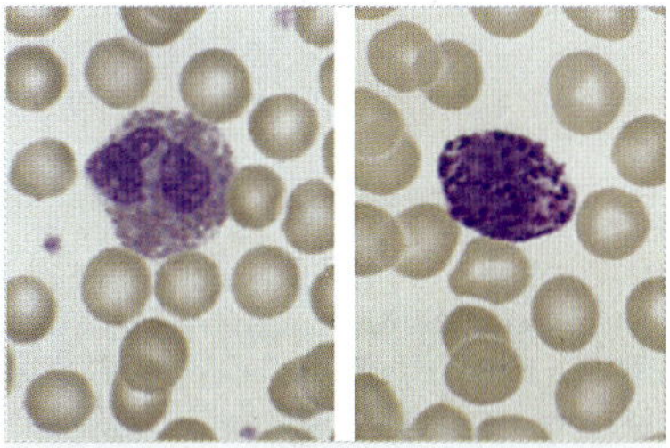

Abb. 8.17 Eosinophiler (links) und basophiler Granulozyt. Zu beachten ist die gleichmäßige Verteilung der recht einförmigen eosinophilen Granula im Vergleich zu den ungleichmäßigen, locker verteilten dunkelvioletten Granula in dem basophilen Granulozyten.

heitsbildern mit erhöhten Blutfettwerten (Hyperlipoproteinämien, Diabetes mellitus, Nephrose, Myxödem) auftreten.

Eine **Monozytose** tritt vor allem bei Tuberkulose, Lues und bei subakuter bakterieller Endocarditis sowie in der Erholungsphase nach den verschiedensten akuten bakteriellen Infektionen auf. Außerdem werden Monozytosen bei verschiedenen chronisch entzündlichen Erkrankungen beobachtet. *Persistierende Monozytosen* ohne erkennbare Ursache sind typisch für die chronische myelomonozytäre Leukämie und akute Monozytenleukämien.

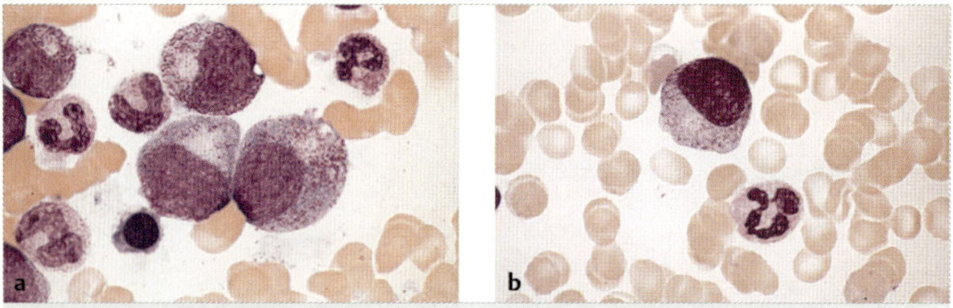

Abb. 8.18 Knochenmarkausstriche. a Vorstufen der neutrophilen Granulozyten. In der Mitte liegen 3 große Zellen mit kräftiger Granulation im zum Teil noch leicht basophilen Zytoplasma. Es handelt sich um Promyelozyten. Links darunter ist ein Normoblast. In der Umgebung spätere Reifestufen. **b** Ein **Myelozyt** mit großem unsegmentiertem Kern und bereits hellem Zytoplasma mit zum Teil noch gröberen Primärgranula sowie ein segmentkerniger **neutrophiler Granulozyt**.

Eine **Monozytopenie** ist sehr selten. Sie tritt charakteristischerweise bei der Hairy-Cell-Leukämie auf.

Eine **Lymphozytose** fällt regelmäßig während der letzten Phase eines Infekts sowie bei Virusinfektionen, vor allem bei Keuchhusten (zum Teil ungewöhnlich stark), Röteln und Mumps auf. Hochgradig lymphatische Reaktionen mit morphologisch veränderten Formen (Lymphoidzellen) sind typisch für die infektiöse Mononukleose (Morbus Pfeiffer, ▶ Abb. 8.19).

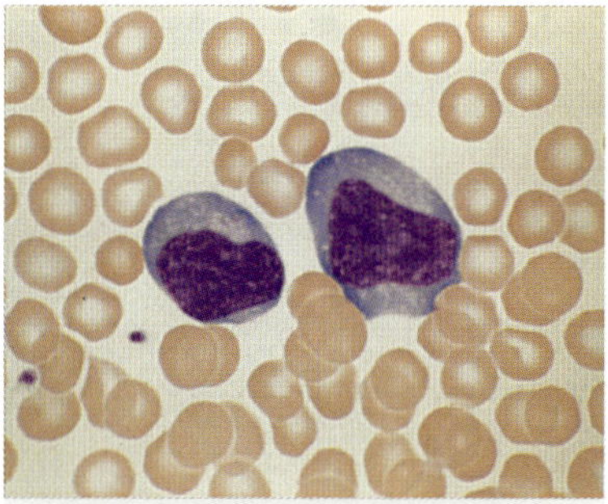

Abb. 8.19 Infektiöse Mononukleose. Zwei stimulierte Lymphozyten (Reizformen) im Blutausstrich bei infektiöser Mononukleose. Es handelt sich dabei um veränderte T-Lymphozyten („Pfeiffer-Zellen"), die nicht mit Monozyten verwechselt werden dürfen.

M!

Merke

Von einer **Leukopenie** (S. 335) spricht man bei einer Verminderung der weißen Blutkörperchen unter 4/nl. Dabei handelt es sich in den meisten Fällen um eine **Granulozytopenie**.

Eine **Lymphozytopenie** findet man oft in der ersten Phase eines Infektes sowie bei Formen von Hypercorticismus (Cushing-Syndrom), außerdem nach der Anwendung von Glucocorticoiden und Zytostatika und bei Hodgkin-Lymphomen. Zur **Agranulozytose** (S. 336).

Linksverschiebung: Unter einer Linksverschiebung versteht man eine *Vermehrung von jugendlichen Vorstufen der Neutrophilen* (Stabkernige, Metamyelozyten bis hin zu Blasten) im peripheren Blut. Diese Linksverschiebung kann bei akuten Infekten, Eiterungen, Infektionskrankheiten und einschmelzenden Tumoren auftreten. Das *Ausmaß* der Linksverschiebung ist differenzialdiagnostisch wichtig: Geht sie über die Myelozyten hinaus, sodass Promyelozyten oder sogar Blasten im peripheren Blut auftreten, so kann man von einer pathologischen Linksverschiebung sprechen, die fast nur bei primären Blutkrankheiten vorkommt.

Differenzialdiagnostisch von der Linksverschiebung abzugrenzen ist die seltene Pelger-Huet-Kernanomalie. Hierbei können die segmentkernigen Granulozyten mit Stabkernigen verwechselt werden, was zu der falschen Diagnose einer Linksverschiebung führt. Es handelt sich jedoch um eine funktionell harmlose vererbte Kernsegmentierungsstörung. Morphologisch identische Kernanomalien können auch bei schweren Infekten, häufiger bei Leukämien vorübergehend auftreten. Man spricht dann von „Pseudo-Pelger-Zellen".

Toxische Granulation: Darunter versteht man das Auftreten von vergröberten dunkelviolett gefärbten zytoplasmagranula, z. B. bei schwereren bakteriellen Infekten sowie anderen Knochenmarksschädigungen (Zytostatika). Auch andere Medikamente, z. B. Resochin, können diese Veränderungen bewirken. Davon ist die seltene Alder-Granulationsanomalie abzugrenzen, die bei Mucopolysaccharidosen auftritt.

Auer-Stäbchen nennt man in der panoptischen Färbung rötlich-violett erscheinende, stäbchenförmige Einschlüsse im Zytoplasma, die ein pathologisches Äquivalent der Primärgranula darstellen (▸ Abb. 8.20). Sie kommen bei akuten myeloischen Leukämien (S. 348), selten bei Myelodysplasien vor.

Leukämien und die mit den Leukämien eng verwandten Erkrankungen gehen nahezu stets mit Blutbildveränderungen einher.

Die 2 häufigsten **chronisch verlaufenden Formen**, die chronische myeloische Leukämie (CML) und die chronische lymphatische Leukämie (CLL), sind in aller Regel bereits im Blutausstrich diagnostizierbar, da die Leukozytenzahl meistens deutlich erhöht ist und die Veränderungen im Ausstrich sehr charakteristisch sind (▸ Abb. 8.21 und ▸ Abb. 8.22). Bei der CML ist heute der Nachweis des Philadelphia-Chromosoms (Ph) bzw. der BCR-ABL-Translokation zytogenetisch, mittels FISH- (S. 352) oder PCR-Technik (S. 107) obligat, sichert die Diagnose und erlaubt Verlaufskontrollen.

Die heterogene Gruppe der reifzelligen lymphatischen Neoplasien, deren bekanntester Vertreter die *B-CLL* ist, bedarf meistens zusätzlich zur Zytologie und Histologie der immunologischen Diagnostik mittels FACS-Analyse (S. 104). Zur Abschätzung der Prognose ist heute auch eine Chromosomen- und/oder FISH-Analyse üblich.

Schwieriger gestaltet sich die Diagnostik bei der heterogenen Gruppe der Erkran-

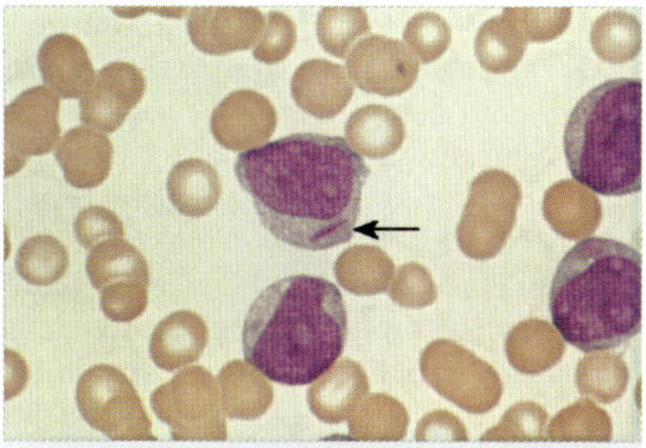

Abb. 8.20 Akute myeloische Leukämie. Als Beispiel einer akuten Leukämie sind 4 Blasten abgebildet, die größer sind als Lymphozyten, deren Kernstruktur lockerer erscheint und die zum Teil Nukleolen enthalten. Im Zytoplasma der einen Zelle ist ein rötliches Stäbchen zu erkennen (Pfeil), ein Auer-Stäbchen. Auer-Stäbchen gibt es nur bei akuten myeloischen Leukämien oder ihren unmittelbaren Vorstadien.

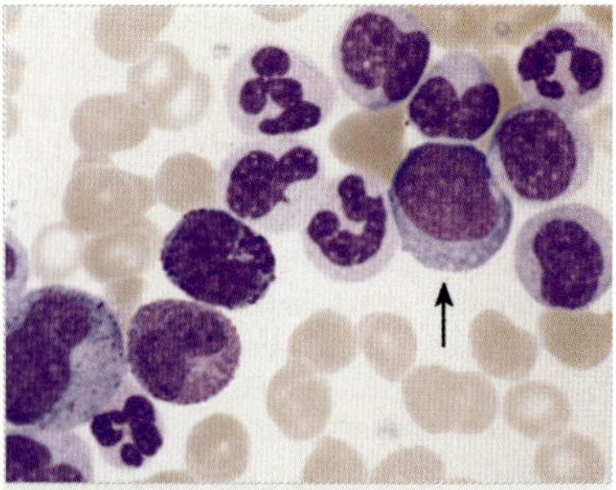

Abb. 8.21 Chronische myeloische Leukämie. Blutausstrich bei chronischer myeloischer Leukämie. Typischerweise finden sich dabei alle Reifungsstufen der Granulozytopoese sowie eine Vermehrung der basophilen und der eosinophilen Granulozyten (linke Bildhälfte); Blasten (Pfeil) sind in der Frühphase der Erkrankung selten.

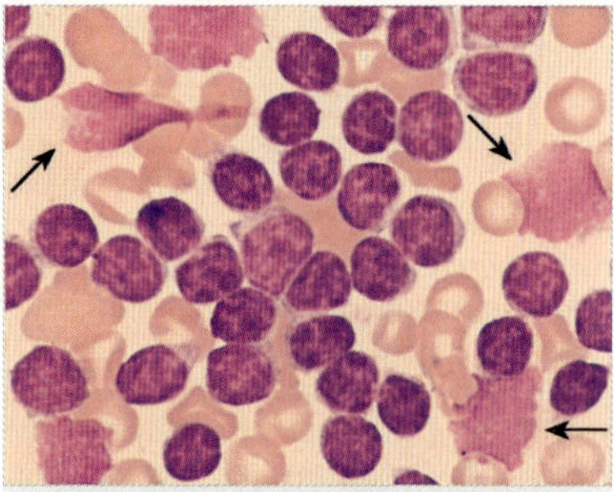

Abb. 8.22 Chronischer lymphatischer Leukämie. Blutausstrich bei chronischer lymphatischer Leukämie (B-CLL). Man sieht nur kleine Lymphozyten mit schmalem, manchmal scheinbar fehlendem Zytoplasma. Die Kerne enthalten ein dichtes, zum Teil schollig wirkendes Chromatin. Dazwischen sieht man einzelne zerquetschte Kerne, die als Gumprecht-Kernschatten bezeichnet werden (Pfeile).

kungen, die als **akute Leukämien** zusammengefasst werden. Sie werden üblicherweise in 2 große Gruppen untergliedert, die man als akute myeloische Leukämien (AML) und als akute lymphatische Leukämien (ALL) zusammenfasst. Bei beiden Gruppen findet man zwar meistens eine Anämie und Thrombozytopenie im Blut, die Leukozytenzahl ist aber keineswegs immer erhöht: Bei etwa einem Drittel der Patienten liegen die Leukozytenwerte im unteren Normbereich oder sind sogar erniedrigt. Entsprechend schwierig können das Auffinden und die sichere Identifizierung der charakteristischen Blasten (undifferenzierte, unreife leukämische Zellen) sein (▶ Abb. 8.20). Deshalb ist die Knochenmarksuntersuchung bei akuten Leukämien unabdingbar. Bei den akuten myeloischen Leukämien findet man auch das einzige morphologisch für Leukämien spezifische Merkmal: Die Auer-Stäbchen (▶ Abb. 8.20).

Die *AML* werden morphologisch nach der FAB-Klassifikation (FAB = French-American-British Classification) in die Subtypen M1–M7 eingeteilt, die WHO hat eine Einteilung vorgeschlagen, die zytogenetische, molekulargenetische und anamnestische Daten in die Klassifizierung einbezieht. AML ohne andere Einordnungsmöglichkeiten entsprechen den Subtypen der FAB-Klassifikation, die nicht in den Kategorien I, II und III erfasst sind. Dazu gehören außerdem die akute Basophilenleukämie und die Panmyelose mit Myelofibrose. Als provisorische Entitäten sind 2 prognostisch günstige AML-Subtypen hinzugekommen, die zytogenetisch normal sind und nur mit molekularer Technik erfasst werden können:

- AML mit mutiertem NPM 1 (Nucleophosphim)
- AML mit mutiertem CEBPA (CCAAT/enhancer binding protein alpha)

Die Flt3-Mutation gehört nicht zur Klassifikation, ist aber für die Abschätzung der Prognose einer AML, wie die NPM1-Mutation, essenziell.

Der Primärbefund am Mikroskop beruht aber weiter auf der zytologisch-zytochemischen Einteilung entsprechend der FAB-Klassifikation.

Bei den *ALL* stützt sich die Diagnose und Klassifikation neben der Morphologie hauptsächlich auf den Immunphänotyp, der überwiegend durch FACS-Analyse (S. 104) ermittelt wird. Eines der wichtigsten prognostischen Kriterien ist der Nachweis oder Ausschluss der BCR-ABL-Translokation (t[9;22]), der im positiven Fall mit einer schlechten Prognose verknüpft war, seit Einführung von Imatinib aber erheblich verbessert wurde.

Knochenmarkausstriche: Weil der Blutausstrich meist nur differenzialdiagnostische Hinweise liefert, ist es häufig nötig, zusätzlich eine **Knochenmarkspunktion** durchzuführen und aus dem aspirierten Material Ausstriche anzufertigen, wobei in der Methodik der panoptischen Färbung prinzipiell kein Unterschied zum Blutausstrich (S. 339) besteht. Zellen der normalen Erythropoese, Granulozytopoese und Thrombopoese im Knochenmark zeigen die ▶ Abb. 8.23, ▶ Abb. 8.24, ▶ Abb. 8.25.

Knochenmarkausstriche sind u. a. nötig, wenn das Differenzialblutbild den Verdacht auf eine maligne Bluterkrankung liefert oder wenn eine periphere zytopenie vorliegt. Zusätzliche Informationen erhält man durch histologische Untersuchungen von Knochenmarkstanzbiopsien, die vor allem bei unergiebigen Punktionsergebnissen, beim Verdacht auf umschriebene Knochenmarkprozesse oder zur genaueren quantitativen Bestimmung und zur Beurteilung der Architektur des Knochenmarkparenchyms notwendig sind.

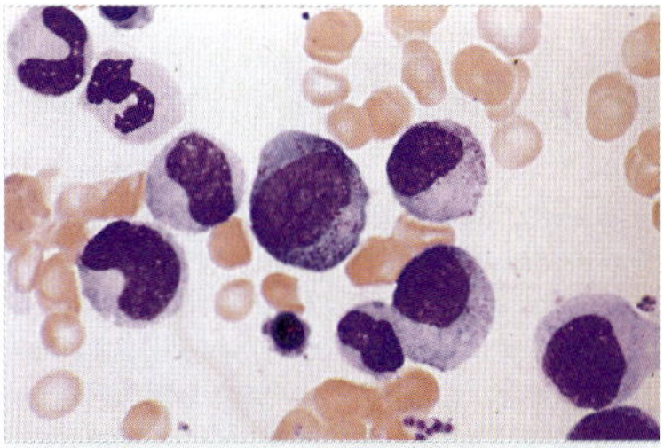

Abb. 8.23 Zellen der Granulozytopoese im Knochenmarkausstrich. In der Mitte liegt ein Promyelozyt mit deutlichem Nukleolus im Kern, überwiegend basophilem Zytoplasma, Aufhellung in der Kerneinbuchtung und groben azurophilen Granula. Rechts daneben 2 Myelozyten, links 2 Metamyelozyten, bei 10 Uhr ein neutrophiler Segmentkerniger.

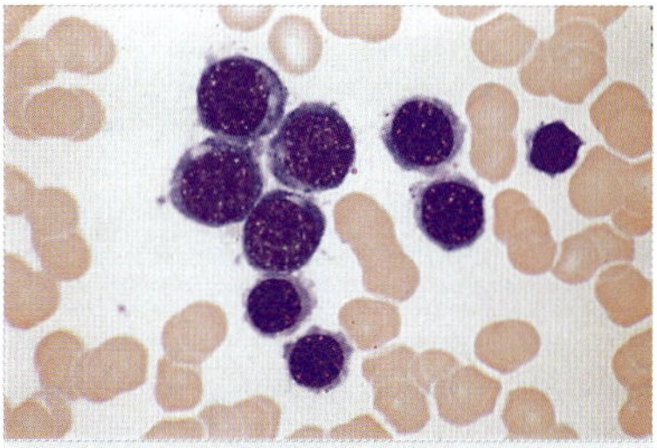

Abb. 8.24 Erythroblasten verschiedenen Reifegrades im Knochenmarkausstrich. Die unreiferen Formen haben ein basophiles, die reiferen bereits ein zum Teil hämoglobinhaltiges Zytoplasma. Am Rande rechts zum Vergleich ein Lymphozyt.

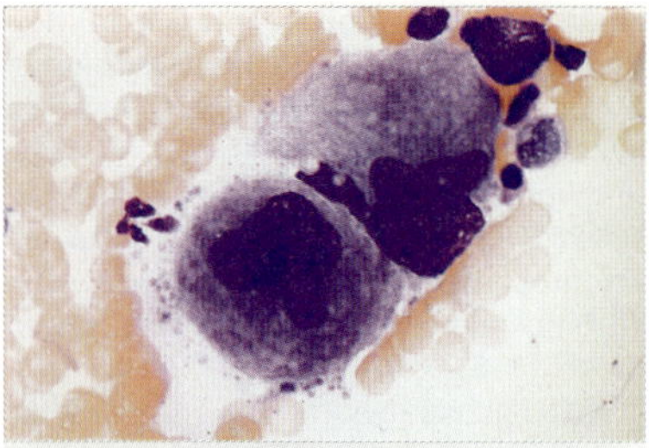

Abb. 8.25 Megakaryozyten. Zwei reife Megakaryozyten mit feingranulärem, wolkigem, violettem Zytoplasma und polymorphen Kernen.

8.6.3 Spezialuntersuchungen im Ausstrich

*D. Kraemer, H. Löffler**

Für bestimmte Fragestellungen, insbesondere zur weiteren Differenzierung pathologisch veränderter Blutbilder, ist es erforderlich, zusätzlich zur Standardfärbung **Spezialfärbungen** anzuwenden. Hierzu bedient man sich z. B. zytochemischer Methoden, mit deren Hilfe intrazellulär liegende Substrate oder die Aktivität von intrazellulären Enzymen dargestellt werden können. Zunehmende Bedeutung haben immunologische Methoden erlangt, die es erlauben, *Membraneigenschaften* von verschiedenen Zellreihen mikroskopisch sichtbar zu machen. In der folgenden Übersicht sind heute gebräuchliche Methoden mit ihrem wichtigsten Anwendungsbereich kurz zusammengestellt.

Zusatzinformation

1. **Peroxidase:** Diese Methodik dient zur Identifizierung normaler und pathologischer Formen der Granulozytopoese (neutrophile und eosinophile) vom frühen Promyelozytenstadium an (▶ Abb. 8.26a). Monozyten zeigen teilweise eine schwache bis mäßige Reaktion, Zellen der lymphatischen Reihen sind stets negativ. Diese und die alternativ angewandte Sudan-Schwarz-B-Färbung sind die wichtigsten Standardmethoden zur Abgrenzung der Gruppe der akuten myeloischen Leukämien von den akuten lymphatischen Leukämien.

2. **Alkalische Leukozytenphosphatase:** Sie kommt normalerweise in reifen Granulozyten (kleiner Teil der Stabkernigen sowie in Segmentkernigen) im Blutausstrich, im Knochenmark, daneben noch in Gefäßendothelien und Osteoblasten vor (▶ Abb. 8.26b). Sie wird bei einer Leukozytose eingesetzt, wenn eine chronische myeloische Leukämie abgegrenzt werden soll, wird aber heute kaum noch verwendet. Außerdem ist sie ein gutes Hilfsmittel zur Unterscheidung zwischen einer Polyzythaemia vera und einer symptomatischen Polyglobulie.

3. **Unspezifische Esterase:** Diese Methodik erlaubt die Identifizierung der Monozyten und ihrer Vorstufen in Blut und Knochenmark (▶ Abb. 8.26c). Sie ist eine der wichtigsten Methoden zur Erkennung oder Abgrenzung der akuten myeloischen Leukämien mit monozytärer Differenzierung.

4. **Saure Phosphatase:** Durch die Immunphänotypisierung weitgehend ersetzt.

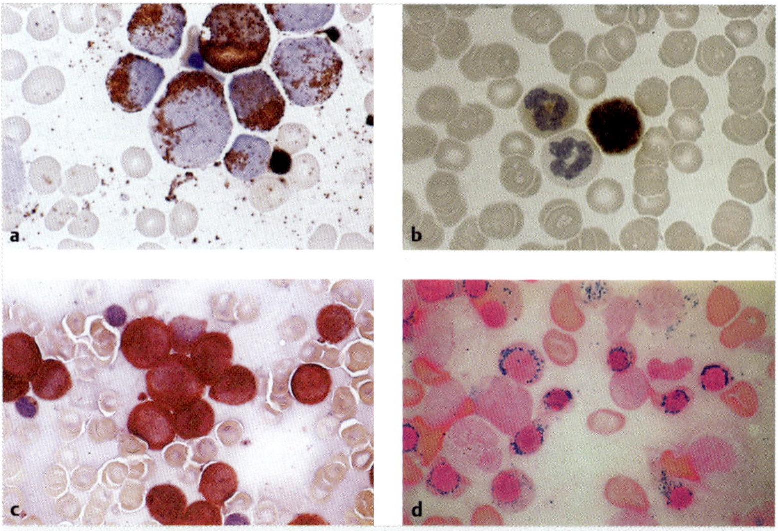

Abb. 8.26 **Spezialfärbungen von Blutausstrichen. a Peroxidasereaktion** bei akuter myeloischer Leukämie (AML), in der Mitte ein Blast mit 2 positiven Auer-Stäbchen über dem Kern. **b** Verschiedene Stärkegrade der **alkalischen Leukozytenphosphatase**: Grad 0, Grad 1, Grad 4. **c Starke unspezifische Esteraseaktivität** (Substrat α-Naphthyl-Acetat) mit Grad 4 bei Monozytenleukämie (M5B). **d Eisenfärbung** (Berliner-Blau-Reaktion) im Knochenmarkausstrich bei refraktärer Anämie mit Ringsideroblasten. Ringsideroblasten mit ringförmig um den Kern lokalisierten groben blauen Eisengranula.

5. **PAS-Reaktion:** Mit dieser Reaktion werden Polysaccharide, insbesondere Glykogen erfasst. Sie wurde früher vor allem als ein Hilfsmittel für die Erkennung von akuten lymphatischen Leukämien und für die Beteiligung der Erythropoese am leukämischen Prozess verwendet und kann zusätzlich als eine besondere Färbetechnik bei verschiedenen Fragestellungen angewendet werden.

6. **Toluidinblau-Färbung:** Dies ist die wichtigste Methode zur isolierten Darstellung der spezifischen Granula in Blut- und Gewebsbasophilen.

7. **Eisenreaktion:** Im peripheren Ausstrich ist die Aussagekraft relativ gering. Die Reaktion dient vor allem zum Nachweis des Speichereisens im Knochenmark und der normalen und pathologischen Sideroblasten im Knochenmark (▶ Abb. 8.26d).

8. **Immunologische Methoden** zum Nachweis von Membranmarkern oder intrazytoplasmatischen Strukturen sind heute für die Diagnostik und Einordnung lymphatischer Neoplasien unerlässlich. Sie ermöglichen die Zuordnung zur B- oder T-Lymphozytenreihe. Zunehmende Bedeutung gewinnen sie auch als Ergänzung der klassischen morphologischen Untersuchungsmethoden bei der Untersuchung der myeloischen Zellreihen (▶ Tab. 8.4).

9. Chromosomenuntersuchungen sind heute für die genaue Einordnung von Leukämien und lymphoproliferativen Erkrankungen unentbehrlich, da sie zusammen mit den klassischen Färbemethoden und den immunologischen Methoden prognostische Aussagen erlauben und damit auch Grundlage für die Therapie sein können. Man findet bei fast allen malignen Blut- und Lymphsystemerkrankungen strukturelle oder numerische Veränderungen der Chromosomen, die zur Charakterisierung der betroffenen Entitäten entscheidend beitragen.

Tab. 8.4 Wichtige immunologische Marker der blutbildenden Zellreihen.*

Stammzellen: CD34				
myeloisch	Megakaryozyten	lymphatisch		
MPO	CD41	B	T	NK
CD13	CD61	CD 79a	Cy/S CD3	CD 16
CD33		CD 19	CD7	CD 56
CDw-65		CD 20	CD2	
CD 117		cyCD22	CD5	
		cy-IgM	CD4	
			CD8	

* CD = Clusters of Differentiation; cy = zytoplasmatisch, s = Surface.

10. Die FISH-Technik (Fluoreszenz-in-Situ-Hybridisierung (FISH) ermöglicht den Nachweis von Chrosomenaberrationen in ruhenden (Interphase-)Zellen im Gegensatz zur klassischen Chromosomenanalyse, die nur in Mitosen gelingt. Man benötigt spezielle DNA-Sonden, die sich an die Ziel-DNA des zu untersuchenden Abschnitts anlagern und mittels gekoppelten Fluoreszenzfarbstoffs mikroskopisch sichtbar gemacht werden können. Vorteile dieser Methode sind die schnelle Durchführbarkeit an Ausstrichpräparaten, die hohe Sensitivität und Spezifität, die Möglichkeit der Analyse einer großen Zellzahl und die Möglichkeit der direkten Korrelation mit der Morphologie. Sie ist nur für gezielte Fragestellungen geeignet.

11. Molekulargenetische Untersuchungen. Die PCR (S. 107) und andere molekulargenetische Verfahren erlauben den Nachweis pathologischer Fusionsgene bei verschiedenen chromosomalen Translokationen oder Inversionen. Diese Methodik ist zwar sehr sensitiv, sie muss aber sorgfältig kontrolliert werden, weil sie sehr störanfällig ist und durch Kontamination falsch positive Ergebnisse liefern kann. Bei den folgenden Chromosomenaberrationen wird die Methodik bereits routinemäßig eingesetzt: Translokation t(15;17)*(PML-RARA)* bei Promyelozytenleukämie, Inversion inv(16)*(CBFB-MYH11)* bei akuter myeloischer Leukämie mit abnormen Eosinophilen, Translokation t(18;21)*(AML 1-ETO)* bei akuter myeloischer Leukämie mit partieller Ausreifung, Anomalien des langen Arms von Chromosom 11 (11q23) mit verschiedenen Partnergenen (▶ Tab. 8.5), Translokation t(9;22)*(BCR-ABL)* bei chronischer myeloischer Leukämie und bei akuter lymphatischer Leukämie (häufiger bei Erwachsenen als bei Kindern). Mutationen und kleine Genrearrangements, die zytogenetisch nicht nachweisbar sind, erlangen zunehmende Bedeutung bei zytogenetisch normalem Karyotyp. Bei akuten lymphatischen Leukämien der B- und T-Linie sind zahlreiche Fusionsgene nachgewiesen worden, deren Häufigkeit aber selten 1 % übersteigt. Diagnostisch bedeutsam ist die Translokation t(8;14)*(MYC-IGH)* beim Burkitt-Lymphom bzw. bei der reifen B-ALL sowie die Translokation t(14;18)*(IGH-BCL 2)* beim follikulären Lymphom.

Tab. 8.5 WHO-Klassifizierung der AML

Stufe	Bezeichnung
I	AML mit wiederkehrenden genetischen Anomalien • t(8;21)(q22;q22); RUNX1-RUNX1T 1 • inv(16)(p13q22), t(16;16)p13;q22); CBFB-MYH11 • t(15;17)(q22;q12); PML-RARA • t(9;11)(p22;q23), MLLT 3-MLL und MLL-Varianten • t(6;9)(p23;q34); DEK-NUP214 • inv(3)(q21q26); t(3;3)(q21;q26); RPN1-EVI1 • t(1;22)(p13;q13); RBM15-MKL 1
II	AML mit MDS-ähnlichen Veränderungen
III	Therapiebedingte AML
IV	AML ohne andere Einordnungsmöglichkeiten
V	Myelosarkom (Chlorom)
VI	Down-Syndrom-assoziierte AML
VII	Neoplasie blastischer plasmozytoider dendritischer Zellen

Bei der chronischen lymphatischen Leukämie (B-CLL) haben Deletionen von bestimmten Chromosomenregionen diagnostische und vor allem prognostische Bedeutung erlangt. Es handelt sich um die Deletionen del(13q14), del(11q22–23), del (17p13). Außerdem findet man häufig eine Trisomie 12. Diese Veränderungen werden einfacher mit der FISH-Technik (S. 352) erfasst.

Neuerdings spielen Mutationen im JAK2-Gen bei den „klassischen" chronischen myeloproliferativen Erkrankungen außer der CML (Polyzythaemia vera, essenzielle Thrombozythämie, Osteomyelosklerose/-fibrose) eine wichtige diagnostische Rolle, zahlreiche Fusionsgene wurden bei den myelodysplastischen Syndromen (MDS) und bei neu charakterisierten myeloproliferativen Erkrankungen wie atypischen chronischen myeloischen Leukämien und chronischen myelo-monozytären Leukämien (CMML) mit Eosinophilie beschrieben. Eindeutig charakterisiert wurde die chronische Eosinophilenleukämie. Sie kann von reaktiven Eosinophilien abgegrenzt werden durch Nachweis des F1P1L-PDGFRA-Gens, die – wie einige der „neuen" CMPE – mit Tyrosinkinase-Inhibitoren erfolgreich behandelt werden können.

9 Hämostaseologie

B. Pötzsch, K. Madlener

9.1 Das Hämostase-system

Die Aktivierung des Gerinnungssystems nach einer Verletzung führt zur Bildung eines Gerinnsels, das defekte Gewebsareale abdeckt und dadurch den Blutverlust begrenzt und gleichzeitig die Wunde verschließt. Verschiedene Regulationsmechanismen, die eng mit der Gerinnungsaktivierung und Gerinnselbildung verknüpft sind, begrenzen die Gerinnselbildung und verhindern eine Thrombenbildung in intakten Gefäßprovinzen.

Unter dem Begriff des Hämostasesystems werden alle Prozesse und Reaktionspartner zusammengefasst, die in die Gerinnselbildung und deren Regulation involviert sind.

Werden die Reaktionsabläufe des Hämostasesystems durch einen Mangel oder eine Dysfunktion einzelner oder mehrerer Reaktionspartner gestört, kann daraus eine **hämorrhagische Diathese** (Blutungsneigung) oder eine **Thrombophilie** (Thromboseneigung) resultieren.

Hämostasestörungen können zu Organdysfunktionen führen, letztere aber auch komplexe Gerinnungsstörungen auslösen. Beispielsweise können Leberfunktionsstörungen durch die eingeschränkte Synthese von Gerinnungsfaktoren zu Blutungen führen und umgekehrt kann eine Pfortaderthrombose eine Leberfunktionsstörung hervorrufen.

> **Merke** M!
>
> Die Gerinnselbildung ermöglicht einen passageren Wundverschluss und limitiert den Blutverlust nach einer Gefäßverletzung. Erkrankungen des Hämostasesystems können angeboren oder erworben sein und das Blutungs- oder Thromboserisiko erhöhen.

9.2 Hämostasediagnostik: Probenentnahme und Probenvorbereitung

Die Laboranalytik wird bei Patienten mit einer Blutungs- oder Thromboseneigung zur Ursachenfindung, Einschätzung des Schweregrades und zur Therapieführung eingesetzt. Eine weitere Indikation ist die Risikobewertung vor operativen Eingriffen und anderen invasiven Maßnahmen.

Ausgangsmaterial für die Gerinnungsanalytik ist venöses Vollblut, das meist durch Punktion einer peripheren Vene gewonnen wird. Um eine Gerinnungsaktivierung nach der Blutabnahme zu verhindern, wird der Blutprobe ein Antikoagulans zugesetzt, das in der Abnahmemonovette vorgelegt wird.

Gängige Antikoagulanzien sind Substanzen wie Citrat oder EDTA, die Kalziumionen binden, oder seltener Thrombininhibitoren. Bei einer Citratkonzentration von 0,105 mmol/l (3,2 %) werden die freien Kalziumionen im Blut gebunden. Im Rahmen der Laboranalytik wird durch Zugabe von Kalzium das Starten der Gerinnungsreaktion möglich. Das Mischungsverhältnis zwischen Citrat und Blut sollte bei Hämatokritwerten zwischen 25 und 60 % 1:9 betragen. Liegen die Hämatokritwerte außerhalb dieses Bereichs, nimmt der Plasmaanteil zu bzw. ab, sodass eine Anpassung des Citratvolumens erforderlich ist. EDTA bindet genauso wie Citrat freie Kalziumionen. Im Unterschied zum Citrat hat es den Vorteil, dass es in fester Form vorliegt und deswegen keine Volumenkorrekturen erforderlich sind. Verglichen mit Citrat hat es aber den Nachteil einer schwierigeren Rekalzifizierung. Daher ist es kein gängiges Antikoagulans in der Gerinnungsanalytik.

Trotz des Zusatzes von Citrat kann bei schwierigen Punktionsverhältnissen eine Gerinnungsaktivierung während der Blutabnahme vorkommen. Technisch komplizierte Blutabnahmen sollten dem Labor mitgeteilt werden, damit diese Information in der späteren Befundung berücksichtigt werden kann. Auch Antikoagulanzien, die über einen zentralvenösen Zugang verabreicht werden, können das Analysenergebnis beeinflussen. Einige POCT-Methoden verwenden Kapillarblut, das durch Punktion der Fingerbeere gewonnen wird. Hier sollte eine zu starke Massage der Fingerbeere vor der Punktion vermieden werden, da sonst ebenfalls die Gefahr einer vorzeitigen Gerinnungsaktivierung besteht.

Nur wenige Gerinnungsteste werden mit Vollblut durchgeführt. Die meisten Analysen verwenden Plasma, das durch Zentrifugation der Blutprobe bei 2.000–2.500 x g für 10–15 Minuten bei Raumtemperatur gewonnen wird. In Abhängigkeit vom eingesetzten Antikoagulans wird das Plasma als Citratplasma, EDTA-Plasma oder Thrombininhibitor-(TI-)-Plasma bezeichnet. Eine Lagerung der Plasmaproben ist bei 4 °C oder Raumtemperatur (RT) möglich. Dabei ist die maximale Lagerungszeit von der Stabilität des zu analysierenden Faktors abhängig. Eine langfristige Lagerung kann bei –80 °C erfolgen.

Zur Thrombozytenfunktionsdiagnostik wird plättchenreiches Plasma (PRP) eingesetzt, das durch Zentrifugation des Vollblutes bei 150–200 x g für 15–20 min bei RT hergestellt wird. Das PRP kann bei RT für einige Stunden bis zur Analyse gelagert werden.

M!

Merke

Kann eine Abnahme aus zentralvenösen Zugängen nicht vermieden werden, sollten 10 ml Blut vor der Blutabnahme zur Gerinnungsanalytik abgenommen werden. Dadurch soll eine Kontamination der Blutprobe mit Heparin oder einem anderen Antikoagulans vermieden werden.

9.3 Thrombozytendiagnostik

Thrombozyten werden im Knochenmark durch **zytoplasmatische Zellabschnürungen** aus den Megakaryozyten gebildet und zirkulieren im Blut als kernlose, diskoide Zellen mit einem mittleren Zellvolumen von 9–15 fl. Die Verweildauer im Blut liegt zwischen 7 und 10 Tagen. Durch ihre im Vergleich mit den übrigen Blutzellen geringe Größe werden die Thrombozyten an den Rand der Blutströmung gedrängt und zirkulieren unmittelbar über der Endothelzellschicht. Nach einer Verletzung kommen die Thrombozyten in Kontakt mit dem subendothelialen Gewebe und binden Rezeptor-vermittelt an Kollagen und andere Bestandteile der subendothelialen Matrix. Wie in ▶ Abb. 9.1 schematisch dargestellt wird diese als Adhäsion bezeichnete Bindung von Thrombozyten an das subendotheliale Gewebe durch den von-Willebrand-Faktor (vWF) vermittelt.

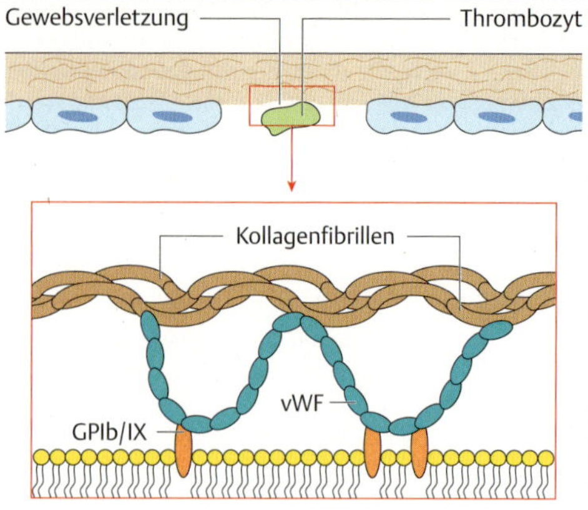

Abb. 9.1 Schematische Darstellung der Thrombozytenadhäsion. Nach einer Verletzung der Endothelzellschicht (blau) binden die Thrombozyten (grün) an Bestandteile der subendothelialen Matrix (orange). Der vergrößerte Bildausschnitt zeigt, dass diese Bindung durch den von-Willebrand-Faktor (vWF) vermittelt wird, da dieser gleichzeitig an Kollagenfibrillen und dem Glycoprotein-Ib-IX-Rezeptor der Thrombozytenmembran binden kann.

Der Thrombozytenadhäsion folgt eine Aktivierung des Thrombozyten, die zu einer Änderung der **Thrombozytenmorphologie** führt. Durch Kontraktion des thrombozytären Zytoskeletts werden **Pseudopodien** gebildet, über die eine Vernetzung der einzelnen Thrombozyten erfolgt. Gleichzeitig werden gerinnungsaktive Substanzen freigesetzt. Durch die Integration von gerinnungsaktiven Phospholipiden in die Thrombozytenmembran entsteht eine reaktive Oberfläche für die Reaktionsprozesse der plasmatischen Gerinnung. Die einsetzende Aktivierung des plasmatischen Gerinnungssystems wird verstärkt und das entstehende Thrombin sowie andere freigesetzte Mediatorprozesse wie ATP und Thromboxan aktivieren weitere Thrombozyten, die in das entstehende Gerinnsel integriert werden.

9.3.1 Bestimmung der Thrombozytenzahl

Indikation

- Abklärung einer Blutungsneigung
- präinterventionelle Bewertung des Blutungsrisikos
- Verlaufskontrollen
- Beurteilung der Knochenmarksfunktion
- Verdacht auf myeloproliferative Erkrankungen

► **Bestimmungsmethoden €.** Die Bestimmung der Thrombozytenzahl erfolgt routinemäßig mit Vollautomaten im Rahmen der Bestimmung eines kleinen Blutbildes oder eines Differenzialblutbildes. In diesen Geräten wird die Thrombozytenpopulation anhand der Größe und Zellmasse erkannt. Entsprechend der Größe und der Färbeeigenschaften kann eine Thrombozytensubpopulation von neu gebildeten Thrombozyten abgegrenzt werden. Diese werden als retikuläre Thrombozyten bezeichnet.

Besteht der Verdacht einer Thrombozytopathie mit morphologisch veränderten Thrombozyten wie z. B. Riesenplättchen, sollte die elektronische Zählung mit der Analyse eines Blutausstrichs kombiniert werden.

► **Untersuchungsmaterial**
- EDTA-Vollblut oder Kapillarblut
- Citrat-Vollblut zur Abklärung einer EDTA-induzierten Pseudothrombozytopenie

Referenzintervalle

Alter	Thrombozytenzahl
Neugeborene	100–250/nl
ältere Kinder und Erwachsene	150–450/nl

► **Interpretation.** Eine Thrombozytopenie kann durch eine verminderte Synthese, durch einen Verlust oder durch einen verstärkten Abbau ausgelöst werden. Das damit verbundene Blutungsrisiko ist abhängig von der Stärke und Geschwindigkeit, mit der eine Thrombozytopenie auftritt.

9

Tab. 9.1 Blutungsrisiko bei akuter Thrombozytopenie

Thrombozytenzahl	Schweregrad	Blutungsrisiko / Konsequenz
< 20 /nl	schwer	• spontane Blutungen möglich • Thrombozytensubstitution erwägen • Reduktion einer antithrombotischen Therapie
20–50/nl	mittelschwer	• Blutungen in Risikosituationen (z. B. bei OP's ,Verletzungen)
50–150/nl	mild	• keine spontane Blutungen, • kaum erhöhtes Blutungsrisiko in Risikosituationen

► Tab. 9.1 zeigt eine grobe Zuordnung zwischen dem Blutungsrisiko und der Thrombozytenzahl. Die Relevanz einer Thrombozytopenie ist abhängig von der klinischen Konstellation. Beispielsweise führt eine mittelschwere Thrombozytopenie in Alltagssituationen nicht zu Blutungen, kann aber nach Verletzungen oder bei operativen Eingriffen zu verstärkten Blutungen führen.

Wird bei einem Patienten erstmalig eine Thrombozytopenie diagnostiziert, muss eine EDTA-induzierte Thrombozytopenie ausgeschlossen werden. Diese ist ein reines Laborphänomen ohne klinische Relevanz. Durch die Zugabe von EDTA kommt es zu einer Agglutinatbildung und diese Agglutinate werden von den Analysenautomaten fehlinterpretiert. Zum Ausschluss einer EDTA-induzierten Thrombozytopenie wird der Wert in einer Blutprobe nachkontrolliert, die durch ein anderes Antikoagulans als EDTA ungerinnbar gemacht wurde. Bewährt hat sich die Bestimmung der Thrombozytenzahl im Citrat- bzw. im Heparin-Vollblut oder in Mg^{2+}-vorbeschichteten Monovetten.

Beim Einsatz von Citrat-Vollblut muss der Verdünnungseffekt durch das vorgelegte flüssige Citrat korrigiert werden. Die Korrektur wird im Labor vorgenommen. Das Ergebnis auf dem Stationsbefund muss nicht mehr umgerechnet werden.

Eine Erhöhung der Thrombozytenzahl kann reaktiv durch eine gesteigerte Syntheseleistung (Thrombozytose) oder durch eine klonale Expansion in der megakaryozytären Reihe (Thrombozythämie) ausgelöst werden. Eine reaktive Thrombozytose tritt z. B. nach größeren Blutverlusten und bei einer Eisenmangelanämie auf. Sie ist reversibel und nicht mit einem erhöhten Thromboserisiko verbunden. Die Thrombozythämie ist eine klonale Erkrankung des Knochenmarks, die in Abhängigkeit vom Proliferationsindex zu einer Blutungs- und/oder Thromboseneigung führen kann.

Merke

M!

Das Blutungsrisiko bei einer Thrombozytopenie ist abhängig von dem Schweregrad der Thrombozytopenie, dem Verlauf und der klinischen Konstellation. Das Laborphänomen der EDTA-induzierten Thrombozytopenie führt zu falsch niedrigen Messungen. Deswegen sollte eine erstmalig nachgewiesene Thrombozytopenie im Citratblut kontrolliert werden. Bei erhöhten Thrombozytenzahlen > 500/nl ist zur Beurteilung der klinischen Wertigkeit eine Differenzierung zwischen reaktiver Thrombozytose und klonaler Thrombozythämie erforderlich.

Fallbeispiel

B

Bei einer 33-jährigen Erstgebärenden mit einsetzender Wehentätigkeit wird nach stationärer Aufnahme ein Thrombozytenwert von 34/nl gemessen. Eine Blutungssymptomatik, insbesondere petechiale Blutungen, besteht nicht. Es erfolgt eine Kontrolle der Thrombozytenzahlen im Citratblut mit folgendem Ergebnis:

Thrombozytenzahl	Wert
EDTA-Blut	34/nl
Citrat-Blut	134/nl

Die im EDTA-Blut gemessene Thrombozytopenie konnte im Citratblut nicht in gleicher Ausprägung bestätigt werden, sodass die Diagnose einer EDTA-induzierten Pseudo-Thrombozytopenie gestellt wird. Die milde Thrombozytopenie im Citratblut kann als gestationsbedingte Thrombozytopenie gewertet werden und hat klinisch keine Relevanz. Damit besteht peripartal kein erhöhtes Blutungsrisiko und eine Periduralanästhesie kann erfolgen.

Beachte: Der Nachweis einer Thrombozytopenie erfordert eine Kontrolle im Citratblut.

9.3.2 Platelet-function-analyzer-(PFA-)-Analytik

Indikation

- Abklärung einer Blutungsneigung
- Verdacht einer Thrombozytenfunktionsstörung
- Überprüfung einer thrombozytenfunktionshemmenden Therapie (ASS, P2Y12-Inhibitoren)

▶ **Bestimmungsmethoden €€.** Es handelt sich um eine automatisierte Bestimmungsmethode, bei der antikoaguliertes Vollblut durch eine Kapillare gesaugt wird, in die eine mit Kollagen und einem Thrombozytenaktivator beschichtete Membran integriert ist. Durch den Kontakt mit der Membran werden die Thrombozyten aktiviert, sie aggregieren und verschließen die Kapillare, sodass der Blutfluss gestoppt wird. Die Zeit bis zum Abbrechen des Blutflusses entspricht der In-vitro-Blutungszeit.

▶ **Untersuchungsmaterial und Präanalytik.** Blutabnahme mit PFA-Monovetten, die zur Stabilisierung der Thrombozyten einen speziellen Puffer enthalten. Bei RT können die Blutproben 4 h gelagert werden. Vor der Analyse sollte die Probe 10 min bei RT ruhen.

Bei einem Hämatokritwert < 0,35 wird die Verschlusszeit durch den niedrigen Erythrozytengehalt beeinflusst, sodass eine valide Beurteilung der Thrombozytenfunktion nicht möglich ist. Auch bei Thrombozytenzahlen < 80/nl ist eine valide Messung nicht möglich.

Referenzintervalle

Die Referenzintervalle werden chargenspezifisch vom Hersteller ermittelt

▶ **Interpretation.** Liegen die Verschlusszeiten in der PFA-Analytik innerhalb des Referenzintervalls, ist eine klinisch relevante Störung der Thrombozytenadhäsion, beispielsweise im Rahmen einer von-Willebrand-Erkrankung, unwahrscheinlich (siehe ▶ Tab. 9.2). Im Fall einer Behandlung mit ASS ist eine Verlängerung der Verschlusszeit in der Kollagen-Epinephrin-Messzelle ein Beleg für eine ausreichende ASS-Funktion. Auch für eine Therapie mit P2Y12-Antagonisten steht eine spezielle Messzelle zur Verfügung.

Tab. 9.2 Interpretation einer PFA-Analytik

	Kollagen / ADP		Kollagen/ Epinephrin		P2Y12	
	Verschlusszeit		Verschlusszeit		Verschlusszeit	
	normal	verlängert	normal	verlängert	normal	verlängert
Gerinnungsgesunde	x		x			
HKT < 35 %		x		x	x	x
Thrombozyten < 80/nl		x		x		x
ASS	x			x	x	
P2Y-Antagonisten	–	–	x			x

9.3.3 Thrombozytenaggregometrie nach Born

Indikation

- Abklärung einer Blutungsneigung
- Verdacht einer Thrombozytenfunktionsstörung
- Überprüfung einer thrombozytenfunktionshemmenden Therapie (ASS, P2Y12-Inhibitoren)

► **Bestimmungsmethoden €€.** In der Thrombozytenaggregometrie wird die Fähigkeit der Thrombozyten gemessen, nach Aktivierung durch einen spezifischen Agonisten ein Aggregat zu bilden. Gängige Agonisten sind: ADP, Kollagen, Arachidonsäure, Epinephrin (Adrenalin), TRAP (ein Peptid, das den Thrombinrezeptor aktiviert) und Ristocetin. Die Thrombozytenaggregometrie nach Born ist eine fotooptische Methode. Die Lichtdurchlässigkeit von thrombozytenreichem Plasma ist niedrig und ändert sich, wie in ►Abb. 9.2 dargestellt, durch die Aggregatbildung, da die Aggregate auf den Boden des Reaktionsgefäßes sinken.

► **Untersuchungsmaterial und Präanalytik.** Citrat-Vollblut, aus dem durch Zentrifugation plättchenreiches Plasma hergestellt wird.

Referenzintervall

Das Referenzintervall wird laborspezifisch ermittelt.

► **Interpretation.** Liegt eine Einschränkung der Aggregationsfähigkeit vor, kann das Muster die zugrunde liegende Störung eingrenzen (►Tab. 9.3). Mit der Thrombozytenaggregation kann die Wirkung von thrombozytenfunktionshemmenden Medikamenten überprüft werden. Mit ASS behandelte Patienten zeigen eine Einschränkung der Epinephrin- und Arachidonsäure-induzierten Aggregation, wohingegen Clopidogrel und andere P2Y12-Inhibitoren eine Einschränkung der ADP-induzierten Aggregation zeigen.

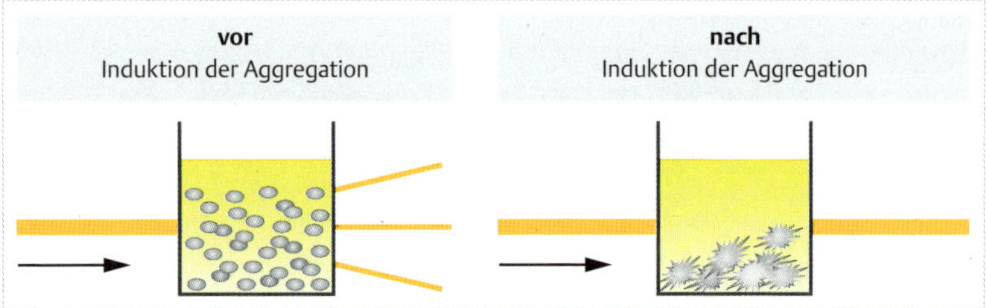

Abb. 9.2 Prinzip der fotooptischen Thrombozytenaggregationsmessung. Die Lichtdurchlässigkeit wird vor und nach Zugabe eines Thrombozytenaktivators gemessen. Die Lichtadsorption im plättchenreichen Plasma ist hoch und nimmt in Abhängigkeit von der Aggregation ab.

Tab. 9.3 Thrombozytenaggregation bei verschiedenen Thrombozytopathien und thrombozytenfunktionshemmenden Medikamenten.[1]

Agonist/Erkrankung	ADP < 5 µM	ADP > 5 µM	Kollagen	Ristocetin	Thrombin	Arachidonsäure	Epinephrin
Thrombozytopathien							
vWE[2]	↔[6]	↔	path	path[7]	↔	↔	↔
SPD[3]	path	↔	path	↔	↔	path	↔
pt-vWE[4]	↔	↔	↔	path	↔	↔	↔
BSS[5]	↔	↔	↔	path	path	↔	↔
Kollagenrezeptordefekt	↔	↔	path	↔	↔	↔	↔
Medikamente							
ASS	↔	↔– ↓	path	↔	↔	path	path
P2Y12-Antagonisten	↔– ↓	↔– ↓	↔	↔	↔	↔	↔

1 rot gekennzeichnet sind obligate Kriterien
2 von-Willebrand-Erkrankung
3 Storage-Pool-Disease
4 platelet-type vWE
5 Bernard-Soulier-Syndrom
6 ↔ = normal
7 path = pathologisch

Merke

Die Thrombozytenaggregometrie ist ein Funktionstest, mit dem die Fähigkeit der Thrombozyten zur Ausbildung eines Thrombozytengerinnsels gemessen wird.

9.3.4 Vollblutaggregometrie/Impedanzaggregometrie

Indikation

- Abklärung einer Blutungsneigung
- Verdacht einer Thrombozytenfunktionsstörung
- Überprüfung einer thrombozytenfunktionshemmenden Therapie (ASS, P2Y12-Inhibitoren)

▸ **Bestimmungsmethode €€.** Die Aggregationsfähigkeit der Thrombozyten wird im Vollblut durch Änderung des elektrischen Widerstands zwischen 2 Elektroden (Impedanzaggregometrie) gemessen. Im Unterschied zur fotooptischen Methode hat das Verfahren den Vorteil, dass die Herstellung von plättchenreichem Plasma entfällt. Nachteile sind die etwas geringere Sensitivität und die Verwendung eines speziellen Antikoagulans.

▸ **Untersuchungsmaterial.** Mit einem Thrombininhibitor antikoaguliertes Vollblut.

Referenzintervalle

Die Referenzintervalle werden laborspezifisch ermittelt.

9.3.5 von-Willebrand-Faktor-(vWF-)-Diagnostik

Indikation

- Abklärung einer Blutungsneigung
- Verdacht einer von-Willebrand-Erkrankung
- Überwachung einer Therapie mit von-Willebrand-Faktor-Konzentrat

▸ **Bestimmungsmethoden €€.** In der vWF-Diagnostik werden verschiedene Laborverfahren kombiniert, da mit einem einzelnen Testverfahren die verschiedenen Funktionen des vWF nicht abgebildet werden können. Zur Bestimmung der vWF-Konzentration werden Antikörper-basierte Verfahren, wie z. B. ein ELISA, eingesetzt. Die Fähigkeit des vWF, an Kollagen und den thrombozytären Glykoprotein-Ib-IX-Rezeptor zu binden wird mit Testverfahren ermittelt, die in einem ersten Schritt das Plasma mit dem jeweiligen Liganden exponieren und anschließend den gebundenen vWF messen. Weitere diagnostische Methoden umfassen die vWF-Multimeranalyse und eine molekulargenetische Diagnostik.

▸ **Untersuchungsmaterial und Präanalytik**

- Citratplasma
- EDTA-Vollblut zur molekulargenetischen Analyse

Der vWF ist stabil. Deswegen kann das Citratblut bis zur Analytik mindestens 3 Tage bei RT gelagert werden.

Referenzintervalle

Die Plasmakonzentration des vWF wird vom AB0-Blutgruppenstatus beeinflusst. Träger der Blutgruppenmerkmale 0 und A_2 weisen signifikant niedrigere vWF-Plasmakonzentrationen auf. Zur Beurteilung der vWF-Parameter werden deswegen AB0-Blutgruppen-spezifische Referenzwertbereiche ausgewiesen.

Die Referenzintervalle werden Labor- und Blutgruppen-spezifisch ermittelt.

► **Interpretation.** Signifikant erniedrigte vWF-Parameter, die in 2 voneinander unabhängigen Messungen bestimmt wurden, führen bei Vorliegen einer typischen Blutungssymptomatik zur Diagnose einer von-Willebrand-Erkrankung. Die Diagnose einer von-Willebrand-Erkrankung sollte in spezialisierten Zentren erfolgen.

Merke

Mit der von-Willebrand-Faktor-Analytik werden die Plasmakonzentration des von-Willebrand-Faktors und seine Fähigkeit, an Kollagen und an den thrombozytären von-Willebrand-Faktor-Rezeptor zu binden, gemessen. Der vWF gehört zu den Akute-Phase-Proteinen und ist bei akuten Infekten, postoperativ und in der Schwangerschaft erhöht.

9.3.6 Nachweis antithrombozytärer Antikörper

Indikation

- Verdacht einer Auto- oder Alloimmunthrombozytopenie
- Verdacht auf fetale oder neonatale Alloimmunthrombozytopenie

► **Bestimmungsmethoden €€.** Ein etabliertes Verfahren zur Bestimmung von antithrombozytären Antikörpern ist der MAIPA-Test (monoclonal antibody-specific immobilization of platelet antigen, MAIPA). In diesem Test wird das Antigen so schonend aus der Thrombozytenmembran herausgelöst, dass der gebundene Antikörper nicht vom Antigen gelöst wird. Anschließend wird der Antigen-Antikörper-Komplex mit einem monoklonalen Antikörper charakterisiert und quantifiziert. Zum Nachweis von frei zirkulierenden Antikörpern wird das Serum zunächst mit gewaschenen Thrombozyten inkubiert. Die Durchführung des MAIPA erfolgt meist durch spezialisierte Laboratorien, da es keine kommerziell erhältlichen Testkits gibt.

► **Untersuchungsmaterial und Präanalytik.** Citrat- und EDTA-antikoaguliertes Vollblut zur Bestimmung von gebundenen antithrombozytären Antikörpern

Serum zur Bestimmung von freien antithrombozytären Antikörpern

Referenzintervalle

Die Referenzintervalle werden laborspezifisch ermittelt.

► **Interpretation.** Der Nachweis von antithrombozytären Antikörpern bestätigt die Diagnose einer Immunthrombozytopenie. Umgekehrt kann der fehlende Nachweis von antithrombozytären Antikörpern die Diagnose einer Immunthrombozytopenie aber nicht ausschließen. Dies liegt an dem nicht vollständig bekannten Spektrum an potenziellen thrombozytären Antikörpern und für die jeweiligen Antigene verfügbaren monoklonalen Antikörpern. Bei typischer Klinik kann deswegen häufig erst durch den Erfolg einer eingeleiteten Therapie die Diagnose einer Immunthrombozytopenie bestätigt werden.

M!

Merke

Antithrombozytäre Antikörper sind gegen Antigene auf der Thrombozytenmembran gerichtet und führen durch gesteigerten Thrombozytenabbau zu einer Thrombozytopenie.

9.4 Plasmatische Gerinnungsdiagnostik

9.4.1 Das plasmatische Gerinnungssystem

Das plasmatische Gerinnungssystem ist ein Multienzymsystem, das nach seiner Aktivierung über mehrere Stufen zur Bildung des Schlüsselenzyms Thrombin führt. Thrombin aktiviert Fibrinogen, das nachfolgend zu Fibrin polymerisiert.

Die einzelnen **Gerinnungsfaktoren** werden mit römischen Ziffern benannt, die sich an der Reihenfolge, in der die Gerinnungsfaktoren entdeckt wurden, und nicht an der Reihenfolge ihrer Funktion innerhalb der Gerinnungskaskade orientiert. Die Gerinnungsfaktoren werden in Form von inaktiven Vorstufen synthetisiert und werden durch Spaltung aktiviert. Aktivierte Gerinnungsfaktoren werden durch das **Suffix „a"** benannt.

Alle zur Gerinnselbildung benötigten **Gerinnungsfaktoren** (**F**) zirkulieren im Blut. Mit Ausnahme von FVII, von dem etwa 1 % bereits aktiviert ist, liegen alle in noch nicht aktivierter Form vor. Der geringe Anteil von FVIIa führt nicht zu einer Gerinnungsaktivierung, da FVIIa eine sehr geringe enzymatische Aktivität aufweist. Erst nach einer Gefäßverletzung wird Gewebethromboplastin (engl. tissue factor, TF) freigesetzt, das mit FVIIa reagieren kann. TF wirkt als Kofaktor für FVIIa und erhöht dessen enzymatische Aktivität um mehrere Zehnerpotenzen. Da TF nicht in relevanter Form in der Zirkulation vorliegt, sondern aus Gewebe freigesetzt wird, spricht man auch von dem sogenannten extrinsischen Aktivierungskomplex.

Wie in ► Abb. 9.3 schematisch dargestellt wird durch den FVIIa-TF-Komplex FX aktiviert. Gleichzeitig aktiviert der FVIIa-TF-Komplex FIX. Da die Aktivierungsgeschwindigkeit von FX höher ist als die von FIX, wird zunächst mehr FXa gebildet, das zusammen mit FVa die Aktivierung von Prothrombin zu Thrombin katalysiert. FVa ist in dieser Reaktion ein Kofaktor, der die Enzymgeschwindigkeit von FXa erhöht, selbst aber keine enzymatische Aktivität aufweist.

Die initial gebildete Menge an Thrombin ist niedrig und nicht ausreichend, um Fibrinogen in relevanter Konzentration zu spalten. Über Verstärkermechanismen wird deswegen die Geschwindigkeit der Thrombinbildung und damit die Thrombinkonzentration erhöht. Die Kofaktoren V und VIII werden durch geringe Thrombinmengen aktiviert und verstärken die FXa-Bildung und -Wirkung. Zusätzlich wird FXI aktiviert, der die FXa-Bildung durch die Aktivierung von FIX weiter verstärkt. Durch

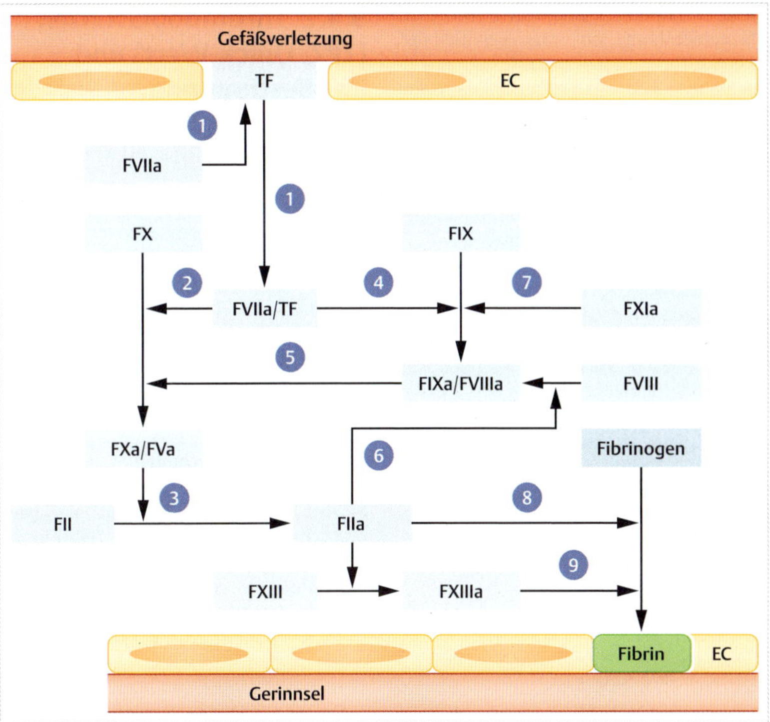

Abb. 9.3 Das plasmatische Gerinnungssytem. Nach einer Gefäßverletzung bildet der im Blut zirkulierende aktivierte Faktor VII (FVIIa) mit dem Tissue Factor (TF) aus dem verletzten Gewebe den extrinsischen Aktivierungskomplex (1). Dieser aktiviert den Faktor X (FX) (2), der dann als aktives Enzym (FXa) zusammen mit dem aus Thrombozyten freigesetzten aktiven Faktor V (FVa) die Bildung von Thrombin (FIIa) aus dem Proenzym Prothrombin (FII) katalysiert (3). Gleichzeitig aktiviert der FVIIa-TF-Komplex den Gerinnungsfaktor IX (FIX) (4), der zusammen mit dem aktiven Kofaktor VIII (FVIIIa) einen weiteren FXa-Aktivierungskomplex bildet (5). Die dazu notwendige Aktivierung von Faktor VIII (FVIII) erfolgt in einem Rückkopplungsmechanismus durch den zuvor gebildeten FIIa (6). In einem weiteren Rückkopplungsmechanismus wird Faktor XI (FXI) durch FIIa aktiviert, der anschließend die Konzentration an FIXa erhöht (7). Die über diese Reaktionswege erzielten hohen Thrombinkonzentrationen ermöglichen die Bildung von Fibrin aus dem Vorläufermolekül Fibrinogen (8). Gleichzeitig aktiviert FIIa den Faktor XIII (FXIII), der das Fibringerinnsel durch kovalente Quervernetzung stabilisiert (9).

diese Verstärkermechanismen wird die Thrombinbildung so stark beschleunigt, dass die Thrombinkonzentrationen ausreichend hoch sind, um die Fibrinbildung einzuleiten.

Abschließend wird das Fibrin stabilisiert, indem FXIIIa die Bildung von kovalenten Bindungen innerhalb des Fibringerinnsels und zwischen Fibrin und der subendothelialen Matrix katalysiert.

Die Aktivierung der plasmatischen Gerinnungskaskade setzt voraus, dass die einzelnen Gerinnungsfaktoren miteinander in Kontakt kommen. Als reaktive Oberfläche dienen negativ geladene Phospholipide, die in hoher Konzentration an der Oberfläche von aktivierten Thrombozyten enthalten sind. Dies verdeutlicht, dass die plasmatischen Gerinnungsprozesse eng mit der Thrombozytenaktivierung verzahnt sind.

M!

Merke

Die plasmatischen Gerinnungsfaktoren zirkulieren im Blut als inaktive Vorstufen. Nach einer Gefäßverletzung erfolgt eine sequenzielle Aktivierung, die zur Bildung von Thrombin führt. Thrombin induziert die Gerinnselbildung durch Aktivierung von Fibrinogen.

9.4.2 Thromboplastinzeit (TPZ, Quick-Wert) und INR-Bestimmung

[ ]

Indikation

- Abklärung einer Blutungsneigung
- Verdacht auf einen Gerinnungsfaktorenmangel
- Überwachung einer Therapie mit Vitamin-K-Antagonisten
- Überwachung einer Substitutionstherapie mit Prothrombinkomplexkonzentraten

▸ **Bestimmungsmethoden €.** Durch Zugabe von Gewebethromboplastin (Tissue Factor) und Kalziumionen wird die plasmatische Gerinnung aktiviert. Dabei ist die TF-Konzentration so hoch gewählt, dass es auch ohne die Verstärkungsmechanismen der intrinsischen Gerinnung zu einer relevanten Thrombinbildung kommt. Messgröße ist die Zeit zwischen der Zugabe des TF und der Gerinnselbildung.

Die verschiedenen Thromboplastin-Reagenzien enthalten rekombinant hergestellten oder aus Organen aufgereinigten TF und unterscheiden sich in ihrer biologischen Aktivität. Daraus resultieren unterschiedliche Gerinnungszeiten je nach verwendetem Reagenz.

Aus der Thromboplastinzeit wird über eine Referenzkurve der in Prozent angegebene Quick-Wert abgeleitet. Dabei entspricht ein Wert von 100 % der Gerinnungszeit in einem unverdünnten Plasmapool.

Zur Ermittlung der International Normalized Ratio (INR) wird die individuelle Gerinnungszeit durch den Mittelwert eines Referenzkollektivs geteilt und mit einem Korrekturfaktor multipliziert. Dieser als **International-Sensitivity-Index-(ISI-)-Wert** bezeichnete Korrekturfaktor wird von den Thromboplastin-Herstellern ermittelt und gleicht reagenzienspezifische Unterschiede aus. Die INR beschreibt das ungefähre Ausmaß einer Gerinnungszeit-Verlängerung durch die therapeutische Antikoagulation.

► **Untersuchungsmaterial**

- Citrat-Plasma, bei RT 4 h–1 Tag lagerbar
- kapilläres Vollblut zur POCT-Diagnostik

Referenzintervalle

Thromboplastinzeit: < 12 s, dies entspricht einem Quick-Wert > 70 %

Zur Überwachung einer Therapie mit Vitamin-K-Antagonisten wurden folgende INR-Bereiche definiert:

INR 2–3: Prophylaxe von kardioembolischen Komplikationen bei Vorhofflimmern, nach Lungenembolie und venöser Thrombose, mechanische Herzklappen

INR 2,5–3,5: mechanische Herzklappen in Mitralposition älterer Bauart nach Vorgaben des Herstellers

► **Interpretation.** Die Thromboplastinzeit kann durch einen Mangel der Gerinnungsfaktoren VII, V, X, II oder einen Fibrinogenmangel verlängert werden. Die weitere differenzialdiagnostische Abklärung erfolgt in Kombination mit einer APTT-Bestimmung und nachfolgender Einzelfaktorenanalyse (S. 369) (siehe ► Abb. 9.4).

Bis zu einem Quick-Wert von 40 % ist in der Regel nicht mit einem erhöhten Blutungsrisiko zu rechnen, sodass diagnostische Interventionen und kleinere operative Eingriffe ab diesem Quick-Wert durchgeführt werden können. Bei Werten unter 40 % ist das Blutungsrisiko klinisch relevant erhöht.

Antiphospholipid-Antikörper können ohne Vorliegen eines Einzelfaktormangels durch Reaktion mit der Phospholipid-Komponente zu einer Verlängerung der Thromboplastinzeit führen und müssen in die Differenzialdiagnostik einbezogen werden (S. 374).

Der aus der Thromboplastinzeit errechnete INR-Wert wird zur Überwachung einer Therapie mit Vitamin-K-Antagonisten eingesetzt, da die Thromboplastinzeit die Aktivitäten der Vitamin-K-abhängigen Faktoren VII, X und II abbildet. Liegen die INR-Werte unter- oder oberhalb des angestrebten therapeutischen Bereichs, besteht ein erhöhtes Thrombose- oder Blutungsrisiko.

Direkte Thrombininhibitoren (z. B. Dabigatran) und FXa-Inhibitoren, wie die Xabane, verlängern die Thromboplastinzeit. Ein Monitoring dieser Substanzen über die Thromboplastinzeit ist jedoch nicht möglich. Heparin verlängert die Thromboplastinzeit nicht, da dem Reagenz ein Heparinneutralisator (Polybren) zugesetzt wird.

Merke

Die Thromboplastinzeit ist ein Gerinnungstest, der kumulativ die Aktivitäten der Faktoren VII, X, V und II sowie von Fibrinogen misst. Sie ist ein Screeningtest, der in Kombination mit der APTT zur Diagnostik einer plasmatischen Gerinnungsstörung eingesetzt wird. Die Überwachung einer Antikoagulation mit einem Vitamin-K-Antagonsisten erfolgt durch INR-Kontrollen.

9.4.3 Aktivierte partielle Thromboplastinzeit (APTT)

Indikation

- Abklärung einer Blutungsneigung
- Verdacht auf einen Gerinnungsfaktorenmangel
- Überwachung einer Therapie mit unfraktioniertem Heparin oder parenteralen direkten Thrombininhibitoren

► **Bestimmungsmethoden €.** Die APTT ist ein Zweistufentest. In einem ersten Schritt wird das Kontaktfaktorensystem aktiviert und anschließend der Gerinnungsprozess durch Zugabe von Kalzium gestartet. Das Kontaktfaktorensystem wird durch Zugabe von stark negativ geladenen Oberflächen aktiviert und führt zur Bildung von FXIa.

► **Untersuchungsmaterial.** Citrat-Plasma, bei RT 4 h–1 Tag lagerbar

Referenzintervalle

Der Referenzwertbereich ist im Wesentlichen abhängig von dem eingesetzten APTT-Reagenz. Bei den meisten Reagenzien liegt das Referenzintervall zwischen 25 und 35 Sekunden. Kinder haben etwas längere APTT-Werte als Erwachsene.

► **Interpretation.** Die APTT wird durch einen Mangel der Faktoren XI, IX, VIII, X, V und einen Fibrinogenmangel verlängert. Wie in ► Abb. 9.4 dargestellt kann in Kombination mit der Thromboplastinzeitbestimmung eine erste differenzialdiagnostische Abschätzung vorgenommen werden, die durch nachfolgende Einzelfaktorenanalyse (S. 369) spezifiziert wird. Das Ausmaß der APTT-Verlängerung korreliert nicht in jedem Fall mit dem Blutungsrisiko.

Auch ein Kontaktfaktorenmangel (Faktor XII, Präkallikrein und hochmolekulares Kininogen) führt zu einer verlängerten APTT, ist aber nicht mit einem erhöhten Blutungsrisiko verbunden. Allerdings ist bei Vorliegen eines Kontaktfaktorenmangels die APTT nicht zur Steuerung einer Therapie mit unfraktioniertem Heparin geeignet.

Die APTT wird durch unfraktioniertes Heparin, direkte Thrombininhibitoren und direkte FXa-Inhibitoren verlängert. Während sie zur Therapiesteuerung von unfraktioniertem Heparin und parenteralen Thrombininhibitoren, wie z. B. Argatroban, eingesetzt wird, ist ein Monitoring der direkten oralen Antikoagulanzien mit der APTT nicht möglich. Niedermolekulares Heparin und das synthetische Heparin Fondaparinux verlängern die APTT in therapeutischer Dosierung nicht, sondern nur bei übertherapeutischen Dosierungen.

Antiphospholipid-Antikörper können ohne Vorliegen eines Einzelfaktormangels durch Reaktion mit der Phospholipid-Komponente zu einer Verlängerung der APTT führen und müssen in die Differenzialdiagnostik einbezogen werden (siehe Kapitel 9.6, S. 374).

Merke

Die APTT ist eine Gerinnungszeit, die von den Aktivitäten der Gerinnungsfaktoren XI, IX, VIII, X, V und dem Fibrinogen sowie den Kontaktfaktoren beeinflusst wird. In Kombination mit der Thromboplastinzeit und der nachfolgenden Einzelfaktorenanalyse (S. 369) werden mit der APTT klinisch relevante Faktorenmängel erkannt.

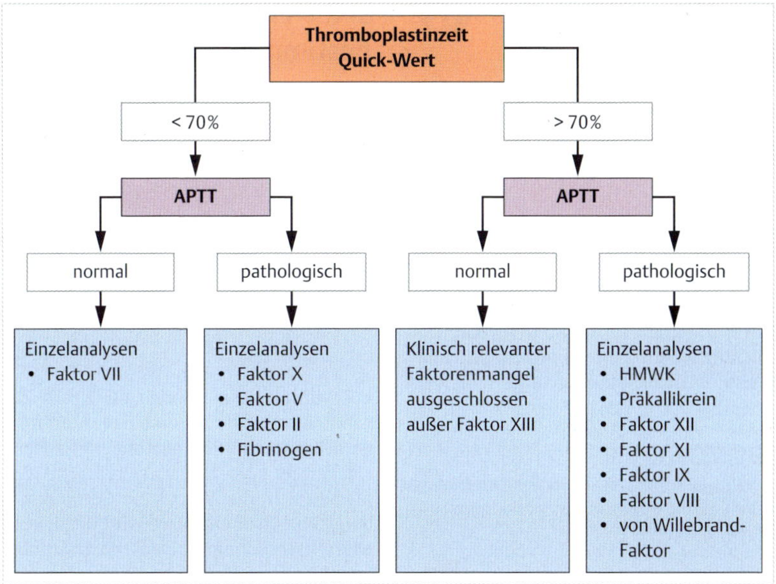

Abb. 9.4 APTT-und thromboplastinzeitgesteuerte Einzelfaktorenanalyse. Vor einer Einzelfaktorenanalyse bei Verdacht auf das Vorliegen einer plasmatischen Gerinnungsstörung werden die Globalteste APTT und Thromboplastinzeit als Screeningteste eingesetzt. In Abhängigkeit von der Befundkonstellation kann die nachfolgende Einzelfaktorenanalyse eingegrenzt werden.

9.4.4 Einzelfaktorenanalyse

Indikation

- Abklärung einer pathologischen Thromboplastinzeit oder APTT
- Überwachung einer Therapie mit Gerinnungsfaktoren

▸ **Bestimmungsmethoden €€.** Das Patientenplasma wird mit einem Mangelplasma gemischt, das alle Gerinnungsfaktoren bis auf den zu untersuchenden Gerinnungsfaktor in physiologischer Konzentration enthält. Dadurch korreliert die gemessene Gerinnungszeit mit der Faktorenkonzentration. Eine Referenzkurve wird durch serielle Ausverdünnung eines Standardnormalplasmas erstellt und die jeweilige Einzelfaktoraktivität in Prozent ausgedrückt.

▸ **Untersuchungsmaterial.** Citrat-Plasma

Referenzintervalle

Die Referenzintervalle werden laborspezifisch ermittelt. Für die meisten Einzelfaktoren liegt das Referenzintervall zwischen 70 und 120 %.

► **Interpretation.** Ein isolierter Einzelfaktorenmangel ist hinweisend auf eine hereditäre Gerinnungsstörung, wie z. B. eine Hämophilie A oder B. Das Ausmaß der Faktorenerniedrigung korreliert in der Regel mit der klinischen Symptomatik. Kombinierte Einzelfaktorenmängel sind meist erworben. Ein Beispiel sind die infolge eines Vitamin-K-Mangels auftretenden Verminderungen der Faktoren VII, IX, X und II. Seltener wird ein Faktorenmangel durch einen inhibitorisch wirkenden Antikörper ausgelöst.

Merke

In der Einzelfaktorenanalytik wird die Testspezifität durch Mischen des Patientenplasmas mit einem Mangelplasma, das für den zu untersuchenden Faktor defizient ist, erreicht. Je niedriger die Restaktivität eines Einzelfaktors, umso höher ist das Blutungsrisiko.

9.4.5 Fibrinogenbestimmung

Indikation

- Verdacht eines Fibrinogenmangels
- Überwachung einer Fibrinogensubstitution
- Überwachung einer Fibrinolysetherapie
- Verdacht einer disseminierten intravasalen Gerinnung

► **Bestimmungsmethoden €€.** Durch Zugabe einer hohen Thrombinkonzentration wird das in der Plasmaprobe vorhandene Fibrinogen zum Gerinnen gebracht. Gemessen wird die Zeit bis zur Gerinnselbildung. Eine Referenzkurve wird durch serielle Ausverdünnung eines Standardnormalplasmas erstellt. In Ergänzung zur funktionellen Bestimmung ist eine immunologische Bestimmung von Fibrinogen mithilfe von polyklonalen Antikörpern möglich. Darüber hinaus ist eine mathematische Abschätzung der Fibrinogenkonzentration aus der Thromboplastinzeit möglich, die als „derived fibrinogen" bezeichnet wird.

► **Untersuchungsmaterial.** Citrat-Plasma; bei RT 1–7 Tage lagerbar.

Referenzintervalle

- Fibrinogen: 1,5–4,5 g/l

► **Interpretation.** Die mit einem Fibrinogenmangel verbundene klinische Symptomatik ist abhängig von der Pathogenese. Patienten mit einem hereditären Fibrinogenmangel zeigen auch bei extrem niedrigen Fibrinogenkonzentrationen keine

Blutungsneigung. Einige Patienten mit einer Afibrinogenämie zeigen sogar ein erhöhtes Thromboserisiko. Demgegenüber kann es bei einem erworbenen Fibrinogenmangel, beispielsweise bei einem massiven Blutverlust, bereits ab Werten unter 1 g/l zu einer klinisch manifesten Blutungsneigung kommen, sodass eine Fibrinogensubstitution erforderlich wird. Dementsprechend wird bei einem starken intraoperativen Blutverlust angestrebt, einen kritischen Fibrinogenwert von 1 g/l nicht zu unterschreiten.

Merke

Zur Fibrinogenbestimmung wird das Plasma mit hohen Thrombinkonzentrationen zum Gerinnen gebracht. Deswegen können unter einer Therapie mit Thrombininhibitoren, wie Argatroban, falsch niedrige Fibrinogenkonzentrationen gemessen werden.

9.4.6 Faktor-XIII-Bestimmung

Indikationen

- Abklärung einer Blutungsneigung
- Kontrolle einer Therapie mit FXIII-Konzentrat

▶ **Bestimmungsmethoden €€.** Zur Bestimmung der FXIII-Aktivität wird der in der Untersuchungsprobe vorhandene FXIII zunächst durch Zugabe von Thrombin aktiviert. Ein gleichzeitig zugesetzter Polymerisationshemmer verhindert, dass es durch die Thrombinwirkung zur Bildung eines Fibringerinnsels kommt. Der aktivierte FXIII katalysiert die Ausbildung einer kovalenten Bindung zwischen einem ebenfalls zugesetzten Peptidsubstrat und Glycinethylester. Bei dieser Reaktion wird Ammoniak freigesetzt, dessen Konzentration über die Abnahme von NADH fotometrisch gemessen wird. Es besteht eine lineare Konzentration zwischen der Ammoniakbildung und der FXIII-Aktivität.

▶ **Untersuchungsmaterial.** Citrat-Plasma; bei RT 24 h lagerbar.

Referenzintervalle

Das Referenzintervall wird testspezifisch ermittelt. Meist liegt er zwischen 65 und 150 %.

▶ **Interpretation.** Eine Erniedrigung der FXIII-Aktivität erhöht das Blutungsrisiko. Typischerweise kommt es nach initial normaler Blutstillung zu einer verzögerten Nachblutung. Das Blutungsrisiko ist abhängig vom Ausmaß der FXIII-Erniedrigung. Eine FXIII-Aktivität > 40 % ist in der Regel nicht mit einer Blutungsneigung verbunden. Auch Wundheilungsstörungen können bei einem FXIII-Mangel auftreten. Sie sind jedoch kein typisches Symptom eines hereditären FXIII-Mangels. Die Diagnose eines hereditären FXIII-Mangels wird durch eine molekulargenetische Diagnostik verifiziert. Ein erworbener FXIII-Mangel kann bei verschiedenen, insbesondere entzündlichen Erkrankungen wie der Colitis ulcerosa oder dem Morbus Crohn auftreten.

Merke

Die FXIII-Aktivität wird durch die Globalteste Thromboplastinzeit und APTT nicht erfasst. Zur Abklärung einer Blutungsneigung gehört deswegen immer die Bestimmung der FXIII-Aktivität.

9.5 Nachweis einer Antikoagulanzienwirkung – therapeutisches Drug Monitoring

Durch eine Behandlung mit Antikoagulanzien wird die Gerinnungsfähigkeit des Blutes herabgesetzt. Dies kann zu verlängerten Gerinnungszeiten beispielsweise in der APTT oder der Thromboplastinzeit führen. Gleichzeitig kann damit die Dosierung von einigen Antikoagulanzien mit einer hohen interindividuellen Variabilität überwacht werden. Beispiele sind die Verwendung der APTT zur Therapieführung von unfraktioniertem Heparin oder der Einsatz der INR zur Überwachung einer oralen Antikoagulation mit Vitamin-K-Antagonisten.

Neuere Antikoagulanzien, wie die niedermolekularen Heparine oder die direkten oralen Antikoagulanzien, haben eine größere therapeutische Breite und können deswegen pauschaliert dosiert werden. Trotzdem kann im Einzelfall eine Bestimmung der antikoagulatorisch wirksamen Plasmaspiegel erforderlich werden. Dazu stehen entsprechende Testverfahren zur Verfügung.

9.5.1 Activated Clotting Time (ACT)

Indikation

- Überwachung einer hoch dosierten Heparintherapie bei extrakorporaler Zirkulation (Herzlungenmaschine, ECMO, Dialyse)
- Überwachung einer Heparintherapie in der interventionellen Kardiologie
- Überwachung einer Therapie mit Thrombininhibitoren bei extrakorporaler Zirkulation

▸ **Bestimmungsmethode €.** Ähnlich wie zur Bestimmung der APTT wird die Gerinnung über das Kontaktfaktorensystem aktiviert. Im Unterschied zur APTT ist die Konzentration an zugesetzten Kontaktaktivatoren, wie Kaolin oder Celite, deutlich höher. Durch den Einsatz von Vollblut, dem während der Blutabnahme kein Antikoagulanz zugesetzt wird, ist eine Rekalizifizierung der Probe während der Analyse nicht erforderlich. Außerdem werden die Kriterien einer POCT-Diagnostik erfüllt.

Referenzintervalle

Die Referenzintervalle sind systemabhängig.

▸ **Untersuchungsmaterial.** Vollblut

▸ **Interpretation.** Mit der ACT können Heparinwerte über 1 E/ml noch linear erfasst werden. Dies ist mit der APTT nicht mehr möglich. Deswegen ist sie zur Überwachung einer hoch dosierten Heparintherapie und zur Dosisadjustierung geeignet. Ein Kontaktfaktorenmangel verlängert die ACT. Dies darf nicht als ausreichende „endogene" Antikoagulation fehlinterpretiert und auf die Gabe eines Antikoagulans verzichtet werden. Durch einen Kontaktfaktorenmangel ist die Gerinnbarkeit des Blutes im extrakorporalen System nicht herabgesetzt. In diesen Fällen muss die Überwachung der Heparintherapie durch alternative Methoden, wie z. B. durch Bestimmung der anti-FXa-Einheiten, erfolgen.

Merke

Die ACT wird zur Überwachung einer hoch dosierten Heparintherapie in der Herzchirurgie, interventionellen Kardiologie und Intensivmedizin eingesetzt.

9.5.2 Faktor-Xa-Inhibitionstest (anti-Xa-Bestimmung)

Indikation

- Bestimmung der antikoagulatorischen Aktivität von niedermolekularem/synthetischem Heparin
- Bestimmung der Plasmaspiegel von direkten FXa-Inhibitoren

▸ **Bestimmungsmethode** €. Gemessen wird die Inaktivierungsrate von Faktor Xa. Dazu wird der Plasmaprobe ein FXa-Reagenz zugesetzt und nach einer Inkubationszeit die FXa-Aktivität koagulometrisch oder amidolytisch bestimmt. Die Menge an FXa ist der Konzentration an FXa-Inhibitor umgekehrt proportional. Durch die Verwendung von antikoagulanzienspezifischen Referenzkurven können die Plasmaspiegel von niedermolekularem Heparin, dem synthetischen Heparin Fondaparinux und den direkten oralen FXa-Inhibitoren gemessen werden.

▸ **Untersuchungsmaterial.** Citratplasma; bei RT 6 h lagerbar.

Referenzintervalle

Im Alltag haben sich für die niedermolekularen Heparine ein Zielbereich von 0,1–0,3 für eine prophylaktische Antikoagulation und ein Zielbereich von 0, 5–0,7 für eine therapeutische Antikoagulation etabliert. Aus den klinischen Studien zur Zulassung der direkten FXa-Inhibitoren wurden Bereiche für Peak- und Talspiegelwerte abgeleitet. Bei Unter- oder Überschreiten dieser Bereiche besteht die Gefahr einer unzureichenden antikoagulatorischen Wirkung oder eines erhöhten Blutungsrisikos.

▸ **Interpretation.** Die im klinischen Alltag eingesetzten FXa-Inhibitoren haben eine große therapeutische Breite und können deswegen pauschaliert verabreicht werden. In Einzelfällen kann es jedoch durch eine verminderte Resorption oder eine gestörte Elimination zu Unter- oder Überdosierungen kommen. In diesen Fällen sind Bestimmungen der Plasmaspiegel indiziert. In der Interpretation der Plasmaspiegel muss die Kinetik der Antikoagulanzien mit einem erwarteten Peak-Spiegel nach 4 h und einem Talspiegel unmittelbar vor erneuter Einnahme des Antikoagulans berücksichtigt werden.

Merke

Durch Bestimmung der aXa-Einheiten können die Plasmaspiegel von Antikoagulanzien gemessen werden, die FXa direkt oder indirekt inhibieren. Dadurch können Unter- oder Überdosierungen erkannt werden.

9.5.3 Thrombin-Inhibitionstest

Indikation

- Bestimmung der Plasmaspiegel von direkten Thrombininhibitoren

▸ **Bestimmungsmethode** €€. Analog zur Bestimmung der aXa-Einheiten wird dem Plasma eine definierte Konzentration an Thrombin zugesetzt. Entsprechend der Konzentration an Thrombininhibitor in der Plasmaprobe wird ein Teil des zugegebenen Thrombins neutralisiert. Dementsprechend ist die nach einer Inkubationsphase gemessene Thrombinkonzentration umgekehrt proportional der Thrombininhibitorkonzentration. Anhand einer Referenzkurve kann die Thrombininhibition in Antikoagulanzienspiegel umgerechnet werden.

▶ **Untersuchungsmaterial.** Citrat-Plasma; bei RT 24 h lagerbar.

Referenzintervalle

Aus den Dabigatran-Zulassungsstudien wurden Bereiche für Peak- und Talspiegelwerte abgeleitet. Bei Unter- oder Überschreiten dieser Bereiche ist die Wahrscheinlichkeit für eine ineffektive Antikoagulation oder ein erhöhtes Blutungsrisiko trotz der großen therapeutischen Breite erhöht.

▶ **Interpretation.** In der Interpretation der Plasmaspiegel des direkten oralen Thrombininhibitors Dabigatran muss dessen Pharmakokinetik berücksichtigt werden. Dies wird durch Angabe des zeitlichen Abstands zwischen letzter Einnahme und der Blutabnahme ermöglicht.

Auch eine Bestimmung der Plasmaspiegel der parenteralen direkten Thrombininhibitoren Bivalirudin und Argatroban ist durch Bestimmung der Thrombininhibitionsrate möglich. Da die Therapieführung dieser Antikoagulanzien über die APTT erfolgt, wird eine Bestimmung der Plasmaspiegel nur in Einzelfällen durchgeführt.

Merke

Über die Rate der Thrombininaktivierung können die Plasmakonzentrationen von direkten Thrombininhibitoren bestimmt werden.

9.6 Thrombophiliediagnostik

Durch verschiedene Regulationsmechanismen wird die Gerinnselbildung auf den Bereich der verletzten Gefäßwand begrenzt. Besondere Relevanz haben das **Heparin-Antithrombin**- und das **Protein-C-System**.

Antithrombin wird in der Leber synthetisiert und wirkt als Inhibitor für FXa und Thrombin, indem es mit diesen Enzymen einen kovalenten Komplex bildet. Die Geschwindigkeit der Reaktion wird durch Heparin um mehrere Zehnerpotenzen gesteigert. Im antikoagulatorischen Mechanismus unterscheiden sich niedermolekulare und unfraktionierte Heparine. Während niedermolekulare Heparine ausschließlich die FXa-Inaktivierung beschleunigen, wird durch unfraktioniertes Heparin auch die Thrombininaktivierung beschleunigt.

Das Protein-C-System reguliert die Thrombinbildung durch Inaktivierung der Kofaktoren VIIIa und Va. Während der Gerinnungsaktivierung gebildetes Thrombin bindet an Thrombomodulin, das an Oberflächen von Endothelzellen exprimiert wird. Gebunden an Thrombomodulin verliert Thrombin seine gerinnungsaktivierenden Eigenschaften und aktiviert das Proenzym Protein zum aktiven Enzym (**aktiviertes Protein C, APC**). Die antikoagulatorische Aktivität von APC wird durch Protein S (S. 376) verstärkt.

Durch verschiedene Störungen in den oben beschriebenen Regulationssystemen kann das venöse Thromboserisiko erhöht werden. Durch diese Risikoerhöhung kommt es zur spontanen Thrombosebildung, also außerhalb typischer Risikosituationen wie operativen Eingriffen oder Immobilisationen. Weitere Symptome sind das erste Auftreten einer Thrombose vor dem 45. Lebensjahr, eine familiäre Belastung und ein erhöhtes Rezidivrisiko.

Tab. 9.4 Thrombophile Risikofaktoren mit zugeordneten Odds-Ratios*.

thrombophiler Risikofaktor	Odds-Ratio
APC-Resistenz /FV-Leiden-Mutation	
heterozygot	4–8
homozygot	15–30
Prothrombin-G20210A-Mutation	
heterozygot	2–4
homozygot	12
FVIII-Aktivität > 150 %	5
Protein-C- und Protein-S-Mangel	–
Antithrombin-Mangel	–
milde Hyperhomocysteinämie	2–6
Antiphospholipid-Antikörper	15–39

* Die Odds-Ratio gibt das relative Thromboserisiko von Merkmalsträgern an. Sie wird in epidemiologischen Studien erhoben. Tritt ein thrombophiler Risikofaktor sehr selten auf, kann aufgrund der geringen Zahl von Merkmalsträgern das relative Risiko nicht erhoben werden. In der Befundinterpretation muss berücksichtigt werden, dass es sich um ein relatives Risiko handelt, dessen Bewertung patientenspezifische Faktoren, wie Alter, Geschlecht und Lebensumstände, berücksichtigen muss.

In ▸ Tab. 9.4 sind thrombophile Risikofaktoren zusammengefasst. Die darin aufgeführte Odds-Ratio beschreibt die relative Risikoerhöhung von Merkmalsträgern im Vergleich zu einer Kontrollpopulation.

9.6.1 Antithrombinbestimmung

Indikation

- Thrombophilieabklärung
- Verdacht eines erworbenen Antithrombinmangels
- Kontrolle einer Antithrombinsubstitution
- Abklärung einer Heparinresistenz

▸ **Bestimmungsmethoden €.** Die Inaktivierungsrate der Enzyme FXa und Thrombin ist im Plasma im Wesentlichen von der Antithrombinkonzentration abhängig. Deswegen kann die Antithrombinaktivität über die Inaktivierung von FXa oder Thrombin gemessen werden. Der Plasmaprobe wird FXa oder Thrombin zugesetzt und nach einer Inkubationszeit deren Aktivität gemessen. Die messbare Thrombin- oder FXa-Aktivität ist umgekehrt proportional zur Antithrombinaktivität. Eine Bestimmung des Antithrombin-Antigens kann mit spezifischen Antikörpern erfolgen. Zur Routineanalytik wird die kinetische Methode eingesetzt.

▸ **Untersuchungsmaterial.** Citrat-Plasma; bei RT 2 Tage lagerbar.

Referenzintervall

- Antithrombin > 70 %

► **Interpretation.** Ein Antithrombinmangel ist mit einer erhöhten Thromboseneigung verbunden.

- Ein erworbener Antithrombinmangel kann bei Lebersynthesestörungen oder durch einen vermehrten Umsatz, wie z. B. im Rahmen einer disseminierten intravasalen Gerinnung, auftreten. Ein eindeutiger Grenzwert, ab dem die Substitution von Antithrombin empfohlen wird, ist nicht definiert.
- Direkte FXa-Inhibitoren führen bei einer FXa-basierten Messmethode zu falsch hohen Werten und umgekehrt beeinflussen direkte Thrombininhibitoren die thrombinabängige Antithrombinbestimmung. Deswegen muss eine solche Medikation in der Interpretation der Antithrombinwerte berücksichtigt werden.

9

Merke

Die Antithrombinbestimmung erfolgt funktionell über die Inaktivierungsrate von aktiviertem Faktor X oder Thrombin.

9.6.2 Bestimmung von Protein C (PC) und Protein S (PS)

Indikation

- Abklärung eines venösen Thromboserisikos

► **Bestimmungsmethoden €.** Zur Bestimmung der PC-Aktivität wird Protein C durch Zugabe eines Aktivators in aktiviertes PC (APC) überführt. Der anschließende Nachweis von APC erfolgt in den meisten kommerziellen Testen über die Spaltung eines chromogenen Peptidsubstrats. Alternativ ist auch ein Nachweis über die Verlängerung der Gerinnungszeit eines PC-Mangelplasmas möglich. Ein Nachweis des PC-Antigens ist mit Antikörper-basierten Testverfahren möglich.

Die Bestimmung des antikoagulatorisch aktiven PS erfolgt meist mit einem monoklonalen Antikörper, der ein für die antikoagulatorische Wirkung essenzielles Epitop im freien PS erkennt. Alternativ ist ein Nachweis der PS-Kofaktorfunktion mit einem PS-Mangelplasma möglich. Analog zur Einzelfaktorenbestimmung wird das zu untersuchende Plasma mit PS-Mangelplasma gemischt und anschließend nach Zugabe von APC die Verlängerung der Gerinnungszeit gemessen. Mit dieser Testkonfiguration kann jedoch nicht zwischen einer APC-Resistenz und einem Protein-S-Mangel unterschieden werden. Sie wird deswegen in der Routinediagnostik selten eingesetzt.

► **Untersuchungsmaterial.** Citrat-Plasma; PS ist nicht lagerungsstabil. Bei einem Probentransport > 6 h ist der Versand einer gefrorenen Plasmaprobe erforderlich.

Referenzintervall

Protein-C-Aktivität: > 70 %
Protein S: Die PS-Aktivität ist geschlechts- und hormonabhängig. Es werden deswegen getrennte Referenzintervalle für Frauen (prä-/postmenopausal) und Männer ausgewiesen.

► **Interpretation.** PC und PS werden **Vitamin-K-abhängig** synthetisiert. Bei erniedrigten Werten sollte deswegen ein Vitamin-K-Mangel ausgeschlossen werden. Die Durchführung einer Diagnostik unter einer Therapie mit Vitamin-K-Antagonisten ist nicht sinnvoll. Erniedrigte Werte sollten in einer Zweituntersuchung geprüft und ein hereditärer Mangel durch eine molekulargenetische Diagnostik bestätigt werden.

Eine Beeinflussung durch direkte orale Antikoagulanzien ist testabhängig.

M!

Merke

Das Protein-S-Referenzintervall ist bei gebärfähigen Frauen und bei Schwangeren niedriger. Protein S ist nicht lagerungsstabil.

9.6.3 APC-Resistenz und Faktor-V-Leiden-Mutation

Indikation

- Abklärung eines venösen Thromboserisikos

► **Bestimmungsmethoden €€.** Zur Bestimmung der APC-Resistenz wird die APTT (S. 368) mit und ohne Zusatz von APC gemessen. Zur Ermittlung der APC-Ratio wird die in Anwesenheit von APC gemessene Gerinnungszeit durch den Wert ohne APC dividiert. Fast immer ist eine FV-Leiden-Mutation Ursache einer APC-Resistenz. Eine Bestimmung dieser Punktmutation ist mit verschiedenen molekularbiologischen Testverfahren möglich. Die Namensgebung FV-Leiden beruht auf der Erstbeschreibung der Mutation durch eine Arbeitsgruppe aus der niederländischen Stadt Leiden.

Substanzen, die zu einer Verkürzung oder Verlängerung der APTT führen und die nicht durch Reagenzienzusätze neutralisiert werden können, beeinträchtigen die Bestimmung der APC-Ratio. Dementsprechend können Antiphospholipid-Antikörper oder der FVIII-mimetische Antikörper Emicizumab die APC-Ratio-Bestimmung beeinflussen. Unfraktioniertes Heparin ist keine Störgröße, da den kommerziellen Testreagenzien Polybren zur Heparinneutralisation zugesetzt wird. Auch Faktorenmängel, die zu einer APTT-Verlängerung führen könnten, können durch Verdünnung der Plasmaprobe mit FV-Mangelplasma ausgeglichen werden.

► **Untersuchungsmaterial.** Citrat-Plasma für die Bestimmung der APC-Ratio

EDTA-Blut für die molekularbiologische Diagnostik

Referenzintervall

Das Referenzintervall der APC-Ratio ist abhängig von der eingesetzten APC-Konzentration und von der Bestimmungsmethode. In den kommerziell erhältlichen APTT-basierten Testverfahren liegt die APC-Ratio bei Gerinnungsgesunden > 2.

► **Interpretation.** Die FV-Leiden-Mutation erhöht das venöse Thromboserisiko. Das Risiko von homozygoten Merkmalsträgern ist höher als das von heterozygoten Merkmalsträgern (siehe ► Tab. 9.4). Trotzdem kann auf der Basis einer APC-Resistenz mit Nachweis einer FVL-Mutation allein keine therapierelevante Bewertung des Thromboserisikos vorgenommen werden. Bei einer Allelfrequenz von 3–4 % in der kaukasischen Bevölkerung sind viele Merkmalsträger lebenslang asymptomatisch.

Merke

Mit der APC-Ratio wird die antikoagulatorische Antwort eines Patientenplasmas nach Zugabe von APC gemessen.

9.6.4 Prothrombin-G20210A-Mutation

Indikation

- Abklärung eines venösen Thromboserisikos

► **Bestimmungsmethoden €€.** Die Prothrombin-G20210A-Mutation ist eine Punktmutation im 3‘-nicht-kodierenden Bereich des Prothrombingens. Sie kann durch verschiedene molekulargenetische Verfahren diagnostiziert werden. Ein häufig eingesetztes Verfahren ist die sequenzspezifische PCR, die durch den Einsatz von allelspezifischen Primersequenzen eine Unterscheidung zwischen Wildtyp und Mutante erlaubt.

► **Untersuchungsmaterial.** EDTA-Blut

► **Interpretation.** Merkmalsträger haben ein erhöhtes Thromboserisiko (siehe ► Tab. 9.4). Die Risikoerhöhung von homozygoten Merkmalsträgern ist stärker ausgeprägt als die von heterozygoten Merkmalsträgern.

9.6.5 Antiphospholipid-Antikörper (APA)

Indikation

- Abklärung eines venösen und arteriellen Thromboserisikos
- Abklärung einer Abortneigung
- unklare APTT-Verlängerung oder Erniedrigung des Quick-Werts

► **Bestimmungsmethoden €€.** Antiphospholipid-Antikörper sind gegen Komplexe gerichtet, die aus einem negativ geladenen Phospholipid und einem phospholipidbindenden Protein bestehen. Ein Teil der APA verlängert Phospholipid-abhängige Gerinnungszeiten. Da dieser Phänotyp erstmals bei Patienten mit einem Lupus erythematodes beobachtet wurde, wurde die Bezeichnung Lupus antikoagulans geprägt. In vivo ist der Lupus-Antikoagulans-Phänotyp mit einer Thromboseneigung und nicht mit einer Blutungsneigung verbunden. Ein Nachweis der APA ist im ELISA-Format möglich. Dazu werden Phospholipid-Protein-Komplexe auf einer ELISA-Platte immobilisiert und die Menge an gebundenen APA mit einem Sekundärantikörper bestimmt. Zum Nachweis eines Lupus-Antikoagulans-Phänotyps werden Gerinnungsteste eingesetzt, in denen die Phospholipid-Konzentration zur limitierenden Größe wird. Ein Beispiel ist der diluted-Russels-Viper-Venom-(dRVV-)-Test. Das RVV ist ein Schlangengift, das FXa bildet. In Anwesenheit von Lupus-Antikoagulanzien ist die FXa-Bildung verzögert und dadurch die nachfolgende Gerinnungszeit verlängert. Wird die verlängerte Gerinnungszeit durch Zugabe von Phospholipiden korrigiert, ist dies beweisend für das Vorliegen von APA.

► **Untersuchungsmaterial.** Citrat-Plasma

Referenzintervall

Die allgemeine Angabe von Referenzintervallen ist nicht möglich, da diese testspezifisch sind. Die Referenzintervalle sollten laborspezifisch ermittelt werden.

► **Interpretation.** Der Nachweis von Antiphospholipid-Antikörpern aus 2 Blutproben, die mit einem Mindestabstand von 12 Wochen gewonnen wurden, begründet in Kombination mit thrombotischen Ereignissen oder einer Abortneigung die Diagnose eines Antiphospholipid-Syndroms. Dies rechtfertigt bei vorausgegangener Thrombose eine antikoagulatorische Behandlung, die bis zur Remission der Antiphospholipid-Antikörper durchgeführt werden sollte. Im Fall von vorausgegangenen Fehlgeburten kann durch die Gabe eines niedermolekularen Heparins in Kombination mit ASS die Wahrscheinlichkeit für eine Lebendgeburt erhöht werden. Können Antiphospholipid-Antikörper in einer 2. Untersuchung nicht bestätigt werden, waren die Antiphospholipid-Antikörper wahrscheinlich im Rahmen eines Infekts aufgetreten. Das Thromboserisiko und das Risiko für Fehlgeburten sind in diesen Fällen nicht erhöht.

Im Kindesalter sind Antiphospholipid-Antikörper eine häufige Ursache für APTT-Verlängerungen. Im Unterschied zu Erwachsenen ist der Nachweis von APA im Kindesalter nicht mit einer Erhöhung des Thromboserisikos verbunden.

Fallbeispiel

Ein 4-jähriger Junge wird vor geplanter Tonsillektomie in der hämostaseologischen Ambulanz vorgestellt, nachdem der Kinderarzt in der präoperativen Diagnostik eine verlängerte APTT bei einem normalen Quick-Wert gemessen hatte. Es besteht die Frage nach der Operationsfähigkeit. In der körperlichen Untersuchung ergibt sich kein Hinweis auf eine verstärkte Blutungsneigung. Es wird Blut zur erweiterten Gerinnungsdiagnostik mit folgenden Resultaten abgenommen:

Die beim Kinderarzt gemessene APTT-Verlängerung konnte bestätigt werden. Trotz fehlender Blutungssymptomatik kann bei einem Jungen eine Hämophilie A oder B in milder Ausprägung zu einer APTT-Verlängerung führen, sodass eine Bestimmung der FVIII- und FIX-Aktivität erfolgen sollte. Im vorliegenden Fall erklärt der Antiphospholipid-Antikörpernachweis die APTT-Verlängerung und die leicht erniedrigte FVIII-Aktivität. Im Kindesalter haben Antiphospholipid-Antikörper keine klinische Relevanz. Die Operation kann ohne präoperative Maßnahmen durchgeführt werden.

Parameter	Wert
1. Schritt	
Quick-Wert	92 %
APTT	46 s
Erweiterte Diagnostik	
FVIII-Aktivität	67 %
FIX-Aktivität	81 %
FXI-Aktivität	112 %
Antiphospholipid-Antikörper	positiv

Merke

Antiphospholipid-Antikörper können die Gerinnungszeiten von Phospholipid-abhängigen Gerinnungstesten verlängern. Trotzdem erhöhen Antiphospholipid-Antikörper das Blutungsrisiko nicht, sondern erhöhen das Thromboserisiko.

9.6.6 Heparininduzierte Thrombozytopenie

Indikation

- Klinischer Verdacht einer heparininduzierten Thrombozytopenie (HIT)

► **Bestimmungsmethoden €€.** Der Nachweis von HIT-typischen Antikörpern ist durch die direkte Antikörperbestimmung mit einem ELISA oder indirekt durch den Nachweis der heparinabhängigen thrombozytenaktivierenden Eigenschaften der Antikörper möglich. Im ELISA-Verfahren wird die Bindung des HIT-Antikörpers an immobilisierte HIT-typische Antigene gemessen. Zum funktionellen Nachweis werden gewaschene Spenderthrombozyten mit dem Testserum in Anwesenheit von unterschiedlichen Heparinkonzentrationen inkubiert. Bei Vorliegen von HIT-Antikörpern kommt es bei niedrigen Heparinkonzentrationen zu einer Thrombozytenaktivierung, während bei hohen Heparinkonzentrationen die Thrombozytenaggregation unterdrückt wird, weil die Ausbildung der thrombozytenaktivierenden Immunkomplexe unterdrückt wird.

► **Untersuchungsmaterial.** Citrat-antikoaguliertes Plasma und Serum

Referenzintervall

Anhand von Testseren wird für die ELISA-Verfahren ein Cut-off-Wert definiert. Wird dieser nicht überschritten, ist das Vorliegen von HIT-typischen Antikörpern unwahrscheinlich.

► **Interpretation.** Der Nachweis von HIT-Antikörpern bestätigt die klinische Verdachtsdiagnose einer HIT. In diesen Fällen sollte eine Heparinexposition weiterhin vermieden werden. Die diagnostische Spezifität der ELISA-Verfahren ist begrenzt. Deswegen sollten insbesondere im Grenzwertbereich liegende ELISA-Befunde im funktionellen Test überprüft werden.

Merke

Der laboranalytische Nachweis von HIT-Antikörpern bestätigt die klinische Verdachtsdiagnose einer HIT. Können HIT-Antikörper nicht nachgewiesen werden, ist eine HIT unwahrscheinlich, kann aber bei typischer Klinik nicht komplett ausgeschlossen werden.

9.7 Fibrinolysediagnostik

9.7.1 Das Fibrinolysesystem

Der proteolytische Abbau von Fibrin stellt einen Regulationsmechanismus der intravasalen Gerinnselbildung dar. Er ist eine Voraussetzung für die zelluläre Reorganisation des Gerinnsels und damit für die Wundheilung.

Katalysiert wird der als Fibrinolyse bezeichnete Abbau des Fibrins durch das Enzym Plasmin. Plasmin wird aus dem Proenzym Plasminogen durch die Plasminogenaktivatoren (PA) gebildet (siehe ► Abb. 9.6) Zuerst wurde ein Plasminogenaktivator aus Urin isoliert und wird deswegen als „urinary-type plasminogen activator" (u-PA) bezeichnet. Er unterscheidet sich in Struktur und der Aktivierungskinetik von dem etwas später aus Zellgewebe isolierten „tissue-type plasminogen activator" (t-PA). Im Unterschied zu u-PA benötigt t-PA zur Plasminogenaktivierung Fibrin als Kofaktor. Dadurch wird die fibrinolytische Aktivität auf das Gerinnsel fokussiert.

Durch die Fibrinspaltung entstehen Fragmente zu denen auch das D-Dimer gehört (► Abb. 9.5). Diese können im Plasma nachgewiesen werden und korrelieren mit der Menge an gebildetem und anschließend lysiertem Fibrin.

Das Fibrinolysesystem wird an verschiedenen Stellen durch spezifische Inhibitoren reguliert, zu denen Alpha-2-Antiplasmin und die Plasminogen-Aktivator-Inhibitoren zählen. Eine Überaktivität des fibrinolytischen Systems induziert eine Hyperfibrinolyse, die durch den verstärkten und frühzeitigen Abbau des Fibringerinnsels zu einer Blutungssymptomatik führen kann. Hyperfibrinolytische Gerinnungsstörungen treten meist im Rahmen von anderen Grunderkrankungen auf. Ein Beispiel ist die Hyperfibrinolyse nach Reanimationen, die durch die hypoxisch getriggerte Freisetzung von t-PA ausgelöst wird.

9.7.2 Die Thrombelastografie

Indikation

- Verdacht einer Hyperfibrinolyse
- Überwachung einer Fibrinolysetherapie
- Verdacht einer globalen Gerinnungsstörung, z. B. intraoperatives Monitoring

► **Bestimmungsmethoden €.** Die Thrombelastografie ist eine Vollblutmethode, mit der die zeitabhängige Bildung eines Fibringerinnsels über seine viskoelastischen Eigenschaften gemessen wird. Dazu wird ein beweglicher Stempel in das mit Vollblut

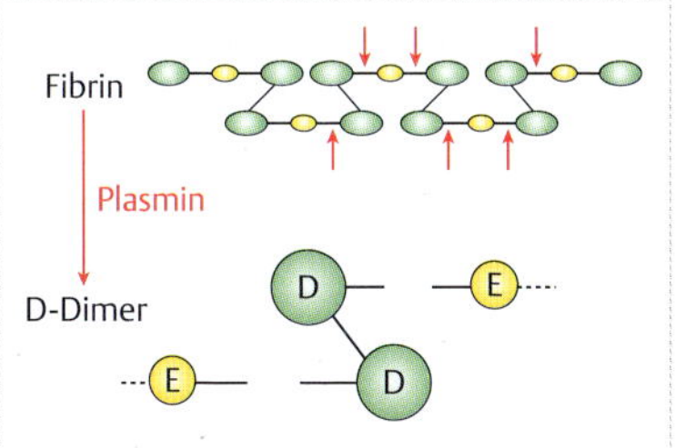

Abb. 9.5 D-Dimer-Bildung. Plasmin spaltet das quervernetzte Fibrin zwischen den D- und E-Domänen (rote Pfeile). Das durch das Vorhandensein von 2 D-Domänen charakterisierte D-Dimer gehört zu den entstehenden Fibrinfragmenten.

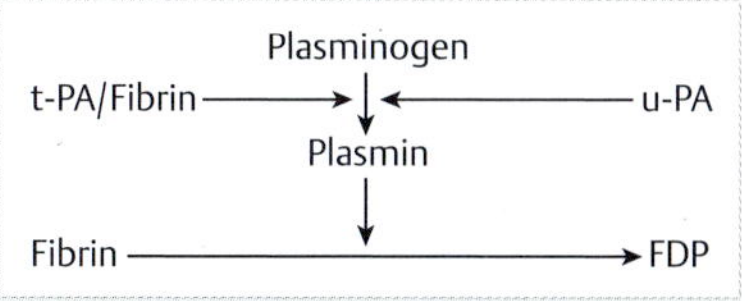

Abb. 9.6 Das fibrinolytische System. u-PA und t-PA aktivieren Plasminogen zu Plasmin. Das gebildete Plasmin katalysiert den Fibrinabbau (Fibrinolyse). Die entstehenden Fragmente werden als „Fibrin Degradation Products" (FDP) bezeichnet.

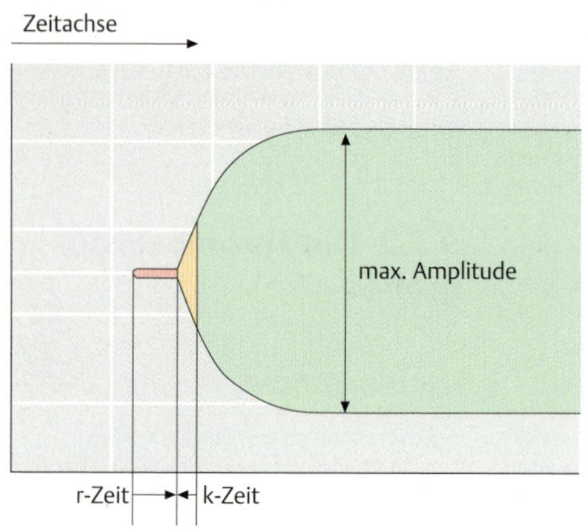

Abb. 9.7 Das Thrombelastogramm. Gemessen wird die zeitabhängige Gerinnselbildung. Messpunkte sind die Zeit bis zum Beginn des Gerinnungsprozesses (r-Zeit), die Zeit bis zum Erreichen eines stabilen Gerinnsels (k-Zeit) und die maximale Amplitude.

gefüllte Reaktionsgefäß getaucht. Durch die Gerinnselbildung kann eine Rotationsbewegung des Reaktionsgefäßes auf den Stempel übertragen werden. Das Thrombelastogramm erfasst die Auslenkungen des Stempels in seiner vertikalen Achse.

Wie in ▶ Abb. 9.7 dargestellt werden die r-Zeit, die k-Zeit und die maximale Amplitude erfasst. Die r-Zeit (Reaktionszeit) ist die Zeit von der Rekalzifizierung der Vollblutprobe bis zum Einsetzen des Gerinnungsprozesses. Die Zeit bis zur Ausbildung eines stabilen Gerinnsels ist die k-Zeit (Koagulationszeit). Die maximale Amplitude ist ein Maß für die Festigkeit des Gerinnsels. Durch Einsatz von verschiedenen Aktivatoren wie Thromboplastin, APTT-Reagenz oder von thrombozytenaktivierenden Substanzen kann das Spektrum der Thrombelastografie erweitert werden. Als Point-of-Care-Methode bietet sie den Vorteil, dass sie patientennah, z. B. auch im Operationssaal oder Schockraum, durchgeführt werden kann.

▶ **Untersuchungsmaterial.** Citrat-antikoaguliertes Vollblut

Referenzintervall

Für ein natives TEG (ohne Zusatz von Aktivatoren) gelten folgende Richtwerte:

- r-Zeit: 8–16 min
- k-Zeit: 3–10 min
- max. Amplitude: 80–150 mm

▶ **Interpretation.** Ein Vorteil der Thrombelastografie ist die Messung in der natürlichen Matrix Vollblut. Ein Nachteil ist die Vielzahl von Einflussfaktoren durch die das Messergebnis beeinflusst wird, sodass eine differenzialdiagnostische Interpretation nur schwierig möglich ist. Durch die Verwendung von unterschiedlichen Agonisten wird versucht, diesen Nachteil zu kompensieren. Dadurch kann mit der Fib-TEG-Methode ein Fibrinogenmangel erkannt werden. Bei Vorliegen einer Hyperfibrinolyse kommt es im Zeitverlauf nach zunächst erfolgter Gerinnung zu einer Verschmälerung der Amplitude. Die Sensitivität, mit der eine Hyperfibrinolyse erkannt werden kann, ist eingeschränkt.

Merke

Die Thrombelastografie ist eine Vollblutmethode in der über die viskoelastischen Eigenschaften des Fibringerinnsels der Gerinnungsvorgang gemessen wird.

9.7.3 Plasminogenbestimmung

Indikation

- Verdacht einer Hypofibrinolyse
- Abklärung von pseudomembranösen Schleimhauterkrankungen

▶ **Bestimmungsmethoden €€.** Die Bestimmung der Plasminogenkonzentration erfolgt über einen funktionellen Test. Dem Plasma wird Streptokinase zugesetzt. Dadurch wird auch ohne proteolytische Spaltung das aktive Zentrum für ein Peptidsubstrat zugänglich. Die Hydrolyserate des Peptidsubstrats korreliert mit der Plasminogenkonzentration.

▶ **Untersuchungsmaterial.** Citrat-antikoaguliertes Plasma

Referenzintervall

- Plasminogen > 70 %

▶ **Interpretation.** Ein hereditärer Plasminogenmangel ist eine sehr seltene Erkrankung, die mit einer arteriellen oder venösen Thromboseneigung einhergehen kann. Beim schweren Plasminogenmangel kommt es zur Ausbildung von fibrinreichen Pseudomembranen auf den Schleimhäuten. Typische Manifestationen sind die lignöse Konjunktivitis und die pseudomembranöse Laryngitis.

Merke

Der schwere Plasminogenmangel kann zur Ausbildung von fibrinreichen Pseudomembranen auf den Schleimhäuten führen.

9.7.4 D-Dimer-Bestimmung

Indikation

- Verdacht auf venöse Thrombose/Embolie
- Bewertung des Rezidivrisikos nach venöser Thrombose/Lungenembolie
- Diagnostik einer disseminierten intravasalen Gerinnung
- Verdacht einer Hyperfibrinolyse

▶ **Bestimmungsmethoden €€.** Zur Bestimmung der D-Dimer-Konzentration wird ein monoklonaler Antikörper eingesetzt, der ein Neo-Epitop erkennt, das durch die Plasmin-induzierte Fibrinspaltung entsteht. Dieses Epitop kommt im Fibrinogenmolekül und in Fibrin nicht vor, sodass die D-Dimer-Bestimmung durch die Fibrinogen- und Fibrinkonzentration nicht beeinflusst wird. Das über den Neo-Epitop-spezifischen Antikörper gefangene D-Dimer wird anschließend mit polyklonalen Antikörpern quantifiziert.

▶ **Untersuchungsmaterial.** Citrat-antikoaguliertes Plasma; bei RT 24 h lagerbar

Referenzintervall

Zurzeit gibt es keinen definierten Standard, der zur Erstellung der Referenzkurve eingesetzt wird. In den meisten Testverfahren ist der Referenzstandard so eingestellt, dass in einer gesunden Population der D-Dimer-Wert < 0,5 µg/ml liegt. Der D-Dimer-Wert ist altersabhängig. Dabei gilt als Faustregel, dass der D-Dimer-Wert pro Lebensjahrzehnt um 0,1 µg/ml steigt.

▸ **Interpretation.** Die D-Dimer-Bestimmung wird in der Diagnostik der tiefen Beinvenenthrombose und der Lungenembolie eingesetzt. Unterhalb des Cut-off-Wertes liegende D-Dimer-Konzentrationen machen eine tiefe Beinvenenthrombose unwahrscheinlich. Umgekehrt ist dagegen ein erhöhter D-Dimer-Wert nicht beweisend für eine Thrombose, weil auch andere Erkrankungen, wie Entzündungen, den D-Dimer-Wert erhöhen können.

Der D-Dimer-Wert ist nur geeignet, akute Thrombosen mit einer ausreichend kritischen Thrombusmasse zu erkennen. Bei älteren Thrombosen ist die fibrinolytische Aktivität häufig nicht mehr ausreichend hoch und bei kleinen Thrombosen, wie in den Augenvenen, ist die Thrombusgröße nicht ausreichend, um einen Anstieg der D-Dimer-Werte zu induzieren.

Merke

Ein im Referenzintervall liegender D-Dimer-Wert schließt das Vorliegen einer Thrombose mit einer Wahrscheinlichkeit von 99 % aus. Dies gilt nicht für Thrombosen mit kleiner Masse, wie Augenvenenthrombosen. Ein erhöhter D-Dimer-Wert ist nicht beweisend für eine Thrombose. Er erfordert bei klinischem Thromboseverdacht eine bildgebende Diagnostik.

10 Immunhämatologie

*C. Knabbe, D. Hendig, I. Faust, R. Dörner**

10.1 Einführung

Die blutgruppenserologischen Untersuchungen sind Teil der Transfusionsvorbereitung. Sie tragen entscheidend dazu bei, dass nur **serologisch verträgliche Blutkomponenten** verabreicht werden. Wegen der vitalen Bedeutung sind Vorbereitung, Einleitung und Durchführung einer Transfusion auf der Grundlage des „Transfusionsgesetzes“[1], durch die „Querschnittsleitlinien“[2] und die „Richtlinien“[3], beide herausgegeben von der Bundesärztekammer und dem Paul-Ehrlich-Institut (PEI), geregelt.

Im Folgenden werden die wichtigsten Schritte der blutgruppenserologischen Vorbereitung beschrieben. Hierzu gehört auch eine Einführung in die Grundlagen.

10.2 Die Blutgruppensysteme

Genetisch ist eine Vielzahl von **Blutgruppensystemen** angelegt (▸ Tab. 10.5). Unter einem **System** werden mehrere verwandte Antigene zusammengefasst, die an einem oder mehreren Genorten in verschiedenen Allelen (z. B. A, B, 0 oder Rh CcD.Ee, Fy[a, b]) kodiert sind.

▸ **Klinische Relevanz.** Die klinische Relevanz der Blutgruppensysteme und deren Antikörper ist abhängig von der

- Häufigkeit, mit der eine Antikörperbildung zu erwarten ist (Immunisierungsrisiko, abhängig z. B. von Struktur und Frequenz des Antigens in der Bevölkerung), und von der
- Fähigkeit dieser Antikörper, Erythrozyten zu zerstören, welche das komplementäre Antigen tragen. Die Fähigkeit der Immunhämolyse ist aus den Charakteristika des Antikörpers abzuleiten (Temperaturamplitude, Immunglobulin-Klasse [IgG-, IgM-, IgA-Fraktion], Fähigkeit, Komplement zu binden).

Die Mehrzahl der **erythrozytären Antikörper** gehört der IgG- oder IgM-Fraktion an, nur wenige der IgA-Fraktion. IgG-Antikörper können die Plazenta passieren und eine **Immunhämolyse** im **Neugeborenen/Feten** verursachen.

IgM-Antikörper aktivieren mit hoher Effektivität **Komplement.** Eine ebenfalls hohe Bereitschaft zur Komplementaktivierung haben auch IgG_1- und IgG_3-Antikörper, während IgG_2-Antikörper nur schwach und IgG_4-Antikörper gar nicht das Komplementsystem aktivieren.

▸ **Vorkommen von Blutgruppenantigenen einer Spezifität**

- isoliert auf der Erythrozytenmembran (z. B. Rh),
- auf Erythrozyten und anderen Blutzellen (z. B. P_1),
- auf Blutzellen, Endothelzellen und in gelöster Form (z. B. AB0).

[1] „Gesetz zur Regelung des Transfusionswesens (Transfusionsgesetz – TFG)“ vom 1. 7. 1998, rev. 2007, Inkrafttreten der letzten Änderung 2017

[2] „Querschnittsleitlinien (BÄK) zur Therapie mit Blutkomponenten und Plasmaderivaten“, Gesamtnovelle 2008, 4. überarbeitete und aktualisierte Auflage, 2014

[3] „Richtlinien zur Gewinnung von Blut und Blutbestandteilen und zur Anwendung von Blutprodukten (Hämotherapie)“, Gesamtnovelle 2017

10

Erythrozytenantigene sind Bestandteile endständiger Zuckerstrukturen von Glykoproteinen bzw. Glykolipiden (z. B. AB0, Le[a, b] oder P) oder Bestandteile von Membranproteinen der Erythrozyten (z. B. Rh, K).

► **Einteilung der Antikörper.** Grundsätzlich werden unterschieden:

- **„Natürlich vorkommende" Antikörper:** Sie sind in der Regel IgM-Antikörper, selten IgG-Antikörper. Sie werden auch bei Personen nachgewiesen, die niemals Blut erhalten haben oder niemals schwanger waren. Sie treten als Reaktion auf Moleküle mit blutgruppenähnlichen Strukturen (z. B. AB0, MN, P, selten Rh) z. B. aus Mikroorganismen auf. Diese Antikörper können bei 37 °C (z. B. AB0-Isoagglutinine) reaktiv sein.
- **Immunantikörper:** Sie sind die Antwort auf einen Kontakt mit fremden Erythrozyten und gehören bevorzugt der IgG-Fraktion, seltener der IgM- oder IgA-Fraktion an. Die Immunisierungsrate hängt u. a. von der Antigenverteilung in der Bevölkerung und von der Immunogenität (hohe Immunisierungsrate z. B. durch D, K, c [Verteilung und Menge der Antigene auf der Zelle]) sowie von der Immunkompetenz der betroffenen Person ab. Patienten mit einer Hypogammaglobulinämie und Neugeborene zeigen eine sehr geringe Immunisierungsrate.
- **Autoantikörper:** Sie sind gegen Antigene von körpereigenen Erythrozyten gerichtet und können der IgM-Fraktion (meist kältereaktiv) oder der IgG-Fraktion (meist wärmereaktiv) angehören. Autoantikörper können zur Entstehung einer autoimmunhämolytischen Anämie beitragen und treten idiopathisch oder als Begleiterkrankung u. a. von Infektionen, Autoimmunerkrankungen oder lymphoproliferativen Erkrankungen auf.

10

10.2.1 AB0-Blutgruppensystem

Das für die Transfusion wichtigste Blutgruppensystem ist das **AB0-System**, denn bei jedem Menschen finden sich in seinem Blut natürlich vorkommende AB0-spezifische Antikörper (Isoagglutinine) gegen die Antigene des AB0-Systems, die bei ihm selbst nicht genetisch angelegt sind (► Tab. 10.1, ► Tab. 10.2, ► Tab. 10.3). Die Isoagglutinine sind häufig erst nach dem 3. Lebensmonat (vollständig) nachweisbar. Die Blutgruppenbestimmung von Neugeborenen stellt daher kein endgültiges Ergebnis dar und muss nach Abschluss des 3. Lebensmonats wiederholt werden. H ist die Basisstruktur von A und B. Durch Anlagerung von N-Acetyl-Galaktosamin bzw. Galaktose an die H-Substanz wird A bzw. B gebildet. Ein spezifisches Genprodukt für 0 gibt es nicht. 0 entspricht somit H. Bei Blutgruppe A wird zwischen den Untergruppen A1 und A2 differenziert. Erythrozyten der Blutgruppe A1 tragen mehr A-Antigene auf ihrer Oberfläche als Erythrozyten der Blutgruppe A2. Darüber hinaus ist auf der Oberfläche der A1-Erythrozyten ein zusätzliches Antigen A1 lokalisiert, das von Personen der Blutgruppe A2 nicht exprimiert wird.

Tab. 10.1 Physiologische AB0-Antigen/Antikörper-Konstellation.

Erythrozytenmerkmale	A	B	0	AB
natürliche Serumantikörper (Isoagglutinine)	Anti-B	Anti-A	Anti-A, -B	–

Tab. 10.2 Expression der AB0-Antigene.

Allel	Genprodukt	Antigen
H	$\alpha(1\rightarrow2)$-L-Fucosyltransferase	H-Substanz
h	nicht vorhanden	entfällt
A	$\alpha(1\rightarrow3)$-3-*N*-Acetyl-Galactosaminyltransferase	A-Substanz
B	$\alpha(1\rightarrow3)$-D-Galactosyltransferase	B-Substanz
0	nicht vorhanden	entfällt

Tab. 10.3 Genotypen, Phänotypen und Frequenz der Phänotypen in Mitteleuropa.

AB0-Genotypen	AB0-Phänotypen	Häufigkeiten (100 % entspricht 1)
A(1)A(1), A(1)A(2), A(1)0	A(1)	0,35
A(2)A(2), A(2)0	A(2)	0,10
BB, B0	B	0,09
00	0	0,39
A(1)B	A(1)B	0,03
A(2)B	A(2)B	0,01

Eine nicht AB0-verträgliche Transfusion kann eine fatale, intravasale Hämolyse der transfundierten Erythrozyten zur Folge haben. Jedoch gibt es bezogen auf das AB0-System auch kompatible, nichtidente Konstellationen (▶ Abb. 10.1).

AB0-Antigene werden auch auf Endothelzellen exprimiert. Bei **Organtransplantationen** muss darum das AB0-System zur Vermeidung einer hyperakuten Abstoßung berücksichtigt werden; nur in Ausnahmefällen und nach spezieller Vorbehandlung ist eine AB0-inkompatible Transplantation möglich.

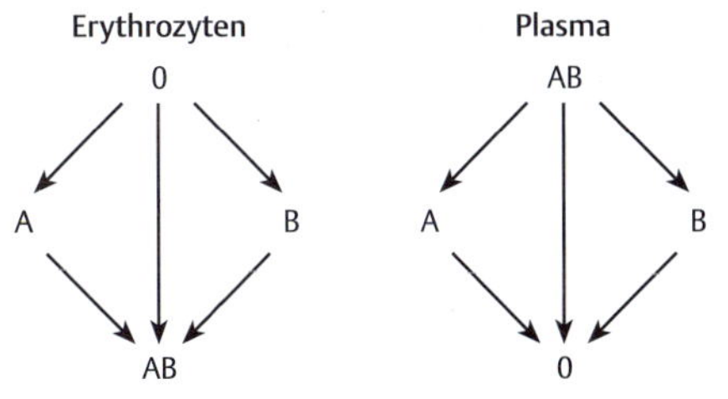

Abb. 10.1 AB0-Verträglichkeit/Universalspendeschema. *Universalspender für Erythrozyten sind Spender der Blutgruppe 0, da auf der Oberfläche der Erythrozyten weder das Antigen A noch das Antigen B vorkommt. Universalspender für Blutplasma sind Spender der Blutgruppe AB, da ihr Plasma weder Anti-A noch Anti-B enthält.*

Zusatzinformation

Neben den Haupt-AB0-Antigenen kommen genetisch festgelegte **Varianten** und erworbene AB0-Varianten vor. Beispiele für *genetisch* festgelegte Varianten sind A(2), A(3), A(x), B(3), B(x), Bombay (h/h), Parabombay (h/h). Patienten vom Bombay-Typ bilden keine ABH-Substanz, solche vom Parabombay-Typ nur sehr wenig (► Tab. 10.2 und ► Tab. 10.3). Die transfusionsmedizinische Versorgung dieser Patienten ist sehr schwierig. Zu den *erworbenen* Varianten zählen abgeschwächtes A (z. B. bei myeloproliferativen Erkrankungen) und erworbenes B (z. B. Absorption von B-ähnlichen bakteriellen Strukturen). Patienten mit schwachen A-Antigenen oder der Blutgruppe A(2) können Antikörper der Spezifität Anti-A(1), Patienten mit der Blutgruppe A(1) Antikörper der Spezifität Anti-H bilden. Beide Antikörper können in seltenen Fällen zu einer Immunhämolyse führen (► Tab. 10.6). Die transfusionsmedizinische Versorgung dieser Patienten ist unproblematisch.

10.2.2 Rh-Blutgruppensystem

10

Als zweitwichtigstes Blutgruppenmerkmal ist das **RhD-Antigen** zu berücksichtigen. Es gehört zum Rh-System (► Tab. 10.4) und kommt mit einer Häufigkeit von 85 % in der kaukasischen Bevölkerung vor. Personen, die dieses Merkmal nicht exprimieren, d. h. RhD-negativ sind, und denen RhD-positives Blut übertragen wird, bilden mit hoher Wahrscheinlichkeit ein Anti-D. Mütter, die RhD-negativ sind und ein RhD-positives Kind austragen, haben ein hohes Risiko, ein Anti-D zu bilden, wenn keine Rhesusprophylaxe während der Schwangerschaft und direkt post partum durchgeführt wurde. Die Rh-Antigene werden in Komplexen vererbt, da die Gene eng miteinander gekoppelt sind. Die häufigsten Komplexe sind in ► Tab. 10.4 dargestellt.

Tab. 10.4 Phänotyp und Genotyp im Rh-System. Die Phänotypen Ccddee und ccddEe kommen mit einer Häufigkeit von 1–2 % selten, CcddEe sowie CCddee und ccddEE extrem selten vor. Der häufigste Phänotyp ist CcD.ee.

Phänotyp	wahrscheinlicher Genotyp
CcD.ee	CDe/cde
CCD.ee	CDe/CDe
ccD.Ee	cDE/cde
ccD.EE	cDE/cDE
CcD.EE	CdE/cDE
ccD.ee	cDe/cde
ccddee	cde/cde
Ccddee	Cde/cde
ccddEe	cde/cdE
CcddEe	Cde/cdE
Ccddee	Cde/Cde
ccddEE	cdE/cdE

Zusatzinformation

Zum **Rh-System** gehören die Hauptantigene D, C, C^w, c, E, e. Die Antigene sind in den Genen *RHD* und *RHCE*, bestehend aus jeweils 10 Exons, kodiert. Sie steuern die Expression eines transmembranösen Proteins. Die Genprodukte von *RHD* und *RHCE* unterscheiden sich lediglich in 35 Aminosäureresten.

Bei Personen der Blutgruppe RhD-negativ ist das *RHD*-Gen **nicht vorhanden**, ein d-Antigen (vergleichbar c oder e) gibt es nicht. Das *RHCE*-Gen exprimiert die Merkmale C, C^w, c, E, e. Die kodierten Proteine unterscheiden sich nur in wenigen Aminosäuren.

Ein **komplettes Antigen** setzt sich aus mehreren **Epitopen** (kleinste immunisierende Einheit) zusammen. Eine Vielzahl von genetisch determinierten Varianten kommt vor, deren Ursachen in Mutationen oder Deletionen von Allel/Exon-Bereichen liegen können (z. B. $D^{partial}$ Kategorie VI, Rh_{null}).

Von klinischer Bedeutung sind einzelne D-Varianten. Während einige D-Varianten sich nur in der Quantität der D-Epitope bei ansonsten vollständigem Epitopenmuster unterscheiden, zeigen andere qualitative Unterschiede, die von klinischer Relevanz sein können, wie z. B. $D^{partial}$-Kategorie VI (Häufigkeit 0,02 %). Bei dieser D-Variante sind mehrere immunologisch relevante Epitope genetisch nicht angelegt. Patienten, die hiervon betroffen sind, können bei Übertragung von RhD-positivem Blut Antikörper gegen jene D-Epitope bilden, die ihnen selbst fehlen und müssen daher mit RhD-negativen Erythrozytenkonzentraten versorgt werden. Blutspender, die genetische Träger einer D-Variante sind, gelten als RhD-positiv. D-Varianten, die Ausdruck einer verminderten Quantität bei voller Qualität sind oder bei denen das Fehlen von einzelnen Epitopen in der Regel keine immunologische Relevanz hat, werden als D^{weak} bezeichnet. Ausschließlich Transfusionsempfänger, Schwangere und Neugeborene mit dem D^{weak}-Typ 1, 2 oder 3 gelten als RhD-positiv und können mit RhD-positiven Blutprodukten transfundiert werden, da eine Immunisierung nicht stattfindet. Schwangere mit dem D^{weak}-Typ 1, 2 oder 3 benötigen keine Rhesusprophylaxe.

10.2.3 Kell-System, weitere Blutgruppensysteme

Die **Antigene des Kell-Systems** (K = Kell, k = Cellano) sind ebenfalls sehr wichtig bei der transfusionsmedizinischen Versorgung der Patienten. 91 % der kaukasischen Bevölkerung exprimieren das Kell-Antigen **nicht**. Sie sind Cellano-positiv (kk). 9 % tragen das Kell-Antigen. Genotypisch sind sie entweder Kk oder selten KK. Da das Kell-Antigen als starkes Antigen wirkt, werden (soweit möglich) Erythrozytenkonzentrate Kell-kompatibel transfundiert.

Darüber hinaus gibt es **weitere Blutgruppensysteme**, die für die transfusionsmedizinische Versorgung von Patienten wichtig sein können. Einige sind in ► Tab. 10.5 zusammengefasst.

Tab. 10.5 Blutgruppensysteme und ihre transfusionsmedizinische Relevanz.

Blutgruppen-system	Antigene	reguläre/irreguläre Antikörper	Berücksichtigung bei Transfusion
AB0	AB0	regulär	regelhaft
Rhesus	D	irregulär	regelhaft
	C C^w c E e	irregulär	bei AK-Nachweis, Frauen im gebärfähigen Alter, chron. transfusionsbedürftigen Patienten, Kinder und Jugendliche
Kell	K k Kp(a) Kp(b) Js(a) Js(b)	irregulär	bei AK-Nachweis, Frauen im gebärfähigen Alter, chron. transfusionsbedürftigen Patienten, Kinder und Jugendliche
MNSs	M N S s	irregulär	bei AK-Nachweis
Duffy	Fy(a) Fy(b)	irregulär	bei AK-Nachweis
Kidd	Jk(a) Jk(b)	irregulär	bei AK-Nachweis
P	P(1)	irregulär	bei AK-Nachweis
Lewis	Le(a) Le(b)	irregulär	bei AK-Nachweis
Wright	Wr(a) Wr(b)	irregulär	bei AK-Nachweis
Lutheran	Lu(a) Lu(b)	Irregulär	bei AK-Nachweis

10

10.2.4 Thrombozyten- und leukozytenspezifische Antigensysteme

Neben den Erythrozytenantigenen können **thrombozyten-** und **leukozytenspezifische Antigene** von klinischer Bedeutung sein: *Human Platelet Antigens* = HPA (1a, b–5a, b), *Human Lymphozyte Antigens* = HLA-Klasse I (A, B, C) und II (DR, DQ, DP), *Human Neutrophil Antigens* = HNA (1a, b, c, –5). Das HLA-System ist von besonderer Bedeutung in der Transplantationsmedizin.

HPA- und HLA-Antikörper können den therapeutischen Erfolg von Thrombozytentransfusionen negativ beeinflussen. Bei thrombozytopenischem Refraktärzustand und positivem Nachweis von HLA-Antikörpern ist daher die Transfusion HLA-kompatibler Thrombozytenkonzentrate eine wertvolle Option.

Eine fetomaternale Inkompatibilität im HPA-System kann die Ursache für eine fetale/neonatale Alloimmunthrombozytopenie (FAIT/NAIT) sein. Hierbei erfolgt eine diaplazentare Übertragung von HPA-Antikörpern der Mutter auf das Kind. In Abhängigkeit von der Antikörper-Spezifität der gegen die thrombozytären Antigene des Kindes gerichteten Antikörper kann ein beschleunigter Abbau der kindlichen Thrombozyten erfolgen. Dieser kann schwere Symptome wie intrazerebrale Blutungen des Kindes nach sich ziehen.

Zusatzinformation

Die **Bestimmung der HPA-, HLA-, HNA-Antigene** bzw. deren komplementäre Alloantikörper sowie der Autoantikörper bleibt in der Regel Speziallaboratorien vorbehalten. Eingesetzt werden z. B. folgende Testverfahren:

- Antigenbestimmung auf Allelbasis (PCR, Sequenzanalyse): Leukozyten/Thrombozyten (z. B. Organtransplantation, Krankheitsassoziation [z. B. Assoziation von HLA-B27 mit Spondilitis ankylosans], Immunthrombozytopenie).
- MAIPA (Monoclonal Antibody-specific Immobilisation of Platelets Antigens): Antikörperscreening (Immunthrombozytopenie).
- ELISA-Antikörperscreening: Immunthrombozytopenie, HLA-AK-Screening bei Organtransplantation.
- MAIGA (Monoclonal Antibody Immobilisation of Granulozyte Antigens): Antikörperscreening (z. B. Autoimmungranulozytopenie, Transfusionsreaktion).
- GIFT (Granulozytenimmunfluoreszenz-Test): Antikörperscreening (Autoimmungranulozytopenie, medikamenteninduzierte Immungranulozytopenie), Antigenbestimmung.
- GAT (Granulozytenagglutinationstest): s. GIFT.
- LCT (lymphozytotoxischer Test): HLA-Antigenbestimmung, HLA-Antikörperscreening (Krankheitsassoziation, Bereitstellung von Thrombozytenkonzentraten, Transplantationen).

10.3 Vorbereitung und Durchführung blutgruppenserologischer Untersuchungen

10.3.1 Identitätssicherung

Merke

Die Identitätssicherung von Patient/Probe/Blutprodukt hat höchste Priorität, denn Verwechslungen sind die **häufigsten Ursachen** für schwere hämolytische Transfusionsreaktionen.

Die Probenröhrchen müssen vor Materialentnahme mit Namen, Vornamen, Geburtsdatum (oder auch in kodierter Form) markiert werden. Gleiches gilt für den Anforderungsschein, der vollständig ausgefüllt werden muss. Der anfordernde Arzt muss auf dem Untersuchungsantrag eindeutig ausgewiesen sein. Darüber hinaus sind auf dem Anforderungsschein Informationen zu Vortransfusionen und gegebenenfalls deren Verträglichkeit sowie zur Anamnese (z. B. Schwangerschaften, Transplantationen, Medikation, bekanntes Vorliegen von Antikörpern) anzugeben.

Sind zum Zeitpunkt der Anforderung die **Patientenstammdaten** nicht bekannt, muss dem Patienten eine Notfall-ID-Nr. gegeben werden, die jederzeit eine Zuordnung der Befunde und gegebenenfalls Blutkomponenten zum Patienten sicherstellt. Sobald die Patientenstammdaten vorliegen, werden diese dem Labor schriftlich mitgeteilt, die primär bestimmte Blutgruppe durch eine Kontrolluntersuchung aus einer zweiten Blutprobe bestätigt und die Daten zusammengeführt.

M!

Merke

Bei der Blutentnahme sollte der ansprechbare Patient nach Namen und Geburtsdatum gefragt werden, um einer Patientenverwechslung vorzubeugen. Blut muss ausnahmslos in eine beschriftete Monovette entnommen werden.

10.3.2 Untersuchungsmaterial und Präanalytik

Für die **blutgruppenserologischen Untersuchungen** wird eine nur für diesen Zweck bestimmte Blutprobe entnommen. Die Entnahme erfolgt aus einer peripheren Vene, durch die zuvor keine Infusionslösungen oder Medikamente verabreicht worden sind. Ist dies nicht möglich, muss der Zugang vor Entnahme mit reichlich physiologischer NaCl-Lösung durchgespült werden, nach Verwerfen der ersten ca. 10 ml zur Vermeidung eines Verdünnungseffektes wird die erforderliche Probe entnommen. Medikamente und Infusionslösungen wie z. B. Plasmaexpander, Heparin in hohen Dosen und Elektrolytlösungen können zu falsch positiven oder falsch negativen Ergebnissen führen.

Üblicherweise wird für die Blutgruppenbestimmung sowie den Ansatz des direkten Antihumanglobulintests, des Antikörpersuchtests und der serologischen Verträglichkeitsprobe eine EDTA-Blutprobe (S. 32) benötigt. Für die serologische Diagnostik kann auch Serum (Nativblut) verwendet werden, bei Einsatz von Automaten wird in der Regel mit EDTA-Blut gearbeitet. Der Nachteil der EDTA-Blutprobe gegenüber der Probe ohne Zusätze ist die ausbleibende verstärkende Wirkung von Komplement beim Nachweis von Immunantikörpern (z. B. Anti-Jk, ▸Tab. 10.5). Komplementfaktoren, wie C1, sind Kalzium-abhängig und werden inaktiviert, wenn der Probe Chelat-Bildner wie EDTA zugesetzt sind, die Kalziumionen komplexieren und diese so der Probe entziehen. Für die blutgruppenserologischen Untersuchungen bei Neugeborenen kann Nabelschnurblut eingesetzt werden. Dieses ist gesondert zu kennzeichnen.

Die Proben für die Blutgruppenbestimmung sind im Kühlschrank mehrere Tage haltbar. Das Probengefäß (Originalröhrchen) muss mindestens 10 Tage gekühlt aufbewahrt werden. Die Probe für die Verträglichkeitsprobe (Kreuzprobe) darf nicht älter als 3 Tage sein.

10.3.3 Blutgruppenbestimmung

[ ]

Indikation

- Vorbereitung einer Transfusion (z. B. präoperativ, schwere Anämie)
- Schwangerschaftsvor- und -nachsorge
- Transplantation
- Blutproduktherstellung (Blutspendertestung)
- forensische Hämogenetik

Für die Bestimmung der AB0- und D-Merkmale und für alle immunhämatologischen Untersuchungen sind die Richtlinien der Bundesärztekammer zur Qualitätssicherung laboratoriumsmedizinischer Untersuchungen verpflichtend einzuhalten. Die Anweisungen der Reagenzienhersteller sind unbedingt zu beachten. Bei der Wahl der Antiseren sind monoklonale vorzuziehen. Bei Verwendung von 2 verschiedenen Antiseren einer Spezifität ist darauf zu achten, dass das Ausgangsmaterial (Klone, polyklonales Immunserum) unterschiedlichen Ursprungs ist.

AB0-Bestimmung

Die AB0-Blutgruppenbestimmung ist mit besonderer Sorgfalt durchzuführen, da Fehltransfusionen zu **schweren, lebensbedrohlichen Transfusionsreaktionen** führen können. Als Testprinzip wird der Hämagglutinationstest eingesetzt. Verschiedene Methoden (S.99) stehen zur Verfügung: Röhrchentest, Mikrogelkartentest, Mikrotiterplattentest und Festphasen-Mikrotiterplattentest.

Zum AB0-Blutgruppenansatz gehören die Bestimmung der Erythrozytenmerkmale und die Bestimmung der Isoagglutinine (reguläre Antikörper, ▶Tab. 10.1). Die Bewertung erfolgt nach dem Schema der ▶Tab. 10.6.

Tab. 10.6 AB0-Blutgruppenbestimmung.

Erythrozytenmerkmal: Patienten-Erythrozyten plus Antiserum			Serumgegenprobe (Isoagglutinine) Patienten-Serum plus Testzellen (TZ)				Ergebnis
Anti-A	Anti-B	Anti-AB	TZ A(1) *	TZ A(2) *	TZ B	TZ 0	
+	–	+	–	–	+	–	A
-	+	+	+	+	–	–	B
+	+	+	–	–	–	–	AB
–	–	–	+	+	+	–	0
+	–	+	+	–	+	–	**A (Verdacht Anti-A(1))****
+	–	+	–	+	+	+	**A (Verdacht Anti-H)****

* mit den Testzellen der Gruppe A(1) und A(2) können Antikörper der Spezifität A(1) und Anti-H erfasst werden, gemäß der Richtlinie zur Gewinnung von Blut und Blutbestandteilen und zur Anwendung von Blutprodukten (Richtlinie Hämotherapie, Gesamtnovelle 2017) ist der Einsatz der Testzelle A(2) nicht vorgeschrieben, wird aber in der Regel durchgeführt.

** weitere Untersuchungen, z. B. Bestimmung der Merkmale A(1) und A(2) mit Lektinen oder monoklonalen Antikörpern und Antikörpersuchtest.

Bestimmung der RhD-Blutgruppe

Die Bestimmung des RhD-Merkmals von Transfusionsempfänger und Blutspender ist Voraussetzung für die Transfusion. Sie ist ferner durchzuführen bei jeder Schwangeren sowie direkt post partum bei Neugeborenen von RhD-negativen Müttern. Die **Rh-Merkmale** C, c, E, c sowie das Kell-Antigen werden darüber hinaus bei allen Frauen im gebärfähigen Alter sowie möglichst auch bei allen Patienten bestimmt, die über einen längeren Zeitraum mit Blutkomponenten versorgt werden müssen (z. B. hämatologisch/hämatoonkologisch Erkrankte). Durch die Bereitstellung kompatibler Erythrozytenkonzentrate soll die Rate der **Immunisierungen** so gering wie möglich gehalten werden.

Tab. 10.7 RhD-Blutgruppenbestimmung für Transfusionsempfänger.

Anti-D 1 + Patienten-Erythrozyten	Anti-D 2 + Patienten-Erythrozyten	Ergebnis*
+	+	RhD-positiv
–	–	RhD-negativ
(+)/ +	–	RhD-negativ (vorerst**)

* unter der Voraussetzung, dass Kontroll- und Eigenansätze ein regelrechtes Ergebnis zeigen.
** Eine weitere Abklärung ist anzustreben.

Für die RhD-Bestimmung sowie für die Bestimmung der Rh-Merkmale und anderer Blutgruppenmerkmale wird der **Hämagglutinationstest** (S. 99) herangezogen. Als Verfahren sind die im Methodenteil (S. 99) genannten geeignet. Grundsätzlich müssen alle Ansätze in Doppelbestimmung mit **2 verschieden-klonalen Antiseren** durchgeführt werden.

Dabei werden für die Bestimmung des RhD-Merkmals 2 Reagenzien mit monoklonalen Antikörpern gewählt, die die Variante $D^{partial}$-Kategorie VI nicht erfassen. Patienten mit dieser D-Variante können durch die Transfusion von RhD-positiven Erythrozyten immunisiert werden. Sie werden deshalb mit RhD-negativem Blut versorgt. Schwangere mit einem $D^{partial}$-Kategorie VI können durch RhD-positive Feten immunisiert werden. Eine Rhesusprophylaxe ist deshalb bei dieser Konstellation erforderlich, d. h., Schwangere mit einem $D^{partial}$-Kategorie VI werden wie RhD-negative Patienten transfusionsmedizinisch betreut.

Die Bewertung der D-Bestimmung ist in ▶Tab. 10.7 dargestellt. Bei diskrepanten oder nicht eindeutigen Ergebnissen gilt der Patient vorerst als RhD-negativ. Eine weitere Abklärung des potenziellen Vorliegens einer D-Variante sollte angestrebt werden, z. B. im indirekten Antihumanglobulintest (S. 102) oder mit molekularbiologischen Verfahren (S. 388).

Die Differenzierung von Blutgruppen und deren Varianten wird durch Verwendung von monoklonalen, monospezifischen Antikörpern und molekulargenetischen Verfahren (Mikrogelkartentest [D-Kategorien], PCR [z. B. D-Kategorien, AB0-Varianten]) unterstützt.

10.3.4 Antikörpersuchtest und Antikörperidentifizierung

Indikation

- Vorbereitung einer Transfusion (Blutgruppenbestimmung)
- Anämie unklarer Genese
- Transfusionsreaktion
- positive Verträglichkeitsprobe
- Schwangerenvorsorge
- Blutproduktherstellung (Blutspendertestung)

Die Identifizierung von irregulären Antikörpern gegen Erythrozyten erfolgt durch eine Antikörpersuche (S. 101), Antikörperdifferenzierung (S. 101) und einen direkten Antihumanglobulintest, DAT (S. 102).

10.4 Vorbereitung und Durchführung einer Transfusion

10.4.1 Vorbereitung einer Transfusion

Indikation

- Erythrozytenkonzentrate: klinisch relevante Anämien
- Therapeutisches Plasma: globaler Gerinnungsfaktorenmangel, isoliertem Faktorenmangel sowie Plasmaaustauschbehandlung bzw. Austauschtransfusion
- Thrombozytenkonzentrate: erniedrigte Thrombozytenzahl, Blutungen, Blutungsrisiko

Die Indikationen zur Gabe von Blutprodukten muss immer Patienten-individuell gestellt werden. Dabei sind die aktuelle Hämoglobinkonzentration, bestehende Risikofaktoren, alternative Kompensationsmöglichkeiten der Anämie sowie Ausmaß des bestehenden und noch weiter zu erwartenden Blutverlusts zu berücksichtigen. Die Indikationen für die verschiedenen verfügbaren Blutkomponenten sind ausführlich in den Querschnittsleitlinien dargestellt. Im Nachfolgenden werden die drei wichtigsten Blutkomponenten und die Indikationen zur Transfusion kurz erläutert:

- **Erythrozytenkonzentrate:** Bei Indikation zur allogenen Transfusion werden leukozytendepletierte Erythrozytenpräparate verwendet. Indikation ist eine klinisch relevante Anämie, die nicht durch andere Maßnahmen ausgeglichen werden kann und zu einer gesundheitlichen Schädigung führen würde, d. h. die Vermeidung bzw. Therapie einer manifesten anämischen Hypoxie.
- **Therapeutisches Plasma:** Das gebräuchlichste Plasmapräparat ist das gefrorene (fresh frozen) Plasma (GFP bzw. FFP). Dieses enthält alle Faktoren der Gerinnungskaskade. Es wird eingesetzt bei globalen Gerinnungsfaktorenmangel (z. B. massiver Blutverlust, DIC), isoliertem Faktorenmangel (soweit kein Faktorenpräparat zur Verfügung steht, z. B. Faktor V und Faktor XI) sowie zur Plasmaaustauschbehandlung bzw. Austauschtransfusion (Neugeborene).
- **Thrombozytenkonzentrate:** Thrombozytenkonzentrate werden durch Thrombozytenseparation von einem Spender (Apherese-TK) oder aus dem Buffy-Coat gepoolter Vollblutspenden (Pool-TK) hergestellt. Die Indikation zur Transfusion von Thrombozytenkonzentraten ist abhängig von der Thrombozytenzahl, der Funktion, der Symptomatik der Blutung und Blutungsrisiko.

Zusatzinformation

Patient-Blood-Management (Patienten-individualisierte Hämotherapie)

Vor der Gabe von Blutprodukten ist Patienten-individuell anhand aktueller Befunde zu prüfen, ob andere Maßnahmen geeignet sind, akute oder chronische Mangelzustände zu beheben. Hierzu zählen:

- Minimierung von Blutverlusten und Blutungen
- Optimierung des Erythrozytenvolumens
- Erhöhung und Ausschöpfung der Anämietoleranz

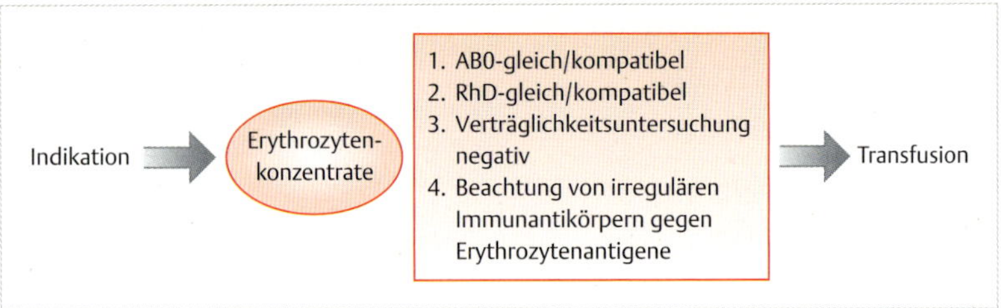

Abb. 10.2 Transfusionsvoraussetzungen.

Die Vorbereitung und Durchführung der Transfusion von Blutkomponenten erfolgen nach Transfusionsgesetz unter Berücksichtigung der „Richtlinien zur Gewinnung von Blut und Blutbestandteilen und Anwendung von Blutprodukten (Hämotherapie) und von der Transfusionskommission des Krankenhauses festgelegten Verfahrensweise.

Für die Transfusion von Blutkomponenten müssen folgende blutgruppenserologische Ergebnisse vorliegen (▸ Abb. 10.2):

- **Erythrozytenkonzentrat** (**EK**):
  - AB0- und Rh(D)-Blutgruppe,
  - für ausgewählte Patientengruppen (z. B. Frauen vor der Menopause und Personen, die wiederholt EK benötigen) und Patienten mit transfusionsrelevanten Antikörpern weitere Merkmale (siehe dazu ▸ Tab. 10.5),
  - Ergebnis eines aktuellen Antikörpersuchtests,
  - Ergebnis der serologischen Verträglichkeitsprobe, das eine unbedenkliche Transfusion erwarten lässt (max. 3 Tage gültig).
- **Therapeutisches Plasma** (**GFP**): AB0.
- **Thrombozytenkonzentrat** (**TK**):
  - AB0 und Rh(D),
  - bei ausbleibendem Therapieerfolg (Refraktärzustand) im Einzelfall Screening auf HLA- und HPA-Antikörper (S. 391) und Gabe HLA- und/oder HPA-kompatibler Präparate.

Serologische Verträglichkeitsprobe (Kreuzprobe)

Sie ist Bestandteil jeder **Transfusionsvorbereitung**. Das Serum bzw. Plasma des Patienten wird gegen die Spendererythrozyten getestet. Da für den Antikörpersuchtest (S. 101) Testzellen ausgewählt werden, die bezogen auf häufige transfusionsrelevante Antigene homozygot sind, ist dieser besonders empfindlich. In der Verträglichkeitsprobe können dagegen auch Antikörper nachgewiesen werden, die sich gegen sehr selten vorkommende Antigene richten (private Antigens) und die somit möglicherweise nicht auf den Testerythrozyten vertreten sind.

Bei jeder Verträglichkeitsprobe muss die AB0-Blutgruppe und das RhD-Merkmal in der gleichen Probe überprüft werden. Die Verträglichkeitsprobe dient somit auch der Erkennung von **AB0-Inkompatibilitäten** (S. 385), z. B. aufgrund von Probenverwechslungen. Daher sollte für Verträglichkeitsprobe immer unabhängig von der Probenentnahme für die Blutgruppenbestimmung eine neue Probe abgenommen werden. Die Verfahren zur Erkennung dieser Inkompatibilitäten werden im Kap. blutgruppenserologische Techniken (S. 99) erläutert.

Merke

Blutentnahmen bei Früh- und Neugeborenen sollen zur Vermeidung einer iatrogenen Anämie auf ein Mindestmaß beschränkt werden. Antikörpersuchtest und serologische Verträglichkeitsprobe für Früh- und Neugeborene vor Erythrozytengabe können unter Beachtung der AB0-Blutgruppe mit dem Serum oder Plasma der Mutter erfolgen, da Immunantikörper gegen Erythrozyten im Blut des Kindes in der Regel in der ersten Zeit nach der Geburt von der Mutter stammen (diaplazentare Übertragung von IgG-Antikörpern). Bis zum Abschluss der 4. Lebenswoche nach dem errechneten Geburtstermin kann auf eine Wiederholung von Kreuzprobe und Antikörpersuchtest verzichtet werden, wenn beim Antikörpersuchtest mit dem Blut der Mutter keine irregulären Antikörper nachgewiesen wurden. Es wird auf weitere Besonderheiten bei der perinatalen Transfusionstherapie hingewiesen (siehe Richtlinien Hämotherapie).

Zur frühzeitigen Erkennung des Einschleichens von Immunantikörpern (Boostereffekt (S. 403)) darf das Ergebnis der Verträglichkeitsprobe bzw. die Blutprobe des Patienten nicht älter als 3 Tage sein: Ein bereits als verträglich beurteiltes EK muss nach Ablauf von 3 Tagen mit einer frischen Blutprobe erneut getestet werden. Eine Probe, die vor mehr als 3 Tagen entnommen wurde, muss durch eine neue ersetzt werden. Die Gültigkeit der serologischen Verträglichkeitsprobe kann auf 7 Tage verlängert werden, wenn sichergestellt werden kann, dass in den vergangenen 3 Monaten kein potenzielles Immunisierungsereignis (Bluttransfusion, Schwangerschaft) stattgefunden hat. Verantwortlich ist der transfundierende Arzt.

AB0-Identitätstest (Bedside-Test)

Merke

Unmittelbar vor der Transfusion von Erythrozytenkonzentraten wird vom transfundierenden Arzt die Blutgruppe des Patienten im Bedside-Test mit einer frisch entnommenen Blutprobe direkt am Patienten überprüft.

Geeignete Testkarten werden von verschiedenen Firmen angeboten. Bei der Durchführung sind die Anweisungen des Herstellers unbedingt zu beachten, vor allem das richtige Mischungsverhältnis von Blut zu vorgegebenen Blutgruppenreagenzien. Die Bewertung erfolgt durch den **transfundierenden Arzt** (▶ Abb. 10.3).

Das Ergebnis des Bedsite-Tests, nicht die Testkarte, wird in der Patientenakte dokumentiert. Bei Unstimmigkeiten zwischen dem Ergebnis aus dem Labor und dem des Bedside-Tests ist sofort das zuständige Labor zu informieren und die Einleitung der Transfusion so lange zu unterbrechen, bis ein eindeutiges Blutgruppenergebnis vorliegt.

Merke

Vor Gabe von Eigenblut sind die Blutgruppe des Patienten und die des Erythrozytenkonzentrates im Bedside-Test zu überprüfen! Eine serologische Verträglichkeitsprobe ist vor der Gabe von Eigenblut nicht erforderlich.

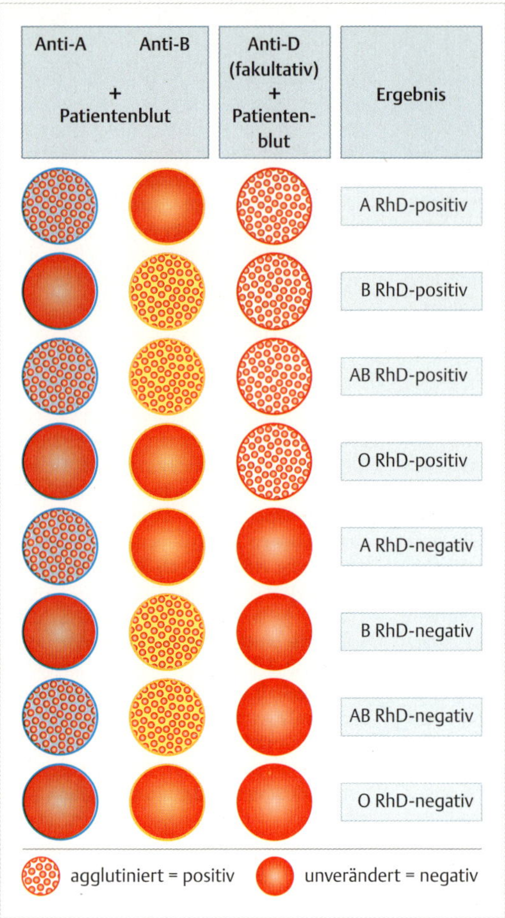

Abb. 10.3 Bedside-Test-Auswertung.

10.4.2 Durchführung der Transfusion

Die Transfusion aller zellulären Blutprodukte erfolgt über entsprechende Transfusionsgeräte mit Standardfilter, möglichst über einen eigenen venösen Zugang. Ein Transfusionsgerät darf max. 6 Stunden in Folge eingesetzt werden und ist daher zur Transfusion mehrerer Blutprodukte einsetzbar. Eröffnete Blutprodukte sind innerhalb von 6 Stunden zu transfundieren. Blutprodukten dürfen keine Medikamente oder Infusionslösungen beigefügt werden. Alle verwendeten Geräte müssen den Vorschriften des MPG (Medizinproduktgesetz) entsprechen. Der transfundierende Arzt hat sich über die Aufklärung, Einwilligung und Identität des Patienten vor der Transfusion zu versichern. Während und nach der Transfusion ist für eine geeignete Überwachung des Patienten zu sorgen. Die Durchführung der Transfusion ist zu dokumentieren (Transfusionsbericht, insbesondere unerwünschte Wirkungen). Nach Beendigung der Transfusion ist das Transfusionsbesteck und das Behältnis des Blutproduktes mit dem Restinhalt steril abzuklemmen/zu verschließen und für 24 Stunden bei 1 °C–10 °C aufzubewahren.

Zusatzinformation

Bei einer **Notfalltransfusion** erfolgt eine sofortige Transfusion ohne die vorherige Abwicklung der sonst notwendigen Voruntersuchungen. Voraussetzung ist die vitale Gefährdung des Patienten. Es ist besonders auf die Gefahr von Verwechslungen zu achten, da das Transfusionsrisiko erhöht ist. Aus einer Blutprobe, die vor der Transfusion entnommen wurden, sind, zeitgleich zu oder auch nach der Notfalltransfusion, die AB0-Blutgruppenbestimmung, die Bestimmung der Rh-Merkmale sowie der Antikörpersuchtest und die serologische Verträglichkeitsprobe vollständig durchzuführen. Das Ergebnis der Kreuzprobe und des Antikörpersuchtests muss durch das Labor unverzüglich an den transfundierenden Arzt mitgeteilt werden. So lange das Ergebnis der AB0-Blutgruppenbestimmung nicht bekannt ist, dürfen nur Erythrozytenkonzentrate der Blutgruppe 0 transfundiert werden. Eine Durchführung des AB0-Identitätstest muss auch im Notfall erfolgen.

Zusatzinformation

RhD-inkompatible Transfusion. Die Transfusion von RhD-positiven Konserven an RhD-negative Patienten ist für lebenswichtige Indikationen gemäß Transfusionsgesetz zulässig, wenn keine RhD-negativen EK zur Verfügung stehen. Bei einer Transfusion von RhD-positiven Präparaten auf RhD-negative Empfänger hat die Einrichtung der Krankenversorgung, in der die Transfusion erfolgt, den Empfänger aufzuklären und zu empfehlen, dass eine serologische Untersuchung 2–4 Monate nach Transfusion zur Feststellung eventuell gebildeter Antikörper durchgeführt wird. Der weiterbehandelnde Arzt, dem eine Mitteilungspflicht im Arztbrief obliegt, ist entsprechend zu informieren, dass RhD-positive Erythrozyten transfundiert wurden und beim Empfänger eine serologische Untersuchung 2–4 Monate nach Transfusion zur Feststellung eventuell gebildeter Antikörper durchzuführen ist.

10.5 Transfusionsreaktionen (unerwünschte Wirkungen)

Blutprodukte sind Arzneimittel, die nicht nur therapeutisch wirksam sind, sondern auch zu **Transfusionsreaktionen** (**TR**, „unerwünschten Wirkungen") führen können. Die Zusammensetzung der Blutprodukte, deren Wirksamkeit, Anwendung und Risiken sind in produktspezifischen Fach- und Gebrauchsinformationen des Herstellers beschrieben. Jeder transfundierende Arzt muss diese, aber auch die bereits genannten Richtlinien und Querschnittsleitlinien (S. 385) der Hämotherapie beachten. Die Querschnittsleitlinien beschreiben detailliert Ursachen, Klinik, Diagnostik und Therapie von TR. In ▶ Tab. 10.8 sind die Ursachen und Häufigkeiten von TR zusammengefasst.

Treten klinische Zeichen einer Transfusionsreaktion auf, sind die Schritte nach geltendem Qualitätssicherungssystem der jeweiligen Einrichtung der Krankenversorgung (S. 395) einzuleiten.

Merke

Bei Auftreten einer akuten TR sind unmittelbar folgende Maßnahmen erforderlich:

- in Abhängigkeit von der klinischen Symptomatik sofortige Unterbrechung bzw. Abbruch der Transfusion
- in Abhängigkeit von der Befunderhebung Einleitung geeigneter therapeutischer Maßnahmen
- Kontrolle der Identität zwischen Patient und zugeteiltem Blutprodukt sowie Kontrolle der Blutgruppen
- Blutentnahme beim Patienten für die labordiagnostische Ursachenklärung
- sorgfältige Dokumentation aller klinischen und labordiagnostischen Maßnahmen und Befunde
- Meldung entsprechend QM-System an den Transfusionsbeauftragten

Tab. 10.8 Unerwünschte Wirkungen bei der Anwendung von Blutprodukten, Transfusionsreaktionen (TR) (Querschnittsleitlinien).

	Zeitpunkt des Auftretens	
Mechanismus	**akut**	**verzögert**
immunologisch vermittelt	hämolytische TR vom Soforttyp intravasale Immunhämolyse (z. B. bei Fehltransfusion AB0-inkompatibel)	hämolytische TR vom verzögerten Typ (extravasale Immunhämolyse (Immunreaktion nach Immunisierung z. B. Anti-D, -c, -Kell)
	allergische TR (z. B. durch AK gegen Plasmaproteine des Spenders)	transfusionsassoziierte Graft-versus-Host-Krankheit (ta-GVHD) durch proliferationsfähige Lymphozyten des Spenders
	febrile, nichthämolytische TR durch Freisetzung von Zellinhaltsstoffen, AK gegen Leukozyten, Thrombozyten, Granulozyten des Spenders	Posttransfusionspurpura (thrombozytenspezifische AK im Empfänger)
	transfusionsassoziierte akute Lungeninsuffizienz (TRALI) durch HLA-Antikörper im Spenderplasma	Transfusionsassoziierte Immunmodulation
nicht immunologisch vermittelt	Nichtimmunogene TRALI	Transfusionshämosiderose
	Transfusionsassoziierte Volumenüberladung (TACO)	
	Hypothermie	
	Hyperkaliämie	
	Zitrattoxizität	
Infektionen	Transfusionsassoziierte bakterielle Infektion	Transfusionsassoziierte virale Infektion (z. B. HIV, HCV, HBV)
		transfusionsassoziierte Parasitosen grundsätzlich möglich durch Malaria, Trypanosomen u. a. Erreger
		transfusionsassoziierte Variante der Creutzfeldt-Jakob-Krankheit

10

Tab. 10.9 Labordiagnostische Maßnahmen bei akuter und verzögerter Transfusionsreaktion.

Verdachtsdiagnose	labordiagnostische Maßnahmen
hämolytische TR vom Soforttyp	• **Klinische Chemie**: BB, freies Hämoglobin in Blut und Urin, LDH, Haptoglobin, Bilirubin (ggf. Verlaufswerte); bei Verdacht einer Verbrauchskoagulopathie gezielte hämostaseologische Untersuchungen • **Immunhämatologie**: Blutgruppe, AK-Suchtest, Verträglichkeitsprobe, DAT mit Patientenblutprobe entnommen vor und nach Auftreten der TR, Blutgruppe, AK-Suchtest und DAT mit Spenderblut, gegebenenfalls AK-Identifizierung mit Patienten- oder Spenderblut • **Mikrobiologie**: bei Verdacht einer bakteriell-toxischen Hämolyse Blutkultur mit Patientenblut und Spenderblut aus Blutbeutel bzw. Transfusionsbesteck aerob und anaerob
febrile, nichthämolytische TR	Ausschluss einer hämolytische TR vom Soforttyp, Screening auf HLA-Antikörper
allergische TR	Ausschluss einer hämolytischen TR, Bestimmung von IgA-Konzentration des Empfängers und gegebenenfalls Anti-IgA-Antikörpernachweis im Empfängerblut
transfusionsassoziierte akute Lungeninsuffizienz (TRALI)	bei typischem Thorax-Röntgenbild und Lungenödem: HLA-AK-Screening mit Spender- und Patientenblut, HNA-AK Screening mit Patientenblut
transfusionsassoziierte Sepsis	Blutkultur mit Patientenblut und Blut aus Blutbeutel aerob und anaerob, Ausschluss einer hämolytischen TR vom Soforttyp
Posttransfusionspurpura (Auftreten ca. 8 Tage nach Transfusion)	Screening auf thrombozytenspezifische HPA-AK, Ausschluss einer heparininduzierten Thrombozytopenie Typ II
hämolytische TR vom verzögerten Typ (Auftreten bis zu 14 Tage nach Transfusion)	Untersuchungsspektrum der TR vom Soforttyp, insbesondere DAT und Bestimmung von Haptoglobin, Bilirubin und LDH, mit Ausnahme der Blutkultur; bei Verdacht einer Gerinnungsstörung gezielte hämostaseologische Abklärung
TR durch bakterielle Kontamination	Ausschluss einer hämolytischen TR vom Soforttyp, Ausstriche und mikrobiologische Kulturen
Transfusionsassoziierte Virusinfektion	Antikörpernachweis, Virusgenomnachweis und ggf. Vergleich der Virusgenomsequenzen bei Empfänger und Spender

Zur labordiagnostischen Abklärung der Transfusionsreaktion werden die Blutproben des Patienten, asservierte Blutbeutel einschließlich Transfusionsbesteck sowie ein Bericht zur Transfusionsreaktion an das/die zuständige(n) Labor(atorien) geschickt. ▶ Tab. 10.9 fasst die labordiagnostischen Maßnahmen einer akuten TR zusammen.

M!

Merke

- Jeder Blutbeutel muss nach vollendeter Transfusion für 24 Stunden im Kühlschrank für gegebenenfalls notwendige labordiagnostische Zwecke asserviert werden!
- Einmal erhobene Befunde über irreguläre Antikörper gegen Erythrozyten sollten in einen Notfallausweis eingetragen werden. Sie müssen bei weiteren Transfusionen berücksichtigt werden!
- Abschließende Bewertung der möglichen Ursachen der Transfusionsreaktion und gegebenenfalls Festlegung präventiver Maßnahmen.

B

Fallbeispiel

Ein 70-jähriger Patient mit der frisch gestellten Diagnose Osteomyelofibrose kommt mit einem Hb von 7,0 g/dl zur Transfusion in die Ambulanz. Die Kreuzprobe (S. 396) und Antikörpersuchtest (AKST) sind negativ. Der Bedside-Test bestätigt die Blutgruppe. Der Patient erhält daraufhin 3 AB0- und Rhesusgruppen-idente EK ohne sichtbare Zeichen einer Unverträglichkeit. Nach 4 Tagen entwickelt der Patient erhöhte Temperaturen, das Blutbild zeigt einen unerwartet schnellen Hb-Abfall, klinisch imponiert ein leichter Ikterus. Weiteres Vorgehen:

- Kontrolle der Verträglichkeitsuntersuchungen mit Primärprobe: Es bestätigen sich die Erstergebnisse: AKST und Kreuzprobe sind unauffällig.
- Kontrolle der Verträglichkeitsuntersuchungen mit Probe (entnommen nach Transfusion): Kreuzprobe mit 2 EK positiv, AKST positiv, AK-Differenzierung: Anti-Kidd(a) [Jk(a)], DAT mit Patientenprobe positiv (IgG- und C3d-positiv).
- Kontrolle der Antigenbestimmung: AB0- und Rhesusuntergruppen zwischen Patient und EK stimmen überein, 2 EK sind Jk(a) positiv, 1 EK Jk(a) negativ, die Antigenbestimmung des Patienten gibt kein eindeutiges Ergebnis (Mischfeldagglutination aufgrund der Transfusion Jk(a) positiver und Jk(A) negativer EK).

Es besteht eine verzögerte Transfusionsreaktion als Folge einer Immunhämolyse durch ein Anti-Jk(a). Nach eingehender Transfusionsanamnese stellt sich heraus, dass der Patient vor 4 Jahren bei einer Hüftoperation transfundiert wurde. Es ist davon auszugehen, dass durch diese Transfusionen eine Immunisierung mit Antikörperbildung gegen das Jk(a)-Antigen stattgefunden hat. Der über die Zeit abgesunkene Antikörpertiter lag zum Zeitpunkt der aktuellen Transfusionsvorbereitung unter der Nachweisgrenze. Durch die dann folgenden Transfusionen mit Jk(a)-positiven Erythrozyten wurde die Antikörperbildung wieder stimuliert (**Boostereffekt**).

B

Fallbeispiel

Im Rahmen der Schwangerschaftsvorsorge wird bei einer 28-jährigen Patientin in der 8. SSW ein Antikörpersuchtest (AKST) zur Identifikation von Immunantiköpern durchgeführt. Die körperliche Untersuchung ist ohne pathologischen Befund. Der AKST ist positiv. Da es sich um die 3. Schwangerschaft der Patientin handelt, ist die Blutgruppe der Patientin bereits bekannt: AB RhD-negativ, Rhesus-Formel: ccddee, Cw- und Kell-Antigen negativ.

- Bestätigung der Blutgruppe: AB RhD-negativ,
- Kontrolle des Antikörpersuchtests (AKST): AKST ist positiv.

Die nachfolgende Antikörperdifferenzierung ergibt das Vorliegen eines Anti-D-Antikörpers vom IgG-Typ (positiver Nachweis im Antihumanglobulin-Milieu).

- Kontrolle des Antikörpertiters: Anti-D-Titer = 8

Da die Patientin das Antigen nicht trägt, handelt es sich um einen Immunantikörper, der diaplazentar auf das Kind übertragen werden kann. Eine Rhesus-Prophylaxe wird anamnestisch ausgeschlossen. Es besteht daher das Risiko der Manifestation eines Morbus hämolyticus neonatorum (MHN). Zur Risikoabschätzung werden neben Doppleruntersuchungen (Hydropsanzeichen) des Fetus regelmäßige Kontrollen des Antikörpertiters bei der Mutter durchgeführt. Einige Wochen später wird das Kind geboren und zeigt einen leichten Ikterus. Die bei Neugeborenen RhD-Antigen negativer Mütter regelhaft durchgeführte Blutgruppenbestimmung ergibt den Rhesus-Faktor: positiv, der direkte poly- und monospezifische Coombstest ist ebenfalls positiv (IgG), d. h. die kindlichen Erythrozyten zeigen eine Beladung mit IgG-Antikörpern. Die Elution des IgG-Antikörpers von den kindlichen Erythrozyten ergibt die Antikörperspezifität Anti-D.

Es wurden diaplazentar IgG-Antikörper der Mutter übertragen, die die kindlichen Erythrozyten beladen und zu einem milden MHN geführt haben. Es wird eine Phototherapie eingeleitet. Die Wahrscheinlichkeit einer Rhesus-Inkompatibilität liegt bei 10 000 von 100 000 Geburten. Durch die Anti-D-Prophylaxe (Rhesus-Prophylaxe) konnte das Risiko auf 50 MHN-Fälle pro 100 000 Geburten reduziert werden. Eine Anti-D-Prophylaxe bei RhD-negativen Frauen erfolgt während der Schwangerschaft in der Regel zwischen der 28.–30. SSW, wenn der AKST negativ ist und nach der Geburt (max. 72 h) bzw. nach Fehlgeburt oder Schwangerschaftsabbruch. Bei Neugeborenen mit der Blutgruppe A von Müttern mit der Blutgruppe 0 kann aufgrund einer AB0-Inkompatibilität, ebenfalls eine Immunhämolyse mit eher milden Verlaufsformen auftreten, die selten in einem Bilirubinanstieg resultiert, der eine Phototherapie erfordert.

11 Entzündung

*M. Kiehntopf, C. Schnabel, L. Roggenbuck, K. Dörner**

11.1 Einführung

Eine Entzündung beschreibt die Reaktion des Körpers auf **Störungen der Homöostase** unterschiedlicher Genese. Zu Grunde liegen in erster Linie **Pathogene**, **Verletzungen** und **Gewebestress** anderer Ursache. Neben infektiös, durch Bakterien, Viren, Pilze und Parasiten, verursachten Störungen, zählt hierzu damit auch eine Vielzahl nicht infektiös bedingter Gewebeschädigungen, die z. B. durch mechanisch/traumatische Ereignisse, Verbrennungen, Exposition gegenüber Noxen oder aber auch Störungen der Homöostase durch z. B. metabolischen Stress, Hypoxie oder eine Vielzahl zellulärer Fehlfunktionen ausgelöst werden können. Darüber hinaus kommt es auch bei **Allergien** (S. 420) sowie **Autoimmunerkrankungen** (S. 432), zu entzündlichen Reaktionen. Bei einer Entzündung sind eine Vielzahl angeborener und adaptiver Immunreaktionen beteiligt, wobei im Zusammenspiel und je nach Ursache, zunächst das eine oder andere System im zeitlichen Verlauf der Entzündung im Vordergrund stehen kann.

Am Beginn einer durch **Pathogene** bzw. **Verletzung** verursachten Inflammationsreaktion stehen zunächst die Erkennung des Schadens durch das angeborene Immunsystem und dessen Aktivierung über sog. Pathogen- bzw. mit dem Gewebeschaden-assoziierte molekulare Muster (Pathogen-Associated Molecular Patterns, PAMPs; und Damage-Associated Molecular Patterns, DAMPs). Diese werden über **Mustererkennungsrezeptoren** (Pattern Recognition Receptors, PRR), die z. B. auf Makrophagen, dendritischen Zellen, Neutrophilen, Epithelzellen und Mastzellen, aber auch auf Lymphozyten und Endothelzellen exprimiert werden, erkannt. Es sind eine Vielzahl von PRRs beschrieben, zu denen Rezeptoren verschiedener Familien, wie z. B. die C-Typ-Lektin-Rezeptoren (CLR), Toll-like- (TLR), NOD-like- (NLR), RIG-1-like- (RLR) Rezeptorfamilien und andere, gehören. PRRs können, wie z. B. das Pentraxin CRP, sezerniert werden und zur Komplementaktivierung und Opsonierung beitragen oder aber membrangebunden an der Erkennung und Aufnahme von Pathogenen/Pathogenbestandteilen oder anderen spezifischen Liganden beteiligt sein und zur Aktivierung verschiedener Signaltransduktionswege führen.

Durch die über PRRs vermittelte Aktivierung von Entzündungszellen kommt es zur Freisetzung von **Zytokinen** und **Chemokinen**, wodurch sich Blutgefäße erweitern, das Endothel aktiviert wird und es über die Expression von Adhäsionsmolekülen zur lokalen Anreicherung von Leukozyten und deren anschließende Einwanderung als Effektorzellen in den Entzündungsherd. Makrophagen und Neutrophile setzen Prostaglandine und Leukotriene frei. Pathogene werden durch aktivierte Phagozyten, die Bildung antimikrobieller Peptide (host defence peptides, **HDPs**) und reaktiver Sauerstoff- und Stickstoffverbindungen direkt inaktiviert. Zusätzlich unterstützen neutrophile Granulozyten die Pathogeninaktivierung durch einen Prozess, der als **NE-Tose** bezeichnet wird. Hierbei werden aus Neutrophilen sog. **„neutrophil extracellular traps"** (**NETs**) ausgeschleust. NETs sind aus Chromatinfilamenten bestehende und mit Histonen, Proteasen und sowohl zytosolischen als auch granulären Proteinen der Neutrophilen ummantelte DNA-Netze, die Pathogene binden und inaktivieren und so deren Ausbreitung begrenzen können. **Extracellular traps** (**ETs**) sind auch bei Basophilen (BETs) und Eosinophilen (EETs) sowie auch bei Makrophagen und Monozyten (METs) beschrieben. Neben ihrer Funktion zur Abtötung von Mikroorganismen und Eingrenzung der Infektion scheinen **ETs** auch pathophysiologische Bedeutung für eine Reihe nichtinfektiöser Erkrankungen wie z. B. Gicht, Autoimmunerkrankungen (SLE, RA, Vaskulitiden), Gerinnungsstörungen und Thrombose, Diabetes mellitus, Atherosklerose und einige andere Erkrankungen, zu haben.

ETs haben über ihre negativ geladene DNA, die Inhibition von Gerinnungsinhibitoren und die direkte Aktivierung von Thrombozyten über Histone auch prokoagulatorische Eigenschaften.

Grundsätzlich gibt es eine enge Verbindung und eine Vielzahl komplexer gegenseitiger Interaktionen zwischen Entzündungs- und Gerinnungsprozessen. Wesentliche Bedeutung für die Hämostase hat neben den ETs, z. B. die gesteigerte Freisetzung von Tissue Factor (TF) aus aktivierten Monozyten oder Micropartikeln sowie die mit der Entzündung einhergehend Aktivierung von Thrombozyten und Endothelzellen oder aber die Aktivierung des intrinsischen Kontaktphasesystems z. B. durch aus Pathogenen freigesetzte Polyphosphate (lineare Polymere von Orthophosphatresten). Umgekehrt kann eine Gerinnungsaktivierung auch Einfluss auf Entzündungsprozesse haben. So können im Rahmen der Gerinnungskaskade aktivierte Proteasen, wie z. B. Thrombin, über Protease-aktivierte Rezeptoren (PARs) proinflammatorisch wirken.

Darüber hinaus wird die bei der Entzündung auftretende Gefäßerweiterung und Permeabilitätssteigerung auch durch das nach Aktivierung von FXII durch FXIIa über Plasmakallikrein generierte Bradykinin unterstützt.

Nach Gerinnungsaktivierung freigesetzte Proteasen können aber auch hemmend auf die Entzündung einwirken, wie z. B. das über den ProteinC-Thrombomodulin-Komplex gebildete aktivierte Protein C (aPC) das neben seiner Funktion zu Inaktivierung von FVa und FVIIIa auch antiinflammatorische Eigenschaften besitzt.

Ein weiteres System mit wesentlicher Bedeutung für die Entzündung ist das Komplementsystem. Zur **Komplementaktivierung** kommt es entweder im Rahmen der angeborenen Immunität über (1) den sog. **Lektinweg**, bei dem es durch Bindung des löslichen PRR, Mannose-bindendes Lektin (MBL), an Bakterien, aber auch Pilze, Viren und Parasiten, über die Aktivierung von Serinproteasen (MASps, MBL assoziierte Serinproteasen) zur Spaltung von C 3 kommt oder aber über (2) den **alternativen Weg** bei dem es über Fremdoberflächen im Zusammenspiel mit Faktor B und D zur C 3 Spaltung kommt. Davon abzugrenzen ist (3) der **klassische Weg** bei dem sich im Rahmen der adaptiven Immunität an Antigen-Antikörperkomplexe (IgG und IgM) C 1q,s,r anlagert, wodurch es über die Spaltung von C 2 und C 4 zur Ausbildung einer C 3-Konvertase kommt. Alle drei Wege münden in die Spaltung von C 3 sowie weiterer Komponenten (C 5–C 9) wodurch es zur Freisetzung von Anaphylatoxinen, zur Opsonisierung von Pathogenen und über den sog. membrane attack complex (MAC) zur Lyse von Zellen kommt. Die Bindung von **Komplementfragmenten** (C 1q, C 3a, C 3b, C 5a, usw.) an entsprechende Komplementrezeptoren führt darüber hinaus zu vielen weiteren proinflammatorischen und zellaktivierenden Effekten. Komplementfragmente sind auch für die engen Wechselwirkungen und regulatorischen Interaktionen zwischen Komplement- und Gerinnungssystem verantwortlich.

Neben den, zur Eindämmung der Entzündung zunächst, lokalen Prozessen kommt es im Verlauf der **systemischen Ausbreitung der Inflammation** durch sog. pyrogene Zytokine, wie Interleukin 1 (IL-1), Interleukin 6 (IL-6), Tumornekrosefaktor-α (TNF-α) und interferon-γ (IFN-γ) und/oder exogene Pyrogene (LPS), über Prostaglandin E2 vermittelt zur Ausbildung von **Fieber**.

Tab. 11.1 Auswahl wichtiger Akute-Phase- und Anti-Akute-Phase-Proteine.

Akute-Phase-Proteine	Anti-Akute-Phase-Proteine
CRP, Serum Amyloid A (SAA)	Transthyretin, Albumin
AT III, vWF, Fibrinogen, Faktor VIII, PAI-1, Plasminogen	Faktor XII
α_1-Antitrypsin, α_1-Antichymotrypsin, Alpha-2-Macroglobulin, C 1-Esterase-Inhibitor	IGF 1
Coeruloplasmin, α_1-1-saures Glykoprotein	Thyroxin-bindendes Globulin
Haptoglobin, Hemopexin, Ferritin, Hepcidin	Transferrin
C 2, C 3, C 4, C 4b-Bindungsprotein, C 5, C 9, C 1-Inhibitor	Apoliporoteine (A-1, B)
(Modifiziert nach: Tietz Textbook of Clinical Chemistry and Molecular Diagnostics, 6. Auflage, Herausgeber: Rifai, Nader, 2018 Elsevier Verlag)	

Darüber hinaus erfolgt über pro-inflammatorische Zytokine und Chemokine sowie die direkte Aktivierung von hämatopoetischen Stammzellen über PPRs und der Beteiligung von Zytokin- und PAMP-aktivierten Endothel- und mesenchymalen Stromazellen eine Aktivierung der Hämatopoese mit konsekutiver **Leukozytose**. An der Inflammationsreaktion sind mehrere Hundert Proteine beteiligt (www.neXtProt.org, inflammatory response GO:0006 954). Im Rahmen der **Akute-Phase-Antwort** kommt es hierbei zum Anstieg oder auch Abfall einer Vielzahl von vor allem in der Leber synthetisierten Proteinen, den sogenannten **Akute-** bzw. **Anti-Akute-Phase-Proteinen**, zu denen unter anderem Protease-Inhibitoren, Gerinnungs- und Komplementfaktoren sowie Transport- und metallbindende Proteine gehören (▶ Tab. 11.1).

Die früher zum Nachweis des Anstieges/Abfalls von „Akute-Phase-/Anti-Akute-Phase-Proteinen" als fester Bestandteil jeder internistischen Entzündungsdiagnostik durchgeführte Serumelektrophorese ist heute von untergeordneter Bedeutung. Akute-Phase-Proteine werden heutzutage eher gezielt mit immunologischen Verfahren bestimmt und direkt quantifiziert.

Zu den **Anforderungen an den Einsatz von Entzündungsparametern** gehört neben einem möglichst schnellen und hohen Anstieg bzw. Abfall zur frühzeitigen Erkennung einer Inflammation insbesondere die Möglichkeit auf die Pathogenese der Inflammation zurückzuschließen. So ist es wichtig z. B. eine „sterile", beispielsweise durch einen reinen Gewebeschaden hervorgerufene Entzündung von einer bakteriell bedingten Entzündung, unterscheiden zu können, da dies eine unmittelbare Bedeutung für eine möglichst schnell zu erfolgende therapeutische Intervention, hier den Einsatz von Antibiotika, zur Folge hat. Da sich die von DAMPs und PAMPs ausgelösten pathophysiologischen/pathobiochemischen Reaktionen auf molekularer Ebene aber größtenteils entsprechen, ist verständlich, dass die aktuell zum Einsatz kommenden Entzündungsparameter hierfür nur begrenzt einsetzbar sind. Wenngleich die „klassischen" Entzündungsparameter, wie Leukozytenzahl, BSG und CRP hierfür auch nicht geeignet sind, haben sie in der grundsätzlichen Entzündungsdiagnostik aber immer noch ihren Stellenwert.

11.2 Klassische Entzündungsindikatoren

Neben dem Einsatz einer Vielzahl der heutzutage über schnelle, präzise und automatisierte Plattformen für die Entzündungsdiagnostik verfügbaren Biomarker behaupten sich als Basisparameter in Praxis und Klinik, trotz ihrer Unspezifität (oder gerade wegen ihres breiten Anwendungsspektrums!), wahrscheinlich aber auch aufgrund ihrer einfachen und preiswerten Durchführung, immer noch klassische labordiagnostische Verfahren wie der **generelle Leukozytenanstieg** im kleinen Blutbild (S. 337) und die **Blutkörperchensenkungsgeschwindigkeit** (BSG) für den Nachweis einer Entzündung.

11.2.1 Blutkörperchensenkungsgeschwindigkeit (BSG)

Prinzip: Erythrozyten tragen auf ihrer Oberfläche negative Ladungen, wodurch sie sich wechselseitig abstoßen (Zeta-Potenzial) und sich ihre Sedimentation, trotz ihrer gegenüber dem Plasma deutlich höheren Dichte, verzögert. Qualitative und quantitative Veränderungen der Bluteiweiße bei Entzündungen vermindern die Abstoßung der Erythrozyten voneinander und beschleunigen dadurch die Sedimentation. Vor allem Fibrinogen, α2-Makroglobulin, Immunglobuline und andere Akute-Phase-Proteine sollen hier wirksam sein. Die Sedimentationsrate wird hierbei durch Anzahl, Gestalt und Verformbarkeit der Erythrozyten sowie durch die Temperatur beeinflusst.

Indikation

- Suchtest bei entzündlichen Erkrankungen
- Verlaufsbeobachtung entzündlicher Erkrankungen

► **Untersuchungsmaterial und Präanalytik**

- 1,6 ml Blut werden mit 0,4 ml 3,8 %-iger Natriumcitrat-Lösung aufgezogen; Citratblut für die BSG ist bei Raumtemperatur 2 Stunden haltbar. *Das Mischungsverhältnis 4 + 1 muss unbedingt eingehalten werden.*
- 200 µl EDTA-Blut (automatisierte Bestimmung).

► **Bestimmungsmethode**

- **Manuelles Verfahren nach Westergren €:** Das Citratblut wird in ein 200 mm langes, in mm graduiertes Glasröhrchen mit 2 mm Innendurchmesser bis zur obersten Marke von 200 mm aufgefüllt. Nach genau einer Stunde wird die Senkung abgelesen. Eine zweite Ablesung nach 2 Stunden bringt keine zusätzliche Information.
- **Mechanisch-optisches System** mit speziellen Blutentnahmeröhrchen (z. B. Sedivette®, Seditainer™)
- **Automatisierte Bestimmung im EDTA-Blut** innerhalb von 20 Sekunden durch photometrische Messung der Erythrozyten-Bewegung während der Sedimentation.

Merke

Achtung! Bei erhöhter Raumtemperatur (> 25 °C) ist die BSG erhöht.

Referenzintervalle

Geschlecht	BSG
Männer	0–15*/20# mm (erste Stunde)*
Frauen	0–20*/30# mm (erste Stunde)*

Höhere Werte finden sich (1) in der Schwangerschaft 1. Trimester (4–57), 2. Trimester (7–47), 3. Trimester (13–70), und (2) mit steigendem Alter (* < 50 Jahre/ # > 50 Jahre; Anstieg um 0.85 mm/Stunde pro 5-Jahres-Intervall oder Faustformel: Frauen-BSG = (Alter + 10)/2 mm/h, Männer-BSG = Alter/2 mm/h.)

► **Diagnostische Bedeutung**

Merke

„Falsch" hohe BSG: Ausgeprägte Anämie, Makrozytose, Schwangerschaft, orale Kontrazeptiva, Heparin, Hyperlipoproteinämie, Hypoalbuminämie und zunehmendes Alter, Nierenerkrankung, nephrotisches Syndrom, Adipositas, erhöhte Raumtemperatur können unabhängig von akuter oder chronischer Entzündung zu einer erhöhten BSG führen.

„Falsch" niedrige BSG: Polyglobulie, Mikrozytose und andere Erythrozytenformveränderungen können zu einer falsch niedrigen BSG führen.

Erhöht als unspezifisches Zeichen bei **Entzündungen** aller Art (Infektionen, Gewebeschäden, Tumorerkrankungen etc.). Grundsätzlich ist eine erhöhte BSG nur in Verbindung mit Anamnese, klinischem Befund und weiteren Laborbefunden zu werten und z. B. nicht als Screeninguntersuchung in asymptomatischen Probanden einzusetzen. So konnte in 1000 asymptomatischen Probanden (Männer, 18-33 Jahre), die über einen Beobachtungszeitraum von 15 Jahren, in 3 von 4 aufeinander folgenden Messungen, BSG Werte oberhalb eines altersadjustierten Referenzbereichs hatten, nur in 10 von 44 Fällen eine Erkrankung nachgewiesen werden. Hingegen kann die BSG bei symptomatischen Patienten mit akuter Infektion der unteren Atemwege mit relativ hoher Sensitivität auf eine Pneumonie hinweisen. Bei sehr hohen BSG-Werten (> 100 mm/Stunde), die sich bei schweren Infektionen (40 %), Autoimmunerkrankungen (38 %), u. a. Polymyalgia rheumatica, Arteriitis temporalis und malignen Erkrankungen (36 %) wie z. B. dem multiplen Myelom und dem Plasmozytom finden, steigt die Spezifität der BSG als genereller Krankheitsmarker, bei erheblich reduzierter Sensitivität, an; der positiv prädiktive Wert für den Nachweis einer Ursache für die starke BSG-Erhöhung liegt dann bei 90 %. Die BSG kann im Vergleich zum CRP bei einem größeren Spektrum von Erkrankungen erhöht sein, weil sie nicht nur durch einzelne Akute-Phase-Proteine, sondern durch eine Vielzahl von Dysproteinämien (z. B. Veränderungen der Immunglobuline) beeinflusst wird. Diskordante Werte zwischen BSG und CRP finden sich in ca. 12 % der Fälle, jeweils zur Hälfte mit hohen BSG- und niedrigen CRP-Werten bei Bindegewebserkrankungen und

Schlaganfall bzw. niedrigeren BSG- zu CRP-Werten bei Infektionen, Herzinfarkt und venösen Thrombembolien. Wenngleich bei älteren Patienten ohne Vorliegen einer Entzündung, Nierenerkrankung oder von anderen Einflussfaktoren, differenzialdiagnostisch an eine monoklonale Gammopathie als Ursache für eine BSG Erhöhung gedacht werden muss, kann die BSG insbesondere, bei geringen Paraproteinerhöhungen, auch unverändert sein. Der Anstieg der BSG erfolgt frühestens 24 Stunden nach Einsetzen der Entzündungsreaktion und bleibt auch noch Tage nach dem Abklingen bestehen.

11.2.2 C-reaktives Protein (CRP)

Das CRP erhielt seinen Namen durch sein Bindungsvermögen am C-Polysaccharid der Zellwand von Streptococcus pneumoniae, wobei später als eigentlicher Ligand Phosphocholin (PC) identifiziert werden konnte. CRP wird in der Leber als Antwort auf die Zytokine IL-6 und IL-1ß gebildet und von dort als Akute-Phase-Protein freigesetzt. Es besteht aus 5 nicht kovalent verbundenen Untereinheiten (Pentraxin), die eine Ringstruktur bilden und wird den sezernierten Mustererkennungsrezeptoren (PRRs) zugeordnet. Die Untereinheiten verfügen über eine PC-Bindungsstelle, über die Zellmembranen apoptotischer Zellen und Zellwandbestandteile gebunden werden können, sowie weitere Stellen zur Bindung von Komplementfaktor 1q (C 1q) und Fc gamma Rezeptoren. Aktuell bestehen Hinweise, dass CRP in einer inerten zirkulierenden pentameren Form (pCRP) und in alternativen relaxierteren Isoformen (pCRP*) bzw. monomeren Formen (mCRP) vorkommt, die durch Präsentation von Neoepitopen pro-inflammatorische Eigenschaften aufweisen und zur Aktivierung von Thrombozyten, Leukozyten und Endothelzellen führen.

CRP reagiert mit den Polysacchariden (vorzugsweise galactosehaltigen) vieler Bakterien, Pilze, Protozoenparasiten, aber auch mit Lecithin, mit Polykationen (Histone) und Polyanionen wie den Nukleinsäuren. Diese Komplexe aktivieren das Komplementsystem, sie initiieren Opsonisierung, Phagozytose und Lyse eindringender Pathogene.

Indikation

- Suchtest und Verlaufskontrolle bei akutentzündlichen, nekrotisierenden und neoplastischen Erkrankungen
- DD von bakterieller und viraler Infektion, Therapie- und Verlaufskontrolle bei bakteriellen Infektionen
- Verlaufskontrolle bei Autoimmunerkrankungen (rheumatoider Arthritis, nicht jedoch bei SLE!)
- Risikostratifizierung für kardiovaskuläre Erkrankungen (hs-CRP)

▸ Untersuchungsmaterial und Präanalytik

- Serum oder Plasma (Heparin, EDTA); nach Zentrifugation beträgt die Haltbarkeit bei Raumtemperatur 7 Tage (!).

▸ Bestimmungsmethode €€

- quantitative Bestimmung mittels Nephelometrie (S. 83) oder Turbidimetrie (S. 82).

Referenzintervalle

Alter	CRP
Neugeborene	bis 10 mg/l
Erwachsene	• Median 0,8 mg/l, 3 mg/l 90. Perzentile bzw. 10 mg/l 99. Perzentile • 3–10 mg/l geringgradige Entzündung • > 10 mg/l klinisch signifikante Entzündung
hs-CRP kardiovaskuläres Risiko: Erwachsene	• bis 1 mg/l geringes Risiko • 1–3 mg/l mittleres Risiko • > 3 mg/l hohes Risiko

► **Diagnostische Bedeutung**

Merke

CRP steigt bei **bakteriellen Entzündungen** innerhalb von 4–12 Stunden an und kann nach 24–72 Stunden das 1000-Fache des Referenzintervalls erreichen. Es fällt bei erfolgreicher antibiotischer Therapie rasch wieder ab. Die Halbwertszeit von CRP im Plasma beträgt ca. 19 Stunden.

Patienten, die sich in den letzten 72 Stunden mit Fieber und einer akuten bakteriellen oder viralen oberen Atemwegsinfektion präsentieren, kann CRP in Kombination mit dem Myxovirus-Resistenz-Protein-A (MxA) in einem Schnelltest (FebriDx®) mit einer Sensitivität/Spezifität von 85 %/93 % und einem PPV/NPV von 69 %/97 % zur DD zwischen bakteriellen und nicht bakteriellen oberen Atemwegsinfektionen eingesetzt werden.

Konzentrationen über 100 mg/l finden sich bei schweren bakteriellen Infekten, Sepsis, Meningitis, Pyelonephritis und (bakterieller) Pneumonie. Bei Werten über 500 mg/l sind Infektionen in 88 % nachweisbar.

Merke

Virusinfektionen bewirken in der Regel keine oder nur eine geringe CRP-Erhöhung (selten über 50 mg/l).

CRP kann aber auch bei nicht bakteriellen Entzündungen erhöht sein, so z. B. nach größeren chirurgischen Eingriffen, bei metastasierenden Tumoren, schweren Traumata und bei sehr aktiven immunologischen Erkrankungen, z. B. schwerer rheumatoider Arthritis. Im Vergleich zu den anderen **Entzündungsparametern** wie z. B. der Blutsenkungsgeschwindigkeit (BSG), hat der CRP den Vorteil des steileren Anstiegs. CRP kann sich diskordant zu anderen Entzündungsparametern verhalten, siehe BSG (S. 408).

Zusatzinformation

Bei Neugeborenen sowie insbesondere bei Frühgeborenen kann die Leber zum Teil nicht adäquat auf die proinflammatorischen Zytokine reagieren, sodass die CRP-Synthese unverhältnismäßig niedrig bleibt. In solchen Fällen ist die Bestimmung von speziellen Entzündungsmarkern wie IL-6, IL-8 oder PCT (S. 414) empfehlenswert.

Genetische Polymorphismen können zur Variation basaler als auch induzierter CRP-Konzentrationen beitragen.

Mit hochsensitiven Methoden kann CRP auch in sehr niedrigen Konzentrationen quantifiziert werden (**hs-CRP**). Die Bestimmung von hs-CRP gewinnt insbesondere für die **Risikostratifizierung kardiovaskulärer Erkrankungen,** aber zunehmend auch als Biomarker für den ischämischen Insult, die Insulinresistenz und das metabolische Syndrom sowie im Rahmen der Assoziation chronischer Entzündungen mit der Progression und dem Schweregrad maligner Erkrankungen an Bedeutung.

11.3 Spezielle Entzündungsindikatoren

11

Ziel des Einsatzes von speziellen Entzündungsmarkern sind zunächst der frühzeitige spezifische Nachweis einer Entzündung und die Differenzierung in eine **infektiös oder nicht-infektiös bedingte Entzündung** bzw. die Differenzierung in eine virale, bakterielle oder eine durch Pilze verursachte Infektion. Weitere Anforderungen bestehen in der **Risikoabschätzung und Prädiktion des Outcomes** bei Entzündungen sowie der **Selektion definierter Patientenpopulationen für speziellen Therapien** und deren **Monitoring**. Wenngleich in den letzten Jahren, insbesondere durch die zunehmende Verfügbarkeit neuer OMICs Technologien, eine Vielzahl hoffnungsvoller neuer Biomarker vorgeschlagen wurde, sind nur wenige dieser Marker für die Diagnostik validiert und im Routineeinsatz. Allein für die Diagnose und klinische Evaluation bei Verdacht auf **Sepsis** sind mehrere Hundert experimentelle Biomarker beschrieben worden.

Die Definition der **Sepsis** hat sich im Jahr 2016 mit der Einführung der **3. internationalen Sepsis-Definition** grundlegend geändert und beruht aktuell nicht mehr auf dem zu sensitiven und unspezifischen Konzept der infektiös bedingten systemischen Inflammation mit mehr als 2 SIRS-Kriterien und einem Infektionsverdacht/Infektionsnachweis. Die neue Definition fokussiert vielmehr auf die durch eine **inadäquate Wirtsantwort** auf die Infektion hervorgerufene **lebensbedrohliche Organdysfunktion**, ermittelt über einen Anstieg des sog. **Sepsis-related organ failure assessment** (**SOFA**) Scores um mehr als 2 Punkte, der mit einer Krankenhaussterblichkeit von mehr als 10 % einhergeht und damit eine höhere prognostische Aussagekraft hat. Für die im Rahmen einer Entzündung an die Labordiagnostik gestellten Fragen hat sich damit aber grundlegend nichts geändert.

Die im Folgenden beschriebenen Parameter haben sich für einige der oben beschriebenen Fragestellungen in der Routinediagnostik der Entzündung und Sepsis als hilfreich erwiesen. Zu ihnen zählen sowohl früh, innerhalb von Stunden ansteigende, aber in Bezug auf die Ursache der Inflammation eher unspezifische Parameter (IL-6) genauso wie Marker die sich durch eine im Vergleich hierzu höhere Spezifität auszeichnen und insbesondere für die Beurteilung des klinischen Verlaufs einer septischen Infektion geeignet sind (PCT).

11.3.1 Interleukin 6 (IL-6)

IL-6 wird in Monozyten/Makrophagen nach deren Stimulation über PPRs gebildet, auch z. B. Endothelzellen, Fibroblasten und Tumorzellen können IL-6 freisetzen. Es stimuliert die Leberzellen zur Produktion der Akute-Phase-Proteine und ist damit auch „Initiator" des CRP-Anstiegs. Der IL-6-Anstieg erfolgt bereits 2–4 Stunden nach dem akuten Entzündungsereignis. IL-6 steigt proportional zum Schweregrad der Entzündung an, lässt aber keinerlei Schlüsse auf die Ursache der Entzündung zu.

Merke

M!

Aufgrund des sehr raschen Anstiegs und der Unabhängigkeit von einer möglichen Leberunreife eignet sich IL-6 zur Früherkennung der **Neugeborenensepsis** (Sensitivität 87–100 %, NPV 93–100 %). Wegen der sehr kurzen Halbwertszeit kann die Sensitivität jedoch innerhalb von 24–48 h nach Beginn einer Neonatal-Sepsis abnehmen. IL-6-Konzentrationen liegen nach vaginaler Entbindung höher als nach Entbindung durch Kaiserschnitt, wobei die bei neonataler Infektion zu beobachtenden Konzentrationen (> 300 pg/mL) weit über dem empfohlenen Referenzintervall (< 10,2 pg/mL) liegen.

Die diagnostische Bedeutung liegt im **schnellen, wenn auch unspezifischen Anstieg**. Schwere **Traumata** und **Sepsis** bewirken die höchsten Werte. IL-6 ist ein Prognosemarker bei schwerem Schädel-Hirn-Trauma. Zur Beurteilung chronischer Entzündungen ist IL-6 weniger geeignet. IL-6 kommt auch eine zentrale Bedeutung in der Pathophysiologie des sog. **„Cytokine-release syndromes"** (**CRS**) zu, das bei Infektionen oder aber insbesondere neueren T-Zell-vermittelten Immuntherapien, wie z. B. bei Einsatz **bispezifischer Antikörperkonstrukte** (**BiTE**) oder **chimerer Antigenrezeptor** (**CAR**) T-Zellen, auftritt. IL-6 Konzentrationen ≧ 16 pg/ml weisen bei CRS zusammen mit dem Auftreten von Fieber und einer Erhöhung von MCP1 ≧ 1,3 pg/ml auf ein hohes Risiko für schwere neurotoxische Nebenwirkungen nach CAR-T-Zellinfusionen hin.

Zusatzinformation

- IL-6 ist ein Myokin das nach Muskelarbeit um bis auf das 100-Fache ansteigen kann, und hier eher anti-inflammatorische Funktion hat, in dem es die Bildung von TNF-alpha und IL 1β hemmt. IL-6 hat auch Effekte auf den Muskelmetabolismus (Glykogenabbau, Lipolyse und Steigerung der Insulinsensitivität).
- IL-6 scheint sowohl über seine Wirkungen in der Peripherie als auch im ZNS einen positiven Einfluss auf den Glukosemetabolismus zu haben.
- Als Adipokin stammt ca. 1/3 des im Plasma vorkommenden IL-6 aus Fettgewebe.
- Induziert die Bildung von Hepcidin (→ Anämie bei chronischen Entzündungen).

11.3.2 Procalcitonin (PCT)

Procalcitonin ist das Prohormon des Calcitonin, das regulär in den C-Zellen der Schilddrüse produziert wird, beim Infektionsgeschehen aber in einer Vielzahl anderer Gewebe, insbesondere Leber und Niere, aber auch in Milz, Lunge, Adipozyten, Darm, ZNS und Pankreas, synthetisiert und wegen fehlender Prozessierung zu Calcitonin als Prohormon in die Zirkulation abgegeben wird. Die PCT-Freisetzung wird durch Exposition mit Bakterien, LPS und Zytokinen stimuliert. Die genaue biologische Funktion des PCT ist bislang noch nicht bekannt.

Die diagnostische Bedeutung liegt in der besseren Spezifität des Anstiegs bei bakteriellen, pilz- und protozoenbedingten **systemisch und septisch verlaufenden Infektionen** im Vergleich zu herkömmlichen Entzündungsmarkern. Bei Virus-, Autoimmun- oder chronischen Erkrankungen steigt es nicht oder nur geringfügig an. Die höchsten Werte finden sich bei Sepsis und systemischer Entzündungsreaktion. Infektionen durch Gram-negative Erreger führen zu stärkeren PCT-Erhöhungen als durch Gram-positive verursachte Infektionen. In einigen klinischen Situationen ist der PCT-Anstieg nicht infektionsbedingt, dies gilt u. a. für schwere bauchchirurgische oder kardiochirurgische Eingriffe, schwere Verbrennungen und Hitzschlag, Polytrauma, kardiogenen Schock, Leberzirrhose mit Aszites, einige immunologische Therapien, das medulläre Schilddrüsenkarzinom und einige kleinzellige Bronchialkarzinome. In einer Metanalyse lag die Sensitivität und Spezifität von PCT zur Diskriminierung einer Sepsis von einer systemischen Inflammation ohne Infektion bei 0,79 und 0,78. Neugeborene weisen in den ersten Lebenstagen höhere PCT-Konzentrationen auf, daher gelten hier gesonderte Referenzwerte. In Abhängigkeit vom Patientenkollektiv ist PCT zum Teil anderen Entzündungsmarkern wie z. B. CRP, Presepsin, Lipopolysacharid-bindendem Protein (LBP), Matrix-Metalloproteasen (MMPs), sog. soluble triggering receptor expressed on myeloid cells-1 (sTREM-1), löslichem Urokinase-Plasminogen-Aktivator-Rezeptor (suPAR) und Proadrenomedullin (pro-ADM) als Sepsismarker überlegen. Bei schweren bakteriellen Infektionen finden sich Werte von 10–1000 µg/l. Insgesamt reagiert PCT mit einem schnellen Anstieg innerhalb von 2–4 Stunden, hat aber eine lange Halbwertszeit von ca. 25 Stunden.

► **Untersuchungsmaterial**

- Serum oder Plasma; bei Raumtemperatur mehrere Stunden haltbar.

► **Bestimmungsmethode €€€**

- spezieller LIA (Lumineszenz-Immuno-Assay).

Referenzintervall

- Procalcitonin bei Gesunden < 0,05 µg/l (95. Perzentile bzw. 0,09 µg/l 99. Perzentile)
- Entscheidungswert zum Ausschluss einer Sepsis < 0,5 µg/l

Bei lokal begrenzten bakteriellen Infektionen sind die PCT-Konzentrationen deutlich niedriger als bei septisch verlaufenden Infektionen. So werden bei bakterieller Bronchitis oder bei Pneumonien häufig PCT-Werte von 0,25 bis 0,5 ng/ml gefunden. PCT ist auch mit der Erkrankungsschwere assoziiert, bei Sepsis korrelieren im Krankheitsverlauf abnehmende PCT-Werte mit einer höheren Überlebenswahrscheinlichkeit.

PCT-gesteuerte Antibiotikatherapie: Procalcitonin kann bei akuten respiratorischen Infektionen erfolgreich zur Entwicklung von Strategien zum rationalen Einsatz von Antiinfektiva (Antibiotic Stewardship, ABS) beitragen.

M!

Merke

- Der Einsatz von PCT zur Steuerung der Antibiotikatherapie führt bei Patienten mit akuten respiratorischen Infektionen zu einer substanziellen Reduktion (relativ und absolut) der Antibiotikagabe.
- In einigen Metaanalysen konnten für die PCT-gesteuerte Antibiotikagabe bei kritisch Kranken zusätzlich ein verbessertes klinisches Outcome durch Reduktion der 30-Tage Mortalität und eine Verminderung von Nebenwirkungen der Antibiotikatherapie gezeigt werden.
- Generell empfiehlt die Surviving Sepsis Campaign aber, klinische Entscheidungen zur Antibiotikatherapie nicht allein auf der Grundlage eines einzelnen Biomarkers zu treffen.

11.3.3 Neue Entzündungsmarker

Neben den beschriebenen etablierten Biomarkern wurde durch den Einsatz neuer Omik-Technologien in den letzten Jahren eine Vielzahl weitere potenzieller Entzündungs- und Sepsismarker identifiziert. Diese neuen Marker stammen aus **verschiedenen Molekülklassen**, so wurde in 2017 von der FDA ein RNA-basierter Test (SeptiCyte™ Lab) zugelassen, der auf Transkripten von 4 Genen (CEACAM4, LAMP1, PLA2G7 und PLAC8) beruht. Wenngleich dieser Test mit einer AUROC von 0,82–0,89 Patienten mit Sepsis von Patienten mit systemischer Inflammation ohne Infektion sehr gut unterscheiden kann, zeigt eine aktuelle Studie, dass er sich zur Differenzierung von Patienten mit infektiös bzw. nicht-infektiös bedingtem akuten Atemversagen nicht von CRP unterscheidet (SeptiCyte™ Lab/CRP AUROC: 0,731/0,727). Weitere Nachteile sind die Testdauer (4–6,5 Stunden) und die Abhängigkeit der Testperformance vom genetischen Background. Weitere **Wirts-Signaturen** für die Diagnose der Sepsis (Sepsis MetaScore), zur Diagnose der ambulant erworbenen Lungenentzündung (FAIM3:PLAC8) oder zur Unterscheidung von viral und bakteriell verursachten Infektionen sowie zur Prognosebestimmung bei Sepsis sind in der Literatur beschrieben und werden aktuell validiert. Neben kodierenden ist sind auch eine Vielzahl **nichtkodierender RNAs** (miRNAs), die als kleine einzelsträngige Moleküle die Genexpression beeinflussen, im Rahmen von bakteriellen, viralen und Pilzinfektionen, aber auch einer Reihe anderer Erkrankungen (z. B. onkologische, kardiovaskuläre und neurologische Erkrankungen) beschrieben worden. miRNAs haben hierbei eine große Bedeutung für die Regulation der angeborenen und adaptiven Immunität. Extrazelluläre miRNAs sind auch als Biomarker z. B. für die virale Hepatitis (HCV, HBV), die Tuberkulose sowie für die Sepsis beschrieben. Außer der Vielzahl **RNA**-basierter Ansätze zur Suche neuer Entzündungsmarker gewinnen **Proteom-** bzw. Metabolom-**Signaturen** zunehmend an Bedeutung. So konnte aus 600 verschiedenen Proteinen eine Signatur, bestehend aus sog. TNF-related apoptosis-inducing ligand (TRAIL), Interferon gamma-induced protein-10 (IP10) und CRP selektioniert werden, die mit einer höheren Sensitivität und Spezifität als CRP allein oder PCT zwischen viralen und bakteriellen Infektionen unterscheiden kann. Veränderungen von TRAIL wie auch IP10 finden sich aber auch bei malignen Erkrankungen. Infektionsbedingte **Veränderungen im Metabolom** sind für eine große Zahl von Substanzklassen beschrieben. Sie können entweder dem Metabolismus der Pathogene oder aber der Wirtsantwort zugeordnet werden, können aber auch gemeinsame, in Pathogen und Wirt vorkommende Stoffwechselwege betreffen. Bei Sepsis finden sich Veränderungen in mehreren Metabolitklassen (z. B. Aminosäuren, Glycerophospholipide, Acylcarnitine, biogene Amine, Nukleinsäuremetabolite, Metabolite der Glykolyse, Glukoneogenese und des Citratzyklus). Relativ neue Methoden zur Entzündungsdiagnostik beschäftigen sich mit der Anwendung spektroskopischer Verfahren (**FIR-Spektroskopie**, **Raman-Spektroskopie**) zur Analyse von Leukozytenveränderungen bei bakteriellen Infektionen. Allen beschrieben Ansätzen ist gemeinsam, dass ihre Leistungsfähigkeit vor ihrem Einsatz in der Routinediagnostik erst in umfassenden, möglichst multizentrischen Validierungen bestätigt werden muss. Darüber hinaus bestehen zum Teil auch noch analytische Restriktionen zur schnellen und robusten Quantifizierung der aufgeführten Molekülklassen, die aber durch neue methodische Entwicklungen und deren Automatisierung (z. B. Massenspektrometrie) in Zukunft auch eine Anwendung im Routinelabor erwarten lassen.

11.4 Antikörper bei entzündlichen Erkrankungen

Im Rahmen der **adaptiven Immunität** kommt es, als Reaktion auf verschiedene Pathogene zur Ausbildung spezifischer, gegen definierte Antigene gerichteter Antikörper, die z. B. über die Neutralisierung von Erregern und deren Toxinen, der durch Opsonisierung vermittelten Phagozytose und der Aktivierung des Komplementsystems zur Beseitigung der Infektion beitragen. Am Beginn der **humoralen Immunantwort** werden zunächst IgM-/IgD-, später nach Isotypwechsel auch IgG_{1-4}-, IgA-, und IgE-Antikörper gebildet. Die Isotypen nehmen unterschiedliche Effektorfunktionen war. Im Plasma ist IgG der häufigste Isotyp gefolgt von IgA, IgM, IgD und IgE. Neben Pathogenen kann sich die adaptive Immunantwort auch gegen „harmlose“ Umweltantigene oder aber körpereigene Antigene richten und so zu allergischen (S. 420) oder aber autoimmunologischen Erkrankungen (S. 432) beitragen.

11.4.1 Immunglobuline (Ig) und Paraproteine

Indikation

- **quantitative Immunglobulinbestimmungen:**
  - klinische Zeichen eines Immunmangels, eventuell in Verbindung mit erniedrigtem γ-Globulin bei der Serumelektrophorese
  - Nachweis pränataler Infektionen bei Neugeborenen
  - unklare Erhöhung der β- bzw. γ-Globuline bei der Serumelektrophorese
- **qualitative Immunglobulin- bzw. Paraproteinbestimmungen:**
  - M-Gradient bei der Serumelektrophorese
  - klinische Symptome (Knochenschmerzen, rheumatische Beschwerden, Anämie, insbesondere bei älteren Patienten) in Verbindung mit erhöhter BSG, eventuell einer Proteinurie, oder mit Röntgenbefunden, die auf eine Plasmazellentartung hinweisen
  - unklare Niereninsuffizienz

▶ **Untersuchungsmaterial und Präanalytik**

- Serum oder Plasma; bei Raumtemperatur 1 Woche haltbar.

▶ **Bestimmungsmethoden €€–€€€**

- **quantitative Bestimmungen:** Zur quantitativen Immunglobulinbestimmung wurde früher die radiale Immundiffusion (S. 91) eingesetzt, heute sind jedoch nephelometrische oder turbidimetrische Methoden (S. 91) vorherrschend. Dieses Verfahren ermöglicht z. B. auch eine quantitative Bestimmung der gebundenen und freien Leichtketten κ und λ.
- **Immunfixation:** Zur qualitativen Überprüfung der Immunglobuline dient die Immunfixationselektrophorese (S. 90). Dabei kommen monovalente Antiseren gegen Schwer- und Leichtketten und Antiseren gegen Bence-Jones-Proteine zum Einsatz.

Zusatzinformation

Bei der klassischen Urinprobe auf Bence-Jones-Proteine wurde der Urin angesäuert und auf 45 – 60 °C erwärmt. In der Regel fallen die Bence-Jones-Proteine aus (Trübung!) und lösen sich beim weiteren Erwärmen wieder.

Referenzintervalle

Lebensalter	IgG	IgA	IgM	IgE
≤ 1. Woche	6,0 – 17,0	0,08 – 0,58	0,13 – 0,20	bis 10
≤ 12. Woche	1,3 – 7,7	0,08 – 0,58	0,13 – 0,67	bis 10
≤ 1 Jahr	1,7 – 6,8	0,08 – 0,58	0,13 – 0,67	bis 36
≤ 3 Jahre	3,4 – 11,1	0,17 – 1,08	0,34 – 1,34	bis 144
≤ 7 Jahre	5,1 – 13,6	0,33 – 1,99	0,34 – 1,47	bis 386
> 7 Jahre	6,0 – 15,3	0,33 – 1,99	0,34 – 1,47	bis 480
Erwachsene	6,8 – 15,3	0,75 – 3,74	0,40 – 1,89	bis 240

Angaben in g/l, IGE in µg/l unter Bezug auf den IFCC-Standard von 1996 umgerechnet. Monoklonale Immunglobuline sind im Serum Gesunder nicht nachweisbar.

▶ **Diagnostische Bedeutung.** Die **Hypoimmunglobulinämie** kann angeboren oder erworben sein. Es können einzelne Immunglobuline oder alle Klassen betroffen sein. Die Erniedrigung kann quantitativ unterschiedlich stark sein und bis zum völligen Fehlen reichen.

- Die **primären (hereditären) Defekte** werden meist im Kindesalter anhand erhöhter Infektanfälligkeit entdeckt, wobei der häufigste Defekt, der isolierte IgA-Mangel, auch klinisch unauffällig bleiben kann.
- Daneben treten **sekundär erniedrigte Immunglobulinwerte** bei einer Reihe von Erkrankungen auf: durch starke Proteinverluste (z. B. beim schweren nephrotischen Syndrom), durch verminderte Proteinsynthese bei Tumorerkrankungen (auch bei Myelomen, bei denen die nicht

exzessiv produzierten Immunglobulinklassen erniedrigte Werte aufweisen), bei schweren Infekten, bei zytostatischer Behandlung, schließlich auch durch vermehrten Immunglobulinabbau bei Hyperthyreose, myotoner Dystrophie und Autoimmunerkrankungen.

Hyperimmunglobulinämien:

M!

Merke

Hyperimmunglobulinämien können polyklonal oder monoklonal sein. **Polyklonale Hyperimmunglobulinämien** sind die kompetente Immunantwort auf Infektionen.

- Beim **Neugeborenen**, das intrauterin hauptsächlich nur IgM synthetisieren konnte (▶ Abb. 11.1), lässt sich unmittelbar nach der Geburt durch eine IgM-Erhöhung eine pränatale (Virus-)Infektion nachweisen.
- Im **späteren Leben** finden sich IgM-Erhöhungen besonders bei der primären Virusinfektion (als Primärantwort), bei Infektionen in der Blutbahn mit tropischen Parasiten (z. B. Malaria) und beim Auftreten von Antikörpern, die gegen Antigene der Erythrozytenoberfläche gerichtet sind.
- **Chronische bakterielle Infektionen** führen zu einem starken Anstieg aller Immunglobulinklassen, vor allem der IgG (und damit zum γ-Globulinanstieg bei der Serumelektrophorese). IgG-Erhöhungen sind auch bei Autoimmunerkrankungen zu finden. IgA-Erhöhungen schließlich herrschen bei Infektionen von Haut, Darm, Respirationstrakt und Niere vor, aber sie treten auch bei Autoimmunerkrankungen auf.
- Für die Differenzialdiagnose von **Lebererkrankungen** haben die Immunglobulinwerte eine nachgeordnete Bedeutung. Bei der primären biliären Zirrhose ist das IgM stark erhöht, zu Beginn der akuten Virushepatitis A ist nur das IgM auffällig, die chronischen Formen der Hepatitis weisen stark gesteigerte IgG und mäßig erhöhte IgM und IgA auf.
- Bei allen Erkrankungen des **allergischen Formenkreises** und bei **Parasitosen** finden sich IgE-Erhöhungen. Allerdings schließen auch extrem niedrige IgE-Werte eine klinisch manifeste Allergie nicht aus; das Gesamt-IgE dient lediglich zum Nachweis einer ererbten Veranlagung zu atopischen Erkrankungen (Atopiker: > 240 µg/l).

M!

Merke

Monoklonale Immunglobulinerhöhungen (Paraproteinämien) treten fast ausschließlich beim älteren Erwachsenen auf. Im hohen Lebensalter sind sie geradezu häufig und dann oft ohne Krankheitswert (monoklonale Gammopathie unbestimmter Signifikanz, kurz MGUS): keine Progredienz, keine Gewebsschädigung oder Organdysfunktion, M-Gradient unter 30 g/l, sonstige Laborbefunde opB.

Zusatzinformation

In langjährigen Verlaufskontrollen zeigte sich jedoch, dass auch die sog. benignen Formen in maligne Erkrankungen übergehen können, daher wurde auch der Begriff der monoklonalen Gammopathie unbestimmter (unsicherer) Signifikanz geprägt.

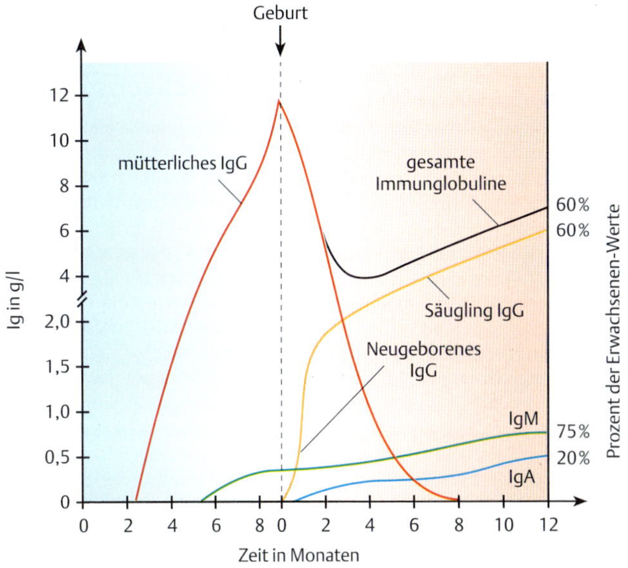

Abb. 11.1 Prä- und postnatale Immunglobulinbildung.

Die häufigsten **malignen Gammopathien** sind die IgG-Plasmozytome (relative Häufigkeit 58 %; Leichtkettenverhältnis κ/λ = 2; M-Gradient im γ-Globulinbereich; renale Leichtkettenausscheidung in ca. 60 % der Fälle) und das IgA-Plasmozytom (relative Häufigkeit 23 %; κ/λ = 1,6; M-Gradient im β-Globulinbereich oder zwischen β und γ; renale Leichtkettenausscheidung in ca. 70 %). Dann folgen das Bence-Jones-(Leichtketten-)Myelom (relative Häufigkeit 14 %, κ/λ = 0,85; anfänglich kein M-Gradient, aber starke Ausscheidung von Bence-Jones-Protein im Urin) und die Makroglobulinämie Waldenström (relative Häufigkeit 13 %; κ/λ = 1,0; M-Gradient im anodischen Teil der γ-Globuline oder an der Auftragsstelle; renale Leichtkettenausscheidung in ca. 80 %). Andere, seltene Gammopathien sind Schwerkettenkrankheiten, Doppelparaproteinämien, IgD-Myelom, Kryoglobulinämie.

11.5 Allergie-Diagnostik

C. Schnabel

Die adaptive Immunabwehr ist essenziell zur Abwehr von Krankheitserregern. Bei einer Allergie sind die adaptiven Immunreaktionen jedoch gegen eigentlich ungefährliche Antigene aus der Umwelt gerichtet.

Die Einteilung der Reaktionsformen erfolgt nach Gell und Coombs in 4 Gruppen, die durch verschiedene **immunologische Reaktionen** charakterisiert sind:

- **Typ I oder Soforttypreaktion:** Die Typ-1-Allergie bzw. die Soforttypreaktion ist gekennzeichnet durch eine innerhalb von Minuten einsetzende Hypersensitivitätsreaktion, bei der über IgE-Antikörper Mastzellen aktiviert werden.
- **Typ II oder zytotoxische Reaktion**: Durch kovalente Bindung des Allergens an Erythrozyten oder Thrombozyten entsteht ein Antigen. Die Bildung eines Antigen-Antikörperkomplexes (Immunkomplex) aktiviert das Komplementsystem und bewirkt so eine Zelllyse.
- **Typ III oder Immunkomplexreaktion:** Durch Bildung und Präzipitation von Immunkomplexen aus Antigen und IgG wird eine Entzündungsreaktion ausgelöst.
- **Typ IV oder zellvermittelter Typ:** Im Gegensatz zu den Allergietypen I–III läuft die Typ-IV-Allergie ausschließlich zellvermittelt ab.

Labormedizinisch relevant sind insbesondere die Typen I und III.

11.5.1 IgE-abhängige allergische Erkrankungen

Pathomechanismus

Die meisten allergischen Reaktionen gehören der **IgE-vermittelten Sofortreaktion** (Typ 1) an, der Aktivitäten von angeborenen lymphatischen Zellen 2 (engl. innate lymphocyte cells 2, ILC2), TH2-Zellen, IgE-Antikörper, eosinophile und basophile Granulozyten zugrunde liegen, die physiologischerweise auf die Abwehr vielzelliger extrazellulärer Parasiten (z. B. Helminten) ausgerichtet sind:

Vermehrte Schleimsekretion und Konstriktion der glatten Muskulatur bzw. eine gesteigerte Peristaltik der Darmmuskulatur fördern die Ausscheidung der Helminthen. Toxische Proteine, wie z. B. Histamin oder eosinophile Peroxidase aus der Granula der eosinophilen und basophilen Granulozyten/Mastzellen, haben zum Ziel, die Parasiten zu töten.

Bei einer **allergischen Reaktion** werden die Abwehrreaktionen jedoch durch harmlose **Umweltantigene** ausgelöst, mit denen der Organismus an Haut- und Schleimhautbarrieren in Kontakt kommt. Nach einer Erhebung des Robert Koch-Instituts von 2008 bis 2011 leiden insgesamt aktuell ca. 20 % der Erwachsenen in Deutschland an mindestens einer Allergie. Die Lebenszeitprävalenzen für die häufigsten allergischen Erkrankungen liegen in Deutschland bei 14,8 % für die allergische Rhinokonjunktivitis, bei 8,6 % für das allergische Asthma, bei 4,7 % für Nahrungsmittelallergien, bei 3,4 % für Neurodermitis und 2,8 % für Insektengiftallergie.

Die Symptome der IgE-vermittelten allergischen Reaktion beruhen in erster Linie auf einer **Sofortreaktion** einerseits und einer **chronischen Entzündungsreaktion** in den betroffenen Geweben andererseits.

11

► **Sofortreaktion.** Voraussetzung ist eine vorangegangene Sensibilisierung. Epithelzellen als Sensorzellen sezernieren bei Kontakt mit dem Allergen die Zytokine IL (Interleukin)-33, IL-25 und das thymusstromale Lymphopoeitin (TSPL), die die angeborenen lymphatischen Zellen 2 (engl. innate lymphoid cells 2, ILC 2) stimulieren, IL-4 und IL-13 freizusetzen. Das Allergen wird durch dendritische Zellen phagozytiert und abgebaut, die Abbauprodukte werden den T-Helferzellen an der Oberfläche präsentiert, die im Zytokinmilieu mit IL-13 und IL-4 zu TH2-Helferzellen differenzieren. Diese bewirken bei den B-Zellen durch Antigenpräsentation unter IL-13- und IL-4-Sekretion einen Klassenwechsel der **Immunglobulinsynthese** von IgM zu IgE.

Das von den Plasmazellen sezernierte IgE bindet an hochaffine Fc-Rezeptoren auf den Mastzellen. Bei weiteren Kontakten mit dem Allergen erfolgt durch Bindung des polyvalenten Antigens an die membranständigen Antikörper eine Quervernetzung der IgE-Rezeptoren, was zu einer Freisetzung von Mediatoren, wie z. B. Prostaglandinen, Leukotrienen, Enzymen, Zytokinen sowie Histamin aus den Mastzellen führt. Diese Substanzen bewirken im Rahmen der innerhalb weniger Minuten einsetzenden Sofortreaktion eine Gefäßdilatation, eine Steigerung der Gefäßpermeabilität mit Austritt von Flüssigkeit, vermehrte Schleimsekretion, verstärkte Peristaltik (Darm) bzw. Kontraktilität der glatten Muskulatur (Bronchien). Je nach Organ bilden sich entsprechende Symptome aus (siehe ► Abb. 11.2).

Ein Übertritt des Allergens in die Blutbahn kann zu einer systemischen Reaktion im Sinne eine Anaphylaxie führen, die mit Symptomen an Organen, die weit entfernt von der Eintrittspforte liegen, einhergeht (z. B. Urtikaria oder Asthma bronchiale bei Nahrungsmittelallergie oder bei Insektengiftallergie). Eine Anaphylaxie kann durch einen anaphylaktischen Schock letal enden.

► **Chronische Entzündungsreaktion.** Ein häufiger Kontakt mit dem Antigen führt IgE-vermittelt – und zu vermutlich geringeren Anteil auch ILC-2 vermittelt – bei allergischem Asthma bronchiale zu einer chronischen Entzündung und Gewebeschädigung durch Freisetzung toxischer Inhaltsstoffe aus den Granula eosinophiler Granulozyten (z. B. MBP (engl. major basic protein), eosinophile Peroxidase, ECP (engl. eosinophil cationic peptide) und freie Radikale). Neben der chronischen Entzündung findet durch die Zytokine aus Entzündungszellen sowie Wachstumsfaktoren aus den chronisch geschädigten Epithelzellen ein Remodelling der Atemwege statt, die eine Becherzellhyperplasie, eine Hypertrophie der glatten Muskulatur sowie Fibrose und Angiogenese umfasst.

Diagnostik

Das diagnostische Vorgehen erfolgt mithilfe einer **Stufendiagnostik**:

- Anamnese und Untersuchungsbefund
- Nachweis einer allergischen Sensibilisierung durch Nachweis von spezifischem IgE
  - Nachweis einer allergischen Sensibilisierung mittels Allergenextrakten
  - Identifikation des allergieauslösenden Allergens mit molekularer Allergiediagnostik sowie Risikoeinschätzung
- Provokationstest

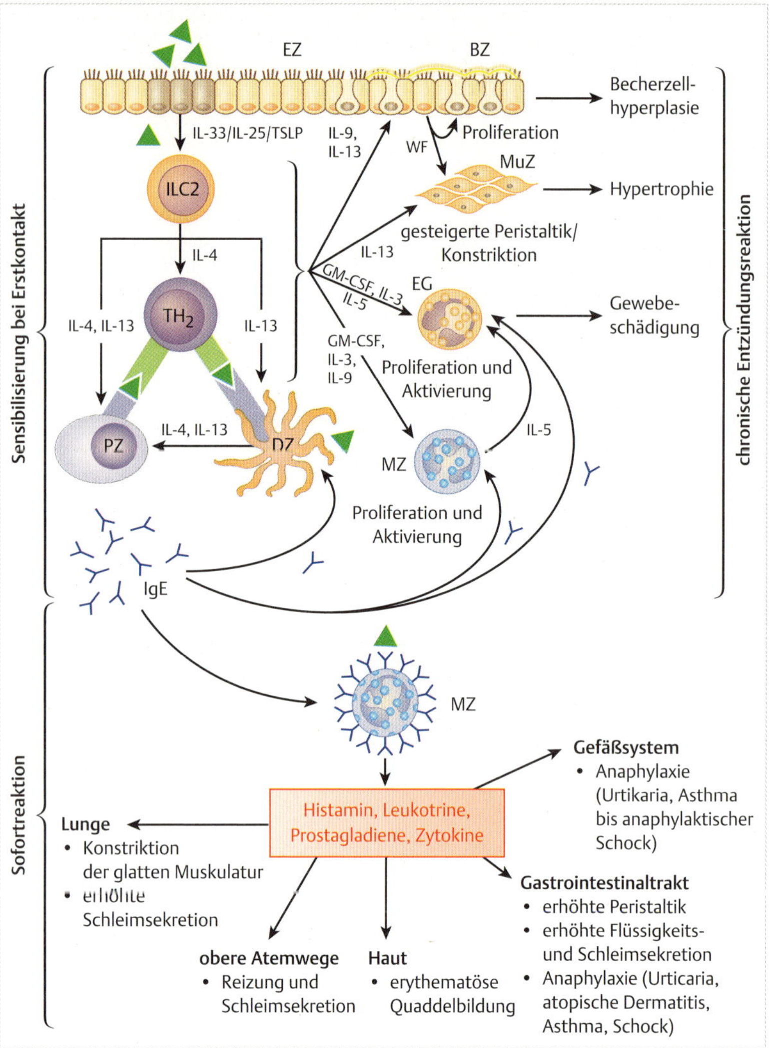

Abb. 11.2 Allergische Reaktion. Schematische Darstellung der Pathomechanismen der Sofortreaktion und der chronischen Entzündung bei Typ-1-Allergie. BZ: Becherzellen. DZ: denditrische Zellen. EG: eosinophile Granulozyten. EZ: Epithelzellen. ILC 2: innate lymphoid cells Typ 2. MZ: Mastzellen. MuZ: Muskelzellen. PZ: Plasmazellen. WF: Wachstumsfaktoren. Genauere Beschreibung siehe Text.

▶ **Anamnese und Untersuchungsbefund.** Der Verdacht auf eine allergische Erkrankung ergibt sich aus einer typischen klinischen Symptomatik in der Anamnese, insbesondere wenn sich ein Bezug zwischen möglichen Allergenen und dem Auftreten der Symptomatik herstellen lässt, und mit körperlichen Untersuchungsbefunden, wie z.B. Hautveränderungen, oder Ergebnisse einer Lungenfunktionsuntersuchung, die beispielsweise mit einem atopischen Ekzem bzw. Asthma vereinbar sind.

▶ **Nachweis einer allergischen Sensibilisierung durch Nachweis von spezifischem IgE**

▶ **Nachweis einer allergischen Sensibilisierung mittels Allergenextrakten.** Bei einem Allergenextrakt handelt es sich um ein Allergengemisch, das aus einer Allergenquelle (z.B. Erdnuss, Birkenpollen, Hausstaubmilbe) durch Extraktion und Aufreinigung gewonnen wurde. Im Prick-Test und/oder laborchemisch erfolgt eine Testung mit verschiedenen Allergenextrakten, die gemäß Anamnese und Untersuchungsbefund am wahrscheinlichsten den Auslöser für die allergische Erkrankung darstellen. Sollten sich keine eindeutigen Ergebnisse ergeben, wird eine molekulare Allergiediagnostik durchgeführt.

▶ **Identifikation des allergieauslösenden Allergens mit molekularer Allergiediagnostik.** Die molekulare Allergiediagnostik beinhaltet den **Nachweis spezifischer Antikörper gegen Allergenkomponenten**, d.h. den allergen wirksamen Molekülen, die gentechnisch oder durch Aufreinigung aus der Allergenquelle gewonnen wurden. Die Nomenklatur der Allergenkomponenten orientiert sich am lateinischen Namen der Allergenquelle und verwendet die ersten drei Buchstaben des Gattungsnamens und den ersten Buchstaben der untergeordneten Spezies. Die einzelnen Allergenkomponenten der Allergenquelle werden in Reihenfolge ihrer Entdeckung nummeriert.

Dementsprechend lauten die Allergenkomponenten der Hausstaubmilbe (lat.: **Der**matophagoides **p**teronyssinus) „Der p 1", „Der p 2", „Der p 3" usw. Sequenzvergleiche der einzelnen Allergenkomponenten weisen verwandtschaftliche Verhältnisse der Moleküle untereinander nach, sodass sie Proteinfamilien zugeordnet werden können, die durch bestimmte Eigenschaften und ein ähnliches Ausmaß der allergischen Reaktion gekennzeichnet sind (siehe ▶ Tab. 11.2).

Zwischen den Allergenen bzw. zwischen den Allergenkomponenten kann es in vitro und auch in vivo zu **Kreuzreaktionen** kommen. Typisch ist beispielsweise eine Nahrungsmittelallergie, die sich durch Kreuzreaktivität im Laufe einer Inhalationsallergie entwickelt. Mithilfe der molekularen Allergiediagnostik lässt sich die spezifische Allergenkomponente identifizieren, die für die Entstehung der Allergie ursächlich ist, sodass eine Risikoeinschätzung möglich ist und eine Erfolg versprechende **spezifische Immuntherapie** (**SIT**, Hyposensibilisierung) eingeleitet werden kann.

Merke

Der spezifische IgE-Antikörper weist lediglich auf eine **Sensibilisierung** hin. Eine Aussage zur Krankheitsrelevanz kann nur im Zusammenhang mit der **klinischen Symptomatik** gestellt werden.

▶ **Provokationstests.** Erbringt auch die molekulare Allergiediagnostik keine Klärung, sind gegebenenfalls Provokationstests notwendig, bei denen durch Gabe der fraglichen Allergene die Symptome provoziert werden. Wenn schwerwiegende Symptome zu erwarten sind, wird der Provokationstest unter stationären Bedingungen und ärztlicher Aufsicht durchgeführt.

Tab. 11.2 Erläuterung wichtiger Begriffe in der Allergiediagnostik.

Begriff	Erläuterung
Allergen	Substanz aus der Umwelt, die eine allergische Reaktion auslösen kann.
Allergenquelle	Allergenträger, wie z. B. Erdnuss, Hausstaubmilbe, Bienengift etc.
Atopie	genetische Disposition, im Laufe des Lebens eine allergische Reaktion zu entwickeln
Majorallergen	> 50 % der Menschen, die auf eine bestimmte Allergenquelle allergisch reagieren, sind gegen diese Allergenkomponente der Allergenquelle allergisch.
Minorallergen	< 50 % der Menschen, die auf eine bestimmte Allergenquelle allergisch reagieren, sind gegen diese Allergenkomponente der Allergenquelle allergisch.
Allergenkomponenten	Einzelne Moleküle, die eine Allergie auslösen können und durch Aufreinigung aus einer Allergenquelle oder rekombinant gewonnen wurden.
spezifische Allergenkomponente	Allergenkomponente, die für die Ausbildung einer Allergie gegen eine bestimmte Allergenquelle ursächlich ist.
kreuzreagierende Allergenkomponente	Allergenkomponente, die aufgrund einer Kreuzreaktivität mit IgE-Antikörpern, die durch Sensibilisierung mit einer anderen Allergenkomponente entstanden sind, in vivo eine allergische Reaktion hervorruft und/oder in vitro ein positives Laborresultat erzeugt.

B

Fallbeispiel

Zwei junge Patientinnen, 23 und 35 Jahre alt, leiden seit ca. 10 Jahren an **allergischer Rhinokonjunktivitis**, seit 3 Jahren zunehmend an Asthma. Patientin 1 gibt allergische Symptome für die Monate von Februar bis Mai an, Patientin 2 von Februar bis Juli.

In der Labordiagnostik mit Allergenextrakten aus Lieschgras bzw. für Birke zeigen sich für beide Patienten deutlich erhöhte Konzentrationen des spezifischen IgE. Die weitere Abklärung mit molekularer Allergiediagnostik erbringt folgendes Ergebnis:

	Patientin 1	Patientin 2
Birke		
Bet v 1 (PR-10)	12,5 kU/l	< 0,1 kU/l
Bet v 2 (Profilin)	< 0,1 kU/l	8,9 kU/l
Bet v 4 (Pocalcin)	4,6 kU/l	< 0,1 kU/l
Bet v 6 (Isoflavoreductase)	7,8 kU/l	< 0,1 kU/l
Lieschgras		
Phl p 1	< 0,1 kU/l	8,1 kU/l
Phl p 5	< 0,1 kU/l	< 0,1 kU/l
Phl p 7 (Pocalcin)	6,1 kU/l	< 0,1 kU/l
Phl p 12 (Profilin)	< 0,1 kU/l	6,7 kU/l
Diagnose	Birkenpollenallergie	Lieschgrasallergie
Therapie	SIT mit Birkenpollen	SIT mit Gräserpollen

Patientin 1:
Der Nachweis von spezifischen IgE gegen Bet v 1 als spezifische Allergenkomponente deutet auf eine Primärsensibilisierung durch Birke hin. Ferner erfolgte eine Sensibilisierung mit Ausbildung von IgE-Antikörpern gegen Bet v 4, das der Familie der Polcalcine angehört und mit Phl p 7 kreuzreagiert. Da für Juni und Juli keine Symptome angegeben werden, ist zu vermuten, dass die Kreuzreaktivität der IgE-Antikörper mit dem Polcalcin Phl p 7 keine allergische Symptomatik gegen Lieschgraspollen hervorruft. Eine SIT sollte mittels Birkenextrakt durchgeführt werden.

Patientin 2:
Der Nachweis von IgE gegen Phl p 1 als spezifische Allergenkomponente deutet auf eine Primärsensibilisierung durch Lieschgras hin. Ferner erfolgte eine Sensibilisierung mit Ausbildung von IgE-Antikörpern mit gegen Phl p 12, das zur Familie der Profiline gehört und mit Bet v 2 kreuzreagiert. Da bereits von Februar an Symptome angegeben werden, ist zu vermuten, dass die Kreuzreaktivität der IgE-Antikörper auch allergische Symptome gegen Birkenpollen provoziert. Eine SIT sollte mittels Gräserpollenextrakt durchgeführt werden.

B

Fallbeispiel

Patientin 3 und 4, beide 15 Jahre alt, **Ekzem** im Kleinkindesalter, jetzt **Rhinokonjunktivitis** während der Pollensaison und gelegentlich Beschwerden im Mund nach Erdnussverzehr. Der Prick-Test ist bei beiden Patientinnen vierfach positiv. Die molekulare Allergiediagnostik erbringt folgendes Ergebnis:

Molekulare Allergiediagnostik	Patientin 3	Patientin 4
Ara h 1 (Speicherprotein)	< 0,1 kU/l	3,5 kU/l
Ara h 2 (Speicherprotein)	< 0,1 kU/l	14,8 kU/l
Ara h 3 (Speicherprotein)	< 0,1 kU/l	2,1 kU/l
Ara h 8 (PR-10)	41 kU/l	11,6 kU/l
Ara h 9 (nsLTP)	< 0,1 kU/l	< 0,1 kU/l
Diagnose	keine „echte" Erdnussallergie	Erdnussallergie

Patient 3:
Die Testergebnisse zeigen eine Pollen-assoziierte Nahrungsmittelallergie (PR-10-Protein) mit einem oralen Allergiesyndrom aufgrund einer Kreuzreaktivität. Ein Verzicht auf Erdnuss ist nicht notwendig.

Patient 4:
Der Nachweis der spezifischen Allergenkomponente Ara h 2 zeigt insbesondere in Kombination mit Ara h1 und Ara h 3 ein hohes Risiko für schwere allergische Reaktionen auch nach Verzehr kleinster Mengen an Erdnuss an. Eine strikte Vermeidung von Erdnuss ist notwendig.

11

► **Weitere Laborparameter**

► **Bestimmung des Gesamt-IgE.** Das Gesamt-IgE dient als Interpretationshilfe zur Beurteilung der Laborresultate des spezifischen IgE. Erhöhte Konzentrationen von > 2000 kU/l ergeben vermehrt erhöhte Konzentrationen von spezifischem IgE ohne klinische Relevanz. Dementsprechend lassen erhöhte Konzentrationen von spezifischen IgE umso mehr eine klinische Relevanz des Ergebnisses erwarten, je niedriger die Konzentration des Gesamt-IgE ist. IgE-Konzentrationen < 20 kU/l können jedoch trotz Sensibilisierung unauffällige Konzentrationen des spezifischen IgE ergeben. Zum Atopiescreening ist das Gesamt-IgE wegen mangelnder Sensitivität und Spezifität nicht geeignet. Bei Symptomen, die auf einer Atopie beruhen können, kann es die Differenzialdiagnose unterstützen, wie z. B. Urtikaria, oder unklaren Exanthemen.

Zusatzinformation

Außerhalb der Allergologie hat das IgE hauptsächlich eine Bedeutung bei der Diagnostik von Parasitosen und bei Immundefekten, wie z. B. das Hyper-IgE-Syndrom und das Wiskott-Aldrich-Syndrom.

▸ Eosinophile Granulozyten

Indikation

- Diagnose der Asthmaform
- Therapiemonitoring

Allergische Erkrankungen können mit einer **Eosinophilie** im Blut einhergehen. Bei der Asthmadiagnostik ist der Nachweis von Eosinophilen im Sputum und Blut ausschlaggebend für die **Diagnose der Asthmaformen**, die – wie das allergische Asthma – auf einer TH2-Reaktion beruhen und eine gute Ansprechbarkeit auf eine inhalative Glucocorticoidtherapie erwarten lassen. Eine Bluteosinophilie > 150/µl verspricht eine gute Ansprechbarkeit auf neue Therapien, die auf einer Inhibition von IL-5 beruhen. Ein Monitoring beider Therapieansätze ist durch die Eosinophilenkonzentration möglich.

Zusatzinformation

Außerhalb allergischer Erkrankungen kann eine Eosinophilie z. B. bei Parasitosen, eosinophiler Granulomatose mit Polyangiitis, Hyper-IgE-Syndrom, Hypereosinophilie-Syndrom oder Lymphom auftreten.

Tab. 11.3 Ausgewählte Allergenkomponenten.

Proteinfamilie	Allergenkomponenten	Allergenquelle	Klinische Bedeutung	Kreuzreaktivität
Speicherproteine (stabil, hitzeresistent, auch gekocht reaktiv)	Ara h 1	Erdnuss	Majorallergene, Risiko für schwere systemische Reaktionen	Potenzielle Kreuzreaktivität gegen Hülsenfrüchte, z. B. Gly m 5 aus Soja
	Ara h 2			
	Ara h 3			Potenzielle Kreuzreaktivität gegen Hülsenfrüchte, z. B. Gly m 6 aus Soja
	Ara h 5			
	Gly m 5	Soja	Majorallergene, spezifischer Marker für Primärsensibilisierung, schwere Reaktionen	Potenzielle Kreuzreaktivität mit Hülsenfrüchten, z. B. mit Ara h 1
	Gly m 6			Potenzielle Kreuzreaktivität mit Hülsenfrüchten, z. B. mit Ara h 3
	Cor a 9	Haselnuss		
PR-10 (hitze-empfindlich, gekocht toleriert)	Bet v 1	Birke	Majorallergen, spezifischer Marker einer Primärsensibilisierung, Immuntherapieauswahl	Marker für Sensibilisierung gegen Erle, Buche, Hasel, Kreuzreaktivität mit Obst, Gemüse, Nüssen
	Ara h 8	Erdnuss	Orales Allergiesyndrom, schwere Reaktionen möglich	Kreuzreaktivität mit anderen PR-10-Proteinen, Marker für birkenpollenassoziierte Nahrungsmittelallergie
	Gly m 4	Soja	Lokale und schwere Reaktionen möglich	
	Cor a 1	Haselnuss	Orales Allergiesyndrom (Jucken, Kribbeln und pelziges Gefühl im Mund)	
	Mal d 1	Apfel		
	Act d 8	Kiwi		

Tab. 11.3 Fortsetzung

Proteinfamilie	Allergenkomponenten	Allergenquelle	Klinische Bedeutung	Kreuzreaktivität
	Pru p 1	Pfirsich	orales Allergiesyndrom	
	Api g 1.01	Sellerie		
Isoflavon-Reduktase	Bet v 6	Birke	Minorallergen	Kreuzreaktives Allergen
Non-specific lipid transfer Proteine (nsLTP) (Stabil gegen Hitze und Enzyme, gekocht reaktiv)	Ara h 9	Erdnuss	Minorallergen, lokale und schwere Reaktionen	Kreuzreaktivität mit anderen nsLTPs in Nahrungsmitteln und Pollen
	Mal d 3	Apfel	Marker für nsLTP-Sensibilisierung in Früchten, lokale und schwere Reaktionen	
	Cor a 8	Haselnuss	Lokale und schwere Reaktionen	
	Pru p 3	Pfirsich	Marker für nsLTP-Sensibilisierung in Früchten, lokale und systemische Reaktionen	
	Art v 3	Beifuß	Minorallergen	Kreuzreaktivität mit Nahrungsmitteln (z. B Pru p 3), Kräuter, Baumpollen
Profiline (selten assoziiert mit Symptomen)	Bet v 2	Birke	Minorallergene, selten klinische Symptome	Panallergene mit ausgeprägter Homologie und Kreuzreaktivität unter entfernten Pflanzenarten und Latex
	Pru p 4	Pfirsich		
	Phl p 12	Lieschgras		
Polcalcin	Bet v 4	Birke	Minorallergene	Marker für Kreuzreaktivität zwischen verschiedenen Pollenarten
	Phl p 7	Lieschgras		

Tab. 11.3 Fortsetzung

Proteinfamilie	Allergenkomponenten	Allergenquelle	Klinische Bedeutung	Kreuzreaktivität
Guppe 1 Grasallergen	Phl p 1	Lieschgras	Majorallergene, spezifischer Marker einer Gräserprimärsensibilisierung	Kreuzreaktivität beschränkt sich auf Gräser
Gruppe 2 Grasallergen	Phl p 2			
Gruppe 3 Grasallergen	Phl p 3			
Gruppe 4 Grasallergen	Phl p 4			
Gruppe 5 Grasallergen	Phl p 5			
Gruppe 6 Grasallergen	Phl p 6		Majorallergen	
Gruppe 11 Grasallergen	Phl p 11		Minorallergen, spezifischer Marker einer Gräserprimärsensibilisierung	

11.5.2 IgE-unabhängige Überempfindlichkeitsreaktionen

In der Routinediagnostik ist bei den nicht-IgE-abhängigen Überempfindlichkeitsreaktionen die exogen-allergische Alveolitis labormedizinisch relevant, die Immunreaktionen der Typ-III- und Typ-IV-Allergie beinhaltet.

Pathomechanismus

Im Gegensatz zum allergischen Asthma, das sich in den Atemwegen abspielt, handelt es sich bei der **exogen-allergischen Alveolitis** um eine Entzündungsreaktion in den Alveolen und des Lungenparenchyms. Ursächlich sind Allergene, die aufgrund ihres geringen **Durchmessers von < 5 µm** bis in die Alveolen gelangen. Eine protrahierte Exposition führt einer Typ-III-Allergie entsprechend zu einer Synthese von **spezifischen IgG** und einer **Immunkomplexbildung** mit dem Allergen. Die Immunkomplexe lagern sich in den Wänden der Alveolen ab und führen über eine Komplementaktivierung zu einer Entzündungsreaktion mit Ödem und Gewebsverdickung durch einwandernde Entzündungszellen. Im Sinne einer Typ-IV-Allergie werden außerdem nach vorangegangener Sensibilisierung bei jeder weiteren Exposition allergenspezifische $CD8^+$-(zytotoxische) Lymphozyten und TH1-Helfer-Zellen aktiviert. INF-γ und TNF-α aus den TH1-Helfer-Zellen führen zur Einwanderung und Aktivierung von Makrophagen und NK-Zellen. Im akuten Stadium der exogen-allergischen Alveolitis bewirken Ödem und Gewebsverdickung durch Entzündungszellen eine Verschlechterung des Gasaustausches mit Dyspnoe. Die im chronischen Stadium entstehende Fibrose führt durch die Ausbildung einer restriktiven Ventilationsstörung mit reduzierter Vitalkapazität sowie durch verminderte Diffusionskapazität aufgrund einer größeren Diffusionsstrecke zur Dyspnoe.

Diagnostik

Der **Nachweis von allergenspezifischem IgG** zeigt lediglich eine Sensibilisierung gegenüber einem Allergen an. Die Diagnose einer exogen-allergischen Alveolitis kann somit nur in Kombination mit einer entsprechenden Anamnese (typischerweise Husten und Dyspnoe mit Allgemeinsymptomatik 4–8 Stunden nach Exposition gegenüber dem entsprechenden Allergen), dem Untersuchungsbefund, der bronchoalveolären Lavage mit einem Lymphozytenanteil von > 30 %, bildgebenden Verfahren (z. B. hochauflösende CT), der Lungenfunktionsdiagnostik und gegebenenfalls dem bioptischen Befund gestellt werden.

Tab. 11.4 Ausgewählte Allergene mit Vorkommen und Krankheitsbildern.

Allergen	Vorkommen	Krankheit
Saccharopolyspora thermoactinomyces	Schimmliges Heu	Farmerlunge
Thermolatente Bakterien	Klimaanlagen	Befeuchterlunge
Vogelkot	Tauben, Wellensittiche	Vogelhalterlunge
Fischmehl	Fische	Fischmehlarbeiterlunge
Aspergillus	schimmeliges Getreide	Malzarbeiterlunge
Aspergillus	schimmeliges Obst	Obstbauerlunge
Penicillium casei	schimmelige Käserinde	Käsewäscherlunge

Viele der ursächlichen Allergene kommen in organischen Stäuben vor, denen man in verschiedenen Berufen vermehrt ausgesetzt ist. Deshalb handelt es sich bei der exogen-allergischen Alveolitis häufig um eine **Berufserkrankung** (siehe ► Tab. 11.4).

11.6 Autoantikörper

*L. Roggenbuck, K. Dörner**

Damit in einem gesunden Organismus das Immunsystem die körpereigenen Strukturen nicht angreift, interagieren T4-Helferzellen und T8-Suppressorzellen. Autoimmunität entsteht durch Störung der Selbst- und Fremderkennung. Unter noch weitgehend unklaren Bedingungen (z. B. durch virale Schädigung von Zellstrukturen) und vermutlich multifaktoriell kann die Toleranz der eigenen Zellen gestört werden, entweder unter Bildung löslicher Autoantikörper oder durch zytotoxische T-Zellen. Werden dabei Organe geschädigt und treten klinische Symptome auf, liegt eine Autoimmunkrankheit vor. Es sind bisher ca. 70 Autoimmunkrankheiten beschrieben, dabei werden organspezifische (z. B. autoimmune Thyreoiditis) und systemische Autoimmunerkrankungen (z. B. SLE) unterschieden, wobei viele Autoimmunerkrankungen fließende Übergänge aufweisen können.

Aus der großen und ständig wachsenden Zahl bekannter Autoantikörper sind in ► Tab. 11.5 einige klinisch wichtige ausgewählt.

Tab. 11.5 Beispiele klinisch wichtiger Autoantikörper.

Bezeichnung	Hauptindikationen zur Untersuchung
ANA (antinukleäre AK)	entzündliche rheumatische Erkrankungen (S. 435), medikamenteninduzierter Lupus erythematodes, Autoimmunhepatitis (S. 495)
dsDNA (Doppelstrang-DNA-AK)	systemischer Lupus erythematodes (S. 435) (SLE)
AMA (antimitochondriale AK)	primär biliäre Cholangitis (S. 441) bzw. (S. 495)
ANCA (Antineutrophile zytoplasmatische AK) p-ANCA = perinukleär c-ANCA = zytoplasmatisch	ANCA-assoziierte Vaskulitiden (S. 438)
antierythrozytäre AK	autoimmunhämolytische Anämie
antithrombozytäre AK	Autoimmunthrombozytopenien (S. 363), z. B. Morbus Werlhof
anti-TPO (Thyreoidea-Peroxidase-AK, MAK)	Hashimoto-Thyreoiditis, Morbus Basedow (S. 287)
anti-TG (Thyreoglobulin-AK, TAK)	Hashimoto-Thyreoiditis, Morbus Basedow (S. 287)
TR-AK (TSH-Rezeptor-AK)	Morbus Basedow (S. 288)
Gliadin-AK	Zöliakie, Dermatitis herpetiformis Duhring (S. 464)
Transglutaminase-AK	Zöliakie (S. 464)
GADA (Glutamatdecarboxylase-AK)	Diabetes mellitus Typ 1 (S. 189)

Tab. 11.5 Fortsetzung

Bezeichnung	Hauptindikationen zur Untersuchung
IA-2 (Tyrosinphosphatase-AK)	Diabetes mellitus Typ 1 (S. 189)
Inselzellen-AK (ICA)	Diabetes mellitus Typ 1 (S. 189)
AK gegen Nebenschilddrüse	autoimmune Polyendokrinopathie, idiopathischer Hypoparathyreoidismus (S. 290)
AK gegen Nebenniere	autoimmune Polyendokrinopathie, Morbus Addison (S. 292)
AChR-AK (Acetylcholin-Rezeptor-AK)	Myasthenia gravis (S. 573)
AK gegen quergestreifte Muskulatur	Myasthenia gravis (S. 573)
ASMA (AK gegen glatte Muskulatur)	Autoimmunhepatitis Typ 1 (S. 441) und (S. 495)
PCA (AK gegen Parietalzellen des Magens)	perniciöse Anämie (S. 317)
Intrinsic-Factor-AK	perniciöse Anämie (S. 317)
Anti-GBM (AK gegen glomeruläre Basalmembran)	Anti-GBM-Nephritis (meist Goodpasture-Syndrom)
Anti-Hu, -Ri, -Yo (onkoneurale Antikörper)	paraneoplastische Neuropathien
AK gegen Leber-Nieren-Mikrosomen (LKM-1)	Autoimmunhepatitis Typ 2 (S. 495)
AK gegen lösliches Leber/Pankreas Antigen (SLA/LP)	Autoimmunhepatitis Typ 1 bzw. 3 (S. 495)

Die Indikation zur Bestimmung und die Bewertung von Autoantikörpern können nur in Verbindung mit Anamnese und klinischem Bild erfolgen, da deren Sensitivität und Spezifität oft unzureichend sind. Des Weiteren können diese der klinischen Manifestation um Jahre vorausgehen. Andererseits können die klinischen Erscheinungsformen der Autoimmunerkrankungen so vielseitig sein, dass positive Autoantikörper oder eine Kombination von solchen eine Zuordnung erleichtern.

11.6.1 Rheumafaktoren (RF)

Rheumafaktoren sind Autoantikörper gegen das Fc-Fragment von IgG-Molekülen, die verschiedenen Immunglobulinklassen angehören können. Klassischerweise wird mit dem IgM-RF der am häufigsten vorkommende Isotyp nachgewiesen.

Indikation

- V. a. Erkrankungen des rheumatischen Formenkreises, insbesondere rheumatoide Arthritis und Sjögren-Syndrom
- gemischte Kryoglobulinämie (Typ II nach Brouet)

▸ **Untersuchungsmaterial und Präanalytik**
- Serum; bei Raumtemperatur 1 Tag, bzw. 7 Tage bei 2–8 °C haltbar

Zusatzinformation

Immunoassays können durch RF gestört werden, z. B. sind falsch positive IgM-Reaktionen bei vorhandener IgG-Antwort in infektionsserologischen Tests möglich.

▸ **Bestimmungsmethode €€**
- Immunnephelometrie bzw. -turbidimetrie (oder Enzymimmunoassay)

Referenzintervalle

Alter	RF
Erwachsene	< 30 U/ml (herstellerabhängig, hier: Abbott)

Mit zunehmendem Alter finden sich auch etwas höhere Werte.

▸ **Diagnostische Bedeutung**

Merke

RF dürfen nur zusammen mit dem klinischen Bild bewertet werden.

Die Sensitivität des IgM-RF-Nachweises bei der rheumatoiden Arthritis beträgt etwa 70–80 % bei allerdings begrenzter Krankheitsspezifität. So lassen sich RF auch bei anderen Erkrankungen des rheumatischen Formenkreises (z. B. Kollagenosen, Vaskulitiden), bei chronischen Entzündungen und Infektionserkrankungen, bei Tumoren, aber auch im höheren Lebensalter häufig bei Gesunden nachweisen. Die Krankheitsspezifität für die rheumatoide Arthritis steigt mit der Höhe der IgM-RF.

11.6.2 Autoantikörper gegen citrullinierte Peptide/ Proteine (ACPA)

Die Bestimmung dieser Antikörper hat sich in den letzten Jahren in der serologischen Diagnostik der rheumatoiden Arthritis etabliert. Zur Gruppe der ACPA gehören AK gegen cyclische citrullinierte Peptide (Anti-CCP) und AK gegen mutiertes citrulliniertes Vimentin (Anti-MCV), wobei Anti-CCP-Assays derzeit einen höheren Verbreitungsgrad aufweisen. Bei der Citrullinierung handelt es sich um eine auch physiologisch vorkommende posttranslationale Modifikation von Proteinen durch eine enzymatische Umwandlung der Aminosäure Arginin in Citrullin.

Indikation

- V. a. rheumatoide Arthritis

► **Untersuchungsmaterial und Präanalytik**

- Serum; bei Raumtemperatur 1 Tag, bei 2–8 °C 7 Tage haltbar

► **Bestimmungsmethode €€**

- Enzymimmunoassay

Referenzintervalle

Alter	Anti-CCP
Erwachsene	z. B. < 7 U/ml (herstellerabhängig)

► **Diagnostische Bedeutung.** AK gegen CCP weisen bei gleicher Sensitivität wie IgM-RF (70–80 %) eine deutlich höhere Spezifität (ca. 96 %) auf. Daher stellen sie eine wertvolle Hilfe bei der Diagnose der rheumatoiden Arthritis dar. Ähnlich wie hochtitrige RF sind anti-CCP-AK auch von prognostischer Bedeutung bei der rheumatoiden Arthritis und mit schweren Verlaufsformen assoziiert. Beide Autoantikörper werden nicht als Verlaufsparameter bzw. zur Aktivitätsbeurteilung dieser Erkrankung empfohlen. ACPA können oft schon vor der klinischen Manifestation nachgewiesen werden und haben daher auch Bedeutung in der Früherkennung der rheumatoiden Arthritis.

Die Amerikanischen Gesellschaft für Rheumatologie (ACR) und die Europäische Fachgesellschaft (EULAR) haben neben dem RF auch den Nachweis von APCA in die 2010 revidierten Klassifikationskriterien der rheumatoiden Arthritis aufgenommen. Der Nachweis beider Autoantikörper erhöht den positiven prädiktiven Wert der Diagnostik.

11.6.3 Antinukleäre Antikörper (ANA)

Antinukleäre Antikörper sind Autoantikörper unterschiedlicher Spezifität, die gegen **Zellkernantigene** gerichtet sind. Diese Antigene können u. a. im Chromatin (z. B. DNA, Histone), Zentromer, Nukleoplasma (z. B. Splicing-Enzyme), Nukleolus (z. B. RNA-Polymerasen) und der Kernmembran (z. B. Lamine) lokalisiert sein und sind in der Regel für die Replikation sowie die Transkription und Translation der Nukleinsäuren relevant. Historisch wurde ein Teil dieser Antigene, die sich mit Salzlösungen aus Zellkernen eluieren ließen, als extrahierbare nukleäre Antigene (ENA) bezeichnet (z. B. Sm, SS-A, SS-B, nRNP). Ihre Bezeichnung leitet sich im Einzelnen von Namen der Erstpatienten (Sm, Smith), zugehörigen Erkrankungen (SS, Sjögren-Syndrom) oder biochemischen Strukturen (dsDNA, Doppelstrang-DNA) ab. Einige der Autoantikörper richten sich auch gegen Strukturen, die im Zytoplasma vorkommen. Hierbei handelt es sich nicht um ANA im engeren Sinn. Antikörper gegen die extrahierbaren nukleären Antigene sind in der weiterführenden Diagnostik von großer Bedeutung. ANA sind in der Regel organ- und speziesunspezifisch, Ätiologie und Pathogenese weitgehend unklar. ANA sind meist vom IgG-Typ, es lassen sich jedoch auch IgA- und IgM-ANA nachweisen, wobei deren diagnostische Bedeutung derzeit unklar ist.

Indikation

- Suchtest bei V. a. systemische entzündlich rheumatische Erkrankung (Kollagenose),
  V. a. arzneimittelinduzierten Lupus erythematodes, V. a. autoimmune Hepatitis, Prognostik der juvenilen chronischen Arthritis

► **Untersuchungsmaterial und Präanalytik**

- Serum; bei Raumtemperatur 1 Tag, bei 2–8 °C 14 Tage haltbar

► **Bestimmungsmethode €€€**

- indirekter Immunfluoreszenztest (Mikroskopie) mit HEp2-Zellen (Kehlkopfkarzinom-Zellkultur) ggf. in Kombination mit Gewebsschnitten (Kryopräparate von Rattenleber oder Affenleber)
- Zur genaueren Antigendifferenzierung positiver ANA können immunologische Methoden, z. B. Enzymimmunoassay, Western- bzw. Immunoblot (S. 91), eingesetzt werden – soweit verfügbar auf der Basis affinitätsgereinigter oder rekombinant hergestellter Antigene.

Referenzintervalle

- Titer ≤ 1 : 80

Bei Kindern kann ein Titer von 1 : 40 bereits klinisch relevant sein, bei alten Menschen liegt der Referenzwert eher höher.

► **Diagnostische Bedeutung**

Merke

Positive ANA und ihr Fluoreszenzmuster sind ein richtungsweisender Befund bei Erkrankungen des rheumatischen Formenkreises, vor allem dem systemischen Lupus erythematodes (SLE).

ANA (hochtitrig) sind beim SLE zwar nicht diagnosesichernd, gelten jedoch als eines der 11 Klassifikationskriterien der ACR (American College of Rheumatology). Auch die neueren Klassifikationskriterien der SLICC (Systemic Lupus International Collaborating Clinics) aus 2012 führen erhöhte ANA als immunologisches Kriterium auf. In unterschiedlicher Häufigkeit können ANA auch bei vielen anderen Autoimmunerkrankungen und Infektionen sowie zum Teil bei Gesunden (niedrigtitrig) nachgewiesen werden.

Die Häufigkeiten sind in ► Tab. 11.6 dargestellt. Andere Autoimmunerkrankungen (z. B. systemische Vaskulitiden, Autoimmunhepatitis, Lungenfibrose, Myasthenia gravis, Colitis ulcerosa) führen in unterschiedlichem Ausmaß ebenfalls zu positiven Befunden.

Tab. 11.6 Vorkommen von ANA bei rheumatischen Erkrankungen (nach Mierau und Genth).

Krankheitsbild	ANA-Häufigkeit
systemischer Lupus erythematodes	95–100 %
arzneimittelinduzierter Lupus erythematodes	100 %
discoider Lupus erythematodes	10–50 %
subakuter kutaner Lupus erythematodes	20–80 %
Mischkollagenose (MCTD*, Sharp-Syndrom)	100 %
Poly-/Dermatomyositis	40–78 %
primäres Sjögren-Syndrom	50–95 %
rheumatoide Arthritis	20–40 %
Felty-Syndrom	60–100 %
juvenile chronische Arthritis	24–67 %

* MCTD = Mixed connective Tissue Disease

Differenzierung positiver ANA:

Insbesondere im Rahmen der Differenzialdiagnostik von Kollagenosen sollte eine weitere Differenzierung positiver ANA anhand ihrer **Antigenspezifität** erfolgen, da unterschiedliche klinische Erscheinungsbilder, Varianten (Subsets) und Mischformen von Kollagenosen häufig mit verschiedenen Autoantikörpern assoziiert sind (▶Tab. 11.7). Des Weiteren hat der Nachweis einiger Autoantikörper Eingang in diagnostische Kriterien (z. B. beim SLE: AK gegen dsDNA bzw. Sm) gefunden. Die Autoantikörper unterscheiden sich erheblich im Hinblick auf ihre Spezifität und Prävalenz und damit auch in ihrer diagnostischen Validität.

Tab. 11.7 ANA-Differenzierung: Antikörper gegen extrahierbare Kernantigene (ENA) sowie weitere Antigene und damit assoziierte Krankheiten.

Antikörper*	Krankheit	Prävalenz (%)
Anti-U1-RNP	Mischkollagenose (MCTD)	100
	systemischer Lupus erythematodes (SLE)	25–40
	systemische Sklerose	2–12
	Polymyositis	12–16
Anti-Sm	SLE	10–30
Anti-SS-A	Sjögren-Syndrom	40–95
	SLE	20–60
	neonatales Lupus-Syndrom	95–100
Anti-SS-B	Sjögren-Syndrom	40–95
	SLE	10–20
	neonatales Lupus-Syndrom	ca. 75
Anti-Scl-70	systemische Sklerodermie	40–70
Anti-Jo-1	Poly-/Dermatomyositis	20–40
Anti-CENP-B	limitierte Sclerodermie (CREST-Syndrom)	80–90
Anti-dsDNA	SLE	60–90 (aktivitätsabhängig)
	medikamenteninduzierter Lupus	bis 95
Anti-Histone	SLE	50– 80
	rheumatoide Arthritis	15–50
Anti-ribosomales-P-Protein	SLE	10–20

* Die entsprechenden Antigene heißen: nRNP = nukleäre Ribonukleoproteine; Sm = Smith-Antigen; SS-A = Ro-Antigen; SS-B = La-Antigen; Scl-70 = DNA-Topoisomerase-I; Jo-1 = Histidyl-tRNA-Synthetase; CENP B = Zentromer-Protein-B; dsDNA = Doppelstrang-DNA
Anmerkung: Anti-Sm, -U1-RNP, -Ro/SSA und -La/SSB stellen die klassischen ENA-Antikörper dar. Oft wird der Begriff jedoch auch auf weitere Auto-AK ausgedehnt (z. B. Scl70-, Jo1-Ak).

Mit Anti-DFS 70-Antikörpern kristallisierte sich in den letzten Jahren ein Exklusionsmarker für Kollagenosen heraus. AK dieser Spezifität weisen in der Immunfluoreszenz ein sogenanntes dicht-feingranuläres (dense fine speckled, DFS) Muster auf. ANA mit alleinigem Zielantigen DFS 70 sprechen nach bisheriger Studienlage gegen eine Kollagenose.

Anhand des **Fluoreszenzmusters** lassen sich häufig erste Hinweise zur Antigenspezifität gewinnen. Beispiele mit möglichem Antigenkorrelat und Vorkommen sind in ▸Abb. 11.3 angegeben. Es handelt sich hierbei jedoch nur um eine sehr grobe, orientierende Einteilung. In der Regel lassen sich die Fluoreszenzmuster weiter unterteilen und genauer beschreiben.

11.6.4 Antineutrophile zytoplasmatische Antikörper (ANCA)

11

ANCA sind Autoantikörper gegen zytoplasmatische Bestandteile neutrophiler Granulozyten. Ihr Nachweis hat insbesondere differenzialdiagnostische Bedeutung bei Vaskulitiden.

Vaskulitiden sind seltene entzündliche Erkrankungen des Gefäßsystems. Sie können als eigenständiges Krankheitsbild (primäre Vaskulitis) oder im Rahmen anderer Grunderkrankungen (sekundäre Vaskulitis z. B. bei Kollagenosen, Neoplasien, Medikamentengabe oder Infektionen wie HIV, HCV, HBV) auftreten. Insbesondere bei unklaren ischämischen Prozessen, Erkrankungen mehrerer Organsysteme, Nierenbeteiligung, Hautveränderungen, neurologischen Ausfällen und Arthralgien sollte eine Vaskulitis ausgeschlossen werden.

Die Einteilung der primären Vaskulitiden orientiert sich an der überwiegend betroffenen Gefäßgröße (Chapel Hill Consensus Conference). Innerhalb der Gruppe der Kleingefäßvaskulitiden werden die Granulomatose mit Polyangiitis (frühere Bezeichnung Wegenersche Granulomatose), die mikroskopische Polyangiitis und die eosionophile Granulomatose mit Polyangiitis (früher Churg-Strauss-Syndrom) als sogenannte ANCA-assoziierte Vaskulitiden abgegrenzt, da diese durch den Nachweis von ANCA charakterisiert sind.

Indikation

V. a. ANCA-assoziierte Vaskulitis

- Granulomatose mit Polyangiitis (Morbus Wegener)
- mikroskopische Polyangiitis
- eosinophile Granulomatose mit Polyangiitis (Churg-Strauss-Syndrom)

▸ **Untersuchungsmaterial**

- Serum; bei Raumtemperatur 1 Tag, bei 2–8 °C 14 Tage haltbar

▸ **Bestimmungsmethode €€.** Die Bestimmung der ANCA erfolgt klassisch in zwei Stufen:

- Als Eingangsuntersuchung dient die **indirekte Immunfluoreszenz** (**IFT**) mit ethanolfixierten Granulozyten. Während dieser Fixation wandert ein Teil der zytoplasmatischen Antigene aufgrund ihrer elektrischen Ladung zur Kernmembran hin. Antikörper, die gegen solche Antigene gerichtet sind, weisen eine perinukleäre Fluoreszenz auf (p-ANCA). Ein anderer Teil der Antigene bleibt während der Fixation homogen im Zytoplasma verteilt. Bindende Antikörper zeigen eine zytoplasmatische Fluoreszenz (c-ANCA).
  Bei der Fixation mit Formalin bleiben auch die Antigene der p-ANCA im Zytoplasma lokalisiert, sodass jetzt eine zytoplasmatische Fluoreszenz resultiert. Fehlende Fluoreszenz weist auf formalinsensible ANCA (atypische ANCA) oder ANA (weitere Abklärung über HEp-2-Zellen) hin.

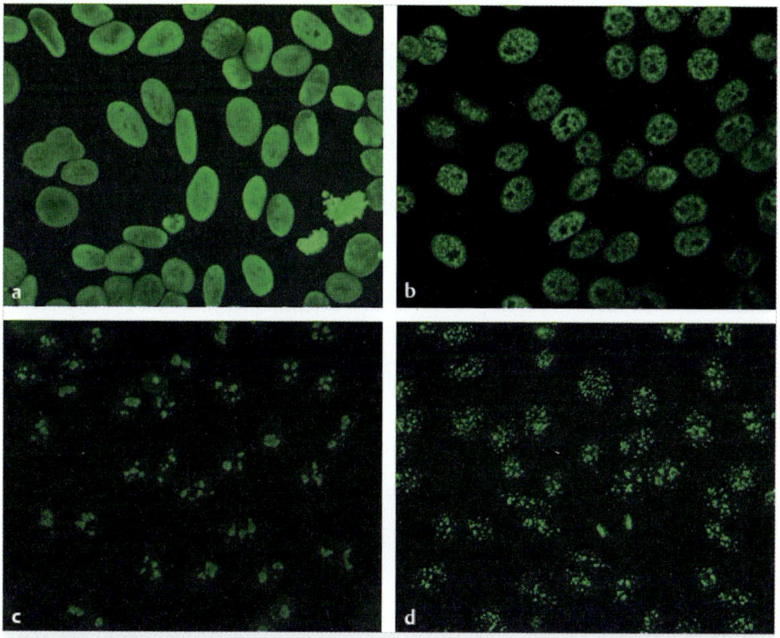

Abb. 11.3 ANA-Fluoreszenzmuster mit HEp2-Zellen. a homogen: Gleichmäßige Fluoreszenz des gesamten Kerns der HEp-2-Zellen.
Mitotische Zellen zeigen eine kräftige homogene Färbung in der Chromosomenregion. Mögliche Antigene: dsDNA, Histone, Nukleosomen. Vorkommen: u. a. systemischer Lupus erythematodes (SLE).
b gesprenkelt: Eine über den gesamten Kern verteilte Sprenkelung, die in Größe und Regelmäßigkeit variieren kann. Die Chromosomen mitotischer Zellen sind negativ. Mögliche Antigene: SS-A/SS-B, U1-nRNP, Sm. Vorkommen: u. a. SLE, MCTD, Sklerodermie, Sjögren-Syndrom.
c nukleolär: Der Kern der HEp-2-Zelle enthält 2–7 Nukleoli. Mögliche Antigene: DNA-Topoisomerase I, Fibrillarin. Vorkommen: u. a. Sklerodermie, Dermatomyositis.
d zentromer: Während der Interphase fluoreszieren analog der Chromosomenzahl kleine scharf begrenzte Punkte über den Zellkern verteilt. Bei mitotischen Zellen (Metaphase) sind sie bandförmig in der Medianebene angeordnet. Mögliche Antigene: CENP-A, -B, -C. Vorkommen: u. a. CREST-Syndrom.

- In einem zweiten Schritt werden positive ANCA auf ihre Spezifitäten untersucht. c-ANCA und Reaktivität gegen Proteinase 3 (PR3) sind für die Granulomatose mit Polyangiitis (Morbus Wegener) charakteristisch. Das häufige Zielantigen für p-ANCA ist die Myeloperoxidase (MPO).

Atypische ANCA lassen sich z. T. bei verschiedenen entzündlichen, meist rheumatischen oder gastrointestinalen Erkrankungen (z. B. chronisch entzündliche Darmerkrankungen, autoimmune Hepatitis, primär sklerosierende Cholangitis, primär billiäre Cholangitis) nachweisen. Als Zielantigene kommen Lactoferrin, Kathepsin G, BPI (bactericidal permeability increasing protein), Katalase und weitere z. T. noch nicht bekannte Strukturen in Betracht.

In den letzten Jahren hat sich die diagnostische Leistungsfähigkeit der Immunoassays zum Nachweis von Anti-MPO- und Anti-PR3-Antikörpern derart verbessert, dass diese bei V. a. ANCA-assoziierte Vaskulitis als Primärtests (First-Line-Tests) empfohlen werden, nicht mehr die Immunfluoreszenz. Diese aktuelle Konsensusempfehlung bezieht sich jedoch nicht auf andere diagnostische Fragestellungen (z. B. chronisch entzündliche Darmerkrankungen).

Referenzintervalle

- Titer: < 1:10 (IFT)
- Immunoassays für Anti-PR3 und Anti-MPO: herstellerabhängig

► **Diagnostische Bedeutung**

Tab. 11.8 Charakteristika ANCA-assoziierter Vaskulitiden.

Vaskulitis	Beschreibung	ANCA-Häufigkeit	ANCA-Spezifität
Granulomatose mit Polyangiitis (Wegener-Granulomatose)	granulomatöse Entzündung des Respirationstrakts und nekrotisierende Vaskulitis kleiner bis mittelgroßer Gefäße. Eine nekrotisierende Glomerulonephritis ist häufig.	lokalisiert: ≤ 50 % generalisiert: 95 %	PR3-ANCA: 95 % MPO-ANCA: 5 %
Mikroskopische Polyangiitis	nekrotisierende Vaskulitis kleiner Gefäße mit wenigen oder keinen Immunkomplexablagerungen. Eine nekrotisierende Glomerulonephritis ist häufig, ebenso eine pulmonale Kapillaritis.	40–80 %	MPO-ANCA: 95 % PR3-ANCA: 5 %
Eosinophile Granulomatose mit Polyangiitis (Churg-Strauss-Syndrom)	eosinophile und granulomatöse Entzündung des Respirationstrakts und nekrotisierende Vaskulitis kleiner bis mittelgroßer Gefäße. Mit Asthma und einer Eosinophilie assoziiert.	10–70 %	PR3-ANCA: 10-20 % MPO-ANCA: 80-90 %

(aus: Lamprecht P. Aktuelle Aspekte ANCA-assoziierter Vaskulitiden, Med Klin 2004; 99: 518–522; Springer Verlag)

11.6.5 Antimitochondriale Antikörper (AMA)

Indikation

- V. a. primär biliäre Cholangitis (PBC, frühere Bezeichnung primär biliäre Zirrhose)

► **Untersuchungsmaterial**
- Serum; bei Raumtemperatur 1 Tag, bei 2–8 °C 14 Tage haltbar

► **Bestimmungsmethode €€**
- Indirekte Immunfluoreszenz mit Gefrierschnitten meist von Ratten (Niere, Magen). Das Zytoplasma der proximalen und distalen Tubuluszellen der Niere weist eine granuläre, basal betonte Fluoreszenz auf, zudem Anfärben der Parietalzellen des Magens sowie schwächer auch der Muskelschichten.

Referenzintervalle

- Titer < 1 : 80

► **Diagnostische Bedeutung.** Die in der Immunfluoreszenz nachgewiesenen antimitochondrialen Antikörper weisen eine heterogene Antigenspezifität auf, daher sollte ein Bestätigungstest zum Nachweis PBC-spezifischer AMA (historisch als AMA-M2 bezeichnet) angeschlossen werden.

AMA vom Subtyp M2 richten sich gegen Epitope von drei verwandten Multienzymkomplexen (Pyruvat-Dehydrogenase, verzweigtkettige Dehydrogenase und Ketoglutarat-Dehydrogenase). Das Hauptantigen dieser Autoantikörper bei der PBC ist die E2-Untereinheit der Pyruvat-Dehydrogenase (PDH-E2). Bei einem Teil der PBC-Patienten sind die Antikörper nicht gegen PDH-E2, sondern gegen immunogene E2-Untereinheiten der anderen beiden Multienzymkomplexe gerichtet.

PBC-spezifische AMA lassen sich bei über 90 % der Patienten nachweisen. Bei fehlendem Nachweis von AMA und PBC-Verdacht (sogenannte AMA-negative PBC) sollte auf PBC-typische ANA (nuclear dots-Muster, Sp100 oder Kernmembranfluoreszenz, gp210) untersucht werden.

11.6.6 Antikörper gegen glatte Muskulatur (ASMA)

ASMA bilden eine heterogene Gruppe von Autoantikörpern, die gegen unterschiedliche Antigene glatter Muskelzellen gerichtet sind. Das Hauptantigen bei der autoimmunen Hepatitis vom Typ 1 ist Aktin.

Indikation

V. a. Autoimmunhepatitis Typ 1

► **Untersuchungsmaterial und Präanalytik**
- Serum; bei Raumtemperatur 1 Tag, bei 2–8°C 14 Tage haltbar

► **Bestimmungsmethode €€**
- Indirekte Immunfluoreszenz mit Gefrierschnitten meist von Ratten (Niere, Magen). ASMA zeigen eine deutliche zytoplasmatische Fluoreszenz der Tunica muscularis sowie der Lamina muscularis mucosae und des Muskelanteils der Blutgefäße. Eine deutliche Fluoreszenz der Interparietalsepten des Magens weist auf eine Anti-Aktin-Spezifität hin. Zusätzlich ist eine weitere Unterscheidung über das Fluoreszenzbild der Niere möglich.

Referenzintervalle

- Titer: < 1:80

▸ **Diagnostische Bedeutung.** Hochtitrige ASMA, meist vom Aktintyp, lassen sich bei der Autoimmunhepatitis Typ 1 nachweisen und haben Eingang in diagnostische Scoringsysteme gefunden. Sie sind häufig mit ANA assoziiert, können aber auch in ca. 35 % d. F. alleine auftreten.

ASMA (meist niedrig-titrig) können u. a. auch bei Virusinfektionen, Erkrankungen des rheumatischen Formenkreises, anderen Lebererkrankungen, Malignomen sowie in geringer Prävalenz auch bei Gesunden vorkommen.

Weitere Autoantikörper mit diagnostischer Bedeutung für eine autoimmune Hepatitis (AIH) sind z. B. Anti-LKM1 (assoziiert mit AIH Typ 2) und Anti-SLP/LP (AIH Typ 1 bzw. 3, je nach Nomenklatur). Anti-SLA/LP-Antikörper weisen die höchste Krankheitsspezifität für eine AIH auf und können gemeinsam mit ANA bzw. ASMA auftreten, bei bis zu 10 % der AIH-Patienten jedoch auch als einziger Autoantikörper.

12 Maligne Erkrankungen

*M. Neumaier, K. P. Kohse und K. Dörner**

12.1 Molekulare Tumordiagnostik

M. Neumaier

12.1.1 Grundlagen

Die zwingende Voraussetzung für die Entstehung wie auch für den Progress eines Tumors sind kritische molekulargenetische Veränderungen, die zur Transformation der Normalzelle in eine Tumorzelle führen können und das maligne Wachstum initiieren (driver gene mutations; gatekeeper gene mutations). Je nach Tumorart sind unterschiedliche Treibergene hierfür erforderlich.

Labormedizinische Diagnostik zielt auf die Charakterisierung molekularer Veränderungen in Tumoren, oft basierend auf den Gewebeuntersuchungen durch den Pathologen: Während des Tumorwachstums führt der ständige, durch Apoptose und Nekrose getriggerte Turnover der Tumorzellen zur Freisetzung nukleärer Tumor-DNA – und damit tumorspezifisch mutierter Genfragmente – ins Blut oder andere Körperflüssigkeiten. Weiterhin können Tumorzellen auch aktiv Membranpartikel, welche Nukleinsäuren (DNA, mRNA, microRNA) sowie Proteine der Tumorzelle enthalten, ans Blut abgeben. Für die labormedizinisch-onkologische Diagnostik, die bisher lediglich Serum-Tumormarker als Surrogate zur Verfügung hatte, stellt die Analyse zirkulierender genetisch veränderter Nukleinsäuren aus dem Tumor (circulating tumor DNA, ctDNA) eine neue Klasse molekularer Biomarker dar, die zudem unmittelbaren Bezug zur Biologie von Tumoren hat.

Dieser diagnostische Ansatz lässt sich auch für die Nachuntersuchung von Tumorpatienten im Sinne der Feststellung **minimaler Resterkrankung (minimal residual disease, MRD)**, der Frage nach Therapieresistenzentwicklung des Tumors (Therapieversager) sowie ggf. zur Therapiesteuerung (actionable Health Information) einsetzen und wird entsprechend zukünftig großen Einfluss in der Labordiagnostik der Klinischen Chemie gewinnen.

Indikation

Mögliche Fragestellungen für die molekulare Tumordiagnostik

- **Risikoprädiktion und Früherkennung**
  - Risikopersonen (z. B. Träger genetischer Tumorrisiken)
  - Bevölkerung (Screening häufiger Tumorrisiken)
- **Diagnose, Differenzialdiagnose**
  - Grading durch spezifischen Nachweis genetischer Veränderungen
  - Staging und Prognoseabschätzung
- **Therapie- und Verlaufskontrolle**
  - empfindlicher Nachweis von MRD oder Mikrometastasen
  - früher Nachweis von Tumorrezidiven
  - Tumorrezidiv unter Therapie (Therapieversager)
  - Therapieempfehlung auf der Basis der molekularen Tumorevolution

12.1.2 Diagnostik erblicher Tumorprädisposition

Die Mehrzahl der Tumorerkrankungen nimmt ihren Ausgang von einer Organzelle, die einen oder mehrere definierte molekulargenetische Defekte in Treibergenen erleidet (sporadische Tumorerkrankung).

Demgegenüber basieren die deutlich selteneren hereditären Tumorsyndrome auf der **Vererbung eines defekten Allels** eines Treibergens über die Keimbahn – ganz im Sinne einer monogenen rezessiven Erkrankung (erbliche Tumorerkrankung). Das Defektallel lässt sich in allen Körperzellen (Blutleukozyten, Hautzellen der Wangenschleimhaut etc.) nachweisen und dient damit der Identifizierung von Trägern einer erblichen Tumordisposition (▸ Tab. 12.1). Der zusätzliche **Verlust** des ererbten gesunden Allels (second hit, loss of heterozygosity) leitet die maligne Transformation ein. Dies erklärt die grundsätzlich hohe Penetranz hereditärer Tumorsyndrome, die z. B. im **APC-Gen** zu einem 100-%-Lebenszeitrisiko des Trägers für ein Kolonkarzinom führen.

Die klassisch hereditäre Krebsdisposition beruht häufig auf dem **Defekt** sog. **Tumorsuppressorgene**. Von diesen haben viele mittelbar oder unmittelbar wichtige Funktionen in den DNA-Reparatursystemen der Zelle und sichern damit die genomische Integrität der Zelle. Ihr kompletter **biallelischer Verlust** führt zum Ausfall dieser zentralen Funktionen und zu **genomischer Instabilität**, die sich z. B. durch eine Instabilität genetischer Mikrosatelliten im Genom nachweisen lässt. Prominente Beispiele hierfür sind **hMLH-1**, **hMSH-2**, **ATM**, **BRCA-2** (▸ Tab. 12.1). Im Vergleich zu den Tumorsuppressorgenen ist die Anzahl der dominant tumorigen-wirkenden, durch Mutation aktivierten Protoonkogene wie z. B. **RET** klein.

Zwischen den sporadischen Tumorerkrankungen auf der einen und den streng monogen ererbten klassisch hereditären Tumorprädispositionen auf der anderen Seite existiert ein ganzes „Kontinuum familiär gehäuft auftretender Tumorerkrankungen“ mit wahrscheinlich **polygenem Hintergrund** und zusätzlichen **multifaktoriellen Einflüssen** aus Lebensstil und Umwelt. Tatsächlich lassen sich nach den Regeln der klassischen Humangenetik in bis zu rund 80 % der Fälle familiärer Häufung (z. B. beim erblichen Brustkrebs) bisher keine klaren vererbten Ursachen identifizieren (heritability gap) bzw. eindeutige Risikovoraussagen machen.

12.1.3 Das Gendiagnostikgesetz bei vererbter Tumordisposition

Das **Gendiagnostikgesetz** (**GenDG**) von 2009 regelt auch in der Onkologie die ärztlich-diagnostische Vorgehensweise in zwei Richtungen: Handelt es sich bei einer an Krebs erkrankten Person um den Verdacht auf eine erbliche Tumorerkrankung (Indexpatient), so gilt die Untersuchung der Keimbahn als eine **diagnostische genetische Untersuchung** (*§ 3,(7)* GenDG). Diese kann durch jede ärztliche Person angeordnet, durchgeführt und bzgl. des Ergebnisses dem Patienten kommuniziert werden. Demgegenüber handelt es sich bei der Frage des genetischen Risikos klinisch gesunder Familienangehöriger eines Patienten mit hereditärem Tumor um **prädiktive genetische Untersuchungen** der gesunden Blutsverwandten zur Feststellung deren genetischen Risikos (*§ 3,(8)* GenDG). Diese prädiktive Untersuchung erfordert zwingend die **genetische Beratung** vor sowie nach der genetischen Analyse durch den Facharzt für Humangenetik – eine Ausnahme besteht, wenn der (nicht-humangenetische) Arzt eine entsprechende fachgebundene (segmentale) humangenetische Weiterbildung absolviert hat (*§ 7,(1)* GenDG), die ihn für diese prädiktive genetische Diagnostik qualifiziert. Diese Zusatzqualifikationen können über die Landesärztekammern erworben werden.

Zusatzinformation

Beispiel aus der Praxis: Die primäre molekulare Diagnostik ist eine Analyse des Tumorgewebes am mikrodissezierten Tumormaterial durch den Pathologen. Oft ist die Frage „sporadisch oder erblich" dabei nicht zu klären.

Beispiel: Die zweitgrößte Gruppe der kolorektalen Karzinome (CRC) sind Mikrosatelliten-instabile Tumoren (rund 20 % aller Fälle), meist durch Defekte der Gene **hMLH1** oder **hMSH2** verursacht. Rund ¼ dieser Tumoren sind durch das hereditäre HNPCC verursacht, während ¾ sporadischen Ursprungs sind. Zum Ausschluss einer möglichen erblichen Belastung unter den Blutsverwandten des Patienten ist daher die diagnostische genetische Untersuchung in der Leukozyten-DNA sinnvoll.

Merke

Das **GenDG** greift **nicht** bei der genetischen Untersuchung **sporadischer Tumoren** (Keimbahn nicht betroffen – es wird nichts vererbt), während bei diagnostischen und prädiktiven genetischen Untersuchungen einer erblichen Tumordisposition das GenDG stets anzuwenden ist. Bei der genetischen Untersuchung klinisch gesunder Personen ist vor sowie nach der Untersuchung die **genetische Beratung** gesetzlich vorgeschrieben.

Tab. 12.1 Beispiele für Tumorgene und ihre hereditären Tumorsyndrome und Manifestationen.

Gen	Tumorsyndrom	primärer Tumor	assoziierte Tumore und Syndrome
APC, CTNNB	familiäre adenomatöse Polypose	polypöses Kolonkarzinom	Desmoidtumoren, CHRPE
hHML 1, hMSH2, hPMS 1, hPMS 2	HNPCC	nicht-polypöses Kolonkarzinom	Endometrium, Magen, Ovar u. a.
ATM	Ataxia teleangiectatica	Lymphom	zerebellare Ataxie, Immundefizienz
XPA - XPG	Xeroderma pigmentosum	Hautkrebs	Pigmentierungsanomalie, Hypogonadismus
NF1	Neurofibromatose Typ 1	Neurofibrome	AML, Neurofibrosarkome, Hirntumoren
NF2	Neurofibromatose Typ 2	Akustikusneurinome, Meningeome	Gliome, Ependymome

Tab. 12.1 Fortsetzung

Gen	Tumorsyndrom	primärer Tumor	assoziierte Tumore und Syndrome
BRCA1	familiäres Mammakarzinom	Mammakarzinom	Ovarialkarzinom
BRCA2	familiäres Mammakarzinom	Mammakarzinom	Ovarialkarzinom, männliches Mamma-Ca, Pankreaskarzinom
INK4, pü16, CDKN2, CDK4	familiäres Melanom	Melanom	Pankreaskarzinom, dysplastische Nävi
MEN1	MEN Typ 1	Inselzelltumor	neoplastische Parathyreoidea, Hypophysenadeonme
RET	MEN Typ 2a	FMTC, familiär medulläres Schilddrüsenkarzinom	Phäochromozytom, hyperplastische Parathyreoidea
RET	MEN Typ 2b	FMTC, familiäres medulläres Schilddrüsenkarzinom	Phäochromozytom, mukosale und intestinale Hamartome
RB1	hereditäres Retinoblastom	Retinoblastom	Osteosarkom
WT 1	Wilms-Tumor	Wilms-Tumor	WAGR Syndrom
p53	Li-Fraumeni-Syndrom	Sarkome, Mammakarzinom	Hirntumore, Leukämie
VHL	Von-Hippel-Lindau Syndrom		
BLM	Bloom-Syndrom	Solide Tumoren	Immundefizienz

AML: akute myeloische Leukämie; HNPCC: hereditäres nicht-polypöses Kolonkarzinom, WAGR: Wilms Tumor, Aniridie, genito-ureale Anomalie, Retardation; MEN: multiple endokrine Neoplasie.

12.1.4 Molekularbiologischer Nachweis zirkulierender Tumorzellen, Mutationen in Tumorgenen und von miRNAs

Die Diagnostik im Blut und in anderen Körperflüssigkeiten hat zwei Säulen: 1) Nachweis zirkulierender Tumorzellen (circulating tumor cells, CTC) und 2) Nachweis zellfreier tumorspezifischer (mutierter) DNA (circulating tumor DNA, ctDNA) oder anderer tumorassoziierter Nukleinsäuren. Auf die Bedeutung und Nachweis von CTC kann in diesem Rahmen nicht eingegangen werden.

Der **ctDNA-Nachweis** im Blut basiert technisch auf Amplicons, die durch PCR generiert und mit verschiedenen Read-out-Verfahren für die Interpretation der Ergebnisse analysiert werden. Untersucht werden dabei Zielgene, die für die Biologie des Tumors bedeutsam sind und gleichzeitig Zielstrukturen für molekulare Therapien (druggable targets) darstellen im Sinne eines Mutationsprofilings aus Körperflüssigkeiten (sog. Liquid-Profiling, auch liquid biopsy genannt). Je nach Zielgen kann der Mutationsnachweis für eine Therapie qualifizieren oder auch disqualifizieren. So werden z. B. Kolonkarzinome mit Antikörpern gegen den **EGFR** behandelt, wenn **KRAS** oder **NRAS** nicht mutiert sind; im Falle einer Mutation sind diese Antikörper unwirksam. Umgekehrt finden sich beim malignen Melanom in über 50 % der Fälle **BRAF**-Mutationen und sind daher mit Tyrosinkinase-Inhibitoren behandelbar. Tumoren mit Wildtyp-**BRAF** sprechen auf diese Therapie nicht an.

Der spezifische Anteil mutierter Tumor-DNA ist im Blut üblicherweise mit weniger als 0,1 % der zirkulierenden Nukleinsäuren stark unterrepräsentiert. Die derzeit sensitivsten Nachweisverfahren basieren auf der sog. **digital droplet PCR** (**ddPCR**) und erlauben die Erfassung eines einzelnen mutierten ctDNA-Fragments vor dem Hintergrund von rund 10000 normalen DNA-Fragmenten.

Diagnostische Vergleichsstudien legen nahe, dass die empfindlichsten Liquid-Profiling-Verfahren in einigen Tumorentitäten Tumorrezidive als Ausdruck von Therapieresistenz bis zu 9 Monaten früher erkennen als andere diagnostische Modalitäten. Bisher erreichen nur Target-spezifische ddPCR-Tests auf einzelne Gen-Loci diese Sensitivitäten und eignen sich daher bei V. a. MRD. Es erscheint jedoch absehbar, dass zukünftig sog. Ultra Deep Sequencing zusammen mit bioinformatischen Auswertealgorithmen ganze Abschnitte eines Tumorgenoms empfindlich und unvoreingenommen im Blut analysierbar machen wird.

Merke

Die Verfahren zum hochsensitiven **ctDNA-Nachweis einzelner Tumormutationen** in Blut und Körperflüssigkeiten entwickeln sich rasant. Nach derzeitigem Stand der Wissenschaft erlauben sie eine **frühere Diagnostik von Rezidiven/Metastasen** z. B. im Rahmen der Resistenzentwicklung gegen laufende Biological-Therapien. Absehbar werden zukünftig auch größere Bereiche eines Tumorgenoms im Blut mit vergleichbarer Sensitivität direkt durch Sequenzierung erfassbar werden.

Zusatzinformation

J. Cohen et al. haben in 2018 in *Science* gezeigt, dass eine Kombination aus Liquid-Profiling im Plasma mit den klassischen, in der Labormedizin seit den 1980er-Jahren eingesetzten Serumtumormarkern (z. B. CEA, OPN, CA125, CA19–9, PRL) für eine Gruppentestung auf 8 häufige Karzinome unerwartet hohe positiv prädiktive Werte aufweist. Sollten sich die Ergebnisse dieses sog. **CancerSeek-Verfahrens** bestätigen, könnte dies eine Krebsfrüherkennung ermöglichen.

Seit einigen Jahren ist bekannt, dass eine große Zahl sehr kleiner, **nichtkodierender RNA-Spezies** (MikroRNA, miRNA) in der Zelle existieren und vielfältig die Genexpression steuern. Dies erreichen **miRNAs** über ihre Fähigkeit zur spezifischen Bindung an komplementären Sequenzen im kodierenden oder nicht translatierten Bereich von Messenger-RNAs. Bei onkologischen Erkrankungen werden Dysregulationen einer großen Zahl von miRNAs beobachtet. So kann einerseits die Hochregulation von miRNAs, die gegen Tumorsuppressor-Gene gerichtet sind, oder andererseits die Herunterregulation von miRNAs, die Onkogene inhibieren, zur Tumorentstehung beitragen. Veränderungen von miRNAs konnten bisher vorwiegend bei Tumoren wie z. B. Prostata-, Mamma-, Lungen- und kolorektalem Karzinom oder auch Leukämien und Lymphomen identifiziert werden. Die **hohe Stabilität** dieser kleinen RNAs in Körperflüssigkeiten macht sie zu einem potenziell **wichtigen Untersuchungssubstrat**. Allerdings ist die diagnostische Spezifität von miRNAs als Einzelparameter begrenzt.

Zusatzinformation

Neuere Untersuchungen zeigen auch eine Dysregulation von miRNAs bei nicht malignen Erkrankungen wie z. B. dem akuten Myokardinfarkt oder auch neurologischen Erkrankungen.

12.1.5 Therapiesteuerung durch molekulare Nukleinsäure-Diagnostik im Blut

Molekulare Defekte von Tumoren können wichtige Targets für selektive Therapien mit sog. Biologicals darstellen.

Zusatzinfo

Beispiel: Dies ist am längsten bekannt bei der chronisch myeloischen Leukämie, dem Prototyp einer malignen Erkrankung, die überaus erfolgreich mit einem Tyrosinkinase-Inhibitor (Imatinib) therapiert werden konnte. **Imatinib** blockiert die Aktivität des der Erkrankung zugrundeliegenden bcr-abl-Fusionsproteins. Im Verlauf der CML werden Imatinib-resistente Tumorzellen selektioniert, die Mutationen im Bereich der Imatinib-Bindungsstelle im bcr-abl-Protein aufweisen. Die molekulare Diagnostik gibt je nach Art dieser selektierten Mutationen unmittelbar Empfehlungen von Zweitlinientherapie (z. B. Dasatinib, Sulotinib etc.), die geeignet sind, die Imatinib-Resistenz zu überspielen (actionable Health Information).

Solide Tumoren entwickeln praktisch immer eine Resistenz gegen molekularen Therapien. Das Rezidiv geht mit einem steigenden Anteil ctDNA im Blut einher. Durch die **ctDNA-Analyse** in Blut- und Körperflüssigkeiten stellt die Laboratoriumsmedizin zukünftig Befunde des molekularen Profils zur Verfügung, die für **klinische Entscheidungen** zum Therapieabbruch bzw. -wechsel bei sich entwickelnder Therapieresistenz wichtig sind. Neue Untersuchungen zeigen, dass Resistenzen gegen ein Tumormedikament durch Therapiewechsel durchbrochen werden können. Dabei richten sich zyklische Therapiewechsel jeweils gegen die prädominante Tumorzellpopulation (Stichwort: **Rechallenge-Therapie**). Auch hier könnte eine entsprechend spezifische Begleitdiagnostik den behandelnden ärztlichen Personen kritische Informationen geben.

12.2 Tumormarker

*K. P. Kohse, K. Dörner**

Unter dem Begriff Tumormarker fasst man in Körperflüssigkeiten nachweisbare Substanzen zusammen, die bei der Tumorsuche, der Identifizierung spezieller Tumoren, der Prognosebeurteilung und der Therapiekontrolle hilfreich sein können. Für den entsprechenden Einsatz der Bestimmung von Tumormarkern sind zwei Eigenschaften von Bedeutung: die Tumorspezifität – sie beschreibt, inwieweit die Substanz ausschließlich von maligne entarteten Zellen produziert wird – und die Organspezifität – sie sagt etwas darüber aus, ob die Substanz ausschließlich von Zellen eines einzigen Organs gebildet wird. Bei der Interpretation von Ergebnissen der Konzentrationsbestimmung von Tumormarkern ist zu berücksichtigen, dass die Idealkombination einer absoluten Organ- und Tumorspezifität in der Praxis leider nicht anzutreffen ist!

Einige der als Tumormarker verwendeten Substanzen haben aufgrund ihrer physiologischen Funktion auch diagnostische Bedeutung bei nichtmalignen Erkrankungen oder Zuständen, so etwa Alpha-Fetoprotein (AFP) oder das humane Choriongonadotropin (hCG).

Zusatzinformation

Im englischen Schrifttum unterscheidet man zwischen tumorständigen Markern (Tumor-derived), die im Tumorgewebe gebildet werden, und tumorassoziierten Markern (Tumor-associated), die von nicht malignen Zellen im Zuge des durch den Tumor gestörten Stoffwechsels produziert werden. Im deutschen Sprachraum ist die Unterscheidung weniger prägnant und man gebraucht den Begriff tumorassoziierte Proteine auch für tumorständige Proteine. Die Bezeichnung Tumormarker wird auch auf biologische Merkmale genetischer Anomalien angewandt, wie das Philadelphia-(Ph^{1}-)Chromosom als Marker für die chronisch-myeloische Leukämie (CML).

Tumormarker gehören einer Vielzahl von Stoffklassen an. Viele sind Proteine mit einem hohen Kohlenhydratanteil (Glykoproteine). Andere gehören zu den Enzymen, Glykolipiden, Hormonen oder deren Metaboliten. Zu den endokrin aktiven Tumoren (APUDome – *Amine Precursor Uptake and Decarboxylation*) zählen Insulinom, Gastrinom, Phäochromozytom, Neuroblastom, Karzinoid und medulläres Schilddrüsenkarzinom. Hier findet sich eine Überproduktion des „physiologischen", unmittelbaren Tumorproduktes, ähnlich wie bei den malignen Myelomen, wo der Nachweis von Paraproteinen (S. 163), monoklonalen Immunglobulinen, maßgeblich für die Diagnose ist. Physiologisch vorkommende Substanzen können auch dann zu Tumormarkern werden, wenn sie ektop, also außerhalb ihres regulären Syntheseorgans, gebildet werden. Beispiele hierfür sind die Bildung von ACTH beim Bronchialkarzinom oder Parathormon bzw. wirkungsgleichen Proteinen bei Mammakarzinom. Von großer Bedeutung sind auch Oberflächenmarker, die zur immunhistochemischen Klassifizierung gering differenzierter Tumoren eingesetzt werden.

Für die Praxis kann folgende Klassifizierung der Tumormarker Anwendung finden:

- Onkofetale und onkoplazentare Antigene (z. B. AFP)

- Kohlenhydrat-Epitope, mit monoklonalen Antikörpern erkennbar (z. B. CA 19–9)
- Differenzierungs- und Proliferations-Antigene (z. B. PSA)
- Ektop gebildete Hormone (z. B. ACTH)
- Ektop gebildete Proteine (z. B. monoklonale Immunglobuline)

Im klinisch-chemischen Routinelaboratorium konzentriert sich der Einsatz der Tumormarker auf die mit kommerziellen Testkits bestimmbaren Substanzen. ▶ Abb. 12.1 führt die wichtigsten auf und veranschaulicht die Zielorgane.

Referenzintervalle

Die Diskriminationswerte (S. 58) zur Unterscheidung Gesunder von mutmaßlich Kranken variieren bei den verschiedenen Testkits etwas und sie hängen von der jeweils gewünschten Höhe der Spezifität und Sensitivität der Aussage ab. Daher werden im Folgenden keine Diskriminationswerte angegeben.

Liegen Konzentrationen von Tumormarkern innerhalb des Referenzintervalls, so bedeutet dies nicht „kein Tumor“, wie umgekehrt ein Wert außerhalb nicht automatisch gleichzusetzen ist mit „Tumorerkrankung“.

Die Korrelation von Malignität und Größe des Tumors einerseits und der Konzentration des Tumormarkers im Serum andererseits ist locker. Zwar ist deren Anstieg zunächst abhängig von der Tumormasse und dem Tumorstadium. Doch viele Faktoren wie Synthese- und Freisetzungsrate des Tumormarkers, Blutversorgung des Tumors, Nekroseanteil und Abbaugeschwindigkeit des Markers im Organismus erschweren eine Vorhersage über die Höhe der im Serum nachweisbaren Konzentration.

12

Über einige Störfaktoren und Einflussgrößen informiert ▶ Tab. 12.2.

Tab. 12.2 Einflussgrößen und Störfaktoren bei der Bestimmung von Tumormarkern.

Tumormarker	Einflussgröße/Störfaktor
alle auf Maus-Antikörpern basierenden Immunoassays	Anti-Maus-Antikörper (HAMA, gebildet bei Patienten nach Immunszintigrafie und manchen Immuntherapieformen), stören das Testsystem
CEA	Raucher haben bis 5-fach höhere Konzentrationen
PSA	Prostata-Palpation etc. setzt freies PSA frei
CA 19–9	bei Cholestase erhöht*
NSE	Hämolyse und zu lange Transportzeiten des Blutes vor Zentrifugation führen zu erhöhten Werten

* bei Lewis-a/b-negativen Probanden (3–7 % der Bevölkerung) nicht nachweisbar

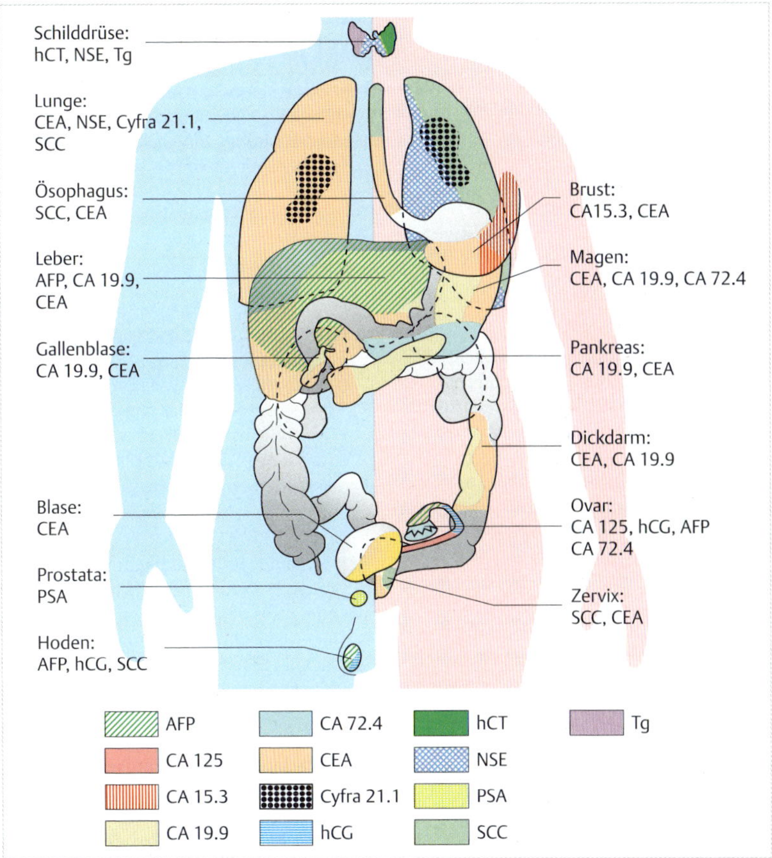

Abb. 12.1 Bewährte Tumormarker und ihre Organzuordnung. AFP = Alpha-Fetoprotein, CA 15–3, CA 19–9 und CA 125 = sogenannte Nummernmarker, CEA = carcinoembryonales Antigen, hCT = humanes Calcitonin, NSE = neuronspezifische Enolase; PSA = prostataspezifisches Antigen, SCC = Squamous Cell Carcinoma Antigen, Tg = Thyreoglobulin.

Indikation

- Tumormarker eignen sich in aller Regel nicht zur ungezielten Tumorsuche (Screening), sie sind nur in Einzelfällen zur gezielten Tumordiagnostik brauchbar.
- Von großem Nutzen sind Tumormarker dagegen bei der Verlaufskontrolle nach chirurgischer und/oder chemotherapeutischer Intervention.

Zur **Verlaufskontrolle** bei individuellen Patienten (= Longitudinalbeurteilung) ist es naturgemäß erforderlich, vor dem Beginn einer Therapie eine oder besser mehrere Ausgangskonzentrationen zu bestimmen, den posttherapeutischen Abfall (oder ein Ausbleiben desselben) durch 14-tägliche Bestimmungen zu dokumentieren und anschließend durch Kontrollen in 3-, später 6-monatlichen Abständen den weiteren Verlauf zu beobachten.

Bestimmungen der Konzentration von Tumormarkern sind relativ teuer. Ihr Einsatz muss nicht zuletzt auch deswegen stets wohlüberlegt erfolgen.

12

Merke

Wegen der zum Teil erheblichen Unterschiede in Kalibration und Antikörperspezifität bei den in der Regel verwendeten Immunoassays zur Konzentrationsbestimmung von Tumormarkern müssen Verlaufskontrollen immer mit der gleichen Testmethode durchgeführt werden!

▸ Untersuchungsmaterial und Präanalytik

- Serum, Aszites und Pleurapunktat; bei Raumtemperatur mehrere Tage haltbar (CEA und hCG nur 1 Tag), ▸ Tab. 12.2!

12.2.1 Alpha-Fetoprotein (AFP)

Das α_1-Fetoprotein nimmt beim Feten die vielfältigen Funktionen des Albumins wahr, postnatal wird es innerhalb des ersten Lebensjahrs durch Albumin ersetzt.

Indikation

- Pränataldiagnostik
- Diagnostik und Verlaufskontrolle von Keimzelltumoren
- Diagnostik und Verlaufskontrolle von primären Leberzellkarzinomen
- Verlaufskontrolle bei Leberzirrhose
- bei Kindern: Diagnostik und Verlaufskontrolle von Hepatoblastomen

AFP ist in der **Pränataldiagnostik** zur Aufdeckung von Neuralrohrdefekten des Feten wichtig, da es dabei zu hohen AFP-Konzentrationen sowohl in der Amnionflüssigkeit als auch im Serum der Mutter kommt.

Bei nicht schwangeren Patientinnen hat es als onkofetales Protein Bedeutung für die Diagnostik und Verlaufskontrolle von Keimzelltumoren, von primären Leberzellkarzinomen und von Hepatoblastomen bei Kindern. Deutlich erhöht sein können AFP-Konzentrationen auch bei Leberzirrhose und anderen nicht malignen Lebererkrankungen. Hier rechtfertigen erhöhte Konzentrationen regelmäßige Kontrollbestimmungen, da ein weiterer Anstieg vor allen anderen klinischen Zeichen auf eine karzinomatöse Entartung hinweist. In der Differenzialdiagnose eines solitären Lebertumors (Abgrenzung zwischen Metastase und primärem Tumor) kommt der AFP-Bestimmung eine besondere Bedeutung zu. Die Sensitivität des AFP beträgt für das hepatozelluläre Karzinom 60–80 % und für testikuläre Keimzelltumoren (ohne Seminom) 50–70 %. Die gleichzeitige Bestimmung von hCG steigert die Sensitivität bei Letzteren auf über 90 %.

12.2.2 Humanes Choriongonadotropin (hCG)

hCG ist ein aus einer α- und einer β-Untereinheit bestehendes Glykoprotein, das während der Schwangerschaft von der Plazenta nach der Nidation gebildet wird. Die Serum- und Urinkonzentrationen steigen im Verlauf der Schwangerschaft exzessiv an und erreichen ihr Maximum (Werte von mehr als 100 000 U/l) in der 8.–19. Schwangerschaftswoche (SSW), um danach langsam abzufallen.

Indikation

- Schwangerschaftsnachweis
- Diagnostik und Verlaufskontrolle von Trophoblastentumoren
- Diagnostik und Verlaufskontrolle bei Keimzelltumoren des Hodens und des Ovars
- Primärdiagnostik bei Chorionkarzinomen

Auf dem hCG-Nachweis beruhen alle modernen Schwangerschaftstests. Bei Extrauteringravidität und drohendem Abort liegen die Konzentrationen unter dem Referenzintervall.

Merke

Zur Bestimmung des hCG als Tumormarker muss das verwendete Verfahren sowohl das intakte hCG als auch die freie β-Kette erfassen, da die letztere in manchen Fällen von Keimzelltumoren mit höherer Geschwindigkeit als das komplette Molekül synthetisiert wird.

hCG wird im Synzytiotrophoblasten gebildet. Daher ist seine Konzentration bei allen **Trophoblastentumoren** erhöht. Bei Keimzelltumoren des Hodens und des Ovars – dem wichtigsten Einsatzgebiet des hCG als Tumormarker – wird es in trophoblastären Strukturen, synzytiotrophoblastären Riesenzellen oder einkernigen Riesenzellen gebildet. Die hCG-Konzentration ist bei allen Chorionkarzinomen erhöht und daher kann hier (ausnahmsweise!) die hCG-Bestimmung zur Tumorprimärdiagnostik eingesetzt werden. Bei nicht seminomatösen Hodentumoren ist die hCG-Konzentration in 40–76 % erhöht und die Sensitivität kann, wie oben bei AFP ausgeführt, durch gleichzeitige Bestimmung der AFP-Konzentration weiter angehoben werden. Auch bei Seminomen ist die hCG-Konzentration gelegentlich erhöht. Die Sensitivität bei nicht trophoblastischen Tumoren beträgt aber weniger als 11 %.

12.2.3 Karzinoembryonales Antigen (CEA)

CEA wird bereits in der Frühschwangerschaft von der kolorektalen Schleimhaut des Feten gebildet und bleibt das ganze Leben nachweisbar. Es zählt zu den onkofetalen Antigenen und gehört zur Familie der Zelladhäsionsmoleküle.

Indikation

- Verlaufskontrolle von kolorektalen Karzinomen
- Verlaufskontrolle von Mammakarzinomen
- Diagnostik und Verlaufskontrolle bei Lebermetastasen
- Diagnostik und Verlaufskontrolle bei Bronchialkarzinomen

Die CEA-Bildung ist **nicht organspezifisch**, denn auch in der Flüssigkeit benigner Mammazysten, in der Gelenkflüssigkeit bei rheumatischer Arthritis und im Urin bei bakteriellen Blasenentzündungen ist es in hoher Konzentration nachweisbar.

CEA steht für eine Gruppe verwandter Glykoproteine, die sich in ihrem Kohlenhydratanteil unterscheiden. Da die verschiedenen kommerziell erhältlichen Antikörper auf den Zuckeranteil gerichtet sind, überrascht es nicht, dass es testbezogen zu interindividuell apparent unterschiedlichen CEA-Konzentrationen kommen kann. Nicht zuletzt dies ist einer der Gründe, weshalb die CEA-Bestimmung zum Tumorscreening ungeeignet ist. Longitudinale Untersuchungen (= bei selben Patienten) müssen mit dem gleichen Testkit erfolgen, sollen sie aussagekräftig sein.

Merke

Das bevorzugte Einsatzgebiet des Tumormarkers CEA ist die Verlaufskontrolle von kolorektalen Karzinomen und von Mammakarzinomen.

Bei anderen gastrointestinalen Karzinomen und beim Bronchialkarzinom wird die CEA-Bestimmung gemeinsam mit anderen Tumormarkern eingesetzt (► Abb. 12.1). Verschiedene nicht maligne Erkrankungen, insbesondere Lebererkrankungen, führen zu leicht erhöhten CEA-Konzentrationen. Wird der Grenzwert (ca. 10 µg/l) 4-fach überschritten, so liegt wahrscheinlich eine maligne Erkrankung vor, bei 8-fach höherem Wert ist die Malignität gesichert. Die Spezifität liegt bei 95 %, die Sensitivität wird je nach Grenzwert und Tumorstadium beim kolorektalen Karzinom zwischen 15 und 80 % angegeben und ist auch bei den anderen oben genannten Karzinomen relativ hoch.

12.2.4 CA 19–9

Indikation

- Diagnostik und Verlaufskontrolle gastrointestinaler Karzinome, vor allem von Pankreas- und Gallenwegskarzinomen.

Das Karzinom-Antigen (CA) 19–9 ist der wichtigste unter den sogenannten „Nummernmarkern“. Die Bezeichnungen gehen auf die Laborcodes der Zellkulturen für die in Hybridomtechnik ausgeführte Produktion der monoklonalen Antikörper gegen diese Substanzen zurück.

CA 19–9 ist ein Hapten der Lewis-a-Blutgruppe. Es wird ausschließlich in der Diagnostik und Verlaufskontrolle **gastrointestinaler Karzinome** eingesetzt, wobei seine Domäne die Pankreaskarzinome sind. Die Sensitivität beträgt 70–95 %, die Spezifität 72–90 %. Beim kolorektalen Karzinom und beim Magenkarzinom ergeben sich für Sensitivität und Spezifität noch durchaus brauchbare Werte (Sensitivität 76 bzw. 32 %, Spezifität 95 bzw. 92 %). Bei Gallenwegskarzinomen wird die Sensitivität zwischen 55 und 79 % angegeben, bei Leberkarzinomen liegt sie niedriger.

Merke

Personen mit der Blutgruppe Lewis-a/b-negativ (3–7 % der Bevölkerung) fehlen eine für die Expression des CA-19.9-Epitops wichtige Sialyltransferase und eine fucosylierte Vorstufenkette. Folglich ist bei ihnen auch beim Vorliegen gastrointestinaler Tumoren kein CA 19–9 nachweisbar.

12.2.5 CA 125

Indikation

- Verlaufskontrolle von primären Ovarialkarzinomen
- Zweit- oder Drittmarker bei gastrointestinalen Karzinomen (Pankreas, Leber, Galle)

Bei diesem Tumormarker handelt sich wohl um ein **Differenzierungsantigen** aus Zölomepithelderivaten verschiedener Typen des Ovarialkarzinoms. Die Sensitivität beim primären Ovarialkarzinom beträgt 82–96 % (bei einem Grenzwert von 35 U/ml) bzw. 74–78 % (bei einem Grenzwert von 65 U/ml). Die Spezifität wird dadurch eingeschränkt, dass CA 25 auch im normalen Oberflächenepithel des weiblichen Genitaltraktes vorkommt und demnach auch bei anderen benignen und malignen gynäkologischen Tumoren in erhöhter Konzentration vorhanden sein kann (einschließlich Frühschwangerschaft!). Die Spezifität beim Ovarialkarzinom gegenüber entzündlichen Adnexitiden wird mit 83 %, gegenüber benignen Ovarialtumoren mit 92 % angegeben. Es ist zu beachten, dass kleine Resttumoren bei Ovarialkarzinomen nach Therapie sich dem Nachweis durch die CA-125-Bestimmung entziehen können.

Bedingt brauchbar (als Zweit- oder Drittmarker) ist das CA 125 bei gastrointestinalen Karzinomen, insbesondere beim Pankreaskarzinom, wo eine gute Korrelation zwischen CA-125-Wert und Tumorstadium gezeigt wurde.

12.2.6 CA 15–3

Indikation

- Prognose-Beurteilung und Verlaufskontrolle von Mammakarzinomen
- Zweitmarker bei Ovarialkarzinomen

Die Bestimmung von CA 15–3 erfolgt mit 2 verschiedenen Antikörpern. Einer ist gegen Milchfettglobulin-Membranen, der andere gegen Mammakarzinom-Zellmembranen gerichtet. Demnach wird es vor allem bei der Beurteilung der Prognose und der Verlaufskontrolle des Mammakarzinoms eingesetzt. Die Sensitivität beträgt 50–80 %. Erwartungsgemäß ist sie beim Vorliegen von Metastasen am höchsten. Wie in ▸Abb. 12.1 angedeutet, ist die additive Sensitivität bei paralleler Untersuchung von CA 15–3 und CEA am höchsten: 40 % präoperativ und 80 % bei metastasierten Mammakarzinomen. Die Spezifität beläuft sich auf 85 %.

Beim Ovarialkarzinom wird es als Zweitmarker verwendet. Die Sensitivität beträgt hier ca. 50 %.

12

12.2.7 Prostataspezifisches Antigen (PSA)

Indikation

- Diagnostik und Verlaufskontrolle von Prostatakarzinomen
- Differenzierung von Prostatakarzinom und benigner Prostatahyperplasie

Das Glykoprotein PSA wird praktisch nur von den Epithelzellen der Prostata gebildet und trägt daher das Attribut **„organspezifisch"** als einziger Tumormarker zu Recht. Es ist eine Serinprotease und liegt im Blut normalerweise zu 90 % gebunden an Antichymotrypsin vor. Die restlichen 10 % sind frei (fPSA). Durch die PSA-Bestimmung ist die früher verwendete Aktivitätsbestimmung der prostataspezifischen sauren Phosphatase obsolet geworden.

Das PSA ist **keineswegs karzinomspezifisch**, weil auch bei benigner Prostatahyperplasie (BPH) oder Prostatitis erhöhte Konzentrationen im Serum gefunden werden. Hier findet sich allerdings überwiegend freies PSA, das mit speziellen Tests gesondert bestimmt werden kann. Der relative Anteil des freien PSA kann somit bei Vorliegen einer mäßig erhöhten PSA-Konzentration als Maß für die Wahrscheinlichkeit eines Prostatakarzinoms herangezogen werden.

Bedeutungsvoll ist die Differenzierung zwischen lokalem Prostatakarzinom und BPH mithilfe der PSA-Bestimmung. Bei einem Grenzwert von > 4 µg/l beträgt die Sensitivität für ein Karzinom 57 %, bei > 10 µg/l nur 23 %. Dafür steigt die Spezifität von 68 % auf 96 %; der positive prädiktive Wert beträgt 49 bzw. 75 %. PSA kann keinesfalls als einziges diagnostisches Kriterium für Screening und Frühdiagnostik des Prostatakarzinoms herangezogen werden. Bei der Untersuchung der Risikogruppe von Männern über 60 Jahre ist die Eignung als Screening-Untersuchung jedoch als gegeben anzusehen, da hier eine hohe Prävalenz der infrage kommenden Erkrankung – des Prostatakarzinoms – vorliegt.

Fallbeispiel

Ein 68-jähriger Patient mit Prostatakarzinom unterzieht sich einer transurethralen Resektion. Die PSA-Werte sind wie folgt:

Zeitpunkt	PSA-Konzentration
vor Operation	90 µg/l
1 Woche nach OP	50 µg/l
2 Woche nach OP	30 µg/l
4 Wochen nach OP	25 µg/l

Nach vollständiger Resektion des Tumors wäre ein Absinken der PSA-Konzentration unter die Nachweisgrenze heute verwendeter Testsysteme (< 0,01 µg/l) zu fordern. Da die Halbwertszeit von PSA ca. 3,5 Tage beträgt, müssten die oben genannten postoperativ bestimmten Konzentrationen 25, 6 und < 0,5 µg/l betragen. Die Resektion des Tumors war hier also nicht vollständig bzw. es sind Metastasen anzunehmen, die gegebenenfalls eine weitergehende Therapie erfordern können.

12

M!

Merke

Die verschiedenen kommerziellen Testkits erfassen freies und gebundenes PSA mit unterschiedlicher Sensitivität. Es ist daher von äußerster Wichtigkeit für die Therapiekontrolle beim individuellen Patienten, dass nur die Ergebnisse **eines oder von sicher vergleichbaren Testkits** zu Verlaufskontrollen herangezogen werden.

12.2.8 Weitere Tumormarker zur Verlaufskontrolle

Von den Diagnostika-Herstellern und Speziallaboratorien wird eine große Zahl weiterer Tumormarker propagiert. Während ihr differenzialdiagnostischer Wert eher als gering einzustufen ist, haben sich einige in der Tumorverlaufskontrolle durchaus bewährt.

In der Therapie- und Verlaufskontrolle des Magenkarzinoms kommt **CA 72–4** zum Einsatz, ebenso als Zweitmarker beim muzinösen Ovarialkarzinom. Beim medullären Schilddrüsenkarzinom (MCT) wird so das Calcitonin (S. 289) eingesetzt, in der Verlaufskontrolle des differenzierten follikulären und papillären Schilddrüsenkarzinoms das Thyreoglobulin (S. 289). Das **SCCA-Antigen** (Squamous-Cell-Carcinoma-Antigen) ist weder tumor- noch organspezifisch, seine Konzentration ist jedoch bei Plattenepithelkarzinomen der Zervix, der Vulva, der Lunge und des Ösophagus erhöht. Das **Cyfra 21–1** wird ebenfalls mit guter Sensitivität bei Plattenepithelkarzinomen der Lunge und zusammen mit CEA bei Adenokarzinomen der Lunge eingesetzt. In der Differenzialdiagnose von Bronchialkarzinomen hat das **Pro-GRP** (Vorstufe des Gastrin-Releasing-Peptids) seinen Platz. Bei 47–86 % der kleinzelligen Bronchialkarzinome steigt seine Konzentration an; damit soll es in der Diagnostik nützlicher als NSE sein. Die **neuronenspezifische Enolase (NSE)** kommt beim kleinzelligen Bronchialkarzinom und bei Nierentumoren zum Einsatz. **S-100-Proteine** kommen u. a. in Astrogliazellen des ZNS vor. Die Bestimmung der S-100-Konzentration wird in der Schlaganfall- und der Schädel-Hirn-Trauma-Diagnostik eingesetzt. Als Tumormarker (gerichtet auf die β-Untereinheit des S 100) spielt es ferner eine Rolle bei der Verlaufskontrolle von malignen Melanomen (gute Spezifität und gute Sensitivität in höheren Stadien). Die Bestimmung des β2-Mikroglobulins (S. 173), das von stimulierten Lymphozyten produziert wird, kann neben der Beurteilung von HIV-Infektionen u. a. in der Therapie- und Verlaufskontrolle der CML eingesetzt werden.

13 Gastrointestinaltrakt

*T. Streichert, K. Dörner**

13.1 Einführung

In diesem Kapitel werden Untersuchungsmethoden besprochen, mit denen die **Hauptfunktionen des Verdauungstraktes**, der resorptionsgerechte Abbau der Nahrung *(Digestion)* und die Aufnahme der Nahrungsbausteine aus dem Darmlumen *(Ab- und Resorption)*, geprüft werden. Die Mehrzahl der Verfahren sind **Funktionstests**, die es nicht erlauben, eine bestimmte Krankheit zu diagnostizieren oder sie völlig auszuschließen. Sie sind meist an eine physiologische Magen-Darm-Passagezeit gebunden, an die Verfügbarkeit konjugierter Gallensäuren und an eine ungestörte Leber- und Nierenfunktion. Durch diese vielen Vorbedingungen und durch die Fortschritte der Endoskopie und der Ultraschalldiagnostik (und anderer bildgebender Verfahren) ist die Bedeutung der klinisch-chemischen Diagnostik gastrointestinaler Störungen zurückgegangen. Sie hat heute eher eine ergänzende Aufgabe bzw. bei der Pankreasdiagnostik die Bedeutung von Suchtests.

13.2 Magendiagnostik

Die Labordiagnostik ist in der Magendiagnostik zugunsten der ösophagoduodenalen Endoskopie in den Hintergrund getreten. Für bestimmte Fragestellungen können labordiagnostische Verfahren die Diagnosestellung unterstützen. Bei der chronischen Gastritis Typ A (Autoimmungastritis) können **Parietalzell-Autoantikörper, H^+,K^+-ATPase-Antikörper** sowie **Antikörper gegen Intrinsic-Factor** bestimmt werden. Hier findet sich häufig in der Folge des Mangels an Intrinsic Factor ein Vitamin-B_{12}-Mangel mit der Ausbildung einer perniziösen Anämie und neurologischen Symptomen (Funikuläre Myelose). Die chronische Gastritis Typ B (bakteriell) ist durch eine Infektion mit Helicobacter pylori verursacht. Hier werden nur die Helicobacter-pylori-Serologie und die Gastrin-Bestimmung abgehandelt.

13.2.1 Helicobacter-pylori-Diagnostik

In der Ätiologie und Pathogenese der Typ-B-Gastritis, auch von Duodenitis, Ulcus duodeni und Ulcus ventriculi, ja auch des Magenkarzinoms kommt der **Infektion der Magenschleimhaut** mit **Helicobacter pylori** (H. p.) eine entscheidende Bedeutung zu.

Zusatzinformation

Obgleich mikrobiologische Untersuchungen nicht in dieses Lehrbuch gehören, muss im Rahmen der Magendiagnostik kurz auf den H. p.-Nachweis eingegangen werden: Unterschieden werden invasive (biopsiebasierte) Methoden wie Kultur, Histologie, Urease-Schnelltest und die PCR von nicht-invasiven Methoden wie der Harnstoff-Atemtest, der Nachweis von Antigen im Stuhl und der IgG-Antikörpernachweis im Serum. Als Suchtest hat sich der Helicobacter-Urease-Test (**Hut-Test**) bewährt. Biopsieproben der Corpus- und Antrum-Mucosa werden mit Harnstoff- und Phenolphthalein-haltigem Agar (pH-Indikatoren) mehrere Stunden inkubiert. H. p. ist Urease-positiv, spaltet daher Harnstoff und der frei werdende Ammoniak färbt das Phenolphthalein rot.

Der **enzymimmunologische** Nachweis von Antikörpern gegen H. p. ist auch einfach, erreicht aber nicht ganz die Aussagekraft des oben genannten Schnelltests. Gleiches gilt für den ^{13}C-Harnstoff-Atemtest, bei dem das vom H. p. freigesetzte $^{13}CO_2$ in der Atemluft z. B. massenspektroskopisch gemessen wird. Beide Tests sind nicht invasiv. Zu bevorzugen sind Tests, die eine aktuelle Infektion nachweisen.

Indikation

- nicht invasiver Ausschluss einer Infektion mit Helicobacter pylori bei Patienten mit chronischer Gastritis, Duodenitis und Neoplasien von Magen und Dünndarm
- eventuell Erfolgskontrolle ein halbes Jahr nach Eradikationstherapie

▸ **Untersuchungsmaterial und Präanalytik**
- Serum; im Kühlschrank 3 Tage haltbar

Lipämische Proben müssen vor der Analyse geklärt werden

▸ **Bestimmungsmethode €€**
- Chemilumineszenzassay (IgG-AK, Immulite)

Referenzintervalle

	Helicobacter-pylori
positiv	≥ 1,1 kU/l
grenzwertig	0,9– < 1,1 kU/l
negativ	< 0,9 kU/l

Negative Ergebnisse schließen eine Infektion nicht völlig aus.

▸ **Diagnostische Bedeutung.** Der negative prädiktive Wert der AK-Bestimmung ist hoch. Die Prävalenz von Antikörpern gegen H. p. nimmt mit dem Alter zu und beträgt bei Europäern etwa 70 %. Fast immer führt eine H. p.-Infektion auch zur Antikörperbildung. Höhe des Titers und Schweregrad des klinischen Bildes korrelieren nicht unbedingt, anhaltend hohe Titer weisen jedoch auf eine chronische Infektion hin. Die Differenzierung hochvirulenter Typ-I-Stämme gegen weniger pathogene ist heute möglich.

Bei erfolgreicher Eradikationstherapie sinken die Antikörperspiegel erst nach Monaten.

13.2.2 Gastrin

Gastrin entsteht in den G-Zellen der **Antrumschleimhaut** primär sezerniertes Präprogastrin wird in Progastrin gewandelt und zu Gastrin gespalten. Verschiedene Gastrine sind bekannt, die eine biologische Aktivität haben. Sie bewirken über eine Histaminfreisetzung primär eine Erhöhung der Säuresekretion der Belegzellen, eine Sekretion des Pepsinogens und von Intrinsic Factor durch die Magenmucosa sowie eine Freisetzung von Sekretin aus der Dünndarmmucosa, Sekretion von Hydrogencarbonat und Enzymen des Pankreas und von Lebergalle. Darüber hinaus beeinflusst Gastrin die Motilität von Magen und Darm (Diarrhö bei Zollinger-Ellison-Syndrom!), das Wachstum der Mucosa und den Blutfluss zum Magen. Die physiologische **Stimulation der Gastrinsekretion** erfolgt durch Magenfüllung, angedaute Proteine, einen schwach sauren pH und durch Vagusreiz. Bei stark saurem Magen-pH wird die Gastrinfreisetzung wieder gehemmt.

Indikation

- Verdacht auf Zollinger-Ellison-Syndrom/ Gastrinom
- Ulcus ventriculi
- Achlorhydrie
- Verdacht auf multiple endokrine Neoplasie (MEN Typ I)

▶ **Untersuchungsmaterial und Präanalytik**
- Serum; wegen zirkadianer Rhythmik soll die Blutentnahme morgens erfolgen

Merke

Der Patient muss vorher 12 Stunden nüchtern bleiben! Ggfs. Absetzen einer PPI-oder -H2-Rezeptorantagonisten-Therapie.

▶ **Bestimmungsmethode €€**
- radioimmunologische Methoden (S.91); **ELISA** (S.91); Standardisierung mit synthetischem Human-Gastrin-17

Referenzintervalle

- < 100 ng/l
- Patienten > 65 Jahre zeigen Werte bis 400 ng/l

Unter Therapie mit Protonenpumpeninhibitoren (Omeprazol) steigt der Gastrinspiegel, selten aber über 200 ng/l. Die Referenzintervalle sind abhängig vom eingesetzten Testverfahren.

▶ **Diagnostische Bedeutung.** Eine mäßige bis starke **Hypergastrinämie** findet sich beim *Gastrinom* und bei *endokrinen Tumoren im Dünndarm- oder Pankreasbereich.* Werte über 1000 ng/l in Verbindung mit einer entsprechend gesteigerten Magensaftsekretion gelten als beweisend für das *Zollinger-Ellison-Syndrom.* Einige dieser Patienten haben jedoch nur mäßig erhöhte Werte und bereiten dadurch differenzialdiagnostisch Schwierigkeiten gegenüber der Gruppe der Ulcuspatienten und denen mit Vagotomie.

Zusatzinformation

Zur Unterscheidung dienen Provokationstests wie der Sekretionstest.
(Nach Sekretingabe steigt das Gastrin bei Gastrinom um > 50 % an).

13.3 Darmdiagnostik

13.3.1 Malabsorption

Malabsorption, die **gestörte Resorption** von (physiologischen) Nahrungsspaltprodukten, wird zunächst durch Dünndarmerkrankungen im engeren Sinn, z. B. entzündliche und/ oder autoimmunologische Erkrankungen, durch Enzymdefekte in der Darmschleimhaut, Amyloidose, Tumorerkrankungen u. a. verursacht. Aber auch chirurgische Eingriffe (Resektionen), hormonell aktive Tumoren, sekretorische Diarrhöen, Durchblutungsstörungen und Störungen der enteralen Lymphdrainage führen zur Malabsorption.

Zusatzinformation

Ein grobes Diagnoseraster für alle malabsorptiven Erkrankungen lieferten der Xylose-Test (Resorption von Kohlenhydraten in Duodenum und Jejunum) und der Schilling-Test (Resorption von Vitamin B_{12} im Ileum), die nur noch sehr selten eingesetzt werden:

- Die Pentose **Xylose** wird über den gleichen Carrier wie Glucose und Galactose aktiv resorbiert. Im Organismus werden ca. 40 % metabolisiert und entweder bis zu CO_2 oder über den Pentosephosphatcyclus zu Threitol (C 4-Polyalkohol) abgebaut. Der größere Teil wird unverändert im Urin ausgeschieden. Gemessen wird die Xylose im 5-Stunden-Urin oder im Serum nach 1 und 2 Stunden. Für die Diagnose der Zöliakie (S. 464) ist die Zusammenschau von serologischen Untersuchungen (hohe Spezifität und Sensitivität) und Dünndarmbiopsien erforderlich; der Xylose-Test wurde fast völlig abgelöst.
- Beim **Schilling-Test** (Vitamin-B_{12}-Resorptionstest) wird radioaktiv markiertes Vitamin B_{12} oral verabreicht. Sofern ausreichend Intrinsic Factor vorhanden ist, wird es im terminalen Ileum resorbiert und teilweise mit dem Urin ausgeschieden. Anhand einer Radioaktivitätsmessung ermittelt man den Prozentsatz der ausgeschiedenen Menge.

13.3.2 Lactose-Malabsorption und Wasserstoffexhalationstests

Unter den Kohlenhydratunverträglichkeiten haben in der europäischen Bevölkerung die Maldigestion der Lactose sowie die Malresorption von Fruktose und Sorbit die größte Bedeutung. Lactose ist das Disaccharid aus Glucose und Galactose, das in der Dünndarmmucosa durch Lactase gespalten wird. Sowohl dem angeborenen wie dem erworbenen **Lactasemangel** liegt ein *Enzymmangel* in der Plasmamembran des Bürstensaums der Mucosazellen zugrunde. Die daneben existierende lysosomale Lactase scheint nicht betroffen zu sein. Ein *primärer* Lactasemangel betrifft meist nur die Lactase, während bei einem *sekundären* Mangel auch andere Disaccharidasen wie die Isomaltase und die Saccharase in ihrer Aktivität vermindert sind.

Nach der Disaccharidspaltung werden die Monosaccharide von der **Mucosa** durch ein aktives, natriumabhängiges Transportsystem entgegen dem Konzentrationsgradienten aufgenommen.

Die klinischen Erscheinungen unter Lactosegabe bei Lactasemangel erklären sich durch die osmotische Wirkung der im Colon bakteriell gespaltenen Lactose (osmotische Diarrhö) und die Bildung von H_2– und Methangas mit entsprechnenden Flatulenzen, Meteorismus und Schmerzen.

Zusatzinformation

Alle **Lactosetoleranztests** sind Funktionstests mit allen Vor- und Nachteilen dieser Testgruppe: Es wird nicht der Lactasemangel, sondern die Lactosemalabsorption (genauer: Lactosemaldigestion) getestet. Insbesondere eine bakterielle Überbesiedlung des Dünndarms führt zu falsch positivem Ergebnis. Das klassische diagnostische Verfahren, die orale Belastung mit 50 g Lactose und Untersuchung des Blutzuckeranstiegs (mindestens um 20 mg/dl), dürfte zugunsten des **Wasserstoffexhalationstests** heute verlassen sein. Eine regelrechte Beurteilung des oralen Lactosetoleranztests setzt eine physiologische Magenentleerungs- und Darmpassagezeit, eine physiologische Glucoseresorption, einen ungestörten Abtransport und eine normale Leberfunktion voraus.

Die **Wasserstoffexhalationstests** beruhen auf dem bakteriellen Abbau von Kohlenhydraten im Darm u. a. zu Wasserstoffgas, das über die Blutbahn in die Lunge gelangt und dort abgeatmet wird. Der menschliche Organismus selbst bildet keinen Wasserstoff. Gelegentlich wird jedoch das Auftreten von nicht wasserstoffproduzierenden Bakterien beschrieben.

Zusatzinformation

Der Magen ist nahezu steril und im oberen Dünndarm finden sich nur vereinzelt Bakterien – hauptsächlich grampositive und selten Aerobier. Im distalen Dünndarm ähnelt die Flora der Colonflora, hauptsächlich gramnegative Aerobier mit Anaerobiern. Die Ileocoecalklappe wirkt als Barriere für die Bakterien. Im Colon herrschen die Anaerobier vor.

Je nach Fragestellung wird der Test mit verschiedenen Zuckern durchgeführt: Die Prüfung auf Lactosemalabsorption mit Lactose, die bakterielle Überbesiedlung des Dünndarms mit Glucose, die Fructoseintoleranz mit Fructose, die Sorbitintoleranz mit Sorbit und die orocoecale Passagezeit mit Lactulose.

Indikation

- Verdacht auf Lactoseintoleranz
- Verdacht auf bakterielle Fehlbesiedlung des Dünndarms
- Verdacht auf Fructoseintoleranz
- Bestimmung der orocoecalen Passagezeit

▸ **Untersuchungsmaterial und Präanalytik.** Der Proband soll am Vorabend keine ballaststoffreiche Kost (Bohnen, Vollkornbrot, Cerealien, Gemüse, Nudeln) zu sich nehmen und ab 20 Uhr nüchtern bleiben.

Am Morgen hat eine gründliche Zahnreinigung zu erfolgen. Sorbitolhaltige Zahnpasta nicht verschlucken!

Atemproben werden vor der Belastung und in Abständen von 10–15 Minuten über 2–4 Stunden gewonnen (Ballon oder direkt mit Schlauchstück in die Messzelle blasen). Dabei ist streng darauf zu achten, dass tiefe Expirationsluft gewonnen wird, nachdem der Proband tief inspiriert und die Luft angehalten hat (langsam bis 10 zählen).

▸ **Bestimmungsmethoden €€.** Der **H_2-Partialdruck** in der Ausatemluft wird polarografisch, z. B. mit der Amperometrie (S. 88), mit einer Halbleitermesszelle, gaschromatografisch oder massenspektrometrisch bestimmt.

► **Durchführung der Untersuchung**

Merke

Falsch negative Ergebnisse treten auf, wenn wasserstoffbildende Bakterien durch vorausgegangene antibiotische Therapie fehlen.

Zusatzinformation

Der nüchterne Patient (s. o.) erhält je nach vermuteter Belastbarkeit 50 g (Kinder 2 g/kg KG) Lactose, Glucose oder Fructose oder 10 g Lactulose als 20 %ige, wässrige Lösung. Lactose löst sich im kalten Wasser schlecht. Der Patient bleibt für die Dauer der Untersuchung nüchtern und darf nicht rauchen.

Referenzintervalle

Parameter	H_2
basale H_2-Exhalation	< 20 ppm
Anstieg der H_2-Exhalation	
beim Lactose-, Glucose- und Fructose-Test	< 20 ppm
beim Lactulose-Test	ca. 50 ppm

► **Diagnostische Bedeutung.** Liegt die basale H_2-Exspiration deutlich über 20 ppm, so liegt ein Diätfehler (ballastreiche Kost), eine **Zöliakie** oder eine **Überwucherung des Dünndarms** mit H_2-bildenden Bakterien vor. Mäßige Erhöhungen finden sich nach Zigarettenrauchen oder Kaugummikauen (Sorbit!) und bei schlechter Mundhygiene.

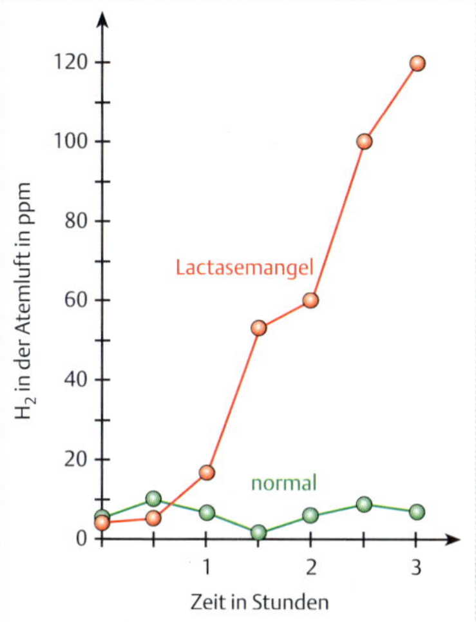

Abb. 13.1 H_2-Atemtest. H_2-Atemtest bei Lactoseintoleranz und bakterieller Fehlbesiedelung des Dünndarms (nach Lactulosegabe).

Bei **Lactoseintoleranz** tritt postprandial nach 60–90 Minuten ein starker H_2-Anstieg auf (► Abb. 13.1). Er geht gegebenenfalls mit den typischen gastrointestinalen Symptomen einher. Das klinische Bild während der Belastung ist zu beachten und festzuhalten. Patienten ohne gastrointestinale Beschwerden nach Gabe von 50 g Lactose sind sicher nicht lactoseintolerant.

Merke

Ein pathologisches Ergebnis der Lactosebelastung garantiert nicht, dass die Patienten auf lactosefreie Diät ansprechen, wie andererseits ein positives Ergebnis keinen Lactasemangel beweist.

Nach einem positiven Ergebnis für Lactoseintoleranz muss die Belastung mit Glucose wiederholt werden, um eine bakterielle Fehlbesiedlung auszuschließen.

Steigt die H_2-Exhalation schon in den ersten 30–60 Minuten stark an oder hat sie gar ihren Höhepunkt in dieser Zeit, so spricht dies für eine bakterielle Fehlbesiedlung des Dünndarms.

Lactulose wird ausschließlich durch Bakterien abgebaut. Wenn die Testmahlzeit ins Coecum eintritt, nimmt die H_2-Konzentration um mindestens 10 ppm zu. Die mittlere orocoecale Passagezeit wird mit dem Gipfelpunkt der H_2-Exspiration erreicht.

Möglich ist auch der Nachweis der Genmutation, die den primären Laktasemangel anzeigt. Aufgrund der möglichen Rest-Laktaseaktivität können die Betroffenen geringe Laktosemengen vertragen, somit ist eine direkte Korrelation mit der Klinik erschwert. Sekundäre Störungen z. B. im Rahmen von entzündlichen Darmerkrankungen werden natürlich nicht durch den Gentest erfasst.

13

13.3.3 Diagnostik der Zöliakie (einheimische Sprue)

Bei der Zöliakie (einheimische Sprue) kommt es durch eine **Unverträglichkeit von Gliadin** (alkohollöslicher Proteinbestandteil des Glutens in Weizen- und Roggenmehl) zu einer fortschreitenden **Zottenatrophie** mit nachfolgend **verschlechterter Resorption** aller Nahrungsbestandteile und bakterieller Zersetzung in tieferen Darmabschnitten. Die Stühle können wie bei allen Malabsorptionssyndromen fettig glänzend sein, säuerlich riechen und reichlich Eiweiß enthalten.

Die Erst-Diagnostik soll unter einer glutenhaltigen Ernährung erfolgen (ggfs. mit Glutenbelastung)

Indikation

- Malabsorptionsstörung und klinischer Verdacht auf Zöliakie
- Dermatitis herpetiformis Duhring

▸ Untersuchungsmaterial

- Serum

▸ Bestimmungsmethoden €€

- Vorzugsweise enzymimmunologischer Nachweis (S. 91) von IgA-Autoantikörpern gegen die (körpereigene) humane **Gewebstransglutaminase** (**tTG**) und/ oder indirekter Immunfluoreszenz-Test (IFT) zum Nachweis von **Anti-Endomysium-Antikörper** (**EMA**).
- Ein qualitativer Schnelltest zum Nachweis von IgA-AK ist erhältlich.
- Enzymimmunologischer Nachweis von IgA-Antikörpern gegen Gliadin aus der Nahrung, bei selektivem IgA-Mangel (in ca. 3 % der Fälle) auch von IgG-Antikörpern
- Genetik: Nachweis von HLA-DQ 2 und/ oder DQ 8

Referenzintervalle

Wegen mangelnder Standardisierung im Labor nachfragen.

▸ Diagnostische Bedeutung. **Antikörper** gegen (humane) **Gewebstransglutaminase** und gegen **Endomysium** weisen eine fast 100 %ige Sensitivität und Spezifität für die Diagnose einer Zöliakie (Sprue) auf, sodass in Verbindung mit der Anamnese die Diagnose „Zöliakie“ bereits gesichert scheint. Allerdings werden zur endgültigen Diagnosestellung (Konsequenz: lebenslang glutenfreie Ernährung) immer noch die **Dünndarmbiopsie** und histologische Untersuchung gefordert. Bei Kindern kann bei vollständiger Diagnostik ggfs. auf eine Biopsie verzichtet werden.

Mit der **Gliadin**- und **tGA**-Antikörperbestimmung kann überwacht werden, ob die glutenfreie Diät eingehalten wird (Verlaufskontrolle).

Selten finden sich Patienten, die trotz erhöhter Antikörpertiter und histologisch gesicherter mäßiger Zottenatrophie klinisch kaum („Minimal Sprue") oder gar nicht („Silent Sprue") auffällig sind.

Bei Negativität für HLA-DQ2 und DQ8 ist eine Zöliakie weitgehend ausgeschlossen.

Die Dermatitis herpetiformis Duhring ist eine seltene Manifestationsform der glutensensitiven Enteropathie.

Aufgrund der verschlechterten Resorption sollten bei der initialen Diagnostik zusätzlich ein Blutbild, Vitamin B_{12}, Folsäure, Ferritin, Kalzium und Vitamin D bestimmt werden. Zudem empfiehlt sich die Messung der Transaminasen, der alkalischen Phosphatase, der Nüchtern-Glucose (erhöhtes Auftreten von DM Typ 1) und des TSHs (Ausschluss Hashimoto-Thyreoiditis).

13.3.4 Blut im Stuhl

Unterschieden werden chronische Blutungen von akuten Blutungen, letztere werden primär endoskopisch diagnostiziert. Es kann eine ergänzende Bestimmung des kleinen Blutbildes und der Gerinnung hilfreich sein. Chronische Blutungen sind oft schwer zu lokalisieren. Der physiologische gastrointestinale Blutverlust beträgt 0,5–2,0 ml/d. Der Suchtest auf **okkultes Blut** wird erst bei deutlich größeren Mengen positiv. Ab 80 ml/d ist das Blut makroskopisch sichtbar. Blut aus dem oberen Intestinaltrakt wird in der Regel nicht erfasst, da das Hämoglobin durch die Salzsäure des Magens und durch enzymatische und bakterielle Proteolyse zerstört wird. Bei massiven Blutungen lässt sich salzsaures Hämatin und Eisensulfid nachweisen (Teerstühle). Gastrointestinale Blutungen sind häufig und chronische Blutungen fallen oft zunächst als Anämie im Labor auf. Die Blutung kann offensichtlich sein oder okkult (nicht sichtbar).

Indikation

- Verdacht auf okkulten intestinalen Blutverlust, insbesondere Suchtest auf **kolorektale Karzinome**

▸ **Untersuchungsmaterial und Präanalytik.** 2 verschiedene Proben einer Stuhlportion an 3 aufeinanderfolgenden Tagen, wobei der Patient 4 Tage vorher folgende Ernährungsrichtlinien beachten muss:
- keine hämoglobin- oder myoglobinreiche Kost (z. B. Blutwurst, kurz gebratenes Fleisch, Tartar),
- ballaststoffreiche Kost (Vollkornbrot, Gemüse, Nüsse),
- keine hohen Vitamin-C-Dosen (z. B. Brausetabletten mit 1 g Ascorbinsäure),
- keine Ernährung mit exzessiven Obst- und Tomatenmengen (peroxidasehaltig).

▸ **Bestimmungsmethoden. Testbriefchen-Methode €:** Der Patient bestreicht mit mindestens erbsengroßen Stuhlproben, die von verschiedenen Stellen der Stuhlportion stammen, die Fenster der Vorderseite des Testbriefchens und steckt es in das mitgegebene Kuvert. Dies wird an den 2 folgenden Tagen mit neuen Testbriefchen wiederholt. Innerhalb einer Woche muss die Nachweisreaktion durchgeführt werden. Blaufärbung zeigt ein positives Ergebnis an. Die Untersuchung auf okkultes Blut ist positiv, wenn auch nur 1 der 6 Proben eine Blaufärbung ergibt.

Zusatzinformation

Das **Testprinzip** beruht auf der **peroxidaseartigen Wirkung des Hämoglobins.** Das Filterpapier des Teststreifens ist mit Guajakharz präpariert, das mit H_2O_2 zu einem blauen Farbstoff oxidiert wird, sofern der Prozess enzymatisch durch eine Peroxidase katalysiert wird. Die Sensitivität des Tests kann durch Rehydratisierung der Stuhlprobe mit 1 Tropfen Wasser vor Durchführung der Farbreaktion erhöht werden.

Sonstige Methoden €€: Neben dem hier beschriebenen Suchtest existiert eine Reihe **quantitativer Verfahren** zur Bestimmung der gastrointestinalen Blutverluste. Die immunologische Bestimmung von Hämoglobin und parallel von Albumin hat eine deutlich höhere Sensitivität und Spezifität, ist aber auch deutlich teurer. Dennoch wird sie zukünftig den Guajak-Test ersetzen. Am verlässlichsten sind die **radiochemischen Methoden** mit i. v. verabreichtem ^{59}Fe- oder mit ^{51}Cr-markierten Erythrozyten. Aufgrund der Strahlenbelastung werden sie kaum durchgeführt.

► **Diagnostische Bedeutung.** Gegenüber der Koloskopie hat die Testbriefchenmethode eine schlechtere Sensitivität und Spezifität zur Detektion von kolorektalen Tumoren. Allerdings ist die Akzeptanz beim Patienten sehr viel höher.

Merke

Jedes positive Ergebnis des Suchtests ist verdächtig und muss abgeklärt werden.

13

Folgeuntersuchungen sind digitale rektale Untersuchungen, Rektoskopie, Koloskopie und bildgebende Verfahren. Spezifität und Sensitivität der Testbriefchenmethode werden allerdings von vielen Autoren als schlecht eingestuft und der Sinn dieser Vorsorgeuntersuchung angezweifelt.

Richtig positive Testergebnisse ergeben sich durch Blutungen aus kolorektalen Karzinomen, großen kolorektalen Polypen, Divertikeln, Hämorrhoiden und Analfissuren, **falsch positive** durch Peroxidasen und Pseudoperoxidasen der Nahrung (rohes Fleisch, Blut, auch manche rohen Gemüse wie Meerrettich und Tomaten), durch Eisenmedikation und durch jodhaltige Desinfektionsmittel (Betaisodona). Unter Therapie mit Salicylsäure steigt regelmäßig der gastrointestinale Blutverlust an und der Test wird positiv. Daher sind Salicylate 3 Tage vor der Untersuchung abzusetzen.

13.3.5 Chronisch entzündliche Darmerkrankungen (CED)

Endoskopie und bildgebende Verfahren sind die diagnostische Grundlage bei CED. Lediglich die allgemeinen Entzündungsparameter Blutbild, CRP und BSG haben einen Stellenwert bei Initial- und Verlaufsdiagnostik. Beim Morbus Crohn korreliert das CRP mit der Krankheitsaktivität. Eisenmangel, Folsäure- und Vitamin-B_{12}-Mangel treten auf und sind vor der Therapie labordiagnostisch zu sichern. Die Nierenfunktion, die Transaminasen und Cholestaseparameter (GGT und AP bei V. a. auf PSC) sollten bestimmt werden. Neuerdings hat, zumindest in der Pädiatrie, das **Lactoferrin im Stuhl** als Verlaufsparameter der aktiven Entzündung Bedeutung gewonnen. Es wird von den neutrophilen Leukozyten der entzündeten Darmwand freigesetzt und korreliert mit den anderen Entzündungsparametern. Insbesondere **Calprotectin**, das mit neutrophilen Granulozyten in den

Stuhl gelangt, kann dort bei Entzündungen in erhöhter Menge nachgewiesen werden und als Verlaufsparameter bei entzündlichen Darmerkrankungen oder zur Abgrenzung zum Reizdarm-Syndrom genutzt werden.

Bei **exsudativer Enteropathie** gilt das **α_1-Antitrypsin im Stuhl** (S. 171) als Marker des Eiweißverlustes, weil es vor bakterieller Zersetzung im Darm weitgehend geschützt ist. Zu beachten ist jedoch der Einfluss durch Akute-Phase-Reaktionen, bei denen es zu einer erhöhten Synthese und Ausscheidung kommen kann. Hilfreich ist hier die Bestimmung der der α1-Antitrypsin-Clearance aus Serum-, Stuhlkonzentration und Stuhlmenge.

13.4 Pankreasenzyme

Amylase und **Lipase** sind bewährte Parameter zur **Pankreatitis**-Diagnostik. Beide Enzyme weisen eine hohe Sensitivität für eine akute Pankreatitis und akute Schübe einer chronischen Pankreatitis auf. Andererseits haben beide auch Schwächen in der Spezifität. *Unter Kostenaspekten wird empfohlen, auf die Parallelbestimmung beider Enzyme zugunsten der Lipase zu verzichten.* Eine abschließende Kosten-Nutzen-Beurteilung dazu steht noch aus.

13.4.1 α-Amylase

α-Amylase spaltet 1→4-α-glycosidische Bindungen in Kohlenhydraten bis zur **Maltose**. Sie kommt als **P-** (= pankreatisches) und **S-** (= saliväres) **Isoenzym** vor. Das S-Enzym findet sich außer im Speichel auch in Schweiß, Tränen, Muttermilch, Amnionflüssigkeit, ja selbst in Ovarien, Tuben, Testes und Lunge. Die beiden Isoenzyme unterscheiden sich im isoelektrischen Punkt und in ihrer spezifischen Aktivität. Ihr Molekulargewicht beträgt ca. 50 kD. Das immunologische Verhalten ist sehr ähnlich. Aufgrund ihres relativ kleinen Molekulargewichtes werden die Amylasen – bei intakter Nierenfunktion – durch glomeruläre Filtration aus der Blutbahn entfernt. Jedoch ist dies nicht der einzige Eliminationsweg. Wie andere Enzyme wird auch die Amylase von verschiedenen Organen aufgenommen und abgebaut. Amylase-Moleküle können sich mit IgA (auch mit IgG und Polysacchariden) zu Makromolekülen mit langer biologischer Halbwertszeit aggregieren. Die Prävalenz in einem unselektierten Patientengut soll bis 1,5 % betragen.

Indikation

- Differenzialdiagnose unklarer Oberbauchbeschwerden
- akute Pankreatitis
- Erkrankungen der Parotis, Ovarialzysten

▸ **Untersuchungsmaterial und Präanalytik**

- Serum oder Heparinplasma (keine kalziumbindenden Antikoagulanzien verwenden!); bei Raumtemperatur 1 Woche haltbar
- Pleuraerguss, Ascites, Drainagensekrete

▸ **Bestimmungsmethoden €.** Es stehen viele verschiedene Methoden zur Verfügung. Die heute wichtigsten Reaktionstypen sind:

- Chromogene Verfahren (Gesamtamylase, Gleichung 13.1):

p-Nitrophenylmaltoheptaosid

↓ ? Amylase

Gemisch von (p-Nitrophenylmaltose + p-Nitrophenylmaltotriose + p-Nitrophenylmaltotetraose - freie Oligosaccharide)

↓ ! α-Glucosidase

↓

↓

u.a.

p-Nitrophenol + Glucose + p-Nitrophenylmaltotriose + p-Nitrophenylmaltose

(Gl. 13.1)

p-Nitrophenol wird photometrisch bei 405 nm im kinetischen Test gemessen. Anstelle von p-Nitrophenylmaltoheptaosid kann auch das entsprechende Penta- und Hexaosid eingesetzt werden.

- Maltogene Verfahren (UV-Test, Gesamtamylase)

Die Reagenzienhersteller bieten hier mehrere Varianten an. In jedem Fall schließt sich an die Messreaktion mit Amylase über Hilfsreaktionen (teilweise mit Glucose als Substrat) eine im UV-Bereich messbare Indikatorreaktion an.

- **Isoamylasen:** Die Differenzierung der **Amylase** in *Pankreas-Amylase (P)* und *Speichel-Amylase (S)* gelingt einfach nach Inkubation mit Weizenkeimlektin oder besser noch mit monoklonalen Antikörpern gegen Amylase (S). Dies führt zu einer weitgehenden Inhibition des S-Isoenzyms, während die Aktivität des P-Isoenzyms erhalten bleibt. Daneben sind elektrophoretische und chromatografische Verfahren beschrieben. Die Amylasebestimmung unterliegt mehreren **Störeinflüssen**. Selbst geringste *Kontaminationen* mit *Speichel oder Schweiß* verfälschen das Ergebnis. Stark *lipämische Seren, bilirubin- und hämoglobinhaltige Proben* stören die photometrische

? Maltotetraose (oder andere Oligomaltoside) —Amylase→ Maltose

Maltose + PO_4^{3-} —Maltose-phosphorylase→ Glucose + Glucose-1-phosphat

Glucose-1-phosphat —Phosphoglucomutase→ Glucose-6-phosphat

! Glucose-6-phosphat + NAD^+ —Glucose-6-phosphat-dehydrogenase→ 6-Phosphogluconolacton + NADH + H^+

(Gl. 13.2)

Bestimmung. Verschiedene *Plasmaexpander* bewirken falsch hohe (Hydroxyethylstärke durch Bildung von Makromolekülen mit Amylase) oder falsch niedrige Messergebnisse (Dextran und Gelantine bei den chromogenen Verfahren).

Merke

Das rasche Absinken der Amylaseaktivität nach akuten Schüben einer Pankreatitis ist auf die kurze biologische Halbwertszeit (9-18 h) der Amylase zurückzuführen.

Referenzintervalle

Aufgrund der Vielzahl der eingesetzten Methoden können nur Anhaltswerte gegeben werden:

- Erwachsene, chromogene Methoden* 28 bis 100 U/l bei 37 °C

* Roche EPS-Methode (IFCC-standardisiert)

Die Aktivität nimmt von Geburt an stetig zu und erreicht im Kleinkindalter die Erwachsenenwerte. Bei Säuglingen herrscht – im Gegensatz zu Erwachsenen – das S-Isoenzym vor.

▶ **Diagnostische Bedeutung**

Merke

Die Amylase ist ein wichtiger Laborparameter für eine akute Pankreatitis und andere Erkrankungen mit Pankreasbeteiligung (z. B. Magen-Darm-Perforation, Ileus, Mesenterialinfarkt).

Die wichtigste Fragestellung beim Einsatz der Amylasebestimmung ist die **Differenzialdiagnose akuter Oberbauchbeschwerden** bzw. die Bestätigung der Verdachtsdiagnose **akute Pankreatitis** oder **akut-rezidivierende Pankreatitis.** Innerhalb weniger Stunden nach dem Einsetzen der Schmerzen steigt die Serumamylase stark an und erreicht ihr Maximum nach 20–30 Stunden. Nach 1–4 Tagen liegen die Werte wieder im Referenzintervall. Eine wiederholte Bestimmung der Amylase bei gesicherter Diagnose ist ohne diagnostische oder prognostische Relevanz.

Zusatzinformation

Zeitlich um 6–10 Stunden versetzt steigt die **Urinamylase** an. Ihr wurde früher eine größere Treffsicherheit bei der Pankreatitisdiagnostik zugeschrieben als der Serumamylase. Wegen schlechter Sensitivität wird sie heute kaum mehr eingesetzt. Gegebenenfalls kann auch im Pleurapunktat nach Schüben eine hohe Aktivität nachgewiesen werden.

Chronische Pankreatitiden führen, solange die exkretorische Pankreasfunktion noch nicht völlig erloschen ist, ebenfalls zu erhöhten Amylasewerten. Der diagnostische Wert der Amylasebestimmung zur Erkennung einer chronischen Pankreatitis oder ihrer Komplikationen wird von manchen Autoren negiert. Ebenso abgelehnt wird die Amylasebestimmung bei Verdacht auf Pankreaskarzinom.

Erkrankungen der Speicheldrüsen (Mumps und Entzündungen anderer Ursache, operative Eingriffe), Extrauteringravidität mit Tubenruptur, Orchitis und manche nicht pankreatischen Tumoren führen ebenfalls zu einer Amylaseerhöhung. Da es sich hierbei um S-Amylase handelt, können diese Erkrankungen durch Isoenzymbestimmung oder die zusätzliche Bestimmung der Lipase (pankreasspezifisch) diagnostisch abgegrenzt werden.

> **Zusatzinformation**
>
> Die **Makroamylasämie** ist gekennzeichnet durch anhaltend deutlich erhöhte Serumenzymaktivitäten bei gleichzeitig unauffälliger Urinamylase (und ungestörter Nierenfunktion). Sie hat keinen Krankheitswert.

13.4.2 Lipasen

▸ **Lipasen.** Diese finden sich in Pankreas, Leber, Magenfundus, Speicheldrüsen, Dünndarmmucosa, Gefäßendothelien und Fettgewebe und sind nur teilweise näher untersucht. Die **Pankreaslipase** hat ein Molekulargewicht von 47 kD. Sie wird nur teilweise glomerulär filtriert, weil sie wahrscheinlich an β-Lipoproteine gebunden ist. Ihre enzymatische Aktivität entfaltet sie nur an hydrophil-hydrophoben Grenzflächen. Deshalb ist der unten beschriebene Testansatz mit Triolein, Desoxycholat und Colipase (allosterische Aktivierung) weitgehend spezifisch für die Pankreaslipase. Ein Teil der Lipase im Dünndarm (vor allem beim jungen Säugling) stammt nicht vom Pankreas, sondern aus den Speicheldrüsen.

▸ **Lipoproteinlipase.** Die extrahepatische, durch Heparingabe induzierbare Lipoproteinlipase entstammt den Gefäßendothelien und ist für den Abbau der triglyceridreichen Chylomikronen und der VLDL-Lipoproteine nötig. Ihr angeborener Defekt führt zur familiären Hyperlipoproteinämie Typ I nach Fredrickson (S. 218). Bei heparinisierten Patienten ist die Aktivität des Enzyms erhöht. Dies scheint nach Fettinfusionen zu gesteigerten Serumglycerinwerten und damit zu falsch hohen Serum-Triglyceridwerten zu führen, sofern diese mit vollenzymatischen Testansätzen, die auf einer Glycerinbestimmung beruhen, bestimmt werden. Ferner ergibt die kinetische photometrische Methode falsch hohe Lipasewerte.

> **Indikation**
>
> - Lipase:
>   - Differenzialdiagnose unklarer Oberbauchbeschwerden
>   - akute Pankreatitis
>   - Verlaufskontrolle nach ERCP
> - Lipoproteinlipase:
>   - angeborener Mangel an extrahepatischer, endothelialer, heparininduzierbarer Lipoproteinlipase

▸ **Untersuchungsmaterial und Präanalytik**

- Serum oder Plasma (starke Hämolyse stört); bei Raumtemperatur 1 Woche haltbar

▸ **Bestimmungsmethoden €**

- In der Routinediagnostik wird zur Bestimmung der **Pankreaslipase** die **turbidimetrische Messung** (Trübungsmessung) der Trioleinspaltung bevorzugt. Das Triolein (Glycerintrioleat) wird durch Desoxycholat in wässriger Lösung emulgiert (trüb!). Unter den gewählten Reaktionsbedingungen (pH 6, Desoxycholat, Colipase aus Pankreas) wird das Triolein fast ausschließlich durch die Pankreaslipase abgebaut, was zu einer Abnahme der Trübung führt (Gl. 13.3).

$$\text{?! Triolein} \xrightarrow[\text{Desoxycholat}]{\text{Lipase, Colipase}} \text{Mono- und Diglyceride} + \text{freie Fettsäuren} + \text{Glycerin}$$

(Gl. 13.3)

- In Einzelfällen mit niedrigen Lipaseaktivitäten kommt es durch die Lipoproteine des Serums zu einer Extinktionszunahme anstelle einer -abnahme. Die Methode ist dann nicht einsetzbar.
- Daneben ist eine **kinetische photometrische Methode** im Einsatz. Als Substrat dient 1,2-Diglycerid, aus dem unter Lipasewirkung 2-Monoglycerid entsteht, das wiederum über Glycerinfreisetzung bestimmt wird. Diese Methode wird durch nicht pankreatische Lipasen gestört.

Zusatzinformation

Die Bestimmung der extrahepatischen heparininduzierbaren (nicht pankreatischen) **Lipoproteinlipase** erfolgt vor und nach der i. v. Gabe von Heparin. Man misst die Freisetzung von freien Fettsäuren vor und nach der Heparingabe sowie mit und ohne Zusatz von Protaminsulfat, welches das Heparin neutralisiert. Die hepatische Lipase wird durch Protamin nicht gehemmt. Die Durchführung dieser Methode bleibt Speziallaboratorien vorbehalten.

Referenzintervalle

Alter	Lipase
Neugeborene	sehr niedrige Werte
Erwachsene	13–60 U/l

▶ **Diagnostische Bedeutung.**

Nach **langjährigen chronischen Pankreatitiden** mit vollständiger exokriner Insuffizienz findet man allerdings keine erhöhte Lipaseaktivität mehr.

Merke

Die Lipase hat eine weitaus höhere Spezifität und Sensitivität bei allen Formen einer **Pankreatitis** als die Gesamtamylase. Eine Erhöhung auf das 3-Fache des oberen Referenzwertes wird als pathognomonisch angesehen.

Da die Lipase eine deutlich längere biologische Halbwertszeit (7-14 Tage) als die Amylase hat, lässt sich der Schub einer akuten Pankreatitis labordiagnostisch noch deutlich länger nachweisen, als dies mit der Amylase möglich ist. Die Normalisierung der Lipaseaktivität erfolgt nach 5–10 Tagen. Die Höhe des Anstiegs der Lipase bei der akuten bzw. akut rezidivierenden Pankreatitis ist sehr verschieden und kein Gradmesser für die Schwere der Erkrankung. Sie reicht von leichten Erhöhungen bis zum 120-Fachen des oberen Referenzwertes. Ein rascher Abfall der Lipasewerte (innerhalb weniger Tage) nach einem Schub ist ein prognostisch günstiges Zeichen. Jedoch werden wie bei der Amylase wiederholte Lipasebestimmungen nach Diagnosesicherung als nicht hilfreich für das weitere therapeutische Vorgehen angesehen.

Patienten mit einer **Niereninsuffizienz** (Kreatinin > 3 mg/dl = 265 µmol/l) können eine diskrete Lipaseerhöhung aufweisen.

Zusatzinformation

Trotz der anerkannt hohen Pankreasspezifität (99 %) der Lipase beobachtet der Kliniker gelegentlich erhöhte Serumaktivitäten ohne erkennbaren Bezug zu einer Pankreaserkrankung. Als Ursachen sind diabetische Ketoazidose, Cholecystitis, Ulcus duodeni, Ileus, Virushepatitis, Morbus Crohn, Colitis ulcerosa u. a. bekannt.

B

Fallbeispiel

Ein 44-jähriger Bauarbeiter, der angibt, seit Jahren reichlich Alkohol zu sich zu nehmen, klagt über plötzlich einsetzende heftige Oberbauchbeschwerden, die in den Rücken ausstrahlen, Übelkeit und Erbrechen. Die Bauchdecken sind palpatorisch diffus gummiartig gespannt. Es besteht ein leichter Hypotonus und leichte Schockzeichen. Die Ultraschalluntersuchung des Abdomen zeigt ein fleckig-echoarmes, vergrößertes und unscharf begrenztes Pankreas. Laboruntersuchungsergebnisse:

Substanz	Konzentration
Kalzium	2,1 mmol/l
Harnstoff	10 mmol/l (60 mg/dl)
Kreatinin	90 µmol/l (1 mg/dl)
Albumin	30 g/l
Glucose	12 mmol/l (216 mg/dl)
Lipase	200 U/l
CRP	80 mg/l

Die deutlich erhöhte Lipase ist ein starker Hinweis auf eine Pankreasschädigung. Die geringfügig erhöhte Harnstoff-Konzentration bei unauffälligem Kreatinin kann durch eine Minderdurchblutung unter Schock erklärt werden. Die erniedrigten Albumin- und Kalziumwerte stehen möglicherweise mit Eiweißverlusten ins Peritoneum in Zusammenhang, aber auch die Kalziumbindung durch freie Fettsäuren in der Nähe der Pankreasläsionen erniedrigt die Konzentration.

13

13.5 Exokrine Pankreasfunktion

Eine verminderte Produktion von (exokrinem) Pankreassekret ist eine häufige Ursache von Maldigestion. Aber auch Störungen der Magenfunktion (u. a. nach Magenoperationen), bakterielle Fehlbesiedlung des Darmes und fehlende Emulgierung der Nahrungsfette mangels konjugierter Gallensäuren können für eine Maldigestion verantwortlich sein.

i

Zusatzinformation

Die früher gelegentlich durchgeführten invasiven Pankreasfunktionstests (mit Sonden, z. B. Sekretin-Pankreozymin-Test) werden heute wegen ihres hohen Aufwandes höchstens noch zu wissenschaftlichen Zwecken durchgeführt. Auch viele der nicht invasiven Tests sind vom Markt genommen (Pankreolauryl-Test und PABA-Test) oder zugunsten sensitiverer Teste aufgegeben worden (Chymotrypsin-Bestimmung zugunsten der fElastase).

Alle nicht invasiven Tests zeigen bei leichter und moderater Pankreasinsuffizienz nur eine unbefriedigende Sensitivität. Sie können die bildgebenden Verfahren höchstens ergänzen, die ihrerseits bei leichter Pankreasinsuffizienz auch keine eindeutigen Befunde liefern.

13.5.1 Stuhluntersuchungen (Menge, fElastase/FCT, Fett)

Indikation

- Suchtests bei Verdacht auf exokrine Pankreasinsuffizienz und Malassimilation

▸ **Untersuchungsmaterial und Präanalytik**

- Stuhlportionen bzw. 3 24-Stunden-Stühle

▸ **Bestimmungsmethoden €–€€€**

- **Stuhlmenge:** gravimetrisch mit 3 aufeinanderfolgenden 24-Stunden-Portionen (Mittelwertsberechnung).
- **Fäkale Elastase (fElastase):** Enzymimmunoassay der darmstabilen pankreatischen Elastase in Stuhlprobe.

Zusatzinformation

Quantitative Stuhlfettbestimmung (van de Kamer) im Speziallabor. Die analytische Zuverlässigkeit dieser Methode ist fraglich, darum sollte sie verlassen werden. Der Patient soll vor der Untersuchung täglich 70–150 g Fett mit der Nahrung erhalten. 3 Tage zuvor müssen enzymsubstituierende Medikamente abgesetzt werden. Das Stuhlfett in einem aliquoten Teil der 24-Stunden-Stühle wird alkalisch verseift. Durch Ansäuern entstehen die freien Fettsäuren, die mit Petroläther extrahiert werden. Nach dem Abdampfen des Petroläthers wird der Rückstand mit Ethanol aufgenommen und mit Natronlauge gegen Thymolblau als pH-Indikator titriert. Aus der verbrauchten Menge Natronlauge errechnet man mit einem Titrationsfaktor die Fettsäurenausscheidung im Gesamtstuhl.

▸ **Diagnostische Bedeutung**

Merke

Die Stuhlmengenbestimmung ist ein einfacher Suchtest auf **Maldigestion** und **Malabsorption.**

50–200 g/d gelten bei gemischter Kost für Erwachsene als durchschnittliche Ausscheidung, wobei die Trockensubstanz 10–60 g/d ausmacht. Fettig glänzende, voluminöse und übelriechende Stühle in einer Tagesmenge über 300 g weisen auf eine Maldigestion hin.

Die **fäkale Elastase im Stuhl** spiegelt die Verhältnisse im Duodenum wider. Es besteht eine lineare Korrelation von Elastase zur Lipase-, Amylase- und Trypsin-Sekretion des Pankreas. Die Bestimmung hat den Vorteil, dass sie nicht durch orale Enzymsubstitution gestört wird und eine höhere Sensitivität als die Chymotrypsin-Bestimmung hat. Auch eine leichte und mittlere Pankreasinsuffizienz ist nachweisbar. Referenzkonzentration ist > 200 µg/g Stuhl. Außerdem kann sie bei zystischer Fibrose (Mukoviszidose) mit exokriner Pankreasinsuffizienz diagnostisch eingesetzt werden. Bei wässrigen Stuhlproben wird das Untersuchungsergebnis verständlicherweise falsch niedrig. In einer zusammenfassenden Bewertung werden die Sensitivität bei leichter, moderater bzw. schwerer Pankreasinsuffizienz mit 54 %, 75 % bzw. 95 % angegeben, die Spezifität mit 85 %.

Zusatzinformation

Die **quantitative Stuhlfettbestimmung** setzt eine korrekte Abgrenzung der 3 24-Stunden-Stuhlmengen und eine sorgfältige Kontrolle der vorgeschriebenen Fettmindestaufnahme (70 g/Tag über mehrere Tage) voraus. Eine Fettsäurenausscheidung von 2–6 g/d gilt als unauffällig (Kinder bis 6 Jahre < 2 g/d). Erhöhte Fettwerte finden sich bei stark reduzierter Lipasesekretion des Pankreas (leicht bis mäßige Funktionseinschränkungen wirken sich nicht aus!), bei vermindertem Gehalt an konjugierten Gallensäuren im Dünndarm, bei Überwucherung des Dünndarms mit Dickdarmflora (Bakterien der Bacteroides-Gruppe), bei verkürzter Darmpassagezeit und bei Schädigung der Dünndarmmucosa im Sinne einer verminderten Resorptionsoberfläche durch Infektionen, allergische Prozesse und primär atrophische Erkrankungen und schließlich bei einigen seltenen Erkrankungen mit gestörter Fettresorption (Morbus Whipple, Morbus Waldman, Morbus Bassen-Kornzweig).

Die früher übliche mikroskopische **Untersuchung des Stuhls auf Ausnutzung** (Fett, Stärke, Muskelfasern) wird heute allgemein wegen mangelnder Sensitivität abgelehnt, aber von Pädiatern immer noch gewünscht.

13.5.2 ^{13}C-Pankreasfunktions-Atemtest

13

In Analogie zum H_2-Atemtest bei Verdacht auf Lactoseintoleranz (S. 461) lassen sich die amylolytische und die lipolytische Pankreasleistung mit Substraten testen, die entweder von Natur aus einen hohen Gehalt an ^{13}C haben (Maisstärke), oder vollsynthetisch mit ^{13}C-Bausteinen im Labor hergestellt werden (^{13}C-Triglyceridgemisch, ^{13}C-Cholesterinester u. a.). Bei physiologischer Pankreas- und Darmfunktion werden die Substrate verdaut, resorbiert und metabolisiert und es erscheint in **hoher Konzentration $^{13}CO_2$** in der Ausatemluft, wo es massenspektroskopisch nachgewiesen wird (S. 459). Die Durchführung ist allerdings an das Vorhandensein eines Isotopenverhältnis-Massenspektrometers oder eines Infrarot-Isotopenanalysators gebunden.

Fallbeispiel

B

Eine 53-jährige Gastwirtin erscheint nüchtern beim Hausarzt wegen anhaltender Blähungen und aufgetriebenem Leib. Anamnestisch berichtet sie von Gewichtsverlust und häufigen, voluminösen und übelriechenden Stühlen, die in der Toilette schwierig wegzuspülen waren. Die Blutuntersuchung ergibt folgende Werte (gekürzt):

Substanz	Konzentration
Kalzium	2,0 mmol/l
Phosphat	0,8 mmol/l
Glucose	12 mmol/l
AP	400 U/l
Albumin	42 g/l
Fäkale Elastase	angefordert

Sonografisch sind u. a. Verkalkungen im Pankreas zu sehen.

Es handelt sich hier um eine exokrine und endokrine Pankreasinsuffizienz im Rahmen einer chronischen Pankreatitis, die durch die Pankreasverkalkungen nachgewiesen ist. Die erniedrigten Kalzium- und Phosphatwerte in Verbindung mit der erhöhten AP rühren von einem sekundären Hyperparathyreoidismus her, der seinerseits durch Vitamin-D-Mangel verursacht ist. Der erhöhte Nüchtern-Glucosespiegel ist ebenfalls auf die Pankreasinsuffizienz zurückzuführen. Die noch ausstehende Untersuchung der fäkalen Elastase dürfte mit niedrigen Werten die exokrine Pankreasinsuffizienz bestätigen. Der Erfolg der konservativen Therapie mit Alkoholenthaltung und Enzymsubstitution sollte die Diagnose der Pankreasinsuffizienz bestätigen.

13.6 Diagnostik der zystischen Fibrose

Die zystische Fibrose (CF, Mukoviszidose) ist eine autosomal-rezessiv vererbte Krankheit, die durch einen **Chloridkanaldefekt** in den **Epithelzellen** charakterisiert ist. Das CFTR-Gen (engl. cystic fibrosis transmembrane conductance regulator, CFTR) ist auf dem langen Arm von Chromosom 7 (7q31,2) lokalisiert. Mutation des Gens bewirkt ein auf 4 verschiedene Arten defektes Chloridkanalprotein. Die Erkrankungshäufigkeit liegt bei ca. 1:2500 Geburten. In der Folge bilden alle exokrinen Drüsen sehr **zähflüssige Sekrete**.

13.6.1 Albumin im Mekonium und immunreaktives Trypsin im Blut

Die CF manifestiert sich in der Regel im Säuglingsalter mit einer **Pankreasinsuffizienz**, bei späterer Manifestation stehen **Lungenveränderungen** im Vordergrund. Bei vielen dieser Neugeborenen enthält das Mekonium bereits eine erhöhte Proteinkonzentration, die als Ausdruck der Pankreasinsuffizienz verstanden werden kann. Dies machte man sich bei einem Neonatalscreening mit einem Albumin-sensitiven Teststreifen zunutze („BM-Test"). Höhere Sensitivität (ca. 95 %) hat der Bluttest auf immunreaktives Trypsin.

13.6.2 Exokrine Pankreasfunktion

Nach der Neonatalperiode lässt sich bei den CF-Patienten mit Pankreasbeteiligung die verminderte exokrine Pankreasfunktion durch Stuhluntersuchung auf Elastase (S. 473) nachweisen. Als Grenzwert gilt 200 mg/g Stuhl.

13.6.3 Natriumchlorid-Untersuchung des Schweißes („Iontophorese“)

Zur Schweißgewinnung dient die Pilocarpin-Iontophorese. Zunächst wird über 10 Minuten mit 2 Elektroden und schwachem Stromfluss **Pilocarpin** anodisch in die Haut eingebracht. Nach dem Entfernen der Elektroden und sorgfältigem Reinigen der Haut wird der dann austretende Schweiß mit einem speziellen **Schweißsammelkapillarsystem** aufgenommen. Im Schweiß werden später Natrium (und/oder Chlorid) bestimmt.

Als pathologisch gelten Natriumkonzentrationen > 60 mmol/l, die eine zystische Fibrose wahrscheinlich machen. Pathologische Befunde sollten durch wiederholte Untersuchungen gesichert werden.

13.6.4 Molekularbiologische Diagnostik

Grundsätzlich ist der genetische Nachweis der CFTR-Mutation möglich. Aufgrund der über 1000 bisher bekannten Mutationen wird er aber nicht ungezielt, sondern nur im Rahmen von Familienuntersuchungen eingesetzt bzw. es wird ein Screening auf die 30 häufigsten Mutationen durchgeführt.

14 Leber

*W. Johannis, K. Dörner**

14.1 Einführung

Die Leber ist das **stoffwechselaktivste Organ** des Körpers, ausgestattet mit hoher anaboler und kataboler Kapazität. Eiweißstoffwechsel (S. 159), Kohlenhydratstoffwechsel (S. 186) und Lipidstoffwechsel (S. 208) sind mit ihren Störungen und deren Diagnostik an anderer Stelle abgehandelt. Die vielfältigen Stoffwechselaufgaben der Leber werden mithilfe einer starken Durchblutung und einer qualitativ und quantitativ umfassenden Enzymausstattung bewältigt.

Bereits kleine Leberzellnekrosen, insbesondere des Leberparenchyms, können im Blut durch erhöhte Enzymaktivität nachgewiesen werden (**Enzymdiagnostik**). Die Topochemie der verschiedenen Gewebe und Zellorganellen erlaubt detaillierte Aussagen über Lokalisation und Schweregrad der Zellschädigung (S. 173).

Die Leber hat aber auch bedeutende Aufgaben bei der **Entgiftung**, so der Detoxifikation von *Ammoniak* durch den Harnstoffzyklus (S. 535) und der *Biotransformation von hydrophoben Substanzen* wie Bilirubin, Medikamenten und Umweltnoxen. Durch Oxidation bzw. Hydroxylierung (Cytochrom-P450-System) von hydrophoben Substanzen, die Hydrolyse von Estern, Amiden u. a., aber auch durch Reduktion und Decarboxylierung werden die Xenobiotika zunächst chemisch verändert und anschließend durch Glucuronidierung, Sulfatierung und Acetylierung wasserlöslich gemacht. Die Diagnostik der Biotransformationsprozesse ist im Routinelabor nicht möglich, wenngleich sie für die Beurteilung der Pharmakotherapie beim individuellen Menschen wünschenswert wäre.

Schließlich ist die **Exkretionsleistung** der Leber für wasserlösliche Substanzen über die Galle zu nennen (Bilirubinglucuronid und andere Glucuronide, Kupfer, Mangan und andere Schwermetalle).

Insgesamt konzentriert sich die labordiagnostische Evaluation des hepatobiliären Systems somit auf die Beurteilung des Vorliegens einer Zellschädigung, der exkretorischen und entgiftenden Funktion sowie der Syntheseleistung der Leber

14.2 Enzymdiagnostik

In der Routinediagnostik der Lebererkrankungen haben Enzymbestimmungen neben den bildgebenden Verfahren einen herausragenden Platz.

14.2.1 Transaminasen

AST und ALT

- AST = Aspartataminotransferase
- ALT = Alaninaminotransferase

Die zentrale Aufgabe der Transaminasen ist der Abbau von Aminosäuren durch **Desaminierung**. Obwohl die Transaminasen in allen Organen und Zellen vorkommen, ergibt sich aus der stark unterschiedlichen Organkonzentration eine beachtliche Organselektivität: Die ALT hat in der Leber die weitaus höchste Konzentration (mehr als 10-fach höher als im Skelett- und Herzmuskel). Die AST ist ebenfalls in der Leber am stärksten konzentriert, danach folgen Herz, Skelettmuskel, Gehirn, Niere, Pankreas und Lunge im Verhältnis 96 : 52 : 36 : 15 : 10 : 3 : 1.

Bei der **AST** sind 2 Isoenzyme bekannt, das lösliche zytoplasmatische und das mitochondriale. Eine quantitative Differenzierung ist möglich, wird aber in der Routinediagnostik nicht eingesetzt. Beide Isoenzyme sind Dimere mit einem Molekulargewicht von 91–93 kD. Sie werden verschiedenen Gen-Loci zugeordnet.

Bei der **ALT** sind dagegen beim Menschen keine Isoenzyme bekannt. Sie kommt überwiegend zytoplasmatisch gelöst, daneben aber auch mitochondrial gebunden vor.

Die Serumwerte der Transaminasen können bei derselben Erkrankung sehr unterschiedlich hoch sein. Sie stellen jeweils nur Momentaufnahmen der Enzymaktivitäten dar. Der Verlaufsbeobachtung kommt deshalb – wie bei allen Enzymbestimmungen – eine besondere Bedeutung zu. Da die Transaminasen zu den zellgebundenen Enzymen gehören, erlaubt ihre Messung eine Aussage über das Ausmaß einer Zellschädigung.

Indikation

- akute und chronische Lebererkrankungen
- Muskelerkrankungen (AST)

▸ Untersuchungsmaterial und Präanalytik

- Serum oder Plasma (starke Hämolyse stört AST-Bestimmung); bei Raumtemperatur 4 Tage haltbar

▸ Bestimmungsmethoden €

Die Extinktionsabnahme aufgrund des NADH-Verbrauchs wird photometrisch bei 340 nm gemessen (Gleichung 14.1).

Der Reaktionsansatz der IFCC enthält Pyridoxalphosphat (Pyp, Vitamin B_6), das Coenzym beider Transaminasen.

Zusatzinformation

In Proben mit hoher GlDH-Konzentration und hoher Ammoniakkonzentration (beides findet man bei schweren Leberschäden) wird NADH aus der Indikatorreaktion verbraucht. Die gemessene Transaminasenaktivität (S. 483) ist dann falsch hoch.

Obgleich die Bestimmung **beider** Transaminasen im Labor in der Regel zusammen angefordert wird, erscheint dies aus diagnostischer Sicht nicht immer nötig.

14

$$\text{? L-Aspartat} + \text{2-Oxoglutarat} \xrightarrow{\text{AST}} \text{Oxalacetat} + \text{L-Glutamat}$$

$$\text{! Oxalacetat} + \text{NADH} + H^+ \xrightarrow[\text{dehydrogenase}]{\text{Malat-}} \text{Malat} + NAD^+$$

$$\text{? L-Alanin} + \text{2-Oxoglutarat} \xrightarrow{\text{ALT}} \text{Pyruvat} + \text{L-Glutamat}$$

$$\text{! Pyruvat} + \text{NADH} + H^+ \xrightarrow{\text{LDH}} \text{L-Lactat} + NAD^+ \qquad \textbf{(Gl. 14.1)}$$

Referenzintervalle

	AST	ALT
	IFCC mit Pyp	IFCC mit Pyp
Säuglinge	16–96 U/l	4–71 U/l
Kleinkinder	30–71 U/l	7–31 U/l
Kinder	17–50 U/l	7–44 U/l
Jugendliche	16–46 U/l	8–45 U/l
Frauen	< 35 U/l	< 35 U/l
Männer	< 59 U/l	< 50 U/l

Beim älteren Menschen findet man niedrigere Aktivitäten.

▸ **Diagnostische Bedeutung.** Die ALT ist überwiegend in der Leber, die AST in Leber, Herz und Skelettmuskel lokalisiert (S. 180). Ihre Freisetzung erfolgt meist erst bei schwereren Zellschäden. Daraus ergeben sich die folgenden Befunde.

Merke

Die **höchsten Transaminasenwerte** findet man bei schweren **Leberzellnekrosen** (Pilzvergiftungen, Virushepatitis mit schwerem cholestastischem oder nekrotisierendem Verlauf).

Bei der **unkomplizierten, akuten Virushepatitis** steigen die Transaminasen bereits im präklinischen Stadium stark an, die ALT als zytoplasmatisches Enzym stärker als die AST. Das Maximum wird nach dem Auftreten des Ikterus erreicht. Im Verlauf der Erkrankung nimmt der Anteil der ALT aufgrund ihrer längeren Halbwertszeit zu.

Bei **chronischen Hepatitiden** fällt die Erhöhung der Transaminasen gering aus. Die ALT ist erwartungsgemäß höher als die AST und beträgt bei der chronisch persistierenden Hepatitis ca. 40–60 U/l und bei der chronisch aggressiven Form über 100 U/l. Schübe sind deutlich am Transaminasenanstieg zu erkennen.

Auch bei **Leberzirrhosen** findet man in der Regel nur mäßig hohe Transaminasenwerte. Typisch sind die im Vergleich zur ALT relativ hohen AST-Werte.

Marginal erhöhte Transaminasenwerte (AST und/oder ALT) sind in der Bevölkerung sehr häufig und dem Alkoholkonsum und Medikamenteneinnahmen anzulasten. Bei einem **alkoholtoxischen Leberschaden** werden häufig höhere AST als ALT Werte beobachtet.

Skelettmuskelerkrankungen wie die Duchenne-Muskeldystrophie (u. a.), Myositiden (insbesondere Polymyositis), auch Muskelkrämpfe, Traumen und schwere körperliche Arbeit führen zu leichten bis mäßigen AST-Erhöhungen. Die ALT steigt bei den chronischen Muskelerkrankungen ebenfalls an, obwohl die Skelettmuskulatur nur 1/10 der AST-Menge enthält. Hier wirkt sich die 3-fach längere Halbwertszeit der ALT aus. Leitenzym für Muskelerkrankungen ist jedoch die CK (S. 574).

14.2.2 Gamma-Glutamyltranspeptidase (GGT)

Die Gamma-Glutamyltranspeptidase (GGT, auch γGT) kommt in mehreren Organen vor. Ihre biologische Bedeutung liegt wahrscheinlich in der Beteiligung am Aminosäuretransport in die Zellen hinein, z. B. bei der Resorption von Aminosäuren aus dem Glomerulumfiltrat in die Tubuluszellen. Die GGT der Niere ist ein Glykoprotein mit einem Molekulargewicht von 84 kD. Sie besteht aus 2 verschiedenen Untereinheiten. Die GGT des Serums stammt aus der Leber und hat ein mittleres Molekulargewicht von 300 kD. Mehrere Isoenzyme sind bekannt, sie spielen aber derzeit in der Diagnostik keine Rolle. Die GGT ist an den Strukturen der Zellmembran angelagert und kann davon relativ leicht entfernt werden. Unter der vermehrten Einwirkung der Gallensäuren bei Cholestase soll die oberflächennahe GGT abgelöst werden und so zu einer GGT-Erhöhung im Blut führen.

Die im Serum Gesunder nachweisbare GGT-Aktivität stammt überwiegend aus der Leber und den Gallenwegen, nicht aus der Niere, obwohl die Enzymkonzentration dort sehr viel höher ist. Auch bei Nierenerkrankung erscheint die GGT höchstens im Urin, kaum aber im Blut, vgl. AP (S. 564). Die Erhöhung der GGT bei chronischem Alkohol- und Medikamentenabusus (z. B. Narkotika) erfolgt durch die Induktion der Enzymsynthese, weniger durch Parenchymschädigung. Die Erhöhung bei Cholestase erfolgt durch die Ablösung von den Zellmembranen.

Indikation

- Leber- und Gallenwegserkrankungen
- chronischer Abusus von Alkohol und Medikamenten
- arbeitsmedizinische Untersuchungen bei längerer Exposition von Lösungsmitteln etc.

▸ Untersuchungsmaterial und Präanalytik

- Serum oder Heparinplasma (starke Hämolyse stört); bei Raumtemperatur 1 Woche haltbar

▸ Bestimmungsmethode €

Die Extinktionszunahme bei 405 nm durch p-Nitranilin wird photometrisch gemessen (Gleichung 14.2).

?! γ-Glutamyl-p-nitranilid + Glycylglycin $\xrightarrow{\gamma GT}$ γ-Glutamylglycyl-glycin + p-Nitranilin

(Gl. 14.2)

Referenzintervalle

Alter/Geschlecht	GGT-Aktivität (IFCC)
Neugeborene	23–256 U/l
Säuglinge	8–203 U/l
Kleinkinder	1–87 U/l
Kinder	5–31 U/l
Jugendliche	5–29 U/l
Frauen	< 40 U/l
Männer	< 60 U/l

▸ Diagnostische Bedeutung

Merke

Die GGT hat die höchste Sensitivität aller cholestaseanzeigenden Enzyme.

Den stärksten Anstieg der GGT findet man bei intra- oder extrahepatischer Cholestase (Choledochusobstruktion, intrahepatischer Verschluss, cholestatisch wirkende Medikamente). Hier werden Werte bis 300 U/l gemessen.

Bei der **akuten Virushepatitis** ist die GGT deutlich erhöht. Sie normalisiert sich im Verlauf der Heilung nur langsam. Die GGT ist deshalb ein wichtiger Parameter für die Verlaufskontrolle.

14

Chronische Hepatitiden gehen, insbesondere wenn sie **alkoholinduziert** sind, regelmäßig mit einer GGT-Erhöhung (bis > 3 000 U/l!) einher.

Bei unklaren GGT-Erhöhungen (ohne offensichtlichen Leberparenchymschaden) ist an **Alkoholabusus oder ein medikamenteninduziertes Phänomen** zu denken. Die Erhöhung ist, solange noch keine alkoholinduzierte Hepatitis oder Leberzirrhose vorliegt, reversibel und kann intraindividuell als Kontrollparameter für den Alkoholkonsum dienen. Auch Nikotinabusus soll eine GGT-Erhöhung bewirken.

Auch bei einer **Fettleber** (**Steatosis hepatis**) werden GGT-Erhöhungen beobachtet, unabhängig davon, ob es sich um eine **nichtalkoholische Fettlebererkrankung** (**NAFLD**) oder eine **alkoholische Fettlebererkrankung** (**AFLD**) handelt. Beide Formen können in eine **Fettleberhepatitis** (**Steatosis hepatis**) übergehen, bei der dann auch erhöhte Transaminasen gefunden werden können (bei der alkoholischen Fettleberhepatitis häufig mit AST > ALT, bei der nichtalkoholischen Fettleberhepatitis ALT > AST). Entwickelt sich aus diesen Erkrankungen eine Leberzirrhose, geht auch die hepatische Syntheseleistung zurück, welche sich laborchemisch durch eine verminderte Cholinesterase, eine verminderte Albuminkonzentration und einen erniedrigten Quickwert darstellen lässt.

Andere Erkrankungen, die zu einer GGT-Erhöhung führen, sind akute Pankreatitis (bis 200 U/l), Pankreaskopfkarzinom, Nierenerkrankungen, Herzinfarkt, Verbrennungen, Diabetes mellitus, Hypertonie, vaskuläre und neoplastische Veränderungen des Gehirns. Insgesamt hat die GGT also eine hohe Sensitivität für Lebererkrankungen, jedoch eine schlechte Spezifität.

Auch die alkalische Phosphatase (AP) (S. 564) ist wie die GGT bei hepatobiliären Erkrankungen erhöht. Aufgrund der fehlenden Leberspezifität ist ihre Bedeutung in diesem Kontext zurückgegangen.

14.2.3 Cholinesterase (ChE)

Die in der Leber synthetisierte Cholinesterase (ChE, auch Serumcholinesterase oder Pseudocholinesterase) umfasst eine Gruppe von substratunspezifischen Acylcholin-Acylhydrolasen deren biologische Funktion unklar bleibt. Im Gegensatz dazu besteht die Funktion der Acetylcholinesterase (auch als echte Cholinesterase bezeichnet) in der Spaltung des Acetylcholins im synaptischen Spalt. 5pc allele Gen-Loci (E_1^U, E_1^A, E_1^S, E_1^F und E_2) sollen für die zahlreichen Varianten der Serumcholinesterasen verantwortlich sein Man unterscheidet dibucainresistente, fluoridresistente und Silent-Typen (d. h. Varianten mit nicht messbarer ChE-Aktivität). Bei der Suche nach diesen **atypischen** Cholinesterasen kann die Serumaktivität mit und ohne Zusatz von **Dibucain** (Db) bestimmt werden. Daraus errechnet man die Dibucainzahl. In analoger Weise wird die **Fluoridzahl** bestimmt.

Indikation

- Überprüfung der Syntheseleistung der Leber
- Vor Gabe von Muskelrelaxantien bei klinisch oder anamnestischen Hinweis auf eine Cholinesterasevariante
- Vergiftungen mit Insektiziden vom Alkylphosphat-Typ

▸ **Untersuchungsmaterial und Präanalytik**

- Serum (Hämolyse stört!); bei Raumtemperatur 1 Jahr (!!) haltbar

▸ **Bestimmungsmethoden €.** Klinisch von Bedeutung sind nur die sog. **Serumcholinesterasen**, die nach folgender Umsetzung bestimmt werden (Gleichung 14.3).

Butyrylthiocholinjodid $\xrightarrow{\text{ChE}}$ Thiocholinjodid + Butyrat

Thiocholinjodid + Ellman-Reagenz ⟶ Gelbfärbung (405 nm)

(Ellmann-Reagenz ist 5,5'-dithiobis(2-nitrobenzoesäure) **(Gl. 14.3)**

Referenzintervalle

Alter	ChE
Kinder und Erwachsene	5,3–12,9 kU/l

► **Diagnostische Bedeutung**

Merke

Die Höhe der Serumaktivität der ChE hängt von der **Leberparenchymmenge** ab und ist ein Indikator der **Proteinsynthese** in der Leber.

Erniedrigung der ChE. Bei allen Formen chronischer Lebererkrankungen (insbesondere der **Leberzirrhose**) gilt die Erniedrigung der ChE als ein empfindlicher Verlaufsparameter, der mit der Schwere des Krankheitsbildes korreliert. Bei allen anderen Lebererkrankungen, bei denen gelegentlich ChE-Verminderungen gefunden werden, tritt die Bedeutung der ChE dagegen zurück (durch Medikamente bedingte Leberschädigung, Alkoholabusus, schwere Vergiftungen [z. B. Knollenblätterpilz], Lebertumoren, manche Formen der akuten Hepatitis, Stauungsleber, Unterernährung). Allerdings spielen auch weitere Marker bei der Beurteilung der Synthesekapazität der Leber eine große Rolle. So sind an dieser Stelle insbesondere das Albumin sowie der Quick-Wert zu nennen. Letzterer überprüft den Teil des Gerinnungssystems, welcher v. a. von den in der Leber synthetisierten Gerinnungsfaktoren abhängt.

Vergiftungen mit Alkylphosphaten (z. B. E 605) oder mit spezifischen Inhibitoren der Acetylcholinesterase lassen sich frühzeitig und empfindlich mit der Analyse der ChE (genauer: den Serumcholinesterasen) nachweisen. Die Methode eignet sich auch für arbeitsmedizinische Kontrolluntersuchungen sowie bei Exposition mit Alkylphosphaten.

Merke

Bei allen Patienten mit erniedrigter ChE-Aktivität muss eine genetische Variante oder eine toxische Hemmung in Betracht gezogen werden.

Bei der Mehrzahl der Probanden (aber nicht bei allen!) mit genetisch determiniertem **verzögertem Abbau von Succinylcholin** findet sich eine *Verminderung der ChE* im Serum. Hier können Spezialuntersuchungen, wie die Bestimmung der **Dibucainzahl** und/oder der **Fluorid-Resistenz der ChE** , folgen. Bei Letzterer besteht ein erhöhtes Risiko für eine maligne Hyperthermie im Verlauf einer Narkose, s. a. CK (S. 574). Neben der phänotypischen Charakterisierung ist die Bestimmung des Genotyps sinnvoll (Familienuntersuchungen).

Erhöhte ChE-Aktivitäten sind zu finden bei einer gesteigerten Proteinsynthese in der Leber (nephrotisches Syndrom, exsudative Enteropathie), bei Diabetes mellitus, koronaren Herzerkrankungen, Hyperlipoproteinämie Typ IV und bei alkoholtoxischer Leberschädigung. Diagnostisch spielen erhöhte ChE-Aktivitäten keine Rolle.

14.2.4 Glutamatdehydrogenase (GlDH)

Die Glutamatdehydrogenase (GlDH) ist überwiegend in den Mitochondrien der Leber lokalisiert. Ihre Aufgabe besteht in der Bildung (Leber) und Bindung (z. B. im Gehirn) von Ammoniak. Die höchsten Konzentrationen finden sich in den centroacinären Zellen, bei deren Untergang folglich die höchsten Enzymaktivitäten auftreten. Es existieren Polymere mit einem Molekulargewicht bis 2×10^3 kD, die aus identischen Untereinheiten bestehen. Das Molekulargewicht der Monomere, die selbst wieder aus identischen Protomeren ohne katalytische Aktivität bestehen, beträgt ca. 300 kD.

Indikation

- Abschätzung des Schweregrades einer Leberschädigung

▶ **Untersuchungsmaterial und Präanalytik**

- Serum oder Plasma (ohne Natriumfluorid); bei Raumtemperatur 7 Tage haltbar

▶ **Bestimmungsmethode €.** Die Extinktionsabnahme durch NADH wird bei 340 nm photometrisch gemessen. In der Vorinkubationsphase wird das in der Probe enthaltene Pyruvat mit LDH, die dem Reaktionsgemisch zugesetzt ist, zerstört. Mit dem gleichen Ansatz wird die enzymatische Ammoniakbestimmung durchgeführt (Gleichung 14.4).

Referenzintervalle

Alter/Geschlecht	GLDH-Aktivität
Neugeborene	< 10 U/l
Säuglinge	< 8 U/l
Kleinkinder	< 5 U/l
Frauen	< 5 U/l
Männer	< 7 U/l

▶ **Diagnostische Bedeutung**

Merke

Je tiefgreifender eine Leberzellschädigung, umso höher ist die GlDH-Aktivität im Blut.

Die **höchsten GlDH-Werte** (über 500 U/l) findet man demnach bei Leberzellschäden mit Zerstörung der Mitochondrien, also bei akuten Durchblutungsstörungen der Leber sowie bei Vergiftungen mit Pilzgiften, Zytostatika, Tetrachlorkohlenstoff und Arsenverbindungen.

Bei einem akuten extrahepatischen Verschlussikterus, bei der biliären Zirrhose und der Metastasenleber liegen **mäßig bis stark erhöhte** GlDH-Werte vor.

Nur leichte oder keine GlDH-Erhöhungen ergeben sich bei akuten und chronischen Hepatitiden ohne intrahepatische Cholestase.

?! $$\text{2-Oxoglutarat} + NH_4^+ + NADH \xrightarrow{\text{GlDH}} \text{L-Glutamat} + NAD^+ + H_2O \quad \textbf{(Gl. 14.4)}$$

B

Fallbeispiel

Eine 45-jährige Wirtin wird mit Bluterbrechen aufgenommen. Endoskopisch werden Ösophagusvarizen gefunden. Außer einer deutlich erhöhten GGT (230 U/l) ergeben sich keine auffälligen Laborwerte. Die Varizen werden sklerosiert, danach treten keine weiteren Blutungen auf. Der Patientin wird geraten, auf Alkohol zu verzichten. Ein Jahr später wird sie wieder aufgenommen, ikterisch, schläfrig und mit den klinischen Zeichen einer chronischen Lebererkrankung. **Laboruntersuchungsergebnisse:**

Substanz	Konzentration
Albumin	22 g/l
Bilirubin	230 µmol/l (13,4 mg/dl)
AP	300 U/l
ALT	150 U/l
GGT	400 U/l

Die Patientin hat wieder zu trinken begonnen und nun einen chronischen Leberschaden. Die Anamnese und die Laborbefunde sind typisch für eine chronische Leberzirrhose: Das Albumin (als Parameter für die Syntheseleistung) ist erniedrigt, Bilirubin und die Leberenzyme (als Parameter für den Zelluntergang) sind erhöht.

14.3 Bilirubin und Urobilinogen

▶ **Hämoglobinabbau.** Hämoglobin wird im reticulo-histiozytären System in den Farbstoffanteil Häm und das Globin gespalten. Das Häm wird oxidativ mit der Hämoxigenase aufgespalten und danach das Eisen entfernt. So entsteht Biliverdin und auch endogenes Kohlenmonoxid. Durch Einwirkung der Biliverdinreduktase wird Bilirubin gebildet. 80–90 % des Bilirubins entstammen dem Hämoglobinabbau aus alten Erythrozyten. Der Rest kommt von anderen Porphyrinen (z. B. Cytochrome) und aus der ineffektiven Erythropoese. Bei DNA-Synthesestörungen (Vitamin B_{12}-Mangel) oder bei Globinsynthesestörungen (Thalassämien) mit übersteigerter De-novo-Porphyrinsynthese kann dieser „Rest" beträchtlich steigen und so den Grund für einen prähepatischen Ikterus darstellen. Das extrahepatisch gebildete Bilirubin wird nahezu ausschließlich in Albuminbindung zur Leber transportiert (▶ Abb. 14.1).

Die Intoxikationsgefahr bei der schweren **neonatalen Hyperbilirubinämie** wird daher durch Albuminmangel, aber auch durch um die Albuminbindung konkurrierende Medikamente und durch eine Azidose vergrößert.

▶ **Intrahepatischer Bilirubinmetabolismus.** Die Glucuronidierung des Bilirubins und seine Ausscheidung in die Gallengänge lassen sich in 3 Schritte untergliedern (▶ Abb. 14.1), die Aufnahme des Bilirubins in die Leberzelle (I), die Glucuronidierung (II) und die Exkretion aus der Leberzelle (III) in die intrahepatischen Gallenwege. Die Bilirubinaufnahme (I) ist ein aktiver, mehrschrittiger Prozess unter Mithilfe unspezifischer Bindungsproteine (Y-Protein = Ligandin und Z-Protein). Im Zellinneren erfolgt die Veresterung (II) mit UDP-Glucuronsäure zu Bilirubinmonoglucuronid, aus dem Bilirubindiglucuronid und unverestertes Bilirubin entstehen, welches weiter verestert wird. Auch die Exkretion (III) des Bilirubindiglucuronids ist ein aktiver Prozess. Sie stellt den geschwindig-

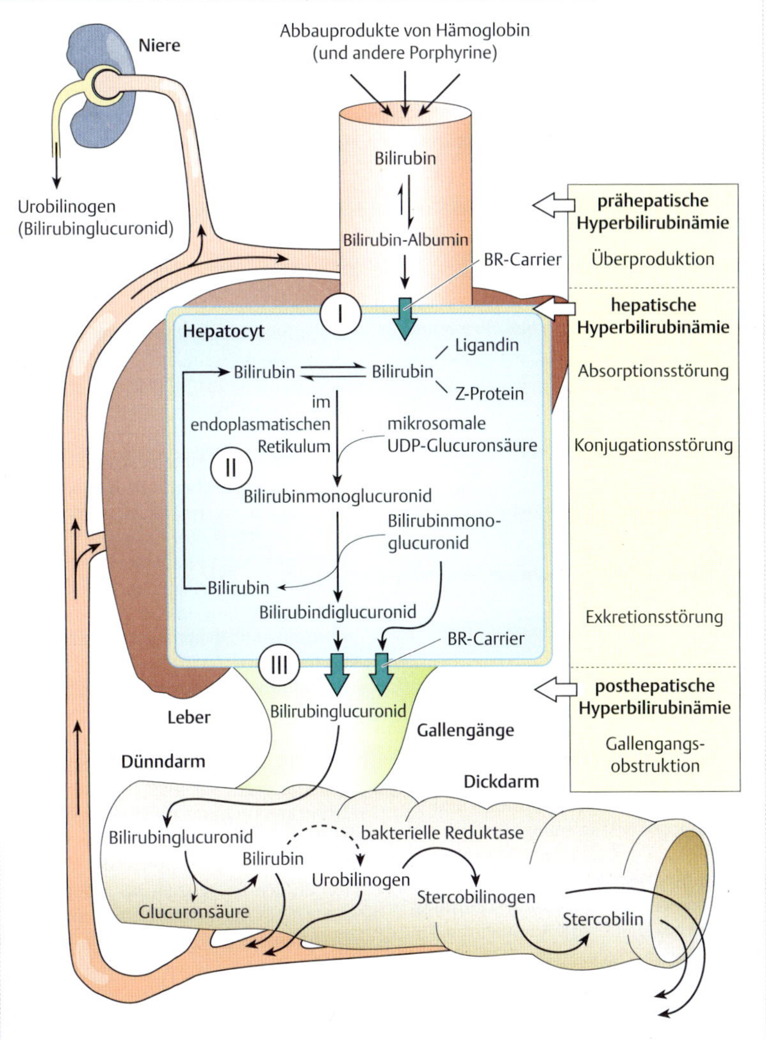

Abb. 14.1 Schema des Bilirubinstoffwechsels und seiner Störungen (nach Gressner), BR = Bilirubin.

keitsbestimmenden Schritt des Bilirubinstoffwechsels dar, der bei vielen Lebererkrankungen und durch Medikamente gestört wird.

▸ **Ausscheidung.** Nach der **Exkretion** in die Galle bzw. in den Dünndarm wird das Bilirubindiglucuronid durch die Bakterien des Dünndarms zu Urobilinogen reduziert, das teilweise in die Blutbahn rückresorbiert und in kleinen Mengen im Urin ausgeschieden wird. Der größere Teil wird jedoch weiter zu Stercobilinogen abgebaut, aus dem durch Oxidation Stercobilin entsteht. Stercobilinogen und Stercobilin sind die Stuhlfarbstoffe.

Indikation

- Diagnostik und Verlaufskontrolle eines Ikterus

▸ **Untersuchungsmaterial und Präanalytik**

- Serum oder Plasma; bei Raumtemperatur 1 Tag haltbar

Bilirubin unterliegt der Photooxidation mit kurzwelligem Licht; insbesondere Serum- und Plasmaproben müssen lichtgeschützt aufbewahrt werden!

- Spontanurinprobe zur Bilirubin- und Urobilinogenbestimmung

▸ **Bestimmungsmethoden €**

- **Photometrische Bilirubinbestimmung** (Jendrassik und Grof): An Glucuronsäure gebundenes (glucuronidiertes, **„direktes“**) Bilirubin wird mit diazotierter Sulfanilsäure gespalten. Das entstehende Azopigment hat Indikatoreigenschaft und wird in alkalischem Milieu photometrisch gemessen. Das nicht glucuronidierte (**„indirekte“**) Bilirubin liegt im Serum in Albuminbindung vor, aus der es erst mit Coffeinlösung freigesetzt und mit dem oben genannten Diazoreagenz zur Reaktion gebracht wird. Nach dieser Methode wird das Gesamtbilirubin bestimmt. Konzentration des indirekten Bilirubins:
  Gesamtbilirubin – direktes Bilirubin = indirektes Bilirubin.
- **Bilirubinometer:** Bei Neugeborenen mit ihrem physiologisch hohen Bilirubingehalt im Serum bei gleichzeitig niedriger Konzentration an Carotinoiden (dem β-Carotin chemisch verwandte Substanzen aus der Nahrung) kann durch direkte Photometrie (S. 79) der Bilirubingehalt in Kapillarplasma bei 461 nm gemessen werden, nachdem bei 551 nm eine Kompensation für freies Hämoglobin und Trübungen vorgenommen wurde.
- **Bilirubinbestimmung im Urin:** Im Urin kommt nur glucuronidiertes Bilirubin vor. Es kann mit einem Teststreifen halb quantitativ bestimmt werden. Das Testprinzip beruht auf einer Diazoreaktion.
- **Urinuntersuchung auf Urobilinogen:** Halb quantitative Teststreifenuntersuchung auf der Grundlage der Reaktion mit Ehrlich-Reagenz (S. 327) oder Bildung eines Azofarbstoffes mit einem Diazoniumsalz.

Referenzintervalle

Alter		Gesamtbilirubin
Neugeborene	24 h	bis 58 µmol/l (4,0 mg/dl)
	24–48 h	bis 231 µmol/l (13,5 mg/dl)
	bis 5. Tag	bis 231 µmol/l (13,5 mg/dl)
Kinder u. Erwachsene		bis 19 µmol/l (1,1 mg/dl)
direktes Bilirubin:		negativ*
Urobilinogen im Urin:		negativ

* Durch die Ungenauigkeit der Bestimmungsmethode können Werte bis 5 µmol/l (0,3 mg/dl) vorgetäuscht werden.

▸ **Diagnostische Bedeutung.** Ein Ikterus bezeichnet die Gelbfärbung von Haut, Schleimhäuten und Skleren durch Ablagerung von Bilirubin im Gewebe. An den Skleren erkennt man einen Ikterus ab einem Gesamtbilirubin > 34 µmol/l (2 mg/dl).

Der Kliniker unterscheidet bei den **Ikterusarten**:

- **prähepatischer** Ikterus (hoher Bilirubinanfall durch stark gesteigerten Hämoglobinabbau bei unzureichender Glucuronidierung),
- **intrahepatischer** Ikterus (gestörter Bilirubinstoffwechsel und/oder intrahepatische Cholestase),
- **posthepatischer** Ikterus (extrahepatische Cholestase).

Als diagnostische Einordnungskriterien dienen die Konzentrationen von Gesamtbilirubin und direktem Bilirubin im Serum.

Merke

Beim prähepatischen Ikterus beträgt der Anteil des direkten Bilirubins häufig < 20 %, bei intra- oder posthepatischem Ikterus beträgt er eher > 50 %.

Prähepatischer Ikterus: Dieser entsteht erst, wenn die Glucuronidierungskapazität der Leber, die normalerweise nur zu 25 % ausgelastet wird, überschritten wird. Dies ist der Fall bei ausgeprägter korpuskulärer und extrakorpuskulärer hämolytischer Anämie (u. a. Transfusionszwischenfälle), bei ausgeprägter ineffektiver Erythropoese und bei der Resorption ausgedehnter Hämatome und intraabdominaler Blutmassen.

Auch die **Hyperbilirubinämie des Neugeborenen** ist hier einzuordnen. Durch den starken postnatalen Erythrozytenabbau einerseits und die zu diesem Zeitpunkt physiologische Glucuronidierungsschwäche der neonatalen Leber andererseits steigt das indirekte Bilirubin stark an, insbesondere wenn zusätzlich eine Immunhämolyse (z. B. bei Rh-Inkompatibilität) oder eine Sepsis vorhanden ist. Bei Bilirubinkonzentrationen über 350 µmol/l

(20 mg/dl) besteht die Gefahr eines **Kernikterus**, insbesondere beim unreifen Neugeborenen mit Hypalbuminämie. Beim Kernikterus lagert sich das lipophile Bilirubin in die Stammhirnkerne ein. Es kommt zu *irreversiblen neurologischen Schäden*. Im späteren Leben verhindert die intakte Blut-Hirn-Schranke eine solche Bilirubinintoxikation. Durch engmaschige Kontrollen der Bilirubinwerte beim Neugeborenen wird eine rechtzeitige Therapie (Phototherapie bzw. Austauschtransfusion) veranlasst.

Intrahepatischer Ikterus: Ursachen können eingeschränkte Bilirubinaufnahme durch die Hepatozyten, Konjugationsstörung oder Exkretionsstörung des Bilirubinglucuronids sein (▶ Abb. 14.1). Die Bilirubinaufnahme in die Leberzelle und die Glucuronidierung sind bei einer Reihe von **angeborenen** Hyperbilirubinämiesyndromen gestört: Gilbert-Syndrom (Morbus Meulengracht) und die Crigler-Najjar-Syndrome führen zu intrahepatischem Ikterus mit Anstieg des indirekten Bilirubins. Das direkte Bilirubin steigt zu Beginn der **akuten Virushepatitis** stark an, daneben auch bei anderen toxischen und zirrhotischen **Leberschädigungen**. Die **medikamentenbedingte Hyperbilirubinämie** (zahlreiche Substanzen!) wird als intrahepatische Cholestase aufgefasst. Infektionen der Gallenwege (E. coli, Enterokokken, Salmonellen) und eine Reihe von seltenen angeborenen Bilirubinausscheidungsstörungen (Dubin-Johnson-Syndrom, Rotor-Syndrom, konnatale Gallengangsatresie) führen ebenfalls zu erhöhten Konzentrationen des direkten Bilirubins.

Posthepatischer Ikterus: Ursächlich ist eine extrahepatische Cholestase bei Cholecystitiden, Gallensteinen, Gallenblasenkarzinomen, sonstigen Tumoren der Gallenblase und der Gallenwege und schließlich anderen Abflussbehinderungen. Auch die angeborene extrahepatische Gallengangsatresie führt zu einem posthepatischen Ikterus.

Zusatzinformation

Die **Bilirubinausscheidung im Urin** wurde früher zur Ikterusdifferenzierung herangezogen: Beim **prähepatischen** Ikterus fehlt eine Bilirubinerhöhung im Urin, das Urobilinogen kann vermehrt sein, beim **intrahepatischen** Ikterus können die renale Bilirubinausscheidung und die Urobilinogenausscheidung erhöht sein, beim **posthepatischen** Ikterus lässt sich im Urin Bilirubin nachweisen und die Urobilinogenausscheidung ist vermindert. Bei vollständiger extrahepatischer Cholestase fehlt dem Stuhl die typische Farbe („acholisch"). Er ist weißgrau gefärbt, weil er kein Stercobilin enthält.

14.4 Ammoniak

Harnstoff ist das Hauptentgiftungsprodukt von Ammoniak (S. 535). Daneben wird aber insbesondere bei dem in der Zelle entstehenden Ammoniak ein weiterer Abbaumechanismus genutzt, die Amidierung von Glutaminsäure und Asparaginsäure zu Glutamin und Asparagin und die Übertragung auf Ketosäuren (Ketoglutarat, Oxalacetat, Pyruvat) und Bildung entsprechender Aminosäuren (Glutaminsäure, Asparaginsäure, Alanin). Die gesteigerte Glutaminbildung im Gehirn bei Hyperammoniämie trägt zur encephalotoxischen Wirkung von Ammoniak bei, wie eine ungenügende Entgiftung von Ammoniak im Gehirn zu Gliaschwellung und hepatischer Enzephalopathie führt.

Indikation

- Diagnostik und Verlaufskontrolle des Leberkomas
- unklare Hepatopathie bei Neugeborenen und älteren Kindern (angeborene Harnstoffzyklusstörungen, Reye-Syndrom u. a.)

▸ Untersuchungsmaterial und Präanalytik

- EDTA-Plasma; das Blut muss nach Entnahme sofort gekühlt und zentrifugiert werden.

▸ Bestimmungsmethoden €

- Enzymatisch (siehe Gl. 14.5)

Vgl. die Bestimmung des Enzyms GlDH und die vollenzymatische Harnstoffbestimmung (S. 535). Falsch hohe Werte entstehen, wenn Plasmagewinnung und Durchführung der Bestimmung nicht innerhalb von 60 Minuten nach der Blutentnahme erfolgen.

Referenzintervalle

Alter		Ammoniak
Neugeborene	1. Tag	30–144 µmol/l (51–245 µg/dl)
	5.–6. Tag	31–134 µmol/l (53–144 µg/dl)
Schulkinder und Erwachsene		24–48 µmol/l (41–82 µg/dl)

▸ Diagnostische Bedeutung

Merke

Ammoniakerhöhungen im Plasma sind immer ein Zeichen für einen **schweren Leberparenchymschaden** (bzw. einen angeborenen Enzymdefekt).

Die höchsten Werte findet man im Finalstadium einer dekompensierten Leberzirrhose (Leberkoma). Bei schweren Verlaufsformen der akuten Virushepatitis und bei schweren Vergiftungen (z. B. durch Knollenblätterpilz) treten ebenfalls deutlich erhöhte Werte auf.

?! $$NH_4^+ + \text{2-Oxoglutarat} + NADPH \xrightarrow{GlDH} \text{Glutamat} + NADP^+ + H_2O \quad \textbf{(Gl. 14.5)}$$

Ammoniakerhöhungen ohne Leberparenchymschaden können sich bei ausgeprägten Umgehungskreisläufen der Leber ergeben (porto-cavaler Shunt). Der im Dünn- und Dickdarm durch bakterielle Zersetzung von Proteinen und Harnstoff entstehende Ammoniak gelangt dann in den Kreislauf, ohne in der Leber eliminiert zu werden. Massive gastrointestinale Blutungen führen auf diese Weise zu Ammoniakerhöhungen. Auch eine stark eingeschränkte Nierenfunktion kann zu erhöhten Werten führen, indem vermehrt Harnstoff in den Darm sezerniert und dort bakteriell gespalten wird und der entstehende Ammoniak wieder in die Blutbahn gelangt.

Erhöhte Ammoniakwerte finden sich auch bei mehreren **angeborenen Enzymdefekten im Harnstoffzyklus**, bei Abbaustörungen dibasischer Aminosäuren und – sekundär – bei einigen Organoacidämien. Die Ammoniakwerte können verschieden hoch oder nur episodisch erhöht sein. Erwähnt werden muss noch das Reye-Syndrom, eine schwere Hepato-Enzephalopathie unklarer (viraler?) Genese, die mit deutlich erhöhten Ammoniakwerten einhergeht.

14.5 Hepatitisserologie

▸ **Hepatitis A.** Das Hepatitis-A-Virus ist in die Familie der Picornaviridae eingruppiert. Es handelt sich um ein weltweit verbreitetes kleines, sphärisches, nicht umhülltes **RNA**-Virus mit ausgeprägter Temperatur- und Trockenheitsresistenz.

▸ **Hepatitis B.** Das **Hepatitis-B**-Virus ist ein sphärisches Partikel, Prototyp der Familie Hepadnaviridae und besteht aus Hülle (Surface) und Kern (Core). Im Inneren des Kerns sind zirkuläre, teils doppelsträngige DNA und eine DNA-Polymerase enthalten. Der Marker der Hülle ist das HBs-Ag (Hepatitis-B-Surface-Antigen) und der des Kerns das HBc-Ag (Hepatitis-B-Core-Antigen). Ein weiterer Kernbestandteil ist das HBe-Ag (Hepatitis-B-Envelope-Antigen [weiterer Bestandteil des Nukleokapsids]). Im Verlauf des Infektionsgeschehens werden meist (nicht immer) Antikörper gegen die 3 genannten Antigene gebildet (Anti-HBs etc.). Sie dienen der Viruseliminierung. Bei fehlender Antikörperbildung besteht die Gefahr einer chronischen HBs-Ag-Trägerschaft.

▸ **Hepatitis C.** Das **Hepatitis-C-Virus** gehört in die Gruppe der Flaviviridae. Es wurden bisher 6 Genotypen mit über 50 Subtypen beschrieben. In Europa und den USA kommen vorwiegend die Genotypen 1, 2 und 3 vor. Patienten mit dem Genotyp 1b scheinen schlechter auf die Interferontherapie anzusprechen. Antikörper, die nach Erregerexposition gebildet werden, können sich gegen strukturelle Proteine (z. B. E1 und E2/NS 1) und nichtstrukturelle Proteine (z. B. NS 3, NS 4 und NS 5) richten. Die Inkubationszeit für eine Hepatitis C kann 2–26 Wochen betragen. Häufig verläuft die Infektion klinisch unauffällig, sodass die Erkrankung als Zufallsbefund durch eine erhöhte ALT bzw. durch einen positiven HCV-Antikörperbefund erkannt wird. Nur 25 % der Infizierten entwickeln eine akute Hepatitis. Selten wird ein Ikterus beobachtet. Die Diagnose einer akuten, chronischen oder ausgeheilten HCV-Erkrankung gelingt deshalb in der Regel nur durch Labordiagnostik.

▸ **Hepatitis D und E.** Sowohl Hepatitis D wie E sind seltener und spielen in Deutschland nur eine nachgeordnete Rolle. Eine **Hepatitis-D**-Infektion setzt eine Hepatitis-B-Infektion voraus und verläuft im Transaminasenanstieg häufig biphasisch. Zur Diagnostik dienen HDV-Antikörper-Bestimmung oder der HDV-RNA-Nachweis. Die **Hepatits E** hat einen ähnlichen Infektionsweg wie die Hepatitis A und kommt überwiegend in Asien vor. Bei Schwangeren gibt es fulminante Verläufe. Der Nachweis gelingt über HEV-Antikörperbildung (IgM und IgG) oder über die HEV-PCR.

Indikation

- Verdachtsdiagnose oder Ausschluss einer Hepatitis
- Abschätzung des Infektionsrisikos
- nach Hepatitisimpfung: Kontrolle des Immunschutzes (Anti-HBs und Anti-HAV)
- Blutspendewesen: Ausschluss von transfusionsassoziierten Infektionen

► **Untersuchungsmaterial und Präanalytik**

- Serum (kein Plasma!); im Kühlschrank mehrere Tage haltbar
- PCR: EDTA-Plasma.

► **Bestimmungsmethoden €€–€€€**

- Enzymimmunoassays oder andere Immunoassays mit staatlicher Zulassung durch das Paul-Ehrlich-Institut
- PCR und weitere molekularbiologische Methoden.

Zur **HCV-Diagnostik** werden im Immunoassay (z. B. ELISA) Antikörper gegen HCV nachgewiesen. Das „serodiagnostische Fenster", in dem die Immunoassays nach akuter Infektion noch negativ Ergebnisse liefern, kann 7 – 8 Wochen betragen. HCV-RNA kann bereits 1 – 2 Wochen nach Infektion detektiert werden. Bei positivem HCV Antikörper Ergebnis wird anschließend mittels molekularbiologischem Test auf das Vorliegen des Hepatitis C Virusgenoms untersucht. Dieses Untersuchungsverfahren spielt auch bei der Verlaufskontrolle eine wichtige Rolle ebenso wie zur **Genotypendifferenzierung**.

► **Diagnostische Bedeutung.** Verlauf und Labordiagnostik von Viruserkrankungen erfolgen nach einem weitgehend einheitlichen Schema, das am Beispiel der **Hepatitis-A-Infektion** erläutert wird (► Abb. 14.2). Die Infektion mit anderen herpetiformen Viren, EBV, CMV, HSV und VZV verläuft ähnlich. Nach einer klinisch inapparenten Phase treten unspezifische Symptome wie Abgeschlagenheit, Unwohlsein, Appetitlosigkeit und bei den Hepatitiden ein beginnender Ikterus auf. Diese **klinischen Zeichen** werden häufig nicht wahrgenommen, d. h., die Erkrankung verläuft klinisch inapparent. In dieser Initialphase beginnt bereits die Bildung von spezifischen Antikörpern, von IgM und IgG (2–4 Wochen nach Infektion). Während der klinischen Manifestation nimmt in der Regel die AK-Bildung stark zu. Die IgM-Antikörperverschwinden im Laufe der nächsten 6 Monate wieder, während die IgG-Antikörper jahrelang, manchmal lebenslang persistieren.

Das **diagnostische Vorgehen** besteht generell in einer ersten Untersuchung mit einem Test, der sowohl IgM- als auch IgG-AK erfasst. Ist diese Untersuchung negativ, wird eine durchgemachte Viruserkrankung ausgeschlossen. Eine frische Infektion lässt sich allerdings dann nicht ausschließen, wenn noch keine AK gebildet wurden (sog. serologisch-diagnostisches Fenster [Lücke] zwischen Infektion und Antikörpernachweis). Bei entsprechendem klinischem Verdacht muss die Untersuchung nach 2–3 Wochen wiederholt werden, bzw. eine Untersuchung auf Hepatitis A Antigen im Stuhl mittels ELISA oder eine Hepatits-A-Virus-PCR-Untersuchung aus Blut oder Stuhl, welche die Infektion etwa 14 Tage eher als das Antikörperscreening zeigt, durchgeführt werden. Ist der IgM + IgG-Test dagegen positiv, wird vom Labor automatisch eine Folgeuntersuchung durchgeführt, die nur die IgM-Antikörper erfasst. Damit wird geprüft, ob eine kurz zurückliegende Infektion vorliegt (► Abb. 14.2). In diesem Fall (positive Reaktion) müssen (noch) IgM-AK nachweisbar sein. Eine negative Reaktion spricht für eine früher abgelaufene Infektion.

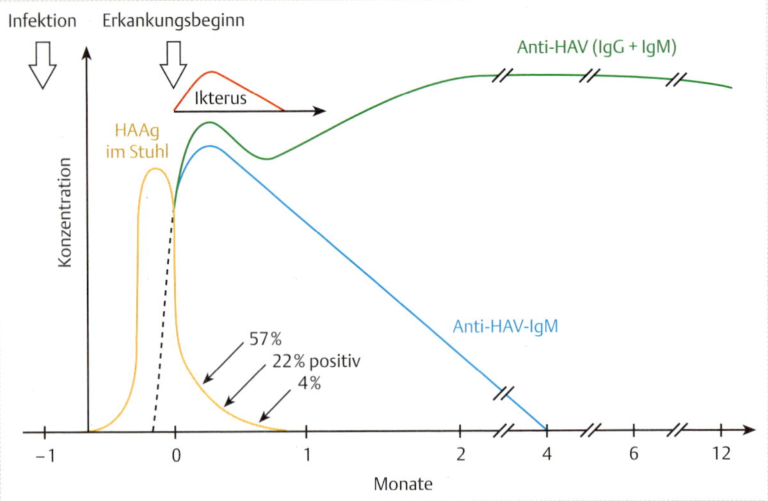

Abb. 14.2 Hepatitis-A-Infektion. Typischer Verlauf virusspezifischer Untersuchungen und der Zeitpunkt des Auftretens von Symptomen (nach Thomas).

Für die **Hepatitis B** (▶ Abb. 14.3) stehen verschiedene Antigen- und Antikörpertests zur Verfügung. Die Virusbestandteile, die für die laborserologische Diagnostik verwendet werden, sind das Hepatitis B Surface Antigen (HBsAg), das Envelope Antigen (HBeAg), das Core Antigen (HBcAg) sowie auch die HBV-DNA. Die unterschiedlichen hierauf basierenden Tests werden zur Einordnung des Patienten und seiner Symptome in den zeitlichen Ablauf der Erkrankung benötigt. Die Basisdiagnostik besteht aus HBs-Ag, Anti-HBs und Anti-HBc. Sind alle 3 Parameter negativ, hat der Patient keine Hepatitis B gehabt. Sind Anti-HBs und Anti-HBc positiv, liegt eine abgelaufene Hepatitis B vor. Ist nur das Anti-HBs positiv, ist der Patient gegen Hepatitis B geimpft oder ein Neugeborenes hat einen sog. Leihtiter von der Mutter. Alle Fälle aber, in denen das HBs-Ag positiv ist, erfordern eine weitergehende Diagnostik zur Abgrenzung einer akuten, chronisch-aggressiven und chronisch-persistierenden Hepatitis B. Es liegt in der Verantwortung des Labors in Zusammenarbeit mit dem Kliniker, die geeigneten Folgetests durchzuführen. Gegebenenfalls ist auch die HBV-DNA quantitativ zu bestimmen. Der Nachweis von HBV-DNA bedeutet Infektiosität.

▶ Abb. 14.4 beschreibt den Verlauf der AK-Bildung bei **HCV-Infektion**, die durch eine vergleichsweise späte Antikörperbildung gekennzeichnet ist (breites serologisch-diagnostisches Fenster). Auch hier werden (allerdings nicht immer) zunächst IgM-AK gebildet. HCV-RNA kann bereits 1–2 Wochen nach einer Infektion detektiert werden. Bei positivem HCV-Antikörper-Ergebnis wird anschließend auf das Vorliegen des Hepatitis-C-Virusgenoms untersucht. Die quantitative Viruslastbestimmung sowie die Genotypendifferenzierung mit molekularbiologischen Methoden sind sowohl

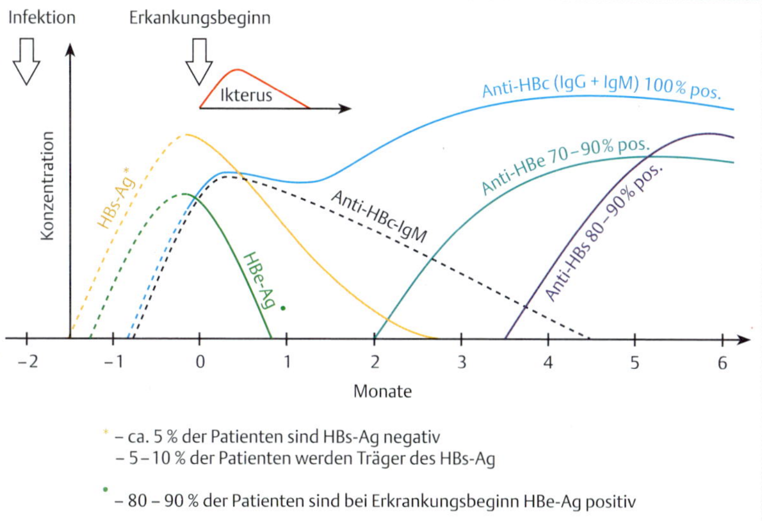

Abb. 14.3 Hepatitis-B-Infektion. Typischer Verlauf virusspezifischer Untersuchungen und der Zeitpunkt des Auftretens von Symptomen (nach Thomas).

in der Initialphase der Infektion wie im Verlauf der Therapie indiziert.

Merke

Nicht selten kommt es im Rahmen schwerer Infektionen mit anderen Erregern und bei immunsupprimierten Patienten zu einem grenzwertigen Anstieg der IgM, der oft schwierig zu bewerten ist (unspezifische Mitreaktion, Reaktivierung?!).

Alle Neuerkrankungen mit Hepatitiden (A, B, C, D, E) sind nach §7 des Infektionsschutzgesetzes meldepflichtig, sowohl von der Klinik wie vom Labor.

14.6 Ausgewählte Krankheitsbilder

Zu den Ursachen akuter hepatischer Zellschädigungen gehören die viralen Hepatitiden, Vergiftungen sowie toxische und ischämische Schädigungen. Seltenere Ursachen akuter Leberkrankheiten sind die autoimmunen Lebererkrankungen sowie die schwangerschaftsspezifischen Lebererkrankungen. Bei chronischen (länger als 6 Monate bestehenden) hepatozellulären Erkrankungen müssen differentialdiagnostisch ebenfalls virale Hepatitiden, alkoholtoxische Leberschäden, nichtalkoholische Fettlebererkrankungen (NAFLD) sowie einige angeborene Stoffwechselstörungen (z. B. die Hämochromatose, die Kupferspeicherkrankheit Morbus Wilson, Alpha-1-Antitrypsinmangel) in Betracht gezogen werden.

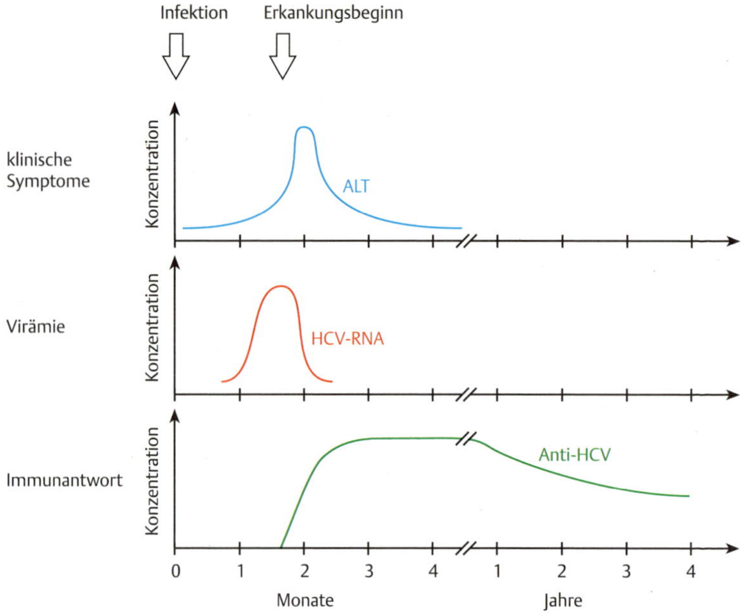

Abb. 14.4 Hepatitis-C-Infektion. Typischer Verlauf virusspezifischer Untersuchungen und der Zeitpunkt des Auftretens von Symptomen (nach Thomas).

14

14.6.1 Kupferstoffwechselstörungen

Kupfer ist ein essenzieller Bestandteil mehrerer Enzyme, der Cytochrom-Oxidase, der Lysyloxidasen, der Dopamin-β-Hydroxylase, der Ferrireduktase (Coeruloplasmin) u. a. bei Kupfermangel (und bei der sehr seltenen Kupferstoffwechselstörung Menkes-Kinky-Hair-Syndrom, Defekt der ATPase 7A) ist die Aktivität dieser Enzyme im Gewebe vermindert, was zu entsprechenden Ausfallerscheinungen führt. Beim Morbus Wilson liegt hingegen durch die Kupferablagerung in der Leber (nahezu fehlende Ausscheidung des Kupfers über die Galle) und anderen Geweben eine Kupfervergiftung vor. Der genetische Defekt sind rezessiv vererbte Mutationen im ATP7B-Gen (mehr als 300 sind bekannt), das für die kupfertransportierende ATPase 7B kodiert. Sie ist u. a. für die biliäre Kupferexkretion der Hepatozyten erforderlich.

Indikation

- Verdacht auf Morbus Wilson
- unklare eisenrefraktäre Anämie, besonders bei Neugeborenen

► **Untersuchungsmaterial und Präanalytik**

- Serum oder Plasma; bei Raumtemperatur 2 Wochen haltbar
- Kupferausscheidung im 24-Stunden-Sammelurin

Kupfer sollte möglichst zusammen mit Coeruloplasmin bestimmt werden.

► **Bestimmungsmethoden €€**

- Atomabsorptionsflammenphotometrie (Referenzmethode)
- Photometrie mit farbgebenden Komplexbildnern

► **Diagnostische Bedeutung. Stark erniedrigte Serumkupferspiegel** treten bei Morbus Wilson (hepatolentikuläre Degeneration) und bei der seltenen Menkes-Krankheit auf. In Verbindung mit Anamnese, erniedrigtem Coeruloplasmin und erhöhter Urin-Kupferausscheidung (> 100 µg/d, diagnostisch vor allem nach Penicillamingabe) sind sie beweisend. Kupfermangelbedingte Hypocuprämie beschränkt sich in Mitteleuropa auf Früh- und Neugeborene und Säuglinge, die dann eine eisenrefraktäre normozytäre oder mikrozytäre Anämie mit Neutropenie haben.

14.6.2 Hämochromatose

Bei der **Hämochromatose** kommt es durch einen Defekt des HFE Gens über einen **Hepcidinmangel** zu einer vermehrten enteralen Eisenresorption. Das Muster der Organmanifestation (Leberzirrhose, Diabetes mellitus [„Bronzediabetes" wegen einer dunklen Hautpigmentierung], sekundäre Kardiomyopathien, Endokrinopathien und Arthropathien) hängt vom jeweiligen genetischen Typen ab. Labordiagnostisch spielt die Bestimmung des Plasmaferritins sowie der Transferrinsättigung eine große Rolle. Eine normale Transferrinsättigung schließt eine Hämochromatose weitgehend aus. Zusätzlich wird eine HFE Gendiagnostik durchgeführt. Näheres hierzu in Kap. Eisenstoffwechsel (S. 328).

14.6.3 α_1-Antitrypsin-Mangel

α_1-Antitrypsin ist ein Proteinaseinhibitor. Es gibt eine große Anzahl an genetischen Varianten des α_1-Antitrypsins, aber nur wenige gehen mit einem klinisch relevanten Mangel einher. In diesen Fällen kann es bereits im Kindesalter zur Ausbildung einer Hepatopathie sowie eines Lungenemphysems kommen. Da α_1-Antitrypsin den größten Anteil der α_1-Fraktion in der Serumeiweißelektrophorese ausmacht, spricht eine **unauffällige α_1-Globulin Fraktion** in diesem Verfahren gegen einen relevanten **α_1-Antitrypsin-Mangel**. Das Protein kann ansonsten auch aus dem Serum immunnephelometrisch bestimmt werden, wobei bei allen Methoden zu beachten ist, dass α_1-Antitrypsin ein Akute-Phase-Protein ist und ein möglicher Mangel durch entsprechende Entzündungen maskiert werden kann. Näheres hierzu in Kap. Aminosäuren, Proteine und Enzyme (S. 171).

14.6.4 Autoimmunhepatitiden

Autoimmune Lebererkrankungen werden im Rahmen allgemeiner Leberuntersuchungen häufig eher zufällig entdeckt, bevor deutliche Symptome auftreten. Man unterscheidet die **Autoimmunhepatitis** (**AIH**), die **primär biliäre Zirrhose** (**PBC**) und die **primär sklerosierende Cholangitis** (**PSC**). Zur Primärdiagnostik dieser Erkrankungen gehören die Untersuchungen auf folgende Antikörper: ANA (antinukleäre Antikörper), ASMA (S. 441) gegen Aktin (anti smooth muscle antibodies), LKM1-, LC1- und SLA/Lp Antikörper sowie AMA

(S. 441) (antimitochondriale AK). Bei negativem Antikörperbefund und weiterhin hochgradigen Verdacht auf eine autoimmune Lebererkrankung sollte noch auf das Vorliegen von pANCA (perinukleäre Anti-Neutrophilen-zytoplasma-AK) sowie Antikörper gegen ASGPR (Asialogylykoproteinrezeptor) untersucht werden. Je nach Antikörperprofil wird eine AIH vom Typ 1 (ANA, ASMA, SLA/Lp-Antikörper) und eine AIH vom Typ 2 (LKM-Antikörper, LC 1 Antikörper) unterschieden. AMA sind v. a. mit der PBC assoziiert, pANCA können bei der Diagnosestellung einer PSC hilfreich sein. Insgesamt ist bei diesen Erkrankungen eine Histologie zur Diagnosesicherung notwendig.

15 Herz

*K. J. Lackner, K. Dörner**

15.1 Einführung

Die **Labordiagnostik** von Erkrankungen des Herzens konzentriert sich auf 2 wesentliche Fragestellungen:

- den Nachweis oder Ausschluss eines akuten Herzinfarkts bzw. einer Herzmuskelnekrose
- den Ausschluss einer Herzinsuffizienz (S. 506).

Für die Diagnostik des Herzinfarkts werden seit ca. 60 Jahren biochemische Marker eingesetzt, die bei Herzmuskelzellnekrosen freigesetzt und im Blut nachgewiesen werden können. Im Hinblick auf Sensitivität und vor allem hohe Myokardspezifität haben sich seit ihrer Entdeckung vor ca. 30 Jahren die kardialen Troponine **I** und **T** (**cTnI** und **cTnT**) als diagnostische Marker der ersten Wahl etabliert. Diese Entwicklung ging einher mit einer neuen Definition des Herzinfarkts, die sich wesentlich auf diese beiden Biomarker stützt. Die kontinuierliche Verbesserung der analytischen Sensitivität der Teste für cTnI und cTnT hat auch dazu geführt, dass sie inzwischen dem bisher als sensitivsten Marker in der Frühdiagnostik des Herzinfarkts angesehenen Myoglobin ebenbürtig, wenn nicht überlegen sind.

Auch die Diagnostik der Herzinsuffizienz ist durch die Entdeckung von Biomarkern grundlegend verändert worden, die mit der Pumpfunktion des Herzens korrelieren. Hier sind vor allem die natriuretischen Peptide und besonders das **Brain Natriuretic Peptide** (**BNP**) zu nennen.

15.2 Diagnostik des akuten Koronarsyndroms/Herzinfarkts

Unter dem Begriff akutes Koronarsyndrom (ACS, acute coronary syndrome) werden die instabile Angina pectoris und der Herzinfarkt verstanden. Der klinische Verdacht auf ein ACS, der sich meist auf mehr oder weniger typische Brustschmerzen stützt, gehört zu den häufigeren Ursachen für die Vorstellung in einer Notaufnahme. Allerdings haben nur etwa 20 % der Patienten, die sich mit dem Verdacht auf einen Herzinfarkt in einer Notaufnahme vorstellen, wirklich einen Herzinfarkt. Wegen der potenziell vitalen Gefährdung der Patienten mit ACS ist eine schnelle und zuverlässige Diagnosestellung von größter Bedeutung.

Das ACS wird durch ein Missverhältnis von Sauerstoffangebot und -bedarf im Herzmuskel verursacht. Häufigste, aber nicht einzige Ursache ist die Atherosklerose der Koronararterien (koronare Herzkrankheit). Die Erosion oder Ruptur atherosklerotischer Plaques mit Auflagerung von thrombozytenreichen Thromben führt zu vorübergehender oder permanenter Unterbrechung der Perfusion im Stromgebiet der betroffenen Arterie. Bei länger dauerndem Verschluss kommt es zur Infarzierung von Muskelgewebe (Typ 1 Infarkt). Knapp die Hälfte der Infarktpatienten hat einen sog. ST-Hebungs-Infarkt (**STEMI–ST-elevation myocardial infarction**), der im EKG diagnostiziert wird, und etwas mehr als die Hälfte einen Nicht-ST-Hebungs-Infarkt (**NSTEMI**), der in der Regel mithilfe kardialer Biomarker diagnostiziert wird. Internationale Leitlinien fokussieren hier auf cTnI und cTnT als Marker der 1. Wahl (▸ Abb. 15.1). Weitere Marker sollten nur als Ergänzung zu diesen eingesetzt werden.

Ziel der Diagnostik bei Patienten mit ACS ist die möglichst schnelle Erarbeitung einer definitiven Diagnose und gegebenenfalls frühzeitige Einleitung einer revaskularisierenden Therapie, in der Regel durch eine Angioplastie. Bei Patienten mit STEMI ist die Prognose umso besser, je früher mit dieser Therapie nach Beginn der Symptomatik begonnen wird. Für Patienten mit NSTEMI gilt, dass diese Patienten, wenn sie nicht aufgrund der klinischen Symptomatik unverzüglich invasiv versorgt werden müssen, innerhalb von 24 Stunden oder sogar 72 Stunden elektiv einer Koronarangiografie oder -intervention zugeführt werden können. Neben der positiven Diagnose ist auch der schnelle und zuverlässige Ausschluss eines Infarkts für die Abläufe in der Notaufnahme von großer Bedeutung.

► Abb. 15.2 zeigt den zeitlichen Verlauf von Anstieg und Abfall der Herzinfarktmarker Troponin, CK-MB-Masse (S. 504) und Myoglobin (S. 505). Bezugspunkt ist der anamnestisch erfragte Beginn der

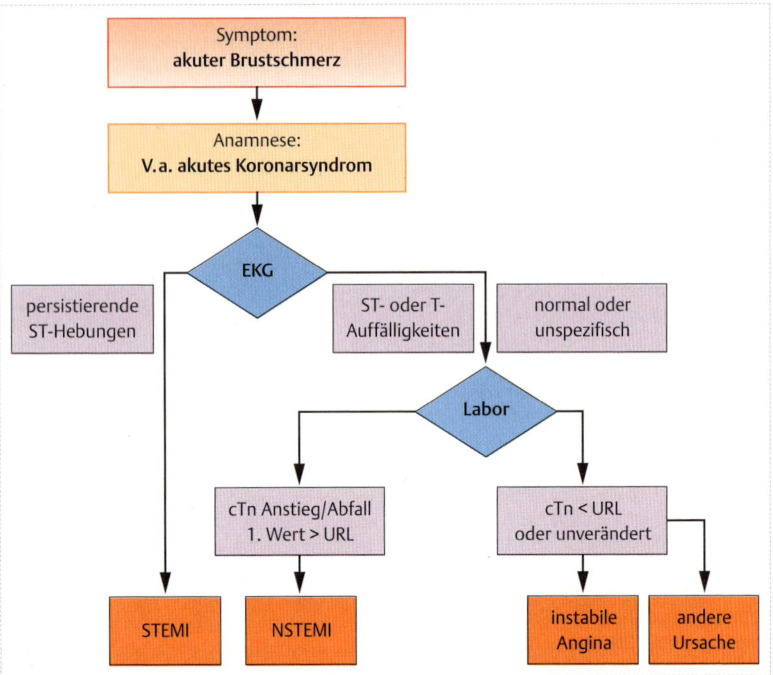

Abb. 15.1 Diagnostische Strategie bei akutem Brustschmerz (nach ESC-Leitlinie). URL–upper reference limit, Obergrenze des Referenzintervalls.*bei Werten > 5 x URL kann die zweite Bestimmung entfallen und der Patient direkt invasiver Diagnostik/Therapie zugeführt werden.

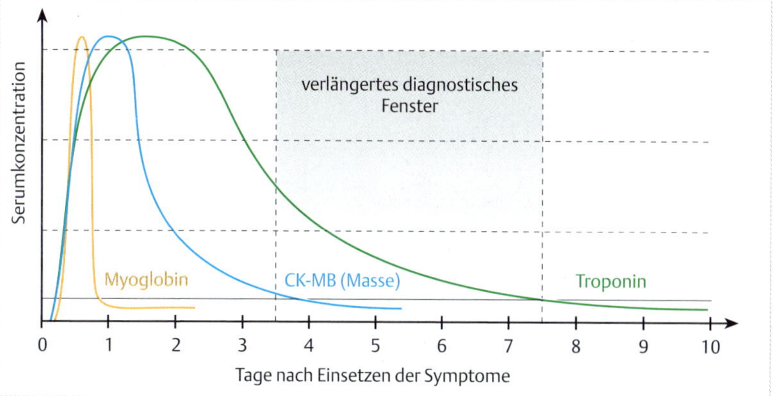

Abb. 15.2 Relativer zeitlicher Verlauf von Anstieg und Abfall der 3 Myokardinfarktmarker Myoglobin, CK-MB (Masse) und Troponin. (mit freundlicher Genehmigung von Fa. Abbott, Wiesbaden).

Symptome. Aus dem Kurvenverlauf wird deutlich, dass die Troponine aufgrund des relativ langsamen Abfalls der Konzentration in der Diagnostik eines **Reinfarkts** innerhalb der ersten Tage nach dem ersten Ereignis nur eingeschränkt nützlich sind. Dies gilt auch für postoperative Infarkte nach herzchirurgischen Eingriffen mit einem perioperativen Anstieg des Troponins. Hier kann die Bestimmung der CK-MB in Zweifelsfällen weiterhelfen. Anzumerken ist, dass die Korrelation zwischen dem Spitzenspiegel und der Infarktgröße allenfalls einen groben Anhalt zur Infarktgröße geben kann.

Versuche, die Infarktdiagnostik durch die Hinzunahme unspezifischer Marker z. B. für akute Entzündungsprozesse (CRP) oder zirkulatorischen Stress (Copeptin) zu verbessern, konnten bisher keine Vorteile gegenüber der alleinigen Bestimmung der kardialen Troponine mit den hoch-sensitiven Testen der neuesten Generation zeigen. Zur Rolle von weiteren Markern siehe Kap. Neue Herzinfarktmarker (S. 505).

15.2.1 Kardiale Troponine

Das Sarkomer des quergestreiften Muskels besteht aus dicken Filamenten (Myosin) und dünnen Filamenten (Actin, Tropomyosin und Troponinkomplex). ► Abb. 15.3 zeigt eine schematische Darstellung der dünnen Filamente, wobei hier dem **Troponinkomplex** besondere Bedeutung zukommt. Die unterschiedliche Kinetik von Troponin T und Troponin I (S. 501) hängt möglicherweise mit dem unterschiedlichen Molekulargewicht zusammen.

Sowohl von **Troponin T** als auch **Troponin I** existieren jeweils 3 von unterschiedlichen Genen kodierte Isoformen, Herzmuskeltyp, langsamer Skelettmuskeltyp und schneller Skelettmuskeltyp. Der Herzmuskeltyp ist in der Fetalzeit auch im Skelettmuskel vorherrschend, kommt aber später nur noch im regenerierenden Skelettmuskel nach Traumen, bei Polymyositis und der Duchenne-Muskeldystrophie vor. Diese „ektope" Expression soll bei **Troponin I** seltener sein. In der Praxis

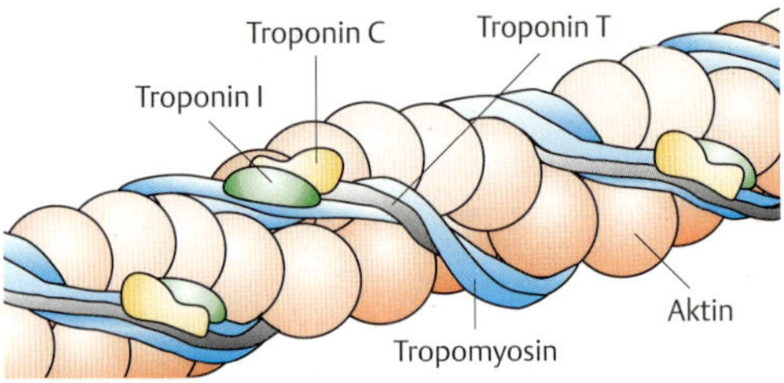

Abb. 15.3 Schematische Darstellung und Zuordnung des Troponinkomplexes. Troponin T (MG 39,7 kD) bindet den Troponinkomplex an das Tropomyosin, Troponin C (MG 18 kD) bindet Kalzium, das nach der Depolarisation der Endplatte intrazellulär ansteigt, und löst damit die Muskelkontraktion aus und Troponin I (MG 22,5 kD) inhibiert die Kontraktion in der Ruhephase (mit freundlicher Genehmigung der Roche Diagnostics Deutschland GmbH).

spielt dieses Phänomen aber sowieso eine untergeordnete Rolle.

Durch ischämische oder andere (z. B. Myokarditis, Trauma) **Schädigung der Kardiomyozyten** werden die Troponine freigesetzt. Wenige Stunden nach einem Ereignis findet sich in der Blutbahn ein heterogenes Gemisch von freien Troponinen, Abbaufragmenten und Komplexen der Fragmente mit intakten Troponinen. Das Gemenge wird weiter oxidiert, reduziert, phosphoryliert und proteolytisch gespalten. Derzeit ist umstritten, ob Troponine nur bei **Nekrosen** oder auch bei **reversiblen Schädigungen** freigesetzt werden. Die Tatsache, dass auch extreme körperliche Belastungen wie z.B. ein Marathonlauf zu einem Anstieg der Troponinkonzentration im Blut führen können, ohne dass ein bleibender Myokardschaden nachgewiesen werden kann, spricht eher für Letzteres.

15

Indikation

- Verdacht auf akutes Koronarsyndrom (ACS)
- Infarktausschluss oder -nachweis

▸ **Untersuchungsmaterial und Präanalytik**

- Heparinplasma oder Serum; Troponine sind im Kühlschrank 1 Woche und bei Raumtemperatur 1 Tag haltbar.

Serum ist inzwischen nahezu vollständig von **Heparinplasma verdrängt** worden, weil die angestrebte Bearbeitungszeit von < 60 Minuten mit Serum wegen der für die vollständige Fibrinbildung erforderlichen Zeit von bis zu 30 Minuten nicht einzuhalten ist.

▸ **Bestimmungsmethode €€. Immunoassay** (häufig mit Lumineszenzdetektion): Wegen der großen Zahl unterschiedlicher Testkits verschiedener Hersteller und fehlender Standardisierung ist zu beachten, dass Referenzintervalle oder diagnostische Entscheidungsgrenzen sowohl für cTnI als auch für cTnT nur für den jeweiligen Testkit gelten. Dies gilt meist auch für unterschiedliche Testgenerationen desselben Herstellers. Heute werden zunehmend sog. **hochsensitive Teste** verwendet. Der Begriff „hochsensitiv“ wird dabei wie folgt definiert:

Tab. 15.1 Nachweisgrenzen und Referenzintervalle verschiedener hochsensitiver Assays für cTnT und cTnI. Die Werte dienen nur als Orientierung. Verschiedentlich werden geschlechtsspezifische Grenzwerte empfohlen, was aber noch in der Diskussion ist. LoD–limit of detection (Nachweisgrenze), LoQ–limit of quantitation (Grenzwert, ab dem der Variationskoeffizient der Methode < 10 % ist und eine zuverlässige Quantifizierung möglich ist), URL–upper reference limit (Obergrenze des Referenzintervalls–identisch mit dem 99. Perzentil einer Referenzpopulation).

		LoD [ng/l]	LoQ [ng/l]	URL (99. Perz.) [ng/l]
cTnT	Elecsys hs cTnT (Roche)	5	13	14
cTnI	Architect STAT hs cTnI (Abbott)	1,9	4,7	26,2
	ADVIA Centaur hs cTnI (Siemens)	2,2	4,5	47,3
	Access hs cTnI (Beckman-Coulter)	1,3	5,3	17,5

(1) Mehr als die Hälfte gesunder Personen hat eine Troponinkonzentration im Plasma/Serum oberhalb der Nachweisgrenze des Tests und

(2) der Variationskoeffizient des Assays ist < 10 % am 99. Perzentil einer gesunden Referenzpopulation.

► **Diagnostische Bedeutung.** Die kardialen Troponine sind Bestandteil der 3. universellen Definition des Herzinfarkts der amerikanischen und europäischen Fachgesellschaften von 2012. Danach wird ein Infarkt angenommen, wenn ein Anstieg oder Abfall eines kardialen Troponins mit mindestens einem Wert oberhalb des 99. Perzentils einer gesunden Referenzkohorte in Verbindung mit z. B. ischämie-typischen Symptomen oder EKG-Veränderungen vorliegt. Diese Definition beruht auf der Erkenntnis, dass Patienten mit instabiler Angina pectoris, die diese Kriterien erfüllen, eine schlechtere Prognose haben als solche mit negativen Troponinwerten. Das heißt, dass auch kleine, nur biochemisch nachweisbare Nekrosen die Prognose beim ACS beeinflussen und damit Bedeutung für die therapeutische Stratifizierung haben.

Die Kinetik der Troponinkonzentration ist von Bedeutung, weil es eine Reihe von Erkrankungen/Zuständen gibt, die zu einer Erhöhung der Troponinkonzentration führen können, die dann aber meist stabil ist (s. ► Tab. 15.2). Bei einigen der genannten Ursachen ist der Mechanismus, der zur Erhöhung des Troponins führt, nicht abschließend geklärt. Von besonderer praktischer Bedeutung ist die Erhöhung des Troponins bei Patienten mit **Niereninsuffizienz**, die bei der Interpretation unbedingt berücksichtigt werden muss. Hier scheint TnI etwas weniger betroffen zu sein als TnT.

Tab. 15.2 Ursachen für eine erhöhte Troponinkonzentration im Blut.

Myokardinfarkt Typen
Typ 1 Myokardinfarkt
Ruptur eines Koronarplaques mit Thrombusbildung
Typ 2 Myokardinfarkt (Missverhältnis von O_2-Bedarf und -Versorgung)
Tachy-/und Bradyarrhythmien
Hypertensive Krise
Schwerwiegende Kreislaufstörungen (z. B. Schock, Sepsis, Verbrennungen)
Schwere Anämie
Respiratorische Insuffizienz
Koronarspasmen oder -embolien
Myokardschädigung ohne Ischämie
Myokarditis
Herzkontusion oder chirurgischer Eingriff am Herzen
Kardioversion/Defibrillation
Kardiotoxine (z. B. Anthrazykline)
Rhabdomyolyse mit Herzbeteiligung
Andere kardiale und nicht kardiale Ursachen
Tako-Tsubo-Kardiomyopathie
Herzinsuffizienz
Lungenembolie
Niereninsuffizienz
Schwere neurologische Erkrankungen (z. B. Schlaganfall, Subarachnoidalblutung)
Extreme körperliche Belastungen (z. B. Marathonlauf)
Ektope Expression von kardialen Troponinen (z. B. M. Duchenne)

Ebenso sind falsch negative Ergebnisse der Troponinbestimmung bei Vorhandensein von spezifischen Autoantikörpern gegen Troponin beschrieben, die mit den im Assay verwendeten monoklonalen Antikörpern interferieren. Solche Autoantikörper sind selten und finden sich meist bei Patienten, die schon einmal einen Infarkt hatten.

Generell wird so vorgegangen, dass eine 1. Bestimmung von cTnI oder cTnT bei Eintreffen in der Notaufnahme durchgeführt wird. Bei der Mehrzahl der Patienten ist dann eine 2. Bestimmung nach einem festen Intervall erforderlich, um zu einer gesicherten Diagnose zu kommen. Bei den hochsensitiven Testen kann dies nach 3 Stunden erfolgen (Abb. 15.4), bei den älteren Testen erst nach 6 Stunden. Zu berücksichtigen ist, dass in die Diagnosefindung neben dem EKG und den Infarktmarkern immer auch der klinische Zustand des Patienten eingehen muss.

Daneben werden auch Algorithmen zum Infarktausschluss innerhalb einer Stunde vorgeschlagen, die aus Studien gewonnene

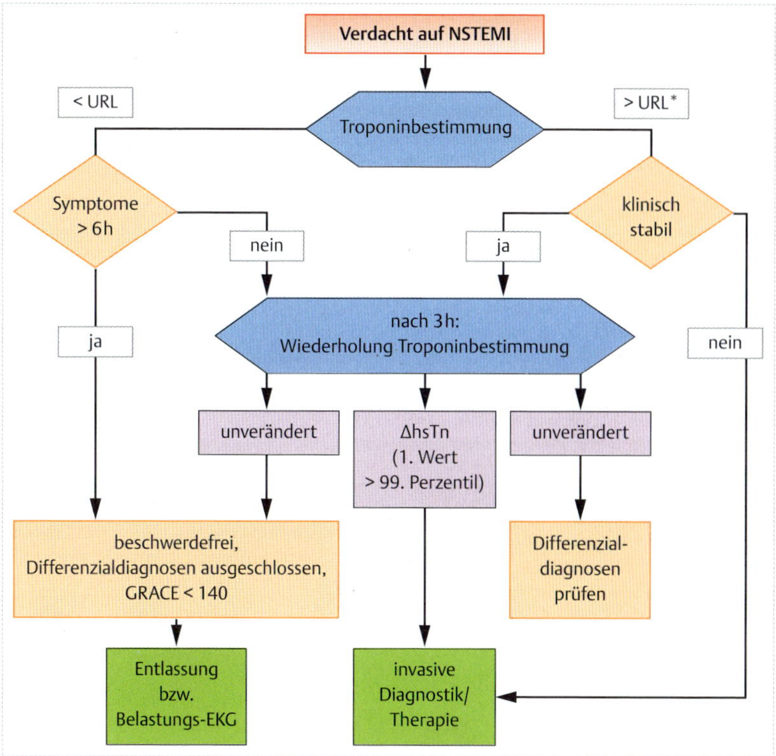

Abb. 15.4 Diagnostische Strategie bei ACS ohne ST-Hebungen (nach ESC-Leitlinie).
*bei Werten > 5 x URL kann die 2. Bestimmung entfallen und der Patient direkt invasiver Diagnostik/Therapie zugeführt werden. URL: obere Sollwertgrenze (engl. upper reference limit).

Entscheidungsgrenzen haben. Der negative prädiktive Wert dieser Algorithmen ist nahe an 100 %. Allerdings kann auf diese Weise meist nur bei ca. 20–30 % der untersuchten Patienten ein Infarkt direkt ausgeschlossen werden. Diese Patienten haben auch ein geringes Infarktrisiko innerhalb des nächsten Jahres. Bei allen anderen Patienten sind weitere Untersuchungen erforderlich. Wichtig ist, dass alle in der Literatur publizierten negativen und positiven prädiktiven Werte immer nur für den jeweiligen Test und die jeweilige Untersuchungsstrategie gelten.

Zur Problematik Reinfarkt (S. 504).

Die **Infarktdiagnostik** mit Troponinen **in der Arztpraxis** ist problematisch, da in der patientennahen Diagnostik bisher praktisch nur Teste verfügbar sind, die für einen schnellen Infarktausschluss (1–3

Stunden) ungeeignet sind. Die **Überwachung** solcher Patienten mit der Möglichkeit zur Reanimation über mindestens 6 Stunden in der Arztpraxis dürfte in der Regel ein größeres Problem sein, sodass die Überweisung an eine entsprechende Notaufnahme meist erforderlich ist. Sollten Analysensysteme verfügbar werden, die den Infarktausschluss in der Praxis innerhalb einer Stunde ermöglichen, wäre diese Einschätzung neu zu bewerten.

15.2.2 CK-MB

Das **Herzmuskelenzym Creatinkinase** (**CK-MB**, MG 87 kD) besteht aus den beiden Untereinheiten M (Muscle) und B (Brain). Im Skelettmuskel liegt die CK zwar fast ausschließlich in der Isoenzymform CK-MM, in Spuren – in der Fetalzeit und im regenerierenden Muskel ausgeprägter – kommt aber auch die CK-MB vor. Absolut betrachtet gibt es mehr CK-MB im Skelettmuskel als im Herzmuskel. Schließlich kann sich durch Disproportionierung aus CK-MM und CK-BB (Gehirn, auch Lunge u. a.) CK-MB bilden. Dies scheint bei Neugeborenen der Fall.

Zusatzinformation

Makro-CK-MB-Bildung durch Bindung von Immunglobulin an CK-MB ist selten. Unklare und anhaltende Konzentrationssteigerungen sollten damit ebenfalls selten sein.

15

Indikation

- klinisches Bild eines akuten Koronarsyndroms (ACS), wenn kardiales Troponin nicht verfügbar
- ggf. als Ergänzung zum kardialen Troponin insbesondere bei der Fragestellung Reinfarkt
- Patienten mit Interferenz bei der Troponinbestimmung durch Autoantikörper

► **Untersuchungsmaterial und Präanalytik**

- Serum oder Heparinplasma; die CK-MB (Massebestimmung) ist bei Raumtemperatur mindestens 12 Stunden und im Kühlschrank 3 Tage haltbar.

► **Bestimmungsmethoden** €€. **CK-MB-Massebestimmung:** Enzym-, Fluoreszenz- oder Lumineszenzimmunoassay

Zusatzinformation

CK-MB-Aktivitätsbestimmung: enzymatische CK-Bestimmung mit immunologischer Hemmung der Untereinheit M; immer noch gelegentlich durchgeführte, aber obsolete Bestimmung.

Referenzintervalle

Alter	CK-MB
Erwachsene	< 5,0 ng/ml*

* Richtwert, der bei verschiedenen Testkits etwas niedriger oder höher liegen kann.

► **Diagnostische Bedeutung.** Die CK-MB ist heute nur noch Marker der 2. Wahl bei V. a. eine **Myokardschädigung**, weil sie weniger spezifisch und nicht sensitiver als die kardialen Troponine ist. Aufgrund des schnelleren Abfalls der Konzentration nach einem Infarkt ist die CK-MB allerdings besser geeignet einen Reinfarkt innerhalb der ersten Tage nach einem Infarkt zu erkennen. Das Gleiche gilt für die postoperative Phase bei herzchirurgischen Patienten.

15.2.3 Myoglobin

Chemischer Aufbau und Funktion des Myoglobins (MG 17 kD) sind den Hämoglobinmonomeren sehr ähnlich. Es ermöglicht den **aeroben Stoffwechsel** der roten Muskelfasern.

Wegen seines niedrigen Molekulargewichtes erscheint Myoglobin nach einer Muskelzellschädigung rasch im Blut und wird ebenso rasch über die Niere eliminiert. Die biologische Halbwertszeit beträgt nur 5,5 Stunden. Da Myoglobin nicht nur im Herzmuskel, sondern auch in der Skelettmuskulatur vorkommt, können bereits leichte Muskeltraumen oder körperliche Arbeit zu einem Anstieg des Myoglobins führen. Weil auch die Sensitivität den hochsensitiven Troponintesten nicht mehr überlegen ist, ist die Bestimmung von Myoglobin in der Herzinfarktdiagnostik obsolet.

15.2.4 Neue Herzinfarktmarker

Der Wunsch nach Risikostratifizierung und möglichst frühem, begründbarem Therapiebeginn führt zur Erprobung neuer Infarktmarker. Diese Marker unterscheiden sich hinsichtlich Sensitivität und Spezifität. Der früheste Marker ist **h-FABP** (Heart-Type fatty Acid binding Protein), das bereits 20–30 Minuten nach dem Ereignis ansteigt. Die Myokardspezifität ist allerdings eingeschränkt. Möglicherweise kann es in Kombination mit einem hochsensitiven Troponintest den frühen Infarktausschluss verbessern. **GPBB** (Glykogenphosphorylase-Isoenzym BB) ist ebenfalls nur eingeschränkt myokardspezifisch und bietet keine Vorteile gegenüber h-FABP. **IMA** (ischämiemodifiziertes Albumin) gilt als besonders sensitiver Parameter für Ischämien jedweder Lokalisation. Wegen seiner geringen Organspezifität spielt es in der Infarktdiagnostik keine Rolle. **cMyC** (kardiales Myosin-bindendes Protein C) verbindet hohe Sensitivität und Spezifität. Erste Daten legen nahe, dass dieser Marker den kardialen Troponinen ebenbürtig sein könnte. Routinetaugliche Assays (Bearbeitungszeit < 60 Minuten) sind bisher nicht verfügbar.

Tab. 15.3 Weitere Marker für einen Myokardschaden.

Marker	Anstieg nach Ereignis	Spezifität	Sensitivität
h-FABP	nach 20–30 min	+	+ + +
GPBB	nach 1–3 h	+	+
IMA	nach 3–5 h	(+)	+ +
cMyC	nach 1–3 h	+ +	+ +

POCT-Tests sind verfügbar für h-FABP und GPBB. Derzeit nützen die oben genannten Parameter eher als zusätzliche Informationsquelle zu Troponin und CK-MB. Sie können sie keinesfalls ersetzen.

B

Fallbeispiel

Ein 44-jähriger Mann mit arterieller Hypertonie und bekannter koronarer Herzkrankheit ruft wegen seit ca. 1 Stunde persistierender pectanginöser Beschwerden gegen 23 Uhr den Notarzt. Der Patient ist kreislaufstabil. Ein unmittelbar angefertigtes EKG ist nicht richtungweisend. Bei ähnlichen Beschwerden war vor ca. 3 Wochen ein Infarkt in einer örtlichen Chest-Pain-Unit (CPU) ausgeschlossen worden. Trotzdem veranlasst der Notarzt bei diesem Risikopatienten erneut den Transport in die Klinik, wo beide kurz vor Mitternacht eintreffen.

Das EKG ist weiterhin nicht eindeutig pathologisch verändert. Es wird Blut zur Labordiagnostik abgenommen. Dabei ergeben sich folgende Resultate (Tab. 15.4).

Die Diagnostik im Rahmen der Verdachtsdiagnose ACS läuft bei dem Patienten nach den Empfehlungen der ESC ab (siehe auch Abb. 15.4). Bei Eintreffen in der Chest-Pain-Unit ist die Konzentration des cTnI noch nicht erhöht, was 2 Stunden nach Beschwerdebeginn nicht ungewöhnlich ist. Bei der Kontrollmessung nach 3 Stunden ist cTnI stark angestiegen und liegt jetzt deutlich oberhalb des Referenzwertes. Damit ist die Verdachtsdiagnose NSTEMI jetzt hochwahrscheinlich (positiver prädiktiver Wert in dieser Konstellation > 90 %). Da der Patient kreislaufstabil ist, wird er elektiv am Morgen des Aufnahmetags interventionell therapiert. Die dritte Blutentnahme für cTnI erfolgte unmittelbar vor der Intervention.

Tab. 15.4 Laborergebnisse nach Herzinfarkt.

h seit Beginn der Symptomatik	h seit Aufnahme in die Klinik	Troponin I (ng/l-Referenz < 24 ng/l)
ca. 2	0	5,0
ca. 5	3	149
ca. 10	8	1 205
ca. 23	21	1.036*

* Bestimmung nach Koronarintervention

15.3 Diagnostik der Herzinsuffizienz

Die Diagnostik der Herzinsuffizienz, die sich neben Anamnese und körperlicher Untersuchung im Wesentlichen auf die Echokardiografie stützt, kann durch Laboranalysen sinnvoll ergänzt werden. Dabei kommt den natriuretischen Peptiden aus dem Herzen und hier besonders dem **B-Typ-natriuretisches-Peptid (BNP)** eine besondere Bedeutung zu. Hauptindikation ist der Ausschluss einer relevanten Herzinsuffizienz bei Patienten mit entsprechenden Symptomen und/oder präoperativ. Die Diagnose einer Herzinsuffizienz mit erhaltener linksventrikulärer Funktion (HFpEF–heart failure with preserved ejection fraction; EF > 50 %) setzt erhöhte Werte für BNP/NT-proBNP voraus (ESC-Leitlinie 2016). Ob die regelmäßige Kontrolle dieses Markers die Therapie von Patienten mit manifester Herzinsuffizienz im Vergleich zur konventionellen Führung verbessert, konnte bisher in klinischen Studien nicht eindeutig belegt werden. Entsprechend ist diese Indikation noch in der Diskussion.

15.3.1 Natriuretische Peptide, BNP/NT-proBNP

Das **Herz-Kreislauf-System** wird durch 4 neuroendokrine Mechanismen beeinflusst: Durch *Sympathikusaktivierung* mit Katecholaminausschüttung, durch Aktivierung des *Renin-Angiotensin-Aldosteron-Systems* (RAAS), durch *Vasopressin-Aktivierung* (ADH-Ausschüttung mit Wasserretention) und die Freisetzung *natriuretischer Peptide* (NP). Man unterscheidet bisher:

- ANP (Typ-A-natriuretisches-Peptid, A = atrial, entstammt den Vorhöfen)
- BNP (Typ B, B = Brain; entstammt den Ventrikeln)
- CNP (Typ C, entstammt Gefäßendothelzellen)
- DNP (Dendroaspis-natriuretisches Peptid aus dem Gift der grünen Mamba isoliert) und Urodilatin (aus Urin isoliert) sind weitere neuartige natriuretische Peptide

Die **NPs** supprimieren das RAAS, senken den peripheren Gefäßwiderstand und erhöhen die Natriurese und renale Wasserausscheidung. Obwohl CNP nicht natriuretisch, sondern nur vasodilatatorisch wirkt, wird es aufgrund seiner chemischen Ähnlichkeit mit ANP und BNP mit diesen zu einer Gruppe zusammengefasst. Die NPs werden nicht kontinuierlich produziert und im Myozyten gespeichert, sondern bei Einwirkung von Dehnungs- und Scherkräften über Gentranskriptionsaktivierung gebildet.

BNP wird als 134 Aminosäuren (AS) langes Prä-proBNP gebildet und cotranslational durch Abspaltung des 26 AS langen Präpeptids in proBNP umgewandelt. Dieses wird proteolytisch in das biologisch aktive 32 AS lange, zirkuläre BNP und das 76 AS lange inaktive N-terminale (NT) proBNP gespalten, die äquimolar sezerniert werden. BNP hat eine Halbwertszeit von ca. 20 Minuten. Es wird durch Endopeptidasen und rezeptorvermittelt eliminiert. NT-proBNP wird vorwiegend renal eliminiert. Seine Halbwertszeit liegt bei ca. 1–2 Stunden und ist stark von der glomerulären Filtrationsrate abhängig.

Indikation

- Ausschluss einer Herzinsuffizienz
- Differenzialdiagnose Atemnot
- Evtl. Unterstützung der Therapieführung bei Herzinsuffizienz

Bisher hat von den gelisteten natriuretischen Peptiden nur **BNP** Eingang in die Routinediagnostik gefunden. Es kann als freies Hormon oder über das N-terminale Bruchstück des Prohormons als NT-proBNP bestimmt werden. Nach der Leitlinie zur Therapie der chronischen Herzinsuffizienz der ESC (2016) schließen **niedrig normale BNP-/NT-proBNP-Werte** bei unbehandelten Patienten eine relevante kardiale Dysfunktion beim Leitsymptom Dyspnoe praktisch aus. Es konnte gezeigt werden, dass die Bestimmung von NT-proBNP bzw. BNP in der Notaufnahme bei Patienten mit Dyspnoe schneller zu einer definitiven Diagnose führt. Als Entscheidungsgrenze für BNP bzw. NT-proBNP gilt bei der chronischen Herzinsuffizienz < 35 ng/l bzw. < 125 ng/l (negativer prädiktiver Wert PW_{neg} 94–98 %) und bei der akuten Herzinsuffizienz < 100 ng/l bzw. < 300 ng/l (PW_{neg} = 94–98 %). Diese Entscheidungsgrenzen berücksichtigen die unterschiedlichen Eigenschaften der Teste verschiedener Hersteller nicht, was von einigen Experten bemängelt wird. Die positive Diagnose einer Herzinsuffizienz sollte nie alleine aufgrund von BNP-Bestimmungen erfolgen. Zu beachten ist, dass ältere Personen höhere BNP Konzentrationen haben, sodass höhere Grenzwerte unter Umständen zweckmäßiger wären, was aber noch nicht im Rahmen von Leitlinien spezifisch berücksichtigt wurde. Weitere Einflussfaktoren, die zu erhöhtem BNP/NT-proBNP führen können, sind u. a. Niereninsuffizienz, Herzklappenerkrankungen, linksventrikuläre Hypertrophie, chronische Ischämie, ACS, Tachyarrhythmien, Schlaganfall, schwere Infektionen/Sepsis, Anämie, Lungenembolie.

Zukünftig kann das **ANP** in Form des **midregional proANP** (**MR-proANP**) bei der akuten Herzinsuffizienz bedeutsamer werden. Vorteile gegenüber dem etablierten BNP müssten allerdings noch belegt werden.

▸ **Untersuchungsmaterial und Präanalytik.** NT-proBNP ist relativ stabil und kann aus Serum oder Heparinplasma bestimmt werden. BNP kann nur aus EDTA-Plasma bestimmt werden, da es in den anderen Probenmaterialien instabil ist. NT-proBNP ist bei Raumtemperatur ca. 24 Stunden stabil, nach Zentrifugation im Serum für 72 Stunden. EDTA-Blut für BNP sollte innerhalb von maximal 4 Stunden zentrifugiert werden. Im EDTA-Plasma ist BNP für maximal 24 h stabil.

16 Niere

*W. Hofmann, K. Dörner**

16.1 Einführung

Die Niere ist das wichtigste Organ zur Homöostase des Wasser-, Elektrolyt- und Säuren-Basen-Haushaltes. 1500 l Blut strömen täglich durch die Nieren. Daraus entstehen 180 l Primärharn und letztlich ca. 1 l Endharn (▶ Abb. 16.1). Diese Zahlen veranschaulichen die herausragende Stoffwechselleistung dieses Organs. Die Niere bietet den einzigen Ausscheidungsweg für die **stickstoffhaltigen** Metabolite des Proteinstoffwechsels.

Messbar werden die **Stoffwechselleistungen der Niere**, z. B. Konzentrierung bzw. Reabsorption (S. 542), Filtration (S. 531) und Sekretion (S. 542), über die Urinkonzentration jeweils geeigneter Parameter (z. B. Osmolalität, Elektrolyte etc.) und die Clearance-Untersuchungen (S. 538).

Nicht ausschließlich an die Nierenfunktion gebunden, aber keineswegs weniger wichtig, ist der Einblick, den die Urinkonzentration von Kohlenhydraten, Aminosäuren, organischen Säuren und Abbauprodukten, z. B. der Neurotransmitter, in die Stoffwechsellage des Gesamtorganismus gibt. Als Untersuchungsmaterial für diese **quantitativen Stoffwechseluntersuchungen** dient in der Regel ein **Sammelurin über 24 Stunden** oder eine kürzere Zeitspanne, um diurnale Schwankungen (Tag/Nacht, Arbeit/Ruhe) auszugleichen. Die Vorschriften zur Probengewinnung müssen aufs Genaueste eingehalten werden, um aussagekräftige Ergebnisse zu erhalten. Das korrekte Vorgehen beim Urinsammeln wird im Kap. Urin (S. 34) besprochen. Die wichtigsten im Urin quantitativ messbaren Metabolite und die Bewertung der Ergebnisse sind in den Kapiteln über Proteine (S. 160), Glucose (S. 190) und Elektrolyte (S. 235) abgehandelt.

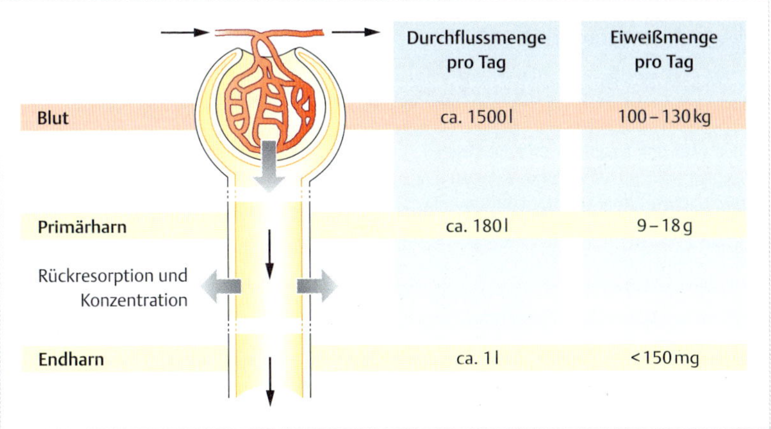

Abb. 16.1 Wasser- und Eiweißbilanz der Niere.

Als **Suchtest** eignet sich die Bestimmung des Urinstatus aus am Morgen gewonnenen **Spontanurinproben** (S. 34). Der Urinstatus dient ferner zur Überprüfung der Nierenfunktion anhand ausgewählter Parameter und zur Diagnose von Infektionen der Niere und der ableitenden Harnwege.

Merke

M!

Der **Urinstatus** besteht aus 3 Untersuchungsteilen:

1. makroskopische Beurteilung des Urins,
2. Teststreifenuntersuchung,
3. mikroskopische Untersuchung.

Die **Teststreifenuntersuchung** schließt die (chemische!) Prüfung auf Inhaltsstoffe von Erythrozyten und Leukozyten ein und ist genügend verlässlich, um bei durchgehend unauffälligen Teststreifenergebnissen auf die mikroskopische Untersuchung im Rahmen der ungezielten Urintestung verzichten zu können (Teststreifensieb nach Kutter). Eine Ausnahme stellen gezielte Untersuchungen der Zellzahlen zur Verlaufskontrolle von Nierenerkrankungen dar.

Merke

M!

Die Abklärung fraglicher und die Sicherung pathologischer Befunde können nur durch **quantitative Untersuchungen** erfolgen.

16

16.2 Urinstatus

16.2.1 Makroskopische Urinbeurteilung

Urinmenge, Farbe, Klarheit und Geruch waren zwar im ausgehenden Mittelalter wichtige diagnostische Hilfsmittel, im Zeitalter der Analysenautomaten spielen sie aber nur noch eine untergeordnete Rolle. Trotzdem muss jeder Arzt die wichtigsten Ursachen diesbezüglicher Auffälligkeiten kennen, um weitere gezielte diagnostische Maßnahmen anzuordnen.

Die **Urinmenge** trägt wesentlich zur Wasserbilanz des Organismus bei. Bei vielen Erkrankungen der Niere und des Herz-Kreislauf-Systems ist diese Bilanz gestört. Die wichtigsten Definitionen abnormer Ausscheidungsmengen sind in ▶ Tab. 16.1 zusammengefasst. Für Kinder gelten geringere Werte, jedoch beträgt die auf die Körperoberfläche bezogene Ausscheidung von Kleinkindern das 3 bis 10-Fache der Menge von Erwachsenen.

Tab. 16.1 Definitionen zur Urinausscheidung.

Begriffe	Urinmenge (ml/d)	Ursachen
Normalbefund Männer	800–1800	
Normalbefund Frauen	600–1600	
Oligurie	< 400	Dehydratation Nierenerkrankung
Anurie	< 100	Nierenversagen, Nierenerkrankung obstruktive Harnabflussstörung
Polyurie	> 2500	Nieren-, Stoffwechselerkrankung
Nykturie	Nachturinmenge > Tagesurinmenge (normal 1 : 2–1 : 4)	Nierenerkrankung Herzinsuffizienz
Pollakisurie	häufiges Wasserlassen in kleinen Portionen	Harnwegsinfekt Blasentumor

Urintrübungen: Ausnahmsweise können alkalische Urine bereits beim Wasserlassen durch Kalziumphosphat-Ausfällung trüb sein. Beim Stehenlassen, insbesondere im Kühlschrank, fallen aus vielen Urinen Urate u. a. aus, zum Teil in erheblicher Menge. Im Allgemeinen hat die Präzipitatbildung keine große diagnostische Bedeutung. Die Differenzierung der Präzipitate erfolgt durch mikroskopische Untersuchung oder durch die in ▶ Tab. 16.2 dargestellten Maßnahmen.

Tab. 16.2 Ursachen von Urintrübungen (s. a. ▶ Tab. 16.5).

optischer Eindruck	Ursache	weitere Diagnostik
klar	(Normalbefund)	
in frischem Urin:		
helle Trübung	massenhaft Leukozyten	unlöslich in 3 %-iger Essigsäure
	Bakterien, Hefen	
	Spermatozoen, Zystinkristalle	
rotbraun	Erythrozyten (Bodensatz)	Zentrifugieren und Lösen mit 3 % iger Essigsäure; Dreigläserprobe
braune Flocken	Stuhlverunreinigung beim Säugling	
milchig	Fetttröpfchen: Chylurie	lymphatische Obstruktionen (Tröpfchen sind ätherlöslich)
	Lipurie	Nephrose (ätherunlöslich)

Tab. 16.2 Fortsetzung

optischer Eindruck	Ursache	weitere Diagnostik
im Urin nach Stehenlassen, insbesondere in der Kälte:		
helle Trübung	Phosphate, Carbonate im alkal. Urin	lösen sich in 3 %iger Essigsäure
	Urate, Harnsäure in saurem Urin	lösen sich beim Erwärmen oder Alkalisieren
	Oxalate (selten)	lösen sich in 1–2 mol/l HCl
im Urin nach Stehenlassen in der Wärme:		
wolkige Trübung am Boden des Röhrchens nach längerem Stehen	Bakterien	mikroskopisches Präparat
	Nubekula: Phosphate, Mucine, Epithelien der Harnwege	keine weitere Diagnostik notwendig, da opB

Tab. 16.3 Auffällige Urinfärbungen.

Farbe	Ursache
wasserklar	Polyurie (Diabetes insipidus, unbehandelter Diabetes mellitus)
intensiv gelb	Flavine (z. B. hohe Dosen Vitamin B_2) Phenacetin
gelb-orange	sehr konzentrierter Urin Bilirubin, Urobilin Fieber
gelb-grün	Bilirubin/Biliverdin Pseudomonas-Infektion (Fluoreszein)
blau-grün	Biliverdin Pseudomonas-Infektion (Pyozyanin) Methylenblau
gelb-braun	Bilirubin/Biliverdin Rhabarber (in saurem Urin)
rot	Hämoglobin und Erythrozyten, Myoglobin, eventuell Porphyrine Pyramidon rote Beete
rosa	Rhabarber (in alkalischem Urin)
rot-braun	Methämoglobin (aus Hämoglobin)
braun-schwarz	Methämoglobin, Homogentisinsäure (Alkaptonurie, Oxidation durch Luftsauerstoff), Melanin, Porphyrine Methyldopa, L-Dopa

16

M!

Merke

Der Urin von Gesunden ist klar. Jede Trübung von frischem Urin ist pathologisch.

Die **Urinfärbung** ist auch für den Patienten ein auffälliges Merkmal. ▸ Tab. 16.3 gibt eine Zusammenstellung der wichtigsten Ursachen. Am häufigsten dürfte die gelb bis gelb-orange Färbung bei konzentriertem (sog. „hochgestelltem") und/oder bilirubinhaltigem Urin und auch die Rotfärbung durch Hämoglobin sein. An dieser Stelle ist auf die **Dreigläserprobe** hinzuweisen, die helfen soll, Blutungsquellen zu lokalisieren.

Dreigläserprobe: Wird der Urin einer Miktion auf 3 Portionen verteilt, ist bei Blutungen
- im Urethralbereich nur die erste Portion blutig,
- im Blasenbereich die erste und zweite Portion blutig,
- im Nierenbecken jede der 3 Portionen blutig.

Der **Uringeruch** ist regelmäßig auffällig, wenn Ketone (Diabetes mellitus, Fasten) oder Ketosäuren (Aminosäuren-Stoffwechselstörungen) vermehrt im Urin ausgeschieden werden. Daneben können aber auch Medikamente (B-Vitamine) und Nahrungsmittel (Zwiebeln, Knoblauch, Spargel, Kaffee) einen eigentümlichen Uringeruch verursachen. Ein stark ammoniakalischer Uringeruch weist auf eine bakterielle Zersetzung von Harnstoff hin. Auch in der Primärdiagnostik einiger seltener Stoffwechselstörungen von Aminosäuren wird dem Urin- und Schweißgeruch eine erhebliche Bedeutung zugemessen.

16.2.2 Teststreifenuntersuchungen

Bei der halbquantitativen Konzentrationsbestimmung mit Teststreifen enthalten die Reaktionsfelder in einem saugfähigen Material alle zur Nachweisreaktion benötigten Chemikalien in stabilisierter Form. Wird der Teststreifen mit Urin befeuchtet, so lösen sich die Reagenzien und die Nachweisreaktion (S. 124) läuft mit den gleichzeitig durch den Urin eingebrachten pathologischen Substanzen (Hämoglobin, Nitrit, Glucose etc.) ab.

M!

Merke

Bei der **praktischen Durchführung** ist darauf zu achten,
- dass die Teststreifenbehälter nach der Entnahme eines Teststreifens sofort (d. h. vor der Durchführung der Urinanalyse) verschlossen werden,
- dass die Streifen nur kurz (d. h. maximal 1 Sekunde) in den Urin eingetaucht werden (andernfalls besteht die Gefahr, dass die Reagenzien herausgelöst werden),
- dass der überschüssige Urin abgestreift wird und
- dass die Reaktionszonen nach der vorgeschriebenen Zeit mit den Farbskalen auf dem Teststreifenbehälter verglichen werden.

Der Teststreifenanalytik wird oft Störanfälligkeit oder gar Unzuverlässigkeit nachgesagt. Diese Vorwürfe sind nur bedingt richtig. Bei korrekter Durchführung der Untersuchung mit frischem Urin (< 4 Stunden nach Gewinnung) sind die Ergebnisse durchaus zuverlässig, wenn das Untersuchungsmaterial geeignet war. Im Urin findet man, zum Teil in erheblichen Konzentrationen, verschiedene Stoffwechsel-

und Medikamentenmetabolite. Auch schwanken pH und Puffergehalt in viel weiteren Grenzen als im Blut und nicht selten gelangen sogar Reste von Reinigungs- und Desinfektionsmitteln (gesäuberte Sammelgefäße) in die Urinprobe. Diese Störeinflüsse sind nicht a priori der Teststreifenanalytik anzulasten, sie sollte jedoch damit fertig werden.

Merke

Es gilt deshalb der Grundsatz, dass die Ergebnisse der Teststreifenanalytik so gut sind wie die Kenntnisse des Beurteilers von den Grenzen dieser Analytik.

Deshalb sollten die im Folgenden beschriebenen Störeinflüsse besonders beachtet werden.

pH-Wert

Indikation

- unspezifischer Suchtest auf Harnwegsinfektionen
- Azidosen und Alkalosen
- Aufdeckung langer Transport- und Lagerzeiten von Urinen vor der Untersuchung (pH > 8)

Das pH-Feld enthält ein Indikatorengemisch, z. B. Methylrot und Bromthymolblau. Die niedrigste pH-Abstufung bei den handelsüblichen Urinteststreifen entspricht pH ≤ 5. pH-Werte unter 5 können damit nicht festgestellt werden.

Referenzintervalle

Der Urin Gesunder ist leicht sauer (pH 5,0–7,0), die Extrembereiche liegen zwischen 4,8 und 7,5.

Bei gemüsereicher Kost (Vegetarier) ist der Urin alkalisch, bei fleischreicher Ernährung, beim Abbau von endogenem Eiweiß, beim Fasten und hohem Fieber dagegen ist er sauer. Liegen Störungen im Säure-Basen-Haushalt vor, so sollte der pH-Wert mit feiner abgestuftem Spezialindikatorpapier oder mit der pH-Elektrode (S. 87) bestimmt werden. Klinische Bedeutung hat die pH-Messung auch bei stark alkalischen Urinen, welche auf eine Harnwegsinfektion mit harnstoffspaltenden Bakterien oder auf eine verspätete Urinuntersuchung im Labor mit vermehrtem Keimwachstum verdächtig sind.

Glucose

Indikation

- Suchtest auf Diabetes mellitus und renale Glucosurie

Zur Beschreibung der enzymatisch katalysierten Reaktionsfolge (Glucoseoxidase mit gekoppelter Farbstoffbildung), der Störeinflüsse und der Einsatzmöglichkeiten für die Diagnostik siehe Kap. Glucose im Urin (S. 190). Aus der Chromogenreaktion des Testfeldes ergeben sich wichtige **Beschränkungen**:

- Hohe Konzentrationen reduzierender Urinbestandteile (z. B. Ascorbinsäure) und oxidierende Verunreinigung (z. B. H_2O_2 als Desinfektionsmittel für das Genitale) ergeben **falsch negative** bzw. **falsch positive** Resultate.

Protein

Indikation

- Suchtest auf Nierenerkrankungen aller Art
- glomeruläre oder tubuläre Proteinverluste (transitorisch, intermittierend oder kontinuierlich)
- Infektionen des Nierenparenchyms, des Nierenbeckens und der ableitenden Harnwege
- orthostatische oder hyperlordotische Proteinurie, Schwangerschaftsüberwachung

Das Reaktionsprinzip des Proteinfeldes beruht auf der Indikatorfehlermethode (S. 162). Albumin wird dabei deutlich empfindlicher nachgewiesen als Globuline. Bence-Jones-Proteine führen nur unregelmäßig oder gar nicht zu einer Reaktion. In Verdachtsfällen ist eine quantitative Proteinbestimmung (S. 526) zu veranlassen.

Merke

Das Proteinfeld erfasst eine Mikroalbuminurie (20–200 mg/l) nicht mit der notwendigen Sensitivität. Deshalb sollten bei der Mikroalbuminurie sensitivere Verfahren eingesetzt werden (Mikraltest!).

Referenzintervalle

Die Proteinausscheidung Gesunder beträgt < 150 mg/Tag, die Grenzkonzentration im Morgenurin wird bei 300 mg/l (30 mg/dl) angesetzt.

Im Allgemeinen hat eine **morgendliche** Proteinurie die größte pathognomonische Bedeutung, weil eine erhöhte Eiweißausscheidung zu anderen Tageszeiten durch körperliche Anstrengung (Sport), Aufregung (Stress) und Orthostase verursacht sein kann. Generell führt eine Vasokonstriktion in der Niere ohne Glomerulumschädigung zu einer vermehrten (glomerulären) Proteinurie.

Die **pathologischen Proteinurien** werden unterteilt in **glomeruläre, tubuläre, prä- und postrenale**. Sie werden ausführlich im Kap. Proteinuriediagnostik (S. 526) besprochen.

Der Proteinteststreifen zeigt **falsch positive** Ergebnisse bei stark alkalischem Urin (Harnwegsinfektion, Therapie mit alkalisierenden Urolitholytica), bei der Behandlung mit Trimethoprim und bei Resten von Reinigungsmitteln mit quartären Ammoniumgruppen im Sammelgefäß. **Falsch negativ** reagiert der Teststreifen mit Bence-Jones-Proteinen.

Hämoglobin und Erythrozyten

Indikation

- Suchtest auf Hämaturie und Hämoglobinurie

Der Hämoglobinteststreifen ist ein wichtiges und verlässliches Hilfsmittel zum Nachweis von Hämaturie und Hämoglobinurie.

Die Grundlage des Hämoglobin- (und Erythrozyten-)Nachweises mit Teststreifen beruht auf der peroxidaseartigen Wirkung von Hämoglobin auf die im Testfeld enthaltenen, stabilisierten Substrate, ein organisches Hydroperoxid und ein Chromogen (z. B. o-Toluidin). Erst durch Hämoglobin oder Myoglobin läuft die Oxidation des

Chromogens ab. Nicht nur freies Hämoglobin, sondern auch intakte Erythrozyten können – nachdem die Zellmembran durch ebenfalls im Testfeld enthaltene Hilfsstoffe lysiert wurde – diese äußerst empfindliche Nachweisreaktion katalysieren und so nachgewiesen werden.

Referenzintervall

Im Urin Gesunder gelten bis 3 (maximal 5) Erythrozyten pro µl als unauffällig.

Merke

Bei jedem positiven Teststreifenbefund ist eine semiquantitative oder quantitative mikroskopische Urinuntersuchung zu veranlassen.

Wiederholt erhöhte Erythrozytenzahlen bzw. eine Hämoglobinurie müssen klinisch näher untersucht werden, wobei eine Kontamination durch Vaginalblutungen natürlich ausgeschlossen sein muss.

Merke

Als **Mikrohämaturie** werden Erythrozyturie oder Hämoglobinurie bezeichnet, die nur mikroskopisch oder nur chemisch nachweisbar sind, als **Makrohämaturie** Blutbeimengungen von ≥ 1 ml Blut pro l Urin.

Hämaturien können prä-, renale und postrenale Ursachen haben (▶ Tab. 16.4). Die wichtigsten sind *Glomerulonephritiden, Tumoren der Niere* und der *ableitenden Harnwege* sowie *Nieren- und Blasensteine*. Bei Steinleiden (postrenale Hämaturie) ist die Mikrohämaturie oft das erste Symptom, ebenso bei den Tumoren im Nieren- und Blasenbereich. Für die Glomerulonephritis (renale Hämaturie) gilt die Hämaturie als besonders typisch, was bei der differenzialdiagnostischen Unterscheidung von der Pyelonephritis (eher Leukozytenvermehrung) von Bedeutung ist. Doch auch die Pyelonephritis kann – wie viele andere infektiöse, toxische und degenerative Nierenerkrankungen – mit einer Mikrohämaturie einhergehen.

Eine **Hämoglobinurie** kann durch eine prärenale, intravasale Hämolyse bedingt sein, wenn die Bindungskapazität des Haptoglobins (S. 172) im Plasma und die Rückresorptionskapazität der Tubuli für Hämoglobin erschöpft sind. Sie tritt bei hämolytischen Syndromen (manche Intoxikationen, Verbrennungen, Schwarzwasserfieber, Transfusionszwischenfälle und Hämoglobinopathien) auf, kann aber auch durch Hämolyse von Erythrozyten im Urin entstehen, welche regelmäßig bei hypotonem Urin und bei längerem Stehenlassen von – insbesondere alkalischem – Urin auftritt. Hämoglobinurien sind mikroskopisch nicht nachweisbar.

Tab. 16.4 Ursachen für Hämaturien.

Hämaturien	Ursachen
prärenale Hämaturien	• Durchblutungsstörungen (Herz-Kreislauf-Erkrankungen, Nierenvenenthrombose, arterielle Embolie, Marschhämaturie) • gestörte Gerinnung (Hämophilie, Thrombozytopenien, Thrombozytopathien) • Medikamente (Marcumar-Überdosierung, Phenylbutazon) • zytostatische Therapie • essenzielle Hämaturie • hämolytische Syndrome (paroxysmale nächtliche Hämoglobinurie PNH [komplementvermittelte Hämolyse], paroxysmale Kältehämoglobinurie, manche Intoxikationen)
renale Hämaturien	• primäre Nierenparenchymerkrankungen (Nephritis, Glomerulonephritis, Pyelonephritis) • sekundäre Nierenparenchymschäden (Amyloidose, Tuberkulose, Gicht, Morbus Schönlein-Henoch, Lupus erythematodes) • Tumoren, Zysten, Wilms-Tumor, Hämangiome, Nierenbeckensteine
postrenale Hämaturien	• Steinleiden • Tumoren der ableitenden Harnwege • Entzündungen (Cystitis, Prostatitis, Urethritis)

M!

Merke

Falsch negative bzw. zu niedrige Befunde ergeben sich bei hohen Ascorbinsäurekonzentrationen, falsch positive durch Reste von oxidierenden Desinfektionsmitteln (H_2O_2 bzw. auch kolloidales Jod).

Leukozyten

Indikation

- Suchtest auf Entzündungen im Bereich der Niere und der ableitenden Harnwege

Das Leukozytenfeld enthält einen Indoxylester, der durch die Granulozytenesterase gespalten wird. Das frei werdende Indoxyl reagiert mit einem Diazoniumsalz zu einem violetten Farbstoff. Die Nachweisgrenze liegt bei etwa 20 Leukozyten/µl. Lymphozyten werden nicht erfasst.

Referenzintervall

Im Urin Gesunder werden höchstens 10 Leukozyten/µl gefunden.

Höhere Zellzahlen können bei Frauen von Kontaminationen durch Vaginalsekret herrühren. Der Befund muss kontrolliert und klinisch abgeklärt werden.

Eine **Leukozyturie** ist ein Leitsymptom von akuter und chronischer Pyelonephritis, kommt aber auch bei **Entzündungen** der ableitenden Harnwege (Urethritis, Zystitis, Pyelitis, Prostatitis) und bei der Glomerulonephritis vor. Bei Letzterer herrscht jedoch die Hämaturie vor. Auch nach der Gabe einiger Medikamente (z. B. Acetylsalicylsäure oder Phenacetin) kommt es zu einem Leukozytenanstieg im Urin. Ein Leukozytennachweis im Urin ohne Erregernachweis gilt als Hinweis auf eine **Tuberkulose.**

Das Leukozytentestfeld erfasst – im Gegensatz zur mikroskopischen Urinuntersuchung – auch lysierte Leukozyten.

Falsch negative Befunde ergeben sich in Urinen mit sehr hohen Konzentrationen von Ascorbinsäure, Protein und Glucose und durch einige Medikamente, **falsch positive** durch oxidative Detergenzien.

Ketone

Indikation

- Diabetesdiagnostik
- Azidosen verschiedener Genese
- hypokalorische Diät
- Schwangerschaftsgestose

Der Ketonkörpernachweis beruht auf der Legal-Probe, bei der CH-acide Verbindungen (hier: Aceton und Acetessigsäure, nicht aber β-Hydroxybuttersäure) mit Natriumnitroprussid in alkalischem Milieu rot-violette Farbkomplexe bilden. Die Nachweisgrenze von Acetessigsäure ist deutlich niedriger (5 mg/dl) als die von Aceton. Andere Ketosäuren als Acetessigsäure werden ebenfalls empfindlich nachgewiesen, ergeben aber teilweise andere Farbtönungen. Zur Verwendung der Ketonkörperteststreifen zum Zystinnachweis siehe Kap. Zystin und Homozystin (S. 520).

Referenzintervall

Normalerweise sind im Urin keine Ketonkörper nachweisbar.

Beim **Diabetiker** ist das Auftreten von Ketonen immer ein Zeichen einer schlechten Stoffwechsellage, bedingt durch Hyperglykämie und Ketoazidose.

Merke

Die Ketonurie (bis 50 g/d) kann Frühsymptom eines diabetischen Komas sein.

Bei **Nulldiät** und generell bei einer verminderten Kohlenhydratzufuhr kommt es durch einen gesteigerten Fettsäureabbau zu einer Ketoazidose, ebenso wie bei einigen seltenen Aminosäurestoffwechselstörungen, Schwangerschaftserbrechen und acetonämischem Erbrechen bei Kindern.

Falsch negative Befunde ergeben sich, wenn der Urin vor der Untersuchung **zu lange steht**, in **Acetessigsäure** zerfällt oder bakteriell abgebaut wird, falsch positive Resultate werden nach Gabe von Captopril und L-Dopa beobachtet.

Bilirubin und Urobilinogen

Diese beiden Parameter werden bei der Urin-Teststreifendiagnostik mitbestimmt, weil sie Bestandteil der Mehrfachtestträger sind. Da sie aber in der klinischen Differenzialdiagnostik von Lebererkrankungen keinerlei Bedeutung mehr haben, werden sie hier nicht besprochen.

16

Nitrit

Indikation

- Suchtest auf Harnwegsinfekt

Ein positiver Nitrit-Test beruht auf **3 Voraussetzungen**:

- Die Erreger in den Harnwegen reduzieren Nitrat zu Nitrit.
- Mit der Nahrung wird genügend Nitrat zugeführt, das bakteriell reduziert werden kann.
- Die Verweildauer des Urins in der Blase reicht für die Nitratreduktion aus (4–6 h).

Nitrit diazotiert in saurem Milieu Sulfanilamid und das entstandene Diazoniumsalz wird mit einem Benzochinonderivat zu einem rosa bis rotvioletten Farbstoff umgesetzt. Die Reaktion ist spezifisch für Nitrit. 80 % aller bei Harnwegsinfektionen vorkommenden Keime sind Nitritbildner, d. h., sie reduzieren Nitrat zu Nitrit: E. coli, Proteus, Klebsiellen, Aerobacter und Citrobacter. Enterokokken, Staphylokokken und Pseudomonas bilden dagegen kein oder nur teilweise Nitrit.

Falsch negative Resultate erhält man – abgesehen von den bereits genannten Einschränkungen – bei Ascorbinsäurekonzentrationen > 25 mg/dl im Urin.

Merke

Ein negativer Nitrit-Test schließt einen Harnwegsinfekt keineswegs aus.

Spezifisches Gewicht

Indikation

- Kontrolle der Konzentrierleistung der Niere
- Beurteilungskriterium für Grenzbefunde mit anderen Teststreifen

Das Testfeld „SG“ bestimmt die Urinkonzentration (natürlich nicht das spezifische Gewicht, das eine physikalische Messgröße ist!) über den Gehalt des Urins an den Kationen Natrium und Kalium. Diese verdrängen konzentrationsproportional aus einem synthetischen Copolymerisat H^+-Ionen, die mit einem pH-Indikator nachgewiesen werden. Zur Urindichtebestimmung mit dem Urometer siehe Kap. Konzentrierleistung der Niere (S. 542).

Referenzintervall

Die **Urinkonzentration** schwankt beim Gesunden in einem weiten Bereich, von ca. 100–1400 mosmol/kg (S. 543).

Diese Tatsache sollte bei der Beurteilung fraglich positiver Teststreifenbefunde (z. B. Glucosurie, Proteinurie) berücksichtigt werden, vor allem dann, wenn der Urin wenig konzentriert ist. Urinproben, die im Laufe des Tages gewonnen wurden und nicht aus der Nacht- oder Morgenportion stammen, weisen gelegentlich eine sehr geringe Konzentration auf, ebenso z. B. Urinproben von Patienten mit Diuretikatherapie, unter Infusionen, bei übermäßigem Trinken und bei inadäquater ADH-Sekretion.

Stark alkalische Urine (pH ≥ 8,0) ergeben mit dem Teststreifen **falsch niedrige Werte**, **stark saure** Urine (pH < 5,0) umgekehrt zu **hohe** Ergebnisse.

Zystin und Homozystin

Indikation

- Verdacht auf Zystinurie oder Homozystinurie

Der Nachweis von Zystin und Homozystin beruht auf der **Brand-Probe**, bei der Zystin und Homozystin mit Kaliumcyanid zu Cystein bzw. Homocystein reduziert werden und mit Natriumnitroprussid einen Farbkomplex ergeben. Dazu fügt man zu 250 µl Urin 250 µl einer 10 %igen Kaliumcyanidlösung, wartet 15 Minuten und taucht dann einen Ketonkörperteststreifen ein (Violettfärbung: positiv). Der Teststreifen enthält Natriumnitroprussid und reagiert in Anwesenheit von Cyanid-Ionen nicht mit Ketonen.

Die Indikation zur Zystinbestimmung ergibt sich bei Verdacht auf Zystinurie aufgrund **typischer Kristallformen im Urin**, bei nicht schattengebenden Nierensteinen und beim klinischen Verdacht auf Homozystinurie (DD Marfan-Syndrom). Im Urin Gesunder ist der hier beschriebene Nachweis von Zystin bzw. Homozystin negativ.

Sulfit

Indikation

- Suchtest auf Störungen der Sulfitoxidase

Urin wird auf das Sulfit-Testpapier („Quantofix SO_3" oder „Merckoquant") getropft. Eine Rotfärbung zeigt Sulfit an. Cystein und andere Substanzen mit freien SH-Gruppen reagieren ebenfalls positiv. Der Sulfitoxidasemangel ist eine sehr seltene, angeborene Stoffwechselstörung.

Falsch negative Ergebnisse ergeben sich bei alten Urinproben. **Falsch positive** Ergebnisse können durch das Medikament 2-Mercaptoethansulfonat entstehen.

16.2.3 Mikroskopische Urinuntersuchungen

Indikation

- Routineuntersuchung des Urins
- gezielte Untersuchung bei positiven Teststreifenergebnissen
- Verlaufskontrolle bei Nierenerkrankungen

▸ **Untersuchungsmaterial und Präanalytik**

- Spontanurinprobe, möglichst (Nacht- oder) Morgenurin. Der Urin muss binnen 4 Stunden untersucht werden!
- Addis Count: Urin aus einer genau festgelegten Zeitspanne (z. B. 4 Stunden), unter forcierter Diurese gewonnen.

▸ **Untersuchungsmethoden. Sediment €:** Circa 10 ml frischer Urin werden 5 Minuten bei 1000–2000 U/min (800 g) zentrifugiert, der Überstand zügig dekantiert und der Rückstand mit den verbliebenen Urintropfen resuspendiert. 1 Tropfen dieser Suspension gibt man auf einen Objektträger und bedeckt ihn mit einem Deckgläschen. Die mikroskopische Untersuchung beginnt mit einer Übersichtsbetrachtung (Objektiv 10 : 1), um seltener vorkommende Bestandteile wie Zylinder zu finden. Die eigentliche mikroskopische Beurteilung erfolgt mit dem Objektiv 40 : 1. 20–30 Gesichtsfelder sollen betrachtet werden.

Merke

Mehr als 20 Erythrozyten u. a. pro Blickfeld werden als „zahlreich“, mehr als 50 als „massenhaft“ bezeichnet.

Semiquantitative Urinzellzählung €€: Mit einer Pasteurpipette und einigen Tropfen frischen, unzentrifugierten und gut gemischten Urins wird eine Zählkammer (z. B. Fuchs-Rosenthal, Neubauer oder neuerdings Einmal-Zählkammern) gefüllt. Die Erythrozyten- und Leukozytenzahl pro µl Urin (unterschiedliche Kammertiefe und Größe der Quadrate beachten!) wird mit dem Objektiv 40 : 1 bestimmt. Nachteilig bei diesem Verfahren ist, dass Zylinder kaum gefunden werden.

Zusatzinformation

Addis Count: Der Urin einer definierten Sammelperiode (zwischen 2 und 4 Stunden) wird in eine Zählkammer gefüllt oder – bei niedriger Zellzahl – zunächst angereichert. Dazu werden genau 10 ml Urin zentrifugiert, 9 ml Überstand vorsichtig abpipettiert und der Rückstand resuspendiert. Für diese Prozedur sind spezielle Röhrchen und Pipetten erhältlich (KOVA-System). Das Zählergebnis muss in diesem Fall durch den Faktor 10 dividiert werden. Die Zellausscheidung errechnet sich nach der Formel

$$\frac{\text{Zellzahl}/\mu\text{l} \times \text{Urinvolumen}[\text{ml}] \times 1000}{\text{Sammelzeit}\ [\text{min}]} \tag{16.1}$$

Referenzintervalle

Parameter	Wert
Sediment	• bis 2 Erythrozyten pro Gesichtsfeld • bis 5 Leukozyten pro Gesichtsfeld • vereinzelt hyaline Zylinder • bis 15 Plattenepithelien
Semiquantitative Urinzellzählung	• bis 5 Erythrozyten pro µl • bis 10 Leukozyten pro µl
Addis Count	• bis 2000 Erythrozyten pro Minute • bis 4 000 Leukozyten pro Minute

► **Diagnostische Bedeutung.** Die geformten Urinbestandteile werden unterteilt in:

- **„organisierte“** Bestandteile (Erythrozyten, Leukozyten, Zylinder und andere zelluläre Bestandteile), die renalen, postrenalen (Harnwege) und nicht renalen Ursprungs (Vagina, Prostata, Hoden) sein können (► Tab. 16.5).
- **„nicht organisierte“**, d. h. anorganische und organische kristalline Bestandteile (► Abb. 16.6)

Tab. 16.5 Mikroskopisch nachweisbare, organisierte Urinbestandteile (s. a. ▶ Tab. 16.2, Urintrübungen).

Art	Beschreibung	Auftreten bei Erkrankungen
Erythrozyten	rund, gelblich, flach, beim Drehen der Mikrometerschraube doppelkonturiert; in hypertonem Urin: Stechapfelform	Glomerulonephritiden, Tumoren der Niere und Harnwege, Nieren- und Blasensteine
Leukozyten	doppelt so groß wie Erythrozyten, rund, leicht granuliert, Zellgrenzen weniger scharf als bei Erythrozyten	Pyelonephritis, Cystitis, Prostatitis, Urethritis *Cave:* gynäkologische Erkrankungen
hyaline Zylinder	homogen, glasig, durchscheinend	vereinzelt beim Gesunden (abhängig von der Trinkmenge), sonst nach Proteinurie bei Glomerulonephritis, Pyelonephritis, Stauungsniere, Zystenniere, Plasmozytomniere
Erythrozytenzylinder	durch Aggregation von Erythrozyten leicht gelbliche Verfärbung	jegliche renale Hämaturie, z. B. Glomerulonephritiden
Leukozytenzylinder	Kernstrukturen der Leukozyten sichtbar	Pyelonephritis
Epithelzylinder	selten; aus abgeschilferten Tubulusepithelien	nach akutem Nierenversagen, bei Glomerulo- oder Pyelonephritis
fein oder grob granulierte Zylinder	Einlagerung von Granula durch Zelldetritus (aus Epithelzylindern entstanden)	alle entzündlichen und degenerativen Nierenerkrankungen
Wachszylinder	ähnlich den hyalinen Zylindern, jedoch stärker lichtbrechend und breiter, aus granulierten Zylindern entstanden	schwere chronische Niereninsuffizienz gelegentlich nach Nierenversagen
Fettkörnchenzylinder	Epithelzylinder mit Fetttröpfchen	nephrotisches Syndrom
Hämoglobin- und Myoglobinzylinder	hellbraun oder gelbbraun	intravasale Hämolyse, schwere Muskeltraumen
Pseudozylinder	Aggregation von Erythrozyten oder Leukozyten	schwere Hämaturie oder Pyurie

Tab. 16.5 Fortsetzung

Art	Beschreibung	Auftreten bei Erkrankungen
Epithelien	• Plattenepithelien: groß, kleinkernig, polygonal • Übergangsepithelien: oval oder rund oder „geschwänzt" • Nierenepithelien: rund	physiologisch; vermehrt bei Harnwegsinfektionen
Bakterien	sehr klein, starke Eigenbeweglichkeit, rund oder stabförmig	Harnwegsinfektionen
Trichomonaden	rund bis birnenförmig, 15–30 µm, 3–5 Geißeln, undulierende Membran, beweglich	vor allem bei Frauen
Pilze und Hefezellen	faden- oder schlauchförmig, farblos, oval, unterschiedliche Größe	Soor

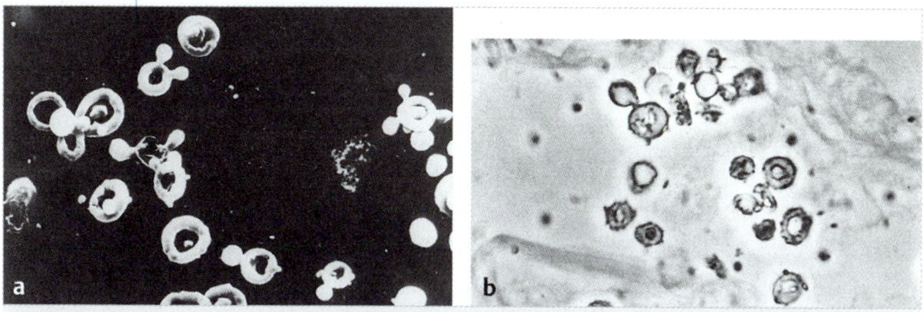

Abb. 16.2 Dysmorphe Erythrozyten. a Rasterelektronenmikroskopie, **b** Phasenkontrastmikroskopie. (Aus Grabensee, CL Nephrologie 2. Auflage, Georg Thieme Verlag, 2002)

Art und Zahl der zellulären Bestandteile geben wichtige Hinweise zur Differenzialdiagnose und zum Verlauf von Erkrankungen der Niere und der ableitenden Harnwege. Den **Zylindern** (▸ Abb. 16.3), die als Ausgussmodelle der distalen Tubuli und der Sammelrohre aufzufassen sind, kommt dabei eine besondere pathognomonische Bedeutung zu, da sie erst aufgrund einer pathologisch erhöhten Zellzahl und eines erhöhten Proteingehaltes in den Tubuli entstehen können.

Erythrozyten treten im Urin Gesunder nur in sehr geringer Zahl (S. 515) auf. Im hypotonen Urin schwellen sie an und zerfallen rasch, besonders im alkalischen Urin (Hämoglobinurie). Diagnostisch besonders wichtig ist das Auftreten von Erythrozyten bei der akuten und chronischen Glomerulonephritis, bei Tumoren der Niere und der ableitenden Harnwege sowie bei Nieren- und Blasensteinen (S. 515). Es gibt letztlich keine Nierenerkrankung, die nicht zu einer Erythrozyturie führt.

16

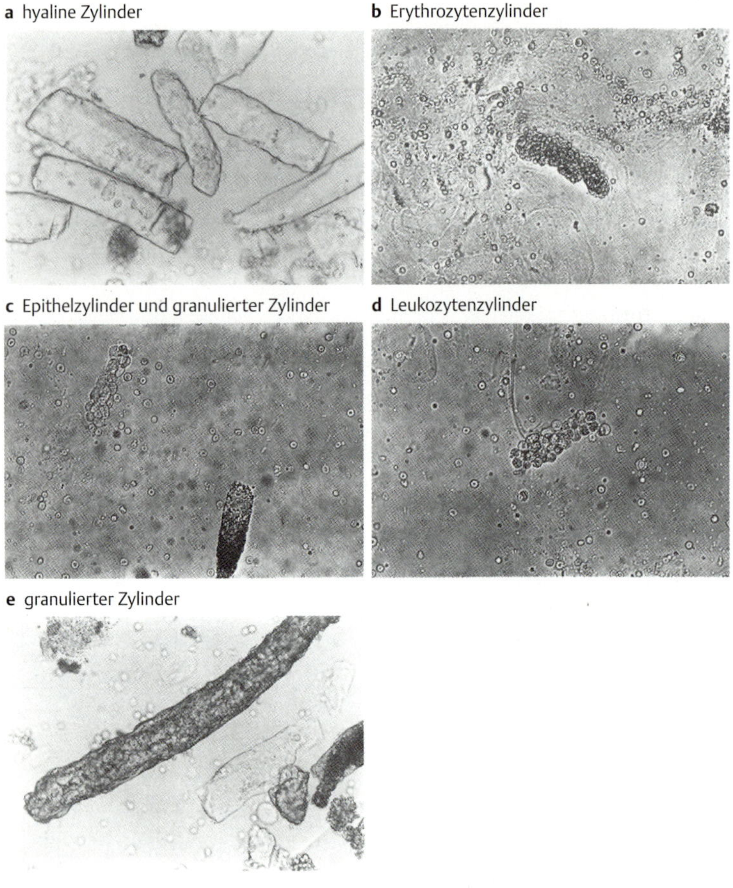

Abb. 16.3 Urinzylinder.

Bei der glomerulären Hämaturie findet man vermehrt **dysmorphe Erythrozyten** (▸ Abb. 16.2). Dies sind Erythrozyten mit runden Aus- oder Einstülpungen (Exokugeln, Exozapfen, Endokugeln, Endozapfen). In der nephrologischen Literatur findet man dafür gelegentlich auch den völlig falschen Ausdruck „Akanthozyten“, der in der Hämatologie mit spitzen langen Ausziehungen (Spiculae) belegt ist. Die dysmorphen Erythrozyten dürfen auch nicht mit den in hypertonem Urin physiologischen Stechapfelformen (Echinozyten) verwechselt werden. Zur Untersuchung eignet

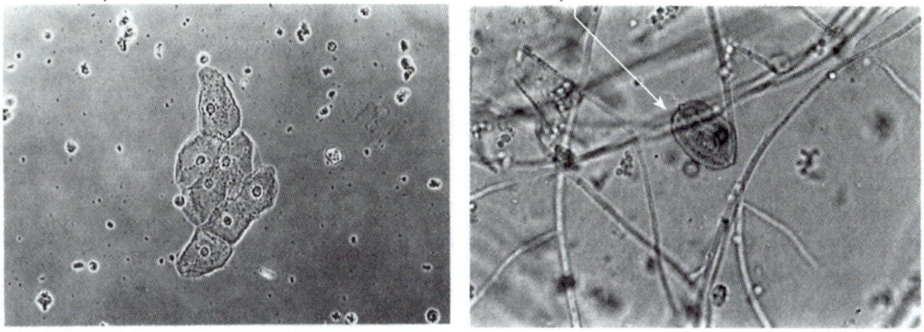

Abb. 16.4 Epithelien im Urin.

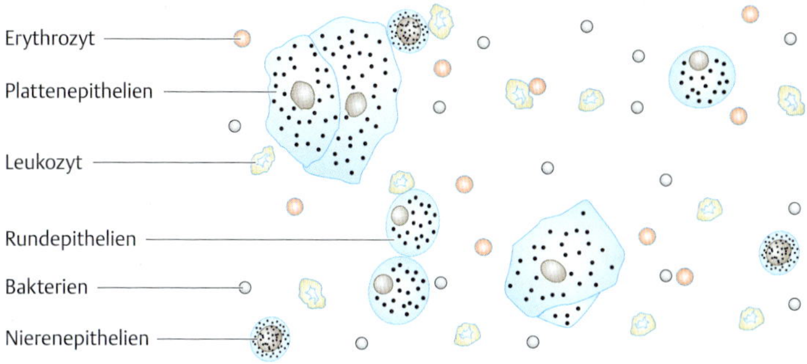

Abb. 16.5 Epithelien im Urin. Diverse Epithelien im Größenvergleich neben anderen Urinbestandteilen.

sich das Phasenkontrast- oder das Interferenzmikroskop. Wenn dysmorphe Erythrozyten ≥ 5 % aller Erythrozyten ausmachen, so hat dies einen hohen positiven prädiktiven Wert für eine Glomerulonephritis.

Leukozyten: In saurem Urin ist ihr Zellkern besser zu erkennen als in alkalischem und hypotonem Urin, in dem sie rasch zerfallen. Diagnostisch bedeutsam ist die Leukozyturie (S. 517) bei Pyelonephritis, Zystitis, Prostatitis und Urethritis.

Urinzylinder sind weniger bei einer Kammerzählung, sondern eher im Urinsediment zu finden. Sie lassen sich mit schwacher Vergrößerung und abgedunkelter Beleuchtung leichter erkennen als im hellen Durchlicht (▸ Abb. 16.3).

> M!
> **Merke**
>
> Zylinder sind immer ein starker Hinweis auf Nierenparenchymschädigungen.

16

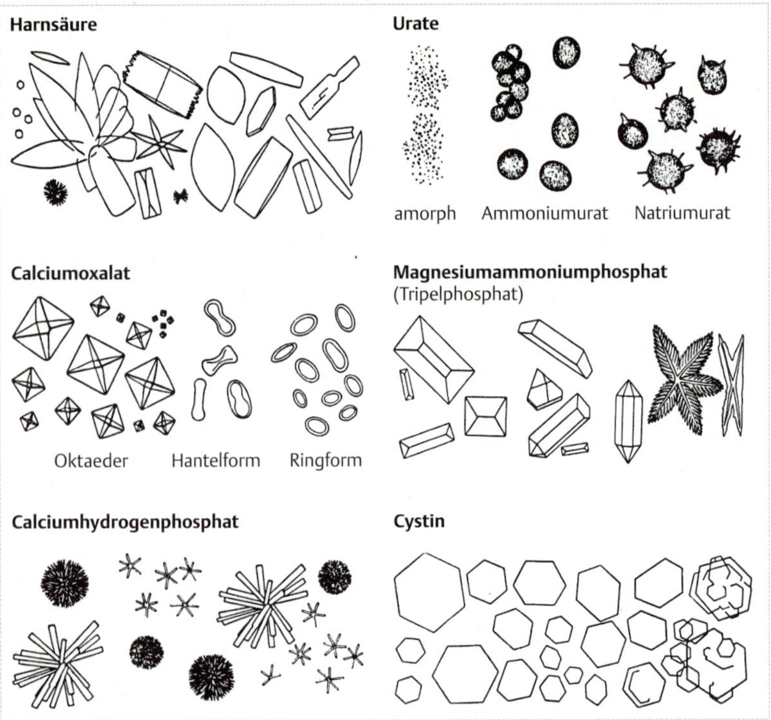

Abb. 16.6 Kristallformen im Urin.

Die wichtigsten, nicht zylindrischen organisierten Urinbestandteile sind **Epithelien** (▸ Abb. 16.4 und ▸ Abb. 16.5).

▸ Abb. 16.6 zeigt bei der mikroskopischen Urinuntersuchung häufig gefundene **„nicht organisierte“ (= kristalline) Bestandteile.** Daneben gibt es eine Fülle seltener „Urin“-Bestandteile, wie Cellulose- und Wollfasern, Schleimfäden, Talkum, Stärke, Spermatozoen, Pollen und Pflanzenzellen, Öltröpfchen (auch Chylurie).

16.3 Proteinuriediagnostik

Indikation

- Differenzialdiagnostik einer gesicherten Proteinurie
- Ausgangsbefund vor Gabe nephrotoxischer Medikamente

► **Bestimmungsmethoden €€€**

- SDS-Polyacrylamid-Gradienten-Elektrophorese (**SDS-PAGE**) ist ein empfindlicher, qualitativer (nicht quantitativer!) Suchtest, nur in Speziallaboratorien verfügbar und nur zur Primärdiagnostik, nicht zur Verlaufskontrolle einsetzbar.
- quantitative **nephelometrische oder turbidimetrische Bestimmung** (S. 83) der spezifischen Proteine Albumin, Transferrin, IgG, α_1-Mikroglobulin und α_2-Makroglobulin. Die Mikroalbuminurie kann nur mit dieser Methode bestimmt werden.
- quantitative **Gesamt-Eiweißbestimmung** (S. 163): Das klassische Verfahren besteht aus der Fällung der Urinproteine mit kalter Perchlorsäure, Resolubilisieren mit NaOH und anschließender Biuret-Reaktion; heute werden Farbstoffbindungsverfahren (z. B. Pyrogallol-Rot) oder turbidimetrische Verfahren (z. B. Benzethoniumchlorid) bevorzugt.
- **Urinstatus** (S. 510) zur Eingangsdiagnostik, zum Hämoglobin-/Myoglobinnachweis und zum Nachweis von Harnwegsinfekten in Verbindung mit mikrobiologischer Untersuchung.

Referenzintervalle

Protein	mg/l	mg/g (mg/mmol) Kreatinin
α_1-Mikroglobulin	bis 12	bis 14 (1,58)
Albumin	bis 20	bis 30 (3,40)
Transferrin	bis 1,2	bis 1,9 (0,21)
Immunglobulin G	bis 10	bis 10 (1,13)
α_2-Makroglobulin	bis 9,4	bis 7 (0,79)
Gesamteiweiß*	bis 100	bis 70 (7,91)

*methodenabhängig

► **Diagnostische Bedeutung**

Merke

Eine pathologische Proteinurie ist definiert als Gesamteiweißausscheidung > 150 mg/d.

Die verschiedenen **Typen der Proteinurie** sind in ► Abb. 16.7 veranschaulicht, die **Leitproteine** der Proteinuriediagnostik in ► Tab. 16.6, aufgeführt.

16

Tab. 16.6 Leitproteine der Proteinuriediagnostik.

Leitprotein	Molmasse	diagnostische Bedeutung, Ursache
α_1-Mikroglobulin	33 kD	tubuläre Proteinurie: unzureichende tubuläre Rückresorption
Albumin	67 kD	selektive oder unselektive glomeruläre Proteinurie: gesteigerte Filtrationsrate
Transferrin	76 kD	wie Albumin
Immunglobulin G	150 kD	unselektive glomeruläre Proteinurie: Filtrationsdefekt; IgG/Albumin-Quotient > 0,03
α_2-Makroglobulin	725 kD	postrenale Proteinurie: Blutung/Exsudation; α_2/Albumin-Quotient > 0,02

Zusatzinformation

Die **benigne Proteinurie** tritt auf bei Stress (z. B. körperlicher Belastung), Hyperthermie und vor allem im Kindes- und Jugendalter durch Orthostase und beschreibt eine über der physiologischen Proteinurie von 150 mg/d liegende Eiweißausscheidung, die mäßig ausgeprägt ist und intermittierend auftritt. Wiederholungsuntersuchungen mit getrennten Tag-Nacht-Urinsammlungen führen zu dieser Diagnose bzw. grenzen sie in Verbindung mit der Klinik gegenüber der pathologischen Proteinurie ab. Bei der orthostatischen Proteinurie ist die Nachtportion eiweißfrei.

Glomeruläre Proteinurien (▶ Abb. 16.7b) zeigen einen stufenlosen Übergang von der

- (selektiven) Mikroalbuminurie
- über die selektive glomeruläre Proteinurie (Albumin, zum Teil Transferrin)
- zur unselektiven glomerulären Proteinurie (Albumin und höhermolekulare Proteine wie IgG)
- bis hin zur schweren glomerulär-tubulären Mischproteinurie.

Zusatzinformation

Die Selektivität, d. h. das ausschließliche Auftreten relativ kleiner, meist anionischer Proteine wie Albumin oder Transferrin, lässt sich mit dem Selektivitätsindex S numerisch beschreiben:

$$S = \frac{\text{IgG (Urin)}}{\text{IgG (Serum)}} \times \frac{\text{Transferrin (Serum)}}{\text{Transferrin (Urin)}} \qquad (16.2)$$

Liegt der Index < 0,1, so liegt eine selektive, > 0,2 eine nicht selektive Proteinurie vor. Dazwischen ist keine Bewertung möglich. Die Relevanz des Selektivitätsindexes war zeitweilig in den Hintergrund getreten, findet aber bei den Nephrologen wieder größeres Interesse.

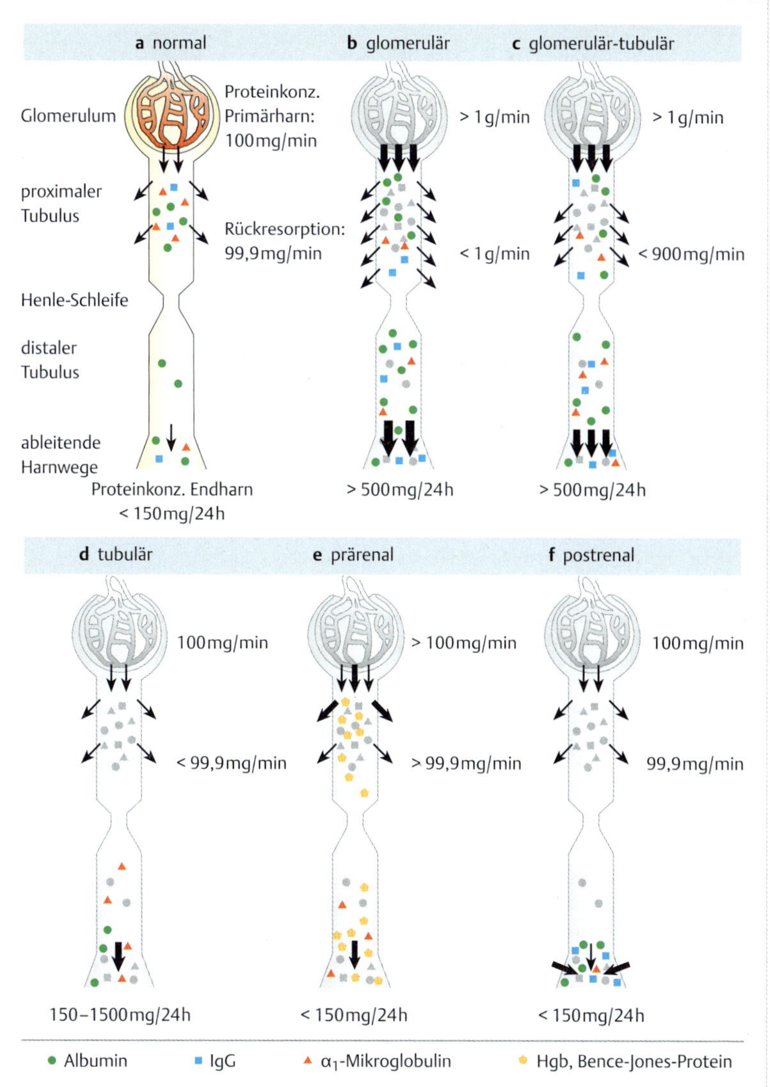

Abb. 16.7 Die verschiedenen Proteinurietypen.

Die **Mikroalbuminurie** (20–200 mg/l) ist häufig das Zeichen einer beginnenden diabetischen Nephropathie (= Typ III) oder sie ist die erste Folge einer Hochdruckerkrankung. Sie gibt einen wichtigen Hinweis für den Kliniker.

Die **selektive glomeruläre Proteinurie** findet sich u. a. bei der „Minimal Change Nephritis", im Anfangsstadium von Glomerulonephritiden, zu Beginn einer EPH-Gestose und zu Beginn toxischer Nephritiden. Aufgrund einer Veränderung der glomerulären Basalmembran gelangen vermehrt niedermolekulare Proteine in den Primärharn. Häufig ist sie noch reversibel (prognostische Bedeutung der Proteinuriediagnostik). Schreitet die Basalmembranschädigung fort, so treten bei der **nicht selektiven glomerulären Proteinurie** auch höhermolekulare Proteine wie das IgG in das Filtrat über (▸ Tab. 16.6). Trotz gesteigerter tubulärer Rückresorption kommt es zu einer erhöhten Proteinausscheidung. Klinische Beispiele sind die akute Glomerulonephritis, die fortgeschrittene Schwangerschaftsnephropathie und die fortgeschrittene diabetische Nephropathie.

Zusatzinformation

Bei schweren glomerulären Proteinurien findet sich gelegentlich auch eine leichte Erhöhung des Leitproteins für tubuläre Schädigung, des α_1-Mikroglobulins, ohne dass eine solche vorliegt. Dies ist als Überlaufproteinurie zu verstehen und kann rechnerisch korrigiert werden.

16

Schwere Glomerulaschädigungen führen zur Überlastung des Tubulusapparates mit dem klinischen Vollbild des nephrotischen Syndroms, der schweren **glomerulär-tubulären Proteinurie** (▸ Abb. 16.7c). Hier sind auch manche toxisch bedingten Nierenschädigungen (Gold, Quecksilber, D-Penicillamin und Röntgenkontrastmittel) einzuordnen, die allerdings meist reversibel sind.

Eine völlig andere Genese als die glomeruläre Proteinurie hat die **tubuläre Proteinurie** (▸ Abb. 16.7d). Hier ist die Rückresorption im proximalen Tubulus gestört und es finden sich vor allem niedermolekulare Proteine wie das α_1-Mikroglobulin im Urin. Ursachen sind z. B. eine interstitielle Nephritis, eine akute Schädigung durch Aminoglycoside oder Cisplatin (reversibel) oder chronische Schädigung durch Phenacetin (irreversibel). Auch eine Vielzahl angeborener Tubulusdefekte und Stoffwechselstörungen zeigen dieses Bild.

Die **prärenale Proteinurie** (▸ Abb. 16.7e) ist als Überlaufproteinurie zu verstehen. Kleinere Moleküle als das Albumin wie Hämoglobin (intravasale Hämolyse, Hgb-Dimer 32 kD), Myoglobin (Rhabdomyolyse) und Leichtketten (Leichtkettenplasmozytome ≈ Bence-Jones-Protein) werden in so großer Menge ultrafiltriert, dass der Tubulusapparat überlastet ist und eine deutliche Proteinurie auftritt. Teststreifenuntersuchung (Hgb + + +, auch durch Myoglobin) und Immunfixationselektrophorese des Urins (Leichtketten) sind notwendige Folgeuntersuchungen, die durch eine Plausibilitätskontrolle der Urineiweißausscheidung initiiert werden können:

$$\frac{\alpha_1 - \text{Mikroglobulin} + \text{Albumin} + \text{IgG}}{\text{Gesamteiweis im Urin}} < 0,6 \qquad (16.3)$$

ist als Hinweis zu werten.

Die **postrenale Proteinurie** (▸ Abb. 16.7e) wird verursacht durch Harnwegsinfekte, Tumoren der ableitenden Harnwege und Steinleiden. Sie ist durch serumähnliche Verhältnisse von Albumin, IgG und α_1-Mikroglobulin gekennzeichnet. Leitprotein ist das α_2-Makroglobulin (▸ Tab. 16.6).

16.4 Filtrationsleistung der Niere

Die Kontrolle der glomerulären Filtration ist überall Bestandteil der Basisdiagnostik. Als **Suchtests** werden dabei die **Serumbestimmungen von Kreatinin und Harnstoff** eingesetzt, beides Substanzen, die ganz überwiegend über die Niere durch Filtration ausgeschieden werden. Die häufig praktizierte parallele Untersuchung von Kreatinin und Harnstoff erscheint unnötig; sie sollte aufgegeben werden. Die Kreatininbestimmung ist vorzuziehen, weil die Kreatininkonzentration im Serum sehr viel weniger von extrarenalen Faktoren abhängt als die Harnstoffkonzentration (S. 535). Ein neuer Parameter zur Beurteilung der Filtrationsleistung ist das Cystatin C (S. 537).

Es darf jedoch nicht übersehen werden, dass sowohl Kreatinin- als auch Harnstoffwerte im Serum nur zur Orientierung über die Nierenfunktion dienen können. **Genaue Aussagen** sind erst mit **Clearance-Untersuchungen** (S. 538) möglich.

M!

Merke

Unter **Clearance** versteht man das pro Minute von einer bestimmten Substanz befreite Plasmavolumen.

Die beiden Clearancesubstanzen, die zur Beurteilung der **glomerulären Filtrationsleistung** herangezogen werden, sind Kreatinin und Inulin, wobei der Aufwand für eine Inulin-Clearance sehr viel größer ist als für eine Kreatinin-Clearance. Obwohl immer wieder auf die eingeschränkte Aussagekraft der Kreatinin-Clearance (S. 538) hingewiesen wurde, wird sie trotzdem viel häufiger als alle anderen Clearanceverfahren eingesetzt.

16.4.1 Kreatinin

Leber, Niere, Pankreas und andere Organe synthetisieren aus Arginin und Glycin Kreatin, das über die Blutbahn ins Muskelgewebe und ins Gehirn gelangt, zu einem kleinen Teil jedoch auch renal ausgeschieden und im proximalen Tubulus rückresorbiert wird. Bei stark reduzierter Muskelmasse (Muskeldystrophie, Muskelatrophie, Amputationen) oder bei einem stark gesteigerten Muskelabbau (Muskeldegeneration, Rückbildung des Uterus im Wochenbett) kann die Kreatinausscheidung allerdings ansteigen.

Im Muskel wird Kreatin mit ATP zu Kreatinphosphat, dem Energiespeicher für die Muskelkontraktion, phosphoryliert. Ein kleiner Teil des Kreatins (1–2 %) zyklisiert nichtenzymatisch unter Wasserabspaltung. So entsteht Kreatinin, das praktisch vollständig über die Niere durch glomeruläre Filtration ausgeschieden wird. Der tubulär sezernierte, der endogen metabolisierte und der über die Darmsekrete abgegebene Anteil ist sehr gering. Dieser Anteil steigt allerdings an, wenn die Serumkonzentration über 265 µmol/l (= 3 mg/dl) beträgt, sodass die Clearance des endogenen Kreatinins, sog. „endogene Kreatinin-Clearance“ (S. 538), dann einen falsch hohen Wert annimmt.

[ ]

Indikation

- Suchtest zur Überprüfung der Nierenfunktion
- Verlaufskontrolle bei Nierenerkrankungen (z. B. Dialysepatienten)
- Kontrollparameter der Nierenfunktion bei der Gabe nephrotoxischer Medikamente (z. B. Zytostatika, Aminoglycoside)

▶ **Untersuchungsmaterial und Präanalytik**
- Serum oder Plasma
- gegebenenfalls 24-Stunden-Sammelurin

Falls eine Kreatinin-Clearance bestimmt werden soll, muss die Blutentnahme in der Zeit der Urinsammlung erfolgen. Die Stabilität von Kreatinin in Serum und Urin beträgt bei Raumtemperatur und im Kühlschrank mindestens 3 Tage.

▶ **Bestimmungsmethoden. Jaffe-Reaktion €:** Kreatinin reagiert mit **Pikrinsäure** in stark alkalischem Milieu zu einer orangeroten Verbindung. Neben Kreatinin ergeben eine Vielzahl anderer, physiologisch vorkommender Metabolite sowie einige Medikamente eine ähnliche Farbreaktion. Diese unspezifische Reaktion verläuft jedoch langsamer, sodass die sog. Nicht-Kreatininchromogene bei der kinetischen Messmethode (S. 78) weniger ins Gewicht fallen. In modernen Analysenautomaten wird mit solchen kinetischen Methoden gearbeitet. Allerdings wirken sich erfahrungsgemäß hohe Bilirubinkonzentrationen der Probe nachteilig auf die Richtigkeit aus.

Enzymatische Methoden €€: Es gibt mehrere Verfahren, die aufgrund ihrer höheren Kosten und ihrer mäßigen Präzision (trotz guter Richtigkeit!) bisher die Jaffe-Reaktion nicht vollständig abgelöst haben (▶ Abb. 16.8). Sie sind als Ausweichmethoden für die Jaffe-Reaktion bei Hyperbilirubinämie nützlich.

Referenzintervalle

Alter/Geschlecht		Kreatinin
Serum		
Neugeborene	nach der Geburt	37–113 µmol/l (0,42–1,28 mg/dl)
	1. Woche	14–86 µmol/l (0,16–0,97 mg/dl)
	4. Woche	12–48 µmol/l (0,14–0,54 mg/dl)
Kinder	1. Jahr	22–55 µmol/l (0,25–0,62 mg/dl)
	2–6 Jahre	25–64 µmol/l (0,28–0,72 mg/dl)
	7–13 Jahre	27–88 µmol/l (0,30–1,00 mg/dl)
	14–17 Jahre	23–106 µmol/l (0,26–1,20 mg/dl)
Männer		74–110 µmol/l (0,84–1,25 mg/dl)
Frauen		58–96 µmol/l (0,66–1,09 mg/dl)
Erwachsene über 50 Jahre		72–127 µmol/l (0,81–1,44 mg/dl)

Die Referenzintervalle sind deutlich methodenabhängig. In den ersten Lebenstagen hängen sie außerdem vom Gestationsalter und vom Entwicklungsgrad der Nierenfunktion ab.

Tab. 16.6 Fortsetzung

Alter/Geschlecht	Kreatinin
Urin	
Kinder	64–116 µmol/kg KG × d (7,2–13,1 mg/kg KG × d)
Männer	77–217 µmol/kg KG × d (8,7–24,6 mg/kg KG × d)
Frauen	65–189 µmol/kg KG × d (7,3–21,4 mg/kg KG × d)

Die renale, körpergewichtsbezogene Kreatininausscheidung nimmt entsprechend der Muskelmasse im höheren Lebensalter ab.

► **Diagnostische Bedeutung**

M!

Merke

Die Kreatininkonzentration im Serum steigt erst an, wenn die glomeruläre Filtrationsrate auf 50 % oder weniger reduziert ist.

M!

Merke

Geringe Nierenfunktionseinschränkungen sind daher am Serumkreatininwert nicht zu erkennen.

Erhöhte Kreatinin-Konzentrationen ergeben sich beim **akuten Nierenversagen** (der Anstieg setzt mit mehreren Stunden Verspätung ein; der Harnstoffspiegel steigt etwas schneller an), bei sich langsam entwickelnder **chronischer Niereninsuffizienz** (meist aufgrund von entzündlichen Veränderungen), bei **prärenaler Niereninsuffizienz** (Minderdurchblutung bei Herz-Kreislauf-Insuffizienz, bei Hypovolämie), bei **postrenalen Harnwegsobstruktionen** (Steinleiden, Fehlbildungen, Hydronephrose) und durch einige extrarenale Ursachen (exzessiver Fleischgenuss, massive Muskeltraumen und Akromegalie).

Bei der **klinischen Überwachung der Nierenfunktion** unter der Therapie mit nephrotoxischen Antibiotika (Aminoglycoside, Erythromycin, Rifampicin u. a.), Zytostatika, nephrotoxischen Metallsalzen, Phenacetin bzw. im Grunde bei jeder medikamentösen Dauertherapie sollte die Kreatininbestimmung im Verlauf durchgeführt werden.

i

Zusatzinformation

Niedrige Kreatinin-Konzentrationen haben **keinen Krankheitswert**. Sie werden vereinzelt zu Beginn der Schwangerschaft, bei jugendlichen Diabetikern und bei Reduktion der Muskelmasse gefunden. Die beiden erstgenannten Fälle kommen vermutlich durch eine erhöhte Nierenperfusion zustande. Extrem niedrige Kreatinin-Konzentrationen finden sich bei marastischen Patienten, z. B. bei HIV-Patienten im Finalstadium.

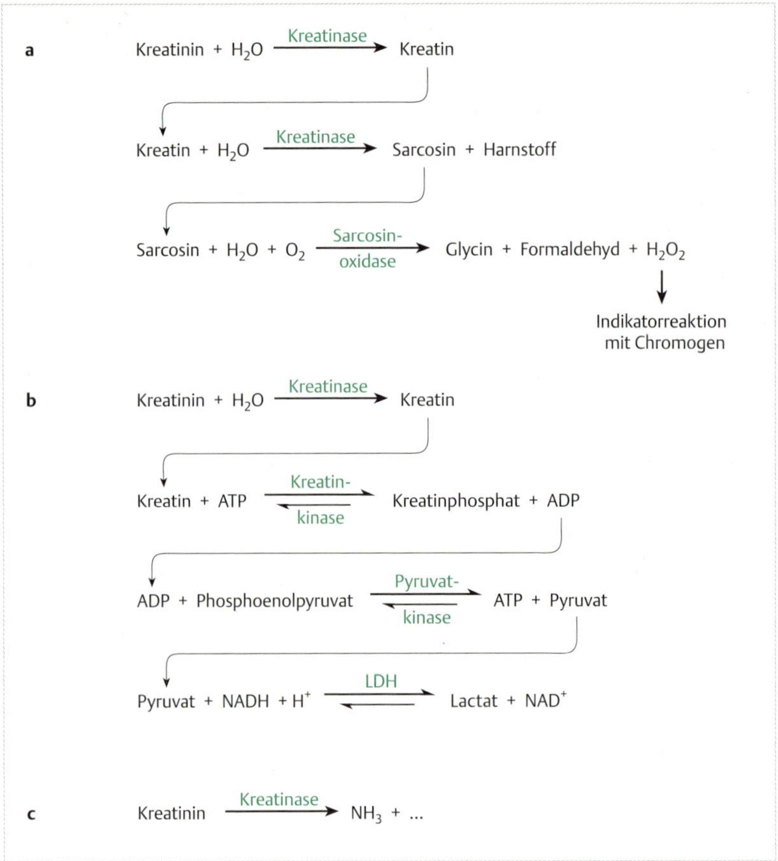

Abb. 16.8 Enzymatische Methoden zur Bestimmung der Kreatinin-Plasmakonzentration. **a** Nachweis von gebildetem H_2O_2 (modifizierte Trinderreaktion), **b** von NADH/NADH + H^+ durch Photometrie. **c** Zum Nachweis des durch Desaminierung gebildeten NH_3 siehe Kap. Ammoniak (S. 489).

Die **Kreatininausscheidung im Urin** ist in erster Linie von der individuellen Muskelmasse (und damit auch vom Körpergewicht) abhängig, kaum dagegen von der Ernährung, der körperlichen Aktivität und der Diurese. Das bedeutet, dass die stündlich ausgeschiedene Kreatininmenge vergleichsweise konstant ist. Wenn ein 24-Stunden-Urin unzuverlässig gesammelt worden ist (bei Säuglingen, bei älteren Menschen), wird die 24-Stunden-Kreatininmenge als Plausibilitätskontrolle für die

Vollständigkeit der Urinsammlung verwendet oder die Kreatininkonzentration im Urin dient von vornherein als Bezugsgröße für die Beurteilung der renalen Ausscheidung. Näheres siehe Kreatininkoeffizient (S. 34).

16.4.2 Harnstoff

▶ **Stoffwechsel.** Harnstoff (engl. BUN = Blood Urea Nitrogen) ist das Haupt-Endprodukt des **Proteinstoffwechsels.** Er entsteht in der Leber aus Ammoniak und CO_2 in der Reaktionsfolge des Harnstoffzyklus. Er umfasst über 75 % des nicht als Protein ausgeschiedenen Stickstoffes. Der Erwachsene bildet täglich 20–40 g Harnstoff, die zu 90 % über die Nieren ausgeschieden werden. Der Rest verteilt sich auf Schweiß und Darmsekrete. Harnstoff wird im Glomerulum vollständig ultrafiltriert. 40–70 % davon diffundieren allerdings wieder aus den Nierentubuli in das Interstitium und von da ins Blut. Dieser Vorgang ist abhängig von der Nierendurchblutung und der ausgeschiedenen Urinmenge. Je niedriger die Diurese, umso höher ist die Rückdiffusion, s. prärenale Azotämie (S. 536). Umgekehrt steigt die Harnstoffsekretion bei Polyurie an.

Ein beträchtlicher Teil des Harnstoffs wird in den Darm sezerniert und dort von den Darmbakterien zu **Ammoniak** und CO_2 gespalten. Der entstandene Ammoniak gelangt über die Blutbahn in die Leber, wo dann erneut Harnstoff gebildet wird.

▶ **Angeborene Enzymdefekte im Harnstoffzyklus.** Bei diesen Erkrankungen (Ornithincarbamoyltransferase-Mangel, Argininsuccinatsynthetase/-lyase-Mangel, Arginasemangel, u. a.) finden sich schon im Neugeborenenalter lebensbedrohliche Krisen mit Hyperammoniämie und Anhäufung von Metaboliten vor dem Enzymblock. Die Harnstoffproduktion ist hier erwartungsgemäß sehr niedrig.

Indikation

- Diagnostik und Verlaufskontrolle einer Niereninsuffizienz, insbesondere bei drohendem akutem Nierenversagen
- Kontrolle der Proteinzufuhr bei Niereninsuffizienz

▶ **Untersuchungsmaterial und Präanalytik**

- Serum oder Plasma (kein Fluoridplasma!); die Haltbarkeit beträgt im Serum 1 Woche und im Urin 2 Tage bei Raumtemperatur.

▶ **Bestimmungsmethoden**

- Bei der **vollenzymatischen Bestimmung** € (a) wird die Extinktionsabnahme durch den Verbrauch von NADPH bei 340 nm photometrisch gemessen (Gl. 16.4).
- Bei der **Berthelot-Reaktion** € (= Indikatorreaktion) (b) wird NH_3 mit hypochloriger Säure und Phenol zu einem blauen Indophenol-Farbstoff umgesetzt (Gl. 16.5).

Referenzintervalle

Alter	Harnstoff
Neugeborene	1,0–7,0 mmol/l (6–42 mg/dl)
Säuglinge bis 6 Monate	2,0–7,0 mmol/l (12–42 mg/dl)
Kinder über 6 Monate und Erwachsene	2,0–8,0 mmol/l (12–48 mg/dl)

Anstelle der Harnstoffkonzentration wird gelegentlich noch der Harnstoff-N angegeben. Umrechnung:
Harnstoff-N (mg/dl) × 2,14 = Harnstoff (mg/dl).

$$\text{Harnstoff} + H_2O \xrightarrow{\text{Urease}} 2\,NH_3 + CO_2$$

$$NH_4^+ + \text{2-Oxoglutarat} + \text{NADPH} \xrightarrow{\text{GlDH}} \text{Glutamat} + NADP^+ + H_2O \quad \textbf{(Gl. 16.4)}$$

$$\text{Harnstoff} + H_2O \xrightarrow{\text{Urease}} 2\,NH_3 + CO_2$$

$$NH_3 + HOCl + \text{Phenol} \longrightarrow \text{blauer Farbstoff} \quad \textbf{(Gl. 16.5)}$$

► **Diagnostische Bedeutung.** Die Höhe der Harnstoffkonzentration hängt im Wesentlichen von 3 Faktoren ab: der Proteinzufuhr, dem Proteinkatabolismus und der glomerulären Nierenfunktion. Daher ist die Harnstoffkonzentration als Kontrollgröße der Nierenfunktion nur bedingt geeignet.

Merke

M!

Das Serumkreatinin (S. 531) ist ein besserer Funktionsparameter für die Filtrationsleistung der Niere als der Serumharnstoff.

Eine **Harnstofferhöhung** im Blut bezeichnet man als Azotämie (nicht als Urämie, die das klinische Bild beim Nierenversagen kennzeichnet). Es lassen sich 3 Ursachen für eine Azotämie unterscheiden:

- Als **prärenale Azotämie** bezeichnet man Harnstofferhöhungen durch Zirkulationsstörungen mit verminderter Durchblutung der Niere (Schock, Herzinsuffizienz, Hypotonie oder Dehydratation) und durch massiv gesteigerten Eiweißkatabolismus (Traumen mit Gewebseinschmelzung, Verbrennungen, Blutungen, Transfusionszwischenfälle, Fieber, Tumornekrosen mit und ohne zytostatische Therapie). Die Harnstoffwerte liegen in der Regel unter 17 mmol/l.
- Die **renale Azotämie**, die erst bei einer Einschränkung der glomerulären Filtrationsrate um mindestens 50 % bzw. bei einer Reduktion der Clearance auf 30–40 ml/min auftritt. Sie findet sich bei akuten und chronischen Glomerulonephritiden, bei Pyelonephritis, Nephrosklerose und bei Intoxikationen.
- Eine **postrenale Azotämie** entwickelt sich, wenn der Harnabfluss aus der Niere anhaltend behindert ist (Steine, Tumoren, Missbildung) und es durch Rückstau zu einer Einschränkung der Menge des Glomerulumfiltrates kommt.

Erniedrigte Harnstoff-Konzentrationen finden sich physiologischerweise bei Kindern und Schwangeren (größerer Eiweißbedarf), bei proteinarmer Ernährung sowie bei weitgehendem Ausfall der Leberparenchym-Funktion (eingeschränkte Harnstoff-Synthese!).

B

Fallbeispiel

Ein 17-jähriges Mädchen mit bekannter portaler Hypertension (nach vorgegangener Pfortaderthrombose nach Einnahme östrogenhaltiger Ovulationshemmer) wird mit Ösophagusvarizenblutungen eingeliefert. **Folgende Laborergebnisse werden erhalten:**

Substanz	Konzentration
Natrium	141 mmol/l
Kalium	3,9 mmol/l
Chlorid	107 mmol/l
Harnstoff	12,6 mmol/l (76 mg/dl)
Kreatinin	84 µmol/l (0,95 mg/dl)
Hgb	10 g/dl

Die erhöhten Harnstoff-Werte bei unauffäligem Kreatinin könnten auf eine akute Niereninsuffizienz hinweisen, zumal erst eine deutliche Einschränkung der GFR zu einer Kreatininerhöhung im Blut führt. Hier liegt aber eher eine durch die gastrointestinale Blutung bedingte Urämie vor. Denn durch den massiven Abbau von Hämoglobin im Darm steigen Ammoniak und Harnstoff an. Harnstoff ist ein schlechterer Parameter zur Beurteilung der glomerulären Nierenfunktion als Kreatinin.

16.4.3 Cystatin C

Cystatin C ist ein kationisches, nicht glykiertes Polypeptid (MG 13 kD, 120 AS), das von allen kernhaltigen Zellen hergestellt wird. Es gehört zu den Cystein-Proteinase-Inhibitoren und ist an der intrazellulären Katabolisierung von Peptiden und Proteinen beteiligt. In der Blutbahn wird es nicht metabolisiert, sondern ausschließlich glomerulär filtriert, tubulär vollständig rückresorbiert und in den Tubuluszellen abgebaut.

Indikation

- Untersuchung der glomerulären Filtrationsrate, insbesondere bei leichter und mäßiger Einschränkung der GFR

► **Untersuchungsmaterial und Präanalytik**

- Serum oder Plasma; bei Raumtemperatur ist Cystatin C mehrere Tage, im Kühlschrank mindestens 1 Woche haltbar.

► **Bestimmungsmethode.** Latexverstärkte Immunnephelometrie (S. 93).

16

Referenzintervalle

Alter	Cystatin C
Neugeborene	1,11–2,15 mg/l
Säuglinge	0,51–1,39 mg/l
Kleinkinder	0,48–0,96 mg/l
Kinder und Jugendliche	0,58–0,92 mg/l
Männer	0,54–0,94 mg/l
Frauen	0,48–0,82 mg/l
Erwachsene >60 Jahre	0,63–1,03 mg/l

▶ **Diagnostische Bedeutung.** Die klassischen Routineparameter zur Bestimmung der GFR sind Serumkreatinin und endogene Kreatinin-Clearance (S. 538). Diese unterliegen aber einer Reihe von Einflussgrößen und Störfaktoren. Cystatin C hingegen ist unabhängig von Muskelmasse, Nahrungsaufnahme, weniger geschlechtsabhängig und ist darüber hinaus nicht mit den analytischen Problemen der zur Kreatinin-Bestimmung meist verwendeten Jaffe-Reaktion behaftet. Da die zur Clearance-Untersuchung nötige Urinsammlung entfällt, eignet sich Cystatin C insbesondere im ambulanten Bereich zur Beurteilung der GFR. Über die Referenzgrenze **erhöhte Cystatin-C-Konzentrationen** sind ein sicheres Zeichen für eine **Einschränkung der GFR**. Die Cystatin-C-Konzentrationen steigen umgekehrt proportional zur GFR an, die sich nach der Formel von Larsson abschätzen lässt:

$$GFR = 77{,}24 \times \text{Cystatin } C^{-1{,}2623} \qquad (16.6)$$

Anhaltswerte bei Erwachsenen s. ▶ Tab. 16.7. Berechnungshilfen für die GFR finden Sie unter http://www.nephron.com oder http://www.kardiolab.ch.

Tab. 16.7 Proportionalität von Cystatin C und Kreatinin-Clearance.

Cystatin C	≈	Kreatinin-Clearance
1,08 mg/l	≈	80 ml/min × 1,73 m^2
1,39 mg/l	≈	60 ml/min × 1,73 m^2
2,17 mg/l	≈	40 ml/min × 1,73 m^2

16.4.4 Clearance-Untersuchungen

Indikation

- Bestimmung der glomerulären Filtrationsrate (GFR)
- Bestimmung der tubulären Sekretion

▶ **Untersuchungsmaterial und Präanalytik**

- **Endogene Kreatinin-Clearance:** genau gesammelter 24-Stunden-Sammelurin und Serum- oder Plasmaprobe aus dieser Zeit
- **Inulin-Clearance und PAH-Clearance:** je 1 Plasmablutprobe vor der Infusion (Leerwert) und im Steady State. Sammelurine über jeweils genau 15 Minuten, die unmittelbar nacheinander gewonnen wurden (Blasenkatheter, Blase jeweils mit sterilem Wasser ausspülen und Spülwasser zur Urinmenge geben)

▶ **Bestimmungsmethoden und Berechnung**

- **Kreatinin:** meist nach der Jaffe-Reaktion € (S. 532).
- **Inulin:** photometrisch mit der Anthron-Methode €€€ nach Enteiweißung des Untersuchungsmaterials. Anthron reagiert selektiv mit Fructose (Inulin ist ein Polyfructosan).
- **Paraaminohippursäure (PAH):** photometrische Bestimmung mit der Bratton-Marshall-Reaktion €€€, die auch bei der

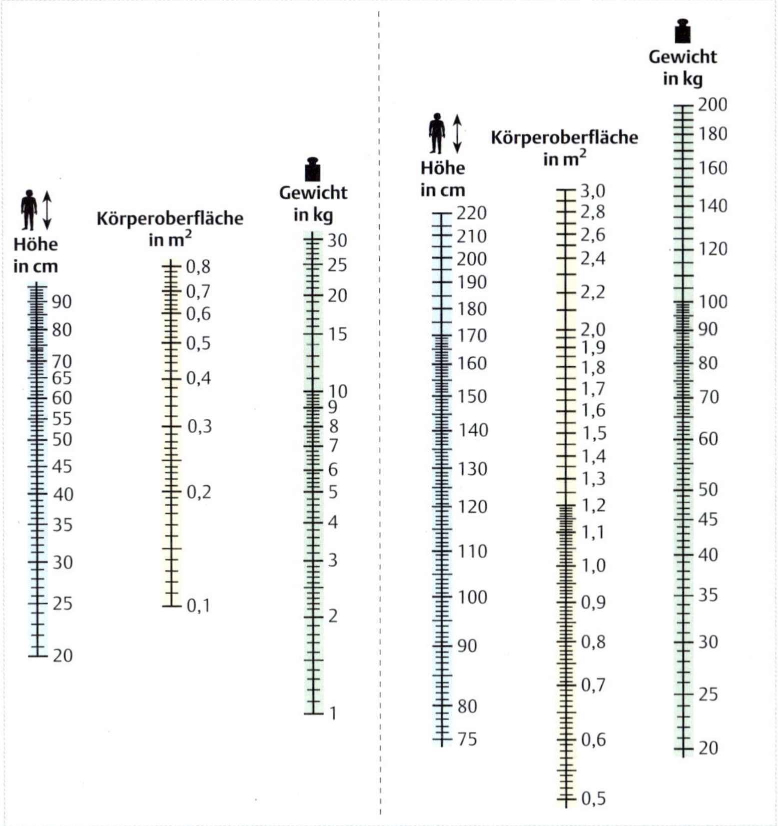

Abb. 16.9 Nomogramm zur Bestimmung der Körperoberfläche aus Gewicht und Länge. (nach Crawford).

Sulfonamid-Bestimmung Verwendung findet. Die p-NH_2-Gruppe wird mit Natriumnitrit diazotiert und das Diazoniumsalz mit Naphthylethyldiamin zu einem Azofarbstoff gekoppelt.

Die Berechnung aller Clearance-Untersuchungen erfolgt nach dem Schema der Kreatinin-Clearance K_C (Gleichung 16.7):

$$K_c = \frac{\text{Urinkreatinin}\left[\frac{\mu\text{mol}}{\text{l}}\right] \times \text{Urinminutenvolumen}\left[\frac{\text{ml}}{\text{min}}\right] \times 1,73}{\text{Serumkreatinin}\left[\frac{\mu\text{mol}}{\text{l}}\right] \times \text{KO}\ [\text{m}^2]} \qquad (16.7)$$

Zusatzinformation

Das Urinminutenvolumen errechnet sich aus der Sammelurinmenge (ml) und der Sammelzeit (min). Die Kreatinin-Clearance hat die Dimension ml/min. Sie ist abhängig von der Körperoberfläche (KO) und soll daher auf 1,73 m^2 KO normiert werden (▶ Abb. 16.9). Die Berechnung von Inulin-, PAH- und Phosphat-Clearance erfolgt analog.

Zusatzinformation

Die **Kreatinin-Clearance** bzw. die GFR kann aus dem Serum/PlasmaKreatininwert abgeschätzt werden (▶ Abb. 16.10). Dafür gibt es mehrere Ansätze, z. B. die **CKD-EPI** (**C**hronic **K**idney **D**isease **Epi**demiology **Col**laboration):

$$eGFR = 141 \times \min(SKr/\kappa\ ,\ 1)^{\alpha} \times \max(SKr/\kappa\ ,\ 1)^{-1{,}209} \times 0{,}993^{Alter}$$

Bei Frauen wird der Wert zusätzlich mit 1,018 multipliziert, bei schwarzer Hautfarbe mit 1,159.

Legende

- SKr = Serumkreatinin [mg/dL]
- Geschlechtabhängiger Faktor κ = 0,7 (Frau) bzw. 0.9 (Mann)
- Geschlechtabhängiger Faktor α = –0,329 (Frau) bzw. -0,411 (Mann)
- min = Minimum von SKr/κ oder 1
- max = Maximum von SCr/κ oder 1
- Alter = Lebensalter [Jahre]

Die Berechnung der GFR nach der CKD-EPI-Formel kann über das Internet erfolgen: http://nierenrechner.de/index.php?page = egfr-ckd-rechner

Literatur

Levey AS, Stevens LA, Schmid CH et al. fort he Chronic Kidney Disease Epidemiology Collaboration (CKD-EPI) A New Equation to Estimate Glomerular Filtration Rate. Ann Intern Med 2009; 150 (9): 604–612

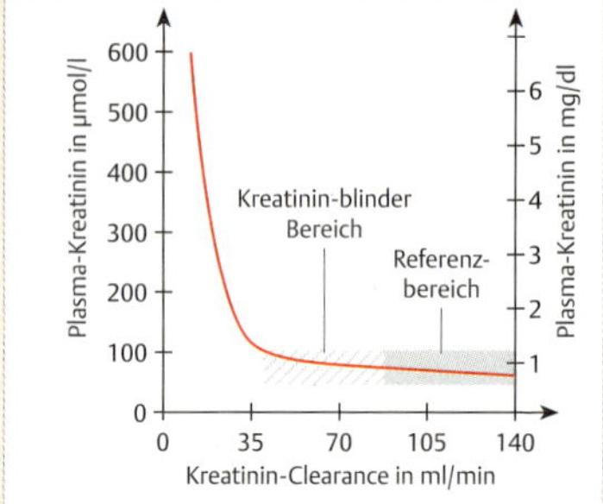

Abb. 16.10 Zusammenhang von Serum-/Plasma-Kreatinin-Konzentration und Kreatinin-Clearance.

Da **PAH** glomerulär filtriert und tubulär sezerniert wird, errechnet sich die tubuläre Sekretionsrate (ml/min) als Differenz von PAH-Clearance und Inulin-Clearance.

16

Merke

Die Formel wurde mithilfe eines großen Probandenkollektivs (> 8000 Teilnehmer) erstellt und mit ca. 4000 weiteren Teilnehmern validiert. Die CKI-EPI-Formel schätzt die GFR insbesondere im Grenzbereich von gesunder Funktion und beginnender Niereninsuffizienz genauer als die ältere MDRD-Formel (Modified Diet in Renal Disease).

Referenzintervalle

Alter		Kreatinin-Clearance*
Neugeborene	5–7 Tage	38–62 ml/min × 1,73 m² KO
Säuglinge	1–2 Monate	54–76 ml/min × 1,73 m² KO
	3–12 Monate	64–108 ml/min × 1,73 m² KO
Kinder	3–13 Jahre	120–145 ml/min × 1,73 m² KO
Erwachsene		95–160 ml/min × 1,73 m² KO
Inulin-Clearance		80–160 ml/min × 1,73 m² KO
PAH-Clearance		550–720 ml/min × 1,73 m² KO

* Nach dem 40. Lebensjahr fällt die Kreatinin-Clearance etwa um 8,5 ml/min pro 10 Jahre ab.

► **Diagnostische Bedeutung**

Merke

Die Bestimmung der Kreatinin-Clearance wird häufig in der Routinediagnostik eingesetzt, um die glomeruläre Filtrationsrate (GFR) abzuschätzen, wenn das Serumkreatinin noch unauffällig ist. Bei Clearance-Werten ≤ 50 ml/min täuschen die Ergebnisse ≥ 30 % zu hohe GFR-Werte vor.

Die für klinische Belange ausreichende Genauigkeit rührt daher, dass sich 2 Fehler kompensieren:

1. Bei der Jaffe-Reaktion reagiert außer Kreatinin noch eine Reihe anderer Serumbestandteile. Im Urin sind weniger „Nichtkreatininchromogene“ enthalten als im Serum, sodass die Clearance eigentlich zu niedrig geschätzt wird.
2. Kreatinin wird in geringem Maß nicht nur glomerulär filtriert, sondern auch tubulär sezerniert und metabolisiert. Dadurch wird die Kreatinin-Clearance höher als die Inulin-Clearance.

Insbesondere im **Grenzbereich zwischen normaler und leicht eingeschränkter Nierenfunktion** sind die Ergebnisse der Kreatinin-Clearance daher gut brauchbar.

Clearance-Werte unter 50 ml/min haben eine erhebliche Bedeutung bei der intraindividuellen Verlaufsbeobachtung.

16.5 Sekretionsleistung der Niere

Im proximalen Tubulus werden schwache organische Säuren (wie Harnsäure, Oxalsäure, PAH = p-Aminohippursäure, aber auch Medikamente wie Penicilline) aktiv sezerniert, weiter distal werden H^+-Ionen sezerniert. So wird ein wesentlicher Beitrag zur Aufrechterhaltung des Säuren-Basen-Gleichgewichtes geleistet.

Leider gibt es keine einfachen und zuverlässigen Methoden zur Quantifizierung der Sekretionsleistung. Die **PAH-Clearance** (PAH wird glomerulär filtriert und tubulär sezerniert) in Verbindung mit der Inulin-Clearance (Inulin wird nur glomerulär filtriert) erlaubt die genauesten Aussagen (S. 540), bleibt aber speziellen nephrologischen Fragestellungen vorbehalten. Die **Ammoniumchloridbelastung** ist bei der Fragestellung einer distalen tubulären Azidose noch indiziert: Nach Gabe von 0,1 g/kg KG NH_4Cl wird das Ammoniak in der Leber größtenteils metabolisiert und (formal) die verbleibende HCl tubulär sezerniert. Der Urin-pH soll auf 5,5 absinken.

16.6 Konzentrierleistung der Niere: Urinkonzentration

Indikation

- orientierende Funktionsprobe für die distalen Nierentubuli (Volhard-Versuch)
- unklare Polyurie

▸ **Untersuchungsmaterial und Präanalytik**

- Urinproben nach mindestens 12-stündigem Wasserentzug (Durstversuch); die Haltbarkeit beträgt bei Raumtemperatur mindestens 1 Woche

Am Vortag nimmt der Patient ab Mittag keine Flüssigkeit mehr zu sich, sondern nur noch Trockenkost (Toast, Knäckebrot, Butter, Fleisch, Eier). Am Abend können zusätzlich 5 Einheiten Vasopressin i. m. gegeben werden („Pitressin-Test“). Am Morgen werden in 2-stündlichem Abstand Urinproben untersucht, bis die gewünschte Urinkonzentration erreicht ist oder der Versuch abgebrochen wird.

▸ **Bestimmungsmethoden €€.** Die aussagekräftigste Methode zur Beurteilung der Urinkonzentration ist die **Osmolalitätsbestimmung** (S. 123) in Verbindung mit der Osmolalitätsbestimmung im Serum (S. 241).

Die **Dichtemessung** des Urins mit dem Urometer („Urinspindel“, Aräometer) ergibt – ähnlich wie die **Refraktometrie** (Messung des Brechungsindexes des Urins) – ein Ergebnis, das bei Beachtung verschiedener Störeinflüsse gut mit der Urinosmolalität korreliert.

Zusatzinformation

Zur Messung muss das Urometer frei schwimmen und darf nicht am Rande eines Röhrchens ankleben. Schaumbildung erschwert das Ablesen.

Urometer sind in der Regel auf 15 °C geeicht. Im Grunde wird die relative Dichte mit der Einheit g/ml bestimmt, d. h., die Dichtemessung wird unter Bezug auf reines Wasser vorgenommen. Bei **Temperaturabweichungen** nach oben muss pro 3 °C 1 Teilstrich (= 0,001 g/ml) hinzugerechnet bzw. gegebenenfalls subtrahiert werden.

Glucosurie erhöht das spezifische Gewicht um 0,0037 pro g Glucose in 100 ml Urin, **Proteinurie** um 0,0026 pro g Protein in 100 ml Röntgenkontrastmittel und hochmolekulare Plasmaexpander beeinflussen die Urindichte besonders stark. Sie können rechnerisch nicht berücksichtigt werden.

Generell bleibt anzumerken, dass alle genannten Substanzen nicht nur zur Urindichte, sondern natürlich auch zur Urinkonzentration, d. h. zur Zahl der im Urin gelösten Teilchen, beitragen und ihre rechnerische Kompensation daher einen zweifelhaften Versuch darstellt, die Osmolalitätsbestimmung zu umgehen.

Die Bestimmung der Urinkonzentration mit dem Teststreifen (S. 514) hat nur orientierenden Charakter.

Referenzintervalle

Die Urinosmolalität hängt stark von der aufgenommenen Wasser- und Salzmenge ab. Als normal gelten	
Spontanurin	50–1400 mosmol/kg (≈ 1,001–1,040 g/ml)
24-Stunden-Sammelurin	400–1000 mosmol/kg (≈ 1,012–1,030 g/ml)
nach 12-stündigem Dursten (Konzentrationsversuch s. o.)	≥ 850 mosmol/kg (≈ 1,026 g/ml)
Urin/Serum-Osmolalitätsquotient	1,0–3,0
Quotient nach 12-stündigem Dursten	> 3,0

▸ **Diagnostische Bedeutung.** Der Konzentrationsversuch ist der wesentliche Teil des Volhard-Wasser- und **Durstversuchs**, mit dem die Reaktionsfähigkeit der distalen Tubuli und der Sammelrohre auf Wasserzufuhr bzw. Wasserentzug, also die **adäquate Adiuretinsekretion** und die Adiuretinwirkung auf die Tubuli, geprüft wird. Nach 12-stündigem Dursten soll der Osmolalitätsquotient Urin/Serum über 3,0 betragen.

Bei Diabetes insipidus, schwerer chronischer oder interstitieller Pyelonephritis, Nephrocalcinose, Gichtniere, tubulären Syndromen und Wasserintoxikation ist der Osmolalitätsquotient < 1,0, bei akuter Glomerulonephritis und kardialer Stauungsinsuffizienz > 1,2.

Der Pitressin-Test dient der Unterscheidung zwischen zentralem und renalem Diabetes insipidus: Nur beim **zentralen** Diabetes insipidus kommt es nach Verabreichung von Vasopressin zur Normalisierung des Urin/Serum-Osmolalitätsquotienten.

Die sich beim Diabetes insipidus ergebende ähnliche Konzentration von Urin und Serum wird als Isosthenurie bezeichnet, Hyposthenurie bedeutet eine größere Verdünnung des Urins als des Serums (sog. positive Wasser-Clearance).

M!

Merke

Ein bekannter Diabetes insipidus ist eine Kontraindikation für einen Durstversuch (schwere Dehydratation möglich!).

Bei Ödemen, Aszites, Herzinsuffizienz, schweren Leberschäden, Nebennierenrindenfunktionsstörungen und Schilddrüseninsuffizienz können **falsch pathologische** Ergebnisse auftreten.

Diuretika müssen natürlich vorher abgesetzt werden. Zur Pathophysiologie des Wasserhaushaltes siehe Kap. Salz-, Wasser- und Säuren-Basen-Haushalt (S. 235).

16

16.7 Harnsteine

Steinleiden sind in der Bevölkerung der industrialisierten Länder sehr verbreitet: 4–10 % sollen davon betroffen sein.

▶ **Zusammensetzung.** Harnsteine bestehen – in abnehmender Häufigkeit – aus **Kalziumoxalat** mit 1 oder 2 Kristallwassermolekülen (Whewellit und Weddelit), **Harnsäure** (Uricit) **und Uraten**, **Magnesiumammoniumphosphat** (Struvit), **Kalziumphosphat** (Carbonatapatit und Hydroxylapatit), **Zystin** oder (nicht selten) aus **Gemischen** dieser Substanzen, die im Urin häufig als übersättigte Lösungen vorliegen. Dass sich dennoch beim Gesunden keine Harnkonkremente bilden, liegt u. a. an verschiedenen Kristallisationshemmstoffen, die der Urin enthält.

▶ **Pathogenese der Steinbildung.** Diese ist immer noch unklar. Als alleinige oder kombinierte Auslösemechanismen werden angesehen:

- Harnwegsinfektionen, die Kristallisationskeime schaffen,
- verminderter Harnfluss durch Obstruktion oder verminderte Flüssigkeitsaufnahme,
- gesteigerte renale Ausscheidung von
  - Kalzium (absorptive, resorptive, renale Genese),
  - Oxalat (gesteigerte endogene Synthese, eventuell auch sekundär bedingt),
  - Harnsäure (gesteigerte endogene Synthese, alimentär),
- extreme pH-Werte im Urin:
  - alkalisch (durch NH_3-Bildung im Rahmen von Infektionen oder durch tubuläre Azidosen; Kalziumphosphatsteinbildung und Magnesiumammoniumphosphatsteinbildung),
  - sauer (Harnsäurekonkremente, Zystinsteine),

- Mangel an Kristallisationshemmstoffen:
  - Glykoproteine, Glykosaminoglykane,
  - Magnesium, Citrat, Pyrophosphat ($P_2O_7^{4-}$).

▶ **Therapie und Prophylaxe.** Abhängig von der Zusammensetzung der Steine werden neben diätetischen Maßnahmen verschiedenartige Medikamente zur Senkung/Hebung des pH-Wertes, zur Reduktion der renalen Kalziumausscheidung (Thiazid), zur Reduktion der renalen Harnsäureausscheidung (Allopurinol) und Citrat als Kristallisationshemmstoff gegeben.

Deshalb ist die **Analyse des Harnsteins** (S. 126) wichtig. Die heute gängige Methode zur Harnsteinanalytik ist die IR-Spektroskopie. Wenn der Stein mehrschichtig ist, sollen die verschiedenen Komponenten untersucht werden. Zur **Ermittlung der Ätiologie des Steins** dient im Individualfall ein umfangreiches Untersuchungsprogramm, das z. B. bei kalziumhaltigen Steinen Serumspiegel und 24-Stunden-Ausscheidung von Kalzium (S. 561) und Phosphat (S. 562), die Untersuchung des Säuren-Basen-Haushaltes (S. 254) und die Oxalat-, Harnsäure- und cAMP-Bestimmung im Urin sowie endokrinologische Untersuchungen, z. B. Parathormon im Serum (S. 291), umfasst. Neben den genannten lithogenen Substanzen sollten auch die inhibitorischen Substanzen Magnesium (S. 251) und Citrat im Urin untersucht werden.

M!

Merke

Alle Urinuntersuchungen sollen nicht aus Spontanurinproben, sondern aus **24-Stunden-Sammelurin** durchgeführt und kontrolliert werden.

Wichtige **Erkrankungen**, die mit einer Steinbildung durch Hypercalciurie assoziiert sind, sind Hyperparathyreoidismus, renale tubuläre Azidose, Immobilisation, Vitamin-D-Überdosierung, maligne Erkrankungen und Sarkoidose. Ferner begünstigen Hyperuricosurie, Hyperoxalurie, Hypocitraturie und Hypomagnesiurie die Bildung Kalziumhaltiger Steine.

In vielen Fällen gelingt es jedoch nicht, die Ursache der Steinbildung und damit einen Ansatz für eine kausale Therapie zu finden, weil die Steinbildung ein multifaktorielles Geschehen darstellt.

B

Fallbeispiel

Ein 54-jähriger Studienrat kommt zum Hausarzt, weil er sich seit Monaten abgespannt fühlt und 3 kg Gewicht verloren hat. Er bemerkt eine erhöhte Urinausscheidung – vor allem nachts – und fragt sich, ob das von der Prostata herrühre. Der Patient macht einen leicht anämischen Eindruck. Sein Blutdruck beträgt 170/110 mmHg, der Urinstix ergibt Eiweiß positiv und sonst alles ohne pathologischen Befund. Die Laboruntersuchungen ergeben folgende Werte:

Substanz	Konzentration
Hämoglobin	9,1 g/dl
Natrium	140 mmol/l
Kalium	5,2 mmol/l
Kalzium	1,7 mmol/l
Phosphat	2,0 mmol/l
Albumin	16 g/l
Gesamtcholesterin	6,3 mmol/l
Kreatinin	110 µmol/l
AP	250 U/l
PSA	im Referenzintervall

Der Hausarzt dachte zunächst an einen Diabetes mellitus, wogegen aber die unauffällige Uringlucose sprach. Hochdruck, leichte Anämie, grenzwertig erhöhtes Kreatinin in Verbindung mir sehr niedrigem Albumin machen eine chronische Glomerulonephritis wahrscheinlich. Leichte Anämie, eine renale Osteodystrophie und eine sekundäre Hypercholesterinämie sind damit kompatibel. *Beachte*: Niedriges Serumkalzium in Verbindung mit niedrigem Albumin führt nicht zu hypocalciämischen Krämpfen.

Zur Bestätigung der Diagnose werden Cystatin C, eine Urineiweißdifferenzierung (Gesamteiweiß, IgG, Albumin, α1-Mikroglobulin) und eine Ultraschalluntersuchung der Niere veranlasst.

17 Bindegewebe und Knochen

*E. Gurr, K. Dörner**

17.1 Einführung

Bindewebe sind ubiquitäre Bestandteile des menschlichen Organismus. Sie sichern die Anordnung und Funktion der Organe und bilden, zusammen mit den Muskeln, das Skelett- und Bewegungssystem. Zu den Bindegeweben gehören u. a. Knochen, Sehnen, Bänder, Faszien, Gefäße, Basalmembranen und Gelenke. Bindegewebe bestehen aus einer extrazellulären Matrix, die die Funktion gewährleistet, sowie organspezifischen Bindegewebszellen (z. B. Osteoblasten, Osteozyten und Osteoklasten im Knochen, Chondrozyten im Knorpel und Fibroblasten in Sehnen und Faszien), die den Erhalt der extrazellulären Matrix sichern. Gemeinsam ist allen Bindegeweben der Aufbau der extrazellulären Matrix aus Kollagenen, Proteoglykanen, Proteinen und Glycoproteinen. In Abhängigkeit von ihrer Funktion enthalten sie zusätzlich spezifische Bestandteile wie Fibrillin und Elastin in elastischen Fasern oder kristallines Hydroxylapatit $Ca_5(OH)(PO_4)_3$ im Knochen.

Kollagenmoleküle bestehen aus 3 prolinreichen Peptidketten, die intrazellulär zu einer Tripelhelix zusammengesetzt werden: Nach der Sekretion der Tripelhelices werden die N- und C-terminalen Telopeptide durch spezifische Peptidasen abgespalten. Mit den Tripelhelices werden die Kollagenfibrillen gebildet. Die charakteristische Anordnung der Tripelhelices in den Fibrillen wird durch das Proteoglykan Decorin sichergestellt, das im N-terminalen Bereich an die Tripelhelix bindet. Vernetzt sind die Tripelhelices durch kondensierte Zuckerbrücken. Bei der enzymatischen Degradation wird Kollagen zunächst durch eine Kollagenase gespalten und anschließend durch Serinproteasen fragmentiert. (► Abb. 17.1).

Man unterscheidet 28 verschiedene Kollagentypen. Die wichtigsten sind:

- **Kollagen I**, als Bestandteil der Knochen, Sehnen und Haut das am häufigsten vorkommende Kollagen
- **Kollagen II**, Bestandteil der Gelenkknorpel
- **Kollagen III**, das in Reparations- und Fibrosegeweben gebildet wird (z. B. bei der Leberzirrhose), und
- **Kollagen IV**, Bestandteil der Basalmembranen und Baustein der glomerulären Filtrationsmembran der Niere.

Proteoglykane bestehen aus einem Coreprotein, an das sulfatierte Polysaccharidseitenketten (Glycosaminoglykane) kovalent gebunden sind. 5 Familien werden unterschieden. Die beiden wichtigsten sind:

- große aggregierende Proteoglykane (z. B. Versican, Aggrecan), die u. a. die Viskoelastizität der Gelenkknorpel sicherstellen, und
- kleine, leucinreiche Proteoglykane (z. B. Decorin, Biglycan). Decorin hat eine spezifische Bindungsstelle im N-terminalen Bereich der Kollagen-Tripelhelix und ist wichtig für die charakteristisch versetzte Anordnung der Tripelhelices in den Kollagenfibrillen (► Abb. 17.1).

Bindegewebe werden zur Reparation struktureller Schäden und zur Anpassung an mechanische Anforderungen kontinuierlich umgebaut („Remodeling"). Der Umbauprozess ist endokrin, parakrin und mechanisch reguliert. Wie sehr die mechanischen Anforderungen den Umbauprozess beeinflussen, wird durch die Verringerung der Knochendichte bei Immobilisation (0,5–1 % pro Monat) und bei Aufenthalt in der Schwerelosigkeit (1,6 % pro Monat) deutlich. Die Verringerung der Knochen-

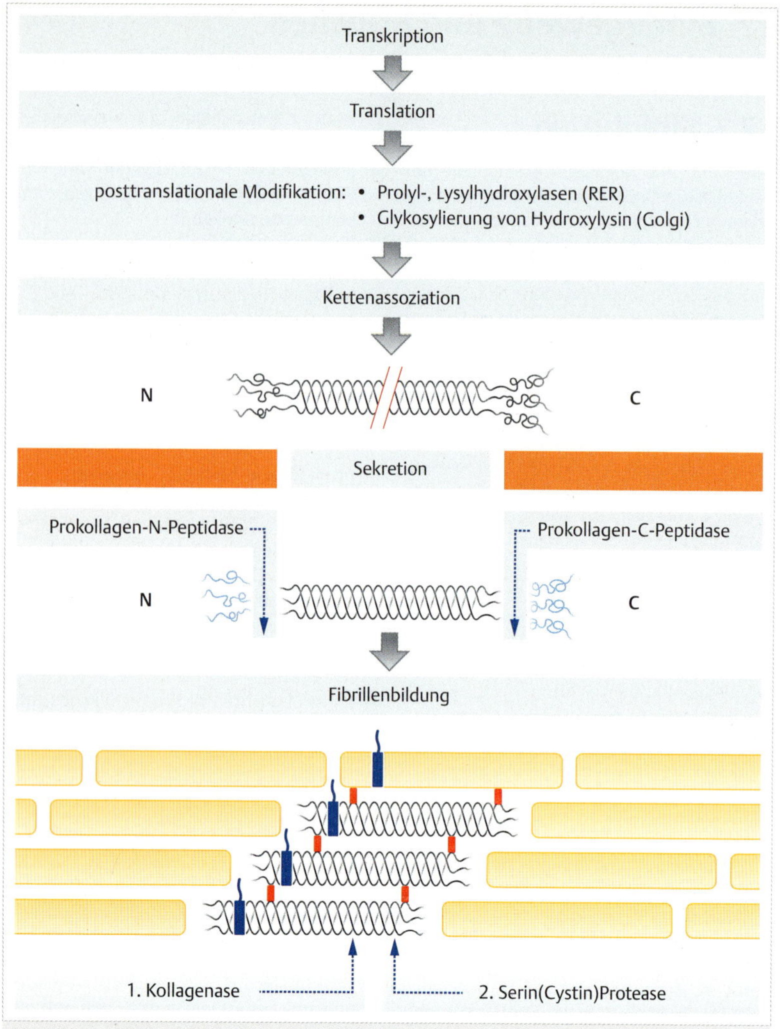

Abb. 17.1 Kollagen: Biosynthese und Abbau. N- und C-terminale Telopeptide (hellblau). Decorin (dunkelblau). Kondensierte Zuckerbrücken (rot). Beschreibung siehe Text.

dichte geht mit einer erhöhten renalen Kalziumausscheidung einher.

Der **Remodelingprozess** der Bindegewebe ist besonders gut am Knochen untersucht. Etwa 30 % der Knochenmasse werden von der organischen Matrix, dem **Osteoid**, gebildet, das aus Kollagen I (etwa 90 % des Osteoids), Proteoglykanen (etwa 5 %), Glycoproteinen und Proteinen besteht. Der Knochen wird in kleinen, „multizellulären Basiseinheiten" umgebaut. Im ersten Schritt differenzieren ortsständige Makrophagen zu **Osteoklasten**, die anschließend Integrin-vermittelt an die Knochenoberfläche binden. Zwischen Osteoklast und Knochenoberfläche entsteht ein abgeschlossener Raum (die Howship'sche Lagune). Die Osteoklasten sezernieren den Inhalt ihrer Lysosomen in diese Lagune. Im sauren Milieu werden dann unter Mitwirkung der sauren Knochenphosphatase, dem charakteristischen Enzym der Osteoklasten, die anorganische und organische Matrix enzymatisch abgebaut. Bei der Degradation des Kollagens entstehen spezifische Fragmente, die die kondensierten Zuckerbrücken enthalten, über die die Kollagenmoleküle in den Tripelhelices miteinander verbunden sind (Pyridinoline und Desoxypyridinoline, ► Abb. 17.2).

In die entstandene Fehlstelle wandern **Osteoblasten** ein, die aus mesenchymalen Vorläuferzellen differenzieren. Sie synthetisieren das **Osteoid**, das anschließend in einer 3. Phase mineralisiert wird. An der Mineralisation sind glutamatreiche Proteine wie Osteopontin und Osteocalcin beteiligt, bei denen Glutamat in γ-Position carboxyliert ist und Kalziumionen binden kann („Bone Gla Protein", BGA). Osteopontin hat 10 γ-Carboxylgruppen und ist in allen calcifizierten Geweben zu finden. Osteocalcin verfügt über 3 γ-Carboxylgruppen und ist ein osteoblastenspezifisches Protein. Für die γ-Carboxylierung ist – wie auch für die Proteine des Gerinnungssystems – Vitamin K erforderlich. Welche Bedeutung Osteocalcin im Calcifizierungsprozess hat, ist noch nicht endgültig geklärt. Am wahrscheinlichsten ist eine regulierende Wirkung durch eine Inhibierung der Apatitkristallbildung. Unklar ist ebenfalls noch die Funktion der alkalischen Knochenphosphatase, des charakteristischen Enzyms der Osteoblasten, im Remodelingprozess. Der katabole osteoklastäre Teilschritt dauert etwa 7 bis 10 Tage, der anabole osteoblastäre Teilschritt etwa 2 bis 3 Monate.

M!

Merke

Charakteristisches Enzym für die katabole Aktivität der Osteoklasten ist die Tartrathemmbare saure Knochenphosphatase (**T**artrate **R**esistant **A**cid **P**hosphatase, TRAP 5b), für die anabole Aktivität der Osteoblasten die alkalische Phosphatase respektive alkalische Knochenphosphatase (**B**one **A**lkaline **P**hosphatase, BAP). Die Konzentration der N- und C-terminalen Telopeptide des Kollagens (PINP, PICP) im peripheren Blut charakterisieren den anabolen, die Konzentration der Desoxypyridinoline (DPD) und der Crosslinks (NTX, CTX, β-CTX) den katabolen Kollagenumsatz im Remodelingprozess.

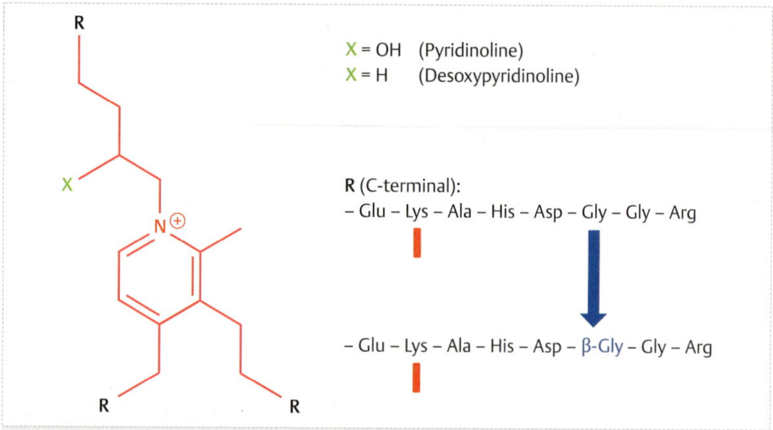

Abb. 17.2 Proteolytische Degradation. Bei der proteolytischen Degradation der Kollagenfibrillen bleiben die Bindungsstellen zwischen den Tripelhelices als charakteristische Fragmente übrig. Sie bestehen aus Pyridinolinen (vorwiegend aus dem Kollagen II der Gelenkknorpel) oder Desoxypyridinolinen (vorwiegend aus Kollagen I) und Peptidfragmenten der Kollagenmoleküle (R, angegeben ist das C-terminale Fragment). An die Kollagenketten sind sie über Lysin und Hydroxylysin gebunden (rote Balken). Im Rahmen der Reifung des Kollagens kommt es innerhalb der Kollagenfibrillen zu einer nicht-enzymatischen Umlagerung (–Asp-Gly– zu –Asp-β-Gly–; Dauer des Umlagerungsprozesses etwa 6 Monate; blauer Pfeil). Die Kollagenabbauprodukte können sowohl als Pyridinoline respektive Desoxypyridinoline wie auch über die Peptidfragmente (N-terminal: NTX; C-terminal: CTX bzw. nach Reifung: β-CTX) im Serum oder Urin nachgewiesen werden.

17.2 Hereditäre Bindegewebserkrankungen

Hereditäre Bindegewebserkrankungen sind pathobiochemisch gekennzeichnet durch Störungen im Auf- oder Abbau der extrazellulären Matrix. Mit einer Prävalenz deutlich kleiner als 1 : 2000 gehören sie zu den seltenen Erkrankungen. Man unterscheidet Störungen im Aufbau und im Abbau der extrazellulären Matrix.

Störungen im Aufbau resultieren aus Mutationen in Genen, die für Bausteine der extrazellulären Matrix kodieren. Sie führen zu Bindegeweben mit eingeschränkter Funktion. Mutationen im Kollagen-1-Gen liegen der **Osteogenesis imperfecta** („Glasknochenkrankheit") zugrunde. Die unterschiedlichen Formen des **Ehlers-Danlos-Syndroms** werden durch Mutationen in den Kollagen-1-, Kollagen-3- und Kollagen-5-Genen hervorgerufen. Mutationen im Fibrillin-1-Gen führen zum **Marfan-Syndrom**. Die Diagnosen werden in der Regel klinisch gestellt und durch Sequenzierung der entsprechenden Gene bestätigt.

Einschränkungen der katabolen Funktion führen zu einer inkompletten Degradation von Bausteinen der extrazellulären Matrix im Umbauprozess mit einer Anreicherung im Organismus als Folge. Die Gruppe dieser Erkrankungen heißt Speicherkrankheiten oder, weil sie den Abbau der Glycosaminoglykanseitenketten der Proteoglykane betrifft, **Mukopolysaccharidosen**. Verursacht werden sie durch eine eingeschränkte oder fehlende Aktivität der die Polysaccharidketten-abbauenden Enzyme, denen Mutationen in den Genen zugrunde liegen, die für die entsprechenden Enzyme kodieren. Die unvollständig degradierten Seitenketten akkumulieren intra- und extrazellulär und können im Urin elektrophoretisch und chromatografisch nachgewiesen werden. Für die Bestätigung der Diagnose ist der Nachweis des Enzymdefekts in Leukozyten oder Fibroblasten oder der Mutation selbst im entsprechenden Gen erforderlich.

Morbus Paget (Ostitis deformans Paget) ist mit einer Prävalenz von etwa 2:100 eine relativ häufige Störung des Knochenumbaus. Klinisch manifest ist sie jedoch nur bei etwa 10 % der Betroffenen. Beobachtet werden bei Patienten mit Morbus Paget vielkernige Riesenosteoklasten mit erhöhter Resorptionsaktivität und die kompensatorisch überstürzte Formation eines funktionell minderwertigen Knochens durch die Osteoblasten. Warum es zum gesteigerten Knochenumbau kommt, ist nicht bekannt. Charakteristisch ist eine erhöhte Aktivität der alkalischen Phosphatase.

M!

Merke

Hereditäre Bindegewebserkrankungen sind – mit Ausnahme des Morbus Paget – sehr seltene Erkrankungen. Die Verdachtsdiagnose wird in der Regel klinisch gestellt und durch den Nachweis einer Mutation gesichert.

17.3 Endokrine Steuerung

Die Steuerung des Auf- und Abbaus von Bindegeweben ist am besten am Knochen untersucht. Bekannt sind endokrine und parakrine Regelkreise. Die wichtigsten endokrin wirkenden Hormone sind Parathormon (PTH), 1,25(OH)$_2$Vitamin D$_3$ (Calcitriol oder D-Hormon) und Calcitonin (▶ Abb. 17.3). **Parathormon** ist ein Produkt der Nebenschilddrüse; die wichtigste Wirkung ist die Induktion eines katabolen Prozesses im Knochen durch die Aktivierung eines parakrinen Regelkreises, an dessen Ende die Aktivierung der Osteoklasten steht. In der Niere hemmt PTH im proximalen Tubulus die Phosphatrückresorption und stimuliert im distalen Tubulus die Kalziumrückresorption. In der Summe führt eine Parathormonausschüttung zu einem Anstieg der Kalziumkonzentration im Blutplasma.

1,25(OH)$_2$Vitamin D$_3$ ist die aktive Form des Vitamin D$_3$. Es wird in der Niere aus der nicht-aktiven Vorstufe 25(OH)Vitamin D$_3$ (Calcidiol) gebildet; zentrales Enzym für die Hydroxylierung ist die 1α-Hydroxylase, ein Isoenzym aus dem Cytochrom-P450-Komplex (CYP27B1). 1,25(OH)$_2$Vitamin D$_3$ stimuliert die enterale Resorption von Kalzium, indem es in den Mucosazellen an den zellkernständigen Vitamin-D-Rezeptor (VDR) bindet und die Expression von Calbindin, einem Kalziumtransporter, aktiviert.

In den Osteoblasten stimuliert 1,25(OH)$_2$ Vitamin D$_3$ die Freisetzung von **FGF-23** (**Fibroblast Growth Factor 23**) (▶ Abb. 17.4 C). FGF-23 hemmt die Phosphat-Rückresorption im proximalen Tubulus und wirkt damit antagonistisch zu Parathormon. FGF-23 stimuliert außerdem die Bildung des inaktiven 24,25(OH)$_2$Vitamin D$_3$ durch die Inhibition der 1α-Hydroxylase (CYP27B1) und die Stimulation von CYP24A1. Begrenzt wird die Wirkung von

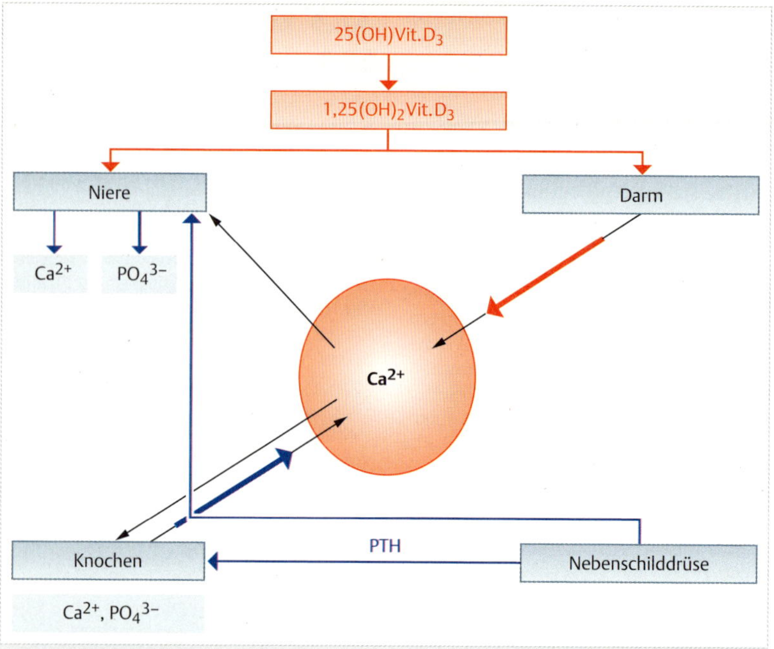

Abb. 17.3 Endokrine Steuerung des Knochenstoffwechsels. Die schwarzen Pfeile geben mögliche Transportwege des Kalziums an; die blauen Pfeile verdeutlichen die Wirkung von Parathormon bei Hypokalziämien; die roten Pfeile stellen die 1,25(OH)$_2$Vitamin-D$_3$-Bildung und -Wirkung auf die enterale Kalziumresorption dar.

FGF-23 durch die Endopeptidase **PHEX** (engl. **phosphat-regulating neutral endopeptidase, X-linked**), ein FGF-23 degradierendes Enzym, das ebenfalls ein Produkt der Osteoblasten ist. Erhöhte FGF-23-Spiegel sind in der Regel auf einen gestörten Abbau zurückzuführen und führen zu Phosphatverlustsyndromen.

17

Calcitonin ist ein Peptidhormon, das in den C-Zellen der Schilddrüse gebildet wird. Es hemmt die Osteoklastenaktivität und senkt kurzfristig den Kalziumspiegel bei Hyperkalziämien. Unklar sind die Langzeitwirkung (über mehrere Tage hinaus) und der genaue Wirkmechanismus. Für andere Hormone wie Glucocorticoide, Östrogene, Androgene, STH und Thyroxin sind ebenfalls Wirkungen auf den Umbauprozess nachgewiesen.

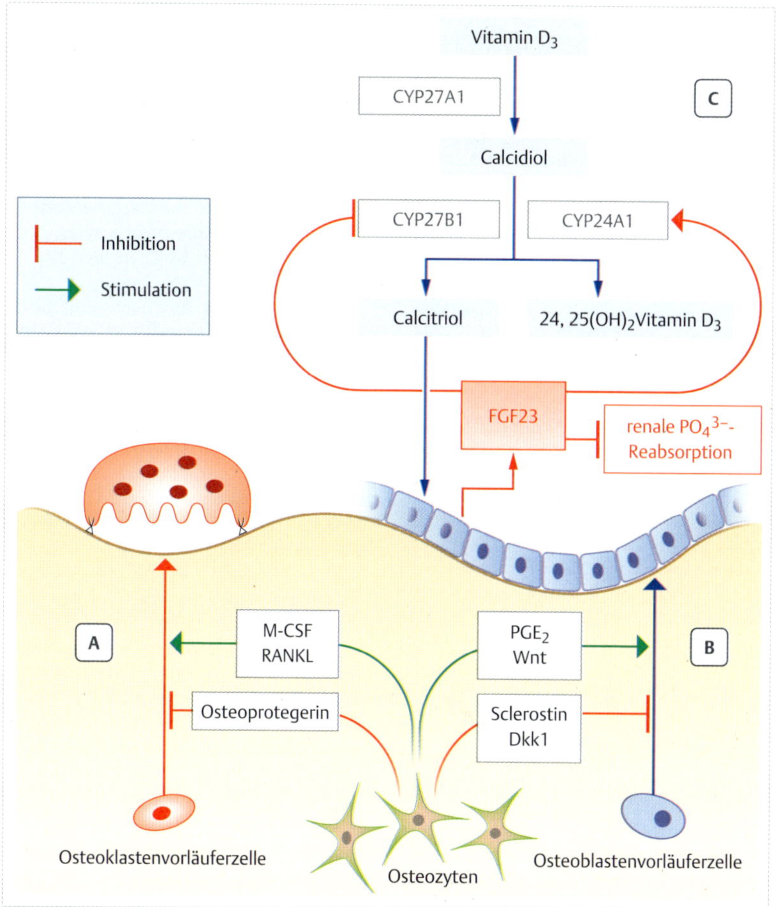

Abb. 17.4 Regulierung des Knochenauf- und abbaus. A. Kataboler Weg. Bei den Osteoklasten-Vorläuferzellen handelt es sich um ortsständige Makrophagen, deren Proliferation und Differenzierung zu Osteoblasten durch M-CSF und RANKL stimuliert wird. Inhibitor dieses Aktivierungsweges ist Osteoprotegerin. B. Anaboler Weg. Osteoblasten-Vorläuferzellen sind mesenchymale Stammzellen. Proliferation und Differenzierung werden durch Wachstumsfaktoren stimuliert, die an LRP5/6 binden, einem Wnt-Rezeptor. Sclerostin und Dkk1 wirken inhibierend. C. Vitamin-D-Stoffwechsel und Fibroblasten-Growth-Faktor-23 (FGF-23). FGF-23 hemmt renal die Phosphat-Reabsorption sowie die Aktivität der 1α-Hydroxylase (CYP27B1) und stimuliert CYP24A1 und damit die Bildung des inaktiven $24{,}25(OH)_2$-Vitamin D_3.

M!

Merke

Zentrale Stellgröße in der endokrinen Regelung des Knochenstoffwechsels ist die Kalziumkonzentration im Blutplasma:

- Hypokalziämien bewirken die Ausschüttung von Parathormon aus der Nebenschilddrüse und über die Aktivierung der renalen 1α-Hydroxylase einen Anstieg von 1,25(OH)$_2$Vitamin D$_3$. Der Kalziumspiegel steigt durch die Mobilisation aus dem Knochen, durch die gesteigerte enterale Resorption und die erhöhte Rückresorption im distalen Tubulus.
- Hyperkalziämien führen zu einer Freisetzung von Calcitonin aus den C-Zellen der Schilddrüse. Die Kalziummobilisation aus dem Knochen wird vorübergehend gehemmt und die renale Ausscheidung gesteigert. Calcitonin wirkt auf den Knochenstoffwechsel nicht langfristig. Die Wirkmechanismen sind noch nicht bekannt.

Zusatzinformation

Calcitonin ist der Tumormarker des medullären Schilddrüsencarcinoms. Der Kalziumspiegel bleibt jedoch trotz der erhöhten Calcitoninspiegel im Referenzintervall.

17.4 Parakrine Steuerung

Die regelnden Zellen im **Knochenumbau** sind die Osteozyten. Etwa 20 % der Osteoblasten differenzieren dann zu Osteozyten, wenn sie vollständig von extrazellulärer Knochenmatrix umgeben sind. Osteozyten sind dendritische Zellen mit Ausläufern, die sich durch das gesamte Knochengewebe ziehen. Sie haben Rezeptoren für Parathormon und für andere Hormone. Zentrales Hormon in der Steuerung des Knochenumbaus ist **Parathormon**. In vivo wird Parathormon aus der Nebenschilddrüse freigesetzt; in der Folge aktivieren die Osteozyten die Osteoklasten und verschieben das Gleichgewicht im Remodelingprozess zum Knochenabbau hin. Wird Parathormon hingegen therapeutisch intermittierend infundiert, aktivieren die Osteozyten die Osteoblasten und damit den anabolen Weg (▸ Abb. 17.4 B).

Gut untersucht ist die Aktivierung des katabolen Weges. Nach Aktivierung durch PTH sezernieren Osteozyten **M-CSF** (Monozyten/Makrophagen-koloniestimulierender Faktor) zur Proliferation und **RANKL** (Rezeptor-Aktivator von NF-κB-Ligand) zur Differenzierung knochenständiger Monozyten/Makrophagen zu Osteoklasten (▸ Abb. 17.4 A). Parallel wird Osteoprotegerin freigesetzt, ein Inhibitor für RANKL. Osteozyten sezernieren also sowohl die Aktivatoren als auch die Inhibitoren des katabolen Weges.

Weniger gut untersucht ist die parakrine Regelung der Osteoblastenaktivierung. Klar ist, dass von den Osteozyten ebenfalls Wachstumsfaktoren und ihre Inhibitoren parallel sezerniert werden (▸ Abb. 17.4 B). Die Wachstumsfaktoren binden an den osteoblastären Wnt-Rezeptor **LRP5/6** (LDL-Rezeptor Related Protein 5 und 6). Inhibitoren der Wachstumsfaktoren sind u. a. Dkk-1 (Dickkopf-1) und Sclerostin. Bei mechanischer Belastung exprimieren Osteozyten weniger Sclerostin: Die Wirkung der

Wachstumsfaktoren wird weniger inhibiert, der Knochen wächst. Der Stellenwert dieser parakrin wirkenden Faktoren in der Pathogenese und Diagnostik von Knochenerkrankungen ist Gegenstand der aktuellen Forschung. Immerhin wurde schon über Assoziationen mit primärer Osteoporose von Mutationen in den Genen berichtet, die für Osteoprotegerin und LRP5 kodieren.

M!

Merke

Osteozyten regeln die Proliferation und Differenzierung von Vorläuferzellen zu Osteoblasten und Osteoklasten durch die Sekretion von Aktivatoren und Inhibitoren. Verschiebungen in den Aktivator/Inhibitor-Verhältnissen führen zur Aktivierung oder Inhibition der anabolen und/oder katabolen Aktivität.

i

Zusatzinformation

Ob die Konzentrationen der Aktivatoren und Inhibitoren wie z. B. Sklerostin, RANKL und Progesterin im peripheren Blut die lokale Aktivität im Knochengewebe widerspiegeln, ist Gegenstand aktueller Forschung.

17.5 Erkrankungen in der Regulation des Knochenstoffwechsels

Hereditäre Störungen der Regulation des Knochenstoffwechsels sind sehr seltene Erkrankungen. Bedeutung haben sie vor allen Dingen in der Pädiatrie. Vitamin-D-abhängigen hereditären Rachitiden liegt eine verminderte Wirkung von 1,25(OH)$_2$Vitamin D$_3$ zugrunde, die durch Mutationen entweder im CYP27B1-Gen, das für die renale 1α-Hydroxylase kodiert, oder im Gen des Vitamin-D-Rezeptors hervorgerufen werden können. Im 1. Fall ist die 1,25(OH)$_2$ Vitamin-D$_3$-Konzentration erniedrigt, da aus 25(OH)Vitamin D$_3$ nicht die aktive Form gebildet wird. Im 2. Fall kann 1,25 (OH)$_2$Vitamin D$_3$ nicht an den mutierten Vitamin-D-Rezeptor binden: die 25(OH)Vitamin-D$_3$-Konzentration ist erhöht, weil sie nicht in die aktive Form verstoffwechselt wird. Störungen im FGF-23-Stoffwechsel führen zur hypophosphatämischen Rachitis: Die Aktivität von FGF-23 ist erhöht, weil durch Mutationen entweder FGF-23 resistent gegen die Aktivität des abbauenden Enzyms PHOX oder die Aktivität von PHOX selbst vermindert ist.

Zu den häufigsten erworbenen Erkrankungen in der Regulation des Knochenstoffwechsels gehört der Hyperparathyreoidismus – immerhin die dritthäufigste endokrinologische Erkrankung. Man unterscheidet drei Formen, deren gemeinsames Merkmal die Erhöhung von Parathormon im Plasma ist. Durch die PTH-bedingte Stimulierung des katabolen Weges entstehen sekundäre Osteoporosen. Beim primären Hyperparathyreoidismus ist die Ursache der Parathormonerhöhung ein Adenom der Nebenschilddrüse, das autonom und damit unabhängig von der Kalziumkonzentration im peripheren Blut Parathormon sezerniert. Beim sekundären Hyperparathyeoidismus ist die 1,25(OH)$_2$ Vitamin-D$_3$-Konzentration erniedrigt. Unterschiede in der Genese des Mangels an aktivem Vitamin D$_3$ führen zu zwei verschiedenen Formen. Einschränkungen der Nierenfunktion gehen mit verminderten 1α-Hydroxylase-Aktivitäten einher und damit mit einer verminderten Bildung von 1,25(OH)$_2$Vitamin D$_3$. Bei der enteralen Form resorbieren die Mucosazellen des Darms zu wenig Vitamin D$_3$: Es kann nicht ausreichend 1,25(OH)$_2$Vitamin D$_3$ gebildet werden. Aus dem Mangel an aktivem Vitamin D_3 resultieren in beiden Fällen erniedrigte Kalziumspiegel im peripheren Blut, die der Organismus durch eine Parathormon-vermittelte Mobilisation von ossärem Kalzium zu kompensieren versucht (▶ Abb. 17.5). Als tertiären Hyperparathyreoidismus bezeichnet man die renal bedingte Form, wenn sie nach (und trotz) einer Nierentransplantation persistiert.

M!

Merke

Die Kalziumhomöostase wird wesentlich von den Hormonen 1,25(OH)$_2$Vitamin D_3 und Parathormon geregelt. 1,25(OH)$_2$Vitamin D_3 stimuliert die Resorption von exogenem Kalzium, Parathormon mobilisiert endogenes Kalzium. Fehlendes 1,25 (OH)$_2$ Vitamin D_3 führt – unabhängig von der Ursache des Mangels – zu einem Anstieg von Parathormon, einem erniedrigten Phosphat- und einem normalen bis erniedrigten Kalziumspiegel. Hat der 1,25(OH)$_2$Vitamin-D_3-Mangel eine renale Ursache, so ist das Befundmuster von der eingeschränkten Nierenfunktion überlagert. Bei autonomen Adenomen der Nebenschilddrüse sind sowohl Parathormon als auch Kalzium im peripheren Blut erhöht.

i

Zusatzinformation

Hereditäre Erkrankungen, denen Störungen in der Regulation des Knochenstoffwechsels zugrunde liegen, sind sehr seltene Erkrankungen. Zu ihnen gehören Störungen im Vitamin-D-Stoffwechsel oder in der Vitamin-D-Wirkung (heriditätäre Rachitiden) und Störungen in der Regulation des FGF-23 (hypophosphatämische Rachitis).

17.6 Primäre Osteoporose

Osteoporose ist eine Erkrankung, die durch eine pathologisch niedrige Knochenmasse und -stabilität gekennzeichnet ist und durch eine erniedrigte Knochendichte nachgewiesen werden kann. Man nimmt an, dass die erniedrigte Knochendichte durch ein langfristiges Ungleichgewicht von Knochenaufbau und Knochenabbau hervorgerufen wird. Als Ursachen werden eine niedrige Knochenmasse bei Abschluss der Wachstumsphase, ein gesteigerter Knochenabbau („fast looser“) oder ein verlangsamter Knochenaufbau im Umbauprozess diskutiert. Letztlich ist die katabole Aktivität größer als die anabole; die negative Bilanz führt langfristig zu einer pathologisch niedrigen Knochenmasse und in der Folge zu Frakturen. Häufig sind Osteoporosen mit Änderungen im Hormonhaushalt vergesellschaftet („postmenopausale Osteoporose“). Assoziationen mit Mutationen in den Genen, die für LRP5 (den Wnt-Rezeptor) und Osteoprotegerin (den RANKL-Antagonisten) kodieren, wurden nachgewiesen, stehen möglicherweise aber nur für eine Untergruppe der Erkrankung.

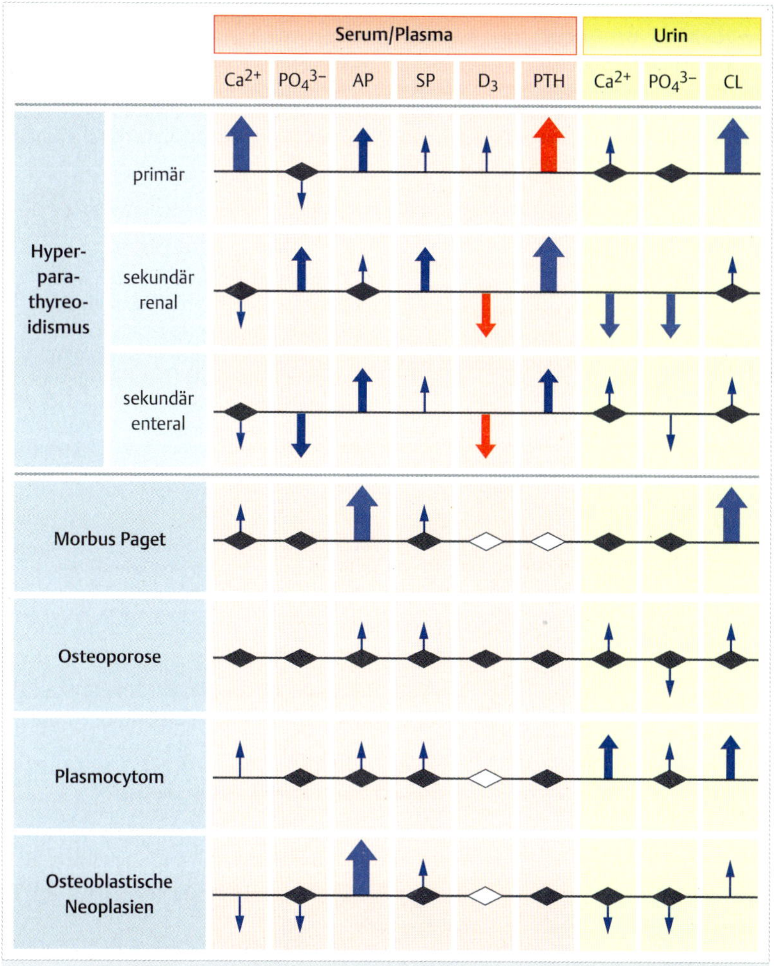

Abb. 17.5 Charakteristische Befundmuster bei Knochenerkrankungen. AP: alkalische Phosphatase SP: saure Phosphatase (TRAP 5b). D 3: 25(OH)Vitamin D 3. CL: Kollagen-abbauprodukte (Desoxypyridinoline, NTX, CTX oder b-CTX). Pfeile: relative Abweichung vom Referenzintervall Rote Pfeile: auslösende Störung bei Hyperparathyreoidismus. Schwarze Rauten: Kenngrößen liegen im Referenzintervall (kompensierte Zustände). Weiße Rauten: keine Bedeutung für Fragestellung.

Diagnostisch wichtig wäre ein frühzeitiger Nachweis der Störung des Remodelings, um frühzeitig präventiv eingreifen zu können. Die Umbaumarker des Kollagen I (P1NP und P1CP für den Aufbau und NTX, CTX respektive β-CTX sowie DPD für den Abbau) haben sich bisher nicht als hilfreich erwiesen. Obgleich sie in Studien signifikante Unterschiede zeigen, sind sie für die individuelle Diagnostik weniger geeignet. Osteoporotische Veränderungen entstehen über einen langen Zeitraum. Die Abweichungen der Kollagen-Umbaumarker können daher so klein sein, dass die inter-, intraindividuellen und jahreszeitlichen Schwankungen sowie die mangelnde analytische Selektivität zusammen zu groß sind, um sie zu entdecken. Die klinisch-chemische Diagnostik der primären Osteoporose beschränkt sich somit auf den Ausschluss von Erkrankungen, die mit einer sekundären Osteoporose vergesellschaftet sein können (▶ Tab. 17.1). Nur für den Einzelfall wird der Einsatz von 25(OH)Vitamin D_3 und Knochenumbaumarkern empfohlen.

M!

Merke

Klinisch-chemische Kenngrößen für die Diagnose oder die Früherkennung einer primären Osteoporose fehlen. Für die Diagnose einer primären Osteoporose wird empfohlen, Erkrankungen, die mit sekundären Knochenerkrankungen einhergehen, auszuschließen.

Tab. 17.1 Klinisch-chemische Kenngrößen bei Verdacht auf eine primäre Osteoporose. HPT: Hyperparathyreoidismus. prim, sek: primär, sekundär. dd: differenzialdiagnostisch.

Kenngröße	Fragestellung/Ausschluss
S-Kalzium	↑ prim. HPT, Knochenmetastasen; ↓ sek. HPT
S-PO_4	↓ sek. HPT (Malabsorption)
S-AP	↑ Osteomalazie
S-gGT	*dd* erhöhte AP-Werte
S-Krea	↑ renale Osteodystrophie (Krea > 2–3 mg/dl)
S-CRP; BSG	↑ *dd* entzündliche Erkrankungen
S-Elektrophorese	Ausschluss eines multiplen Myeloms
S-TSH	< 0,3 mIU/l: Risikofaktor für Frakturen
Testosteron	nur fakultativ
25(OH)Vitamin D_3	nur als Einzelfallentscheidung
Knochenumbaumarker	nur als Einzelfallentscheidung
erhöht: ↑ *erniedrigt:* ↓	

17.7 Gelenkerkrankungen

Gelenke gehören zum Bindegewebe; sie haben eine komplexe Struktur und einen komplexen Stoffwechsel. Entzündliche Gelenkerkrankungen sind in der Regel sekundär; der Nachweis einer infektiösen oder autoimmunen Genese ist an anderer Stelle besprochen. Nichttraumatische und degenerative Gelenkerkrankungen werden vorwiegend klinisch diagnostiziert. In unklaren Fällen kann die Untersuchung der Gelenkflüssigkeit hilfreich sein (▶ Abb. 17.6).

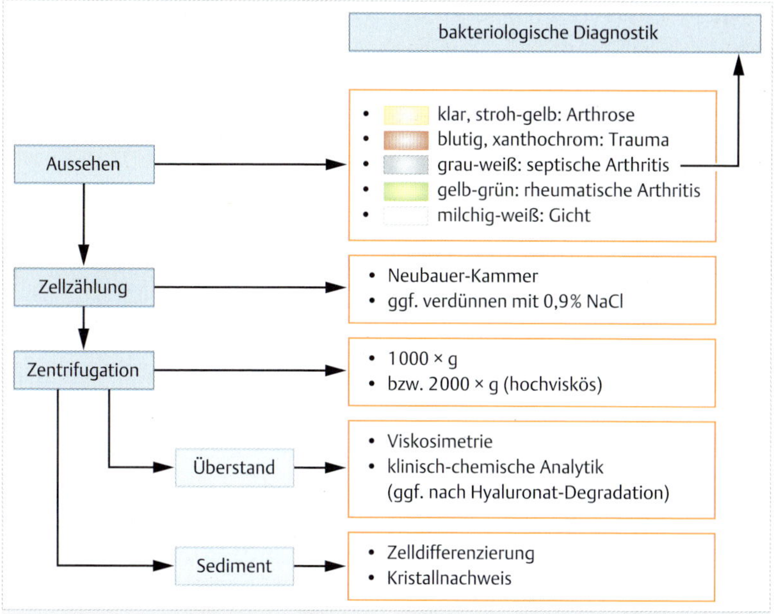

Abb. 17.6 Schematische Darstellung der Untersuchung von Synovialflüssigkeit. Bei hoher Viskosität kann die Bearbeitung durch eine Hyaluronatdegradation mittels einer proteinasefreien Hyaluronidase vereinfacht werden.

17

B

Fallbeispiel

Eine 88-jährige Patientin, die sich nach Behandlung einer Pneumonie nur zögerlich erholt, wird in die Geriatrische Klinik verlegt. Bei der Aufnahmeuntersuchung fallen psychomotorische Verlangsamung, Einschränkungen von Auffassung, Umstellung, Konzentration und Merkfähigkeit, ein reduzierter Antrieb und eine gedrückte Stimmung sowie erhöhte Reizbarkeit auf.

Ergebnisse der Laboratoriumsuntersuchungen:

Substanz	Konzentration
Kalzium	3,64 mmol/l
PTHi	650 ng/l (Referenzintervall 8–74 ng/l)
Phosphat, Kreatinin, Albumin und 1,25-Dihydroxy-Vitamin-D_3 im Referenzintervall	

Die Konstellation ist typisch für einen primären Hyperparathyreoidismus. Nach Normalisierung des Kalziumwertes durch mehrtägige Infusion von 0,9-%iger NaCl-Lösung und Austausch des Thiaziddiuretikums gegen ein Schleifendiuretikum sind sämtliche psychopathologischen Befunde vollständig rückläufig.

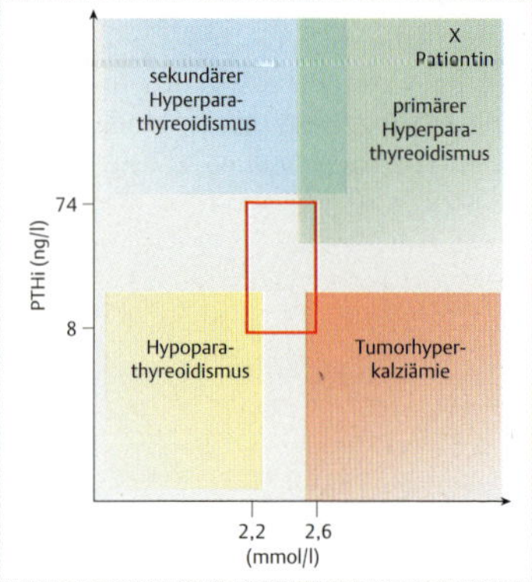

Störungen des Kalziumstoffwechsels. Relation zwischen PTHi und Gesamtkalzium bei verschiedenen Störungen des Kalziumstoffwechsels.

Bei Hyperkalziämie im hohen Alter sind nicht selten die psychiatrischen Symptome (depressive Verstimmung, Adynamie, Somnolenz) führend. Die klassische Symptomentrias „Stein-, Bein- und Magenpein" wird klinisch selten beobachtet, am ehesten wird noch die Nierenmanifestation symptomatisch mit Polyurie und Polydypsie (ADH-refraktäre Einschränkung der Konzentrationsfähigkeit) und Nephrolithiasis gesehen.

17.8 Kenngrößen

Merke

M!

Primäre Kenngrößen für das Erkennen von Knochenerkrankungen sind Ca^{2+}, PO_4^{3-} und alkalische Phosphatase (AP) im Serum/Plasma. Parathormon (PTH) ist zur Differenzierung von Hyperkalziämien erforderlich, 25(OH)Vitamin D_3 (Calcidiol) zur Erkennung von Vitamin-D-Mangelzuständen und zur Überwachung einer Vitamin-D-Substitution. Die knochenspezifische AP (BAP) und/oder TRAP 5b wird für die Überwachung renaler Osteodystrophien (Dialyse) eingesetzt. Die Wirkung einer antiresorptiven Therapie kann, wenn erforderlich, mit Kollagenabbauprodukten (NTX, CTX, β-CTX, DPD) überwacht werden.

17.8.1 Kalzium

Kalzium ist in Form des Hydroxylapatits Hauptbestandteil des Knochens und der Zähne. Etwa 25 Mol sind im Organismus vorhanden; 99 % sind im Knochen und in den Zähnen fixiert. Etwa 125 mmol befinden sich als leicht mobilisierbarer Pool im Extra- und Intrazellularraum. Neben seiner Bedeutung für Knochen und Zähne ist Kalzium wichtig als Enzymaktivator (z. B. Adenylatcyklase, Phosphodiesterase, Phosphorylasekinase, Phospholipase A_2) und für die Kontraktion von Muskelzellen durch das Zusammenwirken mit Troponin C.

Indikation

- Verdacht auf Störungen der Nebenschilddrüsenfunktion
- Nierensteinleiden
- Störungen im Vitamin-D-Stoffwechsel
- Zustand nach Schilddrüsenoperation
- Tumorerkrankungen
- Neugeborene mit Hyperexzitabilität und Krämpfen
- Dauertherapie mit Medikamenten wie Antiepileptika, Diuretika
- Hypertonie (zum Ausschluss eines Hyperparathyreoidismus)

▶ **Präanalytik.** Untersuchungsmaterial: Serum oder Heparinatplasma. Etwa die Hälfte des Kalziums ist im peripheren Blut an Protein gebunden. Bei der Entnahme am liegenden Patienten und bei längerer Venenstauung sind etwa 5 % niedrigere Ergebnisse zu erwarten als bei der Entnahme in aufrechter Körperhaltung. Die Stabilität bei Raumtemperatur beträgt mindestens eine Woche.
Ionisiertes Kalzium: Heparinatplasma. Steigende pH-Werte verringern die Konzentration: In-vitro-Bildung von Laktat und CO_2-Verlust begrenzen die Stabilität auf maximal zwei Stunden (4 °C, geschlossenes Röhrchen).

Untersuchungsmaterial: Urin. Spontanurin (zusätzlich mit einer Kreatininbestimmung) oder 24-Stunden-Sammelurin (mit 5 ml konzentrierter HCl pro Liter Urin, um das Ausfallen von Kalziumphosphatsalzen zu vermeiden.

▶ **Analytik.** Atomabsorptionsspektrometrie; photometrisch mit Kresolphthalein, einem komplexbildenden Indikator; fluorometrisch mit Calcein. Die flammenphotometrische Bestimmung ist insbesondere für Urinuntersuchungen wegen möglicher Störungen durch Natrium und Phosphat weniger geeignet. Ionisiertes Kalzium: kalziumselektive Elektroden.

Referenzintervall

Alter	Kalzium
Serum/Heparinatplasma	
Neugeborene	2,0–2,6 mmol/l*
Kinder und Erwachsene	2,2–2,6 mmol/l
Vollblut (ionisiertes Kalzium)	
Erwachsene	1,12–1,32 mmol/l
Urin	
Schulkinder, Spontanurin	14–492 mol/mmol Kreatinin (Morgenurin)
	23–620 mol/mmol Kreatinin (Nachmittagsurin)
Erwachsene	2,5–7,5 mmol/Tag

* Unmittelbar nach der Geburt findet ein Abfall bis auf etwa 1,8 mmol/l statt, der sich nach zwei Tagen normalisiert hat.

▶ **Bewertung**

Merke

Hyperkalziämien über 3,5 mmol/l gehen einher mit neurologischen Ausfallerscheinungen, Arrhythmie und Exsikkose und sind lebensbedrohlich!

17

Am häufigsten werden Hyperkalziämien bei Knochenmetastasen und beim primären Hyperparathyreoidismus (Differenzierung durch Parathormon) gefunden. Seltener treten sie bei anderen Grunderkrankungen auf, wie z. B. beim Plasmozytom, bei durch Überdosierung erhöhten Vitamin-D-Spiegeln oder bei durch granulomatöse Erkrankungen gesteigerte 1,25(OH)$_2$ Vitamin-D$_3$-Konzentrationen (z. B. Sarkoidose, Tuberkulose, Lepra, siehe auch Vitamin D, S. 567), bei Thiazid-Therapie, beim Milch-Alkali-Syndrom, wenn übermäßig Kalzium zugeführt wird, bei der familiären hypocalciurischen Hyperkalziämie, beim Morbus Addison und bei Immobilisation.

Welche klinischen Symptome bei Hypokalziämien auftreten, hängt von der Geschwindigkeit und Dauer des Kalziumabfalls ab. Es beginnt mit neurologischen Ausfallserscheinungen (Parästhesien der Finger, Füße und Zunge) und Krämpfen. Bei Konzentrationen $< 0{,}6$ mmol/l kann es zum Herzstillstand kommen. Hypokalziämien findet man beim sekundären Hyperparathyreoidismus durch den renal oder durch Malabsorption bedingten 1,25 (OH)$_2$Vitamin-D$_3$-Mangel. Am häufigsten sind Erniedrigungen des Kalziums durch Albuminmangel (Nephrotisches Syndrom, Leberzirrhose). Das ionisierte („aktive“) Kalzium liegt jedoch innerhalb des Referenzintervalls – es handelt sich eigentlich um eine Pseudohypokalziämie. Seltener ist ein Hypoparathyreoidismus (z. B. nach Schilddrüsenresektionen, beim DiGeorge-Syndrom) oder ein Pseudohyperparathyreoidismus (vermindertes Ansprechen der Zielorgane auf Parathormon) die Ursache eines erniedrigten Kalziumspiegels im Blut. Medikamentenbedingt kann eine erhöhte renale Ausscheidung von Kalzium ebenfalls zu Hypokalziämien führen (Furosemid, Etacrynsäure).

17.8.2 Phosphat

Der Phosphatgehalt des Organismus beträgt etwa 26 mol. Etwa 70–80 % befinden sich im Knochen und in den Zähnen im Hydroxylapatit. Im Plasma gibt es wenig freies Phosphat (als $H_2PO_4^-$ oder HPO_4^{2-}), der überwiegende Teil des nicht-fixierten Phosphats ist organisch gebunden (DNA, RNA, Phospholipide, energiereiche Phosphate).

Indikation

- obligat zur Beurteilung des Kalziumstoffwechsels
- Erkrankungen der Nebenschilddrüse
- Nierenerkrankungen, Dialysepatienten
- Nierensteinleiden
- Verdacht auf gestörte Phosphatrückresorption (z. B.hypophosphatämische Rachitis, Fanconi-Syndrom, renal-tubuläre Azidosen)
- parenterale Ernährung, Intensivmedizin
- chronischer Alkoholismus

► **Präanalytik.** Untersuchungsmaterial: Serum oder Heparinatplasma. Die Blutabnahme sollte morgens nüchtern erfolgen, da Phosphat eine diurnale Rhythmik zeigt und die Konzentration im Blut ernährungsabhängig schwankt: Bei phosphatreicher Kost steigt sie, bei kohlenhydratreicher Kost fällt sie unter Insulinwirkung. In vitro-Hämolyse führt zu falsch erhöhten Werten. Phosphat ist bei Raumtemperatur 1 Tag, im Kühlschrank 4 Tage stabil.

Untersuchungsmaterial: Urin. Spontanurin oder Sammelurin (2, 4 oder 24 Stunden, mit 5 ml konzentrierter HCl pro Liter Urin, um das Ausfallen von Kalziumphosphatsalzen zu vermeiden), ggf. zusätzlich mit einer Kreatininbestimmung.

► **Analytik.** Phosphat bildet im sauren Milieu mit Ammoniummolybdat Ammoniumphosphomolybdat, das zu Molybdänblau mit geeigneten Reduktionsmitteln reduziert wird. Es gibt zahlreiche Modifikationen dieser Methode. Anstelle von Molybdat kann auch Wolframat eingesetzt werden. Quantifiziert wird mit einer Standardlösung. Berechnung der Phosphat-Clearance (Gl. 17.1):

$$CP\ [\text{ml/min}] = \frac{\text{Phosphat (Urin) [mmol/l]} \times \text{Volumen (Urin) [ml/min]}}{\text{Phosphat (Serum) [mmol/l]}} \quad (17.1)$$

Referenzintervall

Alter	Phosphat
Serum/Plasma	
Neugeborene	1,56–3,08 mmol/l
Säuglinge	1,58–2,54 mmol/l
Kinder	1,09–2,00 mmol/l
Erwachsene	0,87–1,67 mmol/l
Phosphatausscheidung Urin	
Säuglinge	0,42–0,58 mmol/kg Körpergewicht und Tag*
Schulkinder	0,37–6,57 mmol/mmol Kreatinin
Erwachsene	21–85 mmol/Tag
Phosphat-Clearance	
Erwachsene	5,4–16,2 ml/min

* Bei gestillten Säuglingen kann die Phosphatausscheidung sehr viel niedriger sein.

► **Bewertung**

M!

Merke

Die Bewertung der Phosphatspiegel im Blut sowie der Phosphatausscheidung sollte immer zusammen mit den Kalziumwerten erfolgen, da Störungen der Nebenschilddrüsenfunktion, des Vitamin-D-Stoffwechsels, der Nierenfunktion und Erkrankungen des knöchernen Skeletts in der Regel beide Kenngrößen betreffen! Die Abweichungen von den Referenzintervallen können synergistisch oder antagonistisch sein.

Hypophosphatämien findet man beim primären und beim enteral bedingten sekundären Hyperparathyreoidismus sowie bei Rachitiden. Sie können zusätzlich durch selektive tubuläre Rückresorptionsstörungen bedingt sein.

17.8.3 Alkalische Phosphatase (AP) und Alkalische Knochenphosphatase (BAP)

Die alkalische Phosphatase (AP) ist ein von allen Geweben exprimiertes, zellmembranständiges Glycoprotein. Man unterscheidet vier Isoenzyme. Die Gene der Dünndarm-, Plazenta- und Keimzellen-AP sind zu etwa 98 % homolog. Das 4., gewebeunabhängige Gen ist zu den anderen drei nur zu etwa 50 % homolog. Das gewebeunabhängige Gen kodiert für die AP aus Leber, Niere und Knochen. Die Proteine der AP werden in Leber, Niere und Knochen posttranslational unterschiedlich durch Glykosilierungen und Sialisierungen modifiziert, sodass gewebespezifische Enzymvarianten entstehen. Die im peripheren Blut zirkulierende AP stammt jeweils zur Hälfte aus dem Knochen und der Leber. Nur bei Patienten mit den Blutgruppen 0 und B können postprandial bis zu 10 % aus dem Dünndarm stammen. Obgleich sich die höchste AP-Aktivität in den Bürstensaummembranen der proximalen Tubuli findet, kommt es auch bei Nierenerkrankungen nicht zu einer messbaren Erhöhung der AP-Aktivität im peripheren Blut. Die AP des Knochens (BAP, **b**one **al**kaline **p**hosphatase) entstammt nur den Osteoblasten und charakterisiert damit die anabole Aktivität. Die AP wird nicht renal, sondern über das retikuloendotheliale System geklärt.

[ ]

Indikation

- Knochenerkrankungen mit erhöhter Osteoblastentätigkeit
- Überwachung der renalen Osteodystrophie
- Differenzialdiagnose von Leber- und Gallenwegserkrankungen

► **Präanalytik.** Untersuchungsmaterial: Serum, Heparinatplasma. Im EDTA-Plasma werden falsch zu niedrige Aktivitäten bestimmt, weil Magnesium für die Aktivierung des Enzyms erforderlich ist. Die AP ist bei Raumtemperatur im Vollblut 4 Tage, im Serum/Heparinatplasma 7 Tage stabil.

► **Analytik.** Von den verschiedenen Methoden zur Bestimmung der AP-Aktivität hat sich in den letzten Jahren die IFCC-Methode mit AMG-Puffer durchgesetzt.

Im alkalischen Milieu ist p-Nitrophenolat intensiv gelb gefärbt. Die Zunahme der Absorbanz bei 405 nm ist ein Maß für die AP-Aktivität (Gleichung 17.2).

?! $$\text{p-Nitrophenylphosphat} + H_2O \xrightarrow[\text{pH 10}]{\text{AP}} \text{p-Nitrophenolat} + HPO_4^{2-} \quad \textbf{(Gl. 17.2)}$$

17

Für die Differenzierung der Isoenzyme und Enzymvarianten sind verschiedene Verfahren eingeführt worden wie elektrophoretische Trennung auf Celluloseacetat-Folie, Bestimmung der enzymatischen Aktivität vor und nach Hitzeinaktivierung (die BAP weist nach 10 min bei 56 °C nur noch 10 % der ursprünglichen Aktivität auf) oder vor und nach Fällung der ossären AP mit Weizenkeimlektin.

Nach Bindung an einen an eine feste Phase gebundenen monoklonalen Antikörper kann die BAP direkt entweder enzymatisch mit p-Nitrophenylphosphat oder immunologisch als Masse mit einem 2. monoklonalen Antikörper bestimmt werden.

Referenzintervall

Alter	Geschlecht	AP (U/l)
Säuglinge		89–390
1–3 Jahre		151–409
4–6 Jahre		101–347
6–12 Jahre	w	37–312
	m	156–316
13–17 Jahre	w	60–329
	m	83–318
18–49 Jahre	w	33–98
	m (> 20 Jahre)	43–115

Die Referenzintervalle für Kinder und Jugendliche sind sehr stark altersabhängig. Sie lassen sich am besten durch alters- und geschlechtsabhängige Funktionen angeben. Bei den folgenden Angaben handelt es sich daher um Näherungen. Das Referenzintervall der BAP ist methodenabhängig.

▶ **Bewertung.** Bei Knochenerkrankungen finden sich die höchsten AP-Aktivitäten beim Morbus Paget und beim Osteosarkom. Bei Tumoren mit osteoblastischen Knochenmetastasen (z. B. bei Mamma- und Prostatakarzinomen), beim primären und beim durch Malabsorption bedingten sekundären Hyperparathyreoidismus findet man erhöhte AP-Aktivitäten im peripheren Blut (siehe ▶ Abb. 17.5). Knochenfrakturen, septische oder aseptische Knochennekrosen, Osteoporose und gutartige Neoplasien führen zu nicht oder nur gering erhöhten AP-Werten. Transitorische Hyperphosphatasämien finden sich – selten – bei Kindern ohne erkennbare Ursache (bis 5 000 U/L). Hypophosphatasämien finden sich bei Kindern gelegentlich transient oder selten persistierend (< 100 U/L). Persistierende Hypophosphatasämien müssen abgeklärt werden.

Differenzialdiagnostisch müssen erhöhte AP-Aktivitäten immer von hepatobiliären Erkrankungen abgegrenzt werden (siehe Kapitel 13 und 14).

17.8.4 Saure Knochenphosphatase (TRAP 5b)

Als saure Phosphatase wird eine Gruppe von Isoenzymen und Enzymvarianten bezeichnet, die Phosphatester bei pH < 7 hydrolysieren. Aufgrund der Hemmbarkeit ihrer enzymatischen Aktivität werden zwei Gruppen unterschieden: Mit Tartrat hemmbar sind saure Phosphatasen aus Prostata und Thrombozyten, nicht mit Tartrat hemmbar sind die aus Osteoklasten, aktivierten Makrophagen (z. B. aus der Lunge) sowie Haarzellen und Gaucherzellen. Sie werden daher als **T**artrate **R**esistant **A**cid **P**hosphatases (TRAP) bezeichnet. Osteoklastenspezifisch ist die Enzymvariante TRAP 5b; sie unterscheidet sich von TRAP 5a aus Makrophagen durch Unterschiede in der Glycosylierung und Sialisierung. TRAP 5b wird über das retikuloendotheliale System eliminiert.

17

Indikation

Die Bestimmung der gesamten und der mit Tartrat hemmbaren SP-Aktivität ist durch das Prostataspezifische Antigen heute entbehrlich.

- TRAP 5b bei Erkrankungen mit erhöhter Osteoklastenaktivität
- Überwachung der renalen Osteodystrophie

▸ **Präanalytik.** Untersuchungsmaterial ist Serum. Stabilität bei Raumtemperatur: 2 Stunden im Vollblut, 4 Stunden im Serum. Zu empfehlen sind unverzügliches Zentrifugieren und Einfrieren des Überstandes. Weder eine circadiane Rhythmik noch Nahrungsaufnahme haben Einfluss auf TRAP 5b.

▸ **Analytik.** TRAP 5b: Aktivitätsbestimmung mit einem kinetischen Test nach Isolierung von TRAP 5b mithilfe eines festphasengebundenen monoklonalen Antikörpers oder mit 2,6-Dichloro-4-acetylphenylphosphat als Substrat unter spezifischen Bedingungen.

Referenzintervall

Methodenabhängig.

▸ **Bewertung.** Erhöhte Werte weisen auf Erkrankungen mit gesteigerter Osteoklastenaktivität hin (▸ Abb. 17.5). Da für TRAP 5b weder circadiane und jahreszeitliche Schwankungen bekannt sind und eine eingeschränkte Nierenfunktion keinen Einfluss auf die Konzentration im peripheren Blut hat, wird dieser Kenngröße eine besondere Eignung für die Überwachung der Osteodystrophie bei Patienten mit terminaler Niereninsuffizienz zugesprochen.

Merke

Die alkalische Knochenphosphatase (BAP) und die saure Knochenphosphatase (TRAP 5b) werden hepatisch eliminiert. Sie sind daher für die Überwachung der Osteodystrophie bei Niereninsuffizienz geeignet.

17.8.5 Parathormon

Parathormon (PTH) ist ein Peptidhormon, das in der Nebenschilddrüse gebildet wird und aus 84 Aminosäuren besteht. Niedrige Ca^{2+}-Spiegel im Blut stimulieren die Freisetzung. 1,84 Parathormon, auch intaktes Parathormon (PTHi) genannt, wird im peripheren Blut durch Peptidasen schnell degradiert; die Halbwertszeit beträgt etwa 4 Minuten. Neben dem intakten Parathormon zirkulieren N-terminale Fragmente aus 34 Aminosäuren, C-terminale Fragmente aus 50 Aminosäuren sowie kleinere Fragmente.

Indikation

- Abklärung einer Hyperkalziämie
- Verdacht auf Hyperparathyreoidismus

▸ **Präanalytik.** Wegen der circadianen Rhythmik sollte die Blutentnahme morgens erfolgen. Da Parathormon pulsatil abgegeben wird, sind ggf. mehrere Entnahmen erforderlich. Empfohlenes Untersuchungsmaterial ist EDTA-Plasma; im Serum und Heparinatplasma wird Parathormon in vitro durch Peptidasen schnell degradiert und es werden falsch zu niedrigere Werte gefunden. Parathormon ist in EDTA-Blut bei Raumtemperatur 2 Tage stabil.

► **Analytik.** In den Immunoassays der 3. Generation werden zwei Antikörpern eingesetzt, die an der C-terminalen und N-terminalen Region binden und das intakte Parathormon (PTHi) erfassen. Immunoassays der 2. Generation werden ebenfalls als spezifisch für PTHi bezeichnet; sie reagieren aber zusätzlich mit PTH-Fragmenten, die am aminoterminalen Ende trunkiert sind.

Referenzintervall

PTHi 15–65 ng/L (Drittgenerationsassay)

► **Bewertung.** Vitamin-D-Mangelzustände (z. B. durch Malabsorption, durch eingeschränkte Nierenfunktion oder durch nicht ausreichende Sonnenlichtexposition) führen zu einer reaktiven Erhöhung des Parathormonspiegels. Kalzium ist dann im oder unterhalb des Referenzintervalls (► Abb. 17.5). Hyperkalziämien mit erhöhtem Parathormon weisen auf ein Nebenschilddrüsenadenom hin, Hyperkalziämien mit Parathormon im Referenzintervall sprechen für einen Knochentumor oder Knochenmetastasen.

Bei Patienten mit eingeschränkter Nierenfunktion zirkulieren PTH-Fragmente, die am aminoterminalen Ende trunkiert sind und die mit den Zweitgenerationsassay reagieren. Der Einfluss auf die Interpretation der Ergebnisse wird jedoch als gering eingeschätzt.

17.8.6 Vitamin D_3

Die Analytik im Vitamin-D-System ist wegen des komplexen Vitamin-D-Stoffwechsels nicht einfach, da zwischen verschiedenen Metaboliten zu unterscheiden ist (► Abb. 17.4 C). Das in der Leber gebildete 25(OH)Vitamin D_3 (Calcidiol) ist der Metabolit mit der im peripheren Blut höchsten Konzentration. 1,25$(OH)_2$Vitamin D_3 (Calcitriol) ist zwar die aktive Form des Vitamin D, die Konzentration ist aber etwa um den Faktor 100 niedriger als die des 25(OH)Vitamin-D_3. Zusätzlich wird 24,25 $(OH)_2$Vitamin-D_3 renal unter der Wirkung von FGF-23 als inaktiver Metabolit gebildet. Von beiden Formen gibt es außerdem C_3-Epimere, deren biologische Funktion nicht bekannt ist. Alimentär können weiterhin die Isomere des pflanzlichen Vitamin D_2 dazukommen, die sich durch eine zusätzliche Doppelbindung in der Steroidseitenkette vom Vitamin D_3 unterscheiden. Vitamin D_2 wird in Deutschland nicht, aber z. B. in den USA als Nahrungsergänzungsmittel verwendet. Ob Vitamin D_2 und Vitamin D_3 physiologisch die gleiche Wirkung haben, ist unklar.

Indikation

- Verdacht auf Vitamin-D-Mangel-Rachitis
- Überwachung einer Vitamin-D-Substitution
- Überwachung der Osteodystrophie bei renalem Hyperparathyreoidismus

Man geht davon aus, dass 25(OH)Vitamin D_3 mit ausreichender Verlässlichkeit im peripheren Blut das eigentlich aktive 1,25 $(OH)_2$Vitamin D_3 repräsentiert, das wegen der niedrigen Konzentration sehr viel aufwendiger zu bestimmen ist. Nur bei Verdacht auf hereditäre Rachitis sind daher die Bestimmung von 1,25$(OH)_2$Vitamin D_3 und ggf. der Nachweis von Mutationen im CYP27B1- oder VDR-Gen erforderlich.

► **Präanalytik.** Untersuchungsmaterial: Serum, Heparinatplasma, EDTA-Plasma. 25 (OH)Vitamin D_3 und 1,25$(OH)_2$Vitamin D_3 sind lichtempfindlich; sie sind bei Raumtemperatur im Vollblut, im Serum und im Plasma unter Lichtschutz 3 Tage stabil.

▶ **Analytik.** 25(OH)Vitamin D_3 wird mit kompetitiven Bindungsassays oder LC-MS/MS bestimmt. Als Bindungsprotein werden das Vitamin-D-Bindungsprotein oder spezifische Antikörper eingesetzt. Die Bindungstests differenzieren nicht zwischen 25(OH)Vitamin D_3, 1,25$(OH)_2$Vitamin D_3, den entsprechenden Vitamin-D_2-Formen sowie den C_3-Epiformen. Die kreuzreagierenden Substanzen werden von den Bindungsassays nicht equimolar erfasst. Die analytische Selektivität ist in der Regel wegen der niedrigen Konzentrationen der kreuzreagierenden Substanzen trotzdem ausreichend. LC-MS/MS-Verfahren sind inzwischen bis zur Routinereife entwickelt und sehr viel selektiver als die Bindungsassays.

Referenzintervall

Für Deutschland wird von jahreszeitlichen Schwankungen ausgegangen, die zumindest im Winter zu pathologisch niedrigen 25(OH)Vitamin-D_3-Konzentrationen im Blut führen. Angegeben werden daher wünschenswerte Konzentrationen, die keine Substitution erfordern.

Wünschenswerte Konzentrationen: 25–70 µg/L.

▶ **Bewertung.** Erniedrigte Konzentrationen können bei mangelnder Sonnenlichtexposition, bei Mangelernährung und Malabsorption sowie bei eingeschränkter Nierenfunktion (sekundärer Hyperparathyreoidismus) und medikamentenbedingt bei der Einnahme von Barbituraten oder Antiepileptika auftreten.

Merke

Primärer Analyt für die Diagnostik im Vitamin-D-System ist 25(OH)Vitamin D. Die Bindungsassays sind nicht selektiv für 25(OH)Vitamin D_3; die Konzentrationen der anderen Vitamin-D-Formen sind jedoch in der Regel so gering, dass sie die diagnostische Aussage nicht stören.

17.8.7 Osteocalcin

Osteocalcin ist ein γ-carboxyliertes Protein, das zu etwa 80 % in die Knochenmatrix eingebaut wird (▶ Abb. 17.7). Die γ-Carboxylierung ist abhängig von Vitamin K und von der mechanischen Belastung: Bei niedrigen Vitamin-K-Spiegeln, Marcumartherapie und einer Verringerung der mechanischen Belastung steigt der Anteil des untercarboxylierten Osteocalcins. Ins periphere Blut werden etwa 20 % des von den Osteoblasten gebildeten Osteocalcins abgegeben. Bei der Degradation der Knochenmatrix werden Osteocalcinfragmente freigesetzt, die um sechs Aminosäuren kürzer sind und die ihre γ-Carboxylgruppen verloren haben. Im peripheren Blut wird Osteocalcin proteolytisch schnell gespalten. Es zirkuliert daher ein Gemisch von intaktem Osteocalcin und Osteocalcinfragmenten. Nur etwa 50 % tragen drei γ-Carboxylgruppen. Osteocalcinfragmente werden renal ausgeschieden und sind im Urin nachweisbar.

Indikation

- Erkrankungen mit Steigerung der osteoblastischen Aktivität
- Erkrankungen mit erhöhtem Knochenumbau

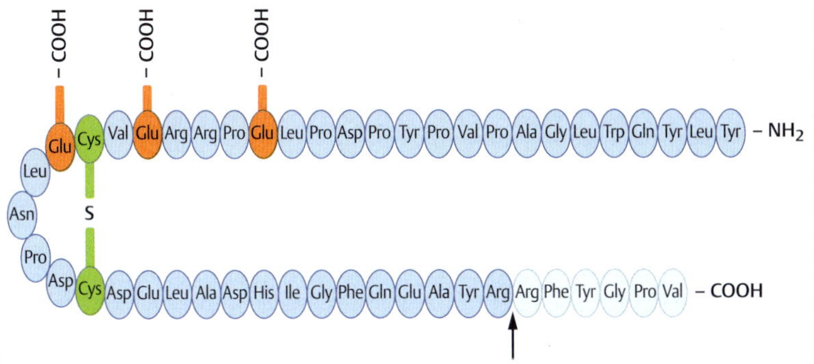

Abb. 17.7 Aufbau von Osteocalcin. Osteocalcin besteht aus 49 Aminosäuren und enthält eine Disulfidbrücke (grün). Die drei Glutaminsäuren (rot) sind γ-carboxyliert. Etwa 80 % dieses Proteins werden in die extrazelluläre Knochenmatrix eingebaut. Beim osteoklastären Abbau der Knochenmatrix wird Osteocalcin decarboxyliert und sechs Aminosäuren am C-terminalen Ende (hellblau) abgespalten. Im peripheren Blut zirkulieren somit intaktes Osteocalcin (1,49-Osteocalcin), degradierte Formen wie 1,43-Osteocalcin sowie Formen mit unterschiedlichem Decarboxylierungsgrad.

► **Präanalytik.** Osteocalcin zeigt ausgeprägte circadiane Schwankungen mit einem Nadir am Nachmittag und einem nächtlichen Maximum. Die Blutentnahme sollte morgens erfolgen. Im Vollblut wird das intakte Osteocalcin rasch zunächst in das N-terminale-1,43-Osteocalcin gespalten und dann weiter degradiert. Empfohlenes Untersuchungsmaterial ist EDTA-Plasma. Osteocalcin ist im Vollblut bei Raumtemperatur maximal 15 min, im EDTA-Plasma 6 Stunden bei Raumtemperatur und 2 Tage im Kühlschrank stabil. Das Vollblut sollte möglichst umgehend zentrifugiert und das Plasma, wenn es nicht gleich untersucht wird, eingefroren werden.

► **Analytik.** Mit Immunoassays kann das intakte Osteocalcin (1,49-Osteocalcin) oder das 1,43-Osteocalcin (N-Mid-Osteocalcin) bestimmt werden. Die Immunoassays haben zwei unterschiedliche Antikörper: Ein Antikörper erkennt ein Epitop am N-terminalen Ende, der andere entweder im mittleren Bereich (1,43-Osteocalcin, N-Mid-Osteocalcin) oder am C-terminalen Ende (1,49-Osteocalcin, intaktes Osteocalcin). Die Assays mit Antikörperpaaren gegen das 1,43-Fragment erfassen auch das intakte Osteocalcin. Welchen Einfluss die Carboxylgruppen des Osteocalcins auf die Assayspezifität haben, ist nicht bekannt. Mit LC-MS/MS-Methoden lassen sich intaktes Osteocalcin und alle Fragmente getrennt bestimmen; sie haben bisher jedoch noch keinen Eingang in die Routine gefunden.

Referenzintervall

Methodenabhängig.

► **Bewertung.** Kinder haben generell höhere Werte als Erwachsene. Erhöhtes 1,43-Osteocalcin weist auf einen gesteigerten Knochenumbau hin, erhöhtes 1,49-Osteocalcin auf eine stimulierte Osteoblastenaktivität. Wegen der renalen Elimination des Osteocalcins führt eine eingeschränkte Nierenfunktion zu erhöhten Osteocalcinwerten. Die wenig ausgeprägte analytische Selektivität der immunologischen Bestimmungsverfahren und die schwierige Präanalytik können die diagnostische Einordnung erschweren.

17.8.8 Kollagen-Umbaumarker

Im Rahmen des Remodelings der Knochen wird Kollagen I von den Osteoklasten degradiert und von den Osteoblasten neu synthetisiert. Bei der Synthese werden die N- und C-terminalen Prokollagen-I-Telopeptide (P1NP, P1CP) vor dem Einbau der Tripelhelix in die Kollagenfibrille abgespalten (▶ Abb. 17.1). Sie sind daher ein Maß für die Kollagen-I-Synthese. Im peripheren Blut zirkulieren sie als Monomer und Trimer; die Monomere werden renal, die Trimere hepatisch eliminiert.

Bei der Degradation entstehen durch den enzymatischen Abbau Bruchstücke, die die Bindungen zwischen den drei Kollagenketten der Tripelhelix und Fragmente der Kollagenmoleküle enthalten (▶ Abb. 17.2). Zu unterscheiden sind die N-terminalen (NTX), die C-terminalen vor Isomerisierung (CTX), die C-terminalen Peptide nach Isomerisierung (β-CTX) und die eigentlichen Brückenbindungen des Kollagen I, die Desoxypyridinoline (DPD). NTX, CTX, β-CTX und DPD werden renal eliminiert.

Da Kollagen I nicht nur im Knochen, sondern u. a. auch in Sehnen, Faszien und der Haut vorkommen, sind die Kollagen-Umbaumarker nicht knochenspezifisch.

Indikation

- Verlaufskontrolle einer Osteoporose
- Überwachung einer antiresorptiven Therapie

▶ **Präanalytik.** Untersuchungsmaterial
- für P1NP und P1CP: Serum, Heparinat- oder EDTA-Plasma
- für NTX, CTX, β-CTX: EDTA-Plasma, Urin
- für DPD: Urin (vor oder nach Hydrolyse)

Alle Umbaumarker haben eine ausgeprägte circadiane Rhythmik mit einem Nadir am Nachmittag und einem Spitzenwert zwischen Mitternacht und 8 Uhr morgens. Es gibt einen postprandialen Abfall sowie einen saisonalen Einfluss mit Spitzenwerten im Winter.

▶ **Analytik.** Heterogene Immunoassays oder, nur für DPD, HPLC.

Referenzintervall

Methodenabhängig.

▶ **Bewertung.** Der Anteil der Kollagen-Umbaumarker aus den Knochen ist sehr viel größer als der aus der Haut und anderen Kollagen-I-haltigen Geweben, sodass sie recht gut Auskunft über den ossären Umbau geben. In Studien zeigen sich daher bei der primären und bei der postmenopausalen Osteoporose signifikante Verschiebungen zum resorptiven Seite hin. Die Überlappungen mit den Nichtkranken sind jedoch so groß, dass die Umbaumarker für eine individuelle Diagnostik weniger gut geeignet sind. Ihre Stärke liegt vor allem in der Therapieüberwachung sowie in der Verlaufskontrolle. Wegen der renalen Elimination steigt die Konzentration der Kollagen-Umbaumarker mit zunehmender Einschränkung der Nierenfunktion.

M!

Merke

Die Marker der Kollagen-I-Synthese (PICP, PNCP) und des Kollagen-I-Abbaus (NTX, CTX, β-CTX, DPD) repräsentieren den Knochenumbau. Mit ihnen können der Verlauf einer bekannten Osteoporose sowie eine resorptive Therapie überwacht werden. Für den Nachweis einer Osteoporose sind sie weniger geeignet. Zu beachten sind die großen tages- und jahreszeitlichen Schwankungen der Kollagen-Umbaumarker.

B

Fallbeispiel

Eine in ihrer Wohnung zurückgezogen lebende 82-jährige Frau ist zu Hause gestürzt, hat sich dabei den Schenkelhals gebrochen und wurde anderntags von der Tochter aufgefunden. In der chirurgischen Ambulanz wird Blut fürs Labor abgenommen, werden Röntgenaufnahmen des Oberschenkels veranlasst und die Patientin zur OP vorbereitet. Die Röntgenaufnahmen zeigen eine deutliche Osteoporose. Auffällige Laborbefunde sind:

Substanz	Konzentration
Hämoglobin	11,0 g/dl
Natrium	165 mmol/l
Kalium	5,0 mmol/l
Kalzium	1,85 mmol/l
Phosphat	0,80 mmol/l
Kreatinin	140 µmol/l
AP	500 U/l

Nach Ausgleich der Exsikkose wird die Patientin operativ versorgt.

Eine später erhobene ausführliche Anamnese ergibt, dass die Patientin neuerdings unter Obstipationen leidet und auch vereinzelt Blutauflagerungen auf dem Stuhl beobachtet hat, die sie auf Hämorrhoiden zurückführt. Neuerliche Blutuntersuchungen (nach Ausgleich der Exsikkose) ergeben:

Substanz	Konzentration
Hämoglobin	9,2 g/dl
Natrium	145 mmol/l
Kalium	4,5 mmol/l
Kalzium	1,75 mmol/l
Phosphat	0,70 mmol/l
Albumin	30 g/l
Blut im Stuhl	Positiv
CEA	150 µg/l

Die weitere bildgebende Diagnostik deckt ein stenosierendes Carcinom im Sigmabereich auf.

Die Patientin ist multimorbide. Sie zeigt neben der indirekt zur Aufnahme führenden Osteoporose (und Exsikkose) eine leichte Anämie durch ein Colonkarzinom. Im Zusammenhang mit der radiologisch festgestellten Osteoporose stehen das erniedrigte Kalzium und Phosphat und die deutlich erhöhte AP, typische Zeichen einer Osteomalazie. Alte Menschen, die sich schlecht ernähren (erniedrigtes Albumin!) und wenig ins Freie gehen, laufen Gefahr, einen Vitamin-D-Mangel zu erleiden (bedingt durch geringe alimentäre Zufuhr, geringe endogene Bildung von 1,25 $(OH)_2$-D_3, auch durch die altersbedingte Abnahme der 1α-Hydroxylase-Aktivität in der Niere). Dies wiederum führt zu einer negativen Kalziumbilanz.

17

18 Skelettmuskel

*M. F. Bauer, D. K. Nägler, K. Dörner**

18.1 Einführung

Muskelerkrankungen, die nicht Folge von Störungen des Nervensystems sind, werden als **Myopathien** bezeichnet. Neben Familienanamnese, Klinik und Labordiagnostik (CK, Myoglobin und ggf. Autoantikörper) werden bei Myopathien die **Elektromyografie (EMG)** und **bildgebende Verfahren** wie Ultraschall, Computertomografie (CT) oder Kernspintomografie (MRT) eingesetzt. Zur erweiterten Diagnostik gehören histopathologische (morphologische, immunhistochemische und biochemische) Untersuchungen an Muskelbiopsien und molekulargenetische Bestimmungen bei hereditären Myopathien. Der quergestreifte Muskel ist reich an den Enzymen CK, LDH und AST. Führt die Erkrankung zu einer Muskelmembranschädigung, lassen sich diese Enzyme laboranalytisch im Blut erhöht nachweisen. Diagnostisch wertvoll sind im Einzelfall der (zum Teil exzessive) Anstieg der Myoglobinkonzentration im Blut und die Freisetzung von Strukturproteinen des Herzmuskels, den Troponinen (S. 499).

▸ **Hereditäre Myopathien. Muskeldystrophien** gemeinsam sind eine fortschreitende Muskelschwäche und -atrophie, die auf einem zunehmenden Untergang von Muskelzellen und Ersatz der Muskelfasern durch fibrotisches Gewebe beruhen. Dazu gehören die Muskeldystrophien des (Klein-)Kindesalters vom **Typ Duchenne/Becker-Kiener** (Fehlen bzw. Veränderung des Membranproteins Dystrophin führt zum Abbau kontraktiler und zytoskelettärer Proteine mit nachfolgenden Nekrosen, CK↑↑). Abhängig von der Art der Mutationen im Dystrophin-Gen ist die Bandbreite der klinischen Schweregrade sehr groß. Zusätzlich zur Schwäche der Skelettmuskulatur besteht, meist begleitend im Verlauf, eine Beteiligung des Herzmuskels (Arrhythmien, dilatative Kardiomyopathie). Muskeldystrophien des mittleren und höheren Lebensalters sind z. B. die **Gliedergürtelmuskeldystrophien**, die sich durch eine langsame progressive Schwäche der Schultergürtel- und Beckenmuskulatur auszeichnen. Bei dieser heterogenen Gruppe von Dystrophien können zahlreiche Gene betroffen sein (u. a. Calpain 3, Dysferlin, Myotilin). Innerhalb der Muskeldystrophien muss differenzialdiagnostisch in der Regel eine genetische Abklärung erfolgen. Lässt sich keine Veränderung im Dystrophin-Gen nachweisen, so liegt mit großer Wahrscheinlichkeit eine Gliedergürtelmuskeldystrophie vor.

Myotonien sind Muskelerkrankungen mit Störungen der muskulären Erregbarkeit. Dazu zählen **nicht-dystrophe Myotonien**, die klinisch keine Dystrophie zeigen und denen Mutationen in Ionenkanälen (Chlorid-, Kalzium-, Natrium- oder Kalium-) zugrunde liegen (z. B. Typ Thomson, Becker, Chloridkanal). Die entsprechend verringerte Aktivität des Chloridkanals führt zu einer Reduktion der Chloridleitfähigkeit und damit zu einer Übererregbarkeit der Muskelmembran. Eine zweite Gruppe bilden die **dystrophischen Myotonien** (DM1: Curschmann-Steinert und DM2: Proximale myotone Myopathie). Beiden Myopathien liegen **RNA-vermittelte Nukleotid-Repeat-Expansionen** im Gen für **Dystrophia-myotonica-protein kinase** (**DMPK**) (CTG-Expansion, DM1) bzw. im **Zinkfinger-9-Gen** (CCTG-Expansion, DM2) zugrunde. Bei Letzteren kommt es in der Regel erst im Erwachsenenalter zu einer zunehmenden Schwäche der Muskulatur und zum Teil zu zentralnervösen Beeinträchtigungen. Zu den Myotonien zählen auch die **periodischen Lähmungen** (hyper- und hypokaliämische periodische Paralyse), gekennzeichnet durch eine episodisch auftretende Muskelschwäche. Abweichungen des Serum-Kaliumspiegels führen bei diesen Erkrankungen zu einer transienten Untererregbarkeit der muskulären Zellmembranen. Hier liegen Mutationen in Genen, die für den muskulären Natrium- oder Kalziumkanal (SCN4A, CACNA1S) kodieren, vor. Charakteristisch für Myotonien sind die sog. „myotonen Serien" in der **Elektromyografie**.

Den **metabolischen Myopathien** liegt eine Störung des Energiestoffwechsels der Muskelzelle zugrunde. Es handelt sich hier um erbliche Erkrankungen, die sich jedoch oftmals erst im jüngeren Erwachsenenalter manifestieren. Zu diesen gehören **Glycogenspeichererkrankungen** mit Enzymdefekten des Glucose- und Glycogenstoffwechsels (z. B. *Glycogenose Typ II M. Pompe* – Mutationen im α-Glucosidase-Gen, *Glycogenose Typ V Mc Ardle* – Veränderungen im Myophosphorylase-Gen). **Lipidspeichermyopathien** sind Störungen des Lipidstoffwechsels und der Fettsäure-β-Oxidation, die zu intrazellulärer Speicherung von Triglyceriden führen (z. B. der Carnityl-Palmityl-Transferase-II-Mangel). Im Gegensatz zu den Defekten des Glycogenstoffwechsels bei denen die Beschwerden in der Initialphase der Belastung auftreten, werden die Symptome bei Lipidspeichermyopathien durch langandauernde körperliche Belastung, Fasten oder fettreiche Ernährung ausgelöst. Defekte in der Atmungskette führen häufig zu **mitochondrialen Myopathien**. Sie können sowohl durch Mutationen der mitochondrialen DNA als auch der nukleären DNA bedingt sein. Typische **Mitochondriopathien** mit Beteiligung der Muskulatur sind z. B. MERRF (Myoklonus-Epilepsie mit „Ragged Red Fibres") oder MELAS (mitochondriale Enzephalomyopathie mit Laktatazidose und schlaganfallähnlichen Episoden). Beide Syndrome werden vorwiegend durch mütterlich vererbte Punktmutationen in mitochondrialen tRNA-Genen verursacht. Mutationen können aber auch spontan in embryonalen Ursprungszellen auftreten und zu Erkrankungen führen. Zu den metabolischen Myopathien gehört auch die **maligne Hyperthermie**, eine pharmakogenetische Erkrankung der Skelettmuskulatur mit einer gestörten Ca^{2+}-Regulation, oftmals bedingt durch Mutationen im Ryanodinrezeptor-1-Gen. Die Symptome treten in der Regel während einer Allgemeinanästhesie auf. Durch volatile Anästethika (z. B. Isoflurane) und depolarisierende Muskelrelaxanzien (Succinylcholin) kommt es zu einem Hypermetabolismus der Muskulatur mit Abfall der Sauerstoffsättigung und nachfolgend zu verstärkter Wärmeproduktion und Organkomplikationen.

► **Erworbene Myopathien.** Zu den erworbenen Muskelerkrankungen gehören die **Autoimmun-Myositiden** (**Polymyositis**, **Dermatomyositis** und **sporadische Einschlusskörpermyositis**), gekennzeichnet durch entzündlich-degenerative Muskelveränderungen der proximalen Arm- und Beinmuskulatur und Autoantikörperbildung. In späteren Krankheitsstadien kann es zu Mitbeteiligung der Pharynxmuskulatur mit Schluckstörungen kommen. Die Abgrenzung einer Polymyositis von einer Muskeldystrophie kann schwierig sein und muss ggf. genetisch erfolgen. Bei der Einschlusskörpermyositis finden sich in Muskelbiopsien Vakuolen mit eosinophilen zytoplasmatischen Einschlüssen. Die **Myasthenia gravis** ist eine autoimmun vermittelte Störung der Signalübertragung zwischen Nerv und Muskel. Hier führen zirkulierende Autoantikörper zur Blockierung der Acetylcholinrezeptoren oder der muskelspezifischen Tyrosinkinase an der motorischen Endplatte. Bei etwa 10–20 % der Patienten mit Myasthenia gravis wird ein Thymom nachgewiesen. **Erregerbedingte Myositiden** können beispielsweise durch Influenza- oder Epstein-Barr-Viren ausgelöst werden. Auch die in unseren Breiten sehr seltene Trichinose kann ursächlich für eine Myositis sein.

Endokrine Myopathien treten bei Funktionsstörungen der Schilddrüse (Hypo- und Hyperthyreose), der Nebennierenrinde, aber auch bei Hyperparathyreoidismus auf. Bei einer Hypothyreose kann es zu Herzinsuffizienz und allgemeiner Muskelschwäche kommen. Eine Hyperthyreose kann durch Aktivierung der Na/K-ATPase der Skelettmuskulatur zu einer thyreotoxischen periodischen Lähmung führen.

Toxische Myopathien werden durch exogen zugeführte Substanzen verursacht. Zahlreiche Medikamente, z. B. anti-retrovirale Substanzen, cholesterinsenkende Statine können myotoxische Nebenwirkungen haben, die von lokalen Muskelschäden bis hin zu generalisierten Myopathien reichen. Eine langfristige Glucocorticoidtherapie kann eine sog. Steroidmyopathie induzieren. Auch chronischer Alkoholabusus, Barbiturate und Opiate können eine Myopathie auslösen.

Eine massive Muskelschädigung (akuter Muskelzellzerfall) führt zur **Rhabdomyolyse**. Ursächlich für die Rhabdomyolyse sind häufig Traumata mit Muskelverletzungen (Quetschungen), Verbrennungen aber auch endogene Ursachen wie Anstrengung bei metabolischen Myopathien (CPT-II Defizienz), Muskelischämien, Medikamentenebenwirkungen oder maligne Hyperthermie. Sie ist durch eine Erhöhung der Kreatinkinase und des Myoglobins mit begleitender Organschädigung gekennzeichnet und erfordert rasche diagnostische und therapeutische Maßnahmen. Unabhängig von der Art der Schädigung ist der Pathomechanismus der Schädigung in der Muskelzelle sehr stereotyp und führt zu einem Anstieg des freien intrazellulären Kalziums, ATP-Depletion und letztlich zu Muskelzellnekrose.

Zu den **sekundären Muskelerkrankungen** zählen u. a. die neurogenen Myopathien – neurologische Erkrankungen mit Muskeldegeneration als Folge. Der **spinalen Muskelatrophie** liegen Mutationen im SMN1-Gen zugrunde, die zu einem Mangel an SMN-Protein führen. Das Fehlen des SMN1-Genprodukts in den Motoneuronen führt zu deren Degeneration und damit zur Atrophie der Muskulatur. Die spinale Muskelatrophie ist die erste erblich bedingte Muskelerkrankung, für die eine ursächliche Therapie verfügbar und bereits zugelassen ist. Durch die Therapie mit Antisense-Oligonukleotiden wird die Expression des SMN2-Gens hochreguliert, um den SMN1-Mangel zu kompensieren. Noch vielversprechender ist eine in Erprobung befindliche Gentherapie, bei der das intakte SMN1-Gen in einem apathogenen Adeno-assoziierten Virus in die Zellen eingebracht wird.

18.2 Creatinkinase (CK)

Die Creatinkinase ist ein Dimer. Sie setzt sich aus den Untereinheiten M (engl. muscle) und B (engl. brain) zusammen: MM (im Skelettmuskel), MB (im Herzmuskel) und BB (im Gehirn und anderen Organen). Durch spontane Hybridisierung kann aus MM und BB wahrscheinlich auch MB entstehen. Neben diesen zytoplasmatischen CK-Isoenzymen gibt es im Zwischenmembranraum der Mitochondrien die CK-MiMi (Untertypen: muskelsarkomerspezifisch und ubiquitär). Das Molekulargewicht der 3 Untereinheiten M, B und Mi, welche jeweils ein aktives Zentrum mit 2 SH-Gruppen enthalten, beträgt jeweils ca. 41 kD. Die biologische Halbwertszeit des Isoenzyms MM beträgt 18 Stunden, der MB 12 Stunden, des BB-Isoenzyms 5 Stunden und des MiMi-Isoenzyms 4 Stunden.

Indikation

- Verdacht auf Skelettmuskelerkrankungen
- CK-MB (S. 504) bei Verdacht auf Herzmuskelschädigung

▸ **Untersuchungsmaterial und Präanalytik**

- Serum oder Plasma (kein Citratplasma, keine hämolytischen Proben); die Haltbarkeit beträgt bei Raumtemperatur 2 Tage, im Kühlschrank 1 Woche.

▸ **Bestimmungsmethode.** Als Aktivator der Creatinkinase ist N-Acetylcystein (NAC) im Testansatz enthalten. Hämolytische Proben sind ungeeignet, weil die in Erythrozyten enthaltene Adenylatkinase (sie bildet ATP aus ADP) falsch hohe CK-Werte ergibt (Gleichung 18.1).

$$\text{Creatinphosphat} + \text{ADP} \xrightarrow{\text{CK}} \text{Creatin} + \text{ATP}$$

$$\text{ATP} + \text{Glucose} \xrightarrow{\text{Hexokinase}} \text{Glucose-6-phosphat} + \text{ADP}$$

$$\text{Glucose-6-phosphat} + \text{NADP}^+ \xrightarrow[\text{dehydrogenase}]{\text{Glucose-6-phosphat-}} \text{6-Phosphogluconolacton} + \text{NADPH} + \text{H}^+$$

(Gl. 18.1)

Zusatzinformation

Zur Differenzierung der **CK-Isoenzyme** wurden früher Elektrophorese und Immuninhibition eingesetzt. Heute wird die Elektrophorese nur noch zur Aufdeckung von Makroformen der CK eingesetzt. Die Bestimmung der CK-MB-Masse (S. 504) ist für die Infarktdiagnostik von großer Bedeutung und erfolgt mit Immunoassays.

Ein Screeningtest zur Gesamt-CK-Bestimmung bei Neugeborenen, welcher der Früherkennung der erblichen Muskeldystrophie dient, ist technisch durchführbar, wird aber wegen fehlender therapeutischer Konsequenzen abgelehnt.

Referenzintervalle

CK-Gesamt IFCC	CK-MB	CK-BB
Neugeborene bis 5 Tage		
nicht verfügbar	4–9 %	9–12 %
Säuglinge		
40–319 U/l	4–8 %	< 1 %
Kinder ab 1. Lebensjahr		
36–214 U/l	< 3 %	< 1 %
Erwachsene		
24–190 U/l	< 1 %	< 1 %
CK-MB-Masse		
	< 5 µg/l	

► **Diagnostische Bedeutung**

Merke

Die Hauptindikation zur Bestimmung der Gesamtaktivität der CK ist die Abklärung von **Skelettmuskelerkrankungen**. Bei Verdacht auf **Herzinfarkt** wird das Isoenzym CK-MB (S. 504) immunologisch als Masse bestimmt.

Die höchsten CK-Werte (hier ausschließlich der CK-MM) finden sich bei der **Duchenne-Muskeldystrophie** (im Kindesalter bis 8 000 U/l). Im Verlauf der Krankheit nimmt die CK-Aktivität ab.

Zusatzinformation

Die Detektion heterozygoter Anlageträgerinnen ist mit der CK-Bestimmung möglich. Sie wird jedoch abgelehnt, da die Sensitivität zu schlecht ist.

Auch alle anderen **myodegenerativen Erkrankungen** sowie **Myositiden** führen zu einer deutlichen CK-Erhöhung, neurogene Muskelatrophien jedoch nur, wenn gleichzeitig eine Myopathie vorliegt. Auch nach **intramuskulären Injektionen** steigt die CK im Serum an. Das Ausmaß der CK-Erhöhung ist vom Injektionsvolumen und der Hypo- bzw. Hyperosmolalität der injizierten Medikamente abhängig. In diesem Zusammenhang sind auch die CK-Erhöhungen durch andauernde schwere körperliche Arbeit und durch Traumen zu nennen.

Die **maligne Hyperthermie** beruht auf einer angeborenen Ca-Ionenkanal-Störung der Myofibrillen der Skelettmuskulatur und des Herzmuskels und kann bei Narkosen zu schweren Zwischenfällen führen. Bei den betroffenen Patienten findet man regelmäßig eine erhöhte CK, die nach einer Narkose mit einer Latenzzeit von 24 Stunden noch weiter ansteigt.

Aufgrund des CK-BB-Gehaltes von Gehirn, Lunge, Plazenta und Gastrointestinaltrakt können bei schweren Schädigungen (z. B. zerebraler Insult) eine geringfügig erhöhte Gesamt-CK und (methodisch bedingte) scheinbare CK-MB-Erhöhungen auftreten. Erwähnenswert ist ferner die CK-Erhöhung im Wochenbett, beim asphyktischen Neugeborenen, beim gesunden, auf natürliche Weise geborenen Neugeborenen und bei manchen Tumoren.

Zusatzinformation

Es existieren 2 Enzymvarianten der CK, die Makro-CK-1 (Makro-CK-BB) und die Makro-CK-2 (Makro-CK-MiMi). Sie lassen sich anhand ihrer unterschiedlichen Wärmestabilität unterscheiden. Erstere ist bei älteren Menschen keineswegs selten. Sie führt zu einer erhöhten Gesamt-CK und zu einer (scheinbar) stark gesteigerten CK-MB ohne Krankheitswert. Die Makro-CK-2 wird vor allem bei Tumorpatienten, schwerer Leberzirrhose und bei schweren kardiovaskulären Erkrankungen beobachtet und elektrophoretisch nachgewiesen.

Beim **Herzinfarkt** (S. 497) kommt es wenige Stunden nach dem Ereignis zu einem starken CK-Anstieg im Serum, der beim unkomplizierten Infarkt nach 16–36 Stunden einen Maximalwert von ca. 600 U/l erreicht. Die CK-MB-Bestimmung ist heute integraler Bestandteil der Infarktdiagnostik. Der CK-MB-Anteil beträgt mehr als 6 %. Der maximale CK-MB-Wert wird vor dem maximalen CK-Wert erreicht, da die Halbwertszeit der CK-MB kürzer ist als die der CK-MM. Die Höhe des Anstiegs korreliert mit der Größe des Infarktgebietes. Danach fällt der CK-Wert stetig ab und erreicht nach wenigen Tagen das Referenzintervall.

Auch andere **Herzmuskelschädigungen** führen zu einem mehr oder minder starken Anstieg der Gesamt-CK und natürlich auch der CK-MB, so z. B. der kardiogene Schock, die Myokarditis und Operationen am Herzen.

18.3 Myoglobin

Myoglobin ist ein zytoplasmatisches Einzelstrangprotein (MG 17,8 kD) mit einer höheren Affinität zu Sauerstoff als Hämoglobin.

Bei Muskelmembranschädigungen tritt Myoglobin schneller als alle anderen Muskelenzyme in die Blutbahn und hat eine sehr kurze biologische Halbwertszeit (10–20 min). Darin liegt seine Bedeutung für die Herzinfarktdiagnostik (S. 497). Die quantitative Bestimmung erfolgt mit immunologischen Methoden, turbidimetrisch oder mit Enzymimmunoassays.

Indikation

- Verdacht auf Herzinfarkt
- Sportmedizin: Überbeanspruchung, Trainingszustand

Labordiagnostisch bietet Myoglobin gegenüber der CK bei Skelettmuskelerkrankungen keinen Vorteil. Wichtiger ist die bei Rhabdomyolyse nachweisbare prärenale Proteinurie, die mit dem Hämoglobinteststreifen erfasst und eventuell als Hämoglobinurie fehlgedeutet wird. Schwere Rhabdomyolyse (Crush-Syndrom) kann zum Nierenversagen führen.

In der Sportmedizin wird Myoglobin zur Beurteilung von Trainingszustand und Überbeanspruchung bestimmt.

18.4 Autoantikörper gegen Muskelbestandteile

Bei der **Myasthenia gravis** kommt es durch Autoantikörperbildung gegen **Acetylcholinrezeptoren** (**AChRAb**) zu einer Verminderung der Rezeptorenzahl in der postsynaptischen Membran. Daraus erklärt sich das klinische Bild. Der Nachweis der AK ist pathognomonisch und erfolgt in Speziallaboratorien durch Immunpräzipitation, Enzymimmunoassay oder Immunoblot. Die diagnostische Spezifität beträgt 100 %, die diagnostische Sensitivität wird mit 75–95 % angegeben. Bei der juvenilen Myasthenie ist der AK-Nachweis nicht selten negativ. Bei der Myasthenia gravis werden auch AK gegen muskelspezifische Tyrosinkinase (**MuSK**), ein mit dem Acetylcholinrezeptor assoziiertes Protein gebildet. Besonders bei den Patienten mit fehlenden AChRAb (sog. seronegative Myasthenie) sind sie diagnostisch wertvoll.

Die **Polymyositis** ist eine Erkrankung des rheumatischen Formenkreises. Dabei treten keine AK gegen spezifische Muskelbestandteile auf, sondern gegen Kern- und zytoplasmatische Antigene (**ANA, Mi-2, anti-Jo1**), die sich durch indirekte Immunfluoreszenz mit HEp2-Zellen (S. 438) darstellen lassen. Die Untersuchung der AK bei Polymyositis bleibt Speziallaboratorien vorbehalten.

19 Zentralnervensystem

*A. Carl, K. Dörner**

19.1 Einführung

Zur Diagnostik und Verlaufskontrolle von **Erkrankungen des ZNS** werden Untersuchungen des Liquor cerebrospinalis eingesetzt. Es handelt sich dabei im Einzelnen um Entzündungen, zerebrovaskuläre Schädigungen, Tumore mit und ohne meningeale Beteiligung, Demyelinisierung und Liquorzirkulationsstörungen. Aus der Anamnese und dem klinischen Befund resultiert die Fragestellung, die in der Liquordiagnostik einerseits für die Auswahl des Untersuchungsspektrums und andererseits insbesondere für die Beurteilung der Ergebnisse unverzichtbar ist.

Der Liquor cerebrospinalis wird in den Plexus choroidei der vier Hirnventrikel durch Filtration des Blutes an mehreren Gewebeschichten mit unterschiedlicher Restriktion gebildet. Er fließt über die basalen Zisternen in den Subarachnoidalraum und wird über Arachnoidalzotten in das venöse Blut drainiert. Die Arachnoidalzotten sind sowohl kranial als auch spinal lokalisiert.

Die Liquorpunktion wird am häufigsten als Lumbalpunktion zwischen L3 und L4 durchgeführt, nachdem für bestimmte Untersuchungen Venenblut entnommen wurde.

Die Diagnostik startet mit der visuellen Beurteilung der Liquorprobe.

Merke

Normaler Liquor ist klar und farblos. **Trübungen** deuten auf stark erhöhte Leukozytenzahlen (> 1000 Zellen/µl) hin.

Makroskopisch sichtbares **Blut im Liquor**, erkennbar durch eine Rosafärbung, stammt entweder von der Punktion („artifizielle Blutung“) oder von subarachnoidalen oder ventrikulären Hämorrhagien. Eine Differenzierung gelingt durch portioniertes Auffangen des Liquors. Bei artifiziellen Blutungen nimmt die Blutbeimengung von Portion zu Portion ab, während bei Blutungen im Liquorraum alle Portionen gleichmäßig verfärbt sind. Da Blut viele Zehnerpotenzen mehr Zellen pro µl und eine mehr als zwei Zehnerpotenzen höhere Proteinkonzentration aufweist als Liquor, sind weitere Untersuchungen bei makroskopisch blutigem Liquor abzulehnen. Selbst kleine artifizielle Blutbeimengungen erlauben keine sinnvolle Bewertung von Liquorzellzahl und Liquorprotein.

Zusatzinformation

Der Wunsch mancher Kliniker, in blutigen Liquores die Zellzahl zu erfahren, führt immer wieder zu Diskussionen zwischen Labor und Kliniker. Die Faustregel, dass pro 1000 Erythrozyten ein Leukozyt abzuziehen sei, ist ein schlechter Notbehelf, gleichgültig wie schwer die Liquorprobe zu gewinnen war.

Eine gelbe bis bräunliche Verfärbung des Liquors (**Xanthochromie**) entsteht durch Abbauprodukte des Hämoglobin und kann ein Hinweis auf eine 1–2 Tage zurückliegende Blutung sein. Bei intrakraniellen Blutungen ist bereits nach einem Tag im Liquor Ferritin (> 15 ng/ml) nachweisbar. Da Bilirubin aus dem Blut die Blut-Liquor-Schranke überwinden kann, kommt auch eine schwere Hyperbilirubinämie als Ursache für xanthochrom gefärbten Liquor in Betracht.

Zusatzinformation

Bei einer eitrigen oder tuberkulösen Meningitis gelangt vermehrt Fibrinogen in den Liquor. Lässt man diese Liquorproben ruhig stehen, kann sich makroskopisch sichtbar ein zartes Netz eines Fibringerinnsels (**„Spinngewebsgerinnsel“**) bilden.

19.2 Liquorzellen

Als Blut-Liquor-Schranke wird die strikte Abgrenzung von Blut- und Liquorkompartiment bezeichnet. Die Endothelzellen der Hirnkapillaren und das Plexusepithel sind so dicht, dass nur kleine Moleküle sie problemlos passieren können. Dagegen gelingt den Leukozyten die Überwindung der Blut-Liquor-Schranke nur in sehr geringem Maße.

Indikation

- Zellzahl und Zelldifferenzierung liefern wichtige Informationen bei:
  - entzündlichen Erkrankungen des ZNS
  - Verdacht auf Hirn- oder Subarachnoidalblutungen
  - primären und sekundären Tumoren des ZNS
  - Infiltrationen bei hämatologischen neoplastischen Erkrankungen

▸ **Untersuchungsmaterial und Präanalytik**
- nativer Liquor

Merke

Die Untersuchung muss spätestens 2 Stunden nach der Punktion erfolgen. Nach 2 Stunden nimmt die Zellzahl durch Autolyse rasch ab. Granulozyten sind die empfindlichste Zellpopulation.

▸ **Bestimmungsmethoden €**
- quantitative, mikroskopische Zellzählung mit der Fuchs-Rosenthal-Zählkammer; Leukozytenzählung nach Verdünnung 9 + 1 mit 0,1 %-iger Essigsäure und Gentianaviolett.
- **Zählautomaten**: Inzwischen werden moderne hämatologische Zählautomaten zur Liquorzellzählung eingesetzt. Allerdings gibt es im Bereich normaler Zellzahlen bis zu Pleozytosen von 100 Zellen/µl größere Diskrepanzen zur manuellen Zellzählung in der Zählkammer. Außerdem wird bei der automatisierten Messung deutlich mehr Probenvolumen benötigt. Für eine zuverlässige Differenzierung der Zellen sind die Automaten bisher nicht geeignet. Insbesondere die Erkennung von Tumorzellen ist am Automaten nicht möglich.

Zusatzinformation

Die Fuchs-Rosenthal-Kammer hat ein Volumen von 3,2 µl. Die im älteren Schrifttum häufige Angabe von „Drittelzellen“ (z. B. 5/3 Zellen) rührt daher, dass das beim Auszählen der gesamten Kammer erhaltene Ergebnis nicht durch 3 geteilt wurde. Heute gibt man stattdessen die Zellzahl pro µl (im Beispiel hier: 2/µl) an.

Zelldifferenzierung: Die Anreicherung der Leukozyten auf einem Objektträger erfolgt entweder in einer Sedimentierkammer nach Sayk oder in einer Zytozentrifuge unter Verwendung spezieller Zentrifugeneinsätze. Im Anschluss werden die Präparate nach Pappenheim gefärbt. Dieses Verfahren ist insbesonders zur Erkennung von Tumorzellen geeignet.

Referenzintervalle

Zelltyp	Zellzahl/Anteil
Neugeborene	
Leukozyten	bis 15/µl*
Erythrozyten	bis 500/µl*
ältere Kinder und Erwachsene	
Leukozyten	bis 5/µl*
Erythrozyten	keine
Zelldifferenzierung	
lymphozytäre Zellen	60–85 %
monozytäre Zellen	40–15 %

* Die genannten Zahlen gelten für Lumballiquor; im Suboccipital- und Ventrikelliquor sind sie noch niedriger.

► **Diagnostische Bedeutung**

Merke

Zellzahlen > 5/µl werden als **Pleozytose** bezeichnet.

Die höchsten Zellzahlen (bis 20 000/µl) finden sich bei der akuten **bakteriellen Meningitis**. Vorherrschend sind in der akuten Krankheitsphase neutrophile Granulozyten, deren Aufgabe es ist, die Keime zu phagozytieren. Im Anschluss treten Lymphozyten in den Vordergrund, die um den 10. Krankheitstag ihr Maximum erreichen. Bei erfolgreicher antibiotischer Therapie geht die Zellzahl rasch zurück.

Lymphozyten dominieren, nach einer kurzen neutrophilen Reaktion (etwa acht Stunden), das Zellbild der **viralen Meningitis**. Auch diese kann in der akuten Phase mit sehr hohen (> 1000/µl) Leukozytenzahlen einhergehen. Jedoch zeigen auch einige bakterielle Erreger, wie beispielsweise Mycobacterium tuberculosis, Treponema pallidum oder Borrelien, bei Infektionen des ZNS typischerweise eine **mononukleäre Pleozytose** im Liquor. Unter der Bezeichnung mononukleäre Zellen werden die Lymphozyten und Monozyten zusammengefasst.

Merke

Während in der **akuten Phase** von Infektionskrankheiten die Granulozyten vorherrschen, sind es in der **subakuten Proliferationsphase** unter Rückgang der Gesamt-Zellzahlen die Lymphozyten und in der **Reparationsphase** monozytäre und lymphozytäre Zellen.

Man beachte, dass immunsupprimierte Patienten und Neugeborene mit bakteriellen und viralen **Meningitiden** Leukozytenzahlen unter 100/µl im Liquor aufweisen können. Niedrige Zellzahlen bei gleichzeitig hoher Bakterienzahl sind prognostisch ungünstig.

Pleozytosen treten bei weiteren ZNS-Erkrankungen auf. Stellvertretend seien hier Virusenzephalitiden, Entzündungsreaktionen bei Einblutungen in den Liquorraum, Traumen des ZNS, Durchblutungsstörungen, Tumoren und Multiple Sklerose genannt.

Tumorzellen aus Primärtumoren des ZNS lassen sich im Liquor nur dann nachweisen, wenn der Primärtumor nahe am

Liquorraum lokalisiert ist. Häufiger findet man Tumorzellen aus Karzinommetastasen oder aus leukämischen Infiltraten der Meningen. Bei Verdacht auf eine Tumorinfiltration muss auf jeden Fall eine Zelldifferenzierung erfolgen, auch wenn die Gesamtzellzahl unauffällig ist.

19.3 Glucose und Lactat im Liquor

Glucose diffundiert aus der Blutbahn nicht frei in den Liquorraum, sondern wird über ein **spezifisches Carrier-System** eingeschleust. Dies erklärt die Tatsache, dass die Liquorglucose in einem festen Verhältnis zur Blutglucose steht. Niedrige Glucosewerte im Liquor ergeben sich durch vermehrten Glucoseverbrauch im Hirnparenchym aufgrund schädigender Prozesse, die entzündlicher, traumatischer oder ischämischer Ursache sein können oder selten durch einen gestörten Glucosetransport aus dem Blut. Der Energiestoffwechsel des Gehirns basiert im Wesentlichen auf der aeroben Glycolyse. Von den Astrozyten gebildetes Lactat wird normalerweise von Neuronen verstoffwechselt. Ihre Kapazität ist allerdings begrenzt, sodass bei jeder Hypoxie das vermehrt gebildetete Lactat in den Liquor gelangt. Das Lactat kommt in der Hauptsache nicht aus dem Stoffwechsel der Bakterien und Leukozyten.

Die Bestimmungen von Lactat und Glucose-Quotienten werden in der Liquordiagnostik zur Diskriminierung zwischen bakteriellen und viralen Meningitiden eingesetzt.

Indikation

- Differenzialdiagnose von bakterieller und viraler Meningitis bzw. Meningoenzephalitis
- Verlaufskontrolle zerebraler ischämischer Insulte

▸ **Untersuchungsmaterial und Präanalytik**

- zur Glucosebestimmung nativer Liquor und gleichzeitig gewonnene, mit Glycolysehemmer versetzte venöse Blutprobe; ein Zusatz von Glycolysehemmer in der Liquorprobe ist auch bei höheren Zellzahlen nicht notwendig, wenn die Glucose spätestens nach fünf Stunden gemessen wird.
- für die Lactatbestimmung ist ausschließlich nativer Liquor erforderlich; das Lactat ist im Liquor ohne Zusätze 24 h stabil.

▸ **Bestimmungsmethoden €.** Die Glucose- und die Lactatbestimmungen im Liquor erfolgen mit den gleichen Methoden wie die Serumbestimmungen.

Referenzintervalle

Alter	Glucose im Liquor
alle Altersklassen	70 (61–89) % des Blutzuckers
Alter	**Lactat im Liquor**
0,5–15 Jahre	1,1–1,8 mmol/l
16–50 Jahre	1,5–2,1 mmol/l
≥ 50 Jahre	1,7–2,6 mmol/l

▶ **Diagnostische Bedeutung**

Merke

Bei einer akuten bakteriellen Meningitis ist der Liquor-Serum-Glucose-Quotient erniedrigt und die Lactatkonzentration stark erhöht. Hohe Lactatspiegel haben eine hohe Sensitivität und Spezifität für bakterielle Meningitiden.

Dagegen sind bei der **akuten viralen Meningoenzephalitis** beide Parameter unauffällig. Als Diskriminationswert werden ein Liquor-Serum-Glucose-Quotient von 0,5 und eine Lactatkonzentration 3,5 mmol/l (32 mg/dl) genannt. Dem Lactat kommt eine deutlich größere Trennschärfe zu als der Glucose. Bei erfolgreicher antibiotischer Therapie steigt der Glucose-Quotient rasch an und das Lactat fällt ab.

Erhöhte Lactatkonzentrationen finden sich auch bei akuten intracerebralen oder subarachnoidalen **Blutungen** und gelegentlich bei primären oder sekundären **Tumoren** des ZNS. Beim cerebralen ischämischen Insult korreliert das Ausmaß des Insultes mit der Höhe des Lactatspiegels. Patienten mit Lactatwerten über 4 mmol/l haben eine schlechte Prognose. Nach generalisierten epileptischen Anfällen ist das Lactat im Liquor deutlich erhöht.

Zusatzinformation

Bei **Diabetes mellitus** werden aufgrund hoher Plasma-Glucosespiegel auch erhöhte Glucosekonzentrationen im Liquor gefunden. Entscheidend ist jedoch der Liquor-Serum-Quotient der Glucose.

19.4 Liquorprotein

Die Blut-Liquor-Schranke limitiert die Diffusion von Serumproteinen in den Liquor. So beträgt die Proteinkonzentration im Liquor beim gesunden Erwachsenen nur etwa ein fünfhundertstel der Konzentration im Serum. Entzündungen führen zur Störung der Blut-Liquor-Schrankenfunktion indem sie die Liquorflussgeschwindigkeit herabsetzen. Die dadurch verlängerte Kontaktzeit zwischen dem Liquor und dem Blutkompartiment erleichert die Diffusion von Serumproteinen in den Liquor.

19.4.1 Gesamtprotein

Indikation

- Im Rahmen des Liquorstatus zu Diagnose und Verlaufskontrolle von
  - entzündlichen Erkrankungen
  - Schrankenstörungen
  - Zirkulationsstörungen
  - im ZNS lokalisierter, pathologischer Proteinsynthese

▶ **Untersuchungsmaterial und Präanalytik**

- zellfreier (zentrifugierter) Liquor; bei Raumtemperatur einen Tag haltbar

▶ **Bestimmungsmethoden €**

- **quantitative photometrische Bestimmungen mit konzentriertem Biuret-Reagenz** (S. 161) oder nach vorheriger Konzentrierung der Proteine durch Präzipitation mit Perchlorsäure oder Trichloressigsäure mit dem zur Serumbestimmung eingesetzten Biuret-Reagenz
- **quantitative turbidimetrische Bestimmung** durch Ausfällen der Proteine mit **Trichloressigsäure** an Analysenautomaten.

Referenzintervalle

Alter	Gesamtprotein
Neugeborene	430–1030 mg/l
Säuglinge	150–450 mg/l
ältere Kinder und Erwachsene	200–400 mg/l
Im Suboccipital- und vor allem im Ventrikelliquor sind die Konzentrationen niedriger (100 bzw. 200 mg/l). Die Referenzintervalle sind auch abhängig von der Serumeiweißkonzentration.	

▸ **Diagnostische Bedeutung**

Merke

Ursachen für eine erhöhte Gesamtproteinkonzentration im Liquor sind:

- **erhöhte Proteinkonzentration im Serum**
- **Störung der Blut-Liquor-Schranke**
- **Intrathekale Synthese von Immunglobulinen**

Vor allem bei einer eitrigen bakteriellen **Meningitis** werden Werte bis 10 g/l erreicht. Aber auch in der akuten Phase anderer Meningitiden, neuroimmunologischer Erkrankungen und schließlich bei Zirkulationsstörungen finden sich stark erhöhte Werte. Insgesamt ist die Liquoreiweißerhöhung ein unspezifischer Befund. Zur weiteren Abklärung ist die parallele Bestimmung der Einzelproteine Albumin, Immunglobulin G, Immunglobulin A und Immunglobulin M im Liquor und Serum erforderlich.

19

19.4.2 Albumin-Liquor-/Serum-Konzentrationsquotienten

Der starke **Konzentrationsgradient** von Albumin in Serum und Liquor wird durch die Blut-Liquor-Schranke gewährleistet. Je kleiner ein Eiweißmolekül ist, umso leichter tritt es in den Liquorraum über. So ist der **Liquor-Serum-Quotient** von Albumin (MG 66 kD) normalerweise größer als der von IgG (MG 150 kD) und erst recht von IgM (MG 900 kD). Der entscheidende Unterschied zwischen Albumin und den Immunglobulinen allerdings ist, dass Albumin ausschließlich in der Leber synthetisiert wird, also aus dem Blut stammt und die Blut-Liquor-Schranke passiert hat, während die Immunglobuline bei Entzündungen und malignen Erkrankungen auch lokal im ZNS gebildet werden können. Damit ist der Quotient der Albumin-Konzentrationen im Liquor und im Serum eine zuverlässige Messgröße zur Beurteilung der Blut-Liquor-Schrankenfunktion und somit des Liquorflusses.

Indikation

- Beurteilung der Blut-Liquor-Schrankenfunktion bei:
  - akut oder chronisch endzündlichen Erkrankungen
  - Liquorabflussstörungen (Guillain-Barre-Syndrom)

▸ **Untersuchungsmaterial und Präanalytik**

- nativer, frischer Liquor (unbedingt artifizielle Blutbeimengung vermeiden!) und gleichzeitig gewonnenes Serum

▸ **Bestimmungsmethoden €€€**

- turbidimetrische oder nephelometrische **Bestimmung der Albuminkonzentration in Liquor und Serum**

Die Bewertung des Liquor-Serum-Albumin-Quotienten muss unter Berücksichtigung altersabhängiger Referenzintervalle erfolgen. Insbesondere Neugeborene zeigen extrem hohe Proteinkonzentrationen im Liquor. Diese sind bedingt durch eine langsame Liquorflussgeschwindigkeit aufgrund noch unreifer Arachnoidalzotten. Der hohe Albuminquotient nimmt in den ersten vier Lebensmonaten ab. Nach Erreichen des Erwachsenenalters steigt der Albuminquotient aufgrund eines verlangsamten Liquorflusses wieder kontinuierlich an.

Referenzintervalle

Alter	Referenzintervall
Albumin-Quotient Liquor/Serum	
1. Lebenstag	25×10^{-3}
1 Monat	15×10^{-3}
6 Monate	5×10^{-3}
20 Jahre	5×10^{-3}
40 Jahre	7×10^{-3}
60 Jahre	8×10^{-3}
Befund	**Referenzintervall**
Link-Index = QIgG/QAlb*	0,7
oligoklonale Banden	keine

* Zur gemeinsamen grafischen Bewertung der Albumin- und IgG-Liquor/Serum-Quotienten s. ▶ Abb. 19.1

▶ **Diagnostische Bedeutung.** Bei einer Reihe neurologischer Erkrankungen gibt die Höhe des **Albumin-Quotienten** einen Hinweis auf die Erkrankung und stellt einen wichtigen Befundbaustein dar.

Bei chronischen Erkrankungen wie der **Multiplen Sklerose** (MS), einer **chronischen HIV-Enzephalitis** oder einer alkoholischen Polyneuropathie liegen Albumin-Quotienten unterhalb von 10×10^{-3}. Bei viralen Meningitiden oder der diabetischen Polyneuropathie findet man Albumin-Quotienten bis 20×10^{-3}. Albumin-Quotienten über 20×10^{-3} müssen als Zeichen einer akut entzündlichen Erkrankung gewertet werden (Guillain-Barré-Syndrom, Neuroborreliose, HSV-Enzephalitis). Extrem hohe Quotienten $50\text{-}100 \times 10^{-3}$ werden bei einer eitrigen oder einer tuberkulösen Meningitis beobachtet. Aber auch im Fall einer spinalen Blockade sind extrem hohe Werte zu finden.

19.4.3 Immunglobulin-Liquor-/Serumkonzentrationsquotienten

Ein Anstieg des Liquoralbumins bedingt durch eine Schrankenstörung ist stets auch mit einer proportionalen Vermehrung anderer Serumproteine, wie der Immunglobuline, verbunden. Findet man allerdings einen überproportionalen Anstieg der Immunglobuline, stammen diese von in das ZNS eingewanderten Plasmazellen, die bei akuten Infektionen ab der 2. Woche lokal ihre Antikörper produzieren. Zur Identifikation einer intrathekalen humoralen Immunreaktion muss im Liquor eine aus dem ZNS stammende Immunglobulin-Fraktion, neben der aus dem Blut stammenden Fraktion, möglichst sensitiv nachgewiesen werden.

Indikation

- Nachweis einer intrathekalen Immunglobulinsynthese
- Diagnostik von immunglobulinproduzierenden Tumoren

Qualitativ gelingt dies durch den Nachweis **oligoklonaler Banden** im Liquor. Die insbesondere bei chronischen Entzündungen vermehrten Immunglobuline im Serum sind polyklonal, d. h. sie sind Antikörper unterschiedlicher Spezifitäten. Das gilt auch für die intrathekal gebildeten Immunglobuline. Inmitten der polyklonalen Vermehrung zeigt das intrathekale IgG jedoch einige herausragende Antikörperfraktionen unbekannter Spezifität, die als „**oligoklonal**" bezeichnet werden. Der Nachweis erfolgt mit **isoelektrischer Fokussierung (IEF)** eines Liquor-Serum-Paares, das auf gleiche IgG-Konzentrationen verdünnt werden muss. Die polyklonalen Immunglobuline sind nach Färbung gleichmäßig über das Trägermaterial verteilt. Treten allerdings in der Liquorspur einzelne scharfe Banden (> 2) hervor, die nicht im Serum zu finden sind, werden diese als **Nachweis oligoklonaler Banden** bewertet.

Auch eine quantitative Erfassung der im Liquorraum produzierten Immunglobulinfraktion, neben der aus dem Blut stammenden, ist unter Berücksichtigung der Blut-Liquor-Schrankenfunktion möglich. Hierzu ist, wie bei Albumin, eine parallele Messung der Immunglobuline in Liquor und Serum notwendig. Die Liquor-Serum-Paare sollten dabei unbedingt, in entsprechender Verdünnung, gemeinsam mit derselben Kalibrationskurve analysiert werden. Die Quotienten aus Liquor- und Serum-IgG werden errechnet und durch den Albumin-Quotienten dividiert:

$$\text{Link-Index} = Q_{IgG}/Q_{Alb} \quad (19.1)$$

Das IgG ist ein größeres Molekül als das Albumin und passiert die Blut-Liquor-Schranke in geringerem Maße. Daher ist der IgG-Quotient erwartungsgemäß kleiner als der Albumin-Quotient. Der obere IgG-Referenzindex von 0,7 ist für die meisten diagnostischen Fragen verwendbar, weil er erst bei schweren Schrankenstörungen merklich ansteigt. Eine lokale intrathekale IgG-Synthese lässt den IgG-Quotienten ansteigen. Es resultiert daraus ein pathologisch erhöhter Link-Index (> 0,7).

Alternativ erfolgt die Bewertung der errechneten Quotienten mithilfe von Quotientendiagrammen (▶ Abb. 19.1, Reiber-Schema). Dabei wird Q_{IgG} als Funktion von Q_{Alb} dargestellt. Für jedes Liquor-Serum-Paar erhält man einen Koordinaten-Punkt. In diesem Diagramm existieren zwei wichtige Entscheidungsgrenzen: Die vertikale Linie bewertet die Schrankenfunktion die horizontale Linie beurteilt die intrathekale Synthese. Es ergeben sich 4 diagnostisch relevante Bereiche: Bereich I: Normalbefund; Bereich II: IgG-Synthese ohne Schrankenfunktionsstörung; Bereich III: Blut-Liquor-Schrankenfunktionsstörung = reduzierter Liquorfluss; Bereich IV: IgG-Synthese mit Schrankenfunktionsstörung.

▶ Untersuchungsmaterial und Präanalytik

- nativer frischer Liquor (unbedingt artifizielle Blutbeimengungen vermeiden!) und **gleichzeitig** gewonnenes Serum

▶ Bestimmungsmethode €€€

- **Nachweis oligoklonaler IgG**: isoelektrische Fokussierung eines Liquor- und Serumpaares, das auf gleiche IgG-Konzentrationen verdünnt werden muss. Elektrophoretische Auftrennung der Immunglobuline in einem pH-Gradienten-Gel mit anschließender immunologischer Färbung.

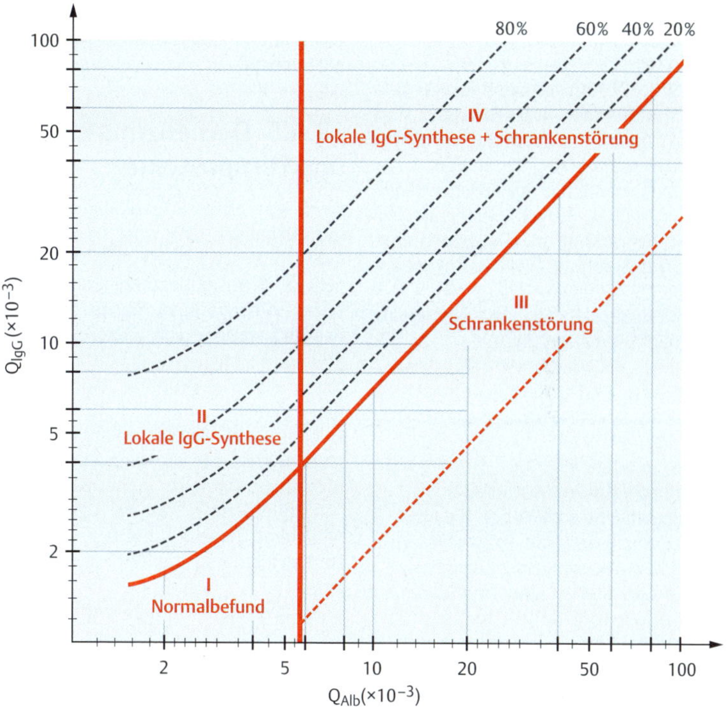

Abb. 19.1 Bewertung des QIgG und QAlb im Quotientendiagramm. (nach Reiber)

- turbidimetrische oder nephelometrische **Bestimmung der Liquor-Serum-Quotienten für IgG, IgA und IgM**

► **Diagnostische Bedeutung.** Oligoklonale Banden können bei chronischen und etwas verzögert auch bei akuten Entzündungen mit autoimmuner oder erregerbedingter Ursache nachgewiesen werden. Bei der **Multiplen Sklerose (MS)** ist oligoklonales IgG zu über 95 % positiv. Auch bei der Neuroborreliose ist der typische Nachweis OB Zeichen der intrathekalen Immunglobulinsynthese.

19.4.4 Erregerspezifische Antikörper, Antikörperindex (AI)

Natürlich ist im Liquor auch die Bestimmung erregerspezifischer Antikörper, beispielsweise zum Nachweis einer HSV-Enzephalitis, möglich. Der Nachweis spezifischer Antikörper im Liquor ist aber ohne Berücksichtigung der Schrankenfunktion diagnostisch wertlos. Wie viele andere Proteine gelangen auch spezifische Antikörper aus dem Serum durch die Blut-Liquor-Schranke in den Liquor und sind zunächst kein Beweis für eine Infektion des ZNS. Eine lokale Synthese von Virusantikörper ist folgendermaßen zu erkennen:

Alle im Blut nachzuweisenden erregerspezifischen Antikörper (z. B. HSV-IgG) sind auch im Liquor entsprechend dem Gesamt-IgG-Verhältnis (Q_{IgG}) zu finden.

Ist der Quotient der spezifischen Antikörper (z. B. Q_{HSV}) jedoch größer als der Quotient des Gesamt-IgG (Q_{IgG}), liegt eine intrathekale Synthese (von HSV-Antikörpern) vor.

Die Quotienten $AI = Q_{HSV}/Q_{IgG}$ werden als Antikörperindizes bezeichnet.

Das Referenzintervall liegt zwischen 0,7 und 1,3; ein AI > 1,5 ist ein Hinweis auf eine intrathekale Synthese erregerspezifischer Antikörper.

▶ **Bestimmungsmethoden €€€**

- **virusspezifische Antikörper**: die Bestimmung z. B. von HSV-, VZV-, Masern- oder Röteln-AK erfolgt mit Enzymimmunoassays parallel in Liquor und Serum. Zuvor müssen die Probematerialien auf vergleichbare Ig-Konzentrationen (z. B. 10 mg/l IgG) eingestellt werden.

▶ **Diagnostische Bedeutung.** Ein erhöhter Antikörperindex ist der empfindlichste Nachweis einer intrathekalen humoralen Immunantwort. Zur Diagnose erregerbedingter Erkrankungen ist ein erhöhter AI zweimal empfindlicher als der Nachweis eines oligoklonalen Bandenmusters und dreimal empfindlicher als die Erkennung einer intrathekalen IgG-Synthese mit dem Quotientendiagramm.

Ein positiver AI ist nicht immer ein Hinweis auf eine Infektion des ZNS. Auch bei **Autoimmunerkrankungen** werden erhöhte AI für verschiedene Erreger gefunden. Eine hohe Sensitivität bei der Diagnose der Multiplen Sklerose hat ein positiver AI für Masern, Röteln und Varizella Zoster (**MRZ-Reaktion**) oder andere Erreger. Bei der intrathekalen Synthese dieser Antikörper handelt es sich um eine humorale Begleitreaktion und nicht um eine spezifische Erregerabwehr.

19.4.5 Demenzmarker und Hirnproteine

Bei degenerativen Erkrankungen, wie **Morbus Alzheimer** (**AD**) oder **Creutzfeldt-Jakob-Erkrankung** (**CJD**), sind Veränderungen in den Quotientendiagrammen nur selten zu beobachten. Hier ist die **Analyse der Hirnproteine** von größerer diagnostischer Relevanz. Dazu gehört die Bestimmung des **Tau-Proteins**, einem niedermolekularen, mikrotubulusassoziierten Protein, das als Bestandteil der neurofibrillären Bündel im Hirn von Patienten mit Alzheimer Demenz identifiziert wurde. Tau-Protein ist erhöht bei Patienten mit Alzheimer-Demenz (> 450 pg/ml) und stark erhöht bei Patienten mit CJD (> 1300 pg/ml).

Aβ-Peptide entstehen beim enzymatischen Abbau von Amyloidprecursorprotein durch Sekretasen und bilden den Hauptanteil der Amyloidplaques bei AD. Die Präzipitation von Aβ-Peptid1-42 führt zu erniedrigten Liquorkonzentrationen bei AD (< 450 pg/ml).

Bei den **14-3-3-Proteinen** handelt es sich um eine in Neuronen vorkommende Proteinfamilie mit einem Molekulargewicht von etwa 30 kDa, die eine Rolle bei der Signaltransduktion spielen. Bei CJD-Patienten sind diese Proteine im Immunoblot nachweisbar.

Daneben findet man erhöhte S-100B-Konzentrationen im Liquor bei CJD-Patienten (< 213 pg/ml). Das S-100-Protein ist ein im Nervensystem vorkommendes Dimer bestehend aus den zwei Untereinheiten α (S-100A) und β (S-100B).

Die neuronenspezifische Enolase (NSE) ist ein Enzym der Glykolyse, das in den

Neuronen sowie den neuroendokrinen Zellen lokalisiert ist. Im Liquor stammen 98 % des Proteins aus dem ZNS. NSE ist im Liquor von CJD-Patienten erhöht (> 35 pg/ml).

19.4.6 Identifikation von Liquor in Sekreten

Nach einem Schädel-Hirn-Trauma oder neurochirurgischen Eingriffen kann es zum Austritt von Liquor aus dem Ohr oder der Nase kommen (Liquorrhoe). Zur Identifikation von Liquor in Nasen-, Ohr- oder Wundsekret werden die Bestimmungen von **β2-(Asialo)-Transferrin** und **β-Trace-Protein** verwendet. Beide Proteine haben im Liquor eine deutlich höhere Konzentration als im Serum oder in Sekreten. Der qualitative Nachweis von β2-Transferrin in diesen Sekreten gilt als Beweis für eine Liquorbeimengung. Bei der quantitativen nephelometrischen Bestimmung von β-Trace-Protein in wässrigen Nasen- oder Ohrsekreten wird eine Konzentration von 1,31 mg/l als Cut-off-Wert für den Nachweis einer Liquorrhoe empfohlen. Aufgrund des Risikos einer bakteriellen Meningitis bei Patienten mit einer unbehandelten Rhino- oder Otoliquorrhoe besitzen beiden Untersuchungen eine hohe klinische Relevanz.

Teil IV

Klinisch-chemische Analytik von Arznei- und Giftstoffen

IV

20 Therapeutic drug monitoring (TDM)

N. von Ahsen

20.1 Einführung

20.1.1 Definition

Manche Pharmaka werden interindividuell unterschiedlich toleriert. Zudem können Erkrankungen oder die gleichzeitige Einnahme mehrerer Pharmaka die intraindividuelle Medikamentenverträglichkeit beeinflussen. **Therapeutic drug monitoring (TDM)** ermöglicht über die **Messung von Plasma-/Serum- bzw. Blutkonzentrationen der therapeutisch eingesetzten Pharmaka eine Therapieoptimierung** beim Patienten. TDM nutzt die Tatsache, dass die systemische Konzentration bestimmter Pharmaka besser mit therapeutischen bzw. unerwünschten Wirkungen korreliert als die verabreichte Dosis. Die Anwendung von TDM mit einem Grundverständnis pharmakokinetischer Prinzipien ermöglicht eine effektive, individualisierte Arzneimitteltherapie.

Merke

„Therapeutic **d**rug **m**onitoring" (TDM) verbessert bei bestimmten Pharmaka den Therapieerfolg. Im Verlauf der Therapie gemessene Konzentrationen werden zur Dosisanpassung genutzt, um systemische Konzentrationen innerhalb eines definierten therapeutischen Bereichs zu erreichen.

Indikation

Auswahlkriterien für TDM

- enger therapeutischer Bereich
- Zusammenhang zwischen Konzentration und klinischem Effekt
- beträchtliche Variabilität der Pharmakokinetik, auch durch genetische Varianten
- Anwendung in der Langzeittherapie oder Polypharmazie
- Anwendung bei Leber- oder Niereninsuffizienz
- Anwendung bei lebensbedrohlichen Erkrankungen
- Senioren, Säuglinge, Schwangere, Intensivpatienten
- nicht lineare Pharmakokinetik
- Überprüfung der Adhärenz
- Generika-Umstellung, Arzneimittelfälschungen
- zuverlässige Messmethoden im Labor vorhanden

20.1.2 Klinische Anwendung von TDM

Medikamente sind zunächst für **Durchschnittspatienten** konzipiert. In vielen Fällen (vgl. Auswahlkriterien, S. 592) muss jedoch die **Dosierung** angepasst werden. Im Idealfall wird TDM nicht erst beim Auftreten von Problemen genutzt. Wenn möglich sollte bereits aus der Zeit des Therapieerfolgs ein Medikamentenspiegel vorliegen. Damit liegt ein **Bezugspunkt** für die weitere **Verlaufsbeurteilung** vor. Treten später Probleme mit der **Therapieadhärenz** oder **Organinsuffizienzen** (Leber, Niere) auf, kann die Dosierung entsprechend angepasst werden. Die gemessene Konzentration kann nur im Kontext mit der verabreichten Dosis, Begleitmedikation und möglichst dem klinischen Bild (Therapieversagen? Zeichen von Toxizität?) beurteilt werden. Die gemessene Konzentration wird anhand des **therapeutischen Bereichs** bewertet. Therapieversagen kann durch prinzipielles Versagen des eingesetzten Medikaments, durch Unterdosierung oder fehlende Adhärenz bedingt sein. TDM liefert eine Entscheidungsgrundlage, um zwischen diesen häufigen Ursachen zu differenzieren. Manchmal können offensichtliche Parameter zur Überwachung herangezogen werden, z. B. optimiert der Kliniker die Therapie mit Betablockern anhand der Pulsfrequenz. TDM empfiehlt sich nach den bereits benannten Auswahlkriterien (S. 592) besonders für folgende Pharmaka:

- Antibiotika, Antimykotika
- Antiepileptika
- Chemotherapeutika
- Immunsuppressiva
- Kardiaka (Antiarrhythmika, Herzglycoside)
- Psychopharmaka (Antidepressiva, Antipsychotika, Lithium)

Der postulierte Zusammenhang von Blutkonzentration und Wirkung eines Medikaments erscheint biologisch plausibel. Jedoch ist für jedes Pharmakon zu hinterfragen, ob wirklich ein klinisch relevanter therapeutischer Bereich definiert werden kann. Der unkritische Gebrauch von TDM begründet ansonsten falsche Sicherheit oder löst unangemessene therapeutische Aktionen aus. Die besten positiven Beispiele für den Nutzen von TDM geben klassische Medikamente: Phenytoin, Lithium, Aminoglycoside und Digitoxin/Digoxin. Bei den allermeisten Medikamenten reicht die **therapeutische Breite** aus, um die notwendige Therapiesicherheit zu gewährleisten.

20.1.3 Angewandte Pharmakokinetik

Der Begriff Pharmakokinetik beschreibt den Zusammenhang zwischen verabreichter Dosis und daraus folgender systemischer Konzentration eines Medikaments. Die durch TDM zu einem Zeitpunkt bekannte Medikamentenkonzentration lässt sich mit der Anwendung pharmakokinetischer Daten zur individuellen Therapieoptimierung nutzen. Dazu sind Grundkenntnisse in angewandter Pharmakokinetik nötig, die im Folgenden anhand der Grafiken in ▸ Abb. 20.1 dargestellt werden.

Das Akronym **LADME** beschreibt **L**iberation, **A**bsorption, **D**istribution, **M**etabolismus und **E**xkretion als grundlegende pharmakokinetische Begriffe (▸ Abb. 20.1a). In jedem dieser Elemente steckt Potenzial, dass eine verabreichte Dosis zu unterschiedlicher systemischer Konzentration führt. Die Freisetzung (**Liberation**) aus der pharmazeutischen Darreichungsform und Aufnahme in den Körper (**Absorption**). Dann die Umverteilung im Organismus (**Distribution**) mit parallel einsetzender Verstoffwechselung (**Metabolismus**) und Ausscheidung des Arzneimittels (**Exkretion**). Vor allem im Metabolismus kann genetische Variabilität von Enzymaktivität (z. B. Cytochrom-P450-System der Leber) eine Ursache für interindividuell unterschiedliche Medikamentenkonzentrationen sein. Die Pharmakogenetik (S. 606) untersucht derartige genetische Effekte und hat ebenfalls eine individuelle Therapieoptimierung zum Ziel. Oft ergänzen sich TDM und Pharmakogenetik.

Anhand der Darstellung des Konzentrationsverlaufs eines Pharmakons im Plasma sollen einige Begriffe für das TDM definiert werden (▸ Abb. 20.1b). Die Kurve zeigt zunächst durch Absorption einen raschen Anstieg der Konzentration nach oraler Gabe. Die maximale Konzentration im Dosierungsintervall ist **c_{max}** und wird synonym als **Spitzenspiegel, Gipfelkonzentration oder „peak"-Konzentration** bezeichnet. Die Zeit bis zum Erreichen von c_{max} ist $\mathbf{t_{max}}$, meistens beträgt t_{max} 1–4 h. Bei Verwendung von Retardpräparaten (verzögerte Freisetzung) fällt c_{max} geringer aus und t_{max} verschiebt sich zu späteren Zeitpunkten. Der rasche Konzentrationsabfall nach Erreichen von c_{max} erklärt sich durch die **Distribution.** Es handelt sich um aktive und passive Umverteilungsvorgänge im Körper. Im Verlauf lässt die Geschwindigkeit des Konzentrationsabfalls nach. Die langsamere **Elimination** tritt anstelle der Distribution. $\mathbf{c_{min}}$ ist die niedrigste Konzentration im Dosierungsintervall und wird synonym als **Talspiegel, Talkonzentration, „pre-dose" oder „trough"-Konzentration** bezeichnet. Der Einfachheit halber wird die c_{min} Konzentration vor der nächsten Gabe des Medikaments abgenommen. Die **„area under the time-concentration-curve"** (**AUC**) entspricht dem Integral der Fläche unter der Kurve (dunkelblauer Bereich) und damit der Menge des Pharmakons im Körper über die betrachtete Zeiteinheit (Einheit: (mg × h)/l). Genaue Kenntnis der AUC ist Goldstandard des TDM. Zur Bestimmung der AUC müsste zu möglichst vielen Zeitpunkten über das Dosierungsintervall Blut entnommen und die Medikamentenkonzentration gemessen werden. Dies ist im Alltag schlicht nicht praktikabel. Näherungsweise besteht bei den meisten Pharmaka eine ausreichende **Korrelation zwischen dem c_{min}-Spiegel und der AUC**. Also zeigen höhere Talspiegel (c_{min}) eine größere AUC und damit mehr Medikament im Körper an und umgekehrt.

Der **therapeutische Bereich** eines Arzneimittels entspricht dem Konzentrationsbereich, in dem eine gute Wirkung ohne zu viele Nebenwirkungen (Toxizität) erzielt wird (▶ Abb. 20.1 c). Mit ansteigender Konzentration ist ab einem gewissen Punkt keine weitere Zunahme des therapeutischen Effekts zu erwarten, vielmehr wird das Auftreten von unerwünschten Arzneimittelwirkungen wahrscheinlicher. Idealerweise werden therapeutische Bereiche anhand des Erzielens einer klinischen Besserung definiert. Wenn dieses nicht möglich ist, werden ersatzweise die unter Therapie mit der gebräuchlichen Dosierung gemessenen Medikamentenkonzentrationen als Vergleich herangezogen. Man spricht von **geringer therapeutischer Breite**, wenn die therapeutische Wirkung und die toxische Wirkung nahe beisammenliegen. Dann sind bereits im Rahmen der zugelassenen Dosierung eine Unter- oder eine Überdosierung eher zu erwarten. Solche Medikamente sind gute Kandidaten für ein TDM.

Wenn nach Erreichen eines **Gleichgewichtszustandes** (**„steady state"**) keine weitere Dosis gegeben wird, fällt die Konzentration des Arzneimittels im Plasma exponentiell ab. Nach einer **Halbwertszeit** (**HWZ**) sind noch 50 % des Medikaments vorhanden, nach *n* HWZ sind es $(0.5)^n \times 100\,\%$. Nach 3.3 HWZ sind 90 % des Medikaments eliminiert. Der **exponentielle Abfall** ist die häufigste Kinetik und wird als **Kinetik 1. Ordnung** bezeichnet. Die HWZ ist von der Konzentration des Medikaments unabhängig (▶ Abb. 20.1d).

M!

Merke

Die Arzneimittel-verstoffwechselnden Enzyme arbeiten fast nie an ihrer Kapazitätsgrenze (d. h. die Konzentration des Arzneimittels ist sehr klein gegenüber der Michaelis-Menten-Konstante der beteiligten Enzyme). Deswegen werden Arzneimittel doppelt so schnell abgebaut, wenn sich die Konzentration verdoppelt und umgekehrt. Unter konstanter Dosierung sind nach 3,3 × HWZ etwa 90 % des Gleichgewichtszustandes erreicht. Nach dem Eindosieren, nach einem Dosiswechsel und nach dem Absetzen eines Medikaments sind stets mindestens 3,3 × HWZ abzuwarten, bis der neue steady state eingetreten ist.

Wie aus ▸ Abb. 20.1d sichtbar ist, nimmt mit abnehmender Konzentration die negative Steigung (das Gefälle) der Kurve ab, d. h., der Abbau verlangsamt sich. Dieser Umstand wird durch die exponentielle Funktion beschrieben. Dieses Prinzip gilt nicht mehr, wenn sehr hohe Konzentrationen erreicht werden. Dies geschieht fast nie beim therapeutischen Einsatz von Arzneimitteln, ist jedoch für die Toxikologie („Toxikokinetik") relevant.

Die häufigste Applikationsform ist die regelmäßige **orale Gabe**. Im Beispiel erfolgt die Dosierung im Abstand der HWZ des Medikaments (▸ Abb. 20.1e). Die HWZ ist wichtig, um das **Dosierungsintervall** zu bestimmen. Je länger die HWZ ist, desto größer kann das Dosierungsintervall gewählt werden, ohne dass es zu Unverträglichkeiten aufgrund zu großer Schwankungen der Konzentration kommt. Am Ende des ersten Dosierungsintervalls (vor der zweiten Gabe) liegt eine Konzentration von 50 % der erwarteten Endkonzentration vor. Mit weiteren Gaben werden 75 %, 87.5 % und nach vier und mehr Gaben > 90 % der endgültigen Konzentration erreicht. Die ungefähr zu erwartende Talkonzentration nach Erreichen des steady state ist als gestrichelte Linie im therapeutischen Bereich (blau) eingezeichnet. Für das gewählte Applikationsschema liegen die Konzentrationen im gesamten Dosierungsintervall im therapeutischen Bereich. Nach Dosisanpassungen müssen ebenfalls 3–4 HWZ vergehen, bis sich der neue steady state eingestellt hat. Erfolgt bereits zuvor ein TDM, muss berücksichtigt werden, dass der Messwert noch nicht endgültig repräsentativ für die verabreichte Dosis ist.

Das scheinbare **Verteilungsvolumen** (**V**, Einheit: l/kg Körpergewicht) ist kein real existierendes Volumen, sondern die „fiktive" Größe eines Kompartiments, das sich unter Berücksichtigung der Gesamtmenge des im Körper vorhandenen Pharmakons ergäbe, wenn dieses überall im Körper die gleiche Konzentration wie im Blut bzw. Plasma aufwiese (▸ Abb. 20.1f). Die Plasmakonzentration dient als Bezugspunkt, da nur diese im Alltag mit realisierbarem Aufwand bestimmt werden kann. Das Verteilungsvolumen beschreibt also das Verhältnis der Konzentration im Plasma zur Menge im Körper. Lipophile Pharmaka haben hohe Verteilungsvolumina, denn sie sind vor allem extravaskulär im Fettgewebe angereichert. Das Verteilungsvolumen bestimmt die **Aufsättigungsdosis** (**„loading dose"**). Je größer V ist, desto größer muss die Aufsättigungsdosis gewählt werden.

Die **Clearance** (**Cl,** Einheit: ml/min) bezeichnet das pro Zeiteinheit von einer Substanz befreite Plasmavolumen. Die Gesamtkörper-Clearance meint die Summe aller Eliminationsvorgänge im Organismus (u. a. als Summe hepatischer und renaler Clearance) (▸ Abb. 20.1f). Die Cl ist wichtig, um die **Erhaltungsdosis** zu bestimmen. Je größer die Cl ist, desto höher muss die Erhaltungsdosis gewählt werden. Konzeptionell ist die Arzneimittel-Clearance mit der Kreatinin-Clearance oder anderen renalen Clearances vergleichbar. Allerdings reicht für die hepatische Clearance (**Elimination**) die Bildung eines inaktiven Metaboliten aus. Die eigentliche Ausscheidung (**Exkretion**) des Arzneistoffs und seiner Metaboliten erfolgt überwiegend renal sowie hepatisch-biliär in die Faeces. Ein enterohepatischer Kreislauf ist möglich.

M!

Merke

Die im Gleichgewichtszustand der Medikamentengabe für einen Patienten gemessene Plasmakonzentration (TDM) repräsentiert dessen *individuelle* Clearance und Bioverfügbarkeit. Dies ermöglicht die Dosisanpassung mittels TDM.

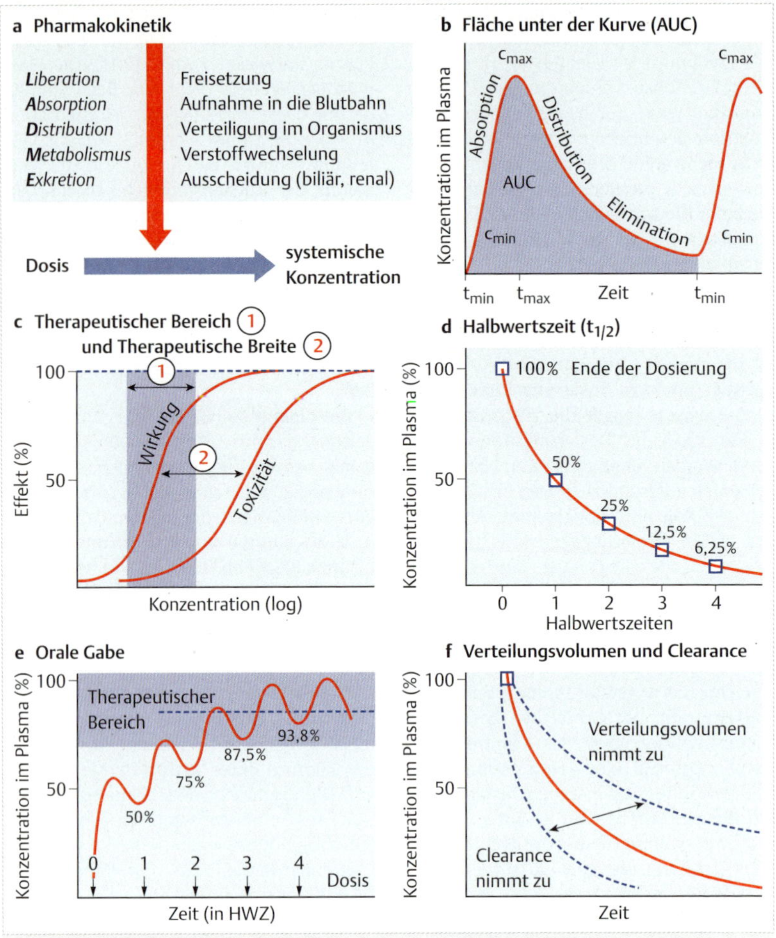

Abb. 20.1 Grundprinzipien der Pharmakokinetik, die von spezieller Relevanz für das TDM sind. Detaillierte Beschreibung siehe Text.

Verteilungsvolumen und Clearance sind nahezu voneinander unabhängige Parameter, die die zugrundeliegende Physiologie abbilden. Das Verteilungsvolumen beschreibt das Verteilungsgleichgewicht zwischen verschiedenen Körperkompartimenten (abhängig vom Wassergehalt, von der Durchblutung usw.), die Clearance die Eliminationsvorgänge. Dagegen ist die HWZ von Clearance und Verteilungsvolumen abhängig. Wie es in ▸ Abb. 20.1f dargestellt und intuitiv anzunehmen ist, führt eine **größere Clearance zu einer verkürzten HWZ** und ein **größeres Verteilungsvolumen zu einer verlängerten Halbwertszeit**.

Das Verteilungsvolumen (V) ist eine errechnete Größe, die sich aus dem Quotienten der Gesamtmenge an Medikament im Körper (m) und der Konzentration des Medikaments im Blutplasma (c) ergibt. ($V = m/c$).

Wichtige Formeln der Pharmakokinetik

$$HWZ = \frac{\ln(2) \times V}{Cl} \quad (20.1)$$

$$Cl = \frac{\ln(2) \times V}{HWZ} \quad (20.2)$$

oder

$$Cl = \frac{Dosis_{iv}}{AUC} \quad (20.3)$$

$$V = \frac{Dosis_{iv}}{C_0} \quad (20.4)$$

Formelsymbole: HWZ = Halbwertszeit; V = Verteilungsvolumen; Cl = Clearance; ln(2) = 0.693; AUC = area under the time-concentration-curve; iv = intravenös; c_0 = Konzentration zum Zeitpunkt 0, d. h. unmittelbar nach Gabe.

Im folgenden **Glossar** (alphabetisch) werden weitere Begriffe erklärt:

- **Adhärenz:** Patientenzentrierter Begriff für die Mitarbeit des Patienten, indem die vom Arzt verordnete Dosis tatsächlich eingenommen wird. Der ebenfalls gebräuchliche Begriff **Compliance** beschreibt die vornehmlich autoritätsgetragene Verordnung.
- **Bioverfügbarkeit:** Anteil der Aufnahme eines Arzneimittels in die systemische Zirkulation nach oraler Gabe im Verhältnis zur intravenösen Applikation der gleichen Dosis (= 100 %). Beeinflusst durch die Absorption und den First-Pass-Effekt.
- **Dosisanpassung:** Bei Medikamenten, die der Kinetik 1. Ordnung folgen, wird auch von linearer Pharmakokinetik gesprochen. Gemeint ist die **Dosisproportionalität**, dass im Gleichgewichtszustand eine Dosisanpassung zu einer prozentual identischen Veränderung der Blutkonzentration führt. Eine angepasste Dosis kann mithilfe einer einfachen Verhältnisrechnung bestimmt werden:

$$D_n = \frac{D_a \times c_n}{c_a} \quad (20.5)$$

D_a = alte Dosis, D_n = neue, angepasste Dosis, c_n = neue, gewünschte Konzentration, c_a = gemessene Konzentration.

Fallbeispiel

B

Ein Patient wird wegen Vorhofflimmerns (Tachyarrhythmia absoluta) seit 10 Tagen mit 0,125 mg Digoxin pro Tag therapiert. Morgens wird vor der Einnahme des Medikaments Blut entnommen. Das Labor bestimmt eine Plasmakonzentration von 0,7 µg/l Digoxin. Die Mitte des therapeutischen Bereichs (0.8–2,0 µg/l, ▶ Tab. 20.3) als gewünschter Zielwert liegt bei 1,4 µg/l.

$$D_n = \frac{D_a \times c_n}{c_a} = \frac{0,125\ \text{mg} \times 1,4\mu\text{g/l}}{0,7\mu\text{g/l}} = 0,25\ \text{mg}$$

Die angepasste Dosis beträgt 0,25 mg Digoxin pro Tag. Eine erneute Kontrolle kann nach 3,3 × HWZ erfolgen. HWZ von Digoxin lt. ▶ Tab. 20.3: 40 h × 3,3 = 132 h. In Tagen: 132 h / 24 h = 5,5 Tage sollten bis zur erneuten Kontrolle vergehen.

- **First-Pass-Effekt:** Enzymatischer Abbau eines Medikaments während der 1. Leberpassage nach oraler Gabe.
- **Kinetik 0. Ordnung, nicht-lineare Kinetik:** Bei Enzymsättigung wird nur noch eine konstante Menge pro Zeiteinheit abgebaut. Der Prozess ist im Gegensatz zur Kinetik 1. Ordnung konzentrations*un*abhängig. Dies ist eher selten, bekannte Beispiele sind der Abbau von Phenytoin oder Alkohol. Eine Dosiserhöhung führt zu einem überproportionalen, nichtlinearen Anstieg der Serumkonzentration. Es ist deshalb besonders vorsichtig vorzugehen oder Hilfsmittel wie Nomogramme oder Computerprogramme zur Dosisberechnung heranzuziehen.
- **Metabolit:** Durch Elimination erzeugtes Abbauprodukt eines Medikaments (Muttersubstanz). Metaboliten können ebenfalls pharmakologisch wirksam sein. In diesen Fällen sollten sie beim TDM mitgemessen und als therapeutischer Bereich die Summe aus Muttersubstanz und aktivem Metabolit angegeben werden.
- **Prodrug**: Ein pharmakologisch inaktiver Wirkstoff, der erst durch Biotransformation im Körper zu der pharmakologisch aktiven Substanz wird.
- **Proteinbindung:** Nur das freie, nicht proteingebundene Pharmakon ist wirksam. Ideal wäre also ein TDM der freien Konzentration. Dieses wird jedoch kaum angeboten, gebräuchlich ist die Bestimmung der Gesamtkonzentration. Veränderungen der Proteinkonzentrationen oder Verdrängung aus der Plasmaeiweißbindung beeinflussen die freie Konzentration eines Medikaments. Die praktische Relevanz ist meistens gering, denn im Körper führen höhere Konzentrationen des freien Pharmakons zu dessen schnellerer Elimination (vgl. Merke Box, S. 594).

Merke

M!

Bei reduzierter Konzentration von Plasmaproteinen (Hypalbuminämie, Leberversagen) oder Verdrängung aus der Plasmaeiweißbindung (Urämie) bleibt die **freie Konzentration** im steady state unverändert, obwohl die gemessene Gesamtkonzentration niedriger ist. In diesen Fällen ist bei Gesamtkonzentrationen im unteren therapeutischen Bereich keine Dosisanpassung notwendig.

20.2 Bestimmungsmethoden für das TDM

Für das TDM kommen vor allem Immunoassays und chromatografische Methoden zum Einsatz. Der Messbereich der Methode sollte den gesamten therapeutischen Bereich umfassen, um zusätzliche Verdünnungsschritte zu vermeiden. Mitunter müssen Konzentrationen im niedrigen µg/l-Bereich zuverlässig gemessen werden können (hohe **analytische Sensitivität**). Aufgrund unvermeidbarer Variabilität im Messsystem sind Unterschiede zwischen Messwerten wahrscheinlich nicht relevant, wenn sie weniger als 10–15 % betragen. Zur Fehlerbetrachtung siehe Kapitel 1.3 (S. 47). Die **analytische Spezifität** bezeichnet das Vermögen der Messmethode, ausschließlich das gewünschte Medikament zu bestimmen. Eine typische Störung (**Interferenz**) wäre eine Unspezifität aufgrund der anteiligen Mitbestimmung eines Metaboliten (**Kreuzreaktivität**).

Immunoassays (S. 93) sind von den Testherstellern für ihre eigenen Analysensysteme optimiert. Häufig ist die Anwendung auf anderen Analysern erschwert oder unmöglich. Um die Tests in konstanter Qualität vorhalten zu können, hat sich der Einsatz monoklonaler Antikörper zur Detektion des Medikaments bewährt. Nur ein bestens ausgesuchter monoklonaler Antikörper gewährt eine hohe Spezifität gegenüber strukturell ähnlichen Metaboliten. Da die Testentwicklung in der Hand der Industrie liegt, sind die Assays hauptsächlich für klassische Pharmaka und Medikamente mit hohem Bedarf an TDM verfügbar.

Die Methoden der **Hochleistungsflüssigkeitschromatografie** (**HPLC**) und **Gaschromatografie** (**GC**) sind prinzipiell gut für TDM geeignet, zeigen hohe Sensitivität und Spezifität (S. 120) und können Metabolite mitbestimmen. Die chromatografisch separierten Analyten werden mittels Detektoren quantifiziert. Für die HPLC nutzt man einen UV- oder Fluoreszenzdetektor, mit der GC wird ein Flammenionisationsdetektor (GC-FID) oder massenspektrometrischer Detektor (GC-MS) gekoppelt. Weiterentwicklungen jüngerer Zeit sind die Ultra High Performance Liquid Chromatography (UHPLC) und die Kopplung massenspektrometrischer Detektoren als (U)HPLC-MS/MS (Tandem-Massenspektrometrie). Es gibt vorgefertigte Testkits für die Implementation von TDM auf diesen offenen Analysensystemen. Vielfach entwickeln die Labore jedoch eigene Applikationen für das TDM. Entsprechende Validierung des Analysenverfahrens ist notwendig. Wenn die Testentwicklung in der Hand des Labors liegt, können Methoden entsprechend dem klinischen Bedarf und zeitnah für neu eingeführte Medikamente angeboten werden. Die Kalibration und Richtigkeit der Ergebnisse müssen gerade für eigenentwickelte Methoden sichergestellt werden. Beim Bezug von Substanzen für die erforderlichen Kalibrationsstandards ist man mitunter auf die Kooperation des Medikamentenherstellers angewiesen. Die chemische Reinheit der Substanzen und die Verfügbarkeit von Metaboliten als Reinsubstanz können problematisch sein. Es besteht die Gefahr, ein Messsystem zu nutzen, dessen Richtigkeit bei ausschließlicher Verwendung von selbst angesetzten Kalibratoren und Kontrollen nicht objektiv überprüft werden kann. Deshalb ist die Teilnahme an Ringversuchen unter Verwendung externer Proben oder zumindest der Vergleich von Messergebnissen mit denen anderer Laboratorien wichtig.

Tab. 20.1 Analytische Methoden im Vergleich.

	LC-MS/MS	HPLC	Immunoassay
Schwierigkeit	schwer	schwer	leicht
nötige Expertise	hoch	hoch	niedrig
Spezifität	hoch	mäßig bis hoch	mäßig bis gering
24-h-Verfügbarkeit	eingeschränkt	eingeschränkt	uneingeschränkt
Automatisierbarkeit	mäßig	mäßig	hoch
Testentwicklung	im Labor	im Labor	Industrie
Multiparameter-fähigkeit*	hoch	eingeschränkt	nein

* gemeint ist, gleichzeitig Metabolite oder mehrere Arzneimittel in einem analytischen Lauf zu bestimmen.

M!

Merke

Immunoassays stellen das 24 h verfügbare Routinewerkzeug des TDM im Labor dar. Chromatografische Methoden, vor allem die LC-MS/MS, ermöglichen eigenentwickelte Labortests, erfordern jedoch zusätzliche Investitionen und Spezialkenntnisse für den Betrieb. Die Innovationen spielen sich bei der LC-MS/MS-Methodik ab, aber diese Technik hat auch Grenzen und erfordert eine gründliche Methodenvalidierung und Qualitätssicherung!

20.3 Präanalytik und Untersuchungsmaterial

Neben einer exakt durchgeführten Analytik ist beim TDM die **Präanalytik** von großer Bedeutung. Die allermeisten Pharmaka sind nach der Blutentnahme für mindestens 1–2 Tage stabil. Für den Transport sind deswegen im Allgemeinen keine besonderen Vorkehrungen zu treffen.

Untersuchungsmaterial der Wahl sind **Serum oder Plasma ohne Trenngel**. Um die Abläufe in der automatisierten Analytik zu erleichtern, werden vielerorts mit einem Trenngel präparierte Röhrchen eingesetzt. Durch Absorption von Medikamenten an die Oberfläche der Trenngele kann es zu einer Verringerung der gemessenen Konzentration kommen. Die Effekte sind von Medikament zu Medikament unterschiedlich und umso ausgeprägter, je länger der Kontakt zu dem Trenngel bestand. Deshalb ist der Einsatz von Röhrchen mit Trenngel für TDM-Analysen möglichst zu vermeiden. Die meisten Immunsuppressiva werden aus **EDTA-Blut** gemessen, Mycophenolsäure aus EDTA-Plasma und 6-Thioguanin-Nukleotide im antikoagulierten Vollblut oder Erythrozyten.

In jedem Dosierungsintervall liegen bei regelmäßiger Gabe im Bereich zwischen c_{min} und c_{max} deutlich unterschiedliche Konzentrationen vor, die sich durch die Pharmakokinetik des Medikaments erklären (► Abb. 20.1b). Für vergleichbare Messwerte muss deshalb der **richtige Zeitpunkt zur Blutentnahme** für das TDM gewählt werden. Reproduzierbar und sinnvoll ist die Blutentnahme am Morgen, unmittelbar vor der nächsten Gabe des Medikaments („Talspiegel"). Bei einer Kinetik 1. Ordnung sollte das Medikament bereits für > 3,3 Halbwertszeiten (HWZ) eingenommen worden sein, damit eine für den steady state repräsentative Konzentration erreicht wurde.

Zur Überprüfung einer Toxizität kann die Blutentnahme direkt zum Zeitpunkt des klinischen Verdachts erfolgen. Die durchschnittliche Konzentration im Dosierungsintervall lässt sich durch eine Blutentnahme in der Mitte zwischen zwei Einnahmezeitpunkten abschätzen.

Eine **Kontamination** der Probe durch das vorher intravenös verabreichte Medikament (z. B. Phenytoin, Aminoglycoside, Digoxin) ist zu vermeiden. Es empfiehlt sich, direkt nach i. v. Gabe den Venenkatheter mit 5 ml NaCl 0,9 % zu spülen. Vor der späteren (Talspiegel-)Blutentnahme für das TDM sollten 5 ml Blut aus dem Katheter abgezogen und verworfen werden. Die venöse Entnahme am kontralateralen Arm vermeidet jegliche Kontamination.

Generelles Vorgehen für TDM (Ausnahmen bestehen!)

- Blutentnahme als Talspiegel am Morgen, vor der nächsten Gabe des Medikaments
- Serum oder Plasma ohne Trenngel verwenden
- Kontamination der Blutentnahme nach i. v. Applikation vermeiden
- Probe unmittelbar in das Labor senden
- Anforderungsbeleg mit Angaben zu Entnahmezeitpunkt, Dosis, Applikationsform und Begleitmedikation versehen

20.4 Interpretation der Analysenergebnisse

Mit den Angaben auf dem Anforderungsbeleg (S. 601) kann das Messergebnis als ein qualifizierter **TDM-Befund** interpretiert werden. Fehlen diese Angaben, liegt die Interpretation in der Hand des einsendenden Arztes.

Beim TDM liegt großes Gewicht auf dem einzelnen resultierenden Messwert. Es sollte jedoch nicht vergessen werden, dass der Messwert am Ende einer langen Kette von Ereignissen steht. Wenn der klinische Eindruck nicht zu dem Messwert passt, ist zu bedenken: **Präanalytische Variabilität** (steady state erreicht? Dosis korrekt angegeben? Material korrekt abgenommen?), **biologische Variabilität** und die **analytische Variabilität** summieren sich. Während der Absorptionsphase gemessene Konzentrationen sind nicht charakteristisch für die Clearance des Patienten. Sie reflektieren vielmehr das Verteilungsvolumen und Umverteilungsprozesse, also Parameter, die für die Erhaltungsdosis unter Langzeittherapie kaum relevant sind. Ein besonders auffälliger Befund sollte durch **Nachmessung im Labor** bestätigt werden. Es ist auch an Wechselwirkungen als Ursache zu denken (▶ Tab. 20.2). In die Überlegungen sollte eingehen, ob die eingenommene **Dosis im Verhältnis zur vorgefundenen Konzentration** ungewöhnlich hoch oder niedrig ist.

Tab. 20.2 Beeinflussung des CYP-P450-Stoffwechsels

	CYP3A4	CYP2D6
Inhibitoren	Ketoconazol etc., Erythromycin etc., Verapamil, Diltiazem, Ritonavir etc., Grapefruit-Saft	div. Antidepressiva (vor allem Paroxetin, Fluoxetin, Bupropion)
Induktoren	Johanniskraut, Rifampicin, Dexamethason, div. Antiepileptika	Genetisch verursachte Überaktivität bekannt

Um Nebenwirkungen durch Überdosierung zu vermeiden, kann eine **TDM-Kontrolle vor Erreichen des steady state** sinnvoll sein. Dazu empfiehlt es sich, schon nach 2 × HWZ ein TDM durchzuführen. Ist die Konzentration bereits größer als der Zielwert (= Mitte des therapeutischen Bereiches), sollte die Dosis halbiert werden. Nach weiteren 2 × HWZ erfolgt ein erneutes TDM mit entsprechender Dosisanpassung. Ist die erste gemessene Konzentration in der unteren Hälfte des therapeutischen Bereichs oder darunter, kann die Dosierung unverändert fortgeführt werden. Nach weiteren 2 × HWZ erfolgt abermals die TDM-Kontrolle mit entsprechender Dosisanpassung.

In ▶ Tab. 20.3 sind therapeutische Bereiche und pharmakokinetische Parameter für gebräuchliche Medikamente aufgeführt. Die Auswahl erfolgte jeweils nach Verordnungszahl und Relevanz des TDM. Bei Kindern kann ab 30 kg Gewicht relativ unkritisch mit ▶ Tab. 20.3 gearbeitet werden.

Tab. 20.3 Therapeutische Bereiche und pharmakokinetische Parameter von Medikamenten für Erwachsene. Medizinische Fachinformationen sind zu beachten.

Name	Therap. Bereich, mg/l	HWZ, h	Verteilungsvolumen, l/kg	Proteinbindung, %
Antibiotika, Antimykotika				
Amikacin	c_{min} < 8; c_{max} 20–30	2,3	0,3	5
Gentamicin	c_{min} < 2; c_{max} 6–12	2,3	0,3	5
Tobramicin	c_{min} < 2; c_{max} 6–12	2,3	0,3	5
Vancomycin	c_{min} 10–20	5,5	0,4	30
Itraconzaol	c_{min} 1–4	40	14	99
Posaconazol	c_{min} > 1	24	> 100	98
Voriconazol	c_{min} 1–6	6	4,6	60
Antiepileptika				
Carbamazepin	4–12	8–12	1,4	75
Clonazepam	20–70 µg/l	17–56	3,2	85
Gabapentin	2–20	5–9	0,9	0
Lacosamid	1–10	13	0,6	< 15
Lamotrigin	3–15	20–30	1,2	55
Levetiracetam	12–46	6–8	0,6	0

Tab. 20.3 Fortsetzung

Name	Therap. Bereich, mg/l	HWZ, h	Verteilungs-volumen, l/kg	Protein-bindung, %
Oxcarbazepin (als 10-OH-Carbazepin)	10–35	8–15	0,8	40
Phenobarbital	10–40	70–140	0,7	50
Phenytoin, gesamt	10–20 (freies Phen.: 1–2)	30–100	0,6	90
Primidon	5–10	3–22	0,7	20
Topiramat	2–10	20–30	0,7	15
Valproinsäure	50–100	11–20	0,2	90
Immunsuppressiva				
Azathioprin, 6-Mercaptopurin	s. Text unten			
Ciclosporin	100–150 (50–350) µg/l	8,4	3,5	90
Everolimus	3–8 (–10) µg/l	24	~2	74
Mycophenolsäure (MPA, nach Gabe von MPA-Mofetil)	1,9–4,0 (mit Tacrolimus kombiniert)	18	4	97
Sirolimus	5–15 (4–20) µg/l	62	12	90
Tacrolimus	4–15 (3–20) µg/l	21	0,85	85
Antidepressiva				
Amitriptylin	80–200 µg/l (inkl. des aktiven Metaboliten)	21	15	95
Bupropion (als Hydroxybupropion)	850–1500 µg/l	11	19	>80
Citalopram	50–110 µg/l	33	12	80
Clomipramin	230–450 µg/l (inkl. des aktiven Metaboliten)	21	12	96
Doxepin	50–150 µg/l (inkl. des aktiven Metaboliten)	17	20	68–85
Duloxetin	30–120 µg/l	9	7	>90
Escitalopram	15–80 µg/l	22	15	56

Tab. 20.3 Fortsetzung

Name	Therap. Bereich, mg/l	HWZ, h	Verteilungsvolumen, l/kg	Proteinbindung, %
Fluoxetin	120–500 µg/l (inkl. des aktiven Metaboliten)	55	35	95
Mirtazapin	30–80 µg/l	22	4.5	85
Paroxetin	20–65 µg/l	21	13	95
Sertralin	10–150 µg/l	26	25–50	98
Trimipramin	150–300 µg/l	25	35	94
Venlafaxin	100–400 µg/l (inkl. des aktiven Metaboliten)	5	6,5	27
Antipsychotika				
Amisulprid	100–320 µg/l	12	5,8	17
Aripiprazol	100–350 µg/l	47	4,9	> 99
Clozapin	350–600 µg/l	13	5	95
Haloperidol	1–10 (–15) µg/l	18	18	92
Olanzapin	20–80 µg/l	33	16	93
Quetiapin	100–500 µg/l	6	10	83
Risperidon	20–60 µg/l (inkl. des aktiven Metaboliten)	20	1	89
Kardiaka				
Amiodaron	1,0–2.5	45 d	60	99
Digitoxin	10–30 µg/l	150	0.5	90
Digoxin	0,8–2 µg/l	40	5	25
Sonstige				
Lithium	0,5–0,8 (akut bis 1,2) mmol/l	24	1	0
Methotrexat (Hochdosis)	24 h < 10 µmol/l 48 h < 1 µmol/l 72 h < 0,1 µmol/l	1,8 / 8,4 / > 10	0,55	46
Theophyllin	5–12 (–20)	3–9	~0,5	~50

c_{min} = Talspiegel. c_{max} = Spitzenspiegel. Bei Angabe von „inkl. des aktiven Metaboliten" bezieht sich der therapeutische Bereich auf die Summe [Muttersubstanz] + [aktiver Metabolit]

Antibiotika: Amikacin, Gentamicin, Tobramicin: c_{max}-Konzentrationen werden 60 min nach Gabe als Infusion über 30 min abgenommen. Bei geeigneten Patienten häufig als Einzeldosis alle 24–48 h verabreicht („extended interval"). Dann wird kein c_{max} bestimmt, zur Minimierung von Otovestibulo- und Nephro-Toxizität sind Talspiegel < 1 mg/l (Amikacin < 2 mg/l) anzustreben. Therapiesteuerung z. B. nach Hartford-Nomogramm. Bei der Kombinationstherapie (Synergie von β-Lactam + Gentamicin) von Enterokokken (natürliche low-level Gentamicin-Resistenz) sind niedrigere c_{max} 3–4 mg/l ausreichend. Vancomycin: c_{min}-Konzentrationen von 15–20 mg/l sind bei schweren Infektionen und Staphylococcus aureus Infektionen anzustreben.

Antimykotika (Itraconzaol, Posaconazol): Niedrigere c_{min} für Prophylaxe ausreichend (Itraconazol 0,5–4 mg/l, Posaconazol > 0,7 mg/l).

Antiepileptika: Entscheidend ist die Anfallsfreiheit. Wenn diese nicht erreicht wird, geben die Plasmakonzentrationen wichtige Hinweise. Kombinationstherapie ist gebräuchlich und kann die therapeutischen Bereiche nach unten relativieren. Fortbestehende Anfälle und fehlende Nebenwirkungen können ein Überschreiten der Bereiche rechtfertigen. Phenobarbital ist Prodrug von Primidon, Oxcarbazepin ist Prodrug von 10-OH-Carbazepin. Der therapeutische Bereich von Eslicarbazepin entspricht dem des strukturverwandten 10-OH-Carbazepins.

Immunsuppressiva: Die Obergrenzen der therapeutischen Bereiche richten sich insbesondere nach Art und Zeit seit der Transplantation, immunologischer Reaktion und der eingesetzten Kombinationstherapie. Die in Klammern aufgeführten, erweiterten Grenzen können bei Kombinations- bzw. Monotherapie herangezogen werden. Azathioprin und 6-Mercaptopurin sind Prodrugs, die zu aktiven 6-Thioguanin-Nukleotiden (6-TGN) verstoffwechselt werden. Die 6-TGN-Bestimmung erfolgt im Vollblut oder Erythrozyten. Methodenabhängig werden etwa 230–450 pmol/8 × 10^8 Erythrozyten als therapeutischer Bereich angegeben. Mycophenolsäure (MPA)-Talspiegel beziehen sich nur auf die Therapie mit MPA-Mofetil und aufgrund der unterschiedlichen Pharmakokinetik nicht auf die Darreichungsform „enteric coated" MPA. In der Kombinationstherapie mit Ciclosporin gilt für MPA-Mofetil 1,3–3,5 mg/l. Für Tacrolimus erfolgt die Entnahme des Talspiegels 12 h nach Einnahme bei 2 × täglicher Gabe oder 24 h nach Einnahme bei 1 × täglicher Gabe des Retard-Präparats.

Antidepressiva: Es ist bei zahlreichen Antidepressiva sinnvoll, die Konzentration eines aktiven Metaboliten mitzubestimmen. Der therapeutische Bereich ergibt sich aus der Summe der Konzentration der Muttersubstanz und des pharmakologisch aktiven Metaboliten. Bei Bupropion bezieht sich der therapeutische Bereich auf den aktiven Metaboliten Hydroxybupropion. Viele Antidepressiva werden durch das hepatische Cytochrom ***CYP2D6*** metabolisiert. Interindividuelle Unterschiede der Enzymaktivität bedingen, dass TDM für die Dosisfindung wichtig ist (Kap. 20.5.1).

Antipsychotika: Hier gilt insbesondere, dass therapeutische Bereiche ergänzend zum klinischen Verlauf interpretiert werden müssen. Bei tolerablen Nebenwirkungen können z. B. Überschreitungen des therapeutischen Bereichs akzeptiert werden, mindestens für die Zeit einer akuten Phase der Erkrankung oder eines stationären Aufenthalts.

Kardiaka: Digitoxin und Digoxin werden fast nur noch für die Frequenzkontrolle bei Vorhofflimmern eingesetzt. Für Digoxin werden bereits ab 1,3–1,5 µg/l zunehmend Nebenwirkungen gesehen. In der Therapie der Herzinsuffizienz mit erhaltenem Sinusrhythmus werden für Digoxin Konzentrationen von 0,5–0,8 µg/l empfohlen. Für Digitoxin wäre jeweils analog zu verfahren. Hypokaliämie, Hypomagnesiämie, Hypercalcämie und Hypothyreose verringern die Toleranz gegenüber Digitalispräparaten. Das Blut für Digitoxin und Digoxin TDM soll frühestens 6 h nach Gabe abgenommen werden, damit die Umverteilung im Körper fortgeschritten ist und Plasmakonzentrationen repräsentativ für die Gewebespiegel sind.

Sonstige: Das Blut für **Lithium** TDM soll in einem Serum-Röhrchen und erst 10–14 h nach Gabe abgenommen werden. In manchen Blutentnahmesystemen wird Lithium-Heparinat zur Gerinnungshemmung verwandt. Es resultieren um > 1 mmol/l zu hohe Lithium-Konzentrationen. Bei niedrig dosierter **Methotrexat-Therapie**, z. B. bei Autoimmunerkrankungen, werden regelmäßig Konzentrationen unterhalb des Messbereichs gemessen. Deshalb erfolgt bei dieser Indikation kein TDM. Der Gebrauch von **Theophyllin** ist deutlich rückläufig zugunsten anderer Antiasthmatika. Das TDM wird empfohlen, weil die pharmakokinetische Variabilität groß ist.

20.5 Pharmakogenetik

Wie in Kap. 20.1.3 dargestellt, sind Absorption, Distribution, Metabolismus und Exkretion wesentliche Determinanten der Pharmakokinetik. Zugrunde liegen häufig interindividuell unterschiedliche Aktivitäten von Enzymen und Transportern. Die Pharmakodynamik beschreibt, über welche Zielstrukturen (z. B. Rezeptoren, Enzyme) ein Medikament im Körper seine Wirksamkeit entfaltet. Ziel der Pharmakogenetik ist es, die Pharmakokinetik und -dynamik von Medikamenten und insoweit den Erfolg einer Arzneimitteltherapie durch Kenntnis individueller genetischer Varianten vorherzusagen. **Pharmakogenetik und TDM ergänzen sich.** Pharmakogenetik liefert Informationen, die hauptsächlich zu Therapiebeginn relevant sind. Auswahl und Einstiegsdosis eines Medikaments können bereits prätherapeutisch anhand bekannter Veranlagungen optimiert werden. TDM gibt unter laufender Therapie mit aktuellen Blutkonzentrationen Hinweise zu möglichen Wechselwirkungen, der Adhärenz usw. Im Folgenden werden Beispiele genannt, in denen pharmakogenetische Kenntnisse zur Therapieoptimierung beitragen können.

20.5.1 Pharmakogenetischer Einfluss auf die Pharmakokinetik

Die Thiopurin-Medikamente **Azathioprin, 6-Mercaptopurin und 6-Thioguanin** werden als Chemotherapeutika und in niedriger Dosierung als steroidsparende Immunsuppressiva bei Autoimmunerkrankungen eingesetzt. Die Inaktivierung dieser Medikamente erfolgt wesentlich durch die **Thiopurin-Methyltransferase (TPMT)**. Bei etwa jedem 10. Menschen liegt eine mäßig reduzierte TPMT-Enzymaktivität vor, bei jedem 150. Menschen ist keine TPMT-Aktivität nachweisbar. Die TPMT-Enzymdefizienz kann prätherapeutisch durch einen genetischen Test oder Bestimmung der Enzymaktivität im Blut nachgewiesen werden. Wird trotz fehlender TPMT-Aktivität mit einer Standarddosis von Thiopurinen therapiert, kommt es obligat zu einer lebensbedrohlichen Knochenmarktoxizität. Patienten mit reduzierter TPMT-Aktivität zeigen gehäuft Nebenwirkungen, die jedoch geringer ausgeprägt bleiben. Ein TDM empfiehlt sich zur Therapiesteuerung, siehe ► Tab. 20.3.

Das **Cytochrom *CYP2D6*** ist nach *CYP3A4* das quantitativ bedeutsamste Cytochrom-P450-Enzym in der Leber und unterliegt einem **ausgeprägten genetischen Polymorphismus**. Bei 5–10 % der Europäer findet sich eine stark reduzierte Enzymaktivität, bei 1–2 % eine relevant erhöhte Enzymaktivität (durch eine Genduplikation). Die funktionelle Relevanz der häufigsten Mutationen ist bekannt, sodass prinzipiell bei bekanntem Genotyp auf die Enzymaktivität zurückgeschlossen werden kann. Die Interpretation der Genotypen ist komplex und nicht immer gelingt die korrekte Vorhersage der zu erwartenden Stoffwechselkapazität. Deswegen ist das TDM von CYP2D6-abhängigen Medikamenten von größerer klinischer Bedeutung als die prätherapeutische Kenntnis des *CYP2D6*-Genotyps. Zahlreiche **Antidepressiva** (z. B. Amitriptylin, Paroxetin) und **Antipsychotika** (z. B. Aripiprazol, Haldol) werden maßgeblich **durch *CYP2D6* abgebaut**. Als Besonderheit unterliegen einige Medikamente (z. B. **Codein, Tamoxifen**) der **metabolischen Aktivierung durch *CYP2D6***. Kann diese nicht stattfinden, kommt es zum Therapieversagen. Deshalb kann es bei demselben Patienten je nach Medikament aufgrund einer CYP2D6-Defizienz zu einer Über- oder Unterdosierung kommen. Auch bei Patienten mit ausreichender Enzymaktivität führt die Einnahme starker ***CYP2D6*-Inhibitoren** (z. B. Fluoxetin, Paroxetin, Bupropion) zu deutlich reduzierter CYP2D6-Aktivität, vergleichbar einer genetischen Enzymdefizienz.

B

Fallbeispiel

Bei einer prämenopausalen Patientin wird ein **Estrogenrezeptor-positives Mamma-Karzinom** diagnostiziert.

Gemäß der stadiengerechten, operativen und onkologischen Therapie wird eine antihormonelle **Therapie mit Tamoxifen** besprochen.

Die besorgte Patientin recherchiert im Internet, dass Tamoxifen über *CYP2D6* metabolisiert wird. Sie lässt auf eigene Initiative einen Gentest durchführen, bei dem keine *CYP2D6*-Polymorphismen festgestellt werden. Die Therapie mit Tamoxifen wird begonnen und von der Patientin gut toleriert.

Es treten insbesondere keine der typischen Nebenwirkungen auf, wie z. B. Hitzewallungen. Die fehlenden Nebenwirkungen lassen eine Unwirksamkeit des Tamoxifens befürchten. In der Befragung beim Onkologen erklärt die Patientin, dass sie vom Hausarzt aufgrund einer reaktiven Depression das Antidepressivum Paroxetin verordnet bekam. Paroxetin ist ein starker *CYP2D6*-Inhibitor, sodass trotz des unauffälligen *CYP2D6*-Genotyps die Enzymaktivität sicherlich deutlich reduziert ist. Daraufhin wird die antidepressive Therapie auf Venlafaxin umgestellt, das kein *CYP2D6*-Inhibitor ist. Schließlich setzen unter fortgeführter Tamoxifen-Therapie die Hitzewallungen bei der Patientin ein.

20.5.2 Pharmakogenetischer Einfluss auf die Pharmakodynamik

Pharmakodynamisch relevante pharmakogenetische Tests finden sich fast ausschließlich im Gebiet der Onkologie als sog. **therapiebegleitende Diagnostika („companion diagnostics“)**. Dem liegt zugrunde, dass die eingesetzten Medikamente bei Fehlen ihres molekularen Ziels wirkungslos bleiben, trotzdem Nebenwirkungen entfalten können und Therapiekosten anfallen. Eine inzwischen klassische Anwendung ist der immunhistochemische Nachweis der Estrogenrezeptor-Expression, bevor beim Brustkrebs mit antihormoneller Therapie begonnen wird. Derartige Tests werden unter Einsatz unterschiedlicher analytischer Techniken in der Pathologie durchgeführt. Weitere Beispiele sind der Nachweis der HER2-Überexpression vor Trastuzumab-Therapie, die CML-bcr-abl-Translokation vor Imatinib-Therapie oder die Melanom-BRAF-V600E-Mutation vor Vemurafenib-Therapie. Bei einigen Kinaseinhibitoren besteht die Möglichkeit eines TDM, z. B. Imatinib, Pazopanib, Sunitinib.

20.5.3 Pharmakogenetischer Einfluss auf Hypersensitivitätsreaktionen

Manche Arzneimittelnebenwirkungen sind **idiosynkratisch**, d. h. durch eine rasche und dosisunabhängige, immunologische Reaktion vermittelt. Dazu gehören **Arzneimittelexantheme**, die in schwerer Ausprägung lebensbedrohlich verlaufen können (Stevens-Johnson-Syndrom und toxische epidermale Nekrolyse). Die durch Carbamazepin ausgelöste schwere Hypersensitivitätsreaktion ist bei Europäern mit dem Merkmal *HLA-A**3101 assoziiert. Wenn bei einem Patienten dieser HLA-Typ ausgeschlossen ist, kann das Arzneimittelexanthem nicht auftreten. Umgekehrt bleibt zu beachten, dass im positiven Fall zwar das Risiko deutlich erhöht ist, jedoch nur wenige Patienten tatsächlich die Nebenwirkungen erleiden.

21 Klinisch-toxikologische Analytik

*M. R. Meyer, H. J. Heppner**

21.1 Allgemeine klinische Toxikologie

„Alle Ding' sind Gift und nichts ohn' Gift; Allein die Dosis macht dass ein Ding kein Gift ist.“ (Paracelsus)

Gifte (englisch und althochdeutsch gift = Gabe) sind Substanzen, welche im Organismus Reaktionen und Symptome hervorrufen, die sofort oder verzögert auftreten können und häufig lebensbedrohliche Zustände darstellen, abhängig von der Menge, Art und Dauer der Giftexposition. In Deutschland werden jährlich rund 200 000 Vergiftungsfälle, inklusive Ethanol (S. 616), stationär behandelt, allerdings ist – da es kein kontrolliertes Melderegister gibt – von einer hohen Dunkelziffer auszugehen. Vergiftungen verursachen geschätzt 1 % aller stationär behandelter Erkrankungsfälle. Die tödlichen Folgen von Intoxikationen sind aber in den letzten Jahren dank der verbesserten diagnostisch-analytischen Möglichkeiten und der effizienten medizinischen Versorgung deutlich zurückgegangen und liegen bei etwa 12000 Fällen pro Jahr. Häufigste Ursachen schwerer bzw. tödlich verlaufender Vergiftungen sind suizidale und parasuizidale Handlungen sowie akzidentielle Ereignisse, die vor allem Kleinkinder betreffen, aber auch am Arbeitsplatz auftreten können. Zusätzlich kann zwischen akuten und chronischen Vergiftungen unterschieden werden, also zwischen der einmaligen oder der länger dauernden Giftzufuhr mit wiederholten kleinen Giftmengen.

21.1.1 Diagnostik akuter Vergiftungen

Vergiftungen nehmen bei der Abklärung der Differenzialdiagnose z. B. komatöser Zustände einen hohen Stellenwert ein. Allerdings sind einige grundlegende und richtungsweisende Untersuchungsmethoden von Bedeutung, um ausreichend Informationen zu gewinnen. Dazu zählen insbesondere

- Anamnese
- Fundortuntersuchung
- (Leit-)symptome
- Klinisch-toxikologische Untersuchungen

Anamnese

Die Erhebung einer Anamnese im Vergiftungsfall gestaltet sich oftmals schwierig. Zum einen ist der Betroffene durch die Giftwirkung oft nicht in der Lage oder nicht willens (z. B. im Rahmen eines Suizidversuches), adäquat Auskunft zu geben. Zum anderen ist die Fremdanamnese schwierig, da auch hier Sachverhalte verheimlicht, überbewertet oder bagatellisiert werden können. Geklärt werden sollte in jedem Fall, **wer was wann wie** und **wie viel eingenommen** hat und welche Beschwerden derzeit bestehen. Zusätzlich ist eine Umgebungs-/Umfeldanamnese sinnvoll:

- Unter welchen Erkrankungen leidet der Patient?
- Welche Medikamente werden eingenommen?
- Welche Medikamente sind im Haus?
- War der Patient in letzter Zeit depressiv?
- Wurden Suizidgedanken geäußert?
- Gab es schon einen Suizidversuch?
- Ist der Patient in psychiatrischer Behandlung?

Fundortuntersuchung

Bei Verdacht einer Vergiftung sollte, wenn möglich, immer eine Inspektion der näheren Umgebung des Patientenfundortes durchgeführt werden. So können vielleicht wichtige Begleitumstände geklärt oder richtungsweisende Überreste gefunden werden. Besonders wichtig ist hierbei die Sicherstellung von Lösungsmittel-, Arzneimittel- oder Essensresten (S. 611), z. B. Pilzmahlzeiten (S. 634).

- Existiert ein Abschiedsbrief?
- Leere Arzneimittelverpackungen?
- Arzneimittelreste oder anderweitige Chemikalien?
- Auch daran denken: Kontrolle von Küche und Abfalleimer!

(Leit-) Symptome

Die Symptome, die bei Vergiftungen auftreten, sind in den meisten Fällen nicht substanztypisch oder richtungsweisend. Häufig kann das gemeinsame Auftreten bestimmter Symptome, das sog. Syndrom, den Verdacht auf eine Vergiftung lenken. Man spricht dann in diesem Zusammenhang vom **Toxidrom** (► Tab. 21.1).

Allerdings gibt es auch **pathognomonische Symptome**, wie beispielsweise die Miosis (maximal enge Pupillen ohne Lichtreaktion) bei einer Opiatintoxikation oder den Haarausfall an den lateralen Augenbrauen bei einer Thalliumvergiftung.

Tab. 21.1 Beispiele für Toxidrome (Symptome und Gifte/Substanzen)

Toxidrom	Symptome	Gifte/Substanzen
narkotisches Syndrom	Bewusstseinstrübung bis hin zum Koma	Heroin, Ethanol, Benzodiazepine
anticholinerges Syndrom	gerötete Haut, Tachykardie, Unruhe, Hyperthermie	Trizyklische Antidepressiva, Phenothiazine, Stechapfel, Tollkirsche, Biperiden
cholinerges Syndrom	Schwitzen, Speichelfluss, Bradykardie	Muskarin-haltige Pilze (Trichterlinge und Risspilze), Cholinesterasehemmstoffe
sympathomimetisches Syndrom	Erregungszustand, Hypertonie, Tachykardie	Kokain, Amphetamine, Theophyllin
extrapyramidales Syndrom	Tremor, Rigor, Akinese, Myoklonien und Gangunsicherheit	Neuroleptika, Metoclopramid
Serotonin-Syndrom	Hyperthermie, Muskelzuckungen	SSRI

21.1.2 Klinisch-toxikologische Untersuchung

[ ]

Indikation

- Hinweise aus der Anamnese und klinische Symptome ergeben den Verdacht einer Vergiftung
- Identifikation und ggf. Quantifizierung der toxischen Substanz für die Einleitung einer gezielten Therapie (z. B. Antidottherapie)
- Giftnachweis bei forensischer Bedeutung
- Überwachung der Gifteliminationstherapie (z. B. sekundäre Giftelimination)

Untersuchungsmaterial

Nicht jedes Untersuchungsmaterial ist für die Analyse gut geeignet. *Das gewonnene Material muss zur Identifizierung unverwechselbar gekennzeichnet sein.*

- **Urin** und **Blut** sind das Untersuchungsmaterial der Wahl zur **Giftidentifikation**.
- **Blut** ist das Untersuchungsmaterial der Wahl zur **Giftquantifizierung**.

Das Probenmaterial (▶ Tab. 21.2) sollte bei 4 °C im Kühlschrank (wenige Stunden) oder besser bei -20 °C in der Tiefkühlung (für längere Zeitspannen) für eventuelle Nachuntersuchungen aufbewahrt werden.

Tab. 21.2 Untersuchungsmaterial für klinisch-toxikologische Untersuchungen.

Material	Menge	Bemerkung
Urin	mind. 10 ml	gut verschließbares Gefäß
Blut	mind. 5 ml	Vollblut (EDTA)
Mageninhalt/Erbrochenes	möglichst vollständig	gut verschließbares Gefäß
Magenspülflüssigkeit	etwa 10 ml	erste Portion
Mekonium	ca. 2 g	in Spezialfällen
Sonstiges		Flüssigkeitsreste, Umverpackungen, Tabletten, Speisereste

Probennahme

- Probennahme möglichst vor Therapiebeginn
- gut verschließbare Gefäße verwenden
- Berührung mit dem Untersuchungsgut vermeiden (Vergiftungsgefahr)
- alle Gefäße mit Namen, Probenart, Datum und Uhrzeit beschriften

Es gilt die zu untersuchende Probe möglichst **vor Therapiebeginn** zu asservieren. Andernfalls führt z.B. die Therapie mit Sauerstoff zu einer raschen Dissoziation von COHb im Blut (S. 625), die Gabe von Digitalisantikörpern lässt keine verwertbare Messung des Digitoxins (S. 627) mehr zu oder therapeutisch applizierte Arzneistoffe können zu einer Fehlinterpretation führen. Bei Unklarheiten kann jederzeit Rücksprache mit dem beauftragten klinisch-toxikologischen Labor gehalten werden. Bei der Probennahme sollte eine Kontamination mit Substanzen oder Substanzresten wie Medikamenten, Kontaktgiften, Lösungs- oder Desinfektionsmitteln, die das Untersuchungsergebnis verfälschen könnten, vermieden werden.

Asservatgefäß

Probengefäße für die toxikologisch-analytische Untersuchung müssen fest verschließbar sein und getrennt von den übrigen Proben aufbewahrt werden. Das Gefäß muss mit Datum, **Uhrzeit** und den persönlichen Daten des Patienten beschriftet werden, damit eine zweifelsfreie Identifizierung gewährleistet ist. Angaben zur klinischen Symptomatik, zur Anamnese und zur einsendenden Stelle sollten auf einem Begleitschreiben bzw. Anforderungsschein, der üblicherweise beim beauftragten Labor erhältlich ist, vermerkt sein.

Untersuchungsmethoden

Zur Sicherung der Diagnose im Vergiftungsfall oder einem entsprechenden Verdachtsfall ist eine klinisch-toxikologische Untersuchung in einem dafür ausgewiesenen Labor unerlässlich, damit eine korrekte Behandlung zeitnah eingeleitet werden kann. Unterschieden wird in der Analytik zwischen dem **direkten** Giftnachweis (z. B. Arzneistoff und/oder seine Metaboliten im Urin bzw. Blut) oder dem **indirekten** Nachweis durch seine typische Wirkung (z. B. Abfall des Quickwertes bei einer Vergiftung mit Cumarinen). Zum Substanznachweis bei mutmaßlichen Intoxikationen empfiehlt sich ein abgestuftes Vorgehen (▸ Tab. 21.3):

1. Umfassendes Screeningverfahren → Ausschluss fraglicher Arzneistoffe/Gifte
2. Ggf. Nachweis analytisch schwer zu erfassender Substanzen→ spezielle Prüfung
3. Quantifizierung → Substanzkonzentrationsbestimmung

Abweichend davon können auch je nach Laborstruktur Vorproben bzw. Schnelltests durchgeführt werden.

Der immunchchemische Nachweis (S. 91) von wenigen ausgewählten Pharmaka und Drogen ist leicht durchführbar. Eingesetzt werden diese Schnelltests von ambulanten Einrichtungen zum Erkennen von Beigebrauch in Substitutionsprogrammen, zur Überwachung von Entzugsbehandlungen oder von der Polizei im Rahmen von Verkehrskontrollen. Aufgrund mangelnder Standardisierung der Entscheidungsgrenzen ist die Interpretation schwierig und die Zahl der falsch negativen Befunde außerordentlich hoch. Nach Schnelltests muss ein zuverlässiges Bestätigungsverfahren vorzugsweise mittels gekoppelter Massensprektrometrie angeschlossen werden.

Bei den immunchemischen Methoden handelt es sich um den Substanzklassennachweis mittels Antikörper/Antigen-Reaktion, anschließender Farbreaktion und photometrischer Bestimmung. Diese Verfahren werden vor allem bei Drogensuchtests im Urin eingesetzt. Kreuzreaktionen können hier auch zu falsch positiven Ergebnissen führen. Die Ergebnisse sind in der Regel nicht gerichtsfest.

Tab. 21.3 Systematische toxikologische Analyse.

Umfassendes Screeninverfahren	Ggf. Nachweis analytisch schwer zu erfassender Substanzen	Quantifizierung
LC-MS und/oder GC-MS	Amanitin mittels ELISA oder LC-MS	LC-MS oder GC-MS
Immunoassay	Paraquat mit Farbreaktion	Immunoassay

Qualitativ-Quantitative Methoden

Zur exakten Bestimmung sind die Auftrennung von Substanzgemischen und die anschließende Identifizierung und Quantifizierung nötig. Es handelt sich hierbei um ein gerichtsverwertbares, beweisendes Verfahren. Die Flüssigchromatographie, LC- oder **Gaschromatografie**, GC (S. 120) – in Kombination mit Massenspektrometrie (MS) (S. 126) –, bei der nach entsprechender Probenvorbereitung die Substanzen mithilfe von Spektrenbibliotheken zweifelsfrei identifiziert werden können, stellt eines der wichtigsten Verfahren in der klinisch-toxikologischen Analytik dar. Unter Umständen sind auch andere Verfahren wie UV Detektion nach LC als Such- oder Bestätigungsverfahren geeignet. Spektrometrische Verfahren können zur Analytik von Metallen eingesetzt werden.

21.1.3 Bewertung toxikologischer Ergebnisse

Toxikologische Analysenergebnisse müssen analytisch sowie medizinisch beurteilt und klinisch interpretiert werden (S. 21). Zu den Qualitätsstandards klinisch-chemischer und toxikologischer Untersuchungen siehe Kapitel „Fehler und Fehlermanagement klinisch-chemischer Kenngrößen" (S. 36).

Die medizinische Beurteilung muss sowohl longitudinal (Kinetik im zeitlichen Verlauf) als auch transversal (physiologischer, therapeutischer oder toxischer Bereich des Analyseergebnisses) erfolgen. Die Aufgabe der Plausibilitätskontrolle ist es, Widersprüche, Abweichungen oder Unklarheiten im Ergebnis zu erkennen, damit nur ein validierter Befund für die weiteren therapeutischen Entscheidungen herangezogen wird.

Die klinische Bewertung des Befundes der chemisch-toxikologischen Untersuchung erfolgt durch den Arzt am Krankenbett aufgrund seiner Erfahrung und der persönlichen Kenntnis der Symptomatik des Patienten. Das Untersuchungsergebnis dient als Grundlage, zusammen mit den übrigen durch den Arzt erhobenen Befunden, zur Entscheidungsfindung für die weitere Therapie und Abschätzung der Prognose.

21.1.4 Hirntod – postmortale Organspende

Der Hirntod ist definiert als Zustand der irreversibel erloschenen Gesamtfunktion des Groß- und Kleinhirns und des Hirnstamms. Eine Voraussetzung zur Hirntodfeststellung ist u. a. der Ausschluss einer Intoxikation und der dämpfenden Wirkung von Medikamenten. Dies hat insofern Bedeutung für die toxikologische Analytik, als mithilfe quantitativer Messverfahren bestimmbare Medikamentenspiegel bzw. Konzentrationen der verabreichten narkotischen Substanzen unterhalb definierter Bereiche liegen müssen. Richtlinien hierzu wurden u. a. vom Arbeitskreis „Klinische Toxikologie" der Gesellschaft für toxikologische und forensische Chemie (http://www.gtfch.org) veröffentlicht.

21.1.5 Rechtliche Aspekte

Bei Vergiftungsfällen ist es notwendig, das Untersuchungsmaterial zu asservieren und unter Umständen über einen längeren Zeitraum aufzubewahren. Asservierte Proben und Analyseergebnisse dürfen grundsätzlich nur mit dem Einverständnis des Patienten an Ermittlungsbehörden weitergegeben werden, außer es besteht im Einzelfall eine richterliche Anordnung zur Herausgabe. *Im Rahmen der klinisch-toxikologischen Analyse geführte Gespräche (z. B.*

Klinikarzt, Giftinformationszentrale) sollten sorgfältig dokumentiert werden, falls der zu bearbeitende Fall rechtsmedizinisch oder gutachterlich von Bedeutung wird. Der Vergiftungsfall mit Todesfolge ist immer ein nicht natürlicher Tod. Dies ist auf den amtlichen Dokumenten entsprechend zu vermerken und durch den zuletzt behandelnden Arzt unverzüglich dem Kriminaldauerdienst der zuständigen Polizeidienststelle zu melden.

21.1.6 Giftinformationszentralen, weiterführende Informationen

Bei Fragen oder Unklarheiten geben die Giftinformationszentren gerne Auskunft zu Diagnostik, Symptomen und Therapiemöglichkeiten. Das Verzeichnis der 24-Stunden-Zentren ist u. a. in der Roten Liste (Editio Cantor, Aulendorf) oder auf der Homepage der Gesellschaft für klinische Toxikologie e. V. (http://www.klinitox.de) zu finden. Weiterführende Informationen findet man auf derselben Seite oder auf der des Arbeitskreises „Klinische Toxikologie" der Gesellschaft für toxikologische und forensische Chemie (http://www.gtfch.org).

21.2 Giftstoffe

21.2.1 Alkohole

Alkohole verursachen unterschiedlich schwere akute Organschäden und bedürfen zum Teil einer spezifischen Antidotbehandlung. Eine Alkoholvergiftung ist daher zu spezifizieren und im Rahmen der Differenzialdiagnose eines Komas immer in Betracht zu ziehen. Ein Behandlungsproblem stellt die häufig vorliegende Mischintoxikation von Alkohol und Medikamenten dar. **Kinder** reagieren wesentlich empfindlicher als Erwachsene bereits auf kleinste Mengen Alkohol. Die Vergiftungen mit **Methanol** geschehen meist durch Verwechslung, indem dieses in haushaltsübliche Flaschen und Behältnisse umgefüllt wird. Auch **Ethylenglykol** wird eher akzidentiell aufgenommen und gehört ebenfalls zu den Substanzen, die erst im Organismus gegiftet werden (gegiftet = die giftige Substanz entsteht erst durch Metabolismus im Körper).

Methanol

▶ **Toxische Wirkung.** Methanol ist eine farblose, brennbare Flüssigkeit, die in Geruch und Geschmack von Ethanol nur sehr schwer zu unterscheiden ist. Methanol wirkt wie Ethanol und wird durch die Alkoholdehydrogenase und Aldehyddehydrogenase oxidiert: Es entstehen Formaldehyd und Ameisensäure, welche zur metabolischen Azidose und Schädigung des Zentralnervensystems führen. Über den Gastrointestinaltrakt und die Lunge erfolgt eine rasche Resorption, eine mäßige Resorption erfolgt über die Haut.

▶ **Vorkommen.** Methanol findet Verwendung als Lösungsmittel und als Ausgangsmaterial für Formaldehyd. Zusätzlich wird es in Bremsflüssigkeiten und als Enteisungsmittel für Kraftfahrzeugscheiben verwendet. Es entsteht durch trockene Destillation von Holz im Vorlauf und wird umgangssprachlich als Holzgeist bezeichnet. Fatalerweise wird Methanol auch als Alkoholersatz von Alkoholabhängigen missbraucht.

Indikation

- Verdacht auf eine Methanolintoxikation, Einnahmemenge nicht sicher unter 0,1 ml/kg KG
- metabolische Azidose und Methanolintoxikationsverdacht
- unklares Koma mit nicht richtungsweisender Anamnese

► **Untersuchungsmaterial und Präanalytik**

- Urin, Plasma, Serum; gut verschlossen im Kühlschrank längere Zeit haltbar

► **Bestimmungsmethode**

- quantitative Bestimmung im spezialisierten klinisch-toxikologischen Labor erfragen
- ergänzend sollte die Anionenlücke (S. 261) bestimmt werden.

Toxische Konzentrationen und diagnostische Bedeutung

- unbedenkliche Dosis per os bis zu 0,1 g/kg KG, was 0,13 ml/kg KG entspricht
- toxische Dosis beim Erwachsenen beginnt bei 0,1 g/kg KG, ab 4–10 ml ist eine Erblindung möglich
- letale Dosis nahe 1 g/kg KG
- leichte Intoxikation < 200 mg/l
- schwere Intoxikation < 500 mg/l
- Verteilungsvolumen 0,6 l/kg KG, Methanolhalbwertszeit 2,5 Stunden unter Hämodialyse

$$\text{Umrechnung}: 10\ \text{mg/l entsprechen}\ 0,3\ \text{mmol/l};$$
$$\text{Methanol in mg/dl} = \frac{\text{Methanol in mmol/l}}{0,31} \qquad (21.1)$$

► **Klinische Interpretation und toxikologische Bedeutung.** Methanol hat eine geringere Affinität zur Alkoholdehydrogenase als Ethanol und wird deutlich langsamer metabolisiert. Bei der Schädigung des ZNS überwiegt die Schädigung des Nervus opticus. Anfangs bestehen beim Patienten Rauschzustände und Oberbauchschmerzen. Im weiteren Verlauf können unbehandelt Koma, Erblindung und optische Halluzinationen auftreten. Todesfälle sind ebenfalls berichtet.

► **Antidot**

Zusatzinformation

Antidottherapie mittels Ethanoltherapie, wobei das Ziel das Erreichen und die Aufrechterhaltung einer ausreichend hohen Alkoholkonzentration ist. Diese ist abhängig von der gemessenen Methanolkonzentration, aber üblicherweise > 100 mg/dl.

Antidottherapie mit 4-Methylpyrazol (Fomepizole): Direkte kompetitive Hemmung der Alkoholdehydrogenase (ADH) durch Fomepizole und damit Verhinderung des „Giftungsprozesses" im Organismus. Die Dosierung erfolgt nach Rücksprache mit einer Giftinformationszentrale.

Ergänzend ist die Gabe von Folsäure (50 mg alle 4 Stunden) zu empfehlen, um die Umwandlung von Formiat in Kohlendioxid und Wasser zu unterstützen.

Ethanol

► **Toxische Wirkung.** Ethanol wirkt direkt depressorisch auf das ZNS. Zusätzlich werden die Schutzreflexe gedämpft und somit besteht bei der Ethanolvergiftung eine hohe Aspirationsgefahr. Hypoglykämie und Hypothermie sind weitere gefährliche Auswirkungen.

► **Vorkommen.** Ethanol ist das bekannteste Genuss- und Rauschmittel und auch Bestandteil vieler Pflege- und Reinigungsmittel sowie Kosmetika. Stellenweise findet sich auch in Arzneimitteln ein hoher Alkoholgehalt. Ethanol ist die häufigste Cosubstanz im Rahmen von Suizidversuchen. Ethanol wird auch als Antidot bei der Methanol- (S. 614) und der Ethylenglykolvergiftung (S. 617) eingesetzt.

Indikation

- Alkoholrausch beim Erwachsenen
- akzidentielle Alkoholaufnahme bei Kindern

► **Untersuchungsmaterial und Präanalytik**

- Ausatemluft zur Bestimmung des Atemalkoholgehaltes (mittels Alkomat)
- Serum oder Plasma; gut verschlossen im Kühlschrank 6 Monate haltbar
- (Urin; mit Zusatz von 10 g/l NaF 30 Tage haltbar)

► **Bestimmungsmethode**

- Bestimmung der Blutalkoholkonzentration mit Alkoholdehydrogenase-Reaktion oder mittels massenspektrometrischen Methoden
- Berechnung der Blutalkoholkonzentration in Promille:
  - Ethanol (‰) = Ethanol (g) ÷ (KG [kg] × 0,7); Faktor bei Frauen 0,6 anstelle von 0,7
  - aufgenommene Menge Ethanol = Volumen (ml) × Vol% × 0,008 (g)
- gerichtsfeste Bestimmung im Fachlabor erfragen.
- Bestimmung der Osmolarität im Serum; Faustregel:
  Pro gesteigerte 30 mosmol/l ist rechnerisch 1‰ Blutalkoholkonzentration anzunehmen, wenn die übrigen laborchemisch erfassten osmotisch wirksamen Substanzen wie Natrium, Glucose und Harnstoff im Normbereich liegen.

Toxische Konzentrationen und diagnostische Bedeutung

- Die Ethanolwirkung korreliert nicht immer mit der Höhe des Promillespiegels.
- Als potenziell letale Dosis wird beim Erwachsenen 5–8 g/kg KG angenommen. Bei Kindern liegen die toxischen Konzentrationen deutlich niedriger.
- Der durchschnittliche Erwachsene baut 7–10 g Alkohol (120–250 mg/kg KG und h) ab, wobei eine hohe interindividuelle Variabilität besteht.
- Verteilungsvolumen rund 0,7 l/kg KG

► **Klinische Interpretation und toxikologische Bedeutung.** Ethanol ist eine weitverbreitete Droge. Im Alkoholrausch treten nur ein kurzes Exzitationsstadium, häufiges Erbrechen, schnell einsetzende Hypoglykämie aufgrund der Unterdrückung der Gluconeogenese, Hypokaliämie und deutliche Minderung der Schutzreflexe und des Reaktionsvermögens auf. Hieraus resultieren Atemdepression und erhöhte Aspirationsgefahr. Die Lebertoxizität ist gesteigert bei Hepatitis oder Leberzirrhose. In Kombination mit Psychopharmaka und Kokain findet sich eine erhöhte zentralnervöse Wirkung. Das Acetaldehydsyndrom entsteht nach Einnahme von z. B. Antidiabetika, Carbamaten, Faltentintling.

► **Antidot**

Zusatzinformation

Da kein spezifisches Antidot bekannt ist, symptomatische Behandlung. Ethanol ist grundsätzlich dialysabel, das Verfahren aber nur in seltenen Einzelfällen notwendig.

Ethylenglykol

► **Toxische Wirkung.** Ethylenglykol selbst gilt nicht als besonders toxisch. Es wird jedoch durch die Alkoholdehydrogenase im Organismus gegiftet und es kommt zur Akkumulation von toxischen Metaboliten, wie z. B. Glykolsäure oder Oxalsäure, die zur metabolischen Azidose, Nierenschädigung und zu kardialen Komplikationen führen.

► **Vorkommen.** Ethylenglykol ist Bestandteil von Frostschutzmitteln und hydraulischen Flüssigkeiten (Bremsflüssigkeiten), wobei in Motoren die etwas weniger giftige Form des Polyethylenglykols verwendet wird. Auch Ölofenentrußer enthält Ethylenglykol. Aufgrund des süßen Geschmacks besteht eine große Gefahr der akzidentiellen Vergiftung.

Indikation

- Verdacht der Aufnahme von 0,1–0,2 g Ethylenglykol/kg KG oder mehr

► **Untersuchungsmaterial und Präanalytik**

- Urin, Serum, Plasma

► **Bestimmungsmethode**

- quantitative Bestimmung im spezialisierten klinisch-toxikologischen Labor erfragen

Toxische Konzentrationen und diagnostische Bedeutung

- Die Einnahme von etwa 20–50 ml Ethylenglykol führt bereits zu ersten Vergiftungserscheinungen.
- Toxische Serumkonzentrationen ab 50 mg/dl, eine Dialysepflicht kann ab 50 mg/dl als gegeben angenommen werden.
- Die letale Dosis liegt im Bereich der Aufnahme von 1–1,5 ml/kg KG entsprechend 0,4 g/kg KG. Mehr als 100 ml Ethylenglykol können – ohne Therapie – zum Tode führen.
- Verteilungsvolumen rund 0,6–0,8 l/kg KG
- Die Halbwertszeit von Ethylenglykol liegt bei 3–5 Stunden.

Umrechnung: 1 mg/dl entspricht 0,161 mmol/l, 1 mmol/l entspricht 6,2 mg/dl

► **Klinische Interpretation und toxikologische Bedeutung.** Die Metaboliten Glycolsäure und Oxalsäure führen zur metabolischen Azidose und dadurch zur Nierenschädigung. Des Weiteren werden aus Oxalsäure und Kalzium Kalziumoxalate gebildet, die als Oxalatkristalle im Urin nachweisbar sind und ebenfalls nierenschädigend wirken. Diese Präzipitate lagern sich auch im Herzmuskel ab. In den Anfangsstunden der Vergiftung imponieren beim Patienten Symptome wie bei der Ethanolvergiftung, nach 6–12 Stunden steht die metabolische Entgleisung mit klinischen Anzeichen wie Azidose, Hyperventilation, Nierenversagen und gegebenenfalls Herzrhythmusstörungen im Vordergrund.

▸ **Antidot**

Zusatzinformation

Spezifisches Antidot ist Ethanol, wobei zu bedenken ist, dass Ethylenglykol eine ähnlich hohe Affinität zur Alkoholdehydrogenase hat wie Ethanol. Daher müssen die Blutalkoholspiegel relativ schnell hoch sein. Auch hier kann Fomepizole „off-label" eingesetzt werden.

Supportive Therapie mit Pyridoxin, welches die Umwandlung von Glyoxalat zu Glycin beschleunigt und zusätzlich die Applikation von Thiamin, welches die Umwandlung von Glycolsäure zu nicht giftigen Metaboliten beschleunigt.

Fallbeispiel

Ein junger Automechaniker wird von einem Sportkamerad bewusstlos in seinem Zimmer aufgefunden und in die Notaufnahme gebracht. Seit seine Freundin bei einem Verkehrsunfall 2 Wochen zuvor umgekommen war, litt er unter Depressionen. Bei der körperlichen Untersuchung ist er nicht ansprechbar und hyperventiliert; Temperatur, Blutdruck und Puls sind unauffällig. Der Arzt in der Aufnahme kann keinen typischen foetor alcoholicus wahrnehmen.

Paracetamol, Salicylat und Alkohol sind negativ, ebenso Glucose im Urin.

Es handelt sich um eine schwere, teilkompensierte, metabolische Azidose. Ein diabetisches Koma kann ausgeschlossen werden. Da Ethanol und auch andere osmotisch wirksame Substanzen als Ursachen ausgeschlossen wurden, muss etwas Anderes die osmotische Lücke zwischen der Osmolalität von 330 mosmol/kg und den nach Formel (a) (S. 241) errechneten 38,5 mosmol/kg verursacht haben. In der Zusammenschau mit niedrigem Kalzium und ausgeprägter metabolischer Azidose liegt der Verdacht auf eine Glykolvergiftung nahe.

Substanz	Konzentration
Natrium	140 mmol/l
Kalium	5,3 mmol/l
Kalzium	1,5 mmol/l
Harnstoff	7,0 mmol/l (20 mg/dl)
Kreatinin	105 µmol/l (1,2 mg/dl)
Glucose	4,5 mmol/l (80 mg/dl)
Osmolalität	330 mosmol/kg
pH	7,1
pCO_2	25 mmHg
HCO_3^-	8 mmol/l
BE	–14 mmol/l

21.2.2 Nicht-opioid Analgetika

Die Gefahr bei diesen Stoffen besteht in der problemlosen Verfügbarkeit der Medikamente. So finden sich Paracetamolvergiftungen in regelmäßiger Häufigkeit bei Suizidversuchen. Nach wie vor führende Wirksubstanzen in dieser Gruppe sind die Salicylsäure und deren Derivate sowie Paracetamol und Ibuprofen. Bei den meisten Medikamenten dieser Gruppe können zusätzlich zur Vergiftung eine allergische Reaktion einschließlich einer Knochenmarksdepression sowie ein akutes Nierenversagen auftreten. Häufig kommt es zusätzlich bei Einnahme dieser Medikamente in großer Menge zu Reizungen im Magen-Darm-Trakt, verbunden mit Übelkeit und Erbrechen, zum Teil bis zur haemorrhagischen Gastritis. Im Weiteren soll nur auf die beiden wichtigsten Vertreter dieser Gruppe, die Acetylsalicylsäure und das Paracetamol näher eingegangen werden.

Salicylate

Salicylate sind farb- und geruchslose, große, süßlich schmeckende Kristalle, die sich bei Lichteinwirkung leicht färben. Medizinisch relevant dürfte allenfalls die Acetylsalicylsäure sein. Salicylate werden klinisch als Thrombozytenaggregationshemmer, Analgetikum und antiinflammatorisches Therapeutikum eingesetzt. Sie gehören in die Gruppe der nicht steroidalen Antirheumatika (NSAR), die fast alle in ihrer chemischen Grundstruktur Säuren sind und über die Hemmung der Prostaglandin-Synthese (COX-1 und COX-2) wirken.

Indikation

- Anamnestischer Hinweis (z. B. Missbrauch, Suizidversuch) auf relevante Intoxikation mit **Acetylsalicylsäure**.

▸ Untersuchungsmaterial und Präanalytik

- Serum, Plasma, Urin, Mageninhalt; im Kühlschrank 2 Wochen haltbar

▸ Bestimmungsmethode

- qualitativer Salicylatnachweis im Urin
- im Plasma/Serum quantitative Analyse mit chromatographischen oder immunchemischen Verfahren

Toxische Konzentrationen und diagnostische Bedeutung

Parameter	Referenzintervall
toxische Dosis Erwachsene	150–300 mg/kg KG
toxische Dosis Kind	> 75–100 mg/kg KG
letale Dosis	400–500 mg/kg KG
therapeutisch-analgetische Serumkonzentration	30–50 mg/l
antiphlogistische Serumkonzentration	150–300 mg/l
toxische Serumkonzentration Erwachsene	> 200–300 mg/l
toxische Serumkonzentration Kind	150 mg/l
maximale Serumkonzentration ist nach 2–4 Stunden erreicht	
Verteilungsvolumen 0,2 l/kg KG	

► **Klinische Interpretation und toxikologische Bedeutung.** Durch die zentralnervöse Stimulation des Atemzentrums kommt es zur Hyperventilation.

Intrazelluläre Effekte führen zur Entkoppelung der oxidativen Phosphorylierung und zur Herabsetzung des Glucose- und Fettstoffwechsels. Aus der Thrombozytenaggregationshemmung resultiert eine Blutungsneigung mit Verlängerung der PTT.

Durch die keratolytische Wirkung der Salicylate ist die Substanz rasch durch Schleimhaut resorbierbar. In höheren Dosierungen führt sie durch ihre zentrale Wirkung zur hypothalamischen Dämpfung, zur vermehrten Kaliumausscheidung und zu einer metabolischen Azidose durch den Anstieg des Sauerstoffverbrauchs und der CO_2-Produktion. Weiterhin kommt es zu einer Druckerhöhung im Innenohr.

► **Antidot**

Zusatzinformation

Es ist kein spezifisches Antidot bekannt. Azidosetherapie mit Natriumbikarbonat, zusätzlich kann auch eine Urinalkalisierung zur verbesserten Ausscheidung führen; hierbei ist jedoch auf eine Kaliumsubstitution zu achten. Die Hämodialyse ist ein effektives Eliminationsverfahren bei schwerer Salicylatvergiftung.

Paracetamol

Paracetamol (Acetaminophen, p-Acetaminophenol) hat eine gute antipyretische und analgetische Wirkung. Beim oxidativen Abbau des Paracetamols entsteht das toxische Zwischenprodukt N-Acetyl-p-benzochinonimin (NAPQI), welches rasch alle Glutathionreserven aufbraucht.

Indikation

- Bei jedem Verdacht auf eine relevante Intoxikation, da die Therapie von Höhe und Verlauf der Serumspiegel abhängt.

► **Untersuchungsmaterial und Präanalytik**

- Plasma, Serum, Urin, Mageninhalt; Haltbarkeit im Kühlschrank 2 Wochen

► **Bestimmungsmethode**

- Die Bestimmung erfolgt immunchemisch oder mittels Massenspektrometrie

Toxische Konzentrationen und diagnostische Bedeutung

Zeit	Konzentration
Eine Antidottherapie (► Abb. 21.1) ist einzuleiten, wenn die Serumkonzentration	
4 h nach Ingestion	> 150 mg/l (beim Risikopatienten 100 mg/l)
oder	
12 h nach Ingestion	≥ 30 mg/l (beim Risikopatienten 20 mg/l) ist
Halbwertszeit (bei therapeutischer Dosierung) 2–3 h, bei vorbestehendem Leberschaden bis zu 12 h	
Verteilungsvolumen 0,95 l/kg KG	

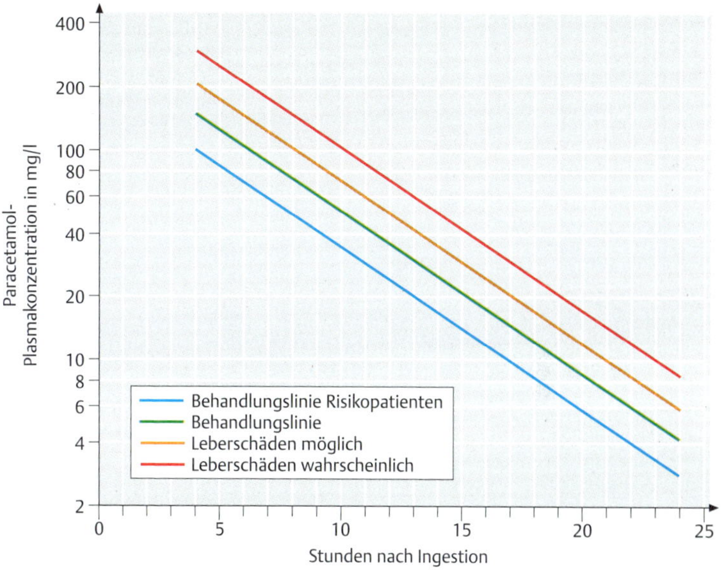

Abb. 21.1 Antidottherapie. Indikation der Antidottherapie in Abhängigkeit von der Paracetamol-Plasmakonzentration (mg/l) und der Zeit nach Ingestion.

▶ **Klinische Interpretation und toxikologische Bedeutung.** Aus dem Gastrointestinaltrakt findet eine vollständige Resorption statt. Paracetamol wird durch direkte Glucuronidierung oder Sulfatierung in der Leber metabolisiert. Da dies einer Sättigungskinetik unterliegt, entsteht bei Vergiftungen mit Paracetamol vermehrt NAPQI. Über den Verbrauch von Glutathionreserven kommt es dann zu Leberzellnekrosen. Die Toxizität des Paracetamols steigt durch Enzyminduktion. Zu beachten ist weiterhin, dass Paracetamol häufig in Mischpräparaten mit anderen Analgetika oder Codein kombiniert ist. Bei Patienten mit Lebererkrankungen ist die Toxizität des Paracetamol deutlich erhöht.

▶ **Antidot**

Zusatzinformation

Spezifische Antidottherapie mit Acetylcystein (Fluimucil) nach oralem bzw. intravenösem Schema (▶ Abb. 21.2). Bei bis zu 10 % der Patienten treten allergische Nebenwirkungen in Form von Flush und Pruritus auf.

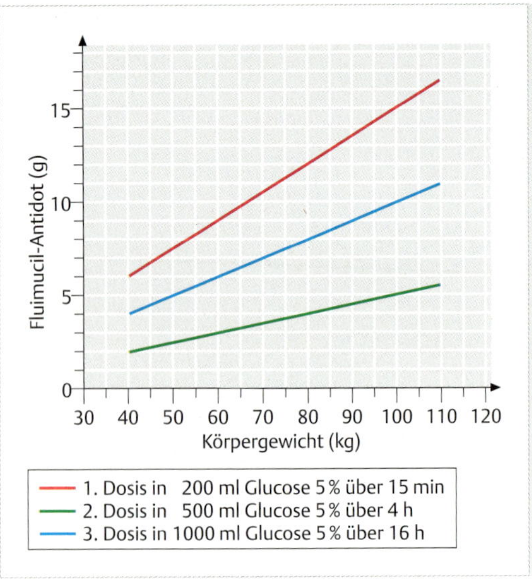

Abb. 21.2 Fluimucil-Antidottherapie nach Paracetamolvergiftung. (modifiziert nach Mühlendahl: Vergiftungen im Kindesalter).

21.2.3 Blausäure, Cyanide

▸ **Toxische Wirkung.** Blausäure (HCN, Cyanwasserstoff) ist ein farbloses, giftiges Öl. Es blockiert die Cytochromoxidase, wodurch es zu intrazellulärem Sauerstoffmangel bei ausreichender bis überdurchschnittlicher Sauerstoffsättigung des Blutes kommt. Nach oraler Einnahme bzw. Inhalation wird es schnell resorbiert, bei einer Aufnahme über die Haut langsam. Die Metabolisierung geschieht durch enzymatischen Abbau, vor allem durch die Leber, und die Ausscheidung über Urin, Fäzes, Speichel, Schweiß und die Ausatemluft. Cyanide (Blausäuresalze) werden in Verbindung mit (Magen-)Säure zu Blausäure gespalten.

▸ **Therapie.** Die schnelle Behandlung mit spezifischen Antidota ist ausschlaggebend für den Therapieerfolg sowie der Azidoseausgleich und eine Beatmung mit 100 % Sauerstoff bei schwerer Vergiftung. Bei akzidentieller Ingestion von Bittermandeln bzw. Pfirsich- oder Aprikosenkernen ist eine primäre Giftelimination in der Regel ausreichend.

▸ **Vorkommen.** Blausäure kommt natürlich in Bittermandeln und Kernen anderer Früchte, wie z. B. dem Pfirsichkern, vor. Im medizinischen Bereich sind nach Gaben therapeutischer Dosen von Natriumnitroprussid Todesfälle durch Cyanidfreisetzung beschrieben worden. Im gewerblichen Bereich werden in der Galvanisation Natriumcyanid und Kaliumcyanid verwendet, die auch als Silber- oder Goldputzmittel eingesetzt werden.

Natürliches Bittermandelöl ist ein farbloses, giftiges Öl. Im Gegensatz dazu ist künstliches Bittermandelöl eine blausäurefreie Flüssigkeit, die einen Gehalt von 99 % Benzylaldehyd hat, nach Bittermandel riecht und als Backaroma verwendet wird. Bittermandelöl wurde früher in der Wäschestempelfarbe und im Lederöl verwendet.

Indikation

- jeder Verdacht auf eine akute Vergiftung

► **Untersuchungsmaterial und Präanalytik**
- Blut, Urin, Mageninhalt, Ausatemluft

► **Bestimmungsmethode**
- qualitativ mittels Prüfröhrchen
- quantitative Cyanidbestimmung im Blut z. B. mit GC (im Speziallabor erfragen)

Toxische Konzentrationen und diagnostische Bedeutung

- Die potenziell letalen Dosen von Blausäure liegen bei 1 mg/kg KG.
- Die potenziell letalen Dosen von Natrium- und Kaliumcyanid liegen bei ca. 2 mg/kg KG. Dies entspricht einer Zahl von ca. 10 Bittermandeln bei Kindern und 60 Bittermandeln bei Erwachsenen, wenn sie ausreichend zerkaut wurden.
- Nach Blutspiegelbestimmungen liegen Blutcyanidspiegel über 0,2 mg/l im toxischen Bereich (jedoch ist bisher kein signifikanter Zusammenhang zwischen Blutcyanidkonzentration und klinischer Schwere der Vergiftung nachgewiesen worden).

► **Klinische Interpretation und toxikologische Bedeutung.** Leichte Vergiftungen äußern sich allenfalls durch Reizungen der Konjunktiven und ein Kratzen im Hals, Übelkeit und Erbrechen. Bei schweren Vergiftungen zeigt sich ein rasanter Verlauf mit Bewusstlosigkeit und Tod innerhalb weniger Minuten. Zu beachten ist, dass die Haut bei einer ausgeprägten Intoxikation anfangs rosig ist, die Verwechslung mit einer Kohlenmonoxidintoxikation (S. 625) ist möglich; die Blausäurevergiftung aber weist dann bei kardiorespiratorischer Insuffizienz die klassische Cyanose auf.

Merke

Der richtungsweisende Geruch nach bitteren Mandeln wird von ca. 20–50 % der Bevölkerung aufgrund eines genetischen Merkmals nicht wahrgenommen.

Der klinische Vergiftungsablauf lässt sich in 4 charakteristische Stadien einteilen:

1. **Initialstadium:** Schleimhautirritation, rosige Hautfarbe
2. **Dyspnoestadium:** quälende Atemnot, pectanginöse Beschwerden
3. **spastisches Stadium:** Bewusstlosigkeit, klonisch-tonische Krämpfe
4. **paralytisches Stadium:** Apnoe, Areflexie, Kreislaufstillstand

▸ **Antidot**

Zusatzinformation

Zur Behandlung stehen folgende spezifischen Antidote zur Verfügung:

- **4-DMAP** (4-Dimethylaminophenol) bildet Methämoglobin, das effektiv Cyanidionen bindet. Es kann bei Überdosierung lebensbedrohliche Methämoglobinämien mit Hämolyse verursachen.
- **Natriumthiosulfat** bildet mit Cyanid das untoxische Thiocyanat (Rhodanid). Es ist weitgehend untoxisch, wirkt aber langsam.
- **Co_2-EDTA:** Cobalt bildet einen Cyan-Cobalt-Komplex, ist aber mit erheblichen Nebenwirkungen belastet.
- **Hydroxocobalamin:** Cyanid wird im Austausch gegen die Hydroxylgruppe am Cobalt angelagert und es entsteht Vitamin B_{12} (Cyanocobalamin) welches renal ausgeschieden werden kann. In der EU unter dem Namen Cyanokit zugelassen.
- **Kaliumpermanganat:** Bei oraler Cyanidaufnahme in relevanter Dosis werden 300 ml Kaliumpermanganatlösung (1 : 5 000) zur Oxidation des restlichen Cyanids verabreicht.

21.2.4 Giftige Gase, Reizgase, Kohlenmonoxid

▸ **Toxische Wirkung.** Das Einatmen giftiger Gase kann zu direkten Schädigungen der Lunge führen, z. B. verursachen Chlor und nitrose Gase durch ihre Ätzwirkung eine Schädigung der oberen Atemwege und auch der Lunge. Es kann sich, meist mit zeitlicher Verzögerung (**bis zu 24 Stunden!**), ein toxisches Lungenödem entwickeln. Darum müssen Patienten, die giftige Gase z. B. Brandgase eingeatmet haben, auch dann beobachtet werden, wenn noch keine Anzeichen für eine Vergiftung erkennbar sind.

Das gemeinsame Vergiftungsbild aller Reizgase zeigt sich in Form einer Schleimhautreizung an den Augen, im Nasen-Rachen-Raum und in den oberen und unteren Atemwegen mit Brennen und Hustenreiz. In schwerwiegenderen Fällen kann eine Bronchokonstriktion mit Spastik bis hin zu ausgeprägter Dyspnoe mit begleitendem toxischem Lungenödem auftreten.

▸ **Therapie.** Die erste Maßnahme besteht in der Entfernung aus der reizgashaltigen Umgebung. Als symptomatische Akutmaßnahmen sind die Gabe von Sauerstoff, die Verabreichung eines topischen Corticoids und das Herz-Kreislauf-Monitoring zu nennen. Weitere differenzierte Maßnahmen sind abhängig von der Zusammensetzung des Gases und sollten nur nach Rücksprache mit einer Giftinformationszentrale (S. 614) durchgeführt werden. Bei Vergiftungserscheinungen mit Atemnot sind die Patienten, wenn möglich, halb sitzend zu transportieren.

▸ **Vorkommen.** Chlorgas kann bei unsachgemäßer Handhabung im Zusammenhang mit der Schwimmbadreinigung oder in der chemischen Industrie freigesetzt werden. Reizgase werden auch häufig in der galvanischen Industrie und bei Gefahrgutunfällen freigesetzt. Zu den Reizgasen gehören z. B.:

- **Reizgase vom Soforttyp mit hoher Wasserlöslichkeit:**
  - Ammoniak: Verbrennung von Wolle, Seide und Kunstharz
  - Chlorwasserstoff: Verbrennung von Isolationsmaterial, PVC
- **Reizgase vom Soforttyp mit mittlerer Wasserlöslichkeit:** Chlorgas, Schwefelwasserstoff, Bromgas
- **Reizgase vom Latenztyp mit geringer Wasserlöslichkeit und hoher Lipidlöslichkeit:**

- nitrose Gase: Verbrennung von Textilien und Düngemitteln
- Phosgen: Verbrennung von chlorierten Kohlenwasserstoffen

Kohlenmonoxid (CO)

▶ **Toxische Wirkung.** Kohlenmonoxid (CO) ist ein farb- und geruchloses Gas, das durch seine hohe Affinität und Bindungsfähigkeit an das Hämoglobin den Sauerstofftransport im Organismus und die Abgabe von Sauerstoff in der Peripherie behindert. Es resultiert somit das klinische Bild einer Hypoxie und Azidose. Zusätzlich bewirkt eine CO-Vergiftung eine elektromechanische Entkoppelung am Reizleitungssystem des Herzens durch Erschöpfung energiereicher Phosphate und führt so zu schwerwiegenden hämodynamischen Komplikationen.

Neben der akuten CO-Vergiftung unterscheidet man eine subakute und eine chronische Form, wobei bei Letzterer die chronische Hypoxie und deren Folgen im Vordergrund stehen. Patienten mit einer Intoxikation klagen über Kopfschmerzen und Schwindel. Bei hohen Gaskonzentrationen können sich schnell lebensbedrohliche Situationen entwickeln.

▶ **Therapie.** Die frühzeitige Gabe von Sauerstoff in hohen Konzentrationen oder, wenn nötig, die kontrollierte Beatmung mit einem FiO_2 von 1,0 sind die entscheidenden Therapiemaßnahmen.

▶ **Vorkommen.** CO entsteht bei unvollständiger Verbrennung organischer Verbindungen unter Sauerstoffmangel. Unter bestimmten Umständen tritt es bei Gär- und Zersetzungsprozessen auf. Da CO schwerer als Luft ist, verdrängt es in tiefliegenden, geschlossenen Räumen (Gärkeller, Futtersilos, Gruben) den Sauerstoff, sodass rasch ein Erstickungstod eintreten kann. Auch Stadt- und Erdgas enthalten einen, wenn auch in den letzten Jahren deutlich reduzierten, Anteil an CO. Undichte Rohrleitungen stellen kaum mehr eine Gefahr dar, da die Gaswerke Geruchsstoffe wie Merkaptan zusetzen. Bei tiefer gelegenen Rohrbrüchen kann es jedoch durch Filtration des Gases durch das Erdreich zur Ausbreitung von geruchlosem Gas kommen. Hauptgefahrenquellen sind Abgase von laufenden Motoren, z. B. Dieselaggregate an Baustellen oder Kraftfahrzeuge in geschlossenen Räumen/Garagen (auch in suizidaler Handlungsabsicht). Von forensisch enormer Bedeutung sind Vergiftungen durch defekte Gasdurchlauferhitzer in Wohnungen oder defekte Belüftungsklappen in Wohn- und Baderäumen, in denen zur Heißwasseraufbereitung Gasthermen montiert sind. In geschlossenen Räumen kann Kohlenmonoxid explosive Konzentrationen erreichen.

Merke

M!

In geschlossenen Räumen oder Behältern oder Anlagen sollten keine eigenmächtigen Rettungsversuche ohne spezielle Atemschutzgeräte und entsprechende Eigensicherung unternommen werden.

Indikation

- Jeder Verdacht auf eine relevante Intoxikation.

▶ **Untersuchungsmaterial und Präanalytik**
- EDTA-Vollblut; im Kühlschrank mindestens 1 Woche haltbar

▶ **Bestimmungsmethode**
- spektralphotometrische Bestimmung (S. 79) bei 546 nm und 578 nm

Toxische Konzentrationen und diagnostische Bedeutung

Konzentration		Symptome
COHb (Vollblut)		
< 30 %		Kopfschmerzen, Schwindel, Übelkeit
30–40 %		Müdigkeit, Verwirrtheit
40–60 %		Bewusstlosigkeit, Hypotonie
> 60 %		rascher Tod durch Hypoxie
CO (Luft)	CO-Hb %	
< 35 ppm (Raucher)	5	leichte Kopfschmerzen
0,005 % (50 ppm)	10	Kopfschmerzen, Atemnot
0,01 % (100 ppm)	20	Kopfschmerzen, Unruhe
0,02 % (200 ppm)	30	Verwirrtheit, Sehstörungen, Schwäche
0,03–0,05 %	40–50	Tachykardie, Stupor, Kollaps
0,08–0,12 %	60–70	Koma, Krampfanfälle, rascher Tod durch Hypoxie
0,19 % (1900 ppm)	80	sofort tödlich

► **Klinische Interpretation und toxikologische Bedeutung.** Obwohl ein Sauerstoffmangel besteht, ist die Hautfarbe rosig. Bei hohen Gaskonzentrationen können sich schnell lebensbedrohliche Situationen entwickeln. Bei der Pulsoxymetrie wird fälschlicherweise eine zu hohe Sauerstoffsättigung angezeigt, da der COHb-Anteil mit in die HbO_2-Messung eingeht. Bei starken Rauchern ist die COHb-Konzentration bei der Bestimmung im Blut nicht unwesentlich erhöht.

► **Antidot**

Zusatzinformation

Frühzeitig Sauerstoff in hohen Konzentrationen, wenn nötig hyperbare Oxygenierung in einer Druckkammer, besonders bei Vorliegen einer Schwangerschaft.

21.2.5 Herz- und Kreislaufmedikamente

Merke

Viele Medikamente haben potenziell anti-, aber auch proarrhythmogene Wirkung (z. B. Antiarrhythmika, Antihistaminika, Antidepressiva, Antiepileptika, Antibiotika und Digitalisglycoside). Häufig ist der Einfluss auf das Aktionspotenzial am Herzen unklar oder unbekannt. Bei vielen Vergiftungen entscheidet die kardiale Beteiligung über den Verlauf.

▸ **Toxische Wirkung.** Es kommt bei fast allen Vergiftungen mit kardiotropen Substanzen in der Frühphase nach der Einnahme zu gastrointestinalen Reizerscheinungen. Diese führen oftmals zum, in diesem Fall erwünschten, Erbrechen. Allerdings ist zu beachten, dass viele Antiarrhythmika auch ausgeprägte anticholinerge Wirkungen zeigen, die dann zu einer konsekutiven Magen-Darm-Atonie führen können. Dies begünstigt eine Nachresorption an Wirkstoffen. Bei Fortschreiten der Vergiftungen treten dann aufgrund der kardialen Wirkung vitale Komplikationen auf. Je nach Substanz zeigt sich ein unterschiedliches Bild, welches auch einer differenzierten Therapie bedarf. Antiarrhythmika vom Lidocaintyp weisen bei entsprechender Überdosierung zusätzlich eine Methämoglobinbildung auf.

▸ **Vorkommen.** Häufig eingesetzte Herz-Kreislauf-Medikamente sind z. B. Betablocker und Kalziumantagonisten.

Digitoxin, Digoxin

In ihrer Grundstruktur handelt es sich um farb- und geruchlose, tafelförmige Kristalle mit stark bitterem Geschmack. Der Wirkungsmechanismus der Digitalisglycoside beruht auf der Hemmung des Natrium-Kalium-Transportsystems und damit auf einer dosisabhängigen Herabsetzung des Membranpotenzials, verbunden mit einer Erhöhung der intrazellulären Kalziumfraktion. Hierdurch entsteht die positiv inotrope und bathmotrope wie auch die negativ chronotrope und dromotrope Wirkung am Myokard.

Indikation

- bei jedem Verdacht auf eine Intoxikation mit Digitalisglycosiden

▸ **Untersuchungsmaterial**

- Serum, Plasma zur quantitativen Analyse, Urin und Mageninhalt zum qualitativen Nachweis

▸ **Bestimmungsmethode**

- Immunchemisch oder per Massenspektrometrie

Toxische Konzentrationen und diagnostische Bedeutung

- **Digitoxin:**
  - letale Einnahmedosis beim Erwachsenen ca. 3–5 mg
  - toxische Serumkonzentrationen bei Werten ab 20–50 µg/l
  - Übelkeit und Erbrechen ab 40 µg/l, Störungen des Sehens ab rund 50 µg/l, Herzrhythmusstörungen ab 50–60 µg/l, wobei interindividuelle Schwankungen der klinischen Symptome in Bezug auf die gemessenen Serumspiegel zu beachten sind.
- **Digoxin:**
  - letale Einnahmedosis bei Erwachsenen 0,09 mg/kg KG
  - toxische Serumspiegel mit klinischen Symptomen über 2,0 µg/l, auch hier gibt es interindividuelle Unterschiede. Die Toxizität ist auch abhängig vom Elektrolythaushalt und einer eventuell vorbestehenden Niereninsuffizienz.

Niereninsuffizienz und Hepatopathien gehen oftmals mit erhöhten Digitalisglycosidspiegeln einher (aufgrund der verzögerten Elimination und der damit verbundenen Kumulation). Eine Comedikation mit Kalziumantagonisten vom Verapamiltyp kann falsch hohe Spiegelmessungen ergeben.

► **Klinische Interpretation und toxikologische Bedeutung.** Bei Intoxikationen treten auf: Übelkeit, Erbrechen, Sehstörungen, Halluzinationen, Rhythmusstörungen (Bradykardie, AV-Block I°–III°, Vorhoftachykardie mit intermittierender AV-Blockierung, ventrikuläre Arrhythmien, Asystolie), Hyperkaliämie.

► **Antidot**

Zusatzinformation

Wiederholte Gaben von Kohle und Natriumsulfat alle 3–5 Stunden. Zusätzlich kann Quantalan gegeben werden, um eine weitere Resorption zu unterbinden. Bei gravierenden Vergiftungen kommt das Digitalisantidot BM zur Anwendung. 80 mg Antidot binden ungefähr 1 mg Digoxin. Das Behandlungsschema sollte im Einzelfall mit einer der Giftinformationszentralen abgesprochen werden.

Betablocker

In ihrer Wirkungsweise sind Betablocker kompetitive Hemmer der Adrenalin- und Noradrenalinwirkung auf β_1- und β_2-Rezeptoren. Kardioselektive Substanzen haben vornehmlich β_1-Wirkung auf die kardialen β-Rezeptoren, wobei zu bedenken ist, dass bei toxischen Dosen diese Selektivität verloren geht. Der Wirkmechanismus führt außerdem zu einer Frequenzabnahme, zu einer Abnahme der Erregungsleitungsgeschwindigkeit und auch zu einer Abnahme der Kontraktionskraft am Herzen. Zusätzlich kommt es über die β_2-Rezeptoren zur Hemmung der Bronchialdilatation und zur Senkung des Augeninnendrucks.

Indikation

- Die quantitative Bestimmung des Betablockerspiegels erscheint nicht sinnvoll, der qualitative Nachweis hingegen sollte bei jeder Intoxikation geführt werden.

► **Untersuchungsmaterial**
- Urin, (Blut)

► **Bestimmungsmethode**
- qualitativer Nachweis im Urin mittels Massenspektrometrie

Toxische Konzentrationen und diagnostische Bedeutung

- Serumspiegel können die Diagnose der Betablockervergiftung untermauern, haben aber keinen Einfluss auf das Behandlungsmanagement
- Referenzintervalle liegen nicht vor

► **Klinische Interpretation und toxikologische Bedeutung.** Im Rahmen der Intoxikation ist auch ohne kardiologische Symptomatik eine ausreichende Kohlenhydratzufuhr zu bedenken, da bei Betablockerintoxikationen Hypoglykämien auftreten können. Des Weiteren ist nicht unbedingt die Bradykardie ausschlaggebend für die Therapie, sondern die negative Inotropie.

► **Antidot**

Zusatzinformation

Als Antidote gelten Atropin, Dopamin, Insulin und Glucose sowie Glukagon und die Infusion von Lipidemulsionen.

Kalziumantagonisten

Kalziumantagonisten, auch als Kalziumkanalblocker bekannt, gehören in die Gruppe der Antiarrhythmika Klasse IV und hemmen den Kalziumeinstrom über langsame oder schnelle Ionenkanäle und wirken sowohl negativ chronotrop als auch negativ inotrop. Es gilt Substanzen vom Verapamil- und Diltiazemtyp pharmakologisch zu unterscheiden. Zusätzlich ist zu beachten, dass die einzelnen Präparationen auch in der Retardform vorliegen können. Hinsichtlich der akuten Toxizität unterscheiden sich die beiden Substanzgruppen jedoch nur unwesentlich.

Indikation

- Qualitativer Nachweis zur Bestätigung der Verdachtsdiagnose einer Vergiftung mit Kalziumantagonisten.

► **Untersuchungsmaterial**
- Blut zur Spiegelbestimmung und Urin/ Mageninhalt zum qualitativen Nachweis

► **Bestimmungsmethode**
- qualitative und quantitative Bestimmung mittels Massenspktrometrie im Speziallabor erfragen

Toxische Konzentrationen und diagnostische Bedeutung

- Die therapeutischen Plasmakonzentrationen liegen bei 0,1–0,3 mg/ml.
- Die toxische Dosis variiert in Abhängigkeit von Wirkstoffkonzentration und Halbwertszeit der einzelnen Substanz. Die geringste therapeutische Breite hat Amlodipin bei deutlich langer Halbwertszeit.
- Die Eliminationshalbwertszeit beträgt in etwa 7–8 h.
- Verteilungsvolumen 2,5 l/kg KG

► **Klinische Interpretation und toxikologische Bedeutung**

Merke

Eine lebensbedrohliche Vergiftung ist bereits nach einer 2–5-fachen Tagesdosis möglich, da diese Substanzen eine geringe therapeutische Breite bei hoher Toxizität aufweisen.

Über den Wirkmechanismus der Kalziumantagonisten sind bei einer Vergiftung sowohl ein Blutdruckabfall wie auch eine Sinustachykardie zu erwarten. Weiterhin können höhergradige AV-Blockierungen und Herzstillstand auftreten. Kalziumantagonisten können in toxischer Dosis eine acidotische Stoffwechsellage sowie eine Hypokaliämie und eine Hyperglykämie verursachen. Nach Intoxikation mit Retardpräparaten sind Darmnekrosen im Gastrointestinaltrakt möglich. Übelkeit und Erbrechen als extrakardiale Manifestation treten häufig in der Frühphase der Vergiftung auf.

► **Antidot**

Zusatzinformation

Bei Bradykardie und Schock sind Kalzium sowie Glukagon, Katecholamine und Glucose/Insulin das entsprechende Antidot.

21.2.6 Halogenkohlenwasserstoffe

Halogenierte Kohlenwasserstoffe wie Dichlorethan, Tri- und Tetrachlorethylen oder Tetrachlormethan (Tetrachlorkohlenstoff) sind lipophile Substanzen, die als organische Lösungsmittel eingesetzt werden. Durch ihre ausgezeichnete Fettlöslichkeit reichern sie sich in der Fettschicht und im zentralen Nervensystem an. Die aromatischen Halogenkohlenwasserstoffe sind hochgiftig und werden als Fungizide und Insektizide eingesetzt. Alle fettlöslichen Gifte können über Haut, Lunge oder Gastrointestinaltrakt aufgenommen werden.

► **Vorkommen.** Vergiftungen durch perkutane Aufnahmen oder Inhalation sind eher selten. Häufiger findet sich dagegen die orale Einnahme, meist bei Kleinkindern, durch versehentliches Trinken von Möbelpolituren oder Fleckenmitteln. Gelegentlich wird auch die suizidale Einnahme durch Erwachsene beobachtet.

Lösungsmittel (Tetrachlorethylen/Tetrachlormethan)

► **Toxische Wirkung.** Es handelt sich um farblose, nicht brennbare schwere Flüssigkeiten von unangenehmem Geruch. Die Dämpfe sind schwerer als Luft. Die Substanzen wirken auf das Zentralnervensystem und haben eine ausgesprochene Lebertoxizität.

▸ **Vorkommen.** Verwendung finden diese Substanzen in allen technischen Bereichen als Reinigungs- und Lösungsmittel. In der Humanmedizin wurden sie früher als Mittel gegen Hakenwürmer und Darmegel verwendet. In der Veterinärmedizin sind sie noch heute im Einsatz.

Indikation

- entsprechende klinische Symptomatik und nicht sicherer Ausschluss einer Inhalation von chlorierten Kohlenwasserstoffen

▸ **Untersuchungsmaterial und Präanalytik**
- EDTA-Blut in gasdichter Ampulle (spezielles Abnahmebesteck, auch für Urin)

▸ **Bestimmungsmethode**
- quantitative Bestimmung im Fachlabor erfragen

Toxische Konzentrationen und diagnostische Bedeutung

- Geruchsschwellenwert und MAK-Wert liegen bei 50 ppm
- Rauschwirkungen treten ab 200–500 ppm in der Luft auf
- letale Dosis 5 000–12 000 ppm in der Luft

▸ **Klinische Interpretation und toxikologische Bedeutung.** Da die chlorierten Kohlenwasserstoffe rasch über die Lungen resorbiert werden, erfolgt häufig ein Missbrauch zum berauschenden „Schnüffeln". Das klinische Bild der Vergiftung zeigt einen mehrphasigen Verlauf:

- **Initialstadium:**
  - unmittelbar nach Inhalation: Verwirrtheit, Sehstörungen, Schwindel, Rausch
  - unmittelbar nach oraler Einnahme Übelkeit, Erbrechen, Diarrhö
- **symptomfreies Intervall:** 6–12 Stunden
- **manifestes klinisches Stadium:** Schocksymptomatik, Gerinnungsstörungen, Ikterus, Nierenversagen, Koma

▸ **Antidot**

Zusatzinformation

Es ist kein spezifisches Antidot bekannt.

21.2.7 Metalle und Metallverbindungen

▸ **Toxische Wirkung.** Die Ingestion der meisten löslichen Metallsalze kann aufgrund der ätzenden Wirkung zu einer **Gastroenteritis** führen, in schweren Fällen mit blutiger Diarrhö. Derartige Fälle sind vor allem bei Vergiftungen mit Quecksilberchloriden bekannt. Auch die Verbindungen von Arsen, Antimon, Kupfer oder Thallium haben schleimhautschädigende Eigenschaften. Aufgrund ihrer Korrosivität und manchmal durch geringe Löslichkeit bilden diese Stoffe Beläge an der Darmschleimhaut, die mit den herkömmlichen Methoden der Giftelimination nicht ausreichend entfernt werden können.

Durch Inhalation von Metalldämpfen kann es nach mehrstündiger Latenzzeit zu akuten **respiratorischen Beschwerden** kommen. Die toxische Pneumonitis und das toxisch bedingte Lungenödem sind mögliche Komplikationen. Im Rahmen von Schweißarbeiten treten häufig Zink- und Metalldampffieber auf, die jedoch üblicherweise keiner spezifischen Therapie bedürfen.

Herzrhythmusstörungen bis hin zu Kammerflimmern und kardiogenem Schock sind eher bei Vergiftungen mit Antimon, Arsen und Lithiumsalzen beschrieben worden. **Nekrotische Leberzellveränderungen** können ebenfalls auftreten; im zentralen Nervensystem senken Intoxikationen mit Metallverbindungen meist die **Krampfschwelle**.

► **Entgiftung.** Es steht eine Reihe von Metallkomplexbildnern zur Verfügung (► Tab. 21.4). Allerdings sind die Antidota sehr vorsichtig und gezielt bei strenger Indikationsstellung einzusetzen, da sie, mit Ausnahme des Dimercaptopropansulfonats (DMPS), eine hohe Eigentoxizität haben. Die Anwendung sollte in Rücksprache mit einer Giftinformationszentrale (S. 614) erfolgen.

Tab. 21.4 Metall-Antidot-Übersicht.

Metall	Art der Intoxikation	Antidot
Arsen	alle Arten der Vergiftung	Dimercaprol oder DMPS
Blei	schwerer Fall (mit Enzephalopathie)	Dimercaprol plus EDTA oder DMPS
	leichterer Fall (ohne Enzephalopathie)	EDTA oder DMPS
	nach der Akutphase	DMPS oder Penicillamin
Eisen		Deferoxamin
Cadmium	inhalative Intoxikation	DMPS (fraglich wirksam)
	leichte bis mittlere orale Vergiftung	EDTA
	schwere orale Vergiftung	DMPS (fraglich wirksam)
Quecksilber	leichte Intoxikation	DMPS
	schwere Intoxikation	Dimercaprol oder DMPS
Thallium	schwere Intoxikation	Berliner-Blau (Antidotum Thallii Heyl) bis Urinnachweis < 200 µg/l
	akute oder chronische Vergiftung	Berliner-Blau bis Urinnachweis < 200 µg/l

► **Vorkommen.** Akute Metallvergiftungen sind meist auf Ingestionen zurückzuführen. Allerdings besteht auch die Gefahr, durch Einatmen von Dämpfen oder Staub einer Metallverbindung durch pulmonale Resorption eine akute Vergiftung auszulösen.

Zusatzinformation

Arsen: Die chronische ist von der sehr seltenen akuten Arsenvergiftung zu unterscheiden. Merkmale der chronischen Arsenvergiftung sind Polyneuritis, Muskelschwächen und Muskelatrophien sowie die Arsenmelanose (lokale Braunverfärbung und symmetrische Verdickungen der Haut an Handflächen und Fußsohlen). Nach Ingestion bestehen vornehmlich lokale Reizwirkungen, nach kurzer Latenz Kopfschmerzen, Schwindel, Erbrechen, Bauchkrämpfe, wässrige Durchfälle, fahlgraue Hautfarbe, Cyanose, Muskelzuckungen, Störungen der Nierenfunktion, Enzephalopathie mit Verwirrtheit und Psychose, Polyneuropathie mit Lähmungserscheinungen.

Arsen findet nach wie vor Verwendung in der Industrie bei der Halbleiterherstellung, bei Nicht-Eisen-Metall-Legierungen sowie in Holzschutzmitteln, Beiz- und Reinigungsmitteln und der Tierpräparation.

- Arsen(III)-chlorid: farblose, in feuchter Luft rauchende Flüssigkeit (Kampfstoffe, Insektengifte)
- Arsen(V)-oxid: glasige, an Luft zerfließende Masse
- Arsentrioxid: weißes, geruch- und geschmackloses Pulver, schwer in Wasser löslich. (Verwendung für Katalysatoren, Spezialgläser, Fowler-Lösung)

Eine Indikation zur Arsenbestimmung besteht bei jedem Verdacht auf eine akute Intoxikation und wenn der Nachweis einer chronischen Exposition nötig ist.

Blei: Akute Bleivergiftungen spielen heute praktisch keine Rolle mehr. Die chronische Vergiftung zeigt sich in einer tubulären Nephropathie, peripherer Neuropathie, Anämie mit basophiler Tüpfelung der Erythrozyten (charakteristisch!), grauer Hautfarbe im Gesicht (Bleikolorit), dunkler Verfärbung der Gingiva (Bleisaum), gastrointestinalen Schmerzen mit Obstipation (Bleikoliken), peripheren Paresen, Enzephalopathie mit Kopfschmerzen, Ataxie, epileptiformen Krampfanfällen, Verwirrtheit, Delir und Koma.

Cadmium ist ein wasserunlösliches Metall, das sich aber gut in organischen Säuren löst, was früher zu Vergiftungen geführt hat, wenn Fruchtsäfte in mit Cadmium beschichtete Lebensmittelbehälter abgefüllt wurden. Auch bei dieser Substanz steht die chronische Toxizität und nicht die akute Vergiftung im Vordergrund.

Führend in der Symptomatik sind Lungenbeschwerden, es hat aber auch eine hohe Nephrotoxizität. Ein spezifisches Antidot ist nicht vorhanden. DMPS ist fraglich wirksam. Eine frühzeitige Plasmaseparation wird nur bei schwersten Vergiftungen diskutiert.

Quecksilber ist ein flüssiges, silbrig glänzendes Metall, welches in Wasser und Ethanol unlöslich und in oxidierenden Säuren gut löslich ist. Es findet industrielle Anwendung in der elektronischen Industrie und der Farbenherstellung und kommt in natürlichen Mineralien, Gewässern und in tierischen Nahrungsmitteln vor. Prinzipiell ist zwischen Vergiftungen mit elementarem Quecksilber, anorganischen und organischen Quecksilberverbindungen zu unterscheiden.

Elementares Quecksilber stammt meist aus zerbrochenen Thermometern und hat kaum toxische Relevanz. Alle anderen Quecksilberverbindungen spielen in der akuten Toxikologie eine untergeordnete Rolle, führend sind die chronischen Vergiftungen.

Aufgrund der guten Lipidlöslichkeit erfolgt eine gute Resorption von Quecksilberdampf über die Lunge. Bei oraler Aufnahme von metallischem Quecksilber ist keine toxikologisch nennenswerte Resorption zu erwarten.

Thallium: Thalliumsalze werden als Rodentizid (Thalliumsulfat 2 %) in Rattengiftkörnern und -pasten verwendet. Industriell werden Thalliumsalze zur Herstellung optischer Linsen benötigt. Thallium steht chemisch gesehen dem Blei sehr nahe, ist toxikologisch aber auch mit Arsen und Quecksilber verwandt. In der heutigen Zeit treten Vergiftungsfälle beim Menschen durch Thallium im Rahmen der Schädlingsbekämpfung von Ratten und Mäusen auf.

Thallium wird im Magen-Darm-Kanal schnell resorbiert, lagert sich vor allem in Haaren und Nierenparenchym ab. Unmittelbar nach der Vergiftung treten gastrointestinale Beschwerden auf, im weiteren Verlauf Hirnnervenausfälle, Ataxien, Herzrhythmusstörungen und Haarausfall. Bei chronischen Vergiftungen zeigen sich nach Monaten Lunulastreifen (halbmondförmige weiße Felder im proximalen Nagelbett).

Eisen ist ein essenzielles Element (S. 329). Auch bei Eisen ist zwischen akuter und chronischer Vergiftung zu unterscheiden. Wenn bei der akuten Vergiftung Eisen-II-Chlorid oder Eisen-II-Sulfat in größeren Mengen aufgenommen wurde, besteht die Möglichkeit, dass es zu einer Lähmungserscheinung aufgrund der hohen Resorption aus dem Darm kommt. Vor allem im Kindesalter sind die Schwere der Erkrankung und die Letalität bei Eisenvergiftungen sehr hoch. Bei der chronischen Vergiftung durch Einatmen von Eisen-III-Oxid (z. B. Schweißarbeiten) können Staublungen-Erkrankungen entstehen. Die Schwere der Vergiftung wird durch den Anteil des resorbierten Fe^{2+} bestimmt. Bei schweren Vergiftungen findet man Serumspiegel über 500 µg/dl (86 µmol/l). Die Antidottherapie richtet sich nach der aufgenommenen Fe^{2+}-Menge:

1. unter 20 mg/kg KG: Milchgabe, keine weitere Therapie
2. 20–60 mg/kg KG: Milchgabe, 5 %ige Natriumbikarbonatlösung zur Neutralisierung des Magen-pH
3. über 60 mg/kg KG: einmalig oral oder intravenös Deferoxamin (Desferal)

21.2.8 Pilze

Neben den genießbaren Pilzarten gibt es eine große Anzahl von Pilzen, die sich nicht zum Essen eignen, weil sie schlecht schmecken, ungenießbar oder giftig sind. Treten Symptome nach dem Genuss einer Pilzmahlzeit auf, sind die Unverträglichkeit von Pilzen, der Verzehr verdorbener Speisepilze und die tatsächliche Vergiftung durch Giftpilze zu unterscheiden.

▸ **Klinik.** Leichtere bis mittelschwere Symptome können durch **Speise**pilze verursacht werden, z. B. bei individueller Pilzunverträglichkeit, falscher Zubereitung durch zu geringes Kochen, zu große Menge (Pilze sind schwer verdaulich) oder teilweise verdorbene Pilze (falsche Aufbewahrung, mehrmaliges „Aufwärmen“, späte Ernte nach den ersten Nachtfrösten). Häufig sind Pilze auch nur in rohem Zustand giftig; diese Arten enthalten unbekömmliche Inhaltsstoffe, die erst durch Kochen zerstört werden. Auch bei gleichzeitigem Alkoholgenuss können Beschwerden auftreten (Antabus-Syndrom).

Zu **Unverträglichkeitsreaktionen** kommt es bei besonders disponierten Personen, wobei sich nach wiederholtem Genuss des Pilzes infolge einer **Sensibilisierung** eine akute Krankheitserscheinung einstellen kann (z. B. Paxillus-Syndrom).

Tab. 21.5 Verzeichnis der Pilzvergiftungen nach Vergiftungssyndromen (modifiziert nach Roth, Frank, Kormann, 1990).

Pilzart	Pilzgifte	Latenzzeit	Symptome
gastrointestinales Syndrom			
Pilze mit Reizwirkung auf den GI-Trakt, z. B. Schwefelkopf, Täublinge, Riesenröhrling		2–4 h	heftiges Erbrechen, wässrige Durchfälle
Zweiphasen-Syndrome			
Pilze mit Parenchymgiften, z. B. Frühjahrslorchel, Knollenblätterpilz	s. u.	initiale Phase: ca. 1–1,5 h	initial gastrointestinale Phase (Übelkeit, Erbrechen, Durchfälle) nach beschwerdefreiem Intervall mit lebensbedrohlichen Organschäden hepatorenale Phase
Phalloides-Syndrom			
Knollenblätterpilze Gifthäublinge Schirmlinge	Amatoxine	8–12 h	heftiges Erbrechen, dann kolikartige, blutige Durchfälle, ab 2.–3. d zunehmender Leberschaden *Hauptwirkung:* Lebergift, RNA-Polymerase-Inhibitor
Gyromitra-Syndrom			
Lorcheln	Gyromitrin und Metaboliten	6–24 h	Übelkeit, Kopf- und Bauchschmerzen, auch zentralnervöse Symptome *Hauptwirkung:* Lebergift
Orellanus-Syndrom			
Schleierlinge	Orellanin Orellin	oft Tage bis Wochen, selten h	zuerst Übelkeit, Erbrechen, später Durst, Nierenschmerzen, zunehmender Nierenschaden *Hauptwirkung:* Nierengift
Muscarin-Syndrom			
Risspilze, Trichterlinge, Satansröhrlinge	Muscarin (cholinerg)	min bis 2 h	Schweißausbrüche, Speichelfluss, Brechdurchfälle, Bauchkoliken, Sehstörungen, Luftnot *Hauptwirkung:* Nervengift

Tab. 21.5 Fortsetzung

Pilzart	Pilzgifte	Latenzzeit	Symptome
Pantherina-Syndrom			
Pantherpilze, Fliegenpilze	Muscimol, Muscazon (atropinartig)	¼–4 h	alkoholrauschähnliche Symptome, Euphorie, Halluzinationen, Gangstörungen, Krampfanfälle *Hauptwirkung:* Nervengift
Psilocybin-Syndrom			
Psilocybe-Arten und halluzinogene Pilze (fallen seit 1998 unter das Betäubungsmittelgesetz)	Psilocybin, Psilocin (LSD-ähnlich)	¼–2 h	Schwindel, Rauschzustände, Halluzinationen (wahrscheinlich durch Stimulation von Serotoninrezeptoren) häufig Mydriasis, Tachykardie, Hypertonie *Hauptwirkung:* Nervengift *Therapie:* In den meisten Fällen reicht es, den Patienten in einen ruhigen, gegebenenfalls abgedunkelten Raum zu bringen und Diazepam zu verabreichen
Paxillus-Syndrom			
(nur nach vorheriger Sensibilisierung) z. B. Kahler Krempling	Nicht näher bekannte Antigene	¼–2 h	Erbrechen, Bauchkoliken, ab ca. 2 h Hämolyse *Hauptwirkung:* Immunreaktion

Allergien auf Pilze, Pilzgifte oder Bestandteile des Pilzes sind extrem selten. Wenn sie dennoch auftreten, handelt es sich meist um eine allergische intestinale Reaktion vom Soforttyp, die nahezu unmittelbar nach dem Genuss der Pilzmahlzeit auftritt. Bei den vermeintlichen Allergien handelt es sich meist jedoch um Effekte nach dem Genuss verdorbener Speisepilze, da es häufig vorkommt, dass diese Pilze über 24 Stunden in der Sammeltüte belassen werden, und es dort zur Bildung toxischer Eiweißzersetzungsprodukte kommt.

Die **klassische Vergiftung durch Giftpilze** geschieht meist durch Verwechslung oder Unkenntnis der Pilzarten. Die Problematik liegt auch darin, dass die meisten Giftpilze durch Kochen oder Trocknen nicht entgiftet werden können. Bedenkt man, dass in Deutschland ca. 500 Speisepilze bekannt sind, ist die Zahl der tatsächlichen Giftpilze mit ca. 20 verschiedenen Arten als eher gering anzusehen. Je nach Giftpilzart sind im klinischen Bild und ihrem Wirkungscharakter verschiedene Symptomenkomplexe zu erwarten (► Tab. 21.5).

▸ **Pilzbestimmung.** Eine gezielte Anamnese zum Pilzgenuss und die Beobachtung der Symptomatik sind zur Vorinformation von großer Wichtigkeit. Die häufig schwierige Identifizierung der fraglichen Pilze ist makroskopisch mithilfe mitgebrachter Pilze und Pilzreste oder auch mikroskopisch durch Sporenbestimmung in Resten der Pilzmahlzeit oder in Mageninhaltsproben möglich, sollte jedoch unbedingt mithilfe eines Pilzsachverständigen oder eines Pilzberaters durchgeführt werden. Die Adressen und Telefonnummern der Sachverständigen sind bei den Giftinformationszentralen bundesweit hinterlegt.

Nachweismethoden für Pilzgifte

Treten gastrointestinale Symptome in zeitlichem Zusammenhang mit Pilzgenuss auf, stellt sich die Frage nach der Ursache. Hier dient die Pilztoxinanalytik dem Ausschluss bzw. der Bestätigung einer tatsächlich vorliegenden Pilzintoxikation, da therapeutische Maßnahmen wie die Gabe eines Antidots davon abhängen können.

Chemische Nachweismethoden sind nur für wenige, definierte Pilzgifte bekannt. Für einige Inhaltsstoffe existieren Farbreaktionen, die jedoch unspezifisch sind. Verschiedene Pilzgifte können mithilfe dünnschichtchromatografischer Methoden (z. B. Muscarin, Psilocybin) oder HPLC-Bestimmungsmethoden nachgewiesen werden. Leichter flüchtige Inhaltsstoffe können mittels Gaschromatografie erfasst werden. Breite Screeningverfahren auf mögliche Pilzgifte sind nur in wenigen Speziallaboratorien verfügbar und können über die Giftinformationszentralen erfragt werden.

Knollenblätterpilz

▸ **Toxische Wirkung.** Knollenblätterpilze enthalten Amatoxine, die in geringer Dosis tödlich, kochfest, resistent gegen die physiologischen Bedingungen des Gastrointestinaltrakts und die Einwirkung von Enzymen sind. Nach oraler Aufnahme erfolgt eine rasche Resorption und Aufnahme in die Leberzelle über den Kaliumtransportmechanismus mit ca. 15 %iger Extraktion per Leberpassage. Dort hemmen Amatoxine die RNS-Polymerase in nahezu allen eukaryonten Zellen; dadurch wird die Transkription der DNA in m-RNA vollständig gehemmt und es kommt zum programmierten Zelltod. Zellen mit hoher Zellteilungsrate sind als Erste betroffen, danach folgen Leber- und Nierenzellen. Blutgerinnungsstörungen, choleraartige Durchfälle und Erbrechen sowie Nieren- und Leberversagen sind die Folgen einer Vergiftung. Die Ausscheidung erfolgt zu ca. 85 % renal. Amatoxine unterliegen außerdem einem enterohepatischen Kreislauf, der die Giftelimination verzögert und eine verlängerte Exposition der Leberzellen gegenüber dem Toxin verursacht.

▸ **Vorkommen.** **Amanita phalloides** hat einen 6–12 cm großen Hut variabler Farbe, die Lamellen stehen dicht und sind nicht am Stiel angewachsen Der Stiel ist 8–15 cm lang, weißlich-gräulich, das Fleisch weiß. Typische Merkmale sind die weißen Lamellen, der breite Ring und der Kunsthoniggeruch. Vorkommen Juli–Oktober, überwiegend in Laubwäldern, besonders unter Eichen. Verwechslungsgefahr besteht mit dem Champignon.

Indikation

- Bei jeglichem Verdacht auf den Verzehr eines Knollenblätterpilzes ist die Bestimmung des Giftstoffes α-Amanitin im Urin durchzuführen, da aus dem positiven Nachweis die wesentliche Konsequenz der Fortführung der Therapie abgeleitet wird.

► **Untersuchungsmaterial**
- Urin

► **Bestimmungsmethoden**
- ELISA oder massenspektrometrisch
- quantitative Bestimmung im Fachlabor erfragen

Zusatzinformation

Schnelltest (sog. Zeitungspapiertest nach Wieland): Dieser Farbtest ist wegen seiner Unspezifität und seiner geringen Zuverlässigkeit nicht als Vorprobe zu empfehlen. Ein kleines, ungekochtes Pilzstück wird am Rand einer Zeitung (Lignin-haltiges Papier) ausgedrückt. Der so erhaltene Fleck wird nach dem Trocknen mit einem Tropfen 6–8-molarer Salzsäure (25 %) befeuchtet. Ist die Probe Amatoxin-positiv (> 0,02 mg), tritt nach 5–15 Minuten eine grün-blaue bis blaue Farbe auf.

Toxische Konzentrationen und diagnostische Bedeutung

- Referenzintervalle können nicht festgelegt werden, der positive Nachweis erfordert in jedem Fall eine rasche Therapie.

► **Klinische Interpretation und toxikologische Bedeutung.** α-Amanitin-Vergiftungen zeigen einen mehrphasigen Verlauf:
- Phase I (Dauer 6–24 h): symptomlose Latenzphase
- Phase II (Dauer 12–24 h): heftige Gastroenteritis mit Exsikkose und eventuell Blutdruckabfall
- Phase III: symptomarmes Intervall (scheinbare Remission); ansteigende Aktivitätswerte der leberassoziierten Enzyme im Serum
- Phase IV (24–48 h nach Ingestion): Leberzerfall, Coma hepaticum, Nierenversagen.

Im Urin ist Amanitin meist erst nach 6–12 h nachweisbar.

► **Antidot**

Zusatzinformation

Silibinin über mindestens 30 Stunden i. v.; Silibininersatz ist Penicillin bis Antidot verfügbar.

21.2.9 Psychopharmaka

► **Einteilung .** Psychopharmaka und andere zentral wirksame Medikamente sind verschiedenen Gruppen zuzuordnen: Neuroleptika, Antidepressiva, Stimulanzien und Tranquilizer. Die wichtigsten Vertreter der Psychopharmaka sind die heterozyklischen Verbindungen u. a. vom

- Chlorpromazin-Typ
- Haloperidol-Typ
- Chlorprothixen-Typ
- Imipramin-Typ.

Merke

Psychopharmaka bilden eine heterogene Gruppe von Substanzen. Um eine substanz- bzw. -gruppenspezifische Therapie einleiten zu können, sollte immer die Verbindung in Erfahrung gebracht und Rücksprache mit einer Giftinformationszentrale gehalten werden.

► **Unterscheidung.** Einige Besonderheiten der Psychopharmaka sind für die Therapie von Bedeutung: Alle Neuroleptika zeigen eine ausgeprägte antiemetische Wirkung, Tranquilizer eher nicht. Bezüglich einer Antidotbehandlung ist es wichtig, den Wirkungsmechanismus der Psychopharmaka zu kennen und zu unterscheiden, auf welcher Basis sie agieren. So ist es für die Behandlung wichtig zu wissen, ob dopaminerge Reizübertragungen oder cholinerge Übertragungen ablaufen.

► **Elimination.** Die Möglichkeiten für eine sekundäre Giftelimination sind bei Psychopharmaka eher ungünstig wegen eines großen Verteilungsraums und häufig niedriger Blutspiegel dieser lipophilen Stoffe. Zusätzlich haben die meisten Psychopharmaka eine stabile Plasmaeiweißbindung.

Tri-/polyzyklische Antidepressiva (TCA)

► **Toxische Wirkung.** Tri-/polyzyklische Antidepressiva werden bei depressiven Verstimmungen und Angstsymptomen eingesetzt. Sie hemmen vor allem den Rücktransport der biogenen Amine Serotonin und Noradrenalin in die Synapsen und verstärken dadurch deren Wirkung an der postsynaptischen Membran.

► **Vorkommen.** Zur Stoffgruppe gehören z. B. Amitryptilin, Doxepin und Imipramin.

Indikation

- Jeder Hinweis auf eine Vergiftung mit polyzyklischen Antidepressiva. *Cave*: Einzelne Stoffe weisen Kreuzreaktionen auf!

► **Untersuchungsmaterial und Präanalytik**
- Serum, Plasma zum quantitativen Nachweis und Spiegelverlaufsbestimmung
- Urin und Mageninhalt zum qualitativen Nachweis

► **Bestimmungsmethode**
- qualitative immunchemische Bestimmung weniger Vertreter im Routinelabor
- quantitative Bestimmung einer breiten Palette mittels Massenspektrometrie im Speziallabor

Toxische Konzentrationen und diagnostische Bedeutung

- toxische Dosis bei Kindern 1,5 mg/kg KG
- Letaldosis ab 8–30 mg/kg KG (Mann)
- Toxizitätsgrenze > 400–500 µg/l
- Die Höhe der gemessenen Blutspiegel an TCA korreliert nicht mit der klinischen Symptomatik und der Schwere der Vergiftung.

► **Klinische Interpretation und toxikologische Bedeutung.** Die neuronale Reuptake-Hemmung führt zu zentralnervösen Störungen, zusätzlich finden sich anticholinerge Symptome. Laborchemisch kann eine Azidose und Hyponatriämie nachgewiesen werden, kardiotoxisch wirkt insbesondere die Hemmung des Natriumflusses an der myokardialen Zelle, was zu einer Verlängerung der Repolarisationszeit führt. Dies ist die Basis für Re-Entry-Mechanismen bis hin zu Torsade-de-pointes und Kammerflimmern. Zudem kommt es häufig zur pathologischen Verbreiterung des QRS-Komplexes.

▸ **Antidot**

Zusatzinformation

Spezifisches Antidot für anticholinerge Wirkungen: Physiostigminhydrochlorid (Anticholium); daneben symptomatische Behandlung.

Lithium

Lithium gehört zu den Alkalimetallen, ist ein kleines einwertiges Kation und findet breite Anwendung bei der Behandlung von manischen Phasen bei manischer Depression. Die therapeutische Breite von Lithiumkarbonat ist sehr gering. Komplikationen treten meist bei vorbestehender Niereninsuffizienz auf. Lithiumsalze sind kristallin und farblos. Lithium ersetzt das Zellnatrium und wirkt als Antagonist zum Kalium, was zu einer Herabsetzung des Membranpotenzials und der Erregbarkeit führt. Zusätzlich wird die Adenylcyclase gehemmt.

Indikation

- bei jedem Verdacht auf eine akute oder chronische Vergiftung
- Einnahmekontrolle und Serumspiegelkontrolle

▸ **Untersuchungsmaterial und Präanalytik**

- Serum oder Plasma; im Kühlschrank 1 Woche haltbar

Kein Blutentnahmesystem mit Lithium-Heparinat als Antikoagulans verwenden!

▸ **Bestimmungsmethode**

- Als Referenzmethode gilt die Flammenemissionsphotometrie.
- quantitative Bestimmung im Routinelabor erfragen

Zum Nachweis bei Einnahme größerer Mengen empfiehlt sich eine Röntgenaufnahme des Abdomens, da Lithium röntgendicht ist.

Toxische Konzentrationen und diagnostische Bedeutung

- Toxizitätsgrenze > 2,0 mmol/l
- Lithium hat eine sehr geringe therapeutische Breite
- Die Eliminationshalbwertszeit beträgt normalerweise 14–24 Stunden, bei Vergiftungen bis zu 50 Stunden. Die Elimination erfolgt zu 90 % renal.

▸ **Klinische Interpretation und toxikologische Bedeutung.** Bei Intoxikationen ab 7 mmol/kg KG treten klinisch Symptome auf:

- **Gastrointestinaltrakt:** Mundtrockenheit, Übelkeit, Durchfälle
- **zentrales Nervensystem:** Tremor, Benommenheit, Dyskinesien, Krämpfe, Sehstörungen, Nystagmus
- **Herz-Kreislauf-System:** QRS-Verbreiterung, verlängerte QT-Zeit, ventriculäre Extrasystolen
- **Hämatologie:** Leukopenie, Thrombozytopenie möglich

► **Antidot**

Zusatzinformation

Bei schweren Vergiftungen sind wirksame Eliminationsverfahren: forcierte Diurese, Hämofiltration (CVVH) und Hämodialyse. Amilorid 5 mg/d hemmt die Aufnahme von Lithium in die Nierenzelle und unterbindet damit die Phasen des Diabetes insipidus in der Erholungsphase.

Neuroleptika

Viele Neuroleptika wirken u. a. als Antagonisten an dopaminergen und cholinergen Rezeptoren. Sie entfalten diese Wirkung im zentralen Nervensystem und auch in der Peripherie. Die toxischen Dosen unterdrücken u. a. das aktivierenden Systeme der Formatio reticularis und wirken am Herzen chinidinähnlich.

Indikation

- jeglicher Verdacht auf eine Intoxikation mit lebensbedrohlichen Störungen

► **Untersuchungsmaterial und Präanalytik**
- Urin, Mageninhalt

► **Bestimmungsmethode**
- qualitative immunchemische Bestimmung weniger Vertreter im Routinelabor
- quantitative Bestimmung einer breiten Palette mittels Massenspektrometrie im Speziallabor

Toxische Konzentrationen und diagnostische Bedeutung

- Die toxische Dosis und deren Wirkung sind abhängig von der verwendeten Einzelsubstanz.
- individuelle Variabilität mit unterschiedlicher Verstoffwechselung der Substanzen

► **Klinische Interpretation und toxikologische Bedeutung.** Es handelt sich meist um orale Intoxikationen, hierbei vornehmlich um Intoxikationen bei psychisch vorerkrankten Patienten, die Neuroleptika als Regelmedikation einnehmen. Kardiale Symptome/Befunde im Sinne tachykarder Störungen, QRS-Verbreiterungen und ventrikulärer Extrasystolen sind eher selten. Zeichen der anticholinergen Wirkung wie Mydriasis sowie Mundtrockenheit und Agitiertheit treten wesentlich häufiger auf. Auffallend klassisch sind extrapyramidale Symptome mit Hypo- und/oder Hyperkinesien, wie Kau- und Schmatzautomatismen.

► **Antidot**

Zusatzinformation

Ein spezifisches Antidot ist nicht vorhanden. Es erfolgt eine symptomatische Therapie. Bei ausgeprägter anticholinerger Symptomatik kann Physostigminhydrochlorid (Anticholium) oder bei extrapyramidalen Symptomen Biperiden (Akineton) eingesetzt werden. Vorsicht – Biperiden selbst ist ein Anticholinergikum!

21.2.10 Pflanzenschutzmittel

Pflanzenschutzmittel sind nicht selten Ursache für Vergiftungen. Hier sollen exemplarisch die Organophosphate (Phosphosäureester) und Paraquat abgehandelt werden.

▶ **Toxische Wirkung.** Organophosphate können sowohl über die Lunge, die intakte Haut als auch über die Schleimhaut in den Gastrointestinaltrakt aufgenommen werden. Es handelt sich um hydrophobe, gut fettlösliche Substanzen. Die Wirkungsweise der Organophosphate beruht auf einer Hemmung der Cholinesterasen. Somit kommt es zu einem Überschuss an Acetylcholin, zu einer Stimulierung und später einer Suppression der cholinergen Übertragung. Diese Blockade ist im weiteren Verlauf irreversibel, nur durch Neusynthese von Cholinesterase kann eine Enzymaktivität erreicht werden.

Das Vergiftungsbild selbst ist abhängig von der Menge des aufgenommenen Organophosphates, wobei das Spektrum von leichten, innerhalb weniger Minuten auftretenden Vergiftungserscheinungen bis hin zu tödlichen Verläufen beobachtet werden kann. Typisch für Vergiftungen mit Cholinesterasehemmern sind Koma, Miosis und das Lungenödem durch Hyperbronchosekretion. Daneben zeigen sich muscarinartige Symptome wie Miosis, Bradykardie und Salivation, nikotinartige Symptome wie Hypertonie, Muskelfaszikulationen bis hin zur Muskellähmung und zentralnervöse Symptome im Sinne von Verwirrtheit, Delir oder Krampfanfällen bis hin zum Koma.

▶ **Diagnostik.** Die Diagnose wird aufgrund der Anamnese und der typischen Symptomatik gestellt, zusätzlich wird im Routinelabor die **Cholinesteraseaktivität** (S. 481) bestimmt, die bei schweren Vergiftungen nicht selten unterhalb der Nachweisgrenze liegt. Die Bestimmung dieses Parameters im Verlauf der Behandlung ist ein guter Marker für den Verlauf der Intoxikation.

▶ **Vorkommen.** Es handelt sich um Derivate der Phosphor- und Phosphonsäure, die als Kontakt-, Frass- oder Inhalationsgifte eingesetzt werden.

Parathion

Es handelt sich hierbei um eine blau-gelbe Flüssigkeit, auch mit rot-violettem Farbzusatz als Warnfarbe unter dem Namen E 605 bekannt, die heute nicht mehr frei im Handel erhältlich ist. Parathion aus der Stoffgruppe der Alkylphosphate bzw. Organophosphate wird als systemisches Insektizid eingesetzt.

Indikation

- Verdacht auf Intoxikation

▶ **Untersuchungsmaterial und Präanalytik**

- Serum oder Plasma zur Cholinesterasebestimmung; bei Raumtemperatur sehr stabil

▶ **Bestimmungsmethode.** Ein direkter Serumnachweis kann im Speziallabor durchgeführt werden, Behandlungskriterium und Verlaufsparameter ist aber die Serumcholinesterase (S. 481).

▶ **Klinische Interpretation und toxikologische Bedeutung.** Die führenden klinischen Symptome der Organophosphatvergiftung sind vermehrte Bronchialsekretion bis hin zum Lungenödem, Koma und Miosis. Der auftretende Symptomenkomplex kann unterteilt werden in:

- muskarinische Wirkungen: Bronchokonstriktion, Dyspnoe, Hypersalivation
- nikotinerge Wirkungen: Muskelzittern, Tachykardie, Hypertonie
- ZNS-Wirkungen: Koma, Krampfanfälle

▸ **Antidot**

Zusatzinformation

Die Antidotbehandlung wird mit Atropin durchgeführt. Zusätzlich bei schweren Intoxikationen in der Frühphase (< 24 h) Obidoxim.

Paraquat

Es handelt es sich um eine Bispyridium-Verbindung, das gefährlichste Herbizid mit hemmender Wirkung auf die Photosynthese.

Indikation

- Verdachtsdiagnose einer Paraquatvergiftung
- gegebenenfalls Blutspiegelbestimmungen im Verlauf zur Therapiekontrolle.

▸ **Untersuchungsmaterial und Präanalytik**

- Serum, Plasma, Urin, Magensaft bzw. -inhalt

Zur Bestimmung von Paraquat im Blut muss die Probe in Kunststoffbehältern aufbewahrt und parallel das Serumkreatinin bestimmt werden.

▸ **Bestimmungsmethode**

- Schnelltest in Magensaft oder Urin: Nach Zusatz von Natriumditionit tritt eine Blaufärbung ein.
- quantitative Bestimmung im Fachlabor erfragen

Toxische Konzentrationen und diagnostische Bedeutung

Ingestionsmenge	Verlauf
< 30 mg/kg KG	Symptomatik kann reversibel sein
30–50 mg/kg KG	protrahierter Verlauf bis zu schweren Intoxikationserscheinungen zu erwarten
> 50 mg/kg KG	fulminanter Verlauf mit letalem Ausgang innerhalb von Stunden bis Tagen zu erwarten

▸ **Klinische Interpretation und toxikologische Bedeutung.** Wenn die maximalen Plasmakonzentrationen nach 4 Stunden auf 2 mg/l und nach 6 Stunden bis auf 0,6 mg/l abfallen, so erlaubt dies eine günstige Prognose. Ebenfalls kann bei Harnkonzentrationen unter 200 mg/l innerhalb der ersten 3 Stunden nach Ingestion von einem reversiblen Verlauf ausgegangen werden.

Der protrahierte Verlauf führt zu schweren Schädigungen aller Organsysteme. Bei den Nieren treten häufig Tubulusnekrosen auf, in der Leber Zellnekrosen, häufig sind Myokarditiden beobachtet worden. Im Rahmen einer Knochmarksuppression kommt es zur aplastischen Anämie, Haut- und Schleimhäute sind durch lokale Reizerscheinungen bis hin zu Verätzungen geprägt. Entscheidend für das Überleben der Patienten ist das Ausmaß der Schädigung der Lungen.

► **Antidot**

Zusatzinformation

Ein spezifisches Antidot ist nicht bekannt. Magenspülungen, Verabreichungen von Aktivkohle, Fuller-Erde oder Bentonit müssen in regelmäßigen Abständen wiederholt werden. Die kontinuierliche Hämoperfusion über beschichtete Kohlefilter ist nur innerhalb der ersten 6 Stunden nach Giftaufnahme effektiv.

21.2.11 Hypnotika

Frei verkäufliche Hypnotika (Schlafmittel) stehen bei Intoxikationen im Vordergrund. Die heute gebräuchlichsten freiverkäuflichen Schlafmittel enthalten Diphenhydramin.

Die klinische Symptomatik der Vergiftungen mit Schlafmitteln reicht von Antriebslosigkeit über Koma bis hin zur schweren Atemdepression. Je nach Substanz sind jedoch auch zentrale und periphere anticholinerge Symptome sowie Symptome wie Krampfneigung, Tachykardie oder andere kardiale Komplikationen möglich.

Benzodiazepine

Die Benzodiazepine zeichnen sich durch ihre zentralnervöse Wirkung im Sinne einer Sedierung aus. So finden sie in der Medizin Verwendung als Anxiolytika, Muskelrelaxanzien, Antikonvulsiva und Sedativa. Benzodiazepine sind therapeutisch weit verbreitet.

Indikation

- Bestätigung einer Intoxikation
- Screening bei unklarer Somnolenz

► **Untersuchungsmaterial**
- Serum, Plasma, Urin

► **Bestimmungsmethode**
- qualitative immunchemische Bestimmung weniger Vertreter im Routinelabor
- quantitative Bestimmung einer breiten Palette mittels Massenspektrometrie im Routinelabor

► **Klinische Interpretation und toxikologische Bedeutung.** Benzodiazepine führen bereits kurze Zeit nach der Einnahme zu Müdigkeit. Häufig spielen sie bei Mischintoxikationen eine relevante Rolle. Sie erfahren eine deutliche Wirkungsverstärkung durch Alkohol und andere Hypnotika. Die Übergänge zwischen erwünschter therapeutischer Wirkung und Intoxikation sind fließend. Die Gefahr liegt in der Atemdepression und der Dämpfung der Schutzreflexe, sodass Patienten mit einer Benzodiazepinvergiftung deutlich aspirationsgefährdet sind. Bei älteren Patienten werden zuweilen paradoxe Reaktionen, wie Verwirrtheit und Agitiertheit, nach der Einnahme beobachtet.

Toxische Konzentrationen und diagnostische Bedeutung

Wirkstoff	Handelsname (beispielhaft)	Halbwertszeit in h (inkl. Metaboliten)	Aktive Metaboliten	Tagesmaximaldosis
Chlorazepat	Tranxilium	50–80	ja	100–150 mg
Diazepam	Valium	30–60	ja	5–60 mg
Flunitrazepam	Rohypnol	16–22	ja	0,25–4 mg
Lorazepam	Travor	10–20	nein	1–10 mg
Midazolam	Dormicum	2–5	ja	1,5–15 mg
Oxazepam	Adumbran	5–10	nein	20–120 mg
Lormetazepam	Noctamid	10–16	ja	0,5–2 mg
Temazepam	Remestan	6–9	ja	10–60 mg

Für die Benzodiazepine können keine, für alle Einzelsubstanzen gültige Blutspiegelgrenzen angegeben werden. Die Toxizität ist von der jeweiligen Grundsubstanz und der Gewöhnung des Patienten abhängig.

▸ **Antidot**

Zusatzinformation

Flumazenil (Anexate) 0,2–0,5 mg i. v. (kurze Halbwertszeit des Antidots gegenüber der Noxe beachten!).

Eventuell Gefahr eines Entzugssyndroms bei Patienten mit Benzodiazepin-Abhängigkeit.

Diphenhydramin

Diphenhydramin findet in der Medizin eine Anwendung als Antihistaminikum, Antiemetikum und auch als rezeptfreies Schlafmittel. Die Grundsubstanz sind weiße, geruchlose Kristalle mit bitterem Geschmack.

Indikation

- Verdacht auf Intoxikation

▸ **Untersuchungsmaterial und Präanalytik**

- Blut, Urin, Mageninhalt; der Nachweis gelingt im Urin mit immunochemischen Assays oder Massenspektrometrie bis zu 96 Stunden nach Einnahme

▸ **Bestimmungsmethode**

- quantitative Bestimmung im Fachlabor erfragen

Toxische Konzentrationen und diagnostische Bedeutung

Symptome	Dosis
toxische Symptome beim Erwachsenen	ab 300–500 mg Einzeldosis
mittelschwere bis schwere Intoxikationen	ab 1 g
lebensbedrohliche Intoxikationen	ab 20–25 mg/kg KG
potenziell toxische Konzentrationen	ab 0,07 mg/l (Beginn einer deutlichen hypnotischen Wirkung)
potenziell letale Konzentration	ab ca. 5 mg/l

▸ **Klinische Interpretation und toxikologische Bedeutung.** Aufgrund der freien Verkäuflichkeit und Beimengung in rezeptfreien Schlafmitteln relativ häufig angewendetes Medikament im Rahmen suizidaler Intoxikationen. Interindividuelle Unterschiede im Vergiftungsverlauf finden sich bezüglich des zentralen Nervensystems. Die Symptome reichen vom Tremor über Somnolenz bis hin zu Erregung, Angstzuständen und Halluzinationen. Atemdepression bis zum hämorrhagischen Lungenödem, Herz-Kreislauf-Symptome wie Tachykardien, Hypertonien, Arrhythmien mit gehäuften ventrikulären Extrasystolen bis hin zum Kammerflimmern sind beschrieben. Zusätzlich kann eine Rhabdomyolyse durch direkt myotoxische Wirkung des Diphenhydramin auftreten.

▸ **Antidot**

Zusatzinformation

Ein spezifisches Antidot ist nicht bekannt. Symptomatische Behandlung beim Auftreten eines (zentralen) anticholinergen Syndroms.

21.2.12 Suchtmittel

Suchtmittel können stoffgebunden sein und eingenommen werden („Drogen“) oder sie können stoffungebunden sein (die körpereigenen Endorphine vermitteln die Sucht). Als stoffgebundene Drogen werden psychotrope Substanzen angesehen. Der Begriff „Drogen“ wird stellvertretend für alle Stoffe verwandt, die auf das zentrale Nervensystem einwirken und dessen Funktion verändern können. Die WHO (2005) hat entsprechend der Bedeutsamkeit Drogentypen benannt und wie folgt unterschieden:

- **Amphetamin-Typ:** aufputschende Wirkung
- **Barbiturat-Alkohol-Tranquilizer-Typ:** beruhigend, angstlösend, verspannungslösend
- **Cannabis-Typ:** euphorisierende Wirkung
- **Halluzinogen-Typ:** Veränderung von Sinneswahrnehmungen
- **Kokain-Typ:** stimulierende, leistungssteigernde Wirkung
- **Morphin-Typ:** beruhigende Wirkung

Zusatzinformation

Abhängigkeit von mehr als einer Droge wird als Polytoxikomanie bezeichnet.

Amphetamine

Bei den Amphetaminen handelt es sich um synthetisch hergestellte Drogen, welche im zentralen Nervensystem die Neurotransmitter Dopamin und Noradrenalin v. a. durch Inhibition des Reuptake beeinflussen. Dadurch wirken sie antriebssteigernd. Amphetaminderivate finden ihre Verwendung als Aufputschmittel im Rahmen illegalen Drogenkonsums und früher auch als Appetitzügler.

Indikation

- Verdacht auf Intoxikation oder im Rahmen eines Drogenscreenings

▶ **Untersuchungsmaterial**

- Urin, Mageninhalt

▶ **Bestimmungsmethode**

- semiquantitativer Nachweis im Urin mit immunchemischen Verfahren. *Cave*: *Kreuzreaktionen der immunchemischen Tests möglich.*
- zweifelsfreier Nachweis vieler Derivate mittels Massenspektrometrie
- quantitative Bestimmung der Einzelsubstanzen im Fachlabor erfragen

Toxische Konzentrationen und diagnostische Bedeutung

- Verschiedene Amphetaminderivate zeigen ihre Toxizität in verschiedenen Bereichen.
- Bei Erwachsenen, die den Konsum nicht gewöhnt sind, können Dosen von 2,2 g Amphetamin (ca. 28 mg/kg KG) schwere Intoxikationen hervorrufen.
- Bei Methamphetamin liegt die toxische Dosis mit 1,3 mg/kg KG deutlich niedriger.
- Bei chronischem Missbrauch von Amphetamin werden höhere Applikationsdosen toleriert.
- Es findet eine rasche Resorption statt, das Wirkungsmaximum ist nach 3–4 h erreicht.

▶ **Klinische Interpretation und toxikologische Bedeutung.** Die sympathomimetischen Symptome stehen im Vordergrund. Adrenerge Zeichen sind Ruhelosigkeit, Reizbarkeit, Schlaflosigkeit, Tremor, Hyperreflexie, Schwitzen, Hypertonie, Tachykardie, ventrikuläre Extrasystolen, die bis ins Kammerflimmern reichen. Zusätzlich können zentralvenöse Störungen Delirium, epileptiforme Anfälle, aggressive Psychosen, bei chronischem Missbrauch paranoide Psychosen und Halluzinationen auftreten.

▶ **Antidot**

Zusatzinformation

Es steht kein spezifisches Antidot zur Verfügung.

Cannabis

Zu unterscheiden ist zwischen Haschisch (Harz der weiblichen Cannabispflanze) und Marihuana (getrocknete junge Blätter und Blütenstauden der Cannabispflanzen, indischer Hanf). Haschischöle werden ebenfalls in hoher Konzentration hergestellt. Diese illegale Droge findet weite Verbreitung zum Rauchen, aber auch zur Einnahme per os in Keksen, Tee oder Kuchen.

Indikation

- Verdacht auf Intoxikation oder im Rahmen eines Drogenscreenings

► **Untersuchungsmaterial**
- Urin, Blut

► **Bestimmungsmethode**
- semiquantitativer immunchemischer oder massenspektrometrischer Nachweis über den Hauptmetaboliten Δ9-Tetrahydrocannabinol (THC) oder 11-nor-Δ-THC-Carbonsäure
- quantitative Bestimmung im Fachlabor erfragen

Toxische Konzentrationen und diagnostische Bedeutung

- Cannabis hat eine sehr große „therapeutische" Breite.
- Die erwünschte Wirkung dieser illegalen Droge setzt ab 8–10 mg THC (entsprechend 0,2–2 g Haschisch pur) ein.
- Der Wirkungseintritt erfolgt nach wenigen Minuten, Halbwertszeit 25 (14–38) h.

► **Klinische Interpretation und toxikologische Bedeutung.** Im Vordergrund stehen beim Cannabismissbrauch die Wahrnehmungsveränderungen. Typische Symptome finden sich eigentlich immer: konjunktivale Injektionen, Tachykardien, Blutzuckeranstiege, Erbrechen, Übelkeit und Durchfall.

► **Antidot**

Zusatzinformation

Ein spezifisches Antidot liegt nicht vor.

Kokain (Crack)

Beim Kokain handelt es sich um das Alkaloid des südamerikanischen Cocastrauches, dessen Blätter etwa 1 % Kokain enthalten. Kokain hat als Lokalanästhetikum zur äußerlichen Anwendung Einzug in die Medizin, vor allem in die Ophthalmologie und die Hals-Nasen-Ohren-Heilkunde gehalten. Die freie Base des Kokains, bekannt als Crack, kann geraucht werden und entfaltet ihre Wirkung binnen Sekunden. Kokain wird nach oraler Ingestion aufgrund der hydrolytischen Spaltung im Magen nur sehr langsam resorbiert. Es wird in der Leber zu einen unwirksamen Metaboliten verstoffwechselt und renal eliminiert. Daher erfolgt der Konsum typischerweise durch Schnupfen.

Indikation

- Verdacht auf Intoxikation oder im Rahmen eines Drogenscreenings

► **Untersuchungsmaterial und Präanalytik**

- Serum, Urin, Mageninhalt; Serum im Kühlschrank 30 Tage haltbar (geht in vitro in Metaboliten über), Benzoylecgonin 5 Tage haltbar

► **Bestimmungsmethode**

- semiquantitativer immunchemischer oder massenspektrometrischer Nachweis des Hauptmetaboliten Benzoylecgonin und weiterer Stoffwechselprodukte
- quantitative Bestimmung im Fachlabor erfragen

Referenzwerte und diagnostische Bedeutung

Der Wirkungseintritt ist abhängig von der Applikationsart. Wird Kokain gleichzeitig mit Alkohol konsumiert, entsteht als toxischer Metabolit Cocaethylen in der Leber, welches deutlich euphorisierend wirkt und die Halbwertszeit (Kokain ca. 42–90 min, Benzoylecgonin ca. 5–7 h) stark verlängert. Eine Kokain-Line (pulverige Linie Kokain, welche auf einer glatten Fläche aufgebracht wird, um diese zu schnupfen) entspricht etwa 30 mg.

Applikationsart	Referenzwert
i. v. Kokain	1 min
geschnupftes Kokain	3 min
perorales Kokain	20 min
Crack	8 sec

► **Klinische Interpretation und toxikologische Bedeutung.** Die Wirkung des Kokains beruht auf der Inhibition des Reuptakes von Noradrenalin und Dopamin und einer daraus resultieren Sympathikusstimulation und einer Blockade der kardialen Na^+-Kanäle. Das klinische Bild einer Vergiftung zeigt sich in Unruhe, Agitiertheit, Mydriasis, optischen und taktilen Halluzinationen und kardialen Symptomen. Diese reichen vom unkomplizierten Herzstolpern über mannigfaltige Rhythmusstörungen bis hin zu myokardinfarktähnlichen klinischen Erscheinungsbildern.

Intermittierend auftretende hypertone Phasen sind ein Risikofaktor für das Entstehen intrazerebraler Blutungen. Auch generalisierte Krampfanfälle durch die Kokainwirkung wurden beobachtet. Weiterhin besteht die Gefahr eines akuten Nierenversagens durch toxisch bedingte Rhabdomyolyse.

► **Antidot**

Zusatzinformation

Ein spezifisches Antidot steht nicht zur Verfügung.

LSD (Lysergsäurediethylamid, Acid)

LSD ist eines der wirksamsten und meistmissbrauchte Halluzinogen. Es wird in Form von Tabletten, Kapseln, Pulver, Lösungen, Kaugummi, Blotter oder Gelantineplättchen gehandelt. Es hat allerdings auch schon versuchsweise als Psychotherapeutikum zur Behandlung von manisch-depressiven Reaktionen und bei Schizophrenie Einzug in die Psychotherapie gehalten.

Indikation

- bei Verdacht auf Intoxikation und im Rahmen des Urin-Drogen-Screenings

▸ **Untersuchungsmaterial**
- Urin, Blut, Mageninhalt

▸ **Bestimmungsmethode**
- semiquantitativer immunchemischer oder massenspektrometrischer Nachweis auch der länger nachweisbaren Metaboliten im Speziallabor

Toxische Konzentrationen und diagnostische Bedeutung

- Wirkungen treten bei Dosen von 0,5–1,5 µg/kg KG auf.
- Die „normale" berauschende Dosis beträgt 50–300 µg.
- Halbwertszeit ca. 3–4 h

▸ **Klinische Interpretation und toxikologische Bedeutung.** Die somatische Wirkung zeigt sich im Sinne von Hautrötung, Tachykardien und Hyperreflexie, im Rahmen der psychischen Veränderung treten Änderungen des Körpergefühls und des Zeitgefühls sowie auch visuelle Halluzinationen von großer Plastizität auf. LSD bewirkt üblicherweise keine physische Abhängigkeit und deshalb auch keine Entzugssymptome. Es können jedoch auch sog. Horrortrips mit Angstzuständen bis hin zu Panikattacken erfolgen.

▸ **Antidot**

Zusatzinformation

Ein spezifisches Antidot ist nicht bekannt.

Opiate/Opioide

Zu dieser Wirkstoffgruppe gehören Substanzen wie Codein, Heroin, Methadon, Morphin, Opium, auch Fentanyl, Tramadol, Tilidin und alle anderen in der Schmerztherapie gebräuchlichen Opioide. Bei Vergiftungen ist zwar in Bezug auf die Anamnese und die weitere Therapie nach der Akutphase zwischen der akzidentiellen Überdosierung im Rahmen der Schmerztherapie und dem bewussten Drogenkonsum zu unterscheiden, in der Akuttherapie besteht jedoch in der Vorgehensweise kein Unterschied.

Indikation

- Verdacht auf eine akute Intoxikation
- im Rahmen des Urin-Drogenscreenings

▸ **Untersuchungsmaterial und Präanalytik**
- Blut, Urin, Mageninhalt; Stabilität von Blut im Kühlschrank 6 Monate

▸ **Bestimmungsmethode**
- semiquantitativer immunchemischer Nachweis einiger ausgewählter Substanzen oder ein universeller, massenspektrometrischer Nachweis auch der neueren und/oder seltener eingesetzten Verbindungen

Toxische Konzentrationen und diagnostische Bedeutung

- **Codein:**
  - therapeutische Serumkonzentration 0,01–0,1 mg/l
  - toxischer Bereich > 0,1–0,4 mg/l
  - Halbwertszeit ca. 2–4 h, Dihydrocodein ca. 3–5 h
- **Heroin:**
  - toxische Serumkonzentration ≥ 0,05 mg/l
  - Halbwertszeit ca. 2–9 min
  - Umwandlungszeit über 6-Monoacetylmorphin zu Morphin ca. 40 min
- **Morphin:**
  - therapeutische Serumkonzentration 0,04–0,5 mg/l
  - toxischer Bereich > 0,5–5 mg/l
  - Halbwertszeit ca. 2–3 h (freies Morphin)

► **Klinische Interpretation und toxikologische Bedeutung.** Führendes Symptom ist die Atemdepression. Kennzeichnend für die Vergiftung ist die klinische Trias aus Atemdepression, Koma und Miosis:

- niedrigdosiert: Analgesie, Stimmungsveränderung, Benommenheit
- hochdosiert: beginnende Atemdepression, verstärkte Analgesie, Darmatonie, Harnverhalt
- Vergiftung: stecknadelkopfkleine Pupillen, Reaktionslosigkeit, Schock, Rhabdomyolyse, Atemstillstand

► **Antidot**

Zusatzinformation

Antidottherapie mit Naloxon (Narcanti) intravenös (eventuell repetitiv). Bei opiatabhängigen Patienten kann es unter Anwendung des Antidots zur akuten Entzugssymptomatik kommen.

γ-Hydroxybuttersäure (GHB, Liquid Ecstasy, K.o.-Tropfen)

γ-Hydroxybuttersäure (GHB) findet als farblose, kristalline Substanz, die in Wasser leicht löslich und in verdünnter Lösung praktisch geruchs- und geschmacklos ist, noch heute ihre Anwendung in der Behandlung der Narkolepsie. Es wird seit Ende der 1990er Jahre verstärkt als Partydroge („Liquid Ecstasy“) und als K.-o.-Mittel genutzt. Eine Vorläufersubstanz des GHB (γ-Butyrolacton, GBL), welches in vivo zum GHB umgewandelt wird, findet sich als Lösungsmittel in verschiedenen Produkten.

Indikation

- Verdacht auf Intoxikation
- Koma unklarer Genese

► **Untersuchungsmaterial und Präanalytik**

- qualitativer Nachweis im Urin, Plasma und im Mageninhalt; Nachweisbarkeit im Urin/Plasma nur wenige Stunden nach Ingestion
- für die zu empfehlende quantitative Bestimmung sind Serum und Heparinat- oder EDTA-Plasma geeignet.

▸ **Bestimmungsmethode**

- quantitativer, massenspektrometrischer Nachweis im Speziallabor erfragen

Toxische Konzentrationen und diagnostische Bedeutung

Stadium	GHB-Konzentrationen (Serum/Plasma)*
Nachweisgrenze	bis 0,1 mg/l
Euphorie	ab 25 mg/l
Somnolenz	ab 50 mg/l
Bewusstlosigkeit	> 100 mg/l
Koma	> 200 mg/l
erste Vergiftungserscheinungen bei etwa 10 mg/kg KG	
schwere Vergiftungen bei ca. 40–60 mg/kg KG	
Das Verteilungsvolumen beträgt beim Erwachsenen 0,4–0,6 l/kg KG.	
*Giftinformationszentrum Erfurt, Oktober 2005	

▸ **Klinische Interpretation und toxikologische Bedeutung.** GHB wird zwar als „Liquid Ecstasy" bezeichnet, ist aber in der Wirkung mit Ecstasy nicht zu vergleichen. Der Wirkungsbeginn setzt bei niedrigen Dosierungen nach ungefähr 15 Minuten ein und hält dosis- und patientenabhängig bis zu mehreren Stunden an. 10 % des GHB werden unverändert renal ausgeschieden. Nahezu pathognomonisch für die Intoxikation ist das schlagartige Einsetzen der Bewusstlosigkeit.

▸ **Antidot**

Zusatzinformation

Ein spezifisches Antidot existiert nicht.

Neue psychoaktive Substanzen

Neue psychoaktive Substanzen (**NPS**), oft auch unter den Namen „Legal Highs" oder „Research Chemicals" gehandelt, sind psychoaktive Substanzen, die als Ersatzstoffe für die dem Betäubungsmittelgesetz unterstehenden, klassischen Drogen dienen sollen. So gibt es verschiedene Gruppen an NPS, wie z. B. die **synthetischen Cannabinoide** als Cannabis Ersatz, die **synthetischen Cathinone** als Amphetamin/Kokain Ersatz oder die **Tryptamine** als LSD Ersatz. Ihre chemischen Strukturen sind oft denen der Ursprungsdrogen angelehnt, können aber auch stark variieren. Sie unterschieden sich aber untereinander oft nur durch kleinere Modifikationen. Die Wirkungen können denen der Ursprungsdrogen ähnlich sein, aber auch zu deutlich verstärkten Wirkungen bzw. schweren Intoxikationen unterschiedlichstem Verlauf führen. Einen Versuch der Flut der NPS entgegenzuwirken, hat die Bundesregierung Ende 2016 unternommen. Der Bundestag und der Bundesrat hat dazu einen Gesetzentwurf des Bundesministeriums für Gesundheit zur Bekämpfung der Verbreitung neuer psychoaktiver Stoffe (**Neue-psychoaktive-Stoffe-Gesetz – NpSG**), beschlossen. Die Möglichkeit eines analytischen Nachweises von NPS sollte bei einem Verdachtsfall stets im Speziallabor nachgefragt werden, nicht zuletzt aus Dokumentationszwecken im Rahmen der Epidemiologie assoziierter Intoxikationen und der dabei beobachteten Sympomatik.

Teil V

Klinische Chemie in der Praxis der Krankenversorgung

V

22 Beispiele für diagnostische Pfade

Wie bereits im Kapitel Rationelle Labordiagnostik (S. 21) dargelegt, erfordert der zunehmende Zeit- und Kostendruck in der Medizin einerseits und das Bedürfnis nach qualitätsgesicherter Arbeit in der Primärdiagnostik andererseits ökonomische und sichere Wege im Rahmen der diagnostischen Abklärung von Patienten. Eine Arbeitsgruppe der DGKL (Deutsche Vereinte Gesellschaft für Klinische Chemie und Laboratoriumsmedizin) hat sich seit 2005 mit der Erstellung diagnostischer Pfade befasst. Ein Großteil davon wurde in dem Buch „Klinikhandbuch labordiagnostischer Pfade" publiziert, herausgegeben von W. Hofmann, J. Aufenanger und G. Hoffmann im Walter de Gruyter Verlag 2012. Exemplarisch sollen hier einige leicht modifizierte Pfade wiedergegeben werden. Es sind Pfade zur Diagnostik in der klinischen Akutdiagnostik, z. B. Oberbauchschmerz (▶ Abb. 22.1) und Thoraxschmerz (▶ Abb. 22.2), sowie Pfade in der laborwertbezogenen Stufendiagnostik, z. B. Hämaturie (▶ Abb. 22.3) und Anämiediagnostik (▶ Abb. 22.4). Für weitere Beispiele wird ausdrücklich auf die Originalliteratur verwiesen.

Diagnostische Pfade kann man als Entscheidungsbäume darstellen. In diesen Fließdiagrammen erfolgen die Weichenstellungen durch die Ergebnisse von Laborbestimmungen, die in blauen Rautenzeichen aufgeführt werden. Zwischendiagnosen sind grün, vorläufige Schlussdiagnosen gelb/orange dargestellt. Eine Basisdiagnostik im Rahmen der Aufnahme findet sich ggf. im Kopf des Pfades, weiterführende (häufig bildgebende) Diagnostik ist am Ende der Entscheidungskette aufgeführt.

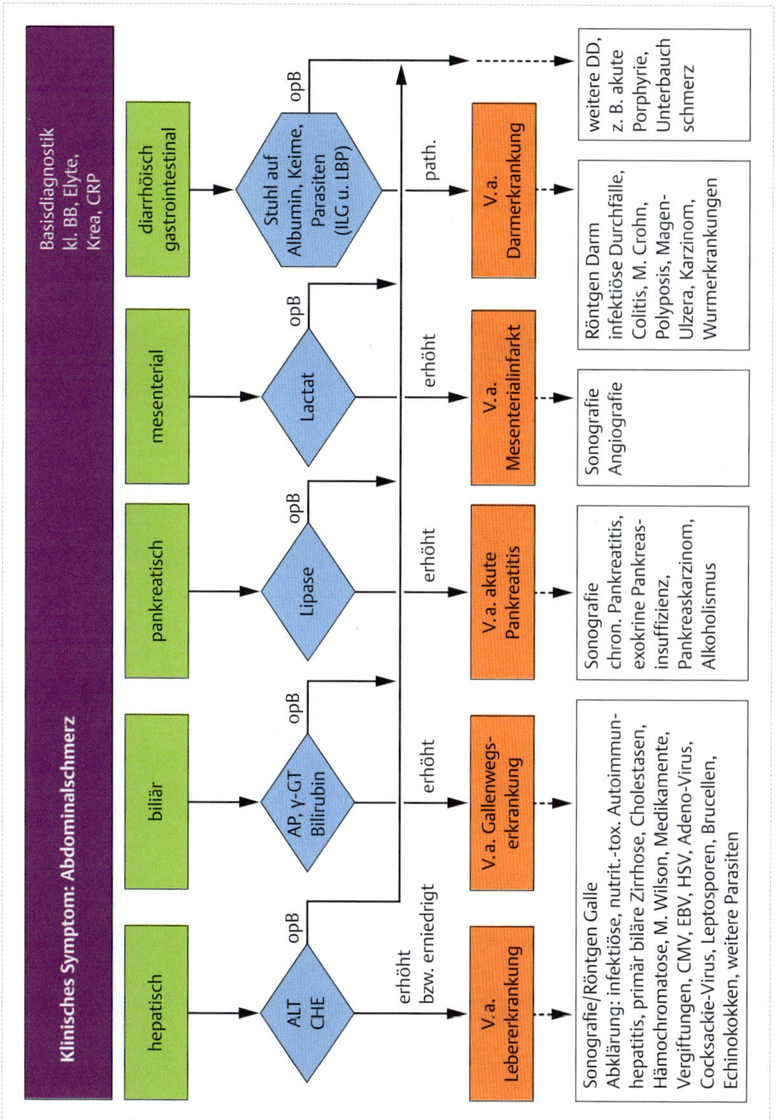

Abb. 22.1 Diagnostischer Pfad: Abdominalschmerz. (nach Hofmann W, Aufenanger J, Hoffmann G: Klinikhandbuch Labordiagnostische Pfade, De Gruyter, 2012).

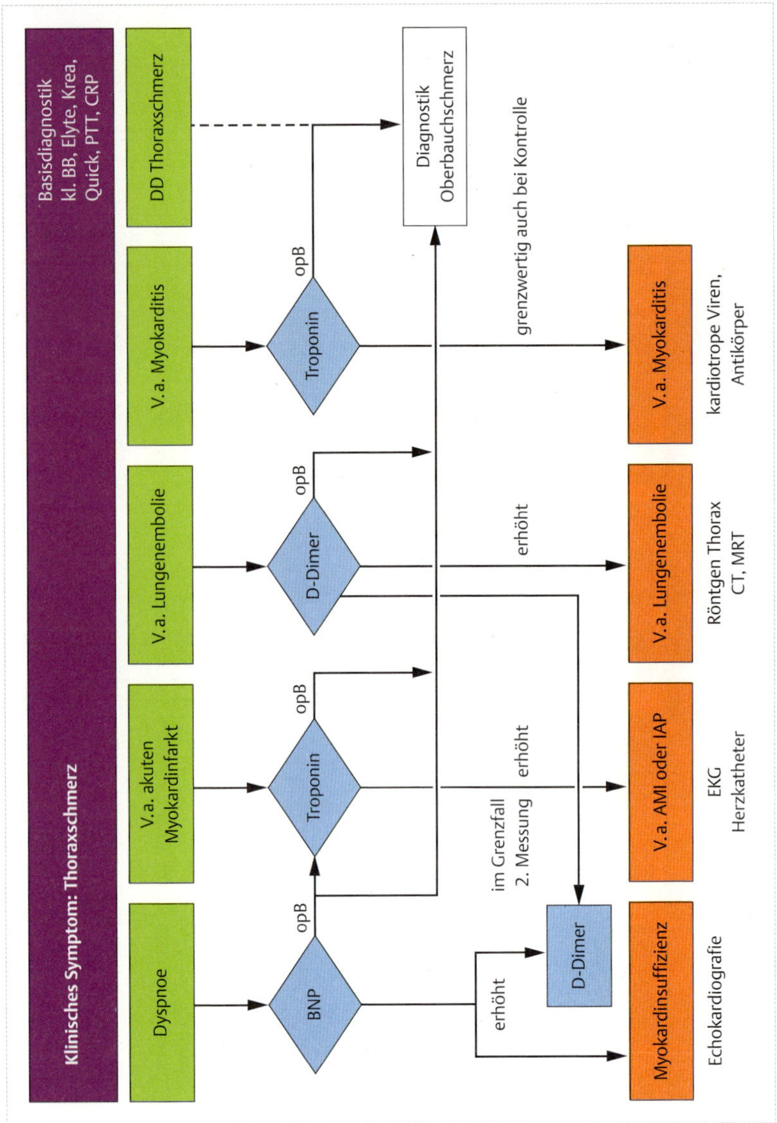

Abb. 22.2 Diagnostischer Pfad: Thoraxschmerz. (nach Hofmann W, Aufenanger J, Hoffmann G: Klinikhandbuch Labordiagnostische Pfade, De Gruyter, 2012).

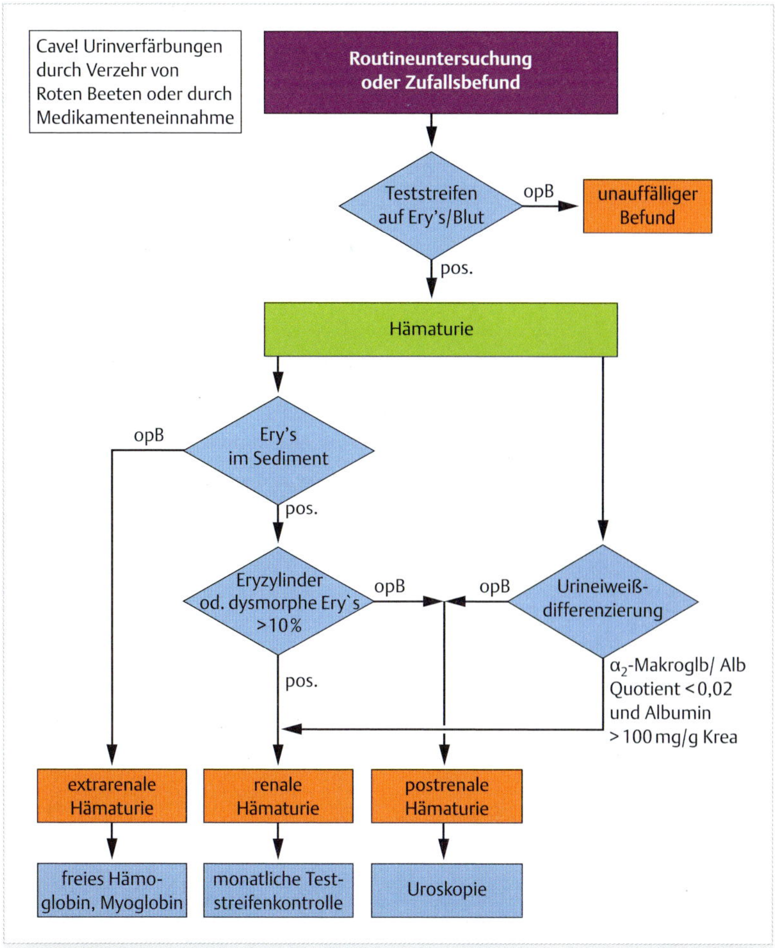

Abb. 22.3 Diagnostischer Pfad: Hämaturie. (nach Hofmann W, Aufenanger J, Hoffmann G: Klinikhandbuch Labordiagnostische Pfade, De Gruyter, 2012).

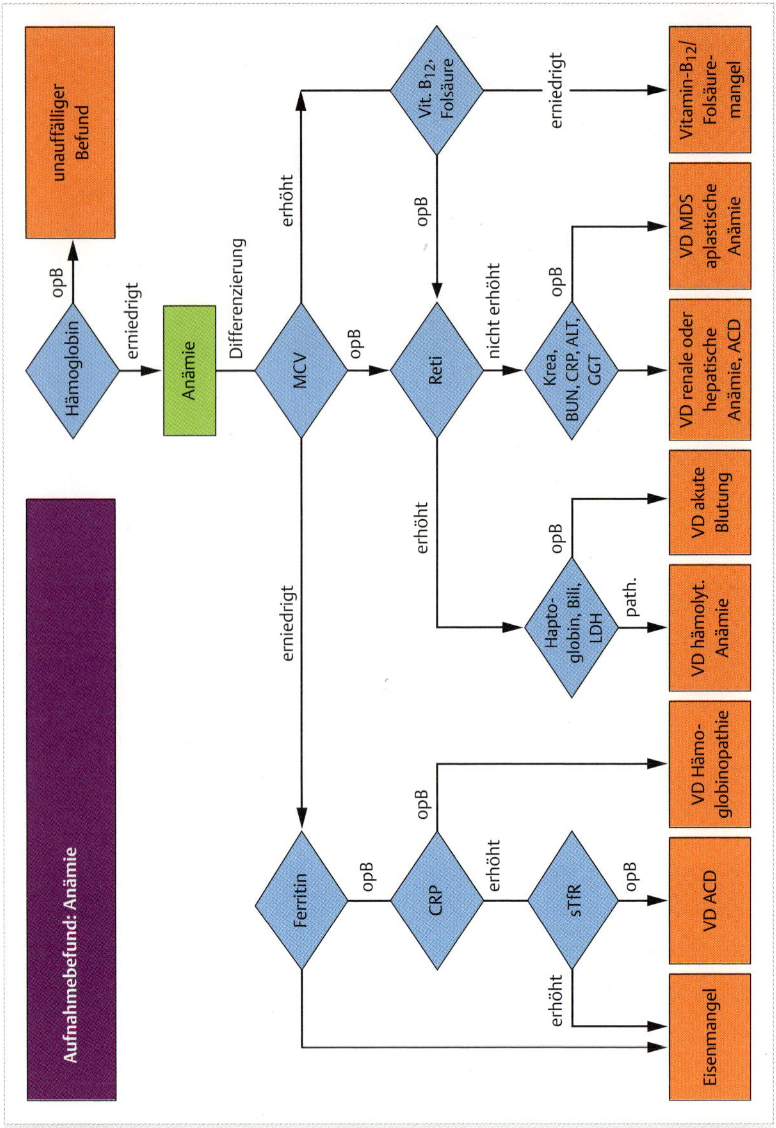

Abb. 22.4 Diagnostischer Pfad: Anämiediagnostik. (nach Hofmann W, Aufenanger J, Hoffmann G: Klinikhandbuch Labordiagnostische Pfade, De Gruyter, 2012).

23 Referenzintervall-Register

Tab. 23.1 Referenzintervalle

Parameter			Referenzintervall	
Activated Clotting Time (S. 372)				
Der Referenzintervallbereich ist abhängig von dem verwendeten ACT-System. Richtgrößen sind z. B.:				
• Basalwert ohne Antikoagulation			< 120 s	
• Zielwert für die extrakorporale Membranoxygenation			150–200 s	
• Zielwert für den Einsatz der Herz-Lungen-Maschine			> 400 s	
ACTH (S. 281)			10–48 ng/l	
Adiuretin, ADH (S. 284)			1–4,5 ng/l	
Albumin, Serum (S. 172), **Erwachsene**			35–53 g/l (nimmt mit zunehmendem Alter ab)	
Aldosteron (S. 298)				
• stehend			40–310 ng/l	
• liegend			10–160 ng/l	
Alkalische Phosphatase, AP (S. 565)				
• Säuglinge			89–390 U/l	
• Kinder 1–3 Jahre			151–409 U/l	
• Kinder 4–6 Jahre			101–347 U/l	
• Kinder 4–12 Jahre		w	37–312 U/l	
		m	156–316 U/l	
• Kinder 13–17 Jahre		w	60–329 U/l	
		m	83–381 U/l	
• Frauen			35–105 U/l	
• Männer			40–130 U/l	
Ammoniak (S. 489)				
• Neugeborene	1. Tag	30–144 µmol/l		(51–245 µg/dl)
	5.–6. Tag	31–134 µmol/l		(53–144 µg/dl)
• Schulkinder und Erwachsene		24–48 µmol/l		(41–82 µg/dl)

Tab. 23.1 Fortsetzung

Parameter	Referenzintervall
α-Amylase (S. 469)	
Aufgrund der Vielzahl der eingesetzten Methoden können nur Anhaltswerte gegeben werden:	
• Erwachsene, chromogene Methoden (Roche EPS-Methode mit G7-Substrat)	bis 220 U/l bei 37 °C
Anti-Faktor-Xa-Bestimmung	
Im klinischen Alltag werden für die niedermolekularen Heparine und das synthetische Heparin Fonsparinux folgende Richtwerte benutzt, die 4 Stunden nach der subkutanen Gabe des Antikoagulanz erreicht werden sollten:	
• prophylaktische Antikoagulation	0,1–0,3 anti-FXa-Einheiten/ml
• therapeutische Antikoagulation	0,5–0,7 anti-FXa-Einheiten/ml
Antikörper gegen citrullinierte Peptide (Anti-CCP, ACPA), Erwachsene (S. 434)	z. B. < 7 U/ml (herstellerabhängig)
Antikörper gegen glatte Muskulatur (ASMA), IFT (S. 441)	< 1 : 80
Antimitochondriale Antikörper (AMA), IFT (S. 441)	< 1 : 80
Antineutrophile zytoplasmatische Antikörper (ANCA), IFT (S. 438)	< 1 : 10
Immunoassays für Anti-PR3 und Anti-MPO: Herstellerabhängig	
Antinukleäre Antikörper, ANA (S. 435)	Titer ≤ 1 : 80
Bei Kindern kann ein Titer von 1 : 40 bereits klinisch relevant sein, bei alten Menschen liegt das Referenzintervall eher höher.	
Antistreptolysin-O, ASL	
• Kinder	< 150 IE/ml
• Erwachsene	< 200 IE/ml
Antithrombin (S. 374)	> 70 %
α_1-Antitrypsin (S. 172)	
• Neugeborene	2,0–4,0 g/l
• Säuglinge	1,3–2,4 g/l
• ältere Kinder	1,3–3,0 g/l
• Erwachsene	1,9–3,5 g/l
APC-Ratio, Aktiviertes Protein C (S. 377)	das Referenzintervall ist abhängig von der Konzentration an eingesetztem APC. Für die meisten kommerziell erhältlichen Testverfahren ist die APC-Ratio bei Gesunden > 2, bei Merkmalsträgern < 2.

Tab. 23.1 Fortsetzung

Parameter			Referenzintervall	
Apolipoproteine (S. 233)				
Erwachsene				
• Apo A-I			0,73–1,69 g/l	
• Apo A-II			190–550 mg/l	
• Apo B			0,58–1,38 g/l	
• Apo C-I			30–110 mg/l	
• Apo C-II			5–69 mg/l	
• Apo C-III			30–230 mg/l	
• Gesamt-Apo-E			20–60 mg/l	
• Lp (a)			bis 200 mg/l	
Diese Werte sind nur als Anhaltswerte zu verstehen, da die Standardisierung der verschiedenen Bestimmungsmethoden noch ungenügend ist.				
Kinder				
Die Referenzintervalle liegen niedriger als die von Erwachsenen. Als Diskriminationswert für das Vorliegen einer familiären Hypercholesterinämie gilt eine Apo-B-Konzentration von 1,0 g/l.				
APTT, Aktivierte partielle Thromboplastinzeit (S. 368)				
Der Referenzwertbereich ist abhängig von den eingesetzten APTT-Reagenzien. Bei den meisten Reagenzien liegt das Referenzintervall zwischen 25 und 35 Sekunden.				
Bilirubin (S. 487)				
Gesamtbilirubin				
• Neugeborene	• 24 h		bis 58 µmol/l	(= 4,0 mg/dl)
	• 24–48 h		bis 154 µmol/l	(= 9,0 mg/dl)
	• bis 5. Tag		bis 231 µmol/l	(= 13,5 mg/dl)
• Kinder u. Erwachsene			bis 19 µmol/l	(= 1,1 mg/dl)
direktes Bilirubin			negativ	
Durch die Ungenauigkeit der Bestimmungsmethode können Werte bis 5 µmol/l (0,3 mg/dl) vorgetäuscht werden.				
Urobilinogen im Urin			negativ	

Tab. 23.1 Fortsetzung

Parameter	Referenzintervall		
Blutgase (S. 257)			
• pH	7,36–7,44	H^+-Konzentration: 35 – 45 nmol/l	
• pCO_2	35–45 mmHg	(4,67–6,00 kPa)	
• Standardbikarbonat HCO_3^-	22–26 mmol/l		
• Basenüberschuss (BE)	−2 – + 2 mmol/l		
Bei Neugeborenen liegt der pH in den ersten Lebensstunden niedriger und streut weiter. Der pCO_2 ist unmittelbar nach der Geburt zunächst höher, später niedriger.			
Blutkörperchensenkungsgeschwindigkeit, BSG (S. 408)			
• Männer	bis 15 mm (erste Stunde)		
• Frauen	bis 20 mm (erste Stunde)		
• im höheren Alter und in der Schwangerschaft (≥ 3. Monat) findet man höhere Werte			
Blutungszeit (S. 359), **in vitro (PFA-100)**			
Die Referenzintervalle sind abhängig von der Messzellcharge und werden vom Hersteller ermittelt. Richtwerte sind:			
Gerinnungsgesunde			
• Kollagen/ADP	70–120 s		
• Kollagen/Epinephrin	90–170 s		
therapeutischer Zielbereich unter Aspirintherapie			
• Kollagen/Epinephrin	> 170 s		
therapeutischer Zielbereich unter Clopidogrel			
• P2Y12	> 170 s		
Blutungszeit nach Ivy	5–10 min		
Calcitonin (S. 289)			
abhängig vom verwendeten Messverfahren	< 10 pg/ml		
Kalzium (S. 562)			
Serum-Kalzium			
GesamtKalzium	• Neugeborene	2,0–2,6 mmol/l	(8,0–10,4 mg/dl)
	• Kinder und Erwachsene	2,2–2,6 mmol/l	(8,8–10,4 mg/dl)
	• Unmittelbar nach der Geburt findet ein Abfall der Kalzium-Konzentration statt, der nach 8 Stunden ein Minimum (bis 1,8 mmol/l) erreicht. 48 Stunden nach Geburt haben sich die Werte wieder normalisiert.		

Tab. 23.1 Fortsetzung

Parameter			
		Referenzintervall	
ionisiertes Kalzium: Der Anteil am GesamtKalzium beträgt in allen Altersstufen ca. 50 %.			
aktuelles ionisiertes Kalzium im Vollblut: Erwachsene		1,12–1,32 mmol/l	
Urin-Kalzium			
Schulkinder	• Morgenurin	14–492 mol Kalzium/mmol Kreatinin	
	• Nachmittagsurin	23–620 mol Kalzium/mmol Kreatinin	
Erwachsene 2,5–7,5 mmol/d (bei einer mittleren Kalziumzufuhr von 20 mmol/Tag)			
Chlorid (S. 253)			
Plasma/Serum			
• Kinder		95–112 mmol/l	
• Erwachsene		97–108 mmol/l	
Urin: Die renale Chloridausscheidung ist stark von der diätetischen Kochsalzzufuhr abhängig. Als Richtbereich gilt:			
• Erwachsene		110–250 mmol/d	
Cholesterin (S. 223)			
Die Cholesterinreferenzintervalle sind ausgeprägt alters- und geschlechtsabhängig. Dies ist zu bedenken, wenn immer wieder von Entscheidungsgrenzen gesprochen wird, jenseits der eine cholesterinsenkende Therapie indiziert sei.			
Gesamtcholesterin			
• Neugeborene		1,37–4,49 mmol/l	(53–174 mg/dl)
• Säuglinge		1,51–4,97 mmol/l	(58–192 mg/dl)
• Kinder	1 Jahr	2,89–5,81 mmol/l	(112–225 mg/dl)
• Männer	30 J.	3,9–5,7 mmol/l	(150–220 mg/dl)
	40 J.	4,2–6,2 mmol/l	(160–240 mg/dl)
	50 J.	4,4–6,2 mmol/l	(170–240 mg/dl)
	60 J.	4,5–6,2 mmol/l	(175–240 mg/dl)
• Frauen	30 J.	3,9–6,2 mmol/l	(150–240 mg/dl)
	40 J.	4,2–6,2 mmol/l	(160–240 mg/dl)
	50 J.	4,4–6,8 mmol/l	(170–260 mg/dl)
	60 J.	5,1–7,2 mmol/l	(195–275 mg/dl)
Vor der Menopause haben Frauen niedrigere Werte als Männer, danach jedoch höhere. Im hohen Alter > 90 Jahre fallen die Werte wieder ab.			

Tab. 23.1 Fortsetzung

Parameter		Referenzintervall	
HDL-Cholesterin (S. 226)			
• Männer		0,70–1,68 mmol/l	(27–65 mg/dl)
• Frauen		0,85–1,99 mmol/l	(33–77 mg/dl)
LDL-Cholesterin (S. 226)			
• Männer	30 J.	1,55–4,53 mmol/l	(60–175 mg/dl)
	40 J.	2,07–4,92 mmol/l	(80–190 mg/dl)
	50 J.	2,33–5,31 mmol/l	(90–205 mg/dl)
	60 J.	2,33–5,57 mmol/l	(90–215 mg/dl)
• Frauen	30 J.	1,55–4,14 mmol/l	(60–160 mg/dl)
	40 J.	1,81–4,40 mmol/l	(70–170 mg/dl)
	50 J.	2,07–4,92 mmol/l	(80–190 mg/dl)
	60 J.	2,59–6,09 mmol/l	(100–235 mg/dl)
Umrechnungsfaktor: Cholesterin in mmol/l = Cholesterin in mg/dl ÷ 38,6)			
Cholinesterase, ChE (S. 482)			
• Kinder und Erwachsene		• 5,3–12,9 kU/l	
• Junge Frauen, insbesondere bei Einnahme von peroralen Kontrazeptiva, haben etwas niedrigere Werte.			
CK-MB (S. 504), **Erwachsene**		< 5,0 ng/ml	
Richtwert, der bei verschiedenen Testkits etwas niedriger oder höher liegen kann.			
Coeruloplasmin (S. 170)			
• Neugeborene		33–187 mg/l	
• Säuglinge	bis 6 Monate	231–759 mg/l	
	bis 12 Monate	297–737 mg/l	
• ältere Kinder		330–638 mg/l	
• Erwachsene		165–660 mg/l	
Cortisol (S. 295)			
• Serum (ausgeprägte zirka- und ultradiane Rhythmik)	7–10 Uhr	40–220 µg/l	
	15–19 Uhr	30–170 µg/l	
• 24-Stunden-Urin		20–140 µg/d	
C-reaktives Protein, CRP (S. 410)			
• Neugeborene		bis 10 mg/l	
• ältere Kinder und Erwachsene		bis 5 mg/l	

Tab. 23.1 Fortsetzung

Parameter		Referenzintervall	
Kreatinin (S. 532)			
Serum			
• Neugeborene	nach Geburt	37–113 µmol/l	(0,42–1,28 mg/dl)
	1. Woche	14–86 µmol/l	(0,16–0,97 mg/dl)
	4. Woche	12–48 µmol/l	(0,14–0,54 mg/dl)
• Kinder	1. Jahr	22–55 µmol/l	(0,25–0,62 mg/dl)
	2–6 Jahre	25–64 µmol/l	(0,28–0,72 mg/dl)
	7–13 Jahre	27–88 µmol/l	(0,30–1,00 mg/dl)
	14–17 Jahre	23–106 µmol/l	(0,26–1,20 mg/dl)
• erwachsene Männer		74–110 µmol/l	(0,84–1,25 mg/dl)
• erwachsene Frauen		58–96 µmol/l	(0,66–1,09 mg/dl)
• Erwachsene über 50 Jahre		72–127 µmol/l	(0,81–1,44 mg/dl)
Die Referenzintervalle sind deutlich methodenabhängig. In den ersten Lebenstagen hängen sie außerdem vom Gestationsalter und dem Entwicklungsgrad der Nierenfunktion ab.			
Urin			
• Kinder		64–116 µmol/kg KG × d	(7,2–13,1 mg/kg KG × d)
• Männer		77–217 µmol/kg KG × d	(8,7–24,6 mg/kg KG × d)
• Frauen		65–189 µmol/kg KG × d	(7,3–21,4 mg/kg KG × d)
Die renale, körpergewichtsbezogene Kreatininausscheidung nimmt entsprechend der Muskelmasse im höheren Lebensalter ab.			
Kreatinin-Clearance (S. 541)			
• Neugeborene	5–7 Tage	38–62 ml/min × 1,73 m² KO	
• Säuglinge	1–2 Monate	54–76 ml/min × 1,73 m² KO	
	3–12 Monate	64–108 ml/min × 1,73 m² KO	
• Kinder	3–13 Jahre	120–145 ml/min × 1,73 m² KO	
• Erwachsene	Männer und Frauen	95–160 ml/min × 1,73 m² KO	
Nach dem 40. Lebensjahr fällt die Kreatinin-Clearance etwa um 8,5 ml/min pro 10 Jahre ab.			

Tab. 23.1 Fortsetzung

Parameter	Referenzintervall		
Creatinkinase (S. 576)			
	CK-Gesamt IFCC	**CK-MB**	**CK-BB**
• Neugeborene bis 5 Tage	nicht verfügbar	4–9 %	9–12 %
• Säuglinge	40–319 U/l	4–8 %	< 1 %
• Kinder ab 1. Lebensjahr	36–214 U/l	< 3 %	< 1 %
• Erwachsene	24–190 U/l	< 1 %	< 1 %
• CK-MB Masse		< 5 µg/l	
Cystatin C (S. 538)			
• Neugeborene	1,11–2,15 mg/l		
• Säuglinge	0,51–1,39 mg/l		
• Kleinkinder	0,48–0,96 mg/l		
• Kinder und Jugendliche	0,58–0,92 mg/l		
• Männer	0,54–0,94 mg/l		
• Frauen	0,48–0,82 mg/l		
• Erwachsene > 60 Jahre	0,63–1,03 mg/l		
D-Dimere (S. 70)			
Die Referenzintervalle sind methodenabhängig. Für viele kommerzielle D-Dimer-Teste liegt der Cut-off-Wert bei < 500 ng/ml. Der D-Dimer-Wert ist altersabhängig und nimmt mit steigendem Lebensalter zu.			
Dehydroepiandrosteronsulfat, DHEAS (S. 298)			
• Männer	0,8–5,6 ng/l		
• Frauen	0,4–4,3 ng/l		

Differenzialblutbild (S. 341)		
	%	**Leukozyten/nl**
• Neutrophile	40–75	2,5–7,5
• Eosinophile	1–6	0,04–0,4
• Basophile	0–1	0 –0,1
• Monozyten	2–8	0,2–0,8
• Lymphozyten	20–45	1,5–3,5
Das Differenzialblutbild von Neugeborenen und Erwachsenen ist sehr ähnlich. Im Alter von 1 Jahr ist das Verhältnis von Neutrophilen und Lymphozyten jedoch genau umgekehrt.		

Tab. 23.1 Fortsetzung

Parameter		**Referenzintervall**			
Einzelfaktorenanalyse (S. 369), **Gerinnungssystem**					
Die Referenzintervalle sind abhängig von dem eingesetzten Mangelplasma und dem Nachweissystem. Sie werden deswegen laborspezifisch ermittelt. Für die meisten Einzelfaktoren liegt das Referenzintervall zwischen 70 und 120 %.					
Eisen (S. 330)					
• Kinder: 2–12 Jahre		4–24 µmol/l		(22–135 µg/dl)	
• Frauen		11–29 µmol/l		(60–160 µg/dl)	
• Männer		14–32 µmol/l		(80–180 µg/dl)	
Elektrophorese (S. 166), **Färbung mit Ponceau-S-Rot**					
Erwachsene		**relativ (%)**		**absolut (g/l)**	
Albumin		55,3–68,9		35,2–50,4	
α_1-Globuline		1,6–5,8		1,3–3,9	
α_2-Globuline		5,9–11,1		5,4–11,3	
β-Globuline		7,9–13,9		5,9–12,4	
γ-Globuline		11,4–18,2		5,8–15,2	
Bei **Säuglingen** finden sich niedrigere β- und γ-Globulinwerte als bei Erwachsenen.					
Erythrozytenzahl und Erythrozytenindizes (S. 309)					
Alter		**Erythrozytenzahl (/pl)**	**MCV (fl)**	**MCH (pg)**	**MCHC (g/dl)**
• Neugeborene	1.–4. Tag	4,5–5,8	108–123	34–40	30,1–33,8
	1.–2. Woche	4,3–5,5	102–126	33–39	30,0–34,2
	2.–4. Woche	3,5–4,7	100–116	33–40	32,2–35,8
• Säuglinge		3,2–3,9	86–106	30–36	31,9–36,7
• ältere Kinder		3,5–5,2	83–96	28–34	32,2–36,2
• Frauen		3,8–5,2	81–100	26–34	31,4–35,8
• Männer		4,4–5,9	81–100	27–34	31,5–36,3
Im hohen Alter nimmt die Hämoglobinkonzentration deutlich ab. Es ist daher auch mit einem Rückgang der Erythrozytenzahl zu rechnen.					

Tab. 23.1 Fortsetzung

Parameter			Referenzintervall	
Faktor XIII (S. 371)			65–150 %	
Ferritin (S. 332)				
• Neugeborene		2 Wochen	90–628 µg/l	
• Säuglinge		1 Monat	144–399 µg/l	
		2 Monate	87–430 µg/l	
		4 Monate	37–233 µg/l	
		6 Monate	19–142 µg/l	
		9 Monate	14–103 µg/l	
		12 Monate	11– 91 µg/l	
• Kinder		1–10 Jahre	15–119 µg/l	
• Frauen		20–50 Jahre	23–110 µg/l	
		65–90 Jahre	13–651 µg/l	
• Männer		20–50 Jahre	35–217 µg/l	
		65–87 Jahre	4–665 µg/l	
Die Referenzintervalle sind methodenabhängig, da die Standardisierung der verschiedenen Testmethoden noch unzureichend ist.				
Fibrinogen (S. 370)			1,5–4,5 g/l	
Follikelstimulierendes Hormon, FSH (S. 282)				
• Frauen	Follikelphase		3–14 IU/l	
	periovulatorisch		2–21 IU/l	
	Lutealphase		2–8 IU/l	
	Postmenopause		20–150 IU/l	
• Männer			1–11 IU/l	
Folsäure (S. 318)				
• im Serum (nach Angaben der Fa. Roche)	normal	3,1–17,5 µg/l		(7,0–39,7 nmol/l)
	grenzwertig niedrig	2,2–3,0 µg/l		(5,0–6,8 nmol/l)
	niedrig	< 2,2 µg/l		(< 5,0 nmol/l)
• in Erythrozyten		150–450 µg/l		(341–1022 nmol/l)

Tab. 23.1 Fortsetzung

Parameter	Referenzintervall	
Galactose (S. 203)		
• Neugeborene nach Milchmahlzeit	bis 0,86 mmol/l	(bis 15,5 mg/dl)
• ältere Kinder und Erwachsene	bis 0,24 mmol/l	(bis 4,3 mg/dl)
Gamma-Glutamyltranspeptidase, GGT (S. 480)	**IFCC**	
• Neugeborene	23–256 U/l	
• Säuglinge	8–203 U/l	
• Kleinkinder	1–87 U/l	
• Kinder	5–31 U/l	
• Jugendliche	5–29 U/l	
• Frauen	< 40 U/l	
• Männer	< 60 U/l	
Gastrin (S. 460)	< 100 ng/l	
Patienten > 65 Jahre zeigen Werte	bis 400 ng/l	
Unter Therapie mit Protonenpumpeninhibitoren (Omeprazol) steigt der Gastrinspiegel, selten aber über 200 ng/l.		
Gesamteiweiß (S. 163)		
• Neugeborene	46–68 g/l	
• Säuglinge	48–76 g/l	
• ältere Kinder	60–80 g/l	
• Erwachsene	66–83 g/l	
Glucose, Vollblut (S. 195)		
Frühgeborene und pränatal Dystrophe		
• 1. Woche	1,1 mmol/l	(20 mg/dl)
• danach	2,2 mmol/l	(40 mg/dl)
Neugeborene		
• erste 3 Lebenstage	1,7 mmol/l	(30 mg/dl)
• danach	2,2 mmol/l	(40 mg/dl)
Kinder und Erwachsene		
• Nüchternblutzucker	3,9–6,1 mmol/l	(70–110 mg/dl)
• 1 Stunde postprandial	7,2 mmol/l	(130 mg/dl)

Tab. 23.1 Fortsetzung

Parameter		Referenzintervall	
Glucose, Spontanurin	< 0,8 mmol/l		(< 15 mg/dl)
Glutamatdehydrogenase, GlDH (S. 483)		vorläufig	
• Neugeborene		< 10 U/l	
• Säuglinge		< 8 U/l	
• Kleinkinder		< 5 U/l	
• Frauen		< 5 U/l	
• Männer		< 7 U/l	
Hämatokrit (S. 311)			
• Neugeborene	1.–4. Tag	0,52–0,68 (l/l)	
• Säuglinge	1.–2. Woche	0,47–0,63 (l/l)	
	2.–4. Woche	0,38–0,51 (l/l)	
	4.–12. Woche	0,30–0,38 (l/l)	
• Säuglinge und Kinder	> 12 Woche	0,31–0,40 (l/l)	
• Frauen		0,35–0,47 (l/l)	
• Männer		0,40–0,52 (l/l)	
Der Hämatokrit aus Venenblut ist ca. 2 % höher als der Hämatokrit aus Kapillarblut, weil das Erythrozytenvolumen durch CO_2-Aufnahme und pH-Senkung geringfügig zunimmt.			
Hämoglobin (S. 321)			
• Neugeborene	1.–4. Tag	16,2–21,2 (g/dl)	
	1.–2. Woche	15,5–19,6 (g/dl)	
	2.–4. Woche	12,6–17,2 (g/dl)	
• Säuglinge	bis 12. Woche	10,5–12,6 (g/dl)	
• Säuglinge und Kinder	> 12. Woche	11,0–14,4 (g/dl)	
• Frauen		11,7–15,7 (g/dl)	
• Männer		13,3–17,7 (g/dl)	

Tab. 23.1 Fortsetzung

Parameter		**Referenzintervall**	
Hämoglobin A_{1a-c} (S. 196)			
• HbA_{1a-c}	Säuglinge	5,4–14,6 % (bezogen auf den Anteil am Gesamt-Hb)	
	Kinder bis 2 Jahre	7,0–11,4 %	
	Kinder bis 4 Jahre	5,7–9,7 %	
	Kinder bis 12 Jahre	5,3–8,9 %	
	Jugendliche	5,5–8,7 %	
	Erwachsene	5,0–8,0 %	
• HbA_{1c}	Erwachsene	20–42 mmol/mol (3,0–6,0 %)	
Hämoglobine (S. 326)			
CO-Hämoglobin			
• Nichtraucher		1,2 %	
• Raucher		bis 8,2 %	
Methämoglobin			
• Nichtraucher		0,8 %	
• Raucher		2,7 %	
Sulfhämoglobin		• nicht nachweisbar	
Hämoglobin-Elektrophorese			
• HbA_1		97 %	
• HbA_2		1,3–3,5 %	
• HbF		unter 2 %	
Neugeborene zeigen überwiegend HbF, das bis zum 5. Lebensmonat weitgehend durch HbA_1 ersetzt wird.			
Hämopexin (S. 173)		0,5–1,5 g/l	
Haptoglobin (S. 172)		0,32–2,0 g/l	
Homocystein (S. 520)		5 –12 µmol/l	
Harnsäure (S. 154)			
• Neugeborene	38–326 µmol/l		(0,6–5,5 mg/dl)
• Säuglinge	68–325 µmol/l		(1,1–5,5 mg/dl)
• ältere Kinder	111–353 µmol/l		(1,9–5,9 mg/dl)
• Frauen	150–350 µmol/l		(2,5–5,9 mg/dl)
• Männer	210–420 µmol/l		(3,5–7,0 mg/dl)
Der Harnsäurespiegel von Frauen steigt mit dem Alter stetig an. Nach der Menopause sind die Referenzintervalle von Männern und Frauen gleich.			

Tab. 23.1 Fortsetzung

Parameter	Referenzintervall			
Harnsäureausscheidung im 24-Stunden-Urin				
• Erwachsene bei purinreicher Diät	bis 12 mmol/d		(bis 2 g/d)	
• Erwachsene bei gemischter Diät	< 6,0 mmol/d		(< 1 g/d)	
• Erwachsene bei purinfreier Diät	< 2,5 mmol/d		(< 420 mg/d)	
Harnstoff (S. 535)				
• Neugeborene	1,0–7,0 mmol/l		(6–42 mg/dl)	
• Säuglinge bis 6 Monate	2,0–7,0 mmol/l		(12–42 mg/dl)	
• Kinder über 6 Monate und Erwachsene	2,0–8,0 mmol/l		(12–48 mg/dl)	
Helicobacter pylori (S. 459)				
• positiv		≥ 1,1 kU/l		
• grenzwertig		0,9– < 1,1 kU/l		
• negativ		< 0,9 kU/l		
Negative Ergebnisse schließen eine Infektion nicht völlig aus.				
5-Hydroxyindolessigsäure, 5-HIES (S. 303)		6–10 mg/d		
25-Hydroxy-Vitamin-D, Calcidiol (S. 292)		20–100 µg/l		
Immunglobuline (S. 416)				
Lebensalter	**IgG**	**IgA**	**IgM**	**IgE**
• ≤ 1. Woche	6,0–17,0	0,08–0,58	0,13–0,20	bis 10
• ≤ 12. Woche	1,3–7,7	0,08–0,58	0,13–0,67	bis 10
• ≤ 1 Jahr	1,7–6,8	0,08–0,58	0,13–0,67	bis 36
• ≤ 3 Jahre	3,4–11,1	0,17–1,08	0,34–1,34	bis 144
• ≤ 7 Jahre	5,1–13,6	0,33–1,99	0,34–1,47	bis 386
• > 7 Jahre	6,0–15,3	0,33–1,99	0,34–1,47	bis 480
• Erwachsene	6,8–15,3	0,75–3,74	0,40–1,89	bis 240
(Angaben in g/l, IgE in µg/l unter Bezug auf den IFCC-Standard von 1996 umgerechnet)				
Insulin-like Growth Factor I (S. 277)**, ausgeprägt alters- und testkitabhängig**				
• 1–5 Jahre		50–280 µg/l		
• 6–8 Jahre		65–380 µg/l		
• 13–16 Jahre		180–900 µg/l		
• 20–30 Jahre		110–340 µg/l		

Tab. 23.1 Fortsetzung

Parameter		Referenzintervall	
• 31–50 Jahre		100–270 µg/l	
• 51–65 Jahre		80–220 µg/l	
• >66 Jahre		60–180 µg/l	
International Normalized Ratio, INR (S. 366)			
Zur Überwachung einer Therapie mit Vitamin-K-Antagonisten sind indikationsspezifische INR-Werte definiert. Beispiele sind:			
• INR-Bereich 2–3: Thromboseprophylaxe, Vorhofflimmern, mechanische Herzklappe in Aortenposition			
• INR-Bereich 2,5–3,5: mechanische Herzklappe in Mitralposition			
Inulin-Clearance (S. 541)		80–160 ml/min × 1,73 m² KO	
Kalium (S. 248)			
• Serum	Neugeborene	3,6–6,1 mmol/l	
	Säuglinge	3,7–5,8 mmol/l	
	ältere Kinder	3,1–5,2 mmol/l	
	Erwachsene	3,5–5,1 mmol/l	
• Plasma	Erwachsene	3,4–4,5 mmol/l	
• Urin	Die renale Kaliumexkretion ist stark nahrungsabhängig. Als Richtbereich gilt:		
	Erwachsene	25–124 mmol/d	
Katecholamine (S. 302)			
• Adrenalin		<20 µg/d	
• Noradrenalin		12–85 µg/d	
• Metanephrin		<340 µg/d	
• Normetanephrin		<444 µg/d	
Kupfer (S. 494)			
Serum/Plasma			
• Neugeborene	8,0 µmol/l		(51 µg/dl)
• Säuglinge	16,1 µmol/l		(102 µg/dl)
• Kleinkinder	16,1–23,9 µmol/l		(102–152 µg/dl)
• Schulkinder	10,3–21,4 µmol/l		(66–136 µg/dl)
• Erwachsene	12,6–22,0 µmol/l		(80–140 µg/dl)
Urinausscheidung bei Erwachsenen		60 µg/d	

Tab. 23.1 Fortsetzung

Parameter	Referenzintervall		
Lactat (S. 264)			
Plasma; Kinder, Erwachsene	0,63–2,44 mmol/l		(5,7–22 mg/dl)
Lactatdehydrogenase, LDH (S. 314)	**LDH**		**HBDH**
	IFCC		vorläufig
• Neugeborene	225–600 U/l		nicht verfügbar
• Kinder 1–18 Jahre	141–309 U/l		nicht verfügbar
• Erwachsene	< 250 U/l		72–182 U/l
Leukozytenzahl (S. 335)			
• Neugeborene	bei der Geburt	9–30/nl	
	2 Wochen alt	5–20/nl	
• Kinder	1–3 Jahre	6–17,5/nl	
	4–7 Jahre	5,5–15,5/nl	
	8–13 Jahre	4,5–13,5/nl	
• Erwachsene		4,3–10/nl	
Lipase (S. 471)			
• Neugeborene		sehr niedrige Werte	
• Erwachsene		13–60 U/l	
Liquor (S. 584)			
Eiweiß			
• Neugeborene		430–1030 mg/l	
• Säuglinge		150–450 mg/l	
• ältere Kinder und Erwachsene		200–400 mg/l	
Im Suboccipital- und vor allem im Ventrikelliquor sind die Konzentrationen niedriger (100 bzw. 200 mg/l). Die Referenzintervalle sind auch abhängig von der Serumeiweißkonzentration.			
Albumin-Quotient Liquor/Serum			
• 1. Lebenstag		25×10^{-3}	
• 1 Monat		15×10^{-3}	
• 6 Monate		5×10^{-3}	
• 20 Jahre		5×10^{-3}	
• 40 Jahre		7×10^{-3}	
• 60 Jahre		8×10^{-3}	

Tab. 23.1 Fortsetzung

Parameter			Referenzintervall	
Link-Index QIgG/QAlb			0,7	
oligoklonale Banden			keine	
Glucose im Liquor (S. 582)			70 (61–89)% der Blutglucose-Konzentration	
Lactat im Liquor				
• 0,5–15 Jahre		1,1–1,8 mmol/l		(9,9–16,2 mg/dl)
• 16–50 Jahre		1,5–2,1 mmol/l		(13,5–18,9 mg/dl)
• >50 Jahre		1,7–2,6 mmol/l		(15,5–23,6 mg/dl)
Liquorzellen (S. 581)				
Neugeborene		Leukozyten		bis 15/µl
		Erythrozyten		bis 500/µl
ältere Kinder und Erwachsene		Leukozyten		bis 5/µl
		Erythrozyten		keine
Die genannten Zahlen gelten für Lumballiquor; im Suboccipital- und Ventrikelliquor sind sie noch niedriger.				
Zelldifferenzierung				
• lymphozytäre Zellen			60–85 %	
• monozytäre Zellen			40–15 %	
Luteinisierendes Hormon, LH (S. 282)				
• Frauen	Follikelphase		2–12 IU/l	
	periovulatorisch		8–76 IU/l	
	Lutealphase		< 15 IU/l	
	Postmenopause		11–40 IU/l	
• Männer			1–9 IU/l	
Magnesium (S. 251)				
• Neugeborene		0,38–1,20 mmol/l		(0,91–2,91 mg/dl)
• Erwachsene		0,65–1,05 mmol/l		(1,58–2,55 mg/dl)

Tab. 23.1 Fortsetzung

Parameter	Referenzintervall			
Medikamentenspiegel (S. 592)				
Name	Therap. Bereich, mg/l	HWZ, h	Verteilungsvolumen, l/kg	Proteinbindung, %
Antibiotika, Antimykotika				
Amikacin	c_{min} < 8; c_{max} 20–30	2,3	0,3	5
Gentamicin	c_{min} < 2; c_{max} 6–12	2,3	0,3	5
Tobramicin	c_{min} < 2; c_{max} 6–12	2,3	0,3	5
Vancomycin	c_{min} 10–20	5,5	0,4	30
Itraconazol	c_{min} 1–4	40	14	99
Posaconazol	c_{min} > 1	24	> 100	98
Voriconazol	c_{min} 1–6	6	4,6	60
Antiepileptika				
Carbamazepin	4–12	8–12	1,4	75
Clonazepam	20–70 µg/l	17–56	3,2	85
Gabapentin	2–20	5–9	0,9	0
Lacosamid	1–10	13	0,6	< 15
Lamotrigin	3–15	20–30	1,2	55
Levetiracetam	12–46	6–8	0,6	0
Oxcarbazepin (als 10-OH-Carbazepin)	10–35	8–15	0,8	40
Phenobarbital	10–40	70–140	0,7	50
Phenytoin, gesamt	10–20 (freies Phen.: 1–2)	30–100	0,6	90
Primidon	5–10	3–22	0,7	20
Topiramat	2–10	20–30	0,7	15
Valproinsäure	50–100	11–20	0,2	90
Immunsuppressiva				
Azathioprin, 6-Mercaptopurin	s. Text unten			

Tab. 23.1 Fortsetzung

Parameter	Referenzintervall			
Ciclosporin	100–150 (50–350) µg/l	8,4	3,5	90
Everolimus	3–8 (–10) µg/l	24	~2	74
Mycophenolsäure (MPA, nach Gabe von MPA-Mofetil)	1,9–4,0 (mit Tacrolimus kombiniert)	18	4	97
Sirolimus	5–15 (4–20) µg/l	62	12	90
Tacrolimus	4–15 (3–20) µg/l	21	0,85	85
Antidepressiva				
Amitriptylin	80–200 µg/l (inkl. des aktiven Metaboliten)	21	15	95
Bupropion (als Hydroxybupropion)	850–1500 µg/l	11	19	> 80
Citalopram	50–110 µg/l	33	12	80
Clomipramin	230–450 µg/l (inkl. des aktiven Metaboliten)	21	12	96
Doxepin	50–150 µg/l (inkl. des aktiven Metaboliten)	17	20	68–85
Duloxetin	30–120 µg/l	9	7	> 90
Escitalopram	15–80 µg/l	22	15	56

Tab. 23.1 Fortsetzung

Parameter	Referenzintervall			
Fluoxetin	120–500 µg/l (inkl. des aktiven Metaboliten)	55	35	95
Mirtazapin	30–80 µg/l	22	4.5	85
Paroxetin	20–65 µg/l	21	13	95
Sertralin	10–150 µg/l	26	25–50	98
Trimipramin	150–300 µg/l	25	35	94
Venlafaxin	100–400 µg/l (inkl. des aktiven Metaboliten)	5	6,5	27
Antipsychotika				
Amisulprid	100–320 µg/l	12	5,8	17
Aripiprazol	100–350 µg/l	47	4,9	>99
Clozapin	350–600 µg/l	13	5	95
Haloperidol	1–10 (–15) µg/l	18	18	92
Olanzapin	20–80 µg/l	33	16	93
Quetiapin	100–500 µg/l	6	10	83
Risperidon	20–60 µg/l (inkl. des aktiven Metaboliten)	20	1	89

Tab. 23.1 Fortsetzung

Parameter		Referenzintervall		
Kardiaka				
Amiodaron	1,0–2.5	45 d	60	99
Digitoxin	10–30 µg/l	150	0.5	90
Digoxin	0,8–2 µg/l	40	5	25
Sonstige				
Lithium	0,5–0,8 (akut bis 1,2) mmol/l	24	1	0
Methotrexat (Hochdosis)	24 h < 10 µmol/l; 48 h < 1 µmol/l, 72 h < 0,1-µmol/l	1,8 / 8,4 / > 10	0,55	46
Theophyllin	5–12 (–20)	3–9	~0,5	~50
Myoglobin (S. 577)				
• Kinder bis 10 Jahre		15 µg/l		
• Frauen		7–64 µg/l		
• Männer		16–76 µg/l		
Natrium (S. 245)				
Plasma/Serum				
• Neugeborene		132–147 mmol/l		
• Säuglinge < 6 Monate		129–143 mmol/l		
• Kinder > 6 Monate		132–145 mmol/l		
• Erwachsene		135–145 mmol/l		
Urin: Die renale Natriumexkretion ist stark von der Nahrung abhängig. Als Richtbereich gilt:				
• Erwachsene		40–220 mmol/d		
Östradiol (S. 301)				
• Männer		50 ng/l		
• Frauen	(zyklusabhängig)	40–250 ng/l		
	vor Ovulation	150–350 ng/l		
	Postmenopause	< 30 ng/l		

Tab. 23.1 Fortsetzung

Parameter	Referenzintervall	
Osmolalität (S. 242)		
Plasma/Serum		
• Neugeborene	260–295 mosmol/kg	
• Kinder und Erwachsene	275–295 mosmol/kg	
Urin		
• Spontanurin	50–1400 mosmol/kg	
• nach 12-stündigem Dursten	> 850 mosmol/kg	
Urin/Serum-Quotient		
• Spontanurin	1,0–3,0	
• nach 12-stündigem Dursten	> 3,0	
PAH-Clearance (S. 541)	550–720 ml/min × 1,73 m^2 KO	
Parathormon, PTH (S. 291)	10–65 ng/l	
Phosphat (S. 563)		
Serum bzw. Plasma		
• Neugeborene	1,56–3,08 mmol/l	(4,8–9,5 mg/dl)
• Säuglinge	1,58–2,54 mmol/l	(4,9–7,9 mg/dl)
• Kinder	1,09–2,00 mmol/l	(3,4–6,2 mg/dl)
• Erwachsene	0,87–1,67 mmol/l	(2,7–5,2 mg/dl)
Der Phosphatspiegel nimmt von Geburt an ständig ab. Im Alter von 50 Jahren steigt er bei Männern bzw. im Alter von 60 Jahren bei Frauen wieder leicht an.		
Urin		
• Säuglinge	0,42–0,58 mmol/kg KG und d	(13–18 mg/kg KG und d)
	Bei gestillten Säuglingen ist die Phosphatausscheidung sehr viel niedriger als hier aufgeführt.	
• Schulkinder	0,37–6,57 mmol/mmol Kreatinin	(0,1–1,8 mg/mg Kreatinin)
• Erwachsene	21 –85 mmol/d (0,65–2,6 g/d)	
• Phosphatclearance (C_P)	5,4–16,2 ml/min	
Plasminogen (S. 383)	> 70 %	
Procalcitonin (S. 414)		
• bei Gesunden	< 0,05 µg/l (95. Perzentile bzw. 0,09 µg/l 99. Perzentile)	
• Entscheidungswert zum Ausschluss einer Sepsis	< 0,5 µg/l	

Tab. 23.1 Fortsetzung

Parameter		Referenzintervall		
17-OH-Progesteron (S. 297)				
• Männer		0,9–3,1 µg/l		
• Frauen (Follikelphase)		0,3–1,0 µg/l		
• Kinder		0,1–1,4 µg/l		
Prolactin (S. 276)				
• Frauen	Follikelphase	2–18 µg/l		
	Lutealphase	4–25 µg/l		
	Postmenopause	2–20 µg/l		
• Männer		2–18 µg/l		
Proteine, Urin (S. 527)				
Die Proteinausscheidung Gesunder beträgt < 150 mg/d, die Grenzkonzentration im Morgenurin wird bei 30 mg/dl (300 mg/l) angesetzt.				
Protein		**mg/l**	**mg/g Kreatinin**	**(mg/mmol Kreatinin)**
• α_1-Mikroglobulin		bis 12	bis 14	(1,58)
• Albumin		bis 20	bis 30	(3,40)
• Transferrin		bis 1,2	bis 1,9	(0,21)
• Immunglobulin G		bis 10	bis 10	(1,13)
• α_2-Makroglobulin		bis 9,4	bis 7	(0,79)
• Gesamteiweiß (methodenabhängig)		bis 100	bis 70	(7,91)
Pyruvat (S. 264)				
Plasma; Kinder, Erwachsene	45–91 µmol/l		(0,4–0,8 mg/dl)	
Renin (S. 299)				
• stehend		3–30 ng/l		
• liegend		2–25 ng/l		
Reticulozyten (S. 320)				
• Neugeborene	1.–4. Tag	1,4–4,1 %		
	1.–2. Woche	0,4–1,0 %		
	2.–4. Woche	0,3–1,1 %		
• Säuglinge	4.–12. Woche	0,5–1,9 %		
• Säuglinge und Kinder	> 12. Woche	0,5–1,5 %		

23

Tab. 23.1 Fortsetzung

Parameter	Referenzintervall		
• Frauen	0,8–4,1 %		
• Männer	0,8–2,5 %		
Rheumafaktoren (S. 433) **(RF), Erwachsene**	< 30 U/ml (herstellerabhängig, hier: Fa. Abbott); mit zunehmendem Alter finden sich auch etwas höhere Werte.		
Sauerstoff (S. 266)			
• pO_2	65–100 mmHg	(8,66–13,3 kPa)	
• O_2-Sättigung	90–96 %	(0,90–0,96)	
Serotonin (S. 302)	< 200 µg/d		
T 3, freies = fT 3 (S. 287)	0,9–4,5 ng/l		
T 4, freies = fT 4 (S. 286)	8–19 ng/l		
Testosteron (S. 300), **zirkadianer Rhythmus!**			
• Männer	3–9 µg/l		
• Frauen	< 0,45 µg/l		
Thrombelastogramm (S. 381)			
• r-Zeit	8–16 min		
• k-Zeit	3–10 min		
• max. Amplitude	80–150		
Thrombin-Inhibitionstest (S. 373)			
• Dabigatran	therapeutische Antikoagulation (z. B. 2 × 150 mg)	4 h – Wert (Peak-Level)	0,18 – 0,4 µg/ml
		12 h – Wert (Talspiegel)	0,06 – 0,1 µg/ml
	prophylaktische Dosierung (z. B. 1 × 220 mg	4 h – Wert	0,07 – 0,4 µg/ml
		24 h – Wert	0,01 – 0,1 µg/ml
• Argatroban	therapeutische Antikoagulation (APTT: 50–70 s)	0,4 – 0,9 µg/ml	
	prophylaktische Dosierung (APTT: 40–50 s)	0,2 – 0,4 µg/ml	

Tab. 23.1 Fortsetzung

Parameter	Referenzintervall	
• Bivalirudin*	therapeutische Antikoagulation z. B. im Rahmen von herzkatheterbasierten Interventionen	5 – 8 µg/ml
* *Für die Therapieführung ist die APTT/ACT entscheidend. Die Plasmaspiegel werden nicht zur Dosisadjustierung verwendet, sondern dienen zur Klärung nicht plausibler Konstellationen.*		
Thrombinzeit und Reptilasezeit		
Die Referenzintervalle sind abhängig von der Konzentration des eingesetzten Thrombins oder der Reptilase. In der Regel wird die Thrombinkonzentration so gewählt, dass die		
• Gerinnungszeiten eines Normalplasmas unter 20 s liegen.		
Thrombozyten (S. 357)		
• Neugeborene	100–250/nl	
• ältere Kinder und Erwachsene	150–450/nl	
Thromboplastinzeit (TPZ) (S. 366)	< 12 s, Quick-Wert: > 70 %	
Thyreoglobulin (S. 289)	< 50 µg/l	
Thyreoglobulin-Antikörper, T-AK (S. 288), **abhängig vom verwendeten Messverfahren**	≤ 60 kU/l	
Thyreoideastimulierendes Hormon, TSH (S. 285)		
• 0,4–2,5 mU/l, Graubereich: 2,51–4,0 mU/l		
• Neugeborene < 20 mU/l		
Thyroid-Peroxidase-Antikörper, TPO-AK (S. 288), **abhängig vom verwendeten Messverfahren**	≤ 60 kU/l	
Transaminasen (S. 479)		
	AST	**ALT**
	IFCC mit Pyp	**IFCC mit Pyp**
• Säuglinge	16–96 U/l	4–71 U/l
• Kleinkinder	30–71 U/l	7–31 U/l
• Kinder	17–50 U/l	7–44 U/l
• Jugendliche	16–46 U/l	8–45 U/l
• Frauen	< 35 U/l	< 35 U/l
• Männer	< 59 U/l	< 50 U/l
Beim älteren Menschen findet man niedrigere Aktivitäten.		

Tab. 23.1 Fortsetzung

Parameter		Referenzintervall	
Transferrin (S. 169)			
• Neugeborene		0,99–2,18 g/l	
• Säuglinge	bis 6 Monate	1,32–3,06 g/l	
	bis 1 Jahr	1,87–3,47 g/l	
• ältere Kinder		2,09–3,13 g/l	
• Frauen		1,74–2,78 g/l	
• Männer		0,83–2,96 g/l	
Transferrinsättigung (S. 331)			
• Kinder		7–46 %	
• Erwachsene		16–45 %	
Triglyceride (S. 231)			
• Neugeborene		0,12–2,60 mmol/l	(11–230 mg/dl)
• Säuglinge		0,50–2,32 mmol/l	(44–205 mg/dl)
• Kleinkinder		0,42–2,09 mmol/l	(92–185 mg/dl)
• ältere Kinder		0,33–1,70 mmol/l	(29–150 mg/dl)
• Männer	30 J.	0,50–2,09 mmol/l	(44–185 mg/dl)
	40 J.	0,55–3,21 mmol/l	(49–284 mg/dl)
	50 J.	0,63–3,37 mmol/l	(56–298 mg/dl)
	60 J.	0,70–3,25 mmol/l	(62–288 mg/dl)
• Frauen	30 J.	0,45–1,45 mmol/l	(40–128 mg/dl)
	40 J.	0,43–1,81 mmol/l	(38–160 mg/dl)
	50 J.	0,50–2,10 mmol/l	(44–186 mg/dl)
	60 J.	0,62–2,79 mmol/l	(55–247 mg/dl)
Umrechnungsfaktor: TG in mmol/l = TG in mg/dl ÷ 88,5			
Troponine (S. 499)			
• Troponin I	Schwellenwert für AMI-Ausschluss	0,5 (–1,0*) ng/ml	
	Schwellenwert für akuten Myokardinfarkt	2,0* ng/ml	
• Troponin T	Schwellenwert für niedriges Risiko	0,1 ng/ml	

* Anhaltswerte, abhängig vom verwendeten Testsystem

Tab. 23.1 Fortsetzung

Parameter	Referenzintervall	
TSH-Rezeptor-Antikörper,TR-AK (S. 288), **abhängig vom verwendeten Messverfahren**	< 1,5 IU/l	
Urinkonzentration (S. 543)		
Die **Urinkonzentration** schwankt beim Gesunden in einem weiten Bereich, von ca. 100–1400 mosmol/kg		
Die Urinosmolalität hängt stark von der aufgenommenen Wasser- und Salzmenge ab. Als normal gelten:		
• Spontanurin	50–1400 mosmol/kg (≈1,001–1,040 g/ml)	
• 24-Stunden-Sammelurin	400–1000 mosmol/kg (≈1,012–1,030 g/ml)	
• nach 12-stündigem Dursten (S. 543) Konzentrationsversuch	≥ 850 mosmol/kg (≈1,026 g/ml)	
• Urin/Serum-Osmolalitätsquotient	1,0–3,0	
• Quotient nach 12-stündigem Dursten	> 3,0	
Urinsediment (S. 521)		
Sediment		
• bis 2 Erythrozyten pro Gesichtsfeld		
• bis 5 Leukozyten pro Gesichtsfeld		
• vereinzelt hyaline Zylinder		
• bis 15 Plattenepithelien		
Semiquantitative Urinzellzählung		
• bis 5 Erythrozyten pro µl		
• bis 10 Leukozyten pro µl		
Addis Count		
• bis 2000 Erythrozyten pro Minute		
• bis 4 000 Leukozyten pro Minute		
Vitamin B_{12} (S. 318)		
• Gesamt-Vitamin-B_{12} (nach Angaben der Fa. Roche)	191–663 ng/l	(141–489 pmol/l)
• Holotranscobalamin (aktives Vitamin B_{12})	26–162 ng/l	(19–119 nmol/l)

Tab. 23.1 Fortsetzung

Parameter		Referenzintervall
1,25-Dihydroxy-Vitamin D (S. 292), **Calcitriol**		15–60 µg/l
von-Willebrand-Faktor, vWF (S. 363)		
Blutgruppen A_1, AB, B		
• vWF-Antigen		64–150 %
• Ristocetin-Cofaktor		65–165 %
• Kollagenbindungsfähigkeit		0,65–1,3 U/ml
Blutgruppe 0 und A_2		
• vWF-Antigen		46–125 %
• Ristocetin-Cofaktor		50–130 %
• Kollagenbindungsfähigkeit		0,45–1,2 U/ml
Wachstumshormon (S. 277), **ausgeprägte Testkit-Abhängigkeit**		< 5 µg/l
Wasserstoffexhalation/Darmdiagnostik (S. 463)		
• basale H_2-Exhalation		< 20 ppm
• Anstieg der H_2-Exhalation	beim Lactose-, Glucose- und Fructose-Test	< 20 ppm
	beim Lactulose-Test	ca. 50 ppm

Sachverzeichnis

A

C

D

E

F

G

J

K

L

M

N

O

P

Q

R

T

W

X

Z